韓國學術振興財團 飜譯叢書 202

中外醫學文化交流史

馬伯英·高晞·洪中立 著

鄭遇悅 譯

電波科學社

中外醫學文化交流史

일러두기

1. 이 책은 馬伯英이 저술한 『中外醫學文化交流史』(上海文匯出版社, 1992년 初版)를 完譯
   한 책이다.
2. 옮긴이는 기호를 다음과 같이 구분하여 썼다.

   (　) 지은이의 간단한 설명, 독음이 어려운 한자, 음만 썼을 때 뜻의 혼동이 생기는 한
   　　자, 우리말의 한자.
   　　예 ; 독위(약물을 붙이는 罨法, 곧 찜질의 일종)
   　　　　시궐(尸厥)
   　　　　제보(弟父)

   [　] 옮긴이의 보충 설명, 옮긴이가 본문에서 풀이했으나 원래 글자를 밝힐 필요가 있
   　　는 한자.
   　　예 ; 자지해(自支解)한다[팔다리를 자른다]
   　　　　옹[癰 ; 종기의 일종]
   　　　　진나라의 의사는 다른 사람의 병은 잘 고쳤지만 자기자신에는 침을 놓지 못
   　　　　했다[秦醫雖善除, 不能自彈也].
   　　『　』 책이름. 예 ; 『鄕藥集成方』
   　　「　」 논문이름. 편이름. 예 ; 「기철학사상과 한의학」『素問』「上古天眞論」
   　　"　" 직접 인용한 가운데 문장형태를 갖춘 인용문
   　　　　예 ; "죽음과 삶이 이름과 늦음을 점친다."
   　　'　' 중요한 개념, 낱말의 강조, 직접 인용한 가운데 짧은 구절
   　　　　예 ; '견마곡격[肩摩轂擊 ; 어깨와 어깨가 서로 닿고 수레바퀴와 수레바
   　　　　　　퀴가 서로 부딪힐 정도로 사람의 왕래가 대단히 혼잡한 모양]
   　　……인용문에서 지은이가 중간 부분을 생략한 경우

3. 인물의 연대, 국적, 전공분야 등을 옮긴이가 조사하여 보충하였다. 다만, 중국인과 일본
   인의 이름은 한자로 쓰거나 한자음을 한글로 썼고 영어 발음을 한자로 쓴 것은 영어로
   썼다.
4. 원본에 실려 있는 도표를 번역본에 모두 실었다.

5. 원본에서 따로 정리해 놓은 '참고문헌'은 더 깊이 연구할 사람들을 위하여 번역본에 첨가해 두었다.

6. 고전을 인용한 문장은 원문을 찾아 대조하면서 번역하였으나 번거로움을 피하려고 원문을 싣지는 않았다.

  o 원서(原書)에는 주가 없으나 읽는이들의 이해를 돕기 위하여 사람이름과 책이름을 중심으로 책 끝에 주를 붙여 주었다.

  o 본문은 한글전용을 원칙으로 하고 필요한 경우 ( ) 안에 한자(漢字)나 원어(原語)를 밝혀 주었다. 다만, 氣·道·理 등 자주 나타나는 한자(예 ; 秦漢代, 春秋·戰國)는 그대로 드러내 주었다.

  o 사람이름과 땅이름 등 고유명사의 경우, 중국과 서양은 한글음대로 써주고 ( ) 안에 한자와 원어를 밝혀 주었다.

『중외의학문화교류사』 한국어판 서문

　　나는 한국이 이 책을 가장 먼저 번역할 것이라고는 생각하지 못하였다. 그러나 나는 이 책에서 한국이 제일 먼저 중국과 밀접한 의학교류 관계를 맺은 나라라고 설명하였다. 한·중 의약문화의 교류는 그 역사가 아득히 멀고 오래며 깊고 사이가 좋아 오늘 이 책이 번역 출판되기까지 도처에서 강렬하게 반영되었다. 나는 이에 대하여 진심으로 기쁘고 자랑스럽게 생각하는 바이다.

　　이 책이 한국어로 출판될 수 있었던 것에 대하여는 먼저 송상용(宋相庸) 교수에게 감사하지 않을 수 없다. 그와 케임브리지 거리를 걸었을 때는 찬바람이 부는 몹시 추운 때였다. 그러나 우리가 케임브리지대학 니덤연구소, 그의 숙소에서 만났을 때 두 사람의 마음은 뜨거웠으며 그때 우리는 마치 오랜만에 만난 형제처럼 모든 것을 터놓고 이야기하였다. 그후 내가 상해의과대학(上海醫科大學)으로 돌아와 몇 권의 책을 출판하고 그에게 이 책을 증정하였는데 그때 그는 나에게 한국의 저명한 한의학자 정우열(鄭遇悅) 교수를 추천하여 이 책을 한국어로 번역할 것을 제의하였다.

　　정교수는 바로 한국학술진흥재단과 연락하여 그곳의 지원을 받아 이 책을 번역하기로 결정하였으니 실로 학술진흥의 자랑이 아닐 수 없다! 나는 금년 8월에 서울에서 개최된 '제8회 국제 동아시아 과학기술의학사 회의' 기간 동안에 정교수와 만나 이야기를 나누었는데 그의 학문에 대한 열정은 나에게 매우 깊은 인상을 주었다. 이 자리를 빌어 삼가 그에게 진심으로 감사의 뜻을 전하는 바이다.

　　그후 학술회의와 몇 차례의 학술강연을 통하여 나는 한국의학(韓國醫學)과 과학기술사(科學技術史)계에는 재지(才智)가 걸출한 사람들, 특히 젊은 청년 중에 재능이 뛰어난 사람들이 많다는 것을 알게 되었다. 따라서 나는 한국이 경제면에서만 비약적인 발전을 한 것이 아니라 학술면에서도 비약적인 발전을 하였다는 것을 알게 되었다. 이와 같이 세계 최고의 수준을 향하여 임박(臨迫)하고 있는 그 기세(氣勢)는 누구도 막을 수 없을 것이다.

　　중국의학은 일찍부터 이미 중국 사람들만의 의학은 아니었다. 한국·일본·베트남 등은 천여년 동안 모두 중국의학을 응용하였을 뿐만 아니라 또한 그들 자신의 학술체계를 형성하여 발전시켰다. 따라서 '동의(東醫)'라고 부르는 '동방의학(東方醫學)'을 전적으로 담당하게 된 것이다.

　　최근 20년 동안 '동방의학'은 서방의 발걸음을 향하여 빠르게 달려왔다. 그 결과 현재 동양은 서양의 여러 나라들이 환영할 만큼 높은 수준으로 날로 끌어올려 놓고 있다. 이로써 서방의학계와 과학계는 비교적 객관적 태도로 '동방의학'을 자세히 살펴보기 시작했다. 그들은 동양 사람들이 가지고 있는 지혜를 인식하고 일반 사람들이 일찍이 직접 중국 의사에게 침구(針灸)와 중의약 치료를 받기를 요구하였다. 이에 정부와 의학고등교육기관에서는 또 중의를 받아들이게 하여 미국, 영국 등에서는 이미 모두 이를 학위교육과정에 넣었다.

나는 최근 영국에서 '의학은 인류학의 문화를 거쳐 전통한다'는 과제에 대해 연구하였다. 중의학(中醫學)-동의학(東醫學)이나 세계의학의 전망은 마침내 점차적으로 밝아지는 추세에 있다. 나는 이러한 새로운 하나의 의학문화교류시대에 한국의학계의 참여가 반드시 이러한 조류의 발전을 한걸음 더 추진시킬 것이라고 깊게 믿는다. 이 책의 한국어판 출판이 미력하나마 그 힘을 다할 수 있기를 바라는 바이다. 한국과 중국의 교분은 금석(金石)과 같이 굳고 변함없게 맺어진 것이어서 중의(中醫) 즉 동의(東醫)의 앞날은 전도가 한없이 밝을 것이다.

이로써 삼가 서문으로 한다.

1996년 12월 2일 런던에서

마보잉(馬伯英)

역자 서문

의학의 발달은 인류문화의 발달과 그 궤(軌)를 함께 한다. 그런데 인류문화는 한곳에 머무르는 것이 아니라 높은 곳에서 낮은 곳으로 물 흐르듯이 흐르고 있다. 그러므로 의학의 발달과정을 알기 위하여서는 인류문화의 흐름을 살피지 않을 수 없다. 그러나 우리는 그동안 의학을 단순히 지역적 국한성에서 발달한 의학기술로서만 이해하여 왔다. 한의학(韓醫學)이라고 하더라도 이것이 한낱 한국에만 국한된 의학이 아니라 그동안 문화교류를 이루어 왔던 중국이나 일본과 같은 인접국가와의 관계 속에서 이루어진 정체성(整體性) 의학임을 간과해서는 안된다.

『중외의학문화교류사(中外醫學文化交流史)』는 바로 중국을 중심으로 고대 이후부터 현대에 이르기까지 문화교류를 이루어 왔던 인접 국가들과의 의학교류관계를 전통문화(傳統文化)라는 인류학적 측면에서 연구하여 정리한 책이다.

저자 마보잉(馬伯英) 교수는 북경 중의연구원에서 의학사를 전공하고 영국 케임브리지 대학에서 문화인류학을 연구한 의사학자로 그는 지금까지의 의학사의 연구방법과는 달리 문화인류학적 관점에서 이 책을 꾸밈으로써 세계의학사의 새로운 지평을 열었다.

이 책은 모두 15장으로 편성되었는데 그 내용을 살펴보면 제1장에서는 신화와 전설을 자료로 하여 고대 중국의 서역과의 의학문화 교류관계를 재구성하였고, 2, 3, 4, 5, 6, 7장에서는 한국·일본·베트남·인도·페르시아·아랍과 중국의학과의 의학문화 교류관계를, 8, 9, 10장에서는 서양의학이 선교사를 통하여 중국에 들어온 과정을, 11, 12, 13, 14장에서는 중서의학의 회통(匯通)에서부터 결합되기까지의 과정을, 그리고 마지막 15장에서는 결론으로 중의학과 서의학의 특징을 비교한 후 세계의학의 새로운 패러다임(paradigm)의 필요성을 다루었다.

역자가 1993년 말에 이 책을 송상용 교수로부터 추천받고 번역하기로 결심한 것도 우리나라에서는 현재까지 이러한 분야에 대한 연구서가 없었다는 점에서였으며, 특히 동서의학이 서로 만나는 과정에서 동양 3국(중국·한국·일본)이 각기 다른 자기 자신의 의학체계를 형성하여 온 특징을 한국의학계에 소개하겠다는 노파심 때문이었다.

그러나 막상 번역을 하려고 하니 고전으로부터 현대의서에 이르기까지 방대한 인용문과 신화·전설·역사·철학·문학·종교 등 다양한 내용들이 역자에게는 크나큰 부담이 아닐 수 없었다.

특히 서양의 인명·서명·지명을 한음화(漢音化)한 것을 원음(原音)으로 복원하는 작업은 너무나 어려웠다.

설상가상으로 1994년 3월에 이 책의 번역을 학술진흥재단과 체결한 후 바로 학장 보직을 맡게 되었고, 또 1993년부터 시작된 '한약분쟁'으로 전 한의학계가 백척간두(百尺竿頭)의 위기에 빠지게 된 상황에서 이러한 작업을 한다는 것은 엄청난 모험이었다.

따라서 처음 계획은 전문을 번역하고 장(章)에 따라 저자와 견해가 다른 부분에 대하여는 주(注)를 달아 역자의 의견을 첨부하고 인용된 참고문헌에 대하여는 책 뒤에 장(章)별로 저작 연대와 저자 및 책의 내용을 소개하여 독자의 이해를 도우려 하였으나 모두가 뜻대로 이루어지지 못하였다. 이 점에 대하여는 독자 여러분들께 죄송한 마음을 가지면서 후일을 약속할 수밖에 없음을 안타깝게 생각한다.

그러나 이러한 와중(渦中) 속에서도 이 책이 완역될 수 있었던 데에는 오로지 연변 민족의 약연구소 장문선(張文宣) 교수와 북경 사범대학 대학원에서 문자학(文字學)을 전공하고 있는 지금은 나의 며느리가 된 전귀조(田貴祚)와 아들 정동원(鄭東元)의 도움이 컸음을 밝혀 두며 이 자리를 빌어 진심으로 고마운 마음을 전하는 바이다. 아울러 동신대학교 한의과대학 병리학교실 정현우(鄭鉉雨)교수와 원광한의대 병리학교실에서 박사과정을 하고 있는 이진홍(李鎭弘)원생, 그리고 교실원 정수진, 김태영, 고현에게도 감사의 뜻을 전하며, 어려움 속에서도 이 책이 완역되기까지 안타까운 마음으로 늘 옆에서 격려해 준 나의 아내(한솔 이석표)에게도 뜨거운 감사의 마음을 전하는 바이다.

끝으로 바쁜 중에도 서양인명의 원음을 바로 잡아준 송상용 교수와 전파과학사 손영일(孫永一)사장, 그리고 편집위원 여러분께도 감사를 드리면서 이 책이 한국의학사와 과학사를 연구하는 모든 사람들에게 다소나마 도움이 되었으면 하는 간절한 바람을 가지면서 서문에 대신한다.

1997년 5월 30일

익산 신용벌 연구실에서

한송(漢松) 정우열(鄭遇悅)

머리말

(一)

이 책은 두 가지 중요한 임무를 맡고 있다. 그 하나는 중국과 외국의 역사상에서 의학문화교류(醫學文化交流)의 사실을 자세히 찾아내 진술해 나가는 것이고, 다음 그 가운데서 의학이 문화를 거쳐 전통(傳通)되는 몇 가지 규율과 효과를 탐색하는 것이다.

철인(哲人)은 다음과 같이 말하고 있다.

······어떠한 일종의 역사 연구든지 그 단계는 모두 오직 토론대상을 "무엇인가?"에만 힘을 기울이고, 그 이후에야 비로소 "무엇 때문에?"를 추구한다.

······역사적 인물이나 사건을 토론할 때 우선 중요시해야 할 것은 "무엇인가?"라는 명제이지만 가장 중요시해야 할 문제의 하나는 바로 "내가 이해되는가?"라는 것이다.[1]

이러한 개괄은 예지가 풍부할 뿐더러, 이 책의 임무와도 서로 부합된다. 그러나, 중외의학교류사(中外醫學交流史)에 관하여 말한다면 최소한 몇 가지 문제에서 우리들은 심지어 "무엇인가?"를 말할 단계에까지도 미치지 못하고 있다는 것이다.

그러면 어떻게 하여야 할 것인가?

현재 우리들은 역사상 일찍이 제기되었던 "무엇이 있는가?"라고 하는 한 가지 조항을 더 첨가하지 않을 수 없다.

이렇게 말한다면 역사의 연구는 '3요소' 혹은 '3단계'로 서술하는 것이 더욱더 전면적(全面的)일 것 같다.

"무엇이 있는가?"······"무엇인가?"······"무엇 때문에?"

"무엇이 있는가?"의 문제는 일반 역사학자들에 있어서는, 본래 문제가 되지 않는다. 왜냐하면, 중국인들은 전통적 자료수집과 고증하는 노력이 가장 투철했기 때문이다. 현대의 학문하는 사람들은 더욱더 거시적(巨視的)인 주사(走査)와 미시적(微視的) 관찰을 통해 힘이 미치는 범위 안에서 최선을 다하여 그런 역사적 존재를 찾아내고 있다.

우리는 이미 실증적 방법을 사용하는 데 습관이 되어 하나 하나 번호에 맞추어 자리에 앉는 것처럼 일일이 사실을 확인하여 역사자료표준(歷史資料標準)에 알맞는 것은 남기고, 찌꺼

---

1) 빙계(憑契), 왕아부(王亞夫) 주편, 『문화전통심역(文化傳統尋譯)』, pp. 117~128.

기와 확인할 수 없는 잔여물(殘餘物)은 모두 버리고 있다.

그러므로, 일반 역사학자들이 직면하고 있는 문제는 바로 이미 갖추어진 자료가 "무엇인가?" 하는 것으로서, 한 차례의 훈고(訓詁)와 주석(注釋) 등을 거쳐 사료(史料)를 감별하는 일이다. 더욱이 이론의 정도가 매우 깊다고 큰소리치는 일부 사학자들은 심지어 이런 자질구레한 것들은 깊이 연구할 만한 가치가 없다고 여기면서, 툭하면 "무엇 때문에?"의 고론(高論)을 발표하기도 한다. 이것은 정말로 "무엇이냐?"조차도 분명하게 밝혀 내지 않으면서 어떻게 "무엇 때문에?"를 이야기할 수 있는 것일까?

따라서, 이러한 '고론(高論)'은 '공론(空論)'으로 변할 수밖에 없다.

내가 여기 제기한 "무엇이 있느냐?"의 화제(話題)는 더구나 초보적이고 자질구레한 것이어서 일부 사람들에게 코웃음을 당하는 일일 수도 있다. 그러나, 그렇다고 권세나 권위로 위협하거나 기만할 수 없는 것은 아니다.

이러한 목적은 바로 인류학의 연구방법을 역사학 연구영역 안으로 끌어 들이려는 데 있다. 인류학의 연구방법과 거기에서 얻은 결론을 역사학 연구에 도입(導入)한다면, 인류 문화사 내용은 더욱 풍부해지고 더욱더 독립될 것이며, 나아가 역사의 재건을 초래할 가능성도 있게 될 것이다. 이는 문화인류학(文化人類學)이 인류의 무의식심층구조(無意識深層構造) 가운데 나타난 문화의식(文化意識)과 이유를 탐색하는 것인데, 이러한 것은 바로 역사학자들이 소홀하게 보아 넘기거나 혹은 찾아냈더라도 외면하고 돌아보지 않기 때문이다.

그러나, 프랑스의 저명한 인류학자 레비 스트로스(Lévi-Strauss)가 일찍이 제기한 것처럼, 역사학은 사회생활에서 의식적 표현의 재료에 근거하여 구성한 것이고, 인류학은 사회생활 가운데서 무의식적 기초를 깊이 연구하는 것이다.

> 각종 제도의 풍속이나 습관 속에 숨어 있는 무의식구조(無意識構造)를 잘 파악하여야 한다. 이것이 바로 이러한 무의식 구조 가운데서 인류학방법(人類學方法)과 역사학방법(歷史學方法)이 그들의 교차점을 찾는 것이다.[2]

명백히 알 수 있듯이, 역사학자들은 원시사회에 대해 연구할 때 특별히 인류학 연구를 차용(借用)하고 있으며, 미개화민족(未開化民族)의 역사와 현상을 연구할 때에는 더욱 인류학적 방법을 원용하여 실지조사를 하고 있다.

그러면 일반적 문화사 연구에서는 어떠할까?

예를 들면 신화나 전설이 도대체 사료의 가치가 있는 것일까? 과거의 역사 연구가들은 이런 것들은 터무니없는 말로 간주하여 과감하게 삭제해 버렸다. 그러나 신화나 전설은 바로 그

---

2) C. Lévi-Strauss, 『주유쟁(朱維錚)과 담학(談學)』, 절강인민출판사(浙江人民出版社), 1990 참고

시대의 풍속, 습관 속에 숨어 있는 무의식구조(無意識構造)를 나타낸 것일 수도 있다.

레비 스트로스도 신화문제에 대해 다음과 같이 말하였다.

　신화사상은 총괄적으로 진행할 수 있기 때문에 과학적이고, 설령 그것이 형상(形象) 안에 얽혀 있다 할지라도 신화사상도 유비법(類比法)과 비교법(比較法)을 빌려 작용을 발휘한 것이다. 설령 신화의 창조가 보수술(補手術)과 같지만, 그것들이 도구의 조합 안에서 나타났거나 또는 최종 배치 안에서 출현한 것을 막론하고, 실제에 있어서는 영원히 모든 성분으로 인하여 일종의 새로운 배치로 조성된 것이다. 실제 평면상의 수보술(修補術)로 삼을 수 있는 신화사상은 그 특징이 구조를 가진 조합으로 이루어진 것이지, 결코 다른 구조를 가진 조합을 직접 통하여 이루어진 것은 아니며, 그것은 사건의 찌꺼기와 부스러기를 통하여 이루어진 것이다.[3]

역사학자들은 이러한 찌꺼기와 부스러기를 내버리는 데 습관이 되어 있지만, 인류학자들은 이와 반대로 이러한 찌꺼기와 부스러기들을 주워 모으고 있다. 전자는 역사적 사건의 뼈대를 발라 내는 것이고, 후자는 색깔을 칠하는 것이다. 어쩌면 이렇게 해야 비로소 한 폭의 완전한 역사원형(歷史原型) 그림이 이루어지는 것 같다.

사람들은 어째서 찌꺼기와 부스러기를 이용하여 신화를 만들어 냈을까?

이것은 대체로 원시 논리적 사유(論理的思惟)의 연고에 의한 것이다. 당시의 사람들이 의식적으로 그렇게 하려고 한 것이 아니라 당시의 사람들이 바로 그렇게 생각하고, 그렇게 한 것이다. '원시 논리적 사유(原始論理的思惟)' 즉, '원시사유(原始思惟)'는, 또 '전논리적 사유(前論理的思惟)'[4]라고도 부른다. 그것은 비논리적(非論理的)인 것이 아닐 뿐만 아니라 원시인에게만 있는 것도 아니다. 현대인에게도 여전히 논리적 사유가 병존(倂存)되고 있다. 그렇다면 우리는 이미 역사상 매 시기에서 모두 '원시 논리적 사유'의 '산물'이 생길 수 있다는 것을 부정할 수가 없으며, 이러한 산물은 인류학자에게 이용가치가 있을 뿐만 아니라, 역사학자에게도 마찬가지로 가치가 있는 것이다. 이런 의의(意義)에서 본다면, 문제는 우리가 이런 것들을 바로 보고, 그 심층구조(深層構造) 속에 박혀 있는 알맹이를 발라낼 수 있을지 없을지 하는 데 있다.

영국의 저명한 인류학자인 프레이저(J. G. Frazer, 1854~1941)의 『황금가지』[5]에는, 아리키아리안나 제사장 직위(祭司長 職位)를 계승하는 규정에 관계되는 전설을 해석한 것이 있다. 여기서 그는 무술의 역사 존재와 무술 원리를 밝혀 놓았는데 이것은 세상에 널리 알려진 사실이다. 우리는 한때 그처럼 깊이 있게 밝혀 놓을 수는 없을지 모르지만 예를 들어, 신농(神農)·항아(嫦娥)·서복(徐福)의 고사(故事) 등과 같은 것들은 적어도 또 하나의 신화적

---

3) C. Lévi-Strauss, 『구조인류학』, 런던. 1968년판, p. 17.
4) Lucien Lévi-Brühl, 『원시사유(原始思惟)』, 상무인서관(商務印書館), 1986.
5) 불뇌(弗雷) 역, 『금지(金枝)』, 중국민간문예출판사, 1987.

아름다운 베일과 신비한 미채[迷彩 : 청(靑)·갈(竭)·황(黃) 3색으로 이루어진 위장], 외의(外衣)와 함께 다른 내핵(內核)을 가지고 있으며, 그 중 어떤 것은 중외의학문화교류(中外醫學文化交流)와 관련이 있다고 나는 생각한다. 이 밖에도 인도자(藺道者)나 양주술사(楊州術士)의 고사에서도 유사한 분석을 찾아 모을 수 있다.

영국의 저명한 역사 철학자 콜링우드(R. G. Collingwood)는 "역사학자는 반드시 그 자신의 심령(心靈) 속에서 과거를 재연하여야 한다"고 말하고 있다.[6] 이렇게 이성적 사고 능력으로 충만되어 있는 우리들은, 제발 논리적 사유 안에서만 과거를 재연하려고 들지 말 것이며, 마땅히 원시 사유상태(原始 思惟狀態) 아래서 과거를 재연하는 것도 익혀야 한다. 우리가 신화·습관·풍속 등의 재료로 된 심층적 무의식 구조(深層的 無意識構造)를 해명하게 될 때에는 "무엇이 있느냐?, 무엇이냐?, 무엇 때문에?"라는 3요소의 연구도 거의 완성되게 된다. 그러므로, 이상에서 말한 것이 마침내 일부러 제기한 엉뚱한 것이 아니며 쓸데없이 번잡을 증가시키는 것이 아니라고 생각된다.

(二)

사람들은 습관적으로 중국의학이 '폐쇄적 체계(閉鎖的 體系 : closed system)'라고 말하고 있다. 이것이 과연 역사적 사실일까?

만일 그렇다면 폐쇄적 정도는 어느 정도며 또 그 원인은 무엇일까?

이것은 중외의학 문화교류사(中外醫學 文化交流史)를 연구할 때 회피할 수 없으며, 또한 마땅히 책임지고 으레 해답을 주어야 할 문제인 것이다. 역사상 존재해 온 사실들을 한번 고찰하고 나면 우리는 중국의학이 역사상 기본적으로 폐쇄체계가 아니었다고 말할 수 있다. 그러나 그것은 또한 자발적으로 받아들이고 주동적으로 밖으로 전하는 일종의 개방체계(開放體系, open system)도 아니었던 것이다. 솔직히 말하면, 중국의학은 피동적 개방체계(被動的 開放體系)이었던 것이다. 중국의학은 끊임없이 피동적으로 이질문화의 의학 정보를 받아들였다. 여기에서 '피동(被動)'이라고 말한 까닭은 그것이 여지껏 적극적으로 이질문화의 정보를 획득하려 하지 않았기 때문이다. 불교의학으로부터 기독교의학 내지 더 나아가 근·현대의 서양의학에 이르기까지 모두 남들이 주동적으로 집앞까지 가져 온 것이다. 이러한 이질문화 정보에 대하여, 중국의학은 일반적으로 결코 배척하지 않고, 될 수 있는 대로 가능한 그것들을 자기의 몸 안으로 끌어들여 조합되도록 한 것이다. 그러므로 간단하게 중의학이 보수적이고 폐쇄적이라고 말하는 것은 이유가 안 되며, 아주 얕은 견해인 것이다. 중국의학의 정보는

---

6) 콜링우드,『역사의 관념』, 중국사회과학출판사, 1987, p. 319.

언제나 끊임없이 밖으로 전파되어 나갔다. 그러나, 이러한 외전(外傳) 역시 피동적이었다. 누가 요구하거나 누가 가져가거나 주동적으로 '화물(貨物)'을 문앞까지 보내지는 않았다. 한국, 일본 같은 가까운 나라라 할지라도 중국 의사들은 기본적으로 초청(招請)하지 않으면 가지 않았다. 이것은 바로 의사들의 속규(俗規)인 "의사는 남의 문을 두드리지 않는다[醫不叩門]"는 것과 같은 것이다. 한국, 일본이 중국에 와서 의학을 배우려 하거나, 의사를 요청할 때는 아주 적극적이고도 주동적이었던 것이다. 이 때문에 그들의 의학은 비록 늦게 시작되었지만 발전과 진보가 오히려 빨랐다. 베트남, 인도는 비록 가까운 나라였지만 한국, 일본과는 조금 다른 듯하다. 아랍과 유럽도 만리 길을 멀다하지 않고 그들의 의학 정보를 가져왔으며 또한 중국의학 정보를 가져갔던 것이다. 그래서 비록 정보 전달이 편리하지는 않았지만 결국 쌍방은 모두 호혜호리(互惠互利)하고, 각자에 유익한 것이 있었던 것이다.

중국의학의 개방 체계의 피동성은 중화문화의 음유성질(陰柔性質)과 관계가 된다. 유약하면 강강(剛強)하고, 받아들이기를 즐겨하고 주동적으로 수출하기를 싫어하며 서양문화처럼 자기 것만 옳다고 고집불통하지 않으며 외침성(外侵性), 경쟁성(競爭性), 진취성(進就性)이 강하지 못하다. 이런 의미에서 말한다면, 중국 의학문화는 비교적 '보수적'이고 '폐쇄적'이다.

그러나, 이 모든 것은 바로 그 내재적 구성의 안정성에 필수가 되는 점들이다. 어떠한 과학 이론 체계라 하더라도 과학 철학자 토마스 쿤(Thomas Kuhn, 1922~96)의 말과 같이 모두 패러다임(paradigm)을 가지고 있다.[7]

더욱이 그것은 정상시기(正常時期)에 주로 축적과 계승으로 표현되며 하나의 안정된 구조가 건립되는 것이다. 이상현상(異常現象) 출현에 대하여서는 내부 안정상태의 조정이 진행되는 것이다. 다만 조절할 수 없을 정도로 이상 축적이 많아지게 되면 최후에는 팽창되어 터지는 정상상태의 패러다임 자체의 위기가 나타나서야 비로소 패러다임의 안정된 구조가 파괴되게 되고 과학 혁명이 일어나 새로운 패러다임이 생기게 되는 것이다. 중국의학 이론체계는 안정된 구조의 패러다임인 것이다. 역사상 외부로부터 들어온 의학 정보는 이상이지만 그들 모두를 흡수하고 조절하여 버린 것이다. 예를 들면, 인도의 4대 학설(四大學說)은 이 단락의 시기[一段期 : 도홍경(陶弘景)으로부터 손사막(孫思邈)에 이르기까지 조절하기에 노력하였다.]에 흡수와 조절이 진행되었지만 결국에는 정합(整合)되지 못한 채 자동적으로 탈락하고 말았다. 그와 반대로 서방의 접골술(接骨術) 등은 중국의학 패러다임에 흡수되었던 것이다. 중국의학의 이론체계의 개방 성질은 곧 정상과학 패러다임 시기의 축적 성질의 범위에 속하는 것이다.

이러한 일련의 과정은 여전히 계속되고 있다. 근·현대 서양의학의 이질적 정보는 마치 홍

---

7) 쿤,『과학혁명의 구조』, 상해과학출판사, 1980.

수와 맹수처럼, 중국의학 이론체계에 충격을 주고 있었는데 이는 마땅히 이상으로 여겨져야 한다. 이러한 이상은 중의학을 심지어 위기 단계에까지 몰아넣었으며 중국의학의 혁명을 재촉하는 듯 싶다. 그러나, 내가 생각하기에는 중국의학 이론체계는 비록 개방적이기는 하나 이러한 개방의 정도가 여전히 자신을 짓눌러 중국의학이 자동적으로 역사 무대에서 퇴장하여 스스로 멸망될 지경까지는 이르지 않았다. 어떠한 '개방'일지라도 자기의 존재 가치를 희생함으로써 대가를 삼을 수는 없다. 이러한 이유 때문에 중국의학은 서양의학과의 충돌에 맞서 주로 받아들이고 회통(匯通)하여 자기의 생명에 위험이 미칠 때에는 저항과 논쟁을 하기 마련이다. 중요한 것은 알맞게 조절하는 것이다. 적어도 현재까지는 아직 서양의학의 이질적 정보인 반상현상이 모두 중국의학 이론의 틀과 윤곽을 깨뜨릴 정도까지는 이르지 않았으며, 서양의학 패러다임도 중국의학 패러다임에 대체할 수는 없는 것이다. 이것은 중국의학 이론체계가 개방적인가, 개방적이 아닌가? 혹은 개방의 정도가 충분한가, 아닌가 하는 문제가 아니다. 이것은 중국과 서양의학 사이의 이론 구성체계의 본질적 차별 문제인 것이다. 중국의학과 서양의학은 다른 방식과 다른 관점으로써 의학의 규율을 천명(闡明)하고, 의학의 본질을 밝혔던 것이다. 이러한 양대 이론 체계의 골격구조에서 서양의학이 천명한 것은 생물의학적 규율로서, 구체적인 치병인자(治病因子)와 인체국부 조직세포(人體局部 組織細胞)에서 생기는 인과의 사슬관계이고, 중국의학이 천명한 것은 인간이 자연생태(自然生態), 사회생태(社會生態), 심리적으로 다른 상태[心理的 不同狀態] 및 내외환경조건(內外環境條件) 아래에서의 조화와 관련이 있는, 즉 생태의학(生態醫學)의 적응규율이론(適應規律理論)인 것이다.[8]

이론의 포용 정도로 말한다면 중국의학이 서양의학보다 더 크다. 방법론으로 말한다면, 서양의학은 '원자론(原子論)' ─ 환원론(還元論) ─ 이고, 중국의학은 시스템 이론이다.

임상응용 가치로 논한다면, 서양의학은 매우 많은 질병을 치료할 수 있고, 중국의학은 일부 질병의 치료 효과에 있어서는 서양의학만 못하지만, 서양의학이 현재에도 여전히 완치할 수 없는 질병을 치료할 수 있다. 분명한 것은 현재의 서양의학 이론과 정보로서는 중의 패러다임을 깨뜨릴 수도 대체할 수도 없다는 것이다. 이것은 다음 예를 보아 알 수 있다. 뉴튼의 고전 물리학 이론이 아인슈타인의 상대성이론(相對性理論)을 깨뜨리지 못하였지만 아인슈타인의 상대론은 오히려 고전 물리학을 깨뜨리기도 포용하기도 하였다. 이것은 중외 의학교류사에서 나타난 사실들이 우리들에게 알려준 결론인 것이다. 그렇다면 중국의학의 패러다임은 언제까지 가야 혁명이 일어날까?

토마스 쿤은 "혁명은 세계관의 개변(改變)이다"라고 말하였다.

중국의학의 세계관은 곧 '음양 자연관'인 '도 - 음양 - 기 - 오행(道 - 陰陽 - 氣 - 五行)' 철학인

---

8) 마보잉(馬伯英), 『중국의학문화사(中國醫學文化史)』, 상해인민출판사, 1992.

것이다.

　이러한 세계관으로 비추어 보면 그것은 사람들이 생활하고 있는 자연계, 사회와 사람의 심리 세계를 인식하는 것이다. 이 세계관을 좇아 그 규율을 발명하고 임상을 지도한다. 현재 서양의학의 생태의학 이론은 여전히 중국의학보다 더 고명한 이론을 제기할 수는 없을 것이다. 단지 생태의학 이론의 연구에 임했을 때 자연생태·사회생태 및 사람의 심리상태 등 총체적 규율 방면으로부터 매우 많은 반상을 발견하여야 음양오행규율(陰陽五行規律)의 묘사(描寫)를 할 수 있게 될 것이며 이렇게 되어야 중국의학의 혁명이 비로소 참으로 일어날 수 있는 것이며, 새로운 세계관(자연관)이 구 세계관(자연관)의 자리를 대신하게 될 수 있을 것이다. 중외 이질문화의 전통(傳通)은 중국의학 혁명시대를 촉진시킬 것이며 이와 동시에 또한 서양의학의 혁명시대이기도 할 것이다. 중외의학이 문화를 거쳐 전파됨으로써 인류에게 역사성을 띤 이익을 가져다 주었는데, 이는 더 말할 나위 없는 일이다. 이렇게 문화를 거쳐 전파됨에는 약간의 특수한 메커니즘을 가지고 있다. 만일 독자 여러분들이 이 책을 열독(閱讀)한다면 어렵지 않게 알 수 있을 것이다. 이 책은 지면상 제한으로 일반적인 문화배경, 역사과정에 대해서는 대부분 몇 마디로 마무리할 수밖에 없었다.

　실력과 다른 여러 가지 원인으로, 어떤 문제는 참고 자료 수집의 부족으로 논술이 깊지 못하였다. 이런 것들은 모두 남겨 두었다가 훗날에 다시 수정하기로 하니 독자 여러분들의 양해를 바라는 바이다. 이를 서문으로 삼는다.

마보잉(馬伯英)
1992년 8월 5일

차 례

일러두기 / 3
『중외의학문화교류사』 한국어판 서문 / 5
역자 서문 / 7
머리말 / 9

제❶장 역사의 수레바퀴 흔적을 찾아 먼 옛날로 뛰어넘다 21

    제 1 절 서왕모(西王母)와 불사약(不死藥) —— 21
    제 2 절 서복(徐福)이 동쪽의 부상(扶桑)으로 건너가 선약(仙藥)을 구함 —— 29
    제 3 절 사로(絲路)·장건(張騫)·향약(香藥) —— 36

제❷장 금석(金石)에 새겨진 한국과 중국의 의학 43

    제 1 절 중국의학 문화가 한국으로 전입된 발단 —— 43
    제 2 절 고려의 인삼, 침술과 승의(僧醫) —— 46
    제 3 절 의관, 의적(醫官, 醫籍)과 약재교류 —— 50
    제 4 절 동의집성(東醫集成)과 자립체계(自立體系) —— 56

제❸장 바다건너 서로 밝힌 중일(中日)의학 63

    제 1 절 중국이민(中國移民)과 중국의학(中國醫學)의 일본전입(日本傳入)
        —— 63
    제 2 절 불법(佛法)의 동방전파(東方傳播) 촉진(促進) —— 68
    제 3 절 일본 한의학(漢醫學)의 첫 번째 대종결(大終結) —— 78
    제 4 절 양생음다(養生飮茶) 및 차문화의 침투 —— 85
    제 5 절 송·원·명·청 의학의 일본 재전입 —— 91
    제 6 절 일본 한방의학의 발전과 완비 —— 99
    제 7 절 절충준조(折衝樽俎) 일본의학의 창신(創新)   114

제 4 장   중국에서 넘어간 베트남의학 ·······················139

제 1 절   중국과 베트남의약(醫藥) 교류의 최초 사신(使臣) —— 139
제 2 절   베트남의학자의 의약활동과 저작 —— 146
제 3 절   중국과 베트남 사이에 유통된 특산약물 —— 150

제 5 장   석가의 탄생과 인도의학 ·····························157

제 1 절   고대 인도의 종교와 의학체계 —— 157
제 2 절   3체액(三體液), 4원소(四元素), 윤회제설(輪廻諸說) 및
        불교의법(佛敎醫法)의 중국전래 —— 168
제 3 절   지바(耆婆), 용수(龍樹) 그리고 약왕보살(藥王菩薩) —— 187
제 4 절   불교가 위생풍속제도(衛生風俗制度) 등에 미친 영향 —— 209
제 5 절   인도의학이 티베트의학에 미친 영향 —— 230

제 6 장   총령(葱嶺) 서쪽의 페르시아 의학 ·····················243

제 1 절   호상(胡商)이 이슬람교를 천방에서 가져옴 —— 243
제 2 절   금단맥학(金丹脈學)과 인두술(人痘術)의 서역전파 —— 254
제 3 절   대황·향료와 약물의 교류 —— 260
제 4 절   호방(胡方)·호속(胡俗)의 중국의약 반영 —— 279
제 5 절   회의(回醫)와 중아의학(中阿醫學)의 교류 —— 293

제 7 장   외래종교와 중국의학의 관계 ·······················307

제 1 절   고대(古代) 유럽의 종교(宗敎)와 의학체계(醫學體系) —— 307
제 2 절   첩노술·저야가(底也迦) 등의 의약방술(醫藥方術) —— 313
제 3 절   라지 등의 교류와 골절(骨折)항루(肛瘻)치법의 탐구 —— 320
제 4 절   중국에서 경교(景敎)의 흥쇠와 경교도(景敎徒) 의사
        추도자(蘭道者) —— 325
제 5 절   마설(馬薛)·애설(愛薛)·마가(馬可)·파라(波羅)의 의약(醫藥)
        교류(交流) —— 337

제8장   초기 서구(西歐)의학의 전이양상(轉移樣相) 345

제1절 예수회의 창립과 마테오 리치의 중국 선교활동 —— 345
제2절 처음에 중국에 소개된 '뇌설(腦說)'과 인체해부 지식 —— 350
제3절 교의서(敎醫書) 중의 '4체액' 및 '영기' 제설 —— 363
제4절 서양의약에 관한 선교사들의 단편적 기록 —— 372
제5절 선교사 의사의 중국에서 의술활동 시작 —— 379

제9장   초기 서구의학의 수용양상(受用樣相) 389

제1절 서방의학이 중국에 다시 전래된 효시 —— 389
제2절 의학선교활동의 확산 —— 400
제3절 초창기 서양의학의 교육 —— 419
제4절 초기 서의 서적의 번역과 편찬 —— 440

제10장   안채 뒤채로 갖추어진 체계 471

제1절 중국에서 서양식 의원체계의 건립 —— 471
제2절 중국 건립에 있어서 서양의학의 교육체제 —— 484
제3절 중국 당국의 허가 및 점차적 정부체제 건립의 역정 —— 498
제4절 중국은 일본 서의의 경험을 거울로 삼다 —— 511
제5절 중국에서의 전면적인 발전 —— 527

제11장   동서의 조화로 극복된 난제 539

제1절 명대 지식층의 서양의학에 대한 수용과 이해 —— 539
제2절 '뇌학설'의 중서의(中西醫)의 회통(滙通) —— 551
제3절 중서의 회통(滙通)의 임상 실천 —— 574

제12장   서의(西醫)의 우위시(優位視)에 자극된 중국의학 599

제1절 중서의의 서로 다른 견해의 충돌 —— 599
제2설 일본을 본따 한의학을 폐지할 것을 부르짖기 시작 —— 608
제3절 당국의 행정남용과 중의계의 항쟁분기 —— 617
제4절 중의계(中醫界)의 전대미문의 탁월한 학술논변 —— 631

제 13 장 중서의결합(中西醫結合)은 원대한 과제 ·······················651

제 1 절 모택동 자신의 체험으로부터 시작 —— 651
제 2 절 서의의 중의학습 열풍 —— 658
제 3 절 중서의결합에서 처음 본 성과 —— 662

제 14 장 서양으로 전파된 뛰어난 중국의학 ·······················681

제 1 절 명대에 서방으로 전래된 중의약 정보 —— 681
제 2 절 인두(人痘)·침구(鍼灸)·『본초강목(本草綱目)』이 구미지역에 미친
         영향 —— 686
제 3 절 구미인의 중의학에 대한 흥미와 그 연구 —— 697

맺는 말 —— 711
부록 —— 719
찾아보기 —— 735

제1장

역사의 수레바퀴 흔적을 찾아 먼 옛날로 뛰어 넘다

중외의학교류(中外醫學交流)의 역사는 상고시대까지 거슬러 올라갈 수 있다. 그런데 멀어지면 더 모호해지고 희미해져 뚜렷하게 판별할 수 있는 문자의 기재나 실물의 고증이 없다. 그러나 문화인류학의 연구방법을 근거로 하여, 신화·전설·야사의 자질구레한 한두 마디의 간단한 말 등을 잘 이용하기만 한다면 겹겹이 가리워진 비단 장막을 꿰뚫고 나가 어느 한 역사시대가 남겨 놓은 수레바퀴 자국을 찾을 수 있을 것이다.

제1절 서왕모(西王母)와 불사약(不死藥)

(一)

중국에는 누구나 다 잘 알고 있는 아름다운 전설로 항아(嫦娥 : 옛날 전설에 나오는 선녀)가 달로 달아나 자취를 감추었다는 이야기가 있다. 이에 대해 『회남자(淮南子)』「남명훈(覽冥訓)」에서 다음과 같이 말하고 있다.

……예(羿)[1]가 서왕모(西王母)[2]에게 불사약을 청해 가졌는데 항아가 훔쳐 가지고 달로 자취를 감추어 뜻대로 되지 않아 죽어서 계승되지 못하였다.

이 단락은 전국시대 초. 중기의 복무서(卜筮書)[3]인 『귀장(歸藏)』안에 이미 기재되어 있

---

1) 羿 : 중국 夏代 窮國의 군주 이름.
2) 西王母 : 장생불로약을 가지고 있다는 전설적인 여인.
3) 卜筮書 : 시초로 점을 치는 책.

다. 그러나, 이 책은 실전되어 다른 책 안에서만이 그에 대한 단편(段片)을 볼 수가 있다. 예를 들면, 동한(東漢) 장형(張衡)이 쓴 『영헌(靈憲)』안에는 다음과 같은 것이 있다.

　　……예가 서왕모에게 불사약을 청하였는데 항아가 그것을 훔쳐 달로 달아나 자취를 감추었다. 그는 황제(黃帝)에게 가서 점을 치니 황제가 말하기를 "길하도다. 훨훨 날아 출가하니 홀로 서쪽으로 가되, 어둡고 망망한 하늘가에서 놀라지도 말고 무서워도 하지 않는다면 크게 번창하리라." 하였다.

항아는 마침내 달에 가서 두꺼비가 되었다. 고금(古今)의 연구자들은 주로 이 신화[仙話] 그 자체에서 전달되어진 처량하고도 아름다운 데에만 주의를 하였지, 항아가 월궁(月宮)에서 두꺼비로 변해버린 이 비할 바 없는 추태에 대하여는 주의를 하지 않았으며, 더욱이 "예가 서왕모에게 불사약을 청해 가졌다."는 이 말이 함축하고 있는 다른 하나의 사실은 더욱 주의하지 않았다. 오늘날에 이르기까지, 금섬(金蟾 : 금두꺼비)은 금섬대로, 항아는 항아대로 이 두 가지는 이미 "본체로부터 분리[離體]되었던 것이다."

사실 이 추악한 두꺼비가 불사약(不死藥)이었을 것이며, 예가 서왕모에게서 거처로부터 약을 청해 가졌다는 사실이 가장 빠른 중외의약 교류였을 것이다. 예는 요(堯)의 신하였다. 먼저 서왕모란 사람을 살펴보기로 하자.

　　……곤륜산의 언덕……그 아래에는 약수(弱水)의 연못이 감돌고 있으며, 그 밖에는 염화(炎火)의 산이 있어 물건을 던지기만 하면 바로 타버린다. 사람이 머리꾸미개를 꽂고, 호랑이 이빨에 표범의 꼬리를 지니고 동굴에서 살고 있는데 그 사람을 서왕모라고 부른다.〔『산해경(山海經)』「대황서경(大荒西經)」〕

　　옥산(玉山)은 서왕모가 살고 있는 곳이다. 서왕모는 그 형상이 사람같지만 표범의 꼬리에 호랑이 이빨을 하고 휘파람을 잘 불며, 더부룩한 머리꾸미개를 꽂고 있었다. 그는 하늘의 재앙과 오형(五刑)을 주관⁴⁾하고 있다.〔『산해경(山海經)』「서차삼경(西次三經)」〕

위의 기술에 따른다면 서왕모는 틀림없이 '온신(瘟神 : 돌림병, 급성 전염병의 신)'인데 그 흉악하고 추한 용모로 역병(疫病)을 관장하고 있다. 그러나, 바로 이렇기 때문에, 온신(瘟神)은 아마도 동시에 약을 저장하여 두고 있었을 것이다. 성도(成都) 양자산(楊子山) 2호 묘에서 출토된 서왕모의 화상(畫像) 벽돌에는 서왕모가 새겨져 있는데, 그 좌대 앞에는 한 마리의 두꺼비가 서서 절구공이를 쥐고 약을 찧고 있는 모양을 나타내고 있었다.⁵⁾ 이것은 두꺼비와 약의 동일함과 바로 서왕모가 약을 취급하였다는 것을 은근히 가리키고 있는 것이다. 서왕

---

4) 疫及五殘 : 재앙과 오형(五刑)의 살벌한 기운[郭璞]
　　오형은 시대에 따라 일정치 않으나 대체로 전설시대에는 묵(墨 : 이마에 먹물로 글자를 떠넣는 것)·의(劓 : 코를 베는 것)·비(剕 : 발꿈치를 베는 것)·궁(宮 : 생식력을 없애는 것)·대벽(大辟 : 사형)의 다섯 가지였음.

5) 『중경박물관소장사천한화상부선집(重慶博物館所藏四川漢畫像磚選集)』圖面 39 참고.

모란 필경 구체적인 어느 한 사람이 아니라 중국 서부 곤륜산(昆侖山) 일대의 국토나 민족의 이름을 가리키는 것으로 짐작된다. 『산해경(山海經)』의 「대황서경(大荒西經)」과 「서차삼경(西次三經)」에서 각기 그를 묘사하였는데 그 분포구역이 넓다는 사실과 부합되며 한 사람이 아니라는 것도 짐작할 수 있다. 방호(方豪) 선생도 이와 유사한 의견을 가지고 있었다. 그는 말하기를,

> ……『이아(爾雅)』[6]에 해석해 말하기를, "고죽(觚竹 : 참대로 만든 술잔), 북호(北戶 : 북쪽에 사는 오랑캐족), 서왕모, 일하(日下 : 해가 지는 것)를 사황(四荒)이라 하였다."

서왕모는 대개 중하(中夏)[7]의 끝과 근접해 있는 서부의 국토이거나 민족이름일 것이다. 서왕모가 서쪽의 해지는 쪽에 사는 신선으로 된 것은 전국시대로부터 시작되었다. 『장자(莊子)』에서는 서왕모가 신선으로 된 데 대하여 다음과 같이 기록하고 있다.

> 서왕모가 차지한 자리는 그 넓기가 이만저만이 아니어서 시작도 끝도 모른다.[8]

고 하였다.

일찍이 『목천자전(穆天子傳)』을 영문으로 번역한 서방의 학자 아이텔(E. J. Eitel)은 '서왕모'란 세 글자는 곧 음역자이므로 망문생의(望文生義 : 글의 확실한 뜻은 이해하지 못하면서 글자만 보고 대강 뜻을 짐작하여 풀이하는 것)를 하거나, 지금의 것으로 옛 것을 추측해서는 안 된다고 하였다. 서왕모는 상고 부락의 이름으로 사용하였고, 부락의 추장 이름으로도 사용되었다.[9]

이상의 의견은 마땅히 인정하여야 한다. 그러므로, 아래의 기재는 마땅히 중국인들이 서왕모부족과 수차 왕래하였다는 증거로 보아야 할 것이다.

> ……순왕(舜王) 우씨(虞氏) 9년(B. C. 2171)에 서왕모가 조정(朝廷)에 와서……흰 고리모양의 옥패(白環玉玦)를 헌납하였다.〔『죽서기년(竹書紀年)』〕

> 17년(B. C. 960)에 서쪽으로 곤륜(昆侖)을 정벌하여 서왕모의 귀빈(貴賓)이 되었다.〔『죽서기년(竹書紀年)』「주목왕조(周穆王條)」〕

> ……목(穆)이 요(堯)왕의 사신이 되어 서쪽으로 서왕모를 만나 백복(百福)을 청하였더니 내게 귀동자(貴童子)를 하사하였다.〔『초씨역림(焦氏易林)』「권일(卷一)」〕

---

6) 『爾雅』: 중국 고대 13경 중의 한 가지 책이름.
7) 中夏 : 중국인이 중국을 스스로 부를 때 쓰는 말.
8) 方豪, 『中西交通史』(上冊) 第42項, 岳麓書社, 1987, p. 42.
9) 위의 책 p. 43에서 夏德의 『中國古代史』의 글을 인용한 것을 볼 것. 光緒 6년(1880)에 愛氏가 번역한 『穆天子傳』참고.

……순(舜)왕 시대 때 서왕모가 와서 흰 옥관(玉琯)을 헌납하였다. 『풍속통의(風俗通義)』 6
권 「음성편(音聲篇)」, 또 『대대예기(大戴禮記)』·『상서대전(尙書大傳)』에는 대략 같게 나타남.

무덤 안에서 출토된 『목천자전(穆天子傳)』의 묘사는 곡절이 많아 사람을 감동시켰다.

……정사(丁巳)년에 천자가 서쪽을 정벌하였다. 기미(己未)년에 황서(黃鼠)의 산서□(山西□)
에서 숙박하였다. 마침내 서쪽 정벌을 완수하였다. 계해(癸亥)년에는 서왕모의 근처에 이르렀다. 길
일(吉日)인 갑자(甲子)년에 천자는 서왕모의 귀빈이 되어 구슬과 옥[白圭玄璧]을 가지고 가 서왕
모를 뵈옵고, 비단 100묶음[錦組百純]과 □300묶음[□組三百純]을 헌납하니 서왕모가 재차 접수하
였다.

을축(乙丑)년에 천자가 서왕모와 함께 요지(瑤池 : 신선이 사는 옥의 연못. 전설에서 서왕모가 살
았다는 곳)에서 술을 마시었다. 서왕모가 천자에게 노래로 말하기를, "흰구름은 하늘에 있고, 산마
루는 그로부터 나오네. 길은 점점 멀어져도 산천 사이에 있다네. 당신(천자)께서 죽지 않으시면, 다
시 돌아오실 수 있을 것입니다." 천자가 대답하여 말하기를, "나는 동쪽의 땅[東土]으로 돌아가 하
(夏)나라를 평화롭게 다스리렵니다. 모든 백성이 고루 평등하게 살게 되면 나는 돌아와 당신을 뵈옵
겠습니다. 3년이 지나면 재야로 돌아가려 합니다."
천자는 마침내 말을 타고 엄산(弇山)에 올라가서 그곳의 바위를 다스려 기념으로 홰나무를 심고
'서왕모의 산'이라고 하였다.

여기에서 목천자(穆天子)는 바로 주목왕(周穆王)이다.[어떤 사람들은 진목공(秦穆公)이라
고 생각하기도 하는데 사실은 그렇지 않다.]

위에서 기술한 것을 살펴보면, 요순(堯舜)에서 주목왕(周穆王 : B.C. 10세기, B.C. 약
964년에 서쪽으로 유람)에 이르기까지 고루 서왕모와 교류한 적이 있는데, 역사상 그 기간은
무려 천년에 달하며 또한 서왕모는 절대 한사람이 아니라는 것도 증명된다. 지세는 "서쪽이
험준하며, 들판에서 살고 있다. 호랑이와 표범이 무리를 지어 다니고 까치와 함께 살고 있
다." 하였다. 이것은 아마 그들이 거처하는 환경의 실제 상황일 것이다. 또 "좋은 운명이 바
뀌지 않아 나는 여왕이 되었다."고 말하였다. 유감스럽게도 이 민족은 마지막에는 끝내 여기
저기 떠돌아다니며 흩어져 버렸다. 전국시대부터는 왕래한 기록이 다시는 없다. 이러한 천이
(遷移)와 단절(斷絶)로 말미암아 원래의 내왕 이야기는 변하여 더욱 신비하게 되었으며 서왕
모는 신격화되었다. 민족 혹은 국토 명칭의 원형은 사라지고 천상의 여러 갈래의 신선(神仙)
들이 통일화되었으며 용모도 퍽 고와졌다.

(二)

그러나, 우리는 '서왕모'의 원형을 회복하기 위하여 힘써야 한다. 이 원형은 일찍 지금의 이리하(伊犁河) 유역과 이싸이커호(伊塞克湖) 부근에 분포되어 있던 중국의 고대 민족인 '싸이런(塞人)'계이었을 것이다. 현재 신강(新疆 : 중국 서부의 위구르족 자치구) 박물관 안에 진열되어 있는 몇 구의 미이라를 보면, 움푹 들어간 눈과 오똑한 코로 보아 백색인종 체질인데 바로 이것이 싸이런의 유해(遺骸)인 것이다. 그들은 원래 중국 서북지역에서 유목생활을 하면서 지금의 돈황(敦煌)부근까지 이르렀다. B. C. 2세기 전에 대월씨(大月氏) 민족이 강대해져 서쪽으로 이동하면서 그 지방을 침입하여 싸이런을 몰아내 흩어지게 하였던 것이다. 일부는 남하하여 계빈(罽賓 : 한대에 지금의 캐시미르 지방에 있던 나라 이름) 등지를 정복했고, 일부는 전에 살던 옛터에 그냥 거류하다가 새로 침입한 오손인(烏孫人)과 혼합되었다.

이러한 싸이런 민족은 그리스 역사학자들이 부르는 사카스(Sakas)인이거나 혹 스키타이인[Scythian, Skyth, 싸이시안인(塞西亞人) 또는 시쉬아인(西徐亞人)이라고도 번역] 혹은 사르마티아(Sarmatians人)이라 부르는 민족일 수도 있다. 이러한 명칭은 그 첫음이 모두 서왕모의 '서(西)'와 상통하고 있다. 바로 이 서왕모 싸이런 민족이 기원전 시대 및 그 이후의 중외문화교류(中外文化交流)를 중개하였으며, 아울러 실크로드에서 전환(轉換)·교접(交接)하는 매개체(媒介體) 역할을 하였던 것이다. 그들은 백인종으로 인도 유럽계에 속하며 주로 이란어를 사용하였는데 또한 반드시 한어(漢語)도 겸하여 통하였다. 거주지를 주로 중국 서북으로 삼았으며 서쪽으로 흩어져 경계밖[境外]의 싸이런과 이어져 일체를 이루었다. 그러므로, 그들은 중외문화교류상에서 유달리 좋은 환경 조건을 가지고 있었다.

반대로 고대 서방의 중국에 대한 이해에 대해 말하여 보자.

고대 그리스의 가장 위대한 역사학자 헤로도토스(Herodotos, B. C. 484?~424)가 쓴 『역사(歷史)』라는 책에서는 국외 몇몇 연구자들이 이미 중국에 대해 제기한 것을 알고 있었다. 만약 이를 확실히 믿을 수 없다면 스키타이인을 제기한 것은 의심할 것이 없을 것이다. 당시 스키타이인은 이해(里海)의 해안에서 살고 있었는데 사실은 중국의 싸이런과 한 계통일 것이다. 헤로도토스보다 200년이나 앞선 푸로아니쏘(普羅阿尼蘇)의 아리스테아스(Aristeas)가 쓴 『아리마스비(阿里麻斯比)』란 책이 전해 내려오는데 그 안에는 이 이해(里海)와 중앙아시아 초원 사이에서 끊임없이 천이(遷移)하고 있던 싸이런 부락이 기술되어져 있다. 그 동쪽에는 히퍼버리아인(希帕波里亞人)이 있는데, 월씨인(月氏人) 민족으로 인식하고 있다.[10]

헤로도토스보다 조금 늦은 크테시아스(Ktesias, B. C. 4세기 사람)의 저서 안에는 '세레스

---

10) 沈福偉, 『中西文化交流史』, 1985, p. 20.

(Seres)'라는 이름이 나타나는데,[11] 이 이름은 지금도 여전히 그렇게 사용되고 있다. 그 뜻은 사국(絲國 : 명주의 나라)으로 이것은 외국인이 가장 일찍 중국인을 부른 호칭(呼稱)인 것이다. 중국의 잠사(蠶絲) 직물조각은 양저문화(良渚文化)에서 이미 발견되었으며, 이보다 일찍이는 하모도문화(河姆渡文化)에서 출토된 기물(器物) 위에 잠문(蠶紋)이 새겨져 있는 것을 볼 수 있다. 잠사는 매우 일찍 수출되어 세상에 널리 이름을 떨치고 있다. 이 때문에 사국(絲國)이라 불리어지게 되었으니 이는 매우 이치에 맞는 사실인 것이다.

책 안에 구체적으로 기술되어 있는 문자에는 중국인과 인도인을 체격이 우람하고 크며 수명은 200세를 넘는 이인(異人)이라 설명하였는데 이는 뜬소문에 의한 것이 분명하다. 이것은 묘하게도 앞에 인용한 중국 고대 서왕모의 용모를 추하게 묘사한 것과 같은 점이 있는 것 같다.

이상에서 기술된 것을 토대로 진일보하여 추측한다 하여도 너무 지나치다고 여기지지는 않는다. 곧, 서왕모의 불사약은 우리들이 고대 바빌로니아인이나 그 후계자들의 약물로 가정한다 해도 무방하지 않겠는가? 고대 바빌로니아는 전염병이 유행하여 정말 "재역(災疫)이 오잔(五殘)에 이른" 지역이라 말할 수 있다. 그곳에도 아주 일찍이 의약이 있었는데 지금까지 보존된 "니판서(泥板書)는 기원전 3천년에 만들어진 것으로 거기에는 매우 많은 치료방약(治療方藥)들이 기재되어 있다. 바빌로니아 사람들은 많은 신(神)을 숭배하였는데 치료방법에 청개구리[青蛙]를 이용하여 귀신을 몰아내고, 마귀의 괴상(怪像)으로 마귀를 놀라게 해 물리치는 종류의 방법이 포함되어 있다. 이 청개구리가 역시 황하[중국]로 전해 들어와 바뀌고 바뀌여 아마 두꺼비[蟾蜍]로 된 듯 싶다. 중국인의 장생불로 사상은 근원이 멀고 흐름이 길어[源遠流長] 서방의 다른 약이 다른 형식으로 탈피하여 변이될 수 있었을 것이다.

그래서, 항아가 약을 훔쳐먹고 달로 날아 갔으며, 월궁(月宮)에 이르러서는 도리어 다시 두꺼비로 복원되었던 것이다. 이러한 문화의 전통상(傳通上)에서 전파되면 전파될수록 더 터무니없는 말로 되는 예는 실제 적지 않게 볼 수 있다.

이상에서 말한 옛말에는 다소나마 발자취가 있지만 어떤 것은 전혀 그림자조차 없는 것도 있다.

(三)

중국에서 생긴 의약창시(醫藥創始)의 신화전설(神話傳說) 가운데에는 장생불사(長生不死)에 관계되는 약이 아주 적어 이 약은 반드시 밖에서 오지 않으면 안되었다.

---

11) 앞의 方豪의 책, p. 65.

예를 들자면, 신농(神農)이 백초(百草)의 맛을 보았다는 것이 역사기록에 자못 많지만 대략 아래와 같다.

　　신농(神農)……백초(百草)의 맛과 샘물[水泉]의 달고 씀을 맛봄으로써 백성들로 하여금 사용할 수 있는 것과 사용할 수 없는 것을 알아 가리게 하였다. 이렇게 할 때 하루에도 칠십독(七十毒)을 맛보았다.〔『회남자(淮南子)』〕

　　복희씨(伏羲氏)는 서계(書契 : 은대에 나무, 대나무, 갑골 따위에 새긴 문자)를 만들어 결승(結繩 : 옛날, 아직 문자가 없던 시대에 새끼에 매듭을 지어 기록하는 것)의 치(治)를 대신하였고, 팔괘(八卦)를 그려 신명(神明)의 덕(德)을 통달함으로써 만물의 정황(情況)을 유추(類推)하였다. 이리하여 육기(六氣), 육부(六腑), 육장(六臟), 음양오행(陰陽五行), 수화승강(水火升降)의 이론이 생겨났으며 만물의 도리가 유추되었다. 염제(炎帝)와 황제(黃帝)는 이로부터 백 가지 약을 맛보아 약성을 감별하였고, 구침(九針)을 만들어 인류의 생명을 구원하였다.〔『제왕세기(帝王世紀)』〕

　　……황제는 기백(岐伯)으로 하여금 초목의 맛을 보게 하고, 병을 치료하게 하며, 경방(經方), 본초(本草), 소문(素問) 등의 책을 모두 만들어내게 하였다.〔『제왕세기(帝王世紀)』〕

이러한 기재는 모두 병을 치료하는 침과 약에 관계된 것이다. 이럴 뿐만 아니라 신농(神農) 본인도 약을 맛보다가 중독되어 죽었다 한다. 만일 장생불사의 약이 있었다면 먼저 신농 자신이 가지고 있어 죽지 않았을 것이다.

　　전설에 의하면 신농의 옥체(玉體)는 영롱(玲瓏)하여 폐와 간, 오장을 볼 수 있었다 한다. 이것은 사실이다. 만일 그의 옥체가 영롱(玲瓏)하지는 않다 하더라도 약맛을 보다가 하루에도 열두 번씩이나 중독되었으니 어떻게 그것을 해독할 수 있었겠는가? 그러나, 염제(炎帝)도 약을 맛보다 중독되면 해독할 수 있었다고 전해지고 있다. 그러나, 백족충(百足虫 : 다리가 100개 달린 곤충)이 배 속에 들어가니 1족(足)이 1충(虫)으로 되어 염제(炎帝)도 해독하지 못하고 사망된 것이다.〔『개벽연석(開酸衍釋)』〕

신농이 약을 맛본 곳을 다시 한번 살펴보면 모두 중원으로 지금의 산서, 호북 등지이다. 이 것은 가장 빠른 불사약의 전설로 모두 외역(外域)에서 왔으며 석어도 곤륜산 일대에서 왔다고 하는 것과는 역시 전혀 같지 않은 것이다. 『산해경(山海經)』 안의 '불사국(不死國)', '불사수(不死樹)', '불사산(不死山)', '불사민(不死民)' 등은 모두 「산외경(山外經)」, 「대황경(大荒經)」 안에서 곧 증명이 되었다. 그 안에서도 더욱이 언급된 것은 아래와 같다.

　　곤륜(崑崙)의 개명동(開明東)에는 무팽(巫彭)·무저(巫抵)·무이(巫履)·무양(巫陽)·무범(巫凡)·무상(巫相)이 있었는데 이들은 숙은 알유(窫窳 : 고대 신화 가운데 나오는 괴상한 짐승 이름)의 시체를 불사약으로 사용하여 질병을 막았다.

십무(十巫)가 사용한 불사약은 죽은 사람을 다시 살릴 수 있는 효과를 가지고 있는 것으로 이도 곤륜산 일대에서 나왔으며 대략 서왕모가 관할하고 있는 구역에 속하는 곳이라 짐작된다.

후세에 『백사전(白蛇傳)』에서 소청(小靑)과 백낭자(白娘子)가 말하기를 선초(仙草)를 캐고 영지(靈芝)를 훔쳐 허선(許仙)을 구하려면 반드시 곤륜으로 가라고 말하였는데 이는 여기에서 나온 것이다.

신농이 약을 맛보았다는 사실은 실제적으로 존재한다.

태원(太原 : 산서성의 성도)의 신부강(神釜岡) 안에는 신농이 약을 맛본 세발솥이 남아 있다. 함양산(咸陽山)안에는 신농이 약을 만들던 곳이 있는데 일명 '신농원(神農原)'이라 하며 또한 '약초산(藥草山)'이라고도 부른다. 산위에는 자주빛이 나는데 세상에 전해오는 말에 의하면 신농이 여기에서 백약을 감별하였다고 한다. 그 안에는 천년 묵은 용뇌(龍腦)도 있었다고 전해진다.[『술이기(述異記)』]

당연히 신농도 서방에서 전래된 방식과 약을 받아들였다고 할 수 있다. 다른 전설에서는 다음과 같이 말하고 있다.

신농 때 백민[白民 : 태고에 전설에 나오는 남만(南蠻)의 나라]이 약과 짐승을 가져왔다. 사람이 병에 걸렸을 때는 그 짐승을 어루만지면서 말을 해준다. 그 말은 백민(白民)들에게만 전해져 내려오는 것이어서 무슨 말인지를 알지 못한다. 말이 끝나면 짐승은 바로 야외(野外)로 가서 한가지 약초를 입에 물고 돌아오는데 이것을 잘 짓찧어 즙을 내어 먹으면 바로 병이 치유된다. 후에 황제가 풍후(風後)에게 명하여 어떠한 약초로 어떠한 질병을 치료하였는지를 기록하게 하고 오랫동안 처방과 같이 하여 효력을 보았다.[『운창사지(蕓窓私志)』]

만일 '백민(白民)'과 '비어(秘語)'가 백색인종과 그의 언어라고 한다면 오직 싸이런이나 서쪽에서 온 민족의 사람만이 통할 수 있을 것이다. 그러나, 이 전설은 늦게 생겼다. 『운창사지(蕓窓私志)』는 명나라 사람이 지은 것으로 아마 증거로 삼기에는 부족함이 있는 듯하다. 그러나, 어떻든 이것은 중서(中西)의약이 일찍부터 과거에 교류가 있었던 것을 반영하는 것이다. 적은 단서를 준칙으로 삼을 수는 없지만, B. C. 4세기 전에 중국과 서방 사이에 다소의 의약교류를 하였을 가능성도 부정할 수는 없는 것이다.

제2절 서복(徐福)이 동쪽의 부상(扶桑)으로 건너가 선약(仙藥)을 구함

(一)

대략 춘추시대에는 오패(五霸)가 서로 싸워 패권(霸權)을 다투며 북방민족의 침략을 물리치는 전쟁이 빈번하였다. 전쟁은 '북적(北狄)', '서융(西戎)'과 같은 중국북방과 위수(渭水) 이서(以西)에 사는 초원민족이 진일보하여 서쪽으로 옮겨가게 만들었다. 전국시대 진(秦)왕조 때에 이르러 이러한 소수민족의 전파(傳播) 중개작용은 이미 크게 약화되어 변방에는 통하지 않을 지경에까지 이르렀다. 서방의 장생불사약은 구할 수가 없었고 중원(中原)에는 또 이 약이 산출되지 않았는데 제왕은 국가를 통일한 후 황제자리를 영구히 계속하려고 장생불사에 대한 추구가 더욱 치열하게 나타났다. 방사(方士)들의 신선술(神仙術)이 이러한 기회를 타고 발흥(勃興)하여 그들은 분분히 진시황에게 서방은 밝지 않고 동방은 밝으며 망망무제한 동해에는 봉래선도(蓬萊仙島)가 있어 불로약(不老藥)이 있다고 제멋대로 떠들어댔다. 그래서 바로 서복(徐福)이 동쪽의 부상(扶桑)으로 건너가는 일이 생긴 것이다.

부상(扶桑 : 중국 고대 신화에서 동해에 있다고 하는 신목으로 여기에서 해가 뜬다고 함)의 나라는 현재로는 일반적으로 일본을 가리킨다. 또한 미국 대륙을 가리키기도 한다. 기네스(De Guignes)는 1761년에 지금의 멕시코라고 공언하였다. 후에 슐레겔(G. Schlegel)은 또 지금의 고항도(庫頁島)라고 인식하였다. 최근에는 미국 서해안에서 발견하였다는 석묘(石錨 : 돌로 된 닻)는 중국형제(中國形製)로써 은나라 사람이나 혹은 서복(徐福)이 가져간 것이라고 말하고 있다. 원대(元代)의 주치중(周致中)이 편찬한 『이역지(異域志)』에는 다음과 같은 말이 있다.

……부상(扶桑)국은 일본의 동남으로 대한국(大漢國)의 정동(正東)이다. 성곽(城郭)이 없고, 백성들은 널판으로 집을 지어 살고 있다. 풍속은 태고와 다름이 없었다. 사람들에게는 간교한 심보가 없었으며, 미록(麋鹿 : 뿔은 사슴, 꼬리는 나귀, 발굽은 소, 낙타를 닮은 사슴의 일종, 일명 '사불상'이라고도 함)과 서로 친하게 지내고 사람들이 그 젖을 먹으면 장수하고 질병에 거의 걸리지 않는데 이는 태양이 뿜은 생기를 얻어 훈자(薰炙 : 남의 교화를 받음)를 받은 까닭이다. 그러므로, 동쪽은 아주 맑고 양광(陽光)이 만물에 비추어 ㄱ 기를 얻게 하여 초목은 언제나 싱싱하고 초췌함이 없다. 그러나, 하물며 사람들이야 더할 나위 있겠는가!

진(晋)나라 사람들이 위작한 『십주기(十洲記)』에도 역시 다음과 같이 말하고 있다.

······부상(扶桑)은 동해의 동쪽 해안에 있고, 해안은 곧바로 육지로 갈 수 있으며 해안에 올라 1만리를 가면 동쪽에 다시 푸른바다가 있는데 그 바다는 광활하고도 넓어 동해와 같다. 물은 짜거나 쓴맛이 없을 뿐만 아니라 푸른색을 띠었으며 맛과 향기가 아주 좋다. 부상은 푸른바다 안에 있는데 1만리나 되는 지방이다. 위에는 태제궁(太帝宮)이 있는데 태진동왕보(太眞東王父)가 다스리는 곳이다. 그 지역에는 많은 나무가 있는데 나뭇잎이 모두 뽕나뭇잎과 같다. 또 뽕나무 긴 것은 수천길이나 되고 크기는 이천여 둘레나 된다. 나무가 한 뿌리에서 두 그루씩 생겨나 서로 의지하며 자란다고 하여 '부상'이라고 이름을 지었다.

이러한 지리적 기술은 부상국이 미주(美洲)에 있다는 설과 부합된다. 그러나, 적어도 일본인들은 서복이 그해에 이른 부상이 일본이었다고 믿고 있다.

헤이안(平安)·가마쿠라(鎌倉)시대의 후지(富士) 고문서(古文書)에는 "서복 일행이 진시황의 명을 받고 부사산(富士山)으로 불로장생의 약을 캐러 왔다가 살게 되었다."고 기재되어 있다.

일본의 고대 역사 연표에도 "효령(孝靈) 17년에 서복이 조정에 왔다."는 것이 기재되어 있다.

후지산(富士山)에서 진조금인(秦朝金印)을 발견한 일이 있다. 청조 말엽에 절강(浙江) 평양(平陽) 사람인 황경징(黃慶澄)이 안휘성(安徽城)의 순무(巡撫 : 청대의 지방행정 장관) 심병성(沈秉成)과 주일공사(駐日公使) 왕봉조(汪鳳藻)의 도움을 받아 동쪽의 일본으로 가서 유람(遊覽)하면서 한차례 고찰해 본적이 있었다.

그 『동류일기(東遊日記)』는 광서(光緒) 갑오(甲午 : 1894)년에 각인(刻印)하였는데 그 안에는 서복에 관한 한 단락이 있다.

웅야양(熊野洋)을 지나다. 웅야양(熊野洋)은 기이[紀伊 : 지금의 중국산동성수광동남지방(中國山東省壽光東南地方)] 접경에 속해 있는데 그 곳에는 웅야산(熊野山)이 있다. 서복이 삼신선(三神仙)이 있다고 말한 것이 바로 이 곳이다. 서씨[徐氏 : 서유여(徐維畬)를 가리킴]는 『영환지략(瀛寰志略)』에 말하기를 서복이 살던 곳의 지명은 '서복촌(徐福村)'이며, 무덤이 웅지산(熊指山)에 있다. 지금의 어느 곳을 가리키는지는 모른다. 일본인들의 말에 의하면 서복의 묘는 신궁구성(新宮舊城)으로 옛 농(隴)터 가운데 있다. 앞에는 오래된 장목(樟木) 두 그루가 있고, 비에는 '진 서복의 묘[秦徐福之墓]'라는 다섯 자의 비제(碑題)가 새겨져 있다. 묘 북쪽에 산봉오리가 하나 있는데 원주민들은 이를 봉래산(蓬萊山)이라 부른다. 이는 아마 중국사람의 말이므로 꾸민 것일 것이다. 그 서쪽에는 작은 산이 있는데 그 산 아래에는 비조사가 있고, 비조사(飛鳥社) 옆에 사당이 하나 있는데 이것이 바로 서복의 사당이다. 지금은 이미 오래되어 허물어져 단지 주춧돌만 남았을 뿐이다. 또 말하기를, 서복의 묘와 두서너 두덕 떨어진 곳에 작은 일곱 개의 묘더미가 있는데 그것은 서복을 따라 온 하인들의 분(坟 : 흙으로 쌓아 올린 묘)일 것이다. 전하는 말에 의하면 서복이 데리고 다니던 자는 겨우 7명밖에 남지 않았는데 죽은 뒤 모두 여기에 장사 지냈다고 한다. 또 작은 무덤더미 동쪽으로 수리(數里) 더 떨어진 곳에 '진서촌(秦栖村)'이 있는데 원주민들은 이 말을 줄여서 '진촌(秦村)'

이라고 부른다. 아마도 서복이 처음 왔을 때 거주한 곳이었을 것이다. 서복이 처음 왔을 때는 일본 효령제년간(孝靈帝年間 B.C. 290~215)인데 그들이 휴대했던 의물(衣物), 안장, 말고삐 등은 지금 웅야사(熊野社)의 신고(神庫) 안에 소장되어 있다.〔기록을 보면 신궁(新宮)을 그때에는 신읍(神邑)이라 불렀는데 웅야의 경내에 있다. 『영환지략』의 소위 '웅지산'은 바로 '웅야산'임에 의심할 바 없다. '서가촌(徐家村)'도 '진서촌'일 것이다. 오직 따르던 자가 7인밖에는 남지 않았다는 사실은 역사와 부합하지 않는다. 필경은 타국의 토인(土人)들이 접대한 곳이 있었을 것인데 달리 이해할 수 없다. 일본인은 또 말하기를 서복은 진나라 때 일대 호걸로서 바로 진나라가 혼란스러울 때 그 국토를 얻어 왕이 될 생각으로 동남동녀를 데리고 항해하여 동쪽으로 왔다고 한다. 뜻이 대체적으로 대단히 유망하다고 생각한 것 같다. 역사에서 말하기를 죽일까봐 무서워 돌아가지 않았다고 하였는데 이는 서복을 멸시하여 한 말이다.〕[12]

여기의 '죽일까봐 두려워 돌아가지 않았다.'는 말은 『태평어람(太平御覽)』780권의 「동이(東夷)」 조항에서 나온 것이다.

　　진시황이 방사(方士)인 서복에게 동남동녀(童男童女) 수천명을 주어 보냈는데 바다를 건너 봉래(蓬萊)의 신선을 얻으려고 했으나 얻지 못하였다. 그리하여 서복은 죽을까봐 두려워 돌아오지 못하고 마침내는 그 주(洲)에 멈추어 대대로 전해지고 있다.

어떻든 서복은 일본에 간 것이 확실하며 진(秦)문화뿐만 아니라 진(秦)의약도 포함하여 가지고 갔다. 지금 일본에는 '서복촌(徐福村)'·'서복등안처(徐福登岸處)' 등의 기념 명승지가 보존되고 있다. 중국에서 『한당지리서초(漢唐地理書抄)』에 근거하여 편집한 『고야왕여지지(顧野王輿地志)』에는

　　염산현(鹽山縣) 관혜성(卅兮城)은 진시황이 서복에게 동남동녀 천명을 주어 해상의 봉래선산을 구하라고 파견하였을 때 여기다 성(城)을 쌓고 동남동녀들을 살게 하였기 때문에 이름을 '관혜성'이라 불렀으며, 일명 '천동성(千童城)'이라고도 불렀다.

는 말이 있다.

이곳은 중국에서도 유적이 있던 것으로 알려지고 있다. 염산(鹽山)은 지금의 하북성(河北省)에 속하는데 산동성(山東省)과 접해 있고, 바닷가에 임해 있다.[13] 서복에 관한 인물과 기사(紀事)는 자연히 『사기(史記)』의 것이 가장 믿을 만하다. 고대(古代) 한어(漢語)에 '복(福)'자와 '시(市)'자는 음(音)이 같다. 『진시황본기(秦始皇本紀)』에는 아래와 같은 말이 있다.

---

12) 余美雲, 管林輯注, 『海外見聞』, 海洋出版社, 1985, p. 14.
13) 近年 聞孝慈의 「秦代方士徐福의 東渡日本新探」, 羅其湘 등의 「秦代東渡日本의 徐福故址의 발견과 고증」으로 徐福의 고향이 江蘇省 楡縣 徐阜村이라는 것을 알게 되었으며 아울러 그 지역을 명청시에는 徐福村이라 불렀다.

진왕께서 천하를 통일하시어 이름을 세워서 '황제'라고 칭하시고, 동쪽 영토를 순무하여 낭아(琅琊)에 이르셨다. 이미 제나라 사람 서시[徐市] 등이 상서하여 말하기를 "바다 가운데 세 개의 신산(神山)이 있는데, 봉래산(蓬萊山), 방장산(方丈山), 영주산(瀛洲山)이라고 하며, 그곳에는 선인들이 살고 있습니다. 청하건대 재계를 하고 동남동녀(童男童女)를 데리고 신선을 찾아 나서게 하옵소서." 라고 하자, 서시[徐市]를 보내어 수천명의 동남동녀를 선발하여 바다로 들어가서 신선을 찾도록 하였다.

이것은 진시황 28년(기원전 219년)의 일이다.
37년(기원전 210년)에 이르러서도 이런 기재가 있었다.

진시황이 북쪽으로 올라가 낭아에 이르렀다. 방사(方士) 서시(徐市) 등이 바다로 들어가 선약을 구했으나 몇 년 동안 얻지 못하고 비용만 많이 허비하자, 그는 문책받을 것이 두려워서 거짓으로 말하기를 "봉래(蓬萊)의 약을 구할 수는 있었으나 언제나 큰 상어로 인해서 어려움을 당하는 까닭에 그곳에 도달할 수 없으니 원하옵건대 궁술에 뛰어난 사람을 청하여 함께 보내주시면 상어를 보는 즉시 연노[連弩 : 연속으로 화살을 쏠 수 있는 활]로서 그것을 쏠 수 있을 것입니다."라고 말했다. 진시황이 꿈에 해신(海神)과 싸웠는데 그 모습이 마치 사람의 형상과 같았다. 해몽가(解夢家)에게 물어보니 박사[博士 : 진나라 때 고금의 사물을 관장케 했던 벼슬]가 말하기를, "수신(水神)은 원래 볼 수 없는 것이지만 대어(大魚)나 교룡(蛟龍)으로 징후를 삼습니다. 지금 황제께서 완전히 갖추어 정중하게 제사를 지냈지만 이러한 악신(惡神)이 나타났으니, 이 악신을 마땅히 제거해야 선신(善神)이 임할 수 있습니다."라고 말했다. 이에 바다에 들어가는 자에게는 대어를 잡는 공구(工具)를 휴대하게 하고, 친히 연노를 가지고 대어를 기다렸다가 쏘라고 하였다.
낭아에서 북쪽으로 영성산[榮成山 : 원문에는 茶로 되어 있으나 茶는 榮의 오기(誤記), 영성산은 지금의 산동성 영성현(山東省 榮成縣)에 위치한 산]에 이르렀지만 대어는 보이지 않았다. 지부(之罘)에 이르러 큰 물고기가 나오자 화살을 쏘아 한 마리를 죽였다. 마침내 바다를 따라서 서쪽으로 갔다.

이런 일이 있은 후 얼마 안돼 진시황이 되돌아오는 도중에 병이 나서 죽음으로써 시국은 한동안 혼란에 빠졌던 것이다. 일반적으로 서복은 이런 혼란을 틈타 고국을 떠나 일본으로 가다시는 되돌아오지 않은 것으로 여기고 있는데 역사책에서는 그 이상 더 쓰지 않았다.

만약, 이상의 역사를 믿는다고 한다면 서복은 장생불로의 선약을 캤다 할지라도 중국으로 돌아오지는 않았을 것이다. 반대로 의사(醫史)학자 진방현(陳邦賢)의 견해에 근거해 본다면, "서시(徐市)가 동남동녀 3천명을 거느리고 바다를 건너 선약(仙藥)을 구하러 갔는데 그 안에는 백공기예(百工技藝) 및 의인(醫人)도 있었다. 서시(徐市)가 일본에 도착된 것은 의인(醫人)들이 중국의술을 일본에 가지고 간 시작이라고 할 수 있다."고 인식된다.[14] 보건대 중일(中日) 쌍방은 모두 서복이 일으킨 문화(의학도 포함)교류의 교량작용(橋梁作用)을 긍정적으로 인정하고 있다. 그러나, 애석하게도 그 당시 중국의약을 가지고 일본으로 들어간 직접

---

14) 陳邦賢,『中國醫學史』, 商務印書館, 1960, p. 146.

적인 증거를 현재는 아직도 고증하여 알아낼 방법이 없다.[15]

(二)

『사기(史記)』의 기술에 비추어 보면, 서시(徐市)보다 더 일찍이 해상(海上)의 삼신산(三神山)에 갔다 온 다른 사람이 있다. 이것은 제(齊)나라 위왕(威王)·선왕(宣王) 및 연(燕)나라 소왕(昭王) 때를 가리킨다.

위(威)·선(宣)·연(燕)의 소왕(昭王) 때부터 사람들은 봉래(蓬萊), 방장(方丈), 영주(瀛洲)를 찾아 바다로 갔다. 이 '삼신산(三神山)'이란 전하는 바에 의하면 발해(渤海) 안에 자리잡고 있으며 사람이 가려면 멀지 않아 근심하는 사이에 어느새 돛단배가 바람에 이끌려 간다. 대개 가본 사람도 있었겠거니와 선인과 불사약도 모두 있었을 것이다. 그곳의 물건, 금수(禽獸) 등은 모두 희고 궁궐은 황금과 은으로 만들어졌다. 그곳에 아직 이르지 않고 바라보면 마치 구름 같고, 도착하여 보면 삼신산(三神山)은 오히려 물 밑에 있다. 그곳에 도착하면 바람이 이내 멈추어 마침내 구름이 있는 곳에는 이를 수가 없다. 세상사람들은 이를 달가워하지 않았는데 진시황이 천하를 통일한 후 방사들이 갔다 왔다는 말이 부지기수로 많아졌다.

전국과 진나라에서 불사약을 구하러 바다로 가려는 방사(方士)가 이처럼 흥성한데는 전혀 내력이 없는 것이 아니다. 어떤 사람이 바다로 나가 몇 가지 약물을 가지고 돌아왔을 가능성도 있을 수 있다. 그러나, 반드시 일본으로 가야 하는가? 하는 것은 판정하기가 매우 어렵다. 동해의 모든 섬, 심지어는 한국반도까지도 모두 가능성이 있다. 초기의 의약교류는 모두 이렇게 애매모호하여 확실하지가 않다. 이와 비슷한 상황은 중국북방 및 더 나아가 시베리아나 더 먼 곳에 이르기까지 나타나고 있다.

그 북쪽이 다하는 곳에는 에스키모인이 살고 있는데 이들은 옛부터 '샤머니즘'을 신봉하였고, 고기잡이와 사냥으로 생계를 유지하던 민족이었다. 이러한 종교의 원시적 무술은 그 의의가 매우 중요하다. 상고시내에는 의술(醫術)과 무술(巫術)이 합일되었던 단계가 있었는데 그 때 무사(巫師)는 무의(巫醫)를 겸하고 있었다. 전국시대에는 이러한 무교(巫敎)의 무사(巫師)들이 중국에 왔을 가능성도 있으며 그들은 '신선'으로 대접받았을 것이다.

『사기(史記)』「봉선서(封禪書)」에 이르기를,

---

15) 陳邦賢 선생 등은 徐福이 "百工技藝 및 醫人"을 데리고 갔다고 말한다. 문헌 중에서는 『史記淮南衡山列傳』에 겨우 보이는데 "秦黃帝大悅, 遣振男女三千人, 資之五穀, 種種百工而行, 徐福得平原廣澤, 止王不來."라 하였다. 여기서 '振男女'는 곧 童男女를 말하는 것이며, '徐福'의 예전의 徐市를 말하는 것이고, '得平原廣澤'은 일본 九州를 말하는 것이다. '種種百工'에는 의사가 포함되어 있을 가능성이 확실하니 어찌 하물며 徐福 본인이 또한 方士와 같은 의사의 류가 아니겠는가?

　　제(齊)나라 위(威), 선왕(宣王) 때부터 추자(騶子 : 고대의 마부의 일을 맡던 사람)들은 처음부터 줄곧 '오덕(五德)의 운행(運行)(고대에 수·화·목·금·토(水·火·木·金·土) 오행(五行)의 상생상극(相生相克)의 이치로 나라의 전도와 귀속을 억지로 맞추는 것을 논함)'에 대해 논하였는데 이것이 진(秦) 황제에게 관계된다고 제나라 사람이 아뢰자 시황(始皇)은 그것을 채용하였다. 송무기(宋母忌), 정백교(正伯僑), 충상(充尙), 선문고(羨門高) 등은 나중에 모두 연나라 사람이 되었는데 그들은 선도인(仙道人)들로서 죽은 다음 영혼이 형체를 떠나 신선이 되었다.

　　또, 말하기를 "시황(始皇)은 마침내 동해 바다를 유람하게 되었는데 연나라 사람 노생(盧生)이 선문(羨門)과 고서(高誓)를 시켜 석문(石門)에 글을 새겼다."고 하였다. 한자(漢字)의 '선문'은 니덤(Joseph Needham)의 견해에 의하면 바로 샤만(Shaman)의 음역인 것이다.[16] 중국의 역사서적 가운데는 일찍이 '살만(薩滿)', '산만(珊蠻)'으로 번역된 일이 있다. 종합적으로 살펴보면 이는 무교술사(巫敎術士)에 속하는 것이다. 송무기(宋母忌)·정백교(正伯僑)·충상(充尙)·선문고(羨門高)·노생(盧生)·고서(高誓)·한종(韓終)·후공(侯公)·석생(石生) 등은 모두 이런 유형(類型)에 속한다. 여기서 선문고(羨門高)는 외국으로부터 왔을 가능성이 있고, 다른 사람은 중국 방사(方士)로서 샤만 교(Shaman敎)를 따르는 사람들인 것이다. 그들은 방사(方士)들로 실제상에서도 무의(巫醫)의 역할을 담당하고 있었다. 다소 변종(變種)한 것도 있지만 불사약을 찾는 직책만은 겸하고 있었을 것이다.

　　『사기(史記)』「진본기(秦本記)」 가운데는 아래와 같은 기재가 있다.

　　……한종(韓終)·후공(侯公)·석생(石生)으로 하여금 선인(仙人)들의 불사약을 구하게 하였다. 진시황이 북방을 순찰할 때 황제께서는 군(郡)에 들르셨다. 이 때 연나라 사람 노생이 바다로 갔다가 막 돌아와 주서(奏書 : 임금에게 올리는 글)를 써서 이 귀신에 관한 일을 아뢰면서 "진을 멸망시키려는 자는 호(胡)입니다."라고 하였다.

　　……노생(盧生)은 진시황에게 말하여 아뢰기를 "신(臣)들은 영지(靈芝), 기약(奇藥), 선약(仙藥)을 구하려 하였지만 만나보지 못하였습니다. 유사한 것이 있었지만 유해한 것들이었습니다. 방중[方中 : 황제가 즉위한 후 결정한 능묘(陵墓)]에 사람이 가려면 오솔길로 가야만 악귀를 피할 수 있으며 악귀를 피하여야 진인(眞人)에 이릅니다. 거주할 사람을 신하들이 안다면 신(神)에 해롭습니다. 진인(眞人)이란 물에 들어가도 젖지 않고 불에 들어가도 타지 않으며 하늘높이 올라가 천지와 함께 영원히 사는 사람입니다. 지금 임금이 천하를 다스리고자 하신다면 명리(名利)를 탐내지 말아야 합니다. 바라건대 임금이 거처하는 궁을 절대 다른 사람에게 알리지 말아야 비로소 불사약을 얻을 수 있습니다."라고 하였다.

　　이것은 당연히 허황된 이야기이다. 후에 노생 등은 모두 달아나 숨어 버렸다. 그러나, 이들

─────────
16) 니덤(Joseph Needham), 『中國의 科學과 文明』, 臺灣 역본 제2책, 台北商務印書館, 1974, pp. 203～207.

방사(方士)와 의약은 관계가 있다. 일찍이 먼 국외에서 '선약'을 구하려고 노력하였으며 의약 교류의 중개역할을 담당하여 왔던 것이다. 이 점에 대하여는 부정을 할 수가 없다. 한무제(漢武帝) 때에 이르러 방사(方士)는 다시 재기하였다. 이 중에서 이름이 다소 특출한 사람은 자기들은 "일찍이 바다를 왕래하며 안기(安期), 선문과 같은 신선을 보았다"고 하면서 제멋대로 사람들을 부추겼다. 이처럼 몇 번이고 되풀이하여 '선문'을 불사의 기술을 가진 신선이라 하였는데, 거기에는 반드시 당시에 존재하였던 외래 무술(巫術)의약의 몇 가지 정보가 함축되고 있을 것이다. 이것은 무술(巫術)시대 의약 문화 교류를 반영한 것이라 생각할 수도 있어서 언급하지 않을 수 없다. 마찬가지로 진(晋)시대 사람인 동방삭(東方朔)의 이름으로 위작한 『십주기(十洲記)』안에도 몇 가지 억지로 갖다 붙인 말(맞장구치는 말)이 있다. 예를 들자면,

조주(祖洲)는 가까이 동해 가운데 있는데 지방은 500리이며, 서안(西岸)으로 가려면 700리나 된다. 거기에는 장생불사초(長生不死草)가 있는데 형태는 꼭두선이[꼭두선이과에 속하는 다년생 만초(蔓草)]싹과 비슷하며 높이는 3~4척(尺)이 된다. 죽은 지 3일 되는 사람에게 이 풀을 덮어 주었더니 즉시 살아났다. 먹으면 사람이 죽지 않고 오래 산다. 옛적에 진시황 왕궁의 넓은 정원에는 억울하게 죽은 사람이 많았다. 횡도(橫道 : 가로난 길)에 까마귀와 비슷한 새가 있어 이 풀을 물고 와서 죽은 사람의 얼굴에 덮어 주니 즉시 살아 일어나 앉았다. 어느 사의관(司儀官)이 이 일을 듣고 임금에게 아뢰었더니 진시황은 사자(使者)에게 이 풀을 주어 북부(北部)의 곽귀곡(郭鬼谷) 선생에게 보내어 물어보게 하였다. 귀곡선생은 말하기를 "이 풀은 동해 조주(東海祖洲)에 있는 '불사초'입니다. 들판에서 생장하는데 아름다운 옥(玉)과 같습니다. '양신지(養神芝)'라고도 부르는데 그 잎은 꼭두선이 싹과 같으며 무더기로 우거지게 자랍니다. 한 포기면 한 사람을 살릴 수 있습니다. 진시황은 감탄하여 "채집할 수 있을까?"라고 말하고 사신 서복에게 동남동녀 500명을 주어 누선(樓船 : 층이 있는 배, 고대에 전투에 많이 사용되었다.)을 거느리고 바다를 건너 조주(祖洲)를 찾게 하였다. 그러나, 결국 돌아오지 않았다. 복(福)은 도사인데 자(字)는 군방(君房)이며 후에 또한 도를 얻었다.

영주(瀛洲)는 동해 가운데 있다. 지방은 4천리이고 대체로 체류하기 적합하다. 그 서안(西岸)으로 가려면 70만리나 된다. 거기에는 신지선초(神芝仙草)가 있고 옥석(玉石)도 있는데 그 높이는 천장(千丈)이나 되며 천수(泉水)는 술마냥 솟아나고 맛이 달아 '옥예천(玉醴泉)'이라고도 부른다. 그 천수를 수승(數升)을 마시면 취하며 사람들은 장생한다. 주(洲)에는 선가(仙家)가 많고 풍속은 오인(吳人)과 비슷하며 산천도 중국과 같다."

원주는 북해 가운데 있는데 지방은 3천리이고 그 남안(南岸)으로 가려면 10만리이다. 거기에는 다섯 가지 영지와 미묘한 산간(山澗)이 있다. 산간에서는 꿀맛나는 간수(澗水)가 흘러나오는데 마시면 장생하고 천지와 함께 끝낸다. 다섯 가지 영지를 먹어도 장생불사한다. 선인(仙人)도 많나……

한마디로 말하자면, 진·한(秦·漢) 이래 동쪽 혹은 동북 해외(海外)에서 장생불사의 선약

을 구했던 고사가 매우 증가하였는데, 이는 먼저 서쪽에서 불사의 약을 구하려 했던 전설과는
아주 대조적이다. 이것은 역사상 매우 일찍부터 중외의약교류가 이미 존재하였다는 사실 및
항해기술(航海技術)이 진보되고 해상교통이 개통됨에 따라 교류의 방향과 방법이 모두 점차
확대되었다는 사실을 일체 반영하고 있는 것이다. 서쪽의 육로교통이 빈번하여짐에 따라 불사
의 약을 구하려는 것도 점차 질병을 정말 치료할 수 있는 약물의 상호교환으로 바뀌게 되었
다.

제3절 사로(絲路)·장건(張騫)·향약(香藥)

(一)

'비단길'은 앞에서 서술한 것처럼 이미 일찍이 존재하였다. 그러나, 전국시대부터 한초에 이
르기까지 한동안은 침체상태에 처하여 적어도 주 목왕(周穆王) 시대처럼 그렇게 번성하지는
못하였다. 비단길이 다시 개통된 것은 한 무제 때 장건이 두 차례 걸쳐 서역에 사신으로 파견
된 것과 관계가 있다(첫번째는 B.C. 138~210, 두번째는 B.C. 119~115).
　정부나 민간은 그때부터 비단길을 왕래하며 행상(行商)도 하였는데 왕래가 잦아 끊이지 않
았다. 일반적 인식으로는 장건이 여러 종의 서방(西方)식물, 예를 들면, 목숙(苜蓿 : 거여목)
·호마(胡麻 : 참깨)·호도(胡桃 : 호두나무)·안석류(安石榴 : 석류나무)·파릉(菠薐 : 시금
치) 등을 가지고 돌아와 약으로 사용한 것으로 이해되고 있다. 진방현(陳邦賢)의 저서『중국
의학사(中國醫學史)』에는 이때 들여온 식물이 기록되어 있다. 방호(方豪) 선생은 일본 상원즐
장(桑原騭藏)의『장건서정고(張騫西征考)』의 일부 내용을 인용하여 "장건이 가지고 들어온
식물에 대해 전해 내려오는 바로는 호(胡)자를 관(冠)[17]으로 많이 썼는데 예를 들면, 호두(胡
豆 : 등나무)·호과(胡瓜 : 오이)·호유(胡荽 : 고수)·호도(胡桃 : 호두나무)·호마(胡麻 : 참
깨)·호총(胡葱 : 양파) 등으로 그것들이 외국 산물임은 조금도 의심할 바가 없다. 그것이 한
대에 이미 중국으로 전입되었다는 것은 역시 믿을 만하다. 그러나, 장건에 의해서만 전입되었
다고 말하기에는 곤란하다."고 자기의 견해를 밝혔다.[18] 사실 장건이 손수 휴대하여 돌아왔느
냐 아니냐 하는 것이 그렇게 중요한 것은 아니다. 한나라 때 외국으로부터 전입된 교류사실이
긍정된다면 이 점만으로도 충분한 것이다. 장건이 외교의 신분으로 필요했든지 아니면 문화사

────────────

17) 冠 : 명칭이나 글자를 앞에 덧붙이는 것.
18) 앞의 方豪의 같은 책, p. 128.

신이었든지를 막론하고 그의 공로는 끝까지 변하지 않는 것이다. 그 중 몇 가지 식물이나 종자를 그나 그의 수행원이 가지고 돌아왔는데 이 역시 가능성이 전혀 없는 것만은 아니다. 장화 (張華)의 『박물지(博物志)』에는 "장건이 서역에서 돌아올 때 호도(胡桃 : 호두나무) 종자를 얻어 왔다."고 기록되어 있다. 이 호도(胡桃 : 호두나무)는 후에 중국의 약재로 중요한 품종이 되었다. 또 포도주의 약용가치에 대해 말한다면, "서역에는 포도주가 있는데 오랫동안 저장하여도 부패되지 않는다. 그곳에서는 일반적으로 '10년이 지난 것(10년 동안 묵은 것)'을 마시게 된다면 한달이 되어서야 취기가 해독될 수가 있다."고 말하고, "술을 적게 마실수록 마음이 더 활짝 열리게 되고, 많이 마실수록 마음이 더 막히게 되며, 나이가 많을수록 해롭다."고 하였다. 이 포도주는 『사기(史記)』에 기록된 것처럼 확실히 장건과 관계가 있다.

대원[大宛 : 고대 서역의 36성국(城國)]에서는 포도로 술을 만든다. 부자들은 술을 만여석(萬餘石)씩 저장하는데 오래된 것은 10여년이 되어도 썩지 않는다. 사절 장건이 종자를 얻어 가지고 돌아와 심었기에 중국에도 그것이 처음 있기 시작하였다. 대개 이 과일(포도알)은 매우 진귀하였다.

여기에서 말하는 "이 과실이 가장 진귀한 것이다"라는 것은 장건이 가져온 포도품종이 대단히 좋다라는 뜻이지 중국본토에는 포도 품종이 없다는 것이 아니다. 기타 서방에서 들어온 식물품종이 이시진(李時珍)의 『본초강목(本草綱目)』에 상당히 많이 수록되었는데 전혀 모두 장건이 가져온 것만은 못하지만, 그것을(약용의 가치로) 병증(病證)에 응용하면 약용가치가 없는 것만은 아니다. 조박산(趙璞珊)의 연구고증에 의하면 장건이 가져온 것은 약용식물로는 최소한 포도(葡萄)·목숙(거여목)·홍람화(紅籃花 : 잇꽃)·호마(胡麻 : 참깨)·호도(胡桃 : 호두)·호유(고수)·호과(胡瓜 : 오이)·안석류(安石榴 : 석류)·대산(大蒜 : 마늘)·주배등(酒杯藤 : 등나무덩굴)·청전핵(青田核) 등 10여 종이 된다.[19]

(二)

이상의 교류사적(交流史蹟) 이외에도 당시 전용 약물방면의 교류가 있었는지에 대해서는 『십주기(十洲記)』안의 아래와 같은 서술을 보면 알 수 있다.

봉린주(鳳麟洲)는 서해(西海)의 중앙에 자리잡고 있는데 지방은 1천5백리이다. 주 사면(洲 四面)에는 약수(弱水 : 배가 항해할 수 없는 작은 강)가 감돌았는데 홍모(鴻毛)가 뜨지 않는 물이어서 건너가지 못한다. 이 주(洲)에는 봉린(鳳麟 : 봉황의 털과 기린의 뿔, 즉 매우 신기하고 귀중한 동물이 많다는 뜻이다.)이 많아 수만 마리씩 제각기 떼를 지어 다닌다. 또 산천 호수(山川 湖水)

---

19) 趙璞珊, 「張騫이 西域에서 가지고 온 藥用食物」(中國少數民族科技史學會, 1990년도 학술토론회 논문)

및 신약백종(神藥百種)이 있다. ……무제(武帝) 천한3년(天漢三年 : B. C. 98)에 임금이 북해 사항산(北海祠恒山)을 돌아보았다. 4월에 서국왕(西國王)의 사절(使節)이 와서 아교(阿膠) 4냥 (兩)과 고운 털가죽을 증정하였다. 무제(武帝)는 받은 후 바깥 저장고에 두었다. 비록 서국(西國)은 멀지만 공물(貢物)을 헌납하는 일은 그리 괴상한 일은 아니다. 하지만 아교(阿膠)나 털 가죽의 묘용(妙用)이 무엇인지 몰라 사자(使者)를 머물게 하고 돌려보내지 않았다. 또한 무제 (武帝)가 화림원(華林園)에 가서 범을 쏘았는데 활줄이 끊어졌다. 사자(使者)가 와서 아교(阿膠)를 바르고 입으로 적시니 활줄이 이어졌다. 임금은 놀라며 말하기를 "신기한 것이로구나."라 고 하였다. 그리하여 무사(武士) 수인(數人)이 함께 온종일 당겼지만 끊어지지 않았다. 아교(阿膠)색은 맑은 옥처럼 푸르며 고운 노란색 털가죽은 신마(神馬)를 덮어주는 물건이다. 털가죽은 물에 넣어 수일(數日) 지나도 가라앉지 않으며 불 속에 넣어도 타지 않는다. 임금은 이제야 깨 닫고 사자(使者)를 후히 사례(謝禮)하여 돌려보냈는데 서방(西方) 나라에 없는 모(牡)·계 (桂)·건강(乾薑) 등 여러 가지 물건을 사(賜)하였다.

여기의 모(牡)·계(桂)·건강(乾薑) 등은 중약(中藥)의 상용품(常用品)이며 서방(西方)에는 없는 것이다. 무제(武帝)가 증송(贈送)함으로써 중약(中藥)이 외국(外國)으로 수출되었다. 글 가운데 이 주(洲)에는 신약백종(神藥百種)이 있다는 것이 기록되어 있는데 이것도 역시 수입되었을 것이다. 향약(香藥)에 관한 한 대목은 더욱 선명하다.

취굴주(聚窟洲)는 서해(西海) 가운데의 넓고 개간되지 않은 곳으로서 지방은 3천리이고 북쪽으로 곤륜산(昆侖山)과 접하여 26만리나 되며 동안(東岸)으로 가는데는 24만리이다. ……육상에는 큰 산이 있는데 사람과 새의 형태와 비슷하기에 '인오산(人烏山)'이라고 부른다. 산의 큰 나무는 단풍나무와 비슷하며 화엽(花葉)의 향기는 수백리 밖에서도 맡을 수 있어 '반혼수(反魂樹)'라고 부른다. 그 나무를 두드리면 스스로 소리가 나는데 소리는 마치 소 무리떼들의 울부짖음과 같다. 듣는 자들은 모두 마음이 떨리고 무서워한다. 그 나무의 뿌리를 끊어다 옥가마에 달여 즙을 받아 미약한 불에 더 다리면 검은 물엿같이 된다. 이것을 환(丸)으로 만드는데 '경정향(驚精香)'이라고 부른다. 또는 '진령환(震靈丸)', '반생향(返生香)', '진단향(震檀香)'이라고도 부른다. 혹은 '인오정(人烏精)', '각사향(却死香 : 도리어 죽는다는 뜻)'이라는 이름도 가지고 있다. 이 한 가지가 여섯 가지 이름을 가지고 있다. 이것은 영물(靈物)인 바 그 향기는 수백리 밖에서도 맡을 수 있다. 죽은 자에게 즉석에서 그 향기를 맡게 하면 살아나게 되고 다시는 죽지 않는다. 죽은 자에게 그 향기를 쏘이면 그 효험이 신기하게 빠르다.

정화3년(征和三年, B. C. 90)에 무제(武帝)는 안정(安定)을 순찰하였다. 서호월지국왕(西胡月支國王)이 사신(使臣)을 파견(派遣)하여 향(香) 4냥(兩)을 헌납하였는데 큰 것은 새알만큼 되고 오디처럼 검었다. 임금은 향(香)이 중국(中國)에 없을 수 없다고 하여 바깥 저장고에 넣어 두었다. ……후원원년(後元元年, B. C. 88)에 장안성(長安城) 내에 수백명의 환자가 발생하였는데 대부분이 죽어 갖다 버렸다. 임금은 월지신향(月支神香)을 꺼내어 온 성내에 태웠다. 그랬더니 죽은 지 3일이 되지 않은 자는 모두 살아났다. 그 향기는 3개월 동안이나 사라지지 않았다.

전설에 의하면, 이 사자(使者)가 공물(貢物)을 가지고 올 때 "취거(毳車 : 새털로 만든 수레)를 타고 약수(弱水)와 심담(深潭 : 깊은 물)을 건너고 말을 채찍질하여 사막을 넘었으며 머나먼 험산(險山) 오솔길에서 고생하였다."고 하였다. 이리하여 13년 동안 걸려 그 나라와 30만리 떨어진 장안(長安)에 도착하였다. 이로 보아 '서호월지국(西胡月支國)'이란 우리와 연접된 '월지(月支)'가 아니다. 이는 먼 거리의 의약문화전파로서 아주 먼 서쪽 나라로부터 향약(香藥)을 가지고 와 바친 것이다. 후에 무제(武帝)는 그 향약(香藥)을 잃어버렸다가 다시 찾았는데 향기가 없어졌던 것이다. 그리하여 무제(武帝)는 몹시 상심하였다. 후에 그의 병세가 위급하여 사경(死境)에 이르렀을 때에도 향약(香藥)을 써서 구하지 못하였다.

『박물지(博物誌)』에 이 사실을 간략하게 기재하였다.

　　한무제(漢武帝) 때 약수서국(弱水西國)의 어느 한 사람이 모거(毛車)를 타고 약수(弱水)를 건너 향약(香藥)을 헌납한 일이 있다. 임금은 상향(常香)으로 중국에 없는 것이 아니다고 말하면서 사절(使節)을 잘 대접하지 않고 오랫동안 머물게 하였다. 임금이 상림원(上林苑)을 순찰할 때 서국사절(西國使節)이 틈을 타서 따라와 그 향약(香藥)을 임금에게 드렸다. 임금이 쥐고 보니 난조(鸞鳥 : 전설에서 나오는 봉황새의 일종) 알만큼 컸고 3개였으며 대추와 비슷하였다. 임금은 기뻐하지 않고 바깥 저장고에다가 넣었다. 후에 장안(長安)에 대역(大疫)이 발생하고 궁중에서도 역병(疫病)이 돌아 임금이 걱정하였다. 서국사절(西國使節)은 임금을 뵙고 증송한 향약(香藥)을 하나 태워 역기(疫氣)를 피하라고 간절히 권하였다. 임금은 하는 수 없이 들었다. 그랬더니 궁중의 병자들은 즉시 차도가 있었으며 장안(長安)거리 백리(百里) 내에 향기가 퍼졌다. 향기로운 냄새는 90여일 지속되었다. 임금은 후하게 사례하여 보냈다.

일설에 의하면, 한제향약(漢制香藥)은 품질이 좋지 않다. 서국사절(西國使節)이 돌아가기 직전에 대두(大豆)만한 향물(香物)로 궁문(宮門)을 발랐는데 그 향기가 장안(長安) 수십리까지 미쳤으며 몇 달 동안 지속되었다.

이로 보아 서국(西國)에서 향약(香藥)을 증송하였다는 사실은 믿을 만한 것이다. 여기에도 '불사약(不死藥)'의 흔적이 남아 있다. 그러나, 이 때는 죽은 사람을 되살리고 죽어가는 사람을 구급치료하는 것을 위주로 한 것이며, 이 전에 항아가 약을 훔쳐가지고 달나라로 갔다는 것과는 다른 것이다. 이 향약(香藥)이나 지금에 말하는 '소합향(蘇合香)' 같은 것들은 심근경색, 졸사(猝死) 등에 구급효과가 있다. 『후한서(後漢書)』에 "여러 가지 향약(香藥)을 회합(會合)하여 다린 즙이 소합(蘇合)인 것이다."라고 말하였는데 아주 근사한 말이다. 그러나, 필경은 아주 머나먼 서국(西國)에서 와 증송한 것이니 휴대한 것이 많을 수 없고 자주 증송할 수도 없는 것이다. 그 후 갈수록 더욱 와전(訛傳)되어 당대(唐代)의 『유양잡조(酉陽雜俎)』에는 "이전에 말하기를 소합향(蘇合香)은 사자분(獅子糞 : 사자의 똥)이라고 말하였다."고 기재하였다. 이는 외래의 향약(香藥)을 희소하게 본 데서 터무니없이 짐작하여 말한 것이라 설명할 수 있다.

(三)

장건이 서역을 통했다는 또 다른 한 가지 큰 공적으로는 남아시아, 특히 인도와의 교통을 열었다는 것이다. 『사기(史記)』「대완열전(大宛列傳)」의 기록에는 장건이 첫번째로 서역을 다녀온 시기에 대한 보고가 있다.

신(臣)이 대하(大夏)에 있을 때 공죽장(邛竹杖 : 사천성 지역에서 나는 대나무로 만든 지팡이)과 촉포(蜀布)를 보았습니다. 그들에게 "여기가 편안한가"고 물으니 대하국인(大夏國人)들은 말하기를 "우리의 상인(商人)들은 물건을 교역하러 신독(身毒 : 고대의 인도에 대한 별칭)으로 다닙니다. 신독(身毒)은 대하동남(大夏東南)쪽 수천리되는 곳에 있습니다. 그 곳의 풍속습관은 대체로 대하(大夏)와 같으며 지세가 낮고 습하고 여름에는 매우 덥습니다. 거기 사람들은 코끼리를 타고 전쟁을 하며 그 나라는 수재(水災)를 만났습니다."라고 하였습니다. 장건은 물을 건너 갔다. 대하에서 한(漢)나라로 1만 2천리를 가 한나라 서남쪽에 위치하고 있습니다. 지금 신독국(身毒國)은 대하(大夏)의 동남쪽 수천리 되는 곳에 위치하고 있으며 촉물(蜀物)이 있습니다. 이 곳에서 촉[蜀 : 지금의 사천(四川)지방]으로 가려면 그다지 멀지 않습니다.

신독(身毒)은 즉 인도이다. 장건 이전에 필연코 중국과 인도 사이에는 정부차원이 아닌 민간차원의 무역이었으리라 믿는데 대하(大夏)를 통하여 진행되었을 것이다. 이것은 사천을 거치는 하나의 길로 운남방향으로 남하하는 도로이다. 장건의 보고는 정부측의 환심을 일으켰다. "장건으로 하여금…… 네 가지 길로 나갈 수 있으나…… 그 모든 여정이 1, 2천리 된다. 그 북방은 저[氐 : 서강(西羌)]족이 대목을 조르고 있고, 남방은 곤명(昆明)인데 험준하다. 곤명은 군주가 없는 곳이어서 도적들이 걸핏하면 한(漢)나라 사신을 살해한다. 그리하여 이 길은 시종 통하지 못하고 있다."고 하였다.

이것은 정부가 남쪽길을 이용하려 했지만 여전히 통하지 못하였다는 것을 설명하여 주고 있다. 그러나, 장건이 두 번째로 서역에 갈 때는 도중에 사절들을 몇 갈래의 길로 나누어 가게 함으로써 결국에는 길이 통하게 되었다.

장건은 오손(烏孫)에 이르렀을 뿐만 아니라……부사(副使)들을 몇 갈래로 나누어 파견하였기 때문에 대완(大宛), 강거(康居), 대월씨(大月氏), 대하(大夏), 신독(身毒), 어명(於冥), 천채(扦寀) 및 모든 인접국가에 이르게 되었다.…… 그 후 1년 남짓 지나서 장건은 대하(大夏)의 소속된 곳에 사절을 파견하여 통하게 하였는데 모두 그 사람들과 함께 왕래하기를 아주 좋아하였다. 이리하여 서북국이 한(漢)나라와 통하기 시작하였다.

그래서, 장건은 구불구불한 곳을 휘감아 돌고나서야 비로소 인도와 통하게 되었다. 신강을 거쳐 총령(蔥嶺 : 울창한 산맥)을 벗어나 남쪽으로 내려갔다. 이것은 당연히 민간인들이 계속해서 사천에서부터 운남을 거쳐 미얀마로 들어가 인도에 도착하거나 혹은 해상로로 실론(스리랑카)에 도착한 후에 북으로 올라가 인도에 도착하는 것을 반대한 것이 아니다. 단지 해상로가 비교적 늦게 시작된 것이다. 그러나, 조기에는 인도와 서로 통하였지만 의약방면으로는 왕래가 없었던 듯 조금도 기록이 보이지 않는다. 방호(方豪)는 "진시황이 서복을 파견하여 선약과 불사의 약을 구한 것은 불교의 영향을 받았을 가능성이 있다."는 설에 대해 완전히 부정적 태도를 지녔다. 『양서(梁書)』에는 "소합향은 서인도에서 나는 것으로 대진과 안식국으로부터 수입되었다."고 기록되었으나, 이것은 역시 후대 사람들의 말일 것이다. 그러나, 사료(史料)가 기록되지 못하는 경우도 늘 있는 일이다. 아래에 열거된 두 가지 예는 『서경잡기(西京雜記)』에 나오는데, 이 책은 유흠(劉歆)이 『한서(漢書)』를 편찬할 때 소재 중에서 겨우 남아 있는 것을 갈홍(葛洪)이 "찾아내어 두 권으로 만들어 『서경잡기(西京雜記)』라 이름하였다."[『갈홍발어(葛洪跋語)』]. 아니면 갈홍의 또 다른 편찬서 중의 하나일 수도 있다. 그러나, 일이 일어나는 데에는 언제나 원인이 있듯이 적어도 정사 외에서도 증명할 수가 있다. 달리 전해 내려오는 말[野史]이 있으니 바로 다음과 같은 것이 그 예이다.

> 선제(宣帝)가 갖힌 곳은 군(郡)의 감옥이었다. 팔에는 유(猶 : 원숭이와 비슷한 짐승)를 지니고 사량(史良)이라는 첩을 데리고 여러 가지 색깔의 비단끈을 두루고 신독(身毒 : 인도)의 국보경(國寶鏡)을 달고 있었다. 크기는 팔수전(八銖錢 : 고대의 화폐)만 하였다.
> 전설에 의하면, 이 거울은 요괴들을 비춰 볼 수 있어 몸에 지니고 다니면 천신(天神)의 복을 받을 수 있다고 하였는데 선제(宣帝)로 하여금 위험에서 벗어나게 하였다. 그리하여 대위(大位)에 오르게 되었는데 그 거울을 몸에 지닐 때마다 천지가 감응을 받아 만물이 생장하고 일월성신(日月星辰)이 지배되었다. 평시에 호박죽기(琥珀竹器)에 담아 척리(戚里 : 한대 장안성 내에 외척들이 거주하는 곳)에서 짠 비단에 싸서 동여 매었는데 이를 '사문금(斜文錦)'이라고 불렀다. 임금이 죽은 뒤에는 그의 행방을 모른다고 한다.

또, 다른 다음과 같은 말이 있다.

> 무제(武帝) 때에 신독(身毒 : 인도)에서 말굴레를 주었는데 모두 백옥(白玉)으로 만들었고 자갈[勒]은 마노석(瑪瑙石)이었으며 안장은 백광(白光)유리였다.

무제(B. C. 140~87), 선제(B. C. 73~49)기간 동안 신독국[인도]에서 전해져 들어오는 물건으로는 반드시 이 두 종류 뿐만이 아니었다.

요약해 보면, 장건이 개척한 이 인도를 통하는 길은 매우 중요한 것이다. 후에 인도의 불교문화가 중국으로 전입된 것은 줄곧 이 길이 주가 되었었고, 민간인들의 교통도 이곳에 한정하지 않았다. 이상 서술한 것이 가장 이른 중국과 동서남북 각 방향의 의약문화교류의 자취이다. 이러한 교류는 제일 먼저 중국인이 인류생명을 중요시하고 제왕들이 장생불사의 사상을 추구하는 것과 유관하다. 그러나, 지역의 현격(멀리 떨어져 있는 것), 교통의 폐쇄, 언어불통으로 인해 그들 사이의 물물교환은 실제적으로 모두 중간 국가를 지나거나 혹은 민족 지역을 거쳐 들어와 이루어진 것으로 수가 많지도 않고 작용이 과장되었을 뿐 아니라 심지어는 신화 형식으로 유전되어 성립되기도 하였다. 객관적인 효과로는 의료적이라고 말하기보다는 오히려 심리적 혹은 문화상의 굴절 영상이라고 말하는 것이 더 좋을 것이다.

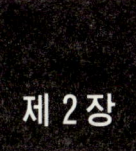

제2장

금석(金石)에 새겨진 한국과
중국의 의학

중국과 한국은 국토가 서로 연접해 있어서 왕래가 편리하고, 자고 이래로 문화교류가 빈번했으며 밀접한 관계가 있었다. 의학 역시 이와 같았다.

제1절 중국의학 문화가 한국으로 전입된 발단

(一)

　고조선(古朝鮮)은 고려(高麗)라고 불리었으며 동북 해안가에 위치하고 있었다. 주(周)나라시대에 '기자의 나라[箕子之國]'으로 책봉하여 상(商)나라 사람 5명을 보냈다. 그곳의 무의(巫醫)·복서(卜筮)·백공기예(百工技藝)·예악시서(禮樂詩書) 등은 모두 중국에서 갔다. 의관(醫官)도 중국 각 왕조(王朝)의 제도를 따랐으며 중국의 정삭(正朔 : 달력)을 이용했고, 왕자는 중국 태학으로 들어와 공부하였다. 풍속은 화려했고 사람들의 성품도 순박하고 인정이 두터웠다. 지방은 동서 3천리, 남북 6천리이다.

위의 글은 원명시대의 사람 주치중(周致中)의 『이역지(異域志)』안의 한 단락에 쓰여진 말로, 대략 한국과 중국 사이의 지리, 인문, 역사 관계를 묘사한 것이다. 기원전 11세기, 주무왕(周武王)이 "기자(箕子)를 한국에 봉했다."[『사기(史記)』「미자세가(微子世家)」], 기자(箕子)는 한국에서 "그 백성에게 예의(禮義), 농사짓기, 누에치기, 길쌈짜기를 가르쳤다."[『한서(漢書)』「지리지(地理志)」]고 하였다. 이것은 대륙문화가 제일 처음 한국반도에 전해진 일이다. 진말(秦末) 전란 때, 연(燕), 제(齊), 초(趙) 등지에서 대량의 유민들이 난을 피해 한국에 들어왔다. 한초(漢初) 연나라 사람 위만(衛滿)이 천여명을 거느리고 패수(浿水 :

지금의 청천강)를 건너와, 왕검성(王險城 : 지금의 평양부근)에 도읍을 세우고 스스로 왕이 되어 3대에 전했는데, 한나라 사람을 불러 입조(入朝)시켰다. 기원전 108년 한무제(漢武帝)는 수륙으로 대군을 거느리고 발해(渤海), 요동(遼東) 두 길로 나란히 전진해 위씨정권(衛氏政權)을 완전히 소멸시켰다. 그로부터 한국은 더욱 더 한왕조의 비호 아래 있게 되었고 문자도 모두 한나라와 같았다. 서기 1~4세기에 한국에는 연이어서 신라, 백제, 고구려의 세 나라가 건립되었는데, 그들은 서기 7세기까지 줄곧 계속적으로 맞서가면서 번성·발전하였다. 역사에서는 이를 한국의 '삼국시대'라고 부른다. 후에 고구려는 백제와 연합하여 신라를 쳤다. 이 때 신라는 바로 외국의 원조를 구하였다. 중국 당(唐)왕조는 2만명의 군대를 전쟁에 투입시켜 서기 668년에 통일된 새로운 신라왕조를 건립하였다. 당군은 평양에 주둔하면서 안동도호부(安東都護府)를 설립하였다. 13세기에 고려는 원몽(元蒙)의 침입으로 도읍을 옮겼으며, 1388년에 대장 이성계는 스스로 왕이 되어 국호(國號)를 '한국'이라 고쳤다. 이 때 "훈민정음"이 창조되어 한국은 자기민족의 문자(文字)를 가지게 되었다. 전반적으로 한국은 고대에서 근대에 이르는 역사시기에 중국과 한국 사이에는 의약(醫藥)을 포함한 문화교류(文化交流)가 중단되지 않고 계속되었다.

(二)

중국 의학문화(醫學文化)가 한국에 전입된 가장 이른 시기는 기원전 1세기로 추측할 수 있다. 예전에는 유향(劉向)의 저작이라 하였지만 실제로는 동한(東漢) 사람이 지은 『열선전(列仙傳)』에는 다음과 같은 말이 있다.

하구중(瑕丘仲)은 녕(寧 : 지금의 남경을 약칭한 것) 사람이다. 녕에서 약을 팔았다.…… 중(仲)이 죽은 다음 사람들이 중의 시체를 물가운데 던져 버리고 그 약을 팔았다. 그랬더니 중은 털가죽을 쓰고 따라와 약을 찾았다. 중을 던진 사람은 두려워 애걸복걸 빌었다. ……뒤에 부여(扶餘)의 호왕(胡王)이 되었다.

여기서 '부여(扶餘)'는 바로 부여국(扶餘國)으로 그곳은 지금의 길림(吉林) 혹은 농안(農安), 혹은 요령사면성(遼寧四面城) 일대로, 한국 북부지역도 여기에 들어 있다. 전설에 의하면, 부여 왕자 주몽은 비류강 위에서부터 승골성(升骨城)에 이르기까지 그곳을 근거지로 왕이 되어 국호를 '고구려'라 하였고, 이로 인해 고(高)가 성이 되었는데 그가 바로 고구려의 시조 동명왕이다. 그때는 기원전 37년이다. 하구중(瑕丘仲)이 부여 호왕이 되었다면 반드시 그 먼저일 것이다. 그는 본래 매약자(賣藥者)였으므로 그가 중국의 의약을 한국에 전했을 것이다라는 것도 미루어 알 수 있다. 근래에 중국의 침구가 실제로는 한국에서 기원(起源)되었다고 말하고 있다. 그 근거는 『산해경(山海經)』의 "고씨의 산에는 옥(玉) 같은 돌이 있는데 침(鍼)으로 쓸 수 있다."는 말에 의한 것이다. 이렇게 논하는 사람들은 '고씨의 산'은 바로 고구려의 고씨를 일컫는 것이라고 여기고 있다. 또 『소문(素問)』「이법방의론(異法方宜論)」에서 말한 "동방의 지역……그곳의 병은 모두 옹양(癰瘍 : 종기)으로 그 치료로는 돌침[砭石]이 마땅하다. 그러므로, 돌침은 동방에서 온 것이다."라는 것을 관련시켜 중국고대의 돌침은 확실히 한국에서 왔다고 생각한다. 그러나, 이 말은 좀 억지스러운 것이다. 『산해경(山海經)』은 전국시대의 책이고, 『소문(素問)』 역시 진·한 교체기에 만들어졌다. 당시에는 '고구려'가 없었을 뿐더러 '고씨'도 없었다. 송대 임억(林億)은 『소문(素問)』을 새로 교정하여 '신교정(新校正)'을 만들 때 고씨의 산(高氏之山)의 '씨(氏)'는 '벌(伐)'로 하여야 한다고 하였다. 그 밖에 고고발굴(考古發掘)에서 살펴보더라도 한국의 구석기 유적지는 극히 적고 신석기 유적지에 골침이 있을 뿐 아직까지 대량의 옥석기(玉石器)는 보이지 않았다. 그러나, 이와 반대로 중국 양자강 하류 연해 안에서는 특히 양저문화(良渚文化)의 유물 가운데에서 대량의 옥석기가 발견되었다. 신석기 문화 가운데에서는 정한고성(鄭韓故城)에서 돌침이 있었고, 산동일조(山東日照) 용산문화 유적지에서는 원추형 폄석(砭石)이 있었다. 이러한 것들은 '폄석이나 돌침이 나는 동방'이라는 것이 중국본토이지 한국이나 고려가 아니라는 것을 증명하고 있는 것이다. 문화가 비교적 일찍 발육하고 번성한 지역에서는 의학의 형성도 비교적 이르며 많은 전출의 근원이 되고 있는 것이다.

(三)

비교적 정식으로 의학이 한국에 전입된 것은 아마 서기 4세기일 것이다. 서기 372년에 고구려에서는 중국을 모방하여 '태학'을 설립하고 유학 경전과 저작을 교수(教授)하였다.[1] 그때 한문불경(漢文佛經), 유학경전(儒學經典) 등이 대량으로 고구려에 전입되었고, 아울러 방사(方士)와 의생(醫生)능이 함께 샀을 것이며, 의약문화도 그 속에 함께 끼어들어 갔을 것이다. 『태평어람(太平御覽)』 781권 「백제」 조항의 기재에 의하면, "양무제(梁武帝)가 대동(大同) 7년(541)에 백제 성왕의 청에 응해 공장(工匠)·화사(畫師) 및 의생(醫生) 등을 백제에 파견하였는데 사절들이 모시(毛詩), 유불경의(儒佛經義) 등을 가지고 갔다. 진문제(陳文帝) 천가(天嘉) 2년(561)에 다시 소주사람 지총(知聰)이 의서 164권을 가지고 고구려에 갔는데 그 의서 가운데는 『내외전(內外典)』·『본초경(本草經)』·『맥경(脈經)』·『명당도(明堂圖)』 등이 포함되어 있었으며, 그는 1년여 동안 그곳에 거류하면서 의학을 전수하였다."고 하였

---

1) 손영종 등, 『조선통사』, 평양 ; 사회과학출판사, 1987.

다.[2] 『주서(周書)』에 "백제는 음양오행을 알고 ……의약(醫藥), 복서(卜筮)점술에 능하다." 고 기재되어 있는데, 이런 것들은 허공의 바람에서 온 것이 아니라 중국에서 전해졌을 것이다. 백제는 중국 남북조의 의정체제(醫政體制)에 기초하여 태의승(太醫丞)·약장승(藥藏丞)·의박사(醫博士)·채약사(採藥師)를 설립하였다.[3] 아울러, 갈홍(葛洪)의 『주후방(肘後方)』의 폐농양을 치료하는 처방이라든지, 정종(疔腫)을 치료하는 처방들을 『백제신집방(百濟新集方)』안에 수록하였으니 모두 그 연원이 여기에 있는 것이다.[4]

제2절 고려의 인삼, 침술과 승의(僧醫)

(一)

서기 4세기에서 6세기에는 중국의학 문화가 한국에 대량으로 유입되어 한국의 의학이 비약적으로 성숙하게 되었다. 만일 한국의 이 역사 시기에 일본에서 말하는 것처럼 '한의방(韓醫方)'[5]이 나타났다고 말한다면 이는 역시 중국의약문화 영향의 결과일 것이다. 동시에 한국민족은 한(漢)문화를 매우 빨리 받아들여 자기의 개성에 맞게 창조하였는데 이러한 것들은 다시 중국으로 되돌아 들어왔다. 서기 6세기를 전후해서 도홍경(陶弘景)의 편찬으로 전해져 내려오는 『명의별록(名醫別錄)』안에는 일찍이 언급되기를

생금(生金)은 연(煉)하지 않고 먹으면 사람이 죽는다. 그런데 고구려에서는 연(煉)하는 그릇을 만들어 먹을 수 있게 하였다.[『대관본초(大觀本草)』에서 인용]

여기에서 언급한 연금술은 바로 연단술이다. 중국에서는 선진시대부터 이미 발전하여 한위육조(漢魏六朝)시대에 크게 흥성하였다. 그 목적은 장생불로(長生不老)와 하거비승(霞擧飛升 : 구름 위로 올라가는 것)하여 신선이 되는 것이었다. 이는 객관적으로 모종약물의 화학적 발단 작용을 일으킨 것이나, 생금(生金)이 어떻게 제련하여 복용할 수 있는 물건으로 만들 수 있는지에 대해 이 문제만을 가지고 본다면 고구려인이 가장 먼저 해결하였다고 할 수 있다. 도홍경(陶弘景)의 『본초경집주(本草經集注)』에 또 다른 기록이 있다.

---

2) 坂本太郎 등 較注, 『日本古典文學大系』, 岩波書店, 1965.
3) 金斗鍾, 『韓國醫學史』, 探求堂, 1966.
4) 盧正祐, 『韓國文化史大系』, 高麗大學校民族文化硏究所, 1978.
5) 이것은 일본의학사 저술 중에서 항상 제기되는 것으로 서기 414년에 신라 金武(혹 金波鎭漢紀武)가 일본 允恭天皇의 병을 고쳤다고 한다. 이에 대해 王有生 교수는 반론을 제기하였는데 이에 관한 내용은 『中華醫史雜誌』(20)4 : 244-251, 1990에 자세히 기술되어 있다.

인삼은 백제의 것을 제일 좋은 것으로 치는데, 무겁고, 형태가 가늘며 단단하고 희다. 기(氣)와 미(味)는 상당(上黨) 것보다 박(薄)하다. 다음으로는 고려의 것인데 형상이 크고 속이 비고 물러 백제의 것을 따르지 못한다.

인삼은 이미 『신농본초경(神農本草經)』 상등품(上等品)의 약중에 열거되어 "오랫동안 복용하면 몸이 가벼워지고 장수하게 된다."고 기록되어 있다. 그러나 적어도 한대(漢代)의 『설문(說文)』·『범자(範子)』·『이원(異苑)』 등에 서술되어 있는 것을 보면 산지(産地)가 모두 상당(上黨) 즉 지금의 산서 노주(山西 潞州) 일대로 인식되었다. 『명의별록(名醫別錄)』에는 "상당(上黨)과 요동(遼東)에서 난다."고 하였다. 이것은 비단 인삼의 응용이 일찍이 이미 한국에 전해졌다는 것일 뿐만 아니라 한국에서도 인삼의 원식물(原植物)이 나타났다는 것을 설명하고 있는 것이다. 그러나, 당시의 품질을 도씨(陶氏)의 글에서 보면 고려의 것은 백제의 것에 미치지 못했고, 백제의 것도 기미(氣味 : 약의 성질과 효능을 판단하는 기준)는 상당(上黨) 것만 못하였던 것이다. 오늘날에는 상당(上黨)의 우수한 품질의 인삼은 이미 거의 다 채굴되어 없어졌다. 백제의 인삼 역시 고려인삼으로 대치된 것 같다. 한국 인삼의 명성은 당(唐)나라 때 이미 떨쳤다. 신라왕은 일찍이 인삼을 수차례 공물로 헌납하였다(이외에도 우황 등이 있다). 송나라 신종(神宗) 희령(熙寧) 4년(1071)에 고려 문종(文宗)은 김제(金悌) 등을 보내어 토산물(土産物)을 올렸는데 그 중에 인삼이 1천여근을 넘어 이것으로서 인삼이 얼마나 많이 생산되고 있는지는 가히 알 수 있었다. 물론 인삼을 제외한 기타 한국 각지역에서 생산되는 다른 약재도 꽤 많이 발견되었다. 『본초경집주(本草經集注)』에는 곤포(昆布), 오미자(五味子), 무이(蕪荑)가 기록되어 있다. 그런데 『신수본초(新修本草)』에는 석이(石茸), 연호색(延胡索), 신라백부자(新羅白附子) 등이 증가되었고, 『본초습유(本草拾遺)』에는 토과(土瓜)·해석류(海石榴)·해홍화(海紅花)·남등근(藍藤根)·대엽조(大葉藻), 『해동역사(海東繹史)』에는 가자(茄子)·석발(石髮)·해송자(海松子)·진자(榛子)·올눌제(膃肭臍)⋯⋯등이 대신 증가되었다. 당대 반포(頒布)된 『광제방(廣濟方)』(723刊)에는 특별히 고려 다시마가 '방광결기(膀胱結氣)'를 치료한다고 언급하고 있다. 13세기에는 '뇌원차(腦原茶)'가 발명되어 중국으로 전입된 후 역시 많은 사람들의 절찬을 받았다.

(二)

고구려인이 중국 침구술을 배운 뒤로 탁월한 침술사가 중국에 들어와 의료행위를 하거나 침을 실연하는 사람도 있었다. 『유양잡조(酉陽雜俎)』 7권 「의(醫)」 문하에는 위(魏)나라 때 고구려의 객이 침을 잘 놓았다. 1촌되는 머리카락을 취하여 10여 토막으로 끊어 이를 침으로 꿰어 연결시켰다. 그는 머리카락 가운데가 비었다고 말하였다. 이처럼 재주가 묘하였다.

고 하였다. 현미경이 아직 발명되지 않은 시대에 그가 모발(毛髮) 안이 비어 있다는 것을 알 수 있었다는 것은 이미 고명하였다는 것이며, 다시 호침으로 꿰여 연결시켰다는 것은 곧 침을 만드는 기술이나 그 침술법을 막론하고 전부가 신묘하다고 볼 수 있다. 당 고종 함순(咸淳) 3년(672)에 신라 문무왕이 의침(醫針) 4백을 헌납하였다고 하였는데 이는 거짓말이 아닐 것이다. 고려의 침구 기술은 이미 매우 정밀하고 숙련된 것이었다. 주의해 볼만한 것은 『유양잡조(酉陽雜俎)』에 언급한 이 사실은 양상선(楊上善)도 알고 있었을 가능성이 있다. 그가 주해한 『황제내경태소(黃帝內經太素)』 중, 27권 「사전(邪傳)」편에는 다음과 같이 주해한 글이 있다.

피부가 탄력이 없는˙것은 피부가 사기(邪氣)에 침범되어 무력해져 수축하지 못하기 때문에 완(緩)한 것이다. 따라서 사람의 머리카락 가운데가 비었기 때문에 사기(邪氣)는 그곳으로 침범하게 된다.

'모발중허(毛髮中虛)'는 결국 양상선이 번역한 『내경(內經)』이론의 관찰에 기초해 이루어진 것이다. 한국의사들의 탕약성방(湯藥成方)은 똑같이 중국의학 서적에도 들어가 있다. 『외대비요(外台秘要)』 18권에서는 다음과 같이 기술하고 있다.

문중(文仲)이 각기(脚氣)를 치료하였다.…… 만약, 독기가 공심(攻心)하면 수족(手足)의 맥(脈)이 끊어져 이러한 경우는 구제하기가 어렵다. 부득이 다음 처방으로 약을 지어 복용시켰더니 10명 가운데서 7, 8명이 치유되었다.
오수유(吳茱萸) 6되[升], 모과(木瓜) 2매(枚)
위의 두 가지 약에 물 1말 3되를 부어 달여 3되를 취하여 3회 나누어 복용한다. 혹시 토하거나 땀을 흘리거나 대변을 보면 산다. 소공(蘇恭)은 말하기를……
이 처방은 기사회생방(起死回生方)으로 고려노사방(高麗老師方)이라 하였다.

여기서는 확실히 "고려노사방(高麗老師方)이다."라고 설명하였다. 다른 책에서는 또 "서왕방(徐王方)과 비슷하다.", "비급천금방(備急千金方)에는 소(蘇)와 서(徐)가 같다."고 말하였다. 추측컨대 그것은 위진남북조시대에 이미 있었을 가능성이 매우 높다. 방제(方劑)구조 방식이나 가감용법에서 보더라도 고려 의사들은 중경(仲景)을 모범으로 삼아 이미 상당한 법도를 알고 있었다. 위령선(威靈仙)으로 족축[足蹙 : 하지(下肢) 근육관절의 무력으로 발생하는 절름발이]을 치료한 것을 보아도 이것은 한국의 경험에서 나온 것이다. 『대관본초(大觀本草)』 「위령선(威靈仙)」조항의 기록을 보면 다음과 같은 말이 있다.

당(唐) 정원(貞元, 785~805)에 고양자(高陽子), 주군소(周君巢)가 지은 『위령선전(威靈仙傳)』
에는 "이전에 상주(商州)에 어떤 사람이 중병(重病)에 걸려 수십년 동안 걷지를 못하였다. 양의
(良醫 : 용한 의사)들이 온갖 기술을 다 써 보았지만 고치지 못하였다. 그리하여 그는 친히 길가에
나와 앉아 치료해 줄 사람[救者]을 찾았다. 이 때 신라의 한 스님이 이를 보고 '이 병은 한가지 약
이면 고칠 수 있는데 그러나, 그 약이 이곳에 있는지 없는지 알 수가 없다.'고 하였다. 이리하여 이
말을 듣고 산에 들어가 찾아 얻었는데, 위령선이었다. 달여 먹으니 수일만에 걸을 수가 있었다."고
하였다. 그후 산인(山人) 등사제(鄧思齊)가 이를 알고 드디어 이 사실을 전하였다.

지금 중약(中藥) 가운데 '철각위령선[鐵脚威靈仙 : 철다리 위령선]'이라는 칭호가 있는데 이
는 대개 여기에서 기인한 것이다. 신라의 스님도 그 약의 한나라 이름[漢名]을 알지 못하였
는데 찾아 캔 후에 한나라 의사[漢醫師]의 감정방(鑒定方)을 통해 비로소 위령선이라는 것을
알게 되었다. 이 '산인 등사제(山人 鄧思齊)'라는 분은 결국 이로 말미암아 '태의승(太醫丞)'
이라는 관직을 얻게 되었다. 『당회요(唐會要)』에 다음과 같은 기록이 있다.

정원(貞元) 2년(786) 9월에, 산인 등사제(鄧思齊)가 위령선(威靈仙)을 헌납하였는데, 이는 상주
(商州)에서 산출되는 약으로 여러 가지 질병을 고칠 수 있다. 중풍의 아관긴급증(牙關緊急症)에 사
용하였던 바 효과가 있었다. 『본초(本草)』에 부록으로 수록하고 사제(思齊)에게 태의승(太醫丞)을
수여하였다.

(三)

불교는 중국에서 한국으로 전입되었고 마찬가지로 승의(僧醫)도 들어와 돌아다녔다. 『신라
법사방(新羅法師方)』은 그들의 비밀스런 방술서(方術書)였으며 불법주금(佛法呪禁)과 약물
치료(藥物治療)등을 함께 합쳐 사용하였다. 수당시대에 이것 역시 다시 중국으로 되돌아 전
해 들어갔는데 그중에는 다음과 같은 말이 있다.[6]

대개 약을 복용할 때는 "나무동방약사유리광불(南無東方藥師琉璃光佛), 약왕약상보살(藥王藥上菩
薩), 지바의왕(耆婆醫王), 설산동자(雪山童子), 혜시아갈(惠施阿竭), 이료병자(以療病者) : 사기소
제(邪氣消除), 강신부조(羗神扶助) : 오장평화(五臟平和), 수명연장(壽命延長), 행주좌와(行住坐
臥), 제천위호(諸天衛護). 사아(莎阿)!"라고 동쪽을 향해 주문을 한 번 외우고 곧 약을 복용한다.

주문내용을 보면 대체적으로 육조시대 승의(僧醫)의 방법인 것 같다. 이는 역시 한국 내부

---

6) 신라 승려들이 당나라에 들어가 불법을 구하였는데 계속 인도로 간 사람들이 아주 많다. 당
   나라 때 義淨의 『大唐西域求法高僧傳』(691년 완성)에는 신라승려 阿離耶跋摩, 慧業, 玄太,
   玄恪 등의 전기가 있다. 별도로 『往五天竺國傳』의 저자 慧超가 있는데 역시 신라승려이다.
   '신라법사방(新羅法師方)'은 그것이 실지로 佛醫方이다.

의 의약상황이 중국 국내와 같이 뒤섞여 진행되었음을 엿볼 수 있다.

제3절 의관, 의적(醫官, 醫籍)과 약재교류

(一)

송나라 서긍(徐兢)이 지은 『선화봉사고려도경(宣和奉使高麗圖經)』16권, 「약국(藥局)」조 항에서는 다음과 같이 말하였다.

　고려의 옛 풍속에는 백성들이 병이 들어도 약을 복용하지 않고 오직 귀신만을 섬길 줄 알아 주문 을 외워 병을 압승(壓勝)하려고만 한다. 왕휘(王徽) 때부터 사신을 보내어 공물(供物)을 헌납하고 의학을 배워간 뒤 사람들은 의학을 다소 알게 되었지만 그 기술은 정통(精通)하지 못하였다. 중화 (重和)무술(重和戊戌, 1118)년에 사신이 와서 황제에게 의사를 보내어 훈도(訓導)하여 줄 것을 상 소(上召)하였다. 황제께서는 그 상소문을 받아들여 드디어 남줄(藍苗) 등을 그 나라(한국)에 보냈 는데 2년이 지나 돌아왔다. 그후부터 한국에는 의학을 아는 사람이 많아졌다.

서긍(徐兢)이 한 말이 만일 한의학(漢醫學)이 한국에 전입(傳入)되기 전이거나 혹은 일반 민간풍속 중에 무의가 성행한 것을 가리킨다면 이는 큰 차이가 없을 것이다. 그러나, 만일 고 려 문종 휘(徽) 이후에야 비로소 의학이 왕래되었다고 말한다면 그것은 잘못 고찰한 것이다. 『송사(宋史)』에는 "왕오(王俁)가 와서 의학을 가져간 후부터 비로소 의술(醫術)에 통한 사 람이 있게 되었다."고 하는 기재가 있어 이로 살펴본다면 휘보다 이른 것으로 보인다. 문종인 효왕 휘(1046~1083)가 재위한 때는 송나라 신종 때이다. 휘의 재위기간에 한국의약은 한창 홍성하였는데 모두 송나라에서 모방하였으며 한국의학의 발전에 지대한 공헌을 하였다. 그러 나, 육조와 수당시대 의학의 대량 전입을 어찌 감히 말살할 수 있겠는가?

신라 통일 후의 모든 제도는 바로 당조(唐朝)의 제도를 본받아 개정하였다. 무주(武周) 천 수(天授) 3년(692), 무측천(武則天)은 신라에 사신을 보내어 벼슬을 주게 하고 의학박사 2 명을 두어 『본초(本草)』・『소문(素問)』・『침경(針經)』・『맥경(脈經)』・『명당경(明堂經)』 ・『난경(難經)』을 교수하는 것을 포함시켰는데 후에는 다시 『신수본초(新修本草)』를 추가시 켜 가르치게 하였다. 개원(開元) 5년(717)에는 다시 의학박사 1명을 더 두었다. 이 기간에 각종 의학서적으로는 『상한론(傷寒論)』・『제병원후론(諸病源候論)』・『본초경집주(本草經集 注)』・『천금방(千金方)』・『외대비요(外台秘要)』・『침구갑을경(針灸甲乙經)』 등과 같은 것이 전후하여 한국으로 전입되었다. 이것은 중의(中醫) 이론체계가 전반적으로 한국으로 수입(輸

入)되기 시작하여 한국의학을 한 단계 더 높이 올려 놓았다고 말할 수 있다. 이러한 수입은 전국 방방곡곡에서 행해졌던 것으로 결코 중앙 정부의 행정시책만은 아니다. 예를 들면, 『천금익방(千金翼方)』 26권 「침구상(針灸上)」에는 다음과 같은 기록이 있다.

　　안강공(安康公) 이습흥(李襲興)은 "무덕(武德, 618~626) 때 노주(潞州)를 진압하고 수(隨)에 속하는 징사(徵士) 견권(甄權)이 『명당도(明堂圖)』를 신검(新檢)하여 내놓았다. ……그 후 진신 지사(縉紳之士)들은 '권(權)의 명당도(明堂圖)'를 그렸는데 대략 화예(華裔)들도 망라되었다."고 하였다.

여기에서 '화예[華裔 : 중국과 그 인접국]'는 당연히 한국 등지도 포함되고 있다. 유사한 예를 당나라 때 대 문학가 유우석(劉禹錫, 772~842)의 『유몽득문집(劉夢得文集)』 22권 「회남(淮南) 두상공(杜相公)을 대신하여 신라가 광리방(廣利方)을 요청한 것을 논함」의 한 문장에서 볼 수 있다. 796년 당나라 정부는 『광리방』을 공포하고 각 주(州) 부(府)에서 필사하여 이를 세상에 널리 퍼지게 하였다. 정원(貞元) 19년(803)에는 신라 가정사(賀正使) 박여언(朴如言)이 회남절도사 관찰(淮南節度使觀察) 두상공(杜相公)에게 요구하여 『광리방』 1부를 증송(贈送)하였다. 두상공은 "즉시 베껴 주고 싶었지만 감히 스스로 결정하지 못하고 상소를 써서 올리고 칙지(敕旨)를 기다렸다."고 하였다. 이 상소의 글은 유몽득(劉夢得)이 대신 썼다는데 그 안에 말하기를, "이미 화례(華禮)에 통하고, 병을 낫게 하고 전염병을 예방하기 위한 것인데 어찌 외부지역이라 하여 갈라 놓을 것인가? 바야흐로 온 천하를 자기의 집으로 삼고, 백발백중의 완전한 효과를 바라면서……."고 하였다.

'사해위가(四海爲家 : 온 천하를 자기집으로 삼다)'는 바로 번성한 당(唐)문화가 사방으로 휘날릴 때인 것이다. 아주 넓은 대국의 문인이며 학자인 유몽득 같은 사람도 역시 의학 문화의 전통에 대해서는 적극적으로 촉진시키는 태도를 가지고 있었다. 『광리방』은 지금은 산질(散佚)되었지만, 그 부분적인 내용은 오히려 한국의서인 『향약집성방(鄕藥集成方)』에 보존되어 있다. 그러나, 이러한 하나의 전통이 당시 사람들에게는 반드시 장점이 되리라고는 생각되지 않았을 것이다. 실제적으로 기록을 남기지 않고 사사로이(개인적으로) 한국으로 가지고 간 의서가 더 많았을 것이다.

(二)

송대 초기에 후주(后周) 사람 쌍기(雙冀)가 고려에 가서 살았는데 그때 그는 태의국(太醫局)·상약국(尙藥局)·태의감(太醫監)·감(監)·소감(小監)·승(丞)·박사(博士)·의정(醫正)·시어의(侍御醫)·직장(直長) 등을 설치하고 아울러 삼경(三京) 십도(十道)에 의학박사를 두어 의학을 교수하게 하며, 과거제도를 실시하여 시험을 볼 것을 정부당국에 진언하였다. 학습과목과 시험과목으로는 『소문(素問)』·『갑을경(甲乙經)』·『명당경(明堂經)』·『맥경(脈經)』, 『침경(針經)』·『유연자방(劉涓子方)』·『옹저론(癰疽論)』·『본초경(本草經)』 등이 있었다. 송의 제도 개편은 마찬가지로 고려에도 영향을 주었는데 예를 들면, 혜민국(惠民局), 대비원[大悲院 : 송나라의 비전원(悲田院) 종류] 등의 설립, 『도경본초(圖經本草)』·『화제국방(和劑局方)』 등이 학습과 시험과목 등에 추가된 것 등이다. 또 서경의학원(西京醫學院)에는 의학도 겸해 설치하고, 12목(牧)에 각각 의학박사 한 사람씩을 보내어 의생들을 가르치게 하였다. 1056년에는 정부에서 중국의 구경(九經), 제사(諸史), 문집(文集), 의복(醫卜), 지리(地理), 율산(律算) 등의 서적을 인쇄하여 모든 학원에 하사하였다. 이것도 중국 인쇄술이 한국으로 전입되어 들어간 좋은 점이다. 1058~1059년에 한국 충주목에서 판각된 의서로는 『황제팔십일난경(黃帝八十一難經)』·『주후방(肘后方)』·『상한론(傷寒論)』·『장중경오장론(張仲景五臟論)』·『본초괄요(本草括要)』·『소아소씨병원(小兒巢氏病源)』·『소아약증병원(小兒藥證病源)』·『의옥집(疑獄集)』·『천옥집(川玉集)』 등이 있었는데 이를 비각(秘閣)에 두었다. 『의옥집(疑獄集)』은 923~929년 사이에 화응(和凝) 부자(父子)가 편찬한 것으로 그렇게 빨리 한국에 유입되어, 중국 법의학(法醫學)이 한국에서 바람을 타고 전파되었으며, 뒤를 이어 『무원록(無冤錄)』 등이 계속 뒤쫓아 들어갔으니 이는 일상적인 것이다. 중국의서는 정부의 증정(贈呈)과 민간의 개인휴대의 두 경로를 통하여 한국에 들어갔다. 1016년과 1021년에 송(宋)의 진종(眞宗)은 두 차례나 새로 편찬하여 간행한 『태평성혜방(太平聖惠方)』[992년에 반행(頒行)함]을 고려에 증송(贈送)하였는데 첫 번째는 고려 민부시랑(民部侍郞) 곽원(郭元)이 송나라로부터 가져갔으며, 그 뒤 한 차례는 한조(韓祚)가 하사를 받아 가지고 갔다. 1073년에는 태복경(太卜卿)인 김양감(金良鑒)이 중국에 왔는데 중서사인(中書舍人) 노단(盧旦)이 방문에 대한 감사의 답례를 할 때 고려는 의학서적 등을 청구하였다. 이 때 송나라 조정(朝廷)에서는 만족할 만큼 주었다. 일부 중국의학서적은 중국에서는 이미 실존되었지만 고려에서는 오히려 보존되어 있었다. 원우(元祐) 6년(1091)에, 송나라 철종 조후(趙煦)가 도서목록을 열거하여 보이면서 고려사신 이자의(李資義)에게 조회(照會)를 청했다. 그 안에는 『장중경방(張仲景方)』·『심사방(深師方)』·『황제침경(黃帝針經)』·『황제구허내경(黃帝九墟內經)』·『진연지소품방(陳延之小品方)』·『도은거효험방(陶隱居效驗方)』·『명의별록(名醫別錄)』·『동군약록(桐君藥錄)』·『황제태소(黃帝太素)』·『견권고금록험방(甄權古今錄驗方)』 등이 있었다. 얼마 후 고려에서는 황종각(黃宗慤)을 보내 책을 헌납하였는데 그 중에서 『침경(針經)』이 보다 더 여러 사람의 주목을 끌었다. 『송조사실유원(宋朝事實類苑)』의 기재에 근거하면 다음과 같다.

철종(哲宗) 때 여러 대신[臣寮]들이 말하기를 고려에서 헌납한 서적을 자세히 살펴보니 그 안에 『황제침경(黃帝針經)』9권이 있다.…… 이 책은 오랜 전란으로 모두 망실(亡失)되었는데 우연히 동이(東夷 : 한국을 말함)에 보존되어 있었다. 지금 헌납한 이 책은 편질(篇帙)이 완전하니 세상[海內]에 선포하여 학자들이 공부하도록 하지 않을 수 없다.

『송사(宋史)』「철종기(哲宗紀)」에서도 다음과 같이 말했다.

원우(元祐) 8년 즉 1093년 봄 정월 경자(庚子)에 고려에서 헌납한 『황제침경(黃帝針經)』을 왕명에 의해 천하에 반포했다.

이것은 확실히 의학서적이 반전(返傳)된 특례로 더욱이 의학이 외전되는 이익이 결코 외지에만 있는 것이 아니라는 것을 보여준 것이다. 이 한 차례의 거동(擧動)이 없었더라면 아마 중국사람들은 지금까지도 『침경(針經)』[영추(靈樞)]이 어떠한 책인가를 알기가 어려웠을 것이다. 1101년에 휘종(徽宗)이 처음 즉위했을 때 고려사신 임의(任懿), 백가신(白可臣)이 와서 축하하였는데 귀국할 때 『신의보구방(神醫普救方)』(986년 刊)과 『태평어람(太平御覽)』각 1부씩을 특사(特賜)하여 가지고 돌아갔다. 의생(醫生)들은 정부차원의 공무(公務)나 민간차원의 사무(私務)로 왕래가 잇달아 끊이질 않았다.

송나라 인종 때 고려왕 휘가 사신을 보내어 공물(貢物)을 헌납하면서 의약과 화소(畵塑) 기술자를 청구하였다. 왕명을 내려가기를 희망하는 자를 모집하여 보냈다.

송나라 신종(神宗)은 희령(熙寧) 5년(1072)에 왕명으로 의관 왕유(王愉)와 서선(徐先)을 고려로 보냈다. 1074년 11월에 양주에서 의학을 교수하는 마세안(馬世安) 등 8명이 고려로 갔다. 1078년에는 휘가 중풍에 걸렸는데 나이가 60이었다. 송나라 사신은 곧 칙서(勅書)를 가지고 가 위문을 함과 동시에 귀중한 물품을 하사하였다. 다음 해에 휘는 중국에 사신을 보내어 의사들을 요청하였다. 이에 왕명으로 한림의관(翰林醫官)인 형개(邢愷), 주도능(朱道能), 심신(沈紳), 소화급(邵化及) 등이 파견되었으며 그들은 들어갈 때 약품 1백여 종을 가지고 들어갔는데 그 양이 아주 많았다. 이외에도 용뇌(龍腦) 80냥, 주사(朱砂) 30냥, 사향(麝香) 50제, 우황(牛黃) 50냥, 행인자법주(杏仁煮法酒) 10병 등 귀중한 명약을 가지고 가 치료하였다.

2년 후에는 또 의관 마세안(馬世安)을 재차 고려에 파견하였다. 송나라 휘종(徽宗) 숭령(崇寧) 2년(1103) 6월에 고려에서 의사를 청하여 마침내 모개(牟介), 여병(呂昺), 진이유(陳爾猷), 범지재(範之才) 등의 의관을 파견하여 보냈는데 그들은 흥성궁(興盛宮) 학관(學館)을 병설하여 의학을 가르치고 아울러 환자도 치료하였다. 정화(貞和) 8년(1118) 7월에 고려 태자가 또 와서 요청하였다. 이에 재차 각문지후 조의(閣門祗侯 曹誼)를 사신으로 삼아 한림의관(醫官)인 태의국교수(太醫局教授) 두순학(杜舜學), 한림의후(翰林醫侯), 태의국교수

(太醫局敎授) 성상(成湘), 적공랑(迪功郎), 시태의학록(試太醫學錄) 진종인(陳宗仁)과 남줄(藍茁) 등을 고려에 보내어 대방맥(大方脈)과 창종(瘡腫) 등의 과목을 교수케 하였는데, 이 때에도 약재를 가지고 갔다. 선화(宣和) 4년(1122)에 다시 청에 응해 2명의 의사를 고려로 보냈다. 다음해에는 한림의학 양인(楊寅), 의관(醫官) 이인안(李仁安), 학수(郝洙) 등을 고려에 파견하여 먼저 간 2명의 의관과 교체하여 다시 2년간 머물다가 돌아왔다. 이번에는 서긍(徐兢)이 수행특사(隨行特使)로 동행했으며 이로 인해 그는 고려 의학에 대한 감상을 필기담(筆記談)으로 썼다. 남송(南宋)은 오랫동안 국력이 약하고 지역이 강남에 치우쳐 관청으로 다니는 길이 가로막혀 격리되어 있어서 의적(醫籍)이나 약품을 증정하는 일이 적었었지만 여전히 서로 왕래가 있었다. 예를 들면, 남송 소정(紹定) 4년에(1231) 송나라 상인이 물소 네 마리를 헌납하고, 인삼 50근과 광포(廣布) 3백 필을 선사받았다.

한국에서는 자체적으로 의학교를 설립하고 중국의사들을 초청해 의학을 교수받는 것 외에도 유학생들을 중국에 파견하였다. 송나라 왕당(王讜)의 『당어림(唐語林)』 5권에서는 당대의 국자감을 이렇게 서술하였다.

태자와 학생이 3천명이다. 신라, 일본 등 여러 나라에서 모두 중국에 파견하여 공부시키고 있다.

『송사(宋史)』「휘종기(徽宗紀)」에도 "정화(政和) 5년(1115)에 고려에서는 자제들을 보내 입학시켰다."고 하였다.

여기에 입학한 자제들은 의학을 배우려는 학생들일 것이다. 송나라 인종(仁宗) 천성(天聖) 8년(1030)에 고려에서는 이미 원현(元顯) 등 293명이 송나라에 파견되어 약을 헌납하고 의학을 배웠다는 것은 아주 명확한 실례인 것이다. 많은 교류사례들은 사실상 역사서에서는 모두 누락되었지만 당·송 때는 중한의학교류가 아주 빈번하고 밀접한 시기였다는 것은 의심할 바가 없는 것이다.

이 결과로 한국의학은 상당히 높은 수준에 도달하여 요·금 여진(女眞) 및 원·몽고 등의 여러 민족보다도 더 훌륭하였다. 1020년 요(遼)나라 성종개태(遼聖宗開泰) 9년 2월에 고려 태의감의 김득굉(金得宏)이 거란에 인질로 잡혀 있으면서 의학을 전파하여 거란의 의학발전이 크게 촉진되었다. 『금사(金史)』「고구려(高句麗傳)」에 의하면 여진의 "최초의 의사는 고려인이다.", "어느 한 의사가 병을 잘 치료하였는데 이는 고려인이었다……여진의 완안부에 살았다."라고 하였다. 1103년에 여진 완안부의 추장 영가척(盈歌戚)이 병이 들어 동여진 태사는 사신을 고려에 파견하여 의사를 청해 병을 치료하였다. 원·몽고와 고려는 외숙질간처럼 우의가 있어 원조가 처음 창립될 때 세조가 병이 나서 왕명에 의해 명의를 청하였다. 이 때 고려에서는 상약시의(尙藥侍醫)인 설경성(薛景成)을 파견하여 치료케 해 효과를 보았다. 원나라 성종이 병이 났을 때에도 다시 재차 갔다. 원나라 몽고가 중국을 지배한 후 몽고와 한족 의학이 융합 · 발전되어 다시 의사를 한국에까지 파견하였는데 요생(姚生) · 왕득중(王得中) · 장항(張沆) · 이민도(李敏道) 등과 같은 사람들이다. 이민도(李敏道)는 하간(河間) 사람으로 고려에서는 전의정(典醫正)을 수여하였다.

(三)

중조의학이 서로 왕래한 전통은 쉬지 않고 끊임없이 이어져 나갔으며 왕조가 바뀌어도 뜸해지거나 정지되지 않았으므로 명 · 청과 한국 사이에서도 여전하였다. 명나라 인종(仁宗) 홍희(洪熙) 원년(1425) 7월에 태의 장본립(張本立)과 요동 의생 하양(河讓)이 요청에 응해 한국에 가서 세종의 병을 치료하였고, 한국 어의등과 함께 의방을 토의하고 전수하였다. 선덕(宣德) 2년(1427) 6월에 다시 왕현(王賢)이 한국에 들어가 궁정(宮廷)의 병을 치료하였다. 선덕 6년(1431)에 장본립(張本立)이 다시 한국에 갔다. 선덕(宣德) 8년에는 의사 모염(毛琰)이 사절을 따라 한국에 가서 의학을 가르쳤다. 만력(명대 신종의 연호. 1573~1620) 26년(1598) 4월에 아문[衙門 : 관청]의관 반종(潘縱) · 엄기주(嚴期周)가 한국 선조의 초청에 응해 의학을 교수하는 일에 종사하였다. 책을 증정한 사례로는, 영락 13년(1415) 4월에 한국의 사절 오진(吳眞)이 와서 『침구동인경(針灸銅人經)』을 구하여, 명나라 태의원에서는 12월에 『침구동인앙복채화(針灸銅人仰伏彩畵)』2폭을 증정받아 가지고 돌아갔다. 2년 후 한국에 다시 경순도(庚順道)를 보내어 의복(醫卜)을 익히게 하였고 귀국시에는 의복(醫卜)에 관한 서적 얼마를 가져 갔다. 다음해에 다시 연사종(延嗣宗) 등이 파견되어 의서를 구하였다. 1488년에 성건(成建)이 중국에서 『동원십서(東垣十書)』를 사가지고 갔으며 이후 이주학설(李朱學說)이 한국에 성행하였다. 천계(天啓) 6년(1626) 6월에 명나라 사절단이 의서를 가지고 한국에 와서 선물하였다. 듣건대 그때 한국에서 간수하고 있는 중국서적은 213종으로, 번역되어 간행된 중국의서는 70여종에 달했다. 대체적으로 한국에서는 중국에서 의적이 하나 새로 출판되면 그것을 반드시 수집히였다. 중약재(中藥材)의 청구(請求)도 이와 비슷하다. 명나라 성종 때(1403~1424 재위) 한국 왕 이단(李旦)이 병이 나자 태자 방원을 파견하여 용뇌(龍腦) · 침향(沈香) · 소합향유(蘇合香油) 등을 청구하자 명나라 조정에서는 선뜻 증여하였다. 영락(永樂) 19년(1421) 10월에 한국에서 황자후(黃子厚)가 파견되어 중국에 와서 본국에서 생산되지 않는 약재를 널리 구하였다. 영락 21년(1423) 3월과 선덕(宣德) 5년(1430) 4월에 다시 두 차례나 전의감 노중례(盧重禮), 박환(朴煥) 등이 파견되어 중국에 와서는 태의원 의사 주영중(周永中), 고문중(高文中) 등과 약재진위 감별 및 향약과 당약의 이동(異同)에 대해 교수받았는데 그 나라 한국에서 나는 약재 28종 중에서 진품 20종, 위품 8종으로 판정되었다. 그들은 귀국 후 한국전국에서 향약 자원(資源)을 조사하였으며 약재의 재배를 제창하였다.

이전에는 주로 중국에서 수입한 약재에 의존하였는데 1423년에는 당약재의 수입을 고무하는 시책을 반포하여 약재상에서 개인적으로 당약을 구입할 수 있게 하여 양국간의 약재무역을 촉진시켰다. 그러므로, 양국간의 약재가 서로 증정되는 일이 많아져 영락 4년(1406)에는 두 차례나 증송(贈送)되었는데 사신(使臣)인 황엄(黃儼) 등이 우황·사향·영양각 등 40여종의 진귀한 약재를 가져 갔다. 한국에도 여러 차례 사신을 파견하여 인삼·녹용·호골 등이 보내져 왔다.

제 4 절   동의집성(東醫集成)과 자립체계(自立體系)

(一)

당송시기에 한국과의 의약교류는 크게 한국의학의 발전을 촉진시켰다. 금원시기는 한국의학 자신의 소화기며, 이 시기에는 자체의학이 잉태 육성하여 하나의 민족의학체계를 이루었다고 말할수 있다. 그 표지는 곧 한국 이조 전기(중국 명조와 청조전기에 해당)에 『제중입효방(濟衆立效方)』·『향약집성방(鄕藥集成方)』·『동의보감(東醫寶鑑)』 등 3대 의학 저서가 출현되었다는 것이다. 이 3부의 저작은 바로 중조의학문화교류의 결정인 것이다. 이에 앞서, 고려 문종 및 그후 몇 대 황제들의 제창과 지지로 인해 본토(한국)에서 이탄지(李坦之)·김영석(金永錫)·이상로(李商老) 등과 같은 명의가 잇달아 배출되었다. 김영석(金永錫)이 편찬한 『제중입효방(濟衆立效方)』(약 1146~1166에 만들어진 책)은 보통 고려인 자신이 제일 첫 번째로 편찬한 의서라고 말하고 있다(이미 실존). 그의 묘지에는 "일찍이 대송(大宋), 신라(新羅)의 의서를 열독하고 손수 기요(奇要)를 모아 편찬하여 사람들에게 편리하게 하였는데 '제중입효방(濟衆立效方)'이라 부른다."고 하였다. 명조(明朝) 8년(1178)에 추밀(樞密) 상공(相公)인 최종준(崔宗峻)이 의약을 애호했는데, 궁내(宮內) 약방에 수집한 약방(藥方)이 매우 좋은 것을 보고 마침내 더 보충하여 『어의촬요(御醫撮要)』 2권을 증보·편성하였다. 이 책은 송나라 의학을 경(經)으로 삼고 본토의방을 위(緯)로 삼아 1227년에 간행되었다. 좀 지나서는 편찬자를 모르는 『향약구급방(鄕藥救急方)』 3권(1236~1251에 초간됨.)이 대장도감(大藏都鑑)에서 간행되었는데 지금 보존되고 있는 판본은 1417년 경상도 의흥복각재간본(慶尙道義興復刻再刊本)으로 발문(跋文)에는 "여기 기재된 여러 약물은 동인(東人)들이 쉽게 알고 쉽게 얻을 수 있는 것들이다. 그리고, 방제와 복용법도 경험한 것들이다. 서울과 같은 곳에는 의사가 있지만 대체적으로 궁벽(窮僻)한 시골에서는 갑자기 급한 병이 발생하여도 양의(良醫)를 찾기가 어렵다. 이 때 만약 이 방서(方書)를 가졌다면 빨리 병자를 구할 수 있을 것이다."라고 하였는데 이는 갈홍(葛洪)의 『주후방(肘後方)』 서문에 있는 말과 아주 비슷하다. 책 안에는 향약 170여종을 수록하였다. 이외에 『삼화자향약방(三和子鄕藥方)』·『향약간이방(鄕藥簡易方)』·『향약고방 (鄕藥古方)』·『동인경험방(東人經驗方)』 등의 간행도 있었다. 이조 초기에는 『향약제생집성방 (鄕藥濟生集成方)』·『본조경험방(本朝經驗方)』 등이 간행되었다. 이러한 책들은 『향약집성방 (鄕藥集成方)』을 만들기 위한 실제 준비작업이라고 볼 수 있다. 『향약제생집성방(鄕藥濟生集成方)』은 이희선(李希善)에 의해 1399년에 편찬되었다. 권근(權近)은 서문에서 다음과 같이 말하고 있다.

우리 동방(東方)은 중국과 멀리 떨어져 있어 이곳에서 나지 않는 약물은 사람이 병이 나도 이것을 구하러 가기가 어렵다. ……병을 치료하는 약은 다른 방제라도 되니 반드시 중국의 것대로 할 필요는 없다. 하물며 먼 곳의 물건(약물)을 얻지 못한다고 병을 깊게 할 수 있겠는가? 혹 구매하였다 해도 오래되어 썩고 좀이 슬어 기가 다 빠졌으며 토기(土氣)가 빠지지 않은 것은 값이 비싸다. 그러므로, 향약으로 병을 치료하면 힘도 적게 들고 효과도 빠르다.

1433년에는 또 권채(權采)의 다음과 같은 서문이 있다.

의학이 쇠퇴되어 약을 제때에 채집하지 않고, 가까운 곳의 것을 홀시하고 먼 곳의 것만 구하려 하여 사람이 병이 들면 얻기 어려운 중국약만을 찾는다. 이는 어찌 '7년이나 된 오랜 병에 3년 묵은 쑥을 구한다'는 것과 같지 않으리오! 이리하여 약도 얻지 못하고 병도 고칠 수 없게 된다. 오직 민간의 옛노인들만이 한 가지 약초로 한 가지 병을 고칠 수 있는데 그 효과가 놀라우니 어찌 의토성 (宜土性)이 아니며 약이 병에 맞는 것이 아니겠는가?

『향약집성방(鄕藥集成方)』은 한국의학 사상 제일 처음으로 집대성한 저작으로 이러한 발생 배경은 아래와 같다. 한편으로는 중국 의학문화의 대량 유입으로 이론의 틀과 구체적 방약치 법이 세워졌다는 것이고, 다른 한편으로는 향약의 경험적 축적 내지는 본토의식의 각성, 외래 의학이론의 저작을 통한 소화 흡수 및 민족의학 체계의 융합, 배태가 이미 두각을 나타낼 수 있었다는 것이다. 금·원 이래 한국과 한민족의 교통은 실제적으로 첩첩장애가 증가되었으며, 의학교류에는 더욱이 수많은 불편이 따라서 향약의 사용이 더욱 절박하게 요구되었다. 1423년 과 1430년에 노중례(盧重禮) 등은 두 차례 명나라에 와서 약재 감별을 배워 갔는데 이것이 그 이유 중의 하나이다. 청조시대 상황 역시 매우 유사하여 『향약집성방(鄕藥集成方)』의 간 행(刊行)이 요구되었다. 1633년 최명길(崔鳴吉)의 서문에는 다음과 같은 기록이 있다.

우리나라는 산을 등지고 바다에 둘러싸여 있어 약재산출이 아주 많다.…… 대개 동방의 약으로 동인의 병을 고친다.…… 증(證)에 따르는 처방을 모두 신방으로 하여 향약처방을 폐지하고 사용하지 않는다면 요로(遼路)가 막히고……

이것도 보충 증거로 족하다. 『향약집성방(鄕藥集成方)』은 모두 85권으로 집현전 직제(直提) 유효통(兪孝通), 전의감 정(典醫監 正) 노중례(盧重禮), 전의감 부정(典醫監 副正) 박윤덕(朴允德) 등이 1433년 6월에 편찬하였는데 이 때는 바로 한국역사에서 가장 위대한 임금으로 성왕(聖王)이라고 부르는 세종조(1418~1450 재위) 때였던 것이다.

1428년에 유효통(兪孝通)에게 명하여 『향약채취월령(鄕藥採取月令)』을 편찬하고 1431년에 간행하였다. 같은 해에 다시 명하여 『향약집성방(鄕藥集成方)』을 편찬하였다. 이론부분은 모두 『태평성혜방(太平聖惠方)』(1,240조 인용)에 의거하였고, 아울러 『성제총록(聖濟總錄)』(399조) 『천금방(千金方)』(325조) 『주후방(肘后方)』(152조) · 『부인대전양방(婦人大全良方)』(251조) 등 중국의학서나 혹은 비의학서 212종에서 인용하였다.[7] 한국 본토 의서로는 『제중입효방(濟衆立效方)』 · 『삼화자향약방(三和子鄕藥方)』 등을 포함한 9종 가운데서 214조를 인용하였다. 그 밖에 1389년에 정도전(鄭道傳)이 편찬한 『진맥도결(診脈圖訣)』이라는 책이 있는데 『중의맥진』을 해석한 책으로 『집성방(集成方)』에서는 인용하지 않은 듯하다. 총 222종의 의서 중, 유실된 책은 100여종 정도이다. 전서(全書)는 모두 3책(三冊)으로 『향약제생집성방(鄕藥濟生集成方)』을 그 저본으로 삼아, 구(舊) 증상 338조를 959조로 증가시켰고, 구(舊) 처방 2,803조를 10,706조로 증가시켰으며, 별도로 침구 1,476조를 부가하였다. 내용은 병원(病源) · 향약본초(鄕藥本草) · 침구법(針灸法) 3부로 나누었는데 내(內) · 외(外) · 부(婦) · 아(兒) · 전염(傳染) · 안(眼) · 이비후(耳鼻喉) · 아(牙) 등의 각 과가 포함되어 있다. 그 분류는 병증을 중심으로 하여 각 병문(病門)을 나누었는데 그 중에서도 인체부위를 문으로 나눈 것도 있다. 향약본초는 제3책에 있으며 주로 『대관본초(大觀本草)』를 근거한 것으로 모두 10류 694종이다. 한국에서 생산되는 것은 향약명을 주석한 연후에 성미(性味), 기능, 채집시간, 포제법(暑制法) 등을 설명하였는데 이는 모든 본초 문헌을 인용하여 해석한 것이다.[8] 어쨌든, 한국 의학자들에게는 첫번째로 자기들이 편찬하여 집대성한 의서를 지니게 되었다. 비록 중국의학의 이론, 방약 등이 주체가 되어 대종을 이루었지만 본토 향약경험이 이미 그 사이에 융합되어 한국민족 자체의 의학체계를 확립하게 되었던 것이다.

(二)

전후 10여년이 넘지 않는 사이인 즉 1445년에 세종은 집현전 부교리(副校理) 김예몽(金禮蒙), 저작랑(著作郞) 유성원(柳誠源), 사직(司直) 민보화(閔普和) 등 10여명, 그 중에서도 의

---

7) 崔秀漢, 「『鄕樂集成方』 및 그 引書考」, 『中華醫史雜誌』(17)4 : 234-244, 1987. 거기에는 中國醫書名 132종, 藥書名 61종, 待考 7종이 있다.

8) 앞의 책 참고.

관·의생 김순의(金循義), 최윤(崔閏), 김유지(金有智) 등에게 다시 명하여 『의방유취(醫方類聚)』를 편찬하기 시작하였다. 3년 뒤에 책이 만들어졌지만 1460년에 양성(梁成)의 교정으로 다시 5년이 지난 후에야 비로소 간행되었다. 때는 이미 세조조(世祖朝)로 1465년에 활자배판(活字排版)으로 인쇄되어 나왔다. 책 안에는 중국 명나라 이전의 의학서적과 한국의학서 153종이 수록되어 있었는데 그 광범위함은 『향약집성방(鄕藥集成方)』에 미치지 못한 것 같지만 정화(精華)를 발췌한 것이다. 체례(體例)는 『태평성혜방(太平聖惠方)』을 모방하였다. 일본 칸사이대학 교수 미야시타(宮下三郎)의 통계에 의하면 그 중 『태평성혜방(太平聖惠方)』에서 인용한 곳이 무릇 221곳이나 되고, 『천금방(千金方)』209곳·『소씨병원(巢氏病源)』162곳·『세의득효방(世醫得效方)』150곳·『영유령방(永類鈴方)』147곳·『삼인방(三因方)』126곳·『성제총록(聖濟總錄)』86곳, 나머지는 이보다 적은 숫자로 각기 같지 않다. 수록된 처방은 5만여종으로 모두 950만자, 95문으로 나누어 먼저 이론 설명을 하고 뒤에 처방을 썼으며, 아울러 모든 출처를 밝히고 연대 선후에 따라 배열하였다. 그 가운데는 이미 산실(散失)된 40여종의 중의전적(中醫典籍)이 보전되어 있다. 예를 들면, 제1부의 산과전서(產科專書)인 『경효산보(經效產寶)』는 현재의 인쇄본이 『의방유취(醫方類聚)』에서 뽑아 편집된 것이다. 이 외에도 책 안에는 전기(傳記)·잡설(雜說)과 도장(道藏)·불서(佛書)의 의약(醫藥)내용도 수록되어 있어 널리 망라되지 않았다고 말할 수 없다. 애석하게도 이 책은 임진왜란(1592) 때 약탈당하여 일본 국내청서능부(國內廳書陵部)에 보관되었으며 세상에 전해지는 것이 그리 많지 않다. 1876년(고종 13년) 일본인이 복간본(復刊本)을 낸 이후에야 비로소 세상 사람들의 주목을 끌게 되었다. 원본은 365권인데 현존하는 것은 겨우 262권밖에 안 된다.

(三)

한국 선조 병신(丙申, 1596)년에 태의 허준(許浚)·양예수(楊禮壽)·김응탁(金應鐸)·이명원(李命源)·정예남(鄭禮男)과 유의(儒醫) 정작(鄭碏) 등이 왕명을 받아 국(局)을 설치하고, 『동의보감(東醫寶鑑)』을 편집하기 시작하여 그 이듬 해에는 이미 일정한 규모를 이루었다. 그러나, 국내의 전란으로 잠시 중단되었다. 후에 선조는 다시 허준에게 "혼자 편찬하라(獨爲撰成)."고 명하였다. 1611년에 내의원(內醫院)에 교부하여 청(廳)을 설치하고 각판하기 시작하여, 1613년에 초간(初刊)을 하였으며, 1634년에는 중간(重刊)을 하였다. 전서(全書)는 25권으로   내경(內景)·외형(外形)·잡병(雜病)·부인(婦人)·소아(小兒)·탕액(湯液)·침구(針灸) 등 모두 23편, 108문으로 나누어졌으며, 중국과 한국의 고의서(古醫書) 86종(그 중 한국의서 3종)의 내용을 뽑아 수록하였는데 위로는 『내경(內經)』에서 아래로는 금원사대가(金元四大家) 및 왕윤(王綸)·이천(李梴)·공신(龔信)·공정현(龔廷賢) 등의 명의저작에까지 이르렀다. 인용한 의론·방약 등에는 모두 출처를 주석하여 밝혔다. 민간의 단방과 경험방도 함께 수록하였다. 조리가 뚜렷하고 선택한 방문이 풍부하고 실용적이었다. 그러므로, 이 책은 한국에서 가장 훌륭한 의서로 간주되고 있으며 명성이 아주 높다. 1766년에는 중국에 전입되어 광동(廣東)·강령(江寧) 등에서 연이어 판각되었다. 역시 일본에도 전해져 여러 차례 간행되었다. 허준은 이로 인해 한국에서 '고금 제일의 명의'라고 불리어 왔으며 편작(扁鵲)에 비교되고 있다. '동의(東醫)'라는 명칭도 대개 이 책에서 연유된 것으로 이는 한국의학이 명조의학의 의존관계에서 벗어나 독자적으로 발전하고 있음을 명시하고 있는 것이다. 『동의보감(東醫寶鑑)』「집례(集例)」편에 이르기를,

왕절제(王節齋)가 말하기를 "동원(東垣)은 북의(北醫)인데 나겸보(羅謙甫)와 그의 법(法)을 전하여 강절(江浙)에서 이름을 떨쳤으며, 단계(丹溪)는 남의(南醫)인데 유종후(劉宗厚)가 그의 학(學)을 이어 섬서(陝西)에서 이름이 났다." 하였다. 이것은 곧 의(醫)에는 남북으로 부르는 이름이 오히려 있다는 것이다. 우리나라는 편벽한 동쪽에 있고, 의약의 길이 끊이지 않고 이어져 왔으므로 우리나라의 의도 '동의(東醫)'라 부를 만하다. '감(鑑)'이라 함은 만물을 훤히 비춰서 그 형상을 나타내게 한다는 것이다. 이로써 원나라 때 나겸보(羅謙甫)의 『위생보감(衛生寶鑑)』이 있고, 본조(本朝) 공신(龔信)의 『고금의감(古今醫鑑)』이 있었는데, 모두 다 '감(鑑)'이라고 이름을 지은 뜻이 여기에 있는 것이다."라고 하였다.

이후에도 오래지 않아 약 17세기 중엽 효종연간에 송시열(宋時烈) 등이 각 도의 명의를 소집하여 '의약회(醫藥會)'를 발기하였으며, 후에 『삼방(三方)』·『삼방촬요(三方撮要)』 등을 총괄·편집하여 출판하였다. 이는 마땅히 한국 의학자들이 스스로 하나의 유파(流派)를 형성해 가는 행동 체현으로 볼 수 있으며 '동의(東醫)'의 독립과도 연관지을 수 있다.

아주 명백한 것은 이것이 금원 이래 의가학파의 쟁명과 파벌 형성의 영향을 받은 것이며, 『향약집성방(鄕藥集成方)』 이래로 발단한 의학 독립의식과 서로 연계되는 필연적 결과이다. 금원학파 쟁명의 유업(遺業)은 심지어 한국 국내의학자에까지 영향을 주었다. 『만병회춘(萬病回春)』·『의학입문(醫學入門)』 등은 한국 의학자들에게도 추앙을 받아 한국 의학계에서는 한동안 '회춘파(回春派)', '입문파(入門派)', '보감파(寶鑑派)'의 부름이 나타났다.

당연히 동의학의 건립은 한국의학이 중국의학과의 연관을 탈피했다는 것을 의미한 것은 절대 아니다. 반대로 이것은 한국의학이 자기들의 주간(主幹)을 가지게 되었으며 한층 더 영활(靈活)하게 각종 다른 방향에서 의학의 영양을 섭취할 수 있게 되었음을 표명하는 것이다. 명말 청초에 중조의학의 교류는 여전히 끊임없이 진행되었다. 『본초강목(本草綱目)』·『의종금감(醫宗金鑑)』 등의 거작들이 모두 신속하게 한국으로 유입되었다. 1712년에 만들어진 『노가제연행록(老稼齊燕行錄)』의 「소매서책(所賣書冊)」 항목 아래에는 『본초강목(本草綱目)』 서명이 적혀 있어 한국 상인들이 중국 신간의학서에도 매우 주의를 기울여 구입하였다는 것을

알 수 있다. 명대의 명의 장경악(張景岳)은 "젊어서 연(燕)과 기(冀) 사이를 돌아다니며 유람하고 종군하면서 막부(幕府)에 드나들고 유관(楡關)으로 나가 갈석을 밟고 봉성(鳳城)을 지나 압록강을 건너가 수년간 살았다."[『경악전서(景岳全書)』의 임일울(林日蔚) 발(跋)을 보라]고 하였으니, 틀림없이 한국의학 상황에 대해서도 고찰하였을 것이다. 의학에 있어서 의문점이 있으면 한국의사들은 심지어 중국에까지 친히 와서 가르침을 구하였다. 순보(淳保) 5년(1380)에 간본(刊本)인 『조선의학문답(朝鮮醫學問答)』은 한국 윤지미(尹知微)가 묻고, 중국의사 왕응린(王應, 1223~1296)이 대답한 내용을 기록해 놓은 것이다. 1617년에 한국 사신이 거느린 의관 최순립(崔順立), 안국신(安國臣) 등이 명나라 조정에 와서 의약에 대해 물어보았다. 어의 전무광(傳懋光)을 정교(正敎)로 삼고 태의 주상균(朱尙鈞)·양가조(楊嘉祚), 그리고, 교습관 조종지(趙宗智)·전국조(錢國祚)를 부교(副敎)로 삼아 태의원에 학습장을 설치하고 여기에서 제출된 바로 32문제의 질의에 대하여 정성껏 가르쳤다. 정교 전무광(傳懋光)은 그것을 정리·편집하여 3권의 책으로 간행하였는데 그 제목이 『의학의문(醫學疑問)』으로 세상에 널리 전해졌다. 그후 한국 내의(內醫) 양예수(楊禮壽)가 편찬한 『의림촬요(醫林撮要)』 안에 「중조질의방(中朝質疑方)」·「중조전습방(中朝傳習方)」의 제목을 달아 인용하여 기술하였다. 이외에도 청나라 조위죽(趙魏竹)의 『암암전초서목(庵盦傳抄書目)』 안에도 『고려질문록(高麗質問錄)』 한 편이 있었는데 유실되었다. 중국 의사들의 새로운 발명인 예를 들면, 천연두의 치료방법과 종두방법은 비록 늦게 일본에 전해졌지만 결국에는 한국에도 전해져 갔다. 1763년에 한국의 대국수(大國手)인 이모암(李慕庵)의 서신 가운데도 종두에 관한 사실이 있었다. 후에 의주부윤 이기양(李基讓)이 정씨(鄭氏)의 『종두방(種痘方)』을 얻었다. 1790년 한국 사신 박제가(朴齊家) 박능양(朴菱洋)이 북경에 왔다가 돌아갈 때에 『의종금감(醫宗金鑑)』 1부를 가지고 귀국하여 한국 정종 왕에게 바쳤다. 이후에 박제가(朴齊家)가 영평(永平) 부사로 재직해 있을 때 향리(鄕吏) 한 사람을 지정하여 그 책 안의 「종두심법요지(種痘心法要旨)」에 전해지는 한묘법(旱苗法)을 시험해 보도록 하였다. 그 일이 성공을 거두어 후에 의사 이종인(李鍾仁)에게 전해졌다. "전부 시묘를 만들어 4, 5대 접송하였더니 끝내 방서에 말한 대로 되었다.", "서울에 가서 아이들에 모두 접종하였더니 그 법이 끝내 보급되었다. 이것이 중국에서 종두의 시작인 것이다."[정약용(丁若鏞) 『마과회통(痲科會通)』]

이 때가 1800년이었는데 이종인(李鍾仁)은 바로 『시종통편(時種通編)』을 편찬해 세상에 전하였다. 정다산은 『의종금감(醫宗金鑑)』 「종두심법요지(種痘心法要旨)」와 『정씨종두방(鄭氏種痘方)』을 합해서 편찬한 『종두심법요지(種痘心法要旨)』를 간행하였다. 1808년 한국에서는 주순가(朱純椵)의 『두진정론(痘疹定論)』이 번각(飜刻)되었다. 1834년에는 일찍이 조향전(曺香田)이 『두진회통(痘疹會通)』을 번인(飜印)하였다. 비록 느리기는 하였지만 일단 전입된 뒤에는 존경과 신임을 받았다는 것을 알 수 있다. 이 밖에도 『동의보감(東醫寶鑑)』의 뒤를 이어 1790년 이경화(李景華)가 『광제비급(廣濟秘)』 4권을 편찬하였고, 1799년에는 강명길(康命吉)이 『제중신편(濟衆新編)』 8권을 편찬하였으며, 혜암(惠庵)의 『의종손익(醫宗損益)』 12권 등이 간행되었다. 더욱이 『제중신편(濟衆新編)』에는 『본초강목(本草綱目)』·『적수현주(赤水玄珠)』·『의학정전(醫學正傳)』 등의 내용을 인용한 부분이 매우 많았다. 1817년에 또 중국에서 판행(板行)하였다. 육이첨(陸以湉)이 『냉여의화(冷廬醫話)』에서 "많은 의서의 내용을 채택하여 지은 것인데 깊은 창조성의 견해는 없다. 허나 「좁은 소견」이라는 조항 가운데는 인삼, 부자 등을 논하였는데 말이 아주 타당하여 사람들에게 경종을 울렸다."라고 가혹하게 평하였다. 제기할 만한 가치가 있는 것으로는 한국 동의 체계가 상대적으로 독립되어 건립되었으며, 기타 의학이론 성분을 흡수할 자주성도 이에 따라 크게 증대되었다는 것이다. 1901년 이제마(李濟馬)는 『동의수세보원(東醫壽世保元)』을 편찬하여 '사상의학(四象醫學)' 이론을 창립하였는데 이것은 분명히 서양의학 사체액학설(四體液學說)의 영향을 받은 결과이다. 이것은 원몽시대에 이미 스며들었다가 19세기 중엽에 서양의학과 선교사의 책이 중국으로부터 한국에 상당히 많이 전해졌다. 예를 들면, 흡슨(合信)의 『전체신론(全體新論)』 등 같은 것이다. 이에 자극을 받은데다 다시 중국 조기(早期)의 중서의 회통파(匯通派)의 영향도 가해 융합되어 창립을 가져온 것이다. 그러므로, '사상(四象)'은 중국 고유의 태양(太陽)·소양(少陽)·태음(太陰)·소음(少陰)으로 분류하고, '심(心)'을 '태극(太極)'으로 삼고, '비(脾)·폐(肺)·간(肝)·신(腎)'을 '사유(四維)'[사상(四象)]으로 삼았다. 이것은 모두 한국의학자 자신들이 스스로 창조한 것이다. 이 학설의 영향은 매우 컸으며 후계자들은 『동의사상신편(東醫四象新編)』 등을 편찬하였으며 이는 특히 함경도 일대에서 유행되었다.

　요약하면 동의학은 중국의학 문화가 끊임없이 전반적으로 수입되는 상황하에서 한국인들이 자기 민족의 향토의학 경험을 결합한 큰 열매인 것이다. 전파와 융합의 결정이면서도 자기 민족의학 문화의 독특한 창조인 것이다. 이는 중외의학 문화전파 가운데서 근린문화(近隣文化)의 전형적인 실례이다.

제3장

바다건너 서로 밝힌 중일(中日)의학

중국(中國)과 일본(日本)은 띠 같이 좁은 바다를 사이에 둔 이웃나라이다. 그러나, 고대 (古代) 항해교통(航海交通)이 불편하였던 시대를 생각해 보면 이 만큼한 바다의 간격도 큰 장애였다. 이런 지역상(地域上)의 차이로 말미암아 중일왕래(中日往來)는 중한교류(中韓交流)와 다르게 되었다.

제1절 중국이민(中國移民)과 중국의학(中國醫學)의 일본전입(日本傳入)

(一)

구체적(具體的) 역사사실(歷史事實)에 대한 고증(考證)이야 어떠하였든 일반적으로 중국 인(中國人)과 일본인(日本人)의 마음 속에는 그 해에 서복(徐福)이 일본(日本)으로 간 것으로 여겨지고 있다. 이런 천백년(千百年) 동안 지속된 문화심리(文化心理)는 그 영향력이 비할 바 없이 큰 것이다. 그러므로, 일본(日本)과 중국(中國) 사이에 진행된 의학교류(醫學交流)가 포함된 문화교류의 밀접정도는 두량척(斗量尺 : 도량형을 말함)으로는 측정할 방법(方法)이 없는 것이다. 『이역지(異域誌)』「일본국(日本國)」조(條) 내에는 아래와 같은 기재가 있다.

일본국(日本國)은 대해(大海)의 섬 가운데 위치하고 있다. 섬의 사방(島四方)은 천리(千里)인데 왜국(倭國)인 것이다. 그 나라는 서복(徐福)이 동남녀(童男女)를 거느리고 가서 창립하기 시작한 나라이다. 서복(徐福)이 데리고 간 사람들 가운데는 백공(百工)·기예(技藝)·의무(醫巫)·복(卜)·서(筮)가 모두 구비되어 있었다. 서복(徐福)은 진시황의 난폭한 학대를 회피하여 갔기에 이미 도

피한 이상 돌아올 뜻이 없었으며 끝내 나라를 세웠다. 그리고, 중국의 시서(詩書)를 여기에 남겼는데 그 사람은 작시(作詩)와 서법(書法)을 많이 숭상하였다. 당[唐 : 주(周)나라의 제후국을 말함]에서 중원(中原)에 방금 들어왔을 때에는 장사하였으며 처음에는 호교(胡敎 : 고대의 서북부 민족이 신봉한 종교)를 신봉하였다. 거기의 왕은 머리를 빡빡하게 깎은 승(僧)이며 승의(僧衣)를 입고 있다. 왜국(倭國)의 사람들도 모두 머리를 깎았으며 효복(孝服)을 입었을 때는 머리를 길렀다.

이 단락의 말은 일본과 중국문화의 주요한 근원과 친분에 대하여 대체적인 윤곽을 그렸으며 서복이 첫 번째 이민을 거느리고 일본에 갔다는 것을 말하는 것이다.

일본종족은 본래 몽골리아 인종의 한 분지에 속하며 후에 또 말레이인과 혼혈하여 일본민족이 형성되었다. 제일 옛적의 거민은 북방의 남(현재의 규슈, 九州 남쪽 종족임)방의 구마소(웅습, 熊襲)인인데 지금은 거의 없어지다시피 되었다. 진한시대에 다소 몇 갈래의 중국인이 일본으로 옮아갔는데 자손들이 많이 퍼져 나중에 융합됨으로써 일본민족을 이루는 한 부분으로 되었다. 그들의 대부분은 한반도를 경유하여 일본에 도달하였던 것이다. 왜냐하면 한반도의 남부와 일본의 쓰시마(對馬島) 사이의 거리는 겨우 55km 밖에 되지 않기 때문이다. 진시황(秦始皇) 5세손(十三世孫이라는 말도 있다) 궁월군(弓月君)은 진인(秦人) 20현(二十縣)의 백성을 거느리고 기원 283년에 일본으로 갔다. 한(漢) 영제(靈帝) 3, 4세손 아지사주(阿知使主) 및 그의 자식 도가사주(都加使主)는 한인17현(漢人十七縣)의 백성을 거느리고 기원 289년에 일본으로 갔다. 일본의 고문서(古文書) 『유랴쿠기(웅략기, 雄略記)』·『성씨록(姓氏錄)』에는 웅략천황(雄略天皇)시에 진인(秦人)들이 72부(部), 18,670명이 있었다고 기재하였다. 킨메이기 『흠명기(欽明記)』에는 킨메이기천황원년(欽明天皇元年, 540) 진인(秦人) 호수(戶數)가 7,053호에 달하였고, 야마토노구니고노씨부(大和國高氏部)의 거민은 거의 모두 한인(漢人)이었다고 기재하였다. 『성씨록(姓氏錄)』에 기재된 허다한 일본 성씨는 본래 모두 한성(漢姓)이었다고 추측된다. 이런 외래 거민은 '도래인(渡來人)'으로 불리었다. 유랴쿠천황7년(雄略天皇7年, 463) 백제 대방군(百濟帶方郡)에 살던 한인들은 또 한 차례 대량으로 천입(遷入)하였는데 도부(島部)·안부(鞍部)·화부(畫部)·금부(錦部)·등은 정교한 기예(技藝)를 가지고 있었다. 472년에 와서는 고구려(高句麗), 백제(百濟)로부터 건너가는 진인(秦人)이 날로 증가(增加)되기 때문에 일찍 천입(遷入)한 사람들과 구별(區別)하기 위하여 이런 사람들을 '신한인(新漢人)'이라고 불렀다. 여러 가지 재간이 많은 사람에게는 천황(天皇)이 성씨(姓氏)를 하사(下賜)하였는데 일본성(日本姓)으로 고치게 된 것은 이로부터 시작되었다. 바로 이러한 한패 한패의 이민(移民) 후사(後嗣) 가운데서 저명한 일본 한의(日本漢醫)들이 나타났던 것이다. 문화의 교류와 융합은 이렇게 소문 없이 진행되는 것이다.

기원 57년 왜노국(倭奴國)에서는 한(漢)에 공물(貢物)을 헌납하였으며 한(漢)에서는 '한

왜노국왕(漢 倭奴國王)'이라는 도장을 하사(下賜)하였는데 그 도장은 1974년에 일본 규슈 북부(日本九州北部)에서 출토(出土)되었다. 이 때 왜노국(倭奴國)은 중국의 속국(屬國)성질이었다. 168년 여왕 히미코(女王 卑邇呼)가 세워졌으며, 238년에 나시미(難升米)·도시우리(都市牛利) 등을 위(魏)에 파견하여 남녀노예와 반포(班布 : 고대 천의 일종)를 헌납하였다. 위(魏)에서는 감지[紺地 : 지금의 산서 익역동(山西翼域東)]의 교용금(交龍錦 : 고대 비단천 이름)·동경(銅鏡)·진주(眞珠)·연단(鉛丹) 등을 회사(回賜)하였고, 히미코(卑邇呼)를 '친위왜왕(親魏 倭王)'으로 대하고 나시미(難升米) 등에게도 관호를 수여하였다. 이 때로부터 사신들의 왕래는 끊이지 않았고 왕래할 때마다 공물(貢物)을 바치고 관작을 봉(封)하며 예물을 증송(贈送)하였다. 그 당시는 바로 중국 한말(漢末) 삼국 위진 남북조시대였는데 일본인이 와서는 오(吳)나라에 있거나 위나라에 있거나 혹은 진(晋) 혹은 송나라에 있었다. 그러나, 많은 사람들이 오나라에 왔다거나 "오나라에서 돌아갔다."고 말하였다. 그 사이 오나라에 오기만 하면 '직포공(織布工)', '봉의 여공(縫衣女工)'을 청구한 적이 여러 차례 된다. 이로부터 중국의 기술공이 부단히 일본으로 갔다는 것을 알 수 있다. 『논어(論語)』와 『천자문(千字文)』을 청구한 자도 있었다. 3세기에 야마토노구니(大和國)가 일어났으며 5세기에 일본이 통일되었다. 기원 471년 진인(秦人)이 18,000여명이나 있었으며 '진주공(秦酒公)'을 하사하고 '진량주관(秦釀酒官)'을 두었다. 이로부터 보아 주(酒)문화가 일본에서 점차 넓어졌다는 것을 알 수 있다. 513년에는 백제에서 오경박사(五經博士) 단양이(段楊爾)를 일본에 보내 중국의 유가(儒家) 문화를 수출시켰는데 3년 후에는 고안무(高安茂)가 바뀌어 갔다. 554년에 또 오경박사 왕유귀(王柳貴)가 일본으로 파견되어 갔다. 604년 일본은 왕명에 따라 17조법률(17條法律)을 반포하여 중국의 것을 많이 채택하고 역일(曆日)을 쓰기 시작하였다. "천황은 일국지군(一國之君)이고 신하는 다른 사람을 섬기지 못한다."고 규정하였는데 중국의 황통(皇統)대로 천황의 숭고한 지위를 명문화한 것이다. 사실상 일본 국민의 독립 의식은 중국 예교문화(禮敎文化)를 빌어 더욱 각성되었던 것이다. 이것이 바로 기원 6, 7세기 일본의 '다이카혁신(大化革新)' 시기이고 중국의 수당(隋唐)시대였는바 중국이민들의 일본문화에 대한 추진 작용은 더 말할 나위가 없는 것이다. 후세에 이민도 많았지만 여기에서는 일일이 들지 않겠다.

(二)

일본 원시 상태의 의학도 본래는 의무(醫巫)가 혼잡되어 있었다. 일본의 고적(古籍)『서기(書記)』가운데는 이렇게 말하였다.

오나무치노미코도(大己貴命)와 스쿠나히코나노미코도(少彦名命)는 일심 전력으로 천하를 운영하였다. 백성과 가축들의 생명을 보호하기 위하여 병치료 방문(方文)을 제정하였고, 조수곤충(鳥獸昆蟲)의 자연 재해를 물리치기 위해 억눌러 이기는 방법을 제정하였다. 백성들은 지금까지도 그 은덕을 입고 있다.

오나무치노미코도(大己貴命)는 병을 치료하는 신이요, 스쿠나히코나노미코도(少彦名命)는 건강의 신이다. 이 밖에 우리나라 『진서(晉書)』「사이전(四夷傳)」「왜인(倭人)」가운데는 그들의 장례(葬禮)의 풍속을 이렇게 기재하였다.

장례(葬禮)는 온 집안 식구들이 물을 떠 넣어 목욕시키고 몸을 깨끗이 함으로써 불길한 징조를 제거한다.

그리고, 『잠확거류서(潜確居類書)』 13권 가운데 말하기를,

그들의 풍속은 무당을 믿고 병에 걸리면 의약(醫藥)은 없다. 병자의 옷을 모두 벗기고 물가에 가서 바가지로 물을 퍼 몸에 끼얹는다. 그리고, 낯을 동서남북 사방으로 돌리며 신을 부르고 기도한다.

이런 것들은 모두 다 원시 무의(原始巫醫)적 방법에서 전하여 내려온 것들이다. 일본인들은 죽은 사람을 놓아두는 집을 '상거(喪居)'라고 부르는데 격리의 뜻이 내포되어 있다. 산모가 해산할 때는 산방을 따로 세우는데 중국 고대의 '산장(産帳)'과 아주 비슷하다. 천지방위(天地方位)에 쫓아 세우는데 산후에 태워버린다.

스이코천황(推古天皇, 593~628 재위)은 매년 5월 5일에 군신(群臣)들과 함께 '약사냥(藥獵)'을 떠나 한편으로는 채약하면서 한편으로는 사냥을 하였는데 이도 중국 풍속과 아주 비슷하였다. "하소정[夏小正 : 『대재예(大戴禮)』의 편명(篇名)인데 주요하게는 모종동식물(某種動植物)의 습성과 활동을 기재하였다.]에서 5월에 약을 채집하여 두면 독기를 모조리 없앤다고 말하였다."[『태평어람(太平御覽)에서 인용] 이런 것들은 모두 일본 의약(醫藥)의 초기시대의 상태를 반영한 것이다. 사실 서복은 방사(方士)이기에 그가 가지고 간 의학도 무의(巫醫) 색채를 심하게 띠고 있었을 것이다. 그것은 그때 중국 자신에게도 아직 그렇다고 할만한 계통적인 의학이 없었기 때문인 것이다.

일본의 기전(紀傳)의 기재에 의하면 그들이 가장 일찍이 접촉한 진정한 의사 신분(醫師身分)의 사람은 한국의사 김파진(金波鎭), 한기무[漢紀武 : 성은 김가이고, 이름은 무이며 관위(官位)는 파진이고 자(字)는 한기임]이었다. 『고사기(古事記)』에서는 이렇게 말하였다.

이 때 신라국(新羅國)에서는 81척의 배를 공물로 가져왔는데, 조공 온 대사의 이름은 김파진(金波鎭)・한기무(漢紀武)였다. 그 사람은 약방문의 지식이 깊었다. 천황의 병을 치료시켰는데 약을

몇 첩 먹으니 큰 효험이 있었다.

아사다 고레쯔네(淺田惟常)의『황국 명의전 전편(皇國名醫傳前編)』에는 이렇게 말하였다.

　김무(金武)는 신라사람이다. 인교제(允恭帝)는 태자 때로부터 병에 걸려 걸음걷기 곤란해 하였다. 왕위에 오른 지 3년이 될 때 신라에 의사를 청구(請求)하였다. 신라왕은 무(武)를 조공대사로 삼아 파견하였으며 헌방(獻方)하였는데 임금이 이 약을 먹은 후 병이 나았다.

　이는 인교천황3년(允恭天皇3年 : 414)때의 일이다. 그러나, 이에 대한 견해가 서로 같지 않다. 김무(金武)의사의 의약(醫藥)은 중국의약을 옮겨온 것인가 하는 것은 알 길이 없다.[1] 김무의 자(字)는 '한기(漢紀)인데 다소 한인(漢人)의 맛이 난다. 유랴쿠3년(雄略3年, 459)에 이르러 왕명에 의해 백제에 양의(良醫)를 청구하였는데 "백제에서는 고구려 명의 덕래(德來)를 보내었다." 킨메이40년(欽明40年, 553) 백제에서는 또 청구에 응하여 의박사(醫博士) 왕유능타(王有陵陀)와 채약사 반량풍(潘量豊), 정유타(丁有陀)를 일본에 파견하였는데 이듬해 정월에 도착되었다. 이 사람들이 전파한 것을 '한의방(漢醫方)'이라고 불렀다. 함께 같이 간 사람으로는 역박사(曆博士)ㆍ역박사(易博士) 등 오경박사(五經博士)도 있었다. 그들은 비록 조선에 천입(遷入)되어 간 중국의사라고는 말할 수 없지만, 그러나, 그들이 배운 것은 중국의학이라 하여도 큰 차이는 없을 것이다.[2] 만약 진일보 주의하여 사색한다면 일본에서 중국에 파견하여 의학을 공부시킨 에니치(惠日)는 덕래(德來)의 5세손(五世孫)인데 그 가운데의 인연 관계는 더 똑똑히 알 수 있을 것 같다.[3]

　전하는 말에 의하면 기원 552년 양원제(梁元帝)가 일본에『침경(針經)』일부를 증송(贈送)하였다고 하는데 사서(史書)에서는 고증할 곳이 없다. 기원 562년 즉 일본 킨메이천황 33년 임나(任那)가 신라에게 멸망되었기에 군대를 풀어 진공하고 고구려도 함락하고 오인(吳

---

1) 일본의학사의 전문 연구자인 왕유생(王有生)교수는 김무(金武)가 일본 천황의 병을 치료하였나는 것을 오류라고 인식하였는데, 그에 관한 내용은 그가 쓴「중일(中日)의학교류사에 관한 두 가지 문제」라는 글이『중화의사잡지(中華醫史雜誌)』20(4) : 1990 : 249~251.)에 있으니 참고.

2) 일본의 저명한 학자 오쯔카 요시노리(大塚敬節) 또한 이러한 견해를 가지고 있는데 그는 일본으로 전해진 '한의방(漢醫方)'은 사실상 조선을 거쳐 일본에 전해진 중국의학이라고 인식하였다. 그의 저서『동양의학사(東洋醫學史)』후편 춘양당간(春陽堂刊), 1980 : 68을 참고.

3) 일본의 저명한 역사가 기노미야(本宮泰彦)의 연구에 의하면 수나라에 파견된 사신들은 대부분 한인이거나 신한인(新漢人)이다. 에니치(惠日)는 3차에 걸쳐 수나라 사신 이누카미노 미다스키(犬上御田鍬)의 수행원으로 파견되어 스이코천황(推古天皇) 22년(614)에 중국에 들어왔다. 그의 저서『중일문화교류사(中日文化交流史)』, pp. 50~60, 상무인서관(商務印書館)에서는 에니치(惠日)를 도리어 한인의 후예로 추정하고, 덕래(德來)는 조선에 들어가서 살다가 그 뒤 일본에 정착하게 된 중국의사일 가능성이 있다고 추정하였다. 에니치(惠日)는 대대로 내려오는 의학의 영향을 받아, 다시 조상들의 고토에 가 의학의 근원을 찾으려 하였다. 따라서 중국에 가 의학을 배우고 아울러 중국의학을 일본에 전한 일본의사이다.

人) 지총(知聰)을 생포하였다. 지총이 가진 서적이 많았는데 그 가운데는 『명당도(明堂圖)』 등을 포함하여 의서가 무려 164권이나 되었다.[4]

이런 의서(醫書)들은 일본으로 하여금 시야를 넓히게 하였으며 일본 한의학의 개시에 중요한 추동 작용을 일으켰다. 지총의 아들 선나사주(善那使主)는 부업(父業)을 계승하였으며 다이카(大化)원년(645)에 버터[牛略]를 제조하여 고도쿠천황(孝德天皇)에게 헌납하였다. 천황은 그에게 '화약사주(和藥使主)'라는 칭호를 하사하였으며 자손들이 그 업을 세습하였던 것이다. 세이와천황 죠간6년(淸和天皇 貞觀 6年, 864) 화약사주(和藥使主)의 후예인 구로마로(黑麻呂)는 화약사주 및 그의 동생 유킨(雄均)들과 함께 '스크네'란 성씨(천황이 가까운 신하에게 하사하여 주는 고귀한 성씨)를 하사받았다. 이로 보아 그들에게 특별히 베푼 대우가 얼마나 두터웠는가를 알 수 있으며, 지총이 일본에 이거(移居)한 다음 그의 의학 공헌이 얼마나 컸는가 하는 것을 알 수 있다.

제2절 불법(佛法)의 동방전파(東方傳播) 촉진(促進)

이상에서 말한 한 시기의 의학전파와 유입은 모두 다 이민(移民)이거나 한국의 중계를 통하여 진행되었던 것이다. 여기에는 642년에 기키오마로(紀幾男麻呂)가 신라에 가서 침구를 배운 것도 모두 포함되어 있다. 일본문화의 제도 개혁 전은 중국문화와 불학(佛學)이 비로소 흥성되어 출렁이는 파도마냥 충격할 때였는데 일본 사회에서는 중국을 배우려는 강력한 지향이 생겼던 것이다. 그리하여 수(隋)나라에 사신을 파견하고 당나라에 사신을 파견함으로써 일본인이 중국으로 들어오는 시대가 시작되었던 것이며, 첫 번째로 중국에 들어와 의학을 공부한 승인 에니치(惠日)가 있게 되었던 것이다. 607년 일본이 첫 번째로 파견하는 수나라 사신 오노노이모코(小野妹子)가 중국에 왔으며 다음해에 수나라 사신 문림랑(文林郞), 배문청(裵文淸) 등 12인을 따라 일본으로 돌아갔다. 그 해에 오노노이모코는 또 다시 배문청을 따라 중국에 들어왔는데 왜한직복인(倭漢直福因) 등도 동행하였다. 오노노이모코는 의사가 아니었는데 그가 일본으로 돌아갈 때 수나라의 집대성 서적인 『사해유취방(四海類聚方)』300권을 가져갔다는 말이 있었다. 이는 중국의학이 일본에 유입된 시작인 것이다.[5] 그러나, 이 책은

---

4) 지총(知聰)이 일본에 온 것은 일반적으로 알고 있는 포로가 되어 잡혀 온 것이 아니다. 오직 범행준(范行準)씨는 그의 저서 『중국의학사략(中國醫學史略)』. 中醫古籍出版社, 1986 : 29에 이렇게 말하였다. 사세근(史世勤)이 주편(主編)한 『중의전일사략(中醫傳日史略)』, 華日師範大學出版社, 1991 : 12에 의하면 지총(知聰)은 오왕(吳王) 조연(照淵)의 손자였는데 조선에 가서 살았다. 일본 오토모노사데히코가 562년 8월에 고려를 침략하였는데 반사(班師)가 일본으로 돌아갈 때 지총(知聰)을 데리고 가 일본에 살게 되었다고 하였다.

5) 유백기(劉伯驥). 『중국의학사(中國醫學史)』(下册), 대만화강서국(臺灣華岡書局), 1973 : 668.

산일(散佚)되어 중국에서는 유전되지 않았으며 일본의 여러 서목(書目) 가운데도 기재된 것이 없었다. 이 책은 마땅히 『제병원후론(諸病源候論)』과 동시에 대업년간(大業年間, 605~618)에 형성되었다고 보아야 하겠다. 그러나, 그 당시 인쇄술이 없었고 베끼기도 쉽지 않았겠으니 오노노이모코가 이 사여(賜與)를 받을 가능성은 아주 적다.

왜한직복인(倭漢直福因)은 『일본서기』에 기재하기를 "신라에서 본조에 들어와 투화(投化)하여 의술을 전공"한 자라고 하였다. 그러나, 기노미야야스히코(木宮泰彦)의 『중일문화교류사』에는 그가 중국에 와서 배워간 불(佛)과 유(儒)는 의학의 이름을 가질 수 없다고 말하였다. 체류시간은 15년이나 되어 623년에 일본으로 돌아갔는데 중국의학에 대하여 보고 듣는데서 물들었겠건만 귀국한 이후 그 영향을 찾아낼 수 없으니 확실히 의술에 종사하지 않았다는 것을 말해 준다.

에니치는 614년에 세 번째로 중국에 보내는 수나라 사신들을 따라 중국에 와서 9년 동안 유학(留學)하다가 왜한직복인과 함께 스이코천황13년(推古天皇13년, 623)에 일본으로 귀국하였다. 그는 전문적으로 의학을 공부하기 위하여 왔으며 귀국할 때 『제병원후론』 등의 귀중한 의서를 가져갔다. 이로 인하여 천황은 쿠스시(藥師)란 성씨를 사여(賜與)하였는데 쿠스시 에니치는 후세에 이름을 남겼다. 그 후 또 두 차례나 당에 파견되어 왔다(630년과 654년에 당에 파견된 사절단의 부사신을 맡았다). 그의 의학방면에 대한 수확은 따로 더 있었다. 그의 자손들은 그 업을 세습하였는데 대대손손이 나니와에 살면서 행의하여 '나니와쿠스시'라고 불리었다. 에니치가 중국의학을 배워 일본에 전파한 것은 실상 창시적 공헌인 것이다.

기노미야(木宮泰彦)는 다음과 같이 말하였다.

일본의 유식지사(有識之士)들은 당에 사신을 보내어 우수한 중국문화를 한동안 접촉하고 그의 일부분을 흡수하게 된 다음에도 절대 이로써 만족하지 않았으며 필연적으로 찬양하고 동경하며 그를 흡취하고 모방하려고 열광적으로 시도하였을 것이다. 당사신 파견이 곧 이런 원망을 실현하는 수단인 것이었다.[6]

이런 수단과 과정으로 삼은 첫 번째의 훌륭한 결과가 645년 다이카원년(大化元年)에 시작된 '다이카제도개혁(大化制度改革)'인 것이다. 일찍 중국에 와서 여러 해 동안 유학(留學)한 다카무코노구로마로 승민(僧旻) 등이 주요한 설계자였는데 당제를 전반적으로 모방하여 한조의 법률을 제정하고 이를 나라 통치의 기본법전으로 삼았던 것이다. 역사상에서 이 시기의 일본을 '율령국가(律令國家)'라고 불렀다. 그 가운데의 대표작은 몬무천황 다이호원년(文武天皇大寶元年 : 701)에 반포한 『나이호율링(大寶律令)』이나. 마땅히 지적해야 할 일은 이런 가운데 공헌도 다소 있다는 것이다.

---

6) 앞의 기노미야(木宮泰彦)의 『중일문화교류사(中日文化交流史)』, p. 62.

『다이호율령』가운데는 '역의령(疫醫令)'이 있는데 모방한 것이 바로 당대의 의약행정 및 교육체제였다. 이것은 일본에서 가장 일찍 시작한 의학제도인 것이다. 원래의 조문은 이미 산일되었지만 그러나, 헤이안(平安)시대 초기에 편찬한 『영집해(令集解)』등은 아직도 일문(逸文 : 역사책에 기입되지 않은 글)으로 남아 있는데 얼핏보아도 그의 원래 모습을 대략 찾아볼 수 있다. 일본의 의사학자 후지카와 유(富士川游) 등이 종합한데 근거하면 대체로 아래와 같다.

中務省內藥司 {
司正, 佐, 令史 各 1人
侍醫 4人, 藥生 10人
使部 10人, 直丁 10人
}

宮內省典藥寮
(外藥寮) {
頭, 助, 允, 大屬, 少屬 各 1人
醫師 10人, 醫博士 1人, 醫生 40人
針師 5人, 針博士 1人, 針生 20人
按摩師 2人, 按摩博士 1人, 生 10人
呪禁師
禁師 2人, 呪禁博士 1人, 生 6人
藥園師 2人, 藥園生 6人
使部 20人, 直丁 2人
藥戶 70, 乳戶 50.
}

내약사(內藥司)는 궁내(宮內)의 의약치료를 책임지며 황가(皇家)의 의료사무를 전문적으로 취급한다. 무릇 천황(天皇)·중궁(中宮)·동궁(東宮) 내의 병자는 내약사의 시의(侍醫)가 치료하고 어약(御藥)을 화합하며 반드시 중무성(中務省)의 소보(小補) 이상 관원 1인과 내약사정(內藥司正) 등이 공동으로 감시한다. 복약하기 전에 시의들이 먼저 맛을 보고 다음 내약정(內藥正)이 맛을 보며 그 다음 중무경(中務卿)이 맛을 본 다음에야 비로소 어용(御用)으로 할 수 있게 되었다. 내약사의 이상 편제(編制)와 직책은 수나라 때의 문하성상약국〔門下省尙藥局 : 전어(典御) 2인, 시어의(侍御醫) 4인, 직장(直長) 4인, 의사(醫師) 40인〕과 서로 비슷하다.

전약요(典藥療)의 편제와 당나라 전중성상약국(殿中省尙藥局) 및 태의서(太醫署)의 편제는 비교적 유사하다. 그러나, 당나라 때에는 이미 문하성(門下省), 전내성(殿內省)의 약국을 합하여 하나로 하였고, 태의서(太醫署)에서는 독립시켰다. 비슷한 것은 약초(藥草)·유호(乳戶)의 설치가 없는 것이다. 일본에서는 전약요(典藥療)에서 5위 이상의 관원(官員)을 전적으로 치료하였다. 반드시 먼저 천황에게 알리고 의사와 침사를 보내어 치료하며 아울러 의안(醫案)을 기록하여 궁내성(宮內省)에 보고하여 승진에 참고를 한다. 당나라의 태의서(太醫署)는 중앙의과대학(中央醫科大學)에 가깝고 약원(藥園) 및 약원생(藥園生)은 태의서(太醫署)에 가깝다. 편제는 비교적 완선(完善)하다. 하지만 의조교(醫助敎)·의공(醫工)·전학(典學) 등은 일본에 없다. 일본의 교사·학생편제 및 학제·과정의 설치는 당조(唐朝)와 거의 상동하였다.

	의(醫)		침(針)		안마(按摩)		주금(呪禁)		약원(藥園)	
	당(唐)	일(日)	당(唐)	일(日)	당(唐)	일(日)	당(唐)	일(日)	당(唐)	일(日)
박사(博士)	1	1	1	1		1	1	1		
조교(助敎)	1	10	1							
사(師)	20		10	5	4	2	2	2	2	2
공(工)	100	40	20		16		8			
생(生)	40		20	20	30	10	10	6	8	6
전학(典學)	10									

일본의학의 학제(學制)도 당태의서와 같다. 의과 내에는 또 체료(體療) 24인, 7년 : 창종(創腫) 6인, 5년 : 소소(少小) 6인, 5년 : 이목구치(耳目口齒) 4인, 4년으로 나눈다. 각법(角法)이란 한 개과는 빠진 것 같다. 침생(針生) 7년, 안마생(按摩生) 3년, 주금생(呪禁生) 3년이다. 이 밖에 여의과(女醫科)가 있는데 7년이다. 이는 당태의서에는 없었는데 722년부터는 여의박사(女醫博士)를 두었다. 여의는 궁호(宮戶)의 여비(女婢) 가운데의 15세 이상, 25세 이하되는 자들 중에서 30명을 선택하였다. 그들은 안태(安胎)·난산(難産) 및 창종(創腫)·상절(傷折)·침구 등을 배웠다. 이는 손사막(孫思邈)이 『천금요방(千金要方)』 가운데서 부인과 소아들을 특히 중시한 것과 관계되지 않는가 생각된다. 기타 학생은 세의(世醫 : 약) 자제(子弟)거나 서민자제들 가운데서 13세 이상 16세 이하의 총명하고 지혜로운 자들이다.

『다이호율령(大寶律令)』 제11조에 말하기를 "박사는 모두 서안문(書案文) 대로 강의한다. 이를테면, 오경지법(五經之法) 등이다."라고 하였다.

강의 과목은 다음과 같다.

	주습(主習)	겸습(兼習)
의(醫)	갑을(甲乙), 맥경(脈經), 본초(本草)	소품(小品), 집험(集驗)
침(針)	소문(素問), 침경(針經), 명당(明堂), 맥결(脈訣)	유주도(流注圖) 언측도(偃側圖)
안마(按摩)	안마(按摩), 상질(傷折), 반선법(絆線法)	적도신침경(赤烏神針經)
주금(呪禁)	주금(呪禁), 해오(解忤), 지금법(持禁法)	

시험 방법은 대체로 당태의서와 같은 바 월시(月試)·계시(季試)·연종시(年終試) 및 학업완성 이후의 총결시험이다. 9년에도 졸업하지 못하면 퇴학시킨다. 합격자는 의사로 쓰며 우수자에게는 관직을 수여한다. 식부성(式部省)에서는 복시를 진행하는데 의생은 『갑을경(甲乙經)』 4조(條)를 시험치고 나머지는 주습(主習)에서 각 3조, 겸습(兼習)에서 도합 2조를 보고, 침생(針生)은 『소문(素問)』 4조를 시험치고 나머지는 주습과(主習科) 각 2조 겸습 도합 2조를 본다. 각 합계 12조이다. 의생으로 12조가 전부 통과된 사람에게는 팔위하관계(八位下官階)를 수여하고, 8~11조를 통한 자는 대초위상(大初位上)을 수여한다. 침생의 수여순서는 의생보다 한 등급 낮다. 자습(自習)으로 능히 시험을 통과할 수 있는 자는 학생과 같다. 이런 것들은 모두 당조(唐朝)의 것을 모방하였다.

이상의 것을 제외하고 율령에 규정한 양로호병구제제도(養老護病救濟制度)도 당제(唐制)를 모방하였다. 쇼도쿠태자(聖德太子)가 세운 시약(施藥), 요병(療病), 경전(敬田), 비전사원(悲田四院) 등도 당과 비슷하다. 후에 나라조(奈良朝) 때의 시약원(施藥院), 비전소(悲田所), 속명원(續命院), 구급원(救急院), 제고원(濟苦院)이나 가마쿠라시대(鎌倉時代)의 요병원(療病院), 비전원(悲田院) 등도 연속된 것으로서 당송(唐宋)을 모방하였다.

(二)

이상으로 살펴본다면 일본은 중국의학의 정체(整體) 결구를 이식하였는바 전반적으로 흡수하고 통째로 삼켰다 하여도 과언이 아니다. 그 가운데서도 불교의 영향력은 아주 컸던 것이다.

스이코천황(推古天皇)이 592년에 즉위한 다음 온갖 힘을 다하여 불법을 추진시켰으므로 불법이 일본에 아주 홍성되었다. 그 후 계속하여 수조(隋朝)·당조(唐朝))에 사신을 파견하여 중국의 불법을 배웠으며 귀국한 후 그 법을 널리 전파하였다. 743년에 이르러 나라대불(奈良大佛)을 주조하였으며 불교는 온 나라 상하가 모두 다 존중하는 장엄한 국교로 되었다. 그러나, 불리(佛理)를 깊이 아는 자가 적어 불량한 행위가 범람되고 규범과 준칙도 엄하지 못하였다. 이리하여 에이에이(榮叡), 후쇼(普照)가 당나라에 가서 대사(大師)의 계(戒)를 수여해 달라고 요청하는 행차가 있게 되었다. 이보다 앞서 도센(道璿 : 736년 일본에 도착하였음)을 청하였지만 이루지 못하였다. 재차 감진(鑑眞)을 청하였는데 끝내 공덕을 이루게 되었다. 이런 과정에 중국문화는 중국불교 속에 끼워 일본으로 들어가게 되었으며 나라조(奈良朝, 710~794) 문화의 번영을 이룩하게 되었다.

감진(鑑眞, 688~763)은 속성(俗姓)이 순우(淳于)이다. 제(齊)나라 대부(大夫) 순우곤(淳于髡)의 후예이며 강소양주강양현(江蘇揚州江陽縣 : 지금의 양주시) 사람이다. 그의 부친

은 일찍 수계(受戒)를 받았기 때문에 16세에 대운사(大雲寺)에 들어가 사미(沙彌 : 불교용어,
남성 수행자)로 되었고 18세에 보살계(普薩戒)를 받았으며 계사(戒師)로 된 도안(道岸)에게
서 율학(律學 : 불교에 계율을 논한 학문)을 배웠다. 낙양(洛陽), 장안(長安)을 유람하면서
홍경선사(弘景禪師)에게 가담하여 구족계(具足戒)의 칭호를 받게 되었으며, 정부에서 승인하
는 승려로 되었고 교수(敎授)하는 자격도 취득하였는데 나이는 겨우 21세밖에 되지 않았다.
그 후 5년 동안 계속적으로 연구에 몰두하여 26세에는 강단에 올라 경법(經法)을 강의할 수
있게 되었다. 그는 유양(維揚)에 돌아가 설교하면서 사찰을 세우고 불상을 만들며 경문을 베
꼈는데 733년에는 이미 강회(江淮) 일대의 원근에 이름높은 수계대사(受戒大師)가 되었다.
당시의 저명한 고승이던 변수(辯秀)·상언(祥彦)·법진(法進)·영우(靈祐) 등은 모두 그의
제자였다. 기원 742년 10월 감진이 55세 되던 때 일본의 학문승(學問僧) 에이에이(榮叡)
·후쇼(普照 : 733년에 당에 왔음)는 소문을 듣고 장안에서 양주로 가서 감진을 찾아 인사드
리고 일본에 동도(東渡)하여 불법을 널리 전도하여 달라고 청함과 아울러 계대사(戒大師)라
는 직함을 수여하였다. 감진은 쾌히 승낙하고 그 해에 길을 떠났다. 그러나, 여러 가지 원인
으로 연속 다섯 번이나 실패하였으며 다섯 번째 동도 중에 눈도 실명되었다. 하지만 그는 여
전히 불요불굴하여 753년 말 천신만고를 겪은 제6차 동도에서 그의 염원은 끝내 실현되었다.
가고시마(鹿兒島)에 등안(登岸)한 후 그 다음해에 수도(首都) 나라(奈良)의 도다이지(東大
寺)에 초청되었다. 그의 학문과 항해 중에서 만난 괴이한 일들, 백절불회(百折不回)의 정신
등은 그로 하여금 일본에 전설적 인물로 되게 하였으며 상하 관민백성들의 무한한 존경을 받
게 되었다. 그리하여 대승도(大僧都) 고위(高位)에 임명되고 수계전율대권(授戒傳律大權)을
획득하게 되었다. 감진은 천황·황후·태자 및 이하 여러 승가들에게 10년 동안 수계전경(授
戒傳經)하였다. 그리하여 일본 불법의 법규를 구원하였고 만년에는 '당율초제(唐律招提)'—
도쇼다이지(唐招提寺) — 를 따로 짓고 살았으며 763년에 적화[寂化 : 승인이 죽은 후 불생불
멸(不生不滅)한 열반에 들어감을 말함]되었다. 일본학자 안도고세이(安藤更生)는 감진을 평
가하기를 "나라문화의 최고봉에 서 있는 사람으로서 이후의 헤이안(平安) 문회의 개척자이기
도 하다."고 말하였다.[7]

감진이 매번 동도(東渡)의 길을 떠날 때 휴대한 물건 가운데는 경서(經書) 외에 약품도
있었다. 예를 들면, 제3차 동도(743)시 휴대하여 가지고 간 물건 명세표는 아직도 유물로 남
아 있는데 그 가운데는 사향(麝香)·침향(沈香)·갑향(甲香)·감송향(甘松香)·용뇌(龍腦)
·담향(膽香)·당향(唐香)·아식향(安息香)·기향(機香)·영능향(零陵香)·청목향(靑木香)
·훈육향(薰陸香) 등 600여근과 필발(蓽撥)·하려륵(詞黎勒)·호초(胡椒)·아위(阿魏)·석

---

7) 『당대화상동정전(唐大和上東征傳)』, 중화서국판(中華書局版), 1979 : 8.

(石蜜)·자당(蔗糖) 등 5종 500여근 및 봉밀(蜂蜜) 10곡(斛), 감자(甘蔗) 80속(束) 등이 적혀져 있다. 748년 제5차 동도할 때도 "배를 만들어 향약(香藥)과 필수되는 백물(百物)을 구매하여 덴뽀(天寶) 2년과 마찬가지로 준비하였다."는 말이 적혀 있다. 덴뽀 2년인즉 743년 이다. 감진 본인은 의약을 알고 있다. 지금의 양주서(揚州栖) 영탑유지(靈塔遺址)의 북쪽은 그가 당년에 약을 심던 약포(藥圃)였다고 전하여져 오고 있다. 감진의 최후 제자인 부안(豊 安)이 쓴 『감진화상삼이사(鑑眞和商三異事)』의 「제일 대당국주지(第一 大唐國主持)」가운데 는 감진은 일찍 "지붕이 없는 큰 법회장(法會場)을 설치하고 친히 약물을 조리하여 병인을 치료하였다." 감진이 일본에 간 다음 756년 쇼무천황(聖武天皇)의 병이 심하여 선후(先後)로 126명의 어의(御醫)가 진료에 참가하였는데 감진의 의술이 가장 좋아 청찬과 표창을 받았다. 763년에는 고묘황태후(光明皇太后)가 병에 걸렸을 때 감진이 약을 헌납하였는데 큰 효험을 보았다. 그리하여, 대승정(大僧正)을 수여받고 아울러 논을 100정(町)이나 하사받았다. 중국 의 두부 만드는 기술도 감진이 일본에 가져갔는데 사람들은 아직도 기억하고 있다.

감진은 비록 실명(失明)하였다고는 하지만 눈이 전부 먼 것 같지는 않다.[8] 그리고, 기억력 과 취각은 아주 좋았다. 『속기(續紀)』에 말하기를 "또 여러 가지 약물은 본조(本朝 : 일본 자신을 가리킴)에서는 그 진위를 잘 모르기에 [감(鑑)] 진(眞) 상인(上人)에게 칙(敕)하여 변별(辨別)케 하였다. 감진은 코로 변별하였는데 한 가지 착오도 없었다."고 하였다. 일본의 사 한광족(韓廣足)은 "쇼무천황이 태의령(太醫令)으로 명하였는데 일찍 당승(唐僧) 감진(鑑 眞)을 따라 약물의 진위를 분변하였기에" 약물감별에 공(功)이 있어 "종오위하(從五位下)로 칙서(敕叙)를 하였다."고 하였다.

감진이 일본에 가지고 갔던 약물은 부분적으로 쇼소인(正倉院) 중에 보존되어 있었다. 쇼 무천황이 사망한 지 49일 되는 날(756년 6월 21일) 고묘황후(光明皇后)와 고켄천황(高謙天 皇)은 쇼무가 남긴 보물을 도다이지(東大寺)에 보내어 저장하였는데 지금까지도 『종종약장 (種種藥賬)』이 보유(保留)되어 있고 우에는 천황옥쇄 45방(方)이 여러 곳에 찍혀 있다. 열 거한 약품은 20종이고 문서 첫머리에는 "노사나불(盧舍那佛)에 바치는 종종약(種種藥)이다." 라고 불렀고, 문서 끝에는 "만약 병으로 고생하다가 이 약을 쓸 수 있는 연분이 생긴 자는 승(僧)들이 약쓰는 기본교리를 알고 그대로 써야 한다. 이렇게 이 약을 먹는다면 만병이 모 두 다 제거되고 천만가지 고통이 치료되며 여러 가지 선량이 이룩되고 여러 가지 사악이 없 어질 것이다.……"고 하였다. 나라 도다이지에 보존되고 있는 약물은 도합 7궤짝, 21갑, 60종 인데 사향·서각·박초(朴硝) 대황(大黃)·황연(黃連)·우여량(禹餘粮)·육종용(肉蓗蓉)·

---

8) 『감진과 중일의약교류(鑑眞과 中日醫藥交流)』, 중화의학회의사학회간(中華醫學會醫史學會 刊), 1980 : 19 - 27 참고.

파두(巴豆)·후박(厚朴)·인삼·원지(遠志)·계심(桂心) 등이 모두 그 속에 포함되어 있다. 이런 약물들은 후에 쇼소인으로 옮겨 넣었다.

감진의 대제자인 법진(法進)은 늦어도 기원 761년부터는 다이안지(大安寺)에서 감진의 험방(驗方)을 전수하기 시작하였는데 그때는 감진이 아직도 살아 있었다. 도다이지 승려인 케이산(惠山), 겐코지(元興寺) 승인 쇼이츠(聖一), 야마다지(山田寺) 승인 교센(行潛) 등은 모두 그의 전수를 받았다. 예를 들면, 외한증(畏寒症 : 추위를 싫어하는 증상)에 진유(陳柳)·진길피(陳桔皮)와 건강으로 구성된 '삼진환(三陳丸)'을 먹이거나 또는 생강에다 끓인 술을 열복(熱服 : 뜨겁게 하여 복용하는 것)시켰다. 열증(熱證)에는 치자엽(梔子葉)을 짓찧은 물을 짜서 마시게 하였다. 심통(心痛)에는 행인(杏仁) 또는 도인(桃仁)을 씹다가 물로 탄복(呑服 : 삼키는 것)하였다. 이 밖에도 냉질방(冷疾方)·환리방(患痢方)·곽란전근욕사방(霍亂轉筋欲死方) 및 승니해태혼결도안방(僧尼懈怠昏決塗眼方) 등도 있었다.[9]

전해 내려온 말에 의하면, 후에 제자들이 정리하여 『감상인비방(鑑上人秘方)』1권을 편찬하였다는데 『일본국견재서목록(日本國見在書目録)』·『본초화명(本草和名)』과 『황국명의전(皇國名醫傳)』에 기재되어 있었다. 그러나, 애석하게도 원서는 이미 산질(散佚)되었다. 『의심방(醫心方)』 가운데서 하려륵환(訶黎勒丸)·각기입복방(脚氣入腹方)·복종유수연치방(服鍾乳隨年齒方) 등 몇 개를 찾을 수 있는데 감상인방(鑑上人方)인 것이다. 나라쇼다이지(奈良招提寺)에서는 지금도 '기효환(奇効丸)'을 팔고 있는데 에도(江戸)시대 약습(藥襲) 위에 감진상(鑑眞像)과 설명이 있다. 지금의 약습에는 '개산감진대화상전방(開山鑑眞大和上傳方)'이라는 글이 찍혀져 있는데 그의 역사도 유구하다. 일본 의약에 있어서 감진은 확실히 이정비(里程碑)의 인물인 것이다.

(三)

일본에서 전문(專門) 사신을 중국에 파견한 횟수는 수나라 때 3차(607·609·614), 당나라 때 19차(행차가 이루어져 실지 방문효과가 생긴 횟수는 13차이다. 630·653·654·659·665·669·701·716·732·750·775·801·834)였다. 그 시간 간격은 짧은 것이 1년이고, 긴 것은 33년이었다. 제19차는 894년이었는데 이미 임명은 되었지만 승려 중관(中瓘)의 "당나라에 동란이 생겼다."는 보고에 의하여 "도해(渡海)가 곤란하니 당나라에 보내는 사신을 정지하여 주십시오."라는 상서(上書)를 올렸기에 대사 스가와라노 미치자네(大使菅原道眞)는

---

9) 경감정(耿鑒庭), 『중일과기교류사상적감진(中日科技交流史上的鑑眞)』, 중화전국중의학회인 (中華全國中醫學會印), 1980 : 26.

떠나지 않았다. 때는 마침 중국이 5대의 난에 빠져 있던 시기였던 것이다. 수당에 보낸 이런 사신들 가운데는 앞에서 말한 에니치와 같이 의학을 배울 명확한 목적을 가지고 온 사람 이외에도, 805년에 중국에 온 스가와라키요시(菅原淸)와 같이 의학을 배우고 귀국하여 대학두(大學頭)를 맡은 통유정의(通儒精醫)한 사람도 있다. 또, 834년에 임명받고, 838년에 행차한 견당의사(謹唐醫師 : 당나라에 파견된 의사) 겸 의청익(醫淸益) 스가와라오나리(菅原尾成)는 당나라에 왔다. 『문덕실록(文德實錄)』에는 다음과 같이 기재하였다.

오나리(尾成)는 우경(右京)사람이다. 의술이 숙련하고 병자를 잘 치료한다. 조와원년(承和元年)에 당사(唐仕)로 초빙되어 도해(渡海)하였다. 조정에서는 오나리가 의경(醫經)에 통달되었기에 그에게 의의(疑義)를 물어볼 책임을 맡겼다.

조와(承和) 7년(840)에 스가와라오나리(菅原尾成)는 태풍을 만나 일본으로 되돌아갔기에 침박사(針博士)·시의등직(侍醫等職)에 임명되었으며, 853년 종오위(從五位)를 받았다. 그는 일본 의학발전에 아주 큰 영향력을 가지고 있었다. 당에서 온 사신들 가운데는 향약을 구입하려는 자도 적지 않았다. 예를 들면, 838년 당나라에 온 후지와라노쯔네쯔구(藤原常嗣)는 사절단이 귀국할 즈음에 양주(揚州) 시장에서 물건을 막 구입하여 귀국한 다음 예문전(禮門前)에 천막 3개를 쳐 놓고 '궁시(宮市)'라고 이름짓고 물건을 팔았다. 조정과 대신들에게 헌납한 자는 더 말할 나위 없다. 874년 천황은 또 당나라에 사람을 보내어 향약(香藥)을 구하게 하였다. 상선(商船)으로 서로 무역함도 적지 않았다. 어떤 사람이 어떤 일로 당에 파견되어 있었는지 견당사성명록(遣唐使姓名錄) 가운데 기재가 똑똑하지 않다. 거기에는 필연적으로 원인이 있을 것이다. 예를 들면, 716년 제9차로 당에 보낸 사신 가운데는 아베노나카마로(阿部仲麻呂)가 있었는데 전하는 말에 의하면 동행인 가운데 우구리고마로(羽栗古麻呂)가 있었다고 한다. 아베노나카마로는 당나라에 남아 일하였는데 중국이름 조형(朝衡 또는 晁衡)으로 고쳤고 장안(長安)에서 50여년 살았다. 그는 일찍 비서감(秘書監)을 맡았고 경적도서(經籍圖書)를 관리하였으며 좌산기상시(左散騎常侍)와 도호(都護) 등 요직도 담임하였다. 왕유(王維)·이백(李白) 등 시인들을 친구로 사귀었다.

702년 당나라에 온 사절들의 선박을 따라 당에 온 하타노벤쇼(秦辨正)·능시(能詩)는 조형(晁衡)과 왕래가 있었다. 그는 장기두기에 장끼가 있고 익살부리기를 좋아하기에 당현종과의 바둑상대였으며 당현종의 환심을 샀다. 변정은 중국여자와 결혼하였고, 우리고마로도 중국 여자를 부인으로 맞아들여 생남(生男)하였는데 익(翼)이라는 이름을 지었다. 나이 16세(730) 때 부친을 따라 일본으로 돌아갔는데 조정에서는 그의 재주을 아끼어 환속(還俗 : 승려가 속인으로 됨)시켰고, 755년에 당에 보내는 사신을 준판관(准判官)으로 임명하여 당나라에 보냈다. 귀국 후 명의가 되었다. 781년에 왕명에 의해 나니와(難波)에서 박초(朴硝)를 승련

(升煉)하였으며, 786년에 내약(內藥) 겸 시의(侍醫)로 임명받았다. 그는 당시의 명의 와케노 히로요(和氣廣世)와 함께 양의(良醫)로 불리었으며, 798년에 사망하였다. 하타노벤쇼(秦辨正)은 아들 둘을 두었는데 큰 아들은 이름이 쵸겐(朝元)이었다[다른 아들은 이름이 쵸케이(朝慶)인데 벤쇼(辨正)와 같이 중국에서 사망하였다]. 일본으로 귀국한 후 의술에 재주가 있었기에 721년에 종육위하(從六位下)의 관위(官位)를 수여받았고, 도서두(圖書頭), 주계두(主計頭) 등의 직책을 맡았었다. 730년에 번역관(飜譯官)의 명을 받고 재차 중국에 들어갔다.

그러므로 당나라에 사신으로 들어왔다가 중국에서 결혼하고 자식을 낳고 학업(의학 등)을 이룬 후 일본에 돌아가 공헌하는 자들은 당시에 이미 예사로운 일로 되었다. 이런 인물들이 중일문화의 교류에서 심층구조에까지 작용한 것을 낮게 평가하여서는 안 된다.

불법이 일본에서 흥성됨에 따라 일본의 승려(僧侶)들은 중국에 와서 조배(朝拜)함을 영광스럽게 여겼다. 화엄종(華嚴宗)·법상종(法相宗)·율종(律宗)·천대종(天台宗)·진언종(眞言宗) 등은 일본에서 연이어 널리 퍼졌다. 이리하여 승도(僧徒)들은 중국에 들어와 명산(名山)에 가서 예배하고 스승을 찾느라고 오대(五代)·천대(天台)·영은(靈隱) 등 명산고찰(名山古刹 : 옛날에 세운 절)을 샅샅이 답사하였다. 이들은 중국의 보통승속문화(普通僧俗文化)를 접촉하였고 중국의 각종 방물(方物)·법기(法器)·도적(圖籍)도 가져갔을 것인데 그 가운데 의적(醫籍)도 적을 수는 없었다. 예를 들면, 헤이안조(平安朝, 794~1192)에 당에 갔던 8가(家)의 『청래목록(請來目錄)』이 있었는데 그 가운데 '비록약방일부(秘錄藥方一部), 6권, 양책자(兩策子)'가 있으며 "'잡서(雜書)'들은 비록 법문(法門)은 아니지만 세상 사람들에게 필요한 것"들이었다. 중국의 승도(僧徒)들이 일본에 가서 의학을 전파한 것은 감진의 뒤를 밟아 계승한 것이다. 예를 들면, 5대시대 승려인 장수(長秀)는 947년에 일본에 천거(遷居)하여 마을 서쪽에 자리잡고 있는 범석사(梵釋寺)에 유숙하면서 승무(僧務)를 주지하면서 의료에 종사하였다. 그는 일찍 계궁(桂宮)을 지날 때 그 나무들이 약으로 쓰이는 상품인 계심이라는 것을 알아내고 방서(方書)를 지어 조정에 헌납하였다.

당문화가 일본에 전파 수입된 넓이와 깊이 및 그 영향은 전체석인 방면에 있었나. 기노미야(木宮泰彦)는 다음과 같이 말하였다.

당조(唐朝) 300년간 학생 학문승들을 통하여 가져간 중국 문화산물은 끊임없이 일본에게 새로운 계발을 주었다. 중국이 전진하여야 일본도 전진하였던 것이다. 그러므로, 일본의 문화는 한 시각도 정체되지 않고 중국의 우수한 점을 부단히 흡수 정리하여 세련하고, 저작(咀嚼)하여 융화함으로써 헤이안조 중기 이후 여러모로 당풍(唐風)을 벗어난 아름답고 우아한 일본문화를 만들어낸 것이다.

이 말은 대체로 맞는다. 그러나 헤이안조(764~1192) 이후 당풍(唐風)에서 완전하게 벗어났다면 그것은 큰 오해이다. 왜냐하면, 오늘에 이르기까지도 일본민족문화 가운데의 '당풍'을 분명히 변별해낼 수 있다. 그리고, 그 가운데의 적지 않은 것은 중국에서도 영영 자취를 감춘 것이다.[10]

제3절 일본 한의학(漢醫學)의 첫 번째 대종결(大終結)

(一)

당문화양식이 일본의학 가운데서 침정결정(沈淀結晶)된 것은 『대동유취방(大同類聚方)』 (808)·『금란방(金蘭方)』(866)과 『의심방(醫心方)』(984) 등 의서(醫書)의 형성에서 표현된다. 더욱이 후자(後者)는 일본 한의가 아주 흥성되었음을 나타낸 것이다.

『다이호율령(大寶律令)』 가운데 규정된 의학공부의 필독서적(必讀書籍)으로부터 보면 아주 많은 중국의 고의적(古醫籍)이 일본에 전입되었다. 배워야 할 본초는 『신수본초(新修本草)』 라고 명문(明文)으로 밝혔다. 이 책은 당조(唐朝) 현경(顯慶) 4년(659) 초판(初版)한 지 42년이 지난 701년에 일본에 이 책이 이미 나타났다는 것은 그것이 일본에 들어온 속도가 얼마나 빨랐는가를 설명해 준다.[11] 『황제내경태소(黃帝內經太素)』가 감진이 일본에 간 지 얼마 안 되어 일본에 나타났는데 감진이 가지고 간 것 같다.[12] 『구당서(舊唐書)』 「왜국전(倭國傳)」에 말하기를 중국에 온 일본인은 사여(賜與)받은 "문적(文籍)을 모조리 가지고 바다를 건너 돌아간다."고 하였다. 이런 말로부터 본다면 십중팔구는 모두 일본에 들어갔다. 의학도 예외가 아니었던 것이다.

후지와라노스케요(藤原左世)의 『일본국에서 볼 수 있는 서목(書目)』(891)의 기재에 의하면 당시 일본에 기재된 서적 가운데는 중의서적이 165부, 1309권이나 되었다. 『일본국에서 볼 수 있는 서목』에서 말하기를 기원 875년에 국가장서고레이제인인(國家藏書庫冷泉院)에 큰 화제가 생겨 모든 도서가 타 버린 다음 남은 것이란 28부뿐이었으며, 15년 후에 재차 수입된 것으로 목록을 편찬한다고 하였다. 그러므로, 당시 일본에 전입된 것은 필연코 이 목록보다 더 많았을 것이다. 서목에는 경사자집(經史子集) 기타문서 등 40류로 도합 1579부, 1670권이

---

10) 앞의 기노미야(木宮泰彦) : 『중일문화교류사(中日文化交流史)』, 商務印書館, 1980, p. 108.

11) 하애화(何愛華) 씨의 고증에 의하면 당고종(唐高宗) 총장(總章) 2년(669)에서 의봉(儀鳳) 2년(677) 사이에 일본으로 전해졌을 가능성이 높다고 생각하고 있다. 『중화의사잡지(中華醫史雜誌)』 12(1) : 1982 : 54-55.를 참고할 것. 사실 의적(醫籍)은 의사가 꼭 갖추지 않으면 안 된다. 669년에 중국 곽무종(郭務悰)이 2000여명을 거느리고 일본사신으로 갔을 때 이 때는 아직 의서(醫書)를 가지고 가지 않았다.

12) 왕설태(王雪苔)·진유양(陳維養) 등은 '일본의학계의 인정'에서 말하였다. 『감진(鑒眞)과 중일의약교류(中日醫藥交流)』, p. 17.

포함되어 있었다. 의학서목 총계는 같지 않은 것도 있다. 예를 들면, 166부, 1307권이라고 말한 곳도 있다. 사열(査閱)에 편리하도록 하기 위하여 그 서목을 열거하면 아래와 같다.

『황제소문(黃帝素問)』16권 전원기주(全元起注)·『소문음훈병음의(素問音訓幷音義)』5권·『소문개착(素問改錯)』2권·소녀문(素女問)』10권·『황제갑을경(黃帝甲乙經)』12권·현안선생(玄晏先生) 편찬. 『갑을주(甲乙注)』4권·『갑을의종(甲乙義宗)』10권·『갑을경사기(甲乙經私記)』2권·『황제팔십일난경(黃帝八十一難經)』9권·양현조(楊玄操) 편찬. 『팔십일난음의(八十一難音義)』1권·양현조(楊玄操) 편찬. 『태청경(太清經)』12권·현초(玄超) 편찬. 『대청경(大清經)』2권(上下)·『대청제초목방집요(大清諸草木方集要)』1권·『대청신단경(大清神丹經)』上篇1권·『대청신단경(大清神丹經)』1권·『대청금액단경(大清金液丹經)』1권·약원(藥園)3권·견립언(甄立言) 편찬. 『약변결(藥辨訣)』1권·『약방초목(藥方草木)』80권·『약석(藥石)』1권·『선약방(仙藥方)』1권·『선약합방(仙藥合方)』1권·『신선복약창방경(神仙服藥倉方經)』1권·『오악선약방(五岳仙藥方)』1권·『오악지약방(五岳芝藥方)』1권·『신약방(神藥方)』1권·『잡약방(雜藥方)』1권·『신선신약방(神仙新藥方)』1권·『신선입산복약방(神仙入山服藥方)』1권·『동군약록(桐君藥錄)』2권·『평창환방면구잡약방(平昌丸方面口雜藥方)』1권·『잡약방(雜藥方)』1권·중위왕영(中尉王榮) 편찬. 『잡약방(雜藥方)』1권·서문백(徐文伯) 편찬. 『잡약방(雜藥方)』1권·요대부(姚大夫) 편찬. 『잡단약방(雜單藥方)』1권·『채약도(采藥圖)』2권·『잡약론(雜藥論)』1권·『잡약방(雜藥方)』18권·『잡약도(雜藥圖)』2권·『신찬방(新撰方)』1권·『신선복약경(神仙服藥經)』1권·『노자신선복약경(老子神仙服藥經)』1권·『잡약(雜藥)』4권·법인(法印)1권·『방집(方集)』29권·척승심(尺僧深) 편찬. 『잡약주방(雜藥酒方)』8권·『작주방(作酒方)』1권·『오가주방(五茄酒方)』1권·『요방(要方)』12권·『집험방(集驗方)』12권·요승원(姚僧垣) 편찬. 『집험방방결(集驗方方訣)』1권·『개윤광제방(開允廣濟方)』5권·어제(御制). 『갈씨주후방(葛氏肘后方)』10권·『갈씨주후방(葛氏肘后方)』3권·도홍경(陶弘景) 편찬. 『갈씨백방(葛氏百方)』9권·『갈씨방(葛氏方)』9권·『호흡방(胡洽方)』3권·『장중경방(張仲景方)』9권·『통현방(通玄方)』10권·『통현(通玄)』10권·『신록단요방(新錄單要方)』5권·위효징(魏孝澄) 편찬. 『감상인비방(鑒上人秘方)』1권·『서태산수수방(徐太山隨手方)』1권·『장가방(張家方)』1권·『양요방(樣要方)』10권·『신수제요태청비방(新修諸要太清秘方)』12권·『유방(惟方)』4권·『효자공자침중잡방(孝子孔子枕中雜方)』1권·『대청치방(大清治方)』8권·『천금방(千金方)』11권·손사막찬(孫思邈撰). 『천금방초(千金方抄)』1권·『치옹저방(治癰疽方)』7권·『오전작방(五全作方)』7권·『조기도인방(調氣導引方)』1권·『도인법도(導引法道)』1권·『신수대청비경방(新修大清秘經方)』12권·『석류단방(石流丹方)』1권·『활부인방(活婦人方)』3권·『제향방(諸香方)』1권·『잡환방(雜丸方)』1권·『주사환방(朱砂丸方)』1권·『신기환방(腎氣丸方)』1권·『잡료(雜療)』1권·『시선법방(神仙法方)』1권·『태일신단경치방(太一神丹經治方)』1권·『용수병화향방(龍樹竝和香方)』1권·『경심록방(經心錄方)』6권·『연년비록방(延年秘錄方)』4권·『연석방(練石方)』1권·『양성방(養性方)』1권·허선생찬(許先生撰). 『생발고방(生髮膏方)』1권·『구기건전방(枸杞乾煎方)』1권·『치소갈방(治消渴方)』1권·『치마병방(治馬病方)』1권·『치마법(治馬法)』6권·『치마병서(治馬病書)』6권·『소품(小品)』12권·『기파복령산방(耆婆茯岺散方)』1권·『옹저론(癰疽論)』1권·『황제맥경결(黃帝脈經結)』12권·왕숙화신편(王叔和新編). 『기파맥법(耆婆脈法)』12권·구라집주(鳩羅什注). 『맥경음(脈經音)』1권·양현조찬(楊玄操撰). 『신수본초(新修本草)』20권·공현구찬(孔玄構撰). 『신농본초(神農本草)』7권·도은거찬(陶隱居撰). 『신농음(神農音)』7권·이군찬(李君撰). 『잡주농음(雜注農音)』10권·장효완가주(蔣孝琬加注). 『본초도(本草圖)』29권·『신수본초음의(新修本草音義)』1권·인연찬(仁損撰). 『본초음의(本草音義)』3권·견립언찬(甄立言撰). 『본초음의(本草音義)』1권·은자엄찬(殷子嚴撰). 『본초협주음(本草夾注音)』1권·도은거찬(陶隱居撰). 『본초주음(本草注音)』1권·양현조찬(楊玄操撰). 『주본초표서(注本草表序)』1권·도은거찬(陶隱居撰). 『식료본초(食療本草)』3권·맹선찬(孟詵撰). 『노자교인복약순상주선경(老子教人服藥循常注仙經)』1권·『신선지초도(神仙芝草圖)』1권·『선초도(仙草圖)』5권·『지초도(芝草圖)』2권 상하·『황제침경(黃帝針經)』9권·『황제음(黃帝音)』1권·양현조찬(楊玄操撰). 『류취방경(類聚方經)』120권·『황제내경명당(黃帝內經明堂)』1권·양상선찬(楊上善撰). 『명당음의(明堂音義)』2권·양현조찬(楊玄操撰). 『식경(食經)』3권·마완찬(馬琬撰). 『식경(食經)』1권·동찬(同撰). 『식경(食經)』4권·최우석찬(崔禹錫撰). 『신찬식경(新撰食經)』7권·『식금(食禁)』1권·『식반(食班)』1권·어주(御注). 『집험(集驗)』12권·석대부찬(錫大夫撰). 『고금집험(古今集驗)』50권·견립언찬(甄立言撰). 『고금록험(古今錄驗)』50권·『용수보살안경(龍樹普薩眼經)』1권·『각기론(脚氣論)』1권·주례찬집(周禮撰集). 『산경(產經)』12권·덕정상찬(德貞常撰). 『산경도(產經圖)』3권·『황제침구경(黃帝針灸經)』1권·『황제삼부구경음의(黃帝三部灸經音義)』1권·계의충찬(季議忠撰). 『옥궤침경(玉櫃針經)』1권·견립언찬(甄立言撰). 『산번론(删繁論)』10권·사현태찬(謝玄泰撰). 『유연자(劉涓子)』11권·공경선찬(龔慶宣撰). 『내경태소(內經太素)』30권·양상선찬(楊上善撰). 『여의방(如意方)』10권·『섭양요결(攝養要訣)』22권·『연피전(練皮煎)』1권·『의가잡서(醫家雜書)』19권·단결(丹訣)』1권·『행단방(杏丹方)』1권·『서문백(徐文伯)』1권·『염소방법(染蘇方法)』1권·『적송자시(赤松子試)』1권·『팔사술(八史術)』1권·『팔소(八素)』8권·동진주(董進注). 『노자도덕경(老子道德經)』1권·『오장론(五臟論)』1권·『병원론(病源論)』50권·소원방찬(巢元方撰). 『소녀경(小女經)』1권·『금법(禁法)』9권·『영음오비술(靈音奧秘術)』1권·도은거찬(陶隱居撰). 『용수보살인법(龍樹普薩印法)』1권·『용수보살인마명보살비법(龍樹菩薩馬鳴菩薩秘法)』1권·사문보리조(沙門菩提造). 『헌원황제록집(軒轅黃帝錄集)』12권·『사명(思名)』1권·『삼오금법(三五禁法)』8권·『삼오신금치병도(三五神禁治病圖)』1권·『팔사신도(八史神圖)』1권.

이와 같이 많은 중국의학 서적이 일본에 유입전파되었고, 『다이호율령(大寶律令)』이 반포된 이래로 또 의학교육이 있게 되어 일본에서는 한패 또 한패의 의생들이 양성되었다. 자습으로 의학을 배우는 자는 더욱 부지기수였다. 이렇게 반복적으로 접하고 돌면서[接搓減動] 일본의생들은 자기의 것을 귀납집합하기에 힘썼는데 물이 흐르면 자연히 도랑이 되기 마련인 것이다.

다이도(大同) 3년(808) 헤이제이천황(平城天皇)은 고방이 유실될까 두렵기도 하고 또 일본의학을 진흥시키기 위하여 민간명족구가(民間名族舊家 : 민간의 명문 집안의 옛 집)에서 약방문을 징집하였으며 시의(侍醫) 이즈모노히로사다(出雲廣貞), 전약두(典藥頭) 아베노마나오(安倍眞直) 등에게 명하여 유취(類聚)를 선집함으로써 『대동유취방(大同類聚方)』100권을 편찬케 하였다. 이것이 곧 일본의 제1부로 집대성한 의서이다. 이 책은 『황제내경(黃帝內經)』·『침경(針經)』·『갑을경(甲乙經)』·『소품방(小品方)』·『신수본초(新修本草)』 등의 중국의

서를 참고하였으며 편찬자들은 레이제이인(冷泉院)의 도서도 많이 참작하였을 것이다(『대동유취방』이 완성된 후 67년이 될 때 타버렸다). 애석하게도 이 책은 일찍 산일(散佚)되고 지금의 것은 알 길이 없다. 체제(體制)는 『천금방』을 모방하여 중국의서를 집대성하였을 가능성이 아주 많다.

이즈모노히로사다는 『난경개위(難經開委)』1권도 썼는데 그가 자습으로 의학을 수양하였다는 것을 설명한다. 그의 아들 스가와라노미네쯔구(菅原岑嗣)는 세이와천황(淸和天皇) 죠간(貞觀) 10년(866)에 왕명을 받들고 모노노베노히로이즈미(物部廣泉)·다이마가모쯔구(當麻鴨繼)·오카미요수(大神庸主) 등 여러 명의들과 함께 『금란방(金蘭方)』50권을 편찬하였다. 이 책도 『대동유취방』만 못하지 않았다. 그러나, 이것 역시 산일되었고 지금 책은 모두 위본(僞本)이어서 그 책의 상세한 내막은 알 수 없다. 서명(書名)이 『금란방』이니 혹시 『천금방』과 관계될 수 있을 것 같기도 하다. 적어도 이런 집대성 추세는 중국 수당(隋唐)의 집대성 정황과 아주 흡사하였다. 하지만 시간상으로는 2, 3세기 늦어졌다. 이런 시간상의 지연은 일본에서 전입된 당의학을 소화흡수하는 과정과 부합되는 것이다. 『대동유취방』과 『금란방』은 모두 왕명(王命)으로 관방(官方)에서 편찬을 조직하였는데 이 역시 수나라 『사해유취방(四海類聚方)』·『제병원후론(諸病源候論)』의 통례에 부합되는 것이다.

의학자 개인의 저작도 이 시기에 나타났다. 799년으로부터 918년 사이에 대략 아래의 몇 가지가 있었다.

> 와케노히로요(和氣廣世) 편찬, 『난경태소(藥經太素)』2권, 799년.
> 이즈모노히로사다(出雲廣貞) 편찬, 『난경개위(難經開委)』1권.
> 후카네노스케히토(深根輔仁) 편찬, 『본초화명(本草和名)』10권, 918년.
> 후카네노스케히토(深根輔仁) 편찬, 『장중방(掌中方)』1권, 918년.
> 후카네노스케히토(深根輔仁) 편찬, 『양생초(養生抄)』7권.
> 오노쿠라네(小野藏根) 편찬, 『집주태소(集注太素)』30권.『양생비초(養生秘抄)』1권.
> 모노노베노히로이즈미(物部廣泉) 편찬, 『섭양요결(攝養要訣)』20권, 9세기.
> 오무라나후기치(大村直福吉) 편찬, 『치창기(治瘡記)』, 834~848년.

(二)

카잔천황(花山天皇) 에이칸(永觀) 2년(984)에 이르러 니와야스요리(丹波康賴, 911~995)가 편찬한 『의심방(醫心方)』30권이 나오게 되었는데 이는 일본 한방의학의 성대한 장관인 것이다. 니와야스요리는 니와노구니(丹波國) 야다베군(矢田郡)사람이다. 그의 선조는 한영제 5세손(漢靈帝5世孫) 아유왕(阿留王)으로 전하여지고 있는데 오진천황(應神天皇, 270~304

좌우에 재위함)시에 일본에 갔으며 야마토노구니히노쿠마군(大和國檜隈常郡) 사주(使主)로 책봉되었다.[13] 아지사주(阿知使主)와 동시에 일본에 도착되었을 가망성이 많으며 후예에 속한다. 그의 아들 지노(志努)는 니와노구니로 이사갔으며 야스요리(康賴)는 지노의 후예이고 아유왕의 제 8대손이다. 그는 의술에 정통하였으며 침박사(針博士), 좌위문좌(左衞門左) 겸 니와노스케(丹波介) 등을 역임하여 니와스쿠네(丹波宿彌)의 성을 하사받았다.

『의심방』은 본초 및 용약(用藥)1권·수혈(兪穴) 및 침구요법1권·내과9권·외과 및 피부병6권·오관과1권·부산과(婦産科)4권·소아과1권·복석(服石)2권·양생3권·식료(食療) 2권 등을 포함하고 있다. 진당(晉唐) 이상의 중국 전적(典籍) 204종을 인용하였는데 그 가운데는 의서가 150종이 있으며 도합 7000여 조목이나 된다.[14] 인용한 수당(隋唐)의 주요한 방서(方書)에는 다음과 같은 것이 있다.

> 『제병원후론(諸病源候論)』(525조)·『소문경(素問經)』·『천금방(千金方)』(835조)·『태소경(太素經)』·『침구경(鍼灸經)』·『명당경(明堂經)』·『하막경(蝦蟆經)』·『맥결경(脈訣經)』·『의문방(醫門方)』·『갈씨방(葛氏方, 810조)』·『소품방(小品, 333조)』·『유연자귀유방(劉涓子鬼遺方)』·『광제방(廣濟方)』·『효험방(效驗方)』·『녹험방(錄驗方, 123조)』·『승심방(僧深方, 127조)』·『범왕방(范汪方)』·『영계방(令季方)』·『집험방(集驗方, 176조)』·『경심방(經心方)』·『양생방(養生方)』·『서백방(徐伯方)』·『단험방(單驗方)』·『용문방(龍門方)』·『수시방(隨時方)』·『백제신집방(百濟新集方)』·『전언방(傳言方)』·『양요방(樣要方, 144조)』·『방기방(芳氣方)』·『기파방(耆婆方)』·『장중경방(張仲景方)』·『광리방(廣利方)』·『승조방(承祖方)』·『옥상방(玉霜方)』·『신록방(新錄方)』(229조)·『영기방(靈奇方)』·『침중방(枕中方)』·『여의방(如意方)』·『용수방(龍樹方)』·『성혜방(聖惠方)』·『현감방(玄感方)』·『응험방(應驗方)』·『박제안중방(博濟安衆方)』·『화타방(華陀方)』·『맹선방(孟詵方)』·『사래방(乍來方)』·『찬집요방(撰集要方)』·『현감전시방(玄感傳尸方)』·『급약방(急樂方)』·『산번방(刪繁方)』·『잡주방(雜酒方)』·『요안방(療眼方)』·『전약방(煎藥方)』·『도잠방(陶潛方)』·『본초경(本草經, 172條)』·『신수본초(新修本草)』·『도홍경본초주(陶弘景本草註)』, 84條·『본초계의(本草稽疑)』·『본초습유(本草拾遺)』·『양생요집(養生要集)』·『금궤록(金匱錄)』·『대청경(大淸經)』·『연수적서(延壽赤書)』·『옥방비결(玉房秘結)』·『옥방지요(玉房指要)』·『현녀경(玄女經)』·『산경(產經, 274條)』·『자모비록(子母秘錄)』·『계강양생론(稽康養生論)』·『안론(眼論)』·『주사간식경(朱思簡食經)』·『신농식경(神農食經)』·『맹선식경(孟詵食經)』·『마완식경(馬琬食經)』·『신찬식경(新撰食經)』·『최우석식경(崔禹錫食經)』·『칠권식경(七卷食經)』·『본초식금(本草食禁)』·『양생지(養生誌)』·『선부경(膳夫經)』·『초혼단방(招魂丹方)』 등이다.

---

13) 요경종(姚醫鍾)의 『의심방(醫心方)』으로부터 중일고대의약교류(中日古代醫藥交流)를 살펴봄, 『중화의사잡지(中華醫史雜誌)』(13) 4 : 1983 : 247을 참고.
14) 인용한 조문의 통계가 학자에 따라 같지 않다. 이 조문의 통계는 요경종(姚醫鍾)의 글에 의한 것이다. 강서위인(岡西爲人)등은 『천금방(千金方)』의 내용이 481조로 『제병원후론(諸病源候論)』에 비하여 다소 적다.『외대비요(外臺秘要)』·『의심방(醫心方)』·『증류본초(證類本草)』 등의 인용된 고의서(古醫書)를 보라. 『동방의학잡지(東方醫學雜誌)』 15 : 1937 : 543-553.

인용한 방서(方書) 가운데 허다한 종류는 중국에서 오랫동안 보지 못한 것들인데 지금은 일서(佚書)되어 수집하여 연구하기 어려운 자료인 것들이다. 그러나, 아주 괴상한 것은 『의심방(醫心方)』에 인용하지 않은 『천금익방(千金翼方)』과 『외대비요(外臺秘要)』이 두 가지 책은 『일본국(日本國)에서 볼 수 있는 서목록(書目錄)』 가운데도 없다는 점이다.[15] 그러므로, 『의심방(醫心方)』은 이 두 가지 책의 영향은 받지 않았으나 『제병원후론(諸病源候論)』에 의하여 논하고 『천금요방(千金要方)』의 체례(體例)와 방약(方藥)의 순서에 따라 편찬하였던 것이다. 미야시타사부로(宮下三郎)씨는 "『천금방(千金方)』을 이탈하여 『의심방(醫心方)』을 운운할 수 없다."[16]고 논하였다. 이는 논할 만한 일이다. 그러나, 이 책은 자기의 특색도 띠고 있다. 예를 들면, 침구를 논한 제2권에는 "더욱이 이론의 서술로부터 시작되었는데 침박사로서 자기의 뜻을 모두 전달한 것이 아닌가?!"[『의심방(醫心方)』「안정본서(安政本序)」]고 말하였다. 이로부터 본다면 니와야스요리는 침박사로서 자신의 경험을 결합하고 불학학설(佛學學說)과 4대학설(四大學說)도 흡수하였기에 중국 수당(隋唐)의 의적(醫籍)보다는 내용이 훨씬 많았다. 그는 다음과 같이 말하였다.

　　만약 징후가 나쁜 것을 알았다면 즉시 절립(絶粒 : 단식)을 하여야 한다. 심한 갈증이 생겨도 물 한 모금 마시지 말며 절대적으로 금식해야 한다. 하루 이틀 또는 사흘 닷새 병이 나을 때까지 견지해야 한다.

　　이 밖에 『금광명최승왕경(金光明最勝王經)』·『성기경(聖記經)』·『남해기귀전(南海寄歸傳)』 등의 것도 인용하였다. 이는 당시 일본에 불교문화가 성행된 것과도 관계된다. 닌나천황(仁和天皇) 조와원년(承和元年, 834) 12월 대승(大僧)인 도전등태법사(都傳燈太法師) 구카이(空海)가 상서(上書)하여 다음과 같이 말하였다.

　　구카이(空海)가 들은 바 이전의 설법에는 두 가지 취(趣)가 있는데 그 하나는 천략취(淺略趣)이고, 두 번째는 비밀취(秘密趣)이다. 천략취란 제경중(諸經中)의 장행게송(長行偈頌)이며, 비밀취란

---

15) 사세근(史世勤) 주편(主編)의 『중의전일사략(中醫傳日史略)』, 48.에 『외대비요(外臺秘要)』에 인용된 책이 나열되어 있다. 그러나, 이는 아마 『성혜방(聖惠方)』의 "인용1조는 아마 뒤에 사람들이 방기(旁記)를 정문(正文)과 잘못 혼동한 것 같다. 원서의 인용이 아니다. 석원명(石原明)은 『외대비요(外臺秘要)』·『천금방(千金方)』 두 책이 다행히 송판(宋板)이 보존되어 있다고 하는데 이것은 가마쿠라시대(鎌倉時代, 1192~1323년)에 선박으로 실어 와서 금택문고(金澤文庫)에 수장(收藏)되었다. 『외대비요(外臺秘要)』가 일본에서 나타난 것은 비교적 늦다. 이에 관한 글은 『한방의학(漢方醫學)의 원류(源流)』(마이니치신분개발주식회사(每日新聞開發株式會社), 1974, 일본.)를 보라. 이것을 여기에 제기하는 것은 독자들에게 한 걸음 더 나가 연구하는 데에 제공하고자 함이다.
16) 미야시타(宮下三部), 「손사막(孫思邈)은 일본에 있다」, 『중화의사잡지(中華醫史雜誌)』13(1) : 1983 : 56 - 60.

모든 비밀 가운데 다라니(陀羅尼)이다. 천략취는 『태소(太素)』·『본초』와 같은 경(經)으로서 병원(病源)을 논하고 약성을 구별한다. 다라니비법(陀羅尼秘法)은 방술(方術)에 의해 약을 조합하여 내복하면 병이 치료된다. 만약, 병자에게 방(方)과 경(經)을 갈라 말하면 치료가 되지 않는다. 병에 따라 약을 조합하고 방문(方文)에 의해 약을 먹으면 병은 치료되고 성명(性命)을 보지(保持)할 수 있다[『속일본후기(續日本後記)』 3卷].

이런 말로부터 보면 당시 아주 많은 사람들은 방(方)과 경(經)을 나누어 주(呪)하면 병이 치료된다고 믿었으며 의가들은 4대학설(四大學說)로서 병을 운운한 것이다. 그러나, 끝내 중국의학 방술(方術)을 주지(主旨)로 삼았던 것이다. 당시는 바로 다이고천황(醍醐天皇) 어우(御宇, 899~930 재위함)가 '엔기식(延喜式)'(延喜5년, 즉, 905년에 완성)을 제정한 때이다. '엔기식'에는 다음과 같은 규정을 지었다. 즉, 의생은 『태소경(太素經)』을 460일, 『신수본초(新修本草)』를 310일, 『소품방(小品方)』을 310일, 『명당(明堂)』을 460일, 『팔십일난경(八十一難經)』을 60일 동안 강의듣고 읽어야 하며 병치료에는 당의방(唐醫方)을 알맞게 채용해야 한다. 고로 『의심방(醫心方)』은 이를 모두 계승한 것이다. 『의심방』 가운데의 도가방술(道家方術) 및 의학내용은 아주 돌출하였다. 더욱이 식료(食療) 방면에서 병에 걸리면 "음식 요법을 실시하며 음식요법으로 치료되지 않을 때는 약을 써야 한다." '복석(服石)' 역시 손사막의 논술을 취하였다. 방중술(房中術)은 제28권 '방내(房內)' 가운데 넣었는데 중국 고대 방중서(房中書)를 예를 들면, 『소녀경(素女經)』·『현녀경(玄女經)』·『옥방비결(玉房秘結)』·『옥방지요(玉房之要)』 등 여러 서적의 내용을 수록하였다. 이리하여 『의심방(醫心方)』은 중국고대 성의학(性醫學) 성과가 담겨진 보귀자료(寶貴資料)로 되었다.

니와야스요리는 왕명(王命)에 의하여 이 책을 편찬하였다고 말하였지만 필경은 그 본인의 창조성이 발휘되었다. 그리하여 지금까지도 『의심방』은 『제병원후론』·『천금방』·『외대비요』의 서열에 속하는 것이다. 그러나, 야스요리는 982년에 편찬하기 시작하여 984년에 완성되었는데 전후 2년이 걸렸다. 어찌하여 이렇게 빨랐는가? 손사막이 『천금방』을 저작하는데 30년이 걸렸고, 『천금익방』에도 30년이나 걸렸다. 『외대비요』는 왕도(王燾)의 일생노력이 다 들었다. 대개 야스요리는 후계자로서 이미 나온 서적들을 모방하여 베꼈기 때문인 것 같다. 책이 완성된 후 엔유천황(圓融天皇)에 상서(上書)하였더니 천황은 비부(秘府)에 장서(藏書)하여 두게 하였다. 이는 『의심방』에 대한 영광과 총애였지만 그의 액운이기도 하였다. 바로 안세이본(安政本)이 서(序)에서 말하다시피

비부(秘府)에 장서(藏書)되었기에 사람들은 볼 수 없었다. 게다가 호겐(保元), 헤이지(平治) 시기의 전화(戰火)가 잇달아 생기니 책이 있고 없는 것은 상관할 사이도 없이 수백년을 지났다.

이로부터 보아 『의심방(醫心方)』은 중일의학을 융합(融合)한 특집이었지만 당시 일본의학

계의 지남(指南)으로는 되지 못하였다. 오기마치천황(正親町天皇) 에이로쿠(永祿) 3년 (1506)에 이르러서야 장서를 전약두(典藥頭) 도모이씨(伴井氏)에게 하사한 데서 『의심방』은 암흑세상에서 벗어나 다시 햇빛을 보게 되었다. 1791년, 도쿠가와막부(德川幕府)에서는 닌나 씨(仁和氏)의 장본을 취하여 다끼겐도쿠(多紀元德)에게 다시 한 벌 베껴 보존하도록 명령하 였는데 그때는 이미 절반 이상 결손되어 완비되지 못하였다. 1854년 막부에서는 반정씨에게 명하여 대대로 전해온 전본을 헌납케 하고 다끼겐켄(多紀元堅)에게 (命)하여 대조 검열케 하 였는데, 1859년 재교를 끝내고 각판인행(刻版印行) [즉 지금의 안세이본(安政本)이다]하여 세상에 내놓았던 것이다. 다끼씨(多紀氏)는 니와씨(丹波氏)의 후예이다. 인쇄한 후 그 판은 막부의학관(幕府醫學館)에 보존되었으며 메이지(明治, 1868~1911) 때에 또 몇 차례 인행하 였으므로 그가 일으켜야 할 작용은 발휘된 셈이다.

그러나, 『의심방』 책이 이룩된 후 완전히 매몰되었다고는 할 수 없었다. 그 가족 가운데서 원고(原稿)나 부본을 보존하였다가 대대로 계승하였을 것이다. 니와가(丹波家)의 의학지위는 줄곧 세습되었는데 증손(曾孫) 니와마사타다(丹波雅忠, 1021~1088)는 심지어 '일본편작(日 本扁鵲)'의 영예까지 얻게 되었다. 그는 에이호(永保) 원년(1081) 진당(晋唐)의 구급방서(救 急方書)를 발췌하여 『의략초(醫略抄)』1권 및 『급구선방(急救選方)』・『의심방략(醫心方略)』 ・『의심방습유(醫心方拾遺)』 등을 저작하였다. 이 가운데 두 가지 의서만이 『의심방』과 관계 된다. 그러므로, 『의심방』은 일본한방의학의 독립성장 표지로 되었다. 그의 가치는 낮게 평가 할 수 없는 것이다. 이로부터 모방, 대대로 물려받던 시대는 곧 결속짓게 되었다.

제 4 절 양생음다(養生飮茶) 및 차문화의 침투

(一)

하지만 역사는 안면을 가리지 않는다. 일본정부에서는 헤이안조중기(平安朝中期) 즉 894년 부터 당나라에 사신을 파견하지 않았고 폐관쇄국정책(閉關鎖國政策)을 실시하였다. 당정자들 은 자기의 문화에 대한 추측이 현대의 문화사가(文化史家) 기노미야(木宮泰彦)와 비슷하게 일본과 중국은 "피차간의 문화지위가 대체로 상등한 상태에 처해 있다"고 여긴 것 같다.[17] 이것이 만약 착오적인 평가가 아니더라도 착각은 틀림없는 것이다. 오대(五代) 농란시기 북송

---

17) 기노미야(木宮泰彦),『중일문화교류사(中日文化交流史)』, p. 237 참고.

정부는 약하였고 일본국세는 바로 상승시기에 처하였고 무사도가 성행하고 교만하는 의식이 커진 것만은 사실이다. 그러나, 문화지위는 개변되지 않았다. 왜냐하면, 그는 당정자에 의하여 결정되는 것이 아니라 문화의 역사적정후도(歷史積淀厚度)와 문화토양의 비옥빈척(肥沃貧瘠) 및 신문화의 개척방향에 의하여 결정되는 것이다. 당시 일본국의 식견이 부족한 인사들은 자아팽창(自我膨脹)하고 고집불통하며 나아가서는 송나라를 무시하게 된 것도 사실이다. 이리하여 내외정책에는 일련의 개변이 생겼으며 대학 및 국학을 점차 폐지하고 호겐(保元), 헤이지 전란(平治戰亂, 1156~1159)으로부터 가마쿠라시대(鎌倉時代, 1192~1133)까지 한학(漢學)은 엄중히 쇠퇴된 추세였다. 당시 일본에서는 일본상선이 송나라에 가는 것을 금지하였지만 중국상선이 일본에 오는 것은 금지하지 않았다. 중국 민간의 상선들은 일부 향약류를 싣고 일본에 갔던 것이다. 예를 들면, 『소우기(小右記)』에는 1028년 8월 복주(福州)의 객상인 주문예(周文裔)가 일본에 가서 여러 가지 향약을 헌납하였다는 것이 기재되어 있다. 『백련초(百鏈抄)』·『부상략기(扶桑略記)』 등에도 1066년 5월 1일 송상(宋商) 왕만(王滿)이 일본에 가서 영약(靈藥)·앵무(鸚鵡) 등을 헌납하였다는 기재가 있었다. 그러나, 이런 것들은 원래 중국을 따라 배우고 인진(引進 : 인재를 끌어들여 등용함)하던 것과는 차이가 아주 현저한 두 가지 일인 것이다. 본래 기대하던 일본의학문화의 비약이 실현되지 못하고 말았을 뿐 아니라 발전이 상승하던 형세가 억제되었고 앞으로 전진하지 못하는 상태에 처하게 되었던 것이다.

일본의 음다(飮茶)와 중국의학은 서로 관계된다. 그의 흥성과 쇠퇴로부터 보아도 중국의학이 미친 영향이 컸다는 것을 설명해 준다.

기재된 바에 따르면 나라조(奈良朝, 710~794)시대에 차(茶)가 일본에 전입하여 들어갔다. 헤이안조(平安朝) 초기에 한당(漢唐)의 음식요리법이 일본에서 몹시 유행되었으며 조정의 연회에 많이 이용되었다. 그러니 과자나 차는 당연히 빠질 수 없었을 것이다. 사가태황(嵯峨太皇)·태후(太后)가 닌묘천황(仁明天皇, 833~849년에 재위) 40돌 생신예물 가운데는 검은색 옻칠을 한 상자[黑漆櫥柜]가 20개나 되었는데 그 속에는 당나라 과자가 담겨져 있었다. 고닌(弘仁) 6년(815) 4월 사가천황(嵯峨天皇)이 오우미시가(近江滋賀)의 가라사키(韓琦)[당기(唐琦)]를 행차할 때 범석사(梵釋寺)를 지나게 되었는데 이 절의 대승 도영충(都永忠)은 친히 차를 끓여 올렸다. 천황은 마신 후 아주 기뻐하며 어관(御冠)을 하사하고 천하의 모든 원지에 차를 심으라고 명령하였다. 두 달이 지난 후 又 기내(畿內)·오우미(近江)·니와(丹波)·하리마(播磨) 등지에 명령하여 차(茶)를 심게 하고 해마다 공품(貢品)으로 바치게 하였다. 『능운집(凌雲集)』의 기재에는 차아천황이 가을철에 황제지형(皇弟池亭)으로 행차할 때 시를 지어 운하기를

쓸쓸하고 어두컴컴한 곳, 온 마당에는 차(茶) 냄새가 가득하다.

여름에 후지와라노후유쯔구(藤原冬嗣)의 한거원(閑居院)으로 행차할 때 천황은 시를 지었
는데

　시를 읊으며 향명(香茗 : 향기로운 차)을 쩧기 싫지 않고, 흥이 날 때 아름다운 악기 소리 듣기
좋다.

고 하였다.

　이로부터 볼 때 그 품명을 읊음은 당시인들의 멋들어진 풍류와 다름이 없으며 차(茶)가 문
화를 감상하게 하고 마음을 즐겁게 하는 한가지 오락으로 되었다. 범역사(梵釋寺)의 승 에이
츄(永忠)는 본래 호기조 초엽(寶龜朝初葉, 777 좌우) 중국에 유학하였던 승려로서 차를 마시
는데 인이 박힌 사람이었다. 이런 것들은 모두 차(茶)가 일찍 일본에 전입되어 발전하여 왔
다는 것을 증명하고 있다.

　그러나, 일본에서 차를 마시는 습관은 오래되지 않아 쇠퇴되었다. 『엔기식(延喜式)』가운
데는 다세(茶稅)가 제기되지 않았고, 차(茶)를 심는 것도 개별적인 사원에서 우연히 볼 수
있었다. 815년부터 905년까지는 시간이 지난 지 불과 90년밖에 되지 않는다.

(二)

　중국에서 차를 마시는 습관은 송조(宋朝) 때부터 더 성행되었다. 차로써 손님을 접대함은
더 말할 것 없지만 도시의 거리에서도 차(茶)를 팔았다. 일전만 내면 은잔으로 마음껏 마시
었다. 다실다좌(茶室茶座 : 지금의 다방이나 제과점)는 우아하고 깨끗하였다. 그러므로, 장사
꾼과 심부름꾼, 문인들과 시인들이 자기에게 합당한 자리를 찾을 수 있었다.

　일본에서 당나라에 보내는 사신을 중지한 후 중국문화의 신선한 공기 수입도 그 내원이 단
절되었다. 그러나, 승려들은 계속 송나라에 드나들었다. 그들은 이미 당나라에 들어왔던 승려
들이 불법을 배우려는 목적과는 달리 불적(佛迹 : 불교유적)을 찾아다니며 개인의 수행 연마
에 치중하였다. 송나라에 들어온 승려들이 불사를 참배하면 으레히 차를 대접받았을 것인데
그 향기는 맑고 시원하여 아주 사람들을 유혹시켰다. 승려 죠진(成尋)이 『참천태오태산기(參
天台五台山記』란 책에다 이처럼 서술하였던 것이다. 더욱이 묘안요사이(明庵榮西)〔센코법사
(千光法師), 1141~1215〕는 닌안(仁安) 3년(1168) 송나라에 들어와 천태산(天台山)과 영파
아육왕사(寧波阿育王寺)를 참배한 다음 차종자를 가지고 돌아갔다. 분지(文治) 3년(1187)에
재차 송나라에 들어왔다가 겐큐(建久) 2년(1191)에 귀국하여 서울로 들어갔는데 천태신장소
(天台新章疏) 30여부 60권을 가지고 돌아갔기에 일본의 선종개산조(禪宗開山祖)로 되었다.

요사이(榮西)가 가져간 다종(茶種)은 처음 비옥한 세후리산(背振山)에 심었다. 후에 산성 도가노오(山城栂尾)의 고벤(高辨)[묘에상인(明惠上人)]에게 증여하였는데 고벤은 그 산에다 재배하였던 것이다. 『도가노오묘에전기유훈(栂尾明惠傳記幷遺訓)』에는 다음과 같이 말하였다.

겐닌지(建仁寺) 장로[요사이(榮西)]가 차(茶)를 하사하면서 의사에게 묻기를 피곤을 풀고, 소화를 도우며, 마음을 유쾌히 하는 작용이 있는 것을 아는가 하였다. 그러나, 들으니 본조에서 보급되지 않고 있다. 그 원인을 밝힌 다음 두세 포기씩 심기 시작하였는데 확실히 정신을 흥분시키고 기를 펴지게 하는 작용이 있다는 것을 확인하게 되었다. 이리하여 여러 승려들도 음용하게 되었다. 이는 겐닌지 승려 정어방(正御房)[요사이(榮西)]가 대당에서 가져온 다종을 재배하여 이룩한 것이다.

일본인들은 실용주의자들인 것이다. 때문에 차(茶)를 흥취로 삼는 것이 아니고 실용을 따지는 것이다. 마셔보니 과연 좋기에 전파하였던 것이다. 이후 가마쿠라시대(鎌倉時代)부터 무로마치시대(室町時代) 중엽까지 도가노오(栂尾)는 줄곧 일본에서 제일가는 차산지였는데 '본다(本茶)'라 부르는 가장 진귀한 품종이었다. 그 후 산성의 우지(宇治) 및 닌나지(仁和寺)·다이고지(醍醐寺)·한냐지(般若寺)·가미오지(神尾寺)·하무로(葉室)와 야마토(大和)의 야쯔도리(寶尾), 이가(伊賀)의 다카라오(八鳥), 이세(伊勢)의 가와이(河居), 스루가(駿河)의 기요미(淸見) 무사시(武藏)의 가와고에(川越) 등지에도 이식되었으며 우치는 일본차의 제일산지로 대체되었다.

요사이는 차(茶)의 의약작용을 확신하였다. 『아즈마가가미(吾妻鏡)』의 기재에 의하면 겐포(建保) 2년(1214) 장군 미나모토노사네토모(源實朝)가 병에 걸렸을 때 요사이가 보니 숙정주취(宿酲酒醉 : 술을 많이 먹어 중독된 술병)였다. 그리하여 차(茶) 한 잔을 마시게 하였더니 활짝 깨어났다. 그는 또 『소예다덕지서(所譽茶德之書)』2권을 상서하였다. 이 책은 그가 저작한 『흘다양생기(吃茶養生記)』이다. 책에는 다음과 같이 말하였다.

차(茶)란 양생의 선약이며 연령의 묘술이다. 당의들의 말에 의하면 여러 가지 병을 치료하였는데 효험을 얻지 않은 것이 없었다.

책의 끝에 아주 감탄하여 다음과 같이 말하였다.

이런 기록들은 모두 대국을 계승한 것들이다! 의심하는 자들은 대국에 가서 물어보면 숨기지 않을 것이다.

『흘다양생기』에서는 차(茶)의 약용작용을 중요시하였는데 『대관본초(大觀本草)』에서 말한 음다(飮茶)는 양생에 유익하다는 논술을 참고하여 병원(病源)과 치방(治方)을 서술하고 오장화합(五臟和合)을 촉진시킨다고 하였다. 그는 말하기를 일본의 음식 가운데는 산(酸 : 신맛)·감(甘 : 단맛)·신(辛 : 매운맛)·함(鹹 : 짠맛) 뿐이고 '고(苦 : 쓴맛)'미가 없는데 이는 오행이론에 맞지 않는다고 하였다. 그리고, 고미는 심(心)에 들어가는 바 심(心)은 오장육부의 지주로서 차를 마시면 강심할 수 있어 연명묘약(延命妙藥)으로 되는 것이다.『홀다양생기(吃茶養生記)』는 확실히 '다의서(茶醫書)'라고 부를 수 있다. 이 책에서는 또, 차(茶)의 채집, 제조방법에 대하여 일일이 소개하였다. 하권은 상(桑 : 뽕나무)의 작용 및 상죽(桑粥), 상탕(桑湯)이 수음병(水飮病 : 당뇨병)·중풍(中風)·불식(不食 : 소화불량으로 음식을 먹지 못함)·경(痙 : 신경강직 증상)·각기(脚氣) 등에 대한 치료작용을 서술하였으며 상(桑)을 영약(靈藥)으로 추천하였다. 그러기에 이 책은 단순히 차(茶)만 논술하였다고는 할 수 없는 것이다.

(三)

송나라에 들어온 일본승려 죠진(成尋)을 희녕(熙寧) 5년(1072)에 송신종(宋神宗)이 접견하였을 때 일본에서 요구하는 중국약물의 종류는 무엇인가고 물으니 죠진은 대답하기를 향약(香藥)·다완(茶碗)·금(錦)·소목(蘇木)이 요구된다고만 하였다. 죠진은 다문화의 다른 방면에 대하여도 주의를 돌렸기에 일본의 다문화 전파에 다른 한가지 공로가 있다.

하지만 일본에 음다가 전파될 때 의약작용해석에 대한 한계를 벗어나지 못하였기에 그 전해져 오는 풍속이 점차 넓어짐에 대하여 비평하는 말이 생긴 것이다. 덴류지(天龍寺) 개산(開山) 무소소세키(夢窓疏石)『몽중문답(夢中問答)』 가운데 말하기를

> 우리나라 우바오상인(姆尾上人) [고벤묘에상인(高辨明惠上人)], 겐닌개산(建仁開山) [요사이(榮西)]은 모두 차를 즐기는 바 몽롱을 해소하고 잠을 깨우고 도를 닦는데 쓰고 있다. 그러나 지금 세상사람은 차(茶)로 손님을 접대하고 있는데 양생에 도움이 없을 뿐만 아니라 수학(修學)에 대한 도움은 운운할 여지조차 없는 것이다. 그러니 세상사람들의 낭비나 조성하고 불법황폐를 촉진하는 원인으로 밖에 되지 않는다. 꼭같이 차를 즐겨도 사람들의 마음이 같지 않기에 해로운 사람도 있고 이로운 사람도 있다.

그러므로 음다는 보급하기가 그다지 쉬운 것 같지 않다. 음다는 중국에서 민가의 풍속문화로 되어 손님접대, 갈증 해제, 유쾌를 도모함을 위주로 하고 의약작용을 위보로 하여 왔다. 일본이 폐관쇄국할 때 개별적인 승려들이 불법의 의약으로 삼아 인입하였는데 이는 방패에 불과하였다. 남송금원시대에 이르러서야 일본인의 '다도(茶道)'는 진정으로 흥성되었으며 각지에 파급되어 일본화를 이룬 것이다. 그 당시에는 이를 일컬어 소위 '차노유(茶之湯)'라 하였다.『선림소가(禪林小歌)』(1368~1378의 작품)에는 다음과 같은 말이 있다.

> 근래 편벽한 마을에서도 사람들은 깨끗한 집에 모여 앉아 당나라 형식으로 흥성하고 쾌락한 모임

을 가진다.

여기에서 말한 '모임'이란 곧 '당나라 형식의 다회인 것이다. '이런 유사한 기재는 『흘다왕래(吃茶往來)』·『이제정훈왕래(異制庭訓往來)』·『켄무년간기(建武年間記)』·『켄무식목(建武式目)』·『태평기(太平記)』 등의 서적 가운데서도 볼 수 있는데 다회의 격식, 절차, 다방 등에 대하여 상세히 서술하였다. 그리고, 다회의 형식은 간소화된 것으로 알려지고 있다. "대체로 중국의 풍습은 일단 일본에 이식된 다음은 일본화되어 복잡하던 것이 간단해지고 농후하던 것이 단박해진 것이다."

이후 '스키야[數寄屋(다실)]', '차노유(茶之湯)' 등은 하층 백성들이 드나드는 다방(茶房)으로 되었다.[18] 그러나, 우리가 지금 볼 수 있는 일본다도는 사실상 중국의 고유한 습관보다 더 복잡한 것이다. 일본다도는 형식을 많이 따지고 잡다한 예의범절이 많고 억지스러운 굴종과 예절을 차리는데 이는 이미 중국인들에게서는 허용되지 않고 있다. 형식화와 개념화의 경향은 중국문화가 일본에 흡수된 다음의 특수한 이화현상이라고 할 수 있다.

사실상 음다가 문화의 형식으로 흡수된 것은 일본이 중국문화의 지위와 가치를 새롭게 인식하게 된 이후의 일이다. 송나라에 들어온 승려 및 민간무역을 통하여 일본인들은 원래의 북송문화는 크게 발전시켰고 남송 때는 더욱 많은 특색을 가지고 있다는 것이 발현되었다. 소위 '대등한 지위'란 '자아감각이 양호'한데 불과하였다. 기노미야는 이에 대하여 이렇게 말하였다.

일본은 신흥되는 무가들의 애호에 적응하기 위하여 바야흐로 신문화의 건립을 시도하고 있었다. 그러므로, 당나라에 사신을 파견하여 당조문화를 대량으로 이식하던 것처럼 송조의 신문화를 흡수하기 위하여 거듭 노력하고 있다.

이런 원인으로 1278년 원이 송을 멸망시키고 선후하여 두 차례나 일본을 진공한 몇 십년의 험악한 기간에도 일본과 원나라 사이의 교통은 여전히 빈번하였다. 비록 정부간의 교역은 통하지 않아도 선박의 왕래는 아주 많았다. 하지만 일본선박이 중국에 오는 것이 위주였는데 송시대와는 상반되었다.

---

18) 앞의 책, pp. 158~159, 361~362, 502~510 참고.

제5절 송·원·명·청 의학의 일본 재전입

(一)

일본은 상대적으로 말할 때 송문화를 따라 배울 수 있는 아주 긴 한 단락 시기의 기회를 상실하였다. 의학은 여전히 『의심방』과 비슷한 길에서 걷고 있었다. 의학저작은 계속 증가되었지만 대체로 종합하고 베껴 전하는 정도에 머물러 있었다.

헤이안조(平安朝, 794~1192)의 의서(醫書)로는 앞에서 말한 것을 제외하고 아래와 같은 것들이 있었다.

니와야스요리찬(丹波康賴撰), 『야스요리본초(康賴本草)』2권
니와야스요리찬(丹波康賴撰), 『신유중고비방록(神遺衆古秘方錄)』3권
니와야스요리찬(丹波康賴撰), 『신유방(神遺方)』3권
니와마사다다찬(丹波雅忠撰), 『청법략치(淸法略治)』12권
『의대동백지요론(醫大同白知要論)』100권
니와기사이찬(丹波義濟撰), 『감세기(勘細記)』12권
와케노노리와자찬(和氣紀業撰), 『연수명경(延壽明經)』100권
와케노쯔네나리찬(和氣常成撰), 『가장방류(家藏方類)』100권
샤쿠렌키(釋蓮基), 『장생요양방(長生療養方)』2권
와케노사다모리찬(和氣定盛撰), 『화약방(和藥方)』
니와노리모토찬(丹波憲基撰), 『병원초(病源抄)』
니와요리모토찬(丹波賴基撰), 『약종공능초(藥種功能抄)』
니와도모야스찬(丹波知康撰), 『구혈초(灸穴抄)』
와케노사다나가찬(和氣定長撰), 『요치방(療治方)』
구평친왕찬(具平親王撰), 『홍결외전초(弘決外典抄)』4권

가마쿠라시대(鎌倉時代, 1192~1333)에 와서도 정황은 큰 개변이 없었다.

승요사이찬(僧榮西撰), 『홀다양생기(吃茶養生記)』2권
고레무네노도모토시찬(惟宗具俊撰), 『본초색엽초(本草色葉抄)』8권
고레무네노도모토시찬(惟宗具俊撰), 『의담초(醫談抄)』2권
니와나기모토찬(丹波長基撰), 『사화구법(四花灸法)』1권
니와유키나가찬(丹波行長撰), 『위생비요초(衛生秘要抄)』1권
고레무네노도키토시찬(惟宗時俊撰), 『의가천자문(醫家千字文)』1권
가지와라쇼첸찬(梶原性全撰), 『돈의초(頓醫抄)』50권

가지와라쇼첸찬(梶原性全撰), 『복재만안방(覆載萬安方)』60권

니와유키나가찬(丹波行長撰), 『장부습유초(藏府拾類抄)』2권

도미고우지히로사네찬(富小路範實撰), 『귀법(鬼法)』1권

고레무네노도모토시찬(惟宗具俊撰), 『절용본초(節用本草)』8권

와케노다네시게찬(和氣種成撰), 『속첨요혈(續添要穴)』2권

와케노다네시게찬(和氣種成撰), 『대의습업(大醫習業)』1권

승아보찬(僧我寶撰), 『전시로이십오구법(傳尸勞二十五灸法)』1권

승에이부츠찬(僧榮佛撰), 『약방서(藥方書)』1권

『산생유취초(産生類聚鈔)』1권

서명으로부터 보아도 모두 '베낀' 유형에 속한다는 것을 알기 어렵지 않다.

물론 이는 새롭게 축적하는 과정인 것이다. 그 사이 명의, 명저 및 내왕 의학자가 적지 않았다. 1014년 송의 승려 혜청(惠淸)이 일본에 가서 친제이(鎭西)에 거류하면서 행의(行醫)하였다. 그 해에 또 후지와라노기요타카(藤原淸賢)의 명령에 의해 사금 10냥을 주고 송(宋)에 보내어 치안방(治眼方)을 구하게 하였다. 송의 낭원방(郞元房)이 일본에 갔을 때 당시 권력자인 호조도키요리(北條時賴), 호조도키무네(北條時宗)을 알게 되어 그의 시의(侍醫)가 되었는데 가마쿠라시 30여년 거처하는 동안 일본의학에 매우 큰 영향을 미치었다.

1034년에 의생들의 시험을 재차 치루었는데[엔기후(延喜後)에 한동안 정지되었었다.] 아마 이와 관계되는 것 같다. 이 밖에 니와족(丹波族) 후예인 렌키(蓮基)는 주에이(壽永) 3년(1184)에 『장생요양(長生療養)』2권을 편찬하였고 요사이의 제자인 기겐 도겐(希玄道元)〔쇼요대사(承陽大師)〕는 1223년에 송나라에 들어와 동반자 기노시다미치(木下道正)〔후지와라노다카히데(藤原隆英)〕과 함께 해독환(解毒丸)의 제법을 배워가지고 일본으로 돌아갔다.

그 후 산조천황(三條天皇) 가겐(嘉元) 원년(1303) 가지와라쇼젠(梶原性全)은 『돈의초(頓醫抄)』40권을 편찬하였는데 이 책은 『제병원후론(諸病源候論)』에 따라 분문하고 『화제국방(和劑局方)』·『성혜방(聖惠方)』·『삼인방(三因方)』을 기본으로 하여 『천금방(千金方)』·『백일방(百一方)』·『사증방(事證方)』·『제생방(濟生方)』·『선기방(選奇方)』·『이간방(易簡方)』에서 발췌하고 개인의 경험을 첨가하여 이룩한 것이다. 그는 삼인(三因)·오운육기(五運六氣)·사대부조(四大不調) 등을 혼합하여 병인을 논하였다. 더욱이 제43권·제44권에는 중국의 채색 『구희범오장도(歐希範五臟圖)』를 전재하였는데 아주 진귀한 것으로 되었다. 작자는 와케족(和氣族)으로 전하여지고 있으며 니와씨에게서 배웠고 호는 조칸(淨觀)이며 '명의'로 불리었다. 들은 것이 많고 기억력도 좋았는데 자기의 말에 의하면 방서 2백여부와 2천여권을 읽었다고 한다. 모두 한위당송의 경험방으로써 시험까지 하였다고 한다. 또 하나조노천황(花園天皇) 쇼와(正和) 4년(1315)에 『복재만안방(覆載萬安方)』62권을 재차 편찬하였는데

『돈의초(頓醫抄)』와 비슷하게 증보하였다. 오운육기학설(五運六氣學說)을 기본으로 하여 송 이래의 많은 새롭고 신기한 경험과 일본에 전입된 의서내용들을 흡수하였다. 더욱이 『성제총록(聖濟總錄)』을 주축으로 하고 『찰설지남(察舌指南)』(1240 전후 간행하다)의 맥도 등 여러 서적도 인용하였다. 이 두 가지 서적과 죠지(貞治)(1362~1367) 때의 승려 유린(有鄰)이 저작한 『복전방(福田方)』 12권은 가마쿠라(鎌倉)시대부터 무로마치(室町)시대 초기에 가장 대표성을 띤 의학 3서로서 그의 집대성 정도는 새로운 단계로 끌어올렸고 송 이후의 중국의학의 새로운 성과를 다량적으로 보충해 넣었다. 송대의 새로운 저작, 예를 들면 『외과정요(外科精要)』·『외과정의(外科精義)』·『유유신서(幼幼新書)』·『부인대전량방(婦人大全良方)』 등은 모두 그의 인용서였다.

『복전방(福田方)』에 수집된 한의저작은 100여부에 달한다. 『만안방(萬安方)』과 『복전방(福田方)』은 원래의 전한문 습작방법을 고쳐 가다가나(假名)의 일본문으로 주석을 달았는데 이는 일본문의학의 시작인 것이다. 그 후 일본의 한학은 점차 쇠퇴되어 한문을 전부 아는 자가 희소하게 된 것도 일대변화인 것이다.

가지와라쇼젠(梶原性全)이 책을 지을 때 이처럼 많은 송대의서를 인용하게 된 데는 엔니벤엔(圓爾辨圓)〔엔니국사(聖一國師)〕와 관계되는지도 모르겠다. 쇼이치씨는 도후쿠지(東福寺)를 개산하였다. 1235년 송나라에 가서 천동(天童)·정자(淨慈)·영은(靈隱) 등 절(寺)에 가서 참배하고 1241년에 귀국하였는데 송나라의 전적 수천권을 가져다가 사원서고(寺院書庫) 또는 충동(充棟)에 입장시켰다. 그는 친히 『삼교전적목록(三敎典籍目錄)』을 편찬하였는데 지금은 실전되었다. 그러나, 그의 28세손인 대도일(大道一)이 따로 보사목록(普査目錄)을 편찬하였는데 현존하는 책인 것이다. 그 가운데는 경론장소(經綸章疏) 170여부, 370여권이 있고, 승전(僧傳)·승집(僧集)·유서(儒書)·시문집(詩文集)·의서(醫書)·자첩(字帖) 등 230여부, 960권이 들어 있으며, 송나라 보경(寶慶) 3년(1227) 간본인 『위씨가장방(魏氏家藏方)』 11권 등 의적 30여부도 포함되어 있다. 엔니벤엔은 이로 인하여 일본문화 발전사상에서 중대한 공헌이 있는 인물로 되었다. 가지와라쇼젠은 중국에 올 기회가 없었지만 엔니씨가 가져간 의적을 읽어 볼 가능성은 존재하였다고 본다.

(二)

원나라가 망한 후 명나라에서는 일본에 사신을 파견하여 정부간의 내왕을 회복하려 하였다. 그러나 일본측에서는 원사(元使)로 간주하고 서로 왕래함을 동의하지 않았다. 원나라 때의 예부원외랑(禮部員外郎) 진순조(陳順祖)〔진종경(陳宗敬)·진연례(陳延禮)〕는 명나라에서 벼슬하기가 싫어 일본 구주에 가서 의료활동을 하였는데 장군 족리의(足利義)가 그의 명성을 듣고 초청하였지만 굳이 사절하고 가지 않았다. 그들의 조상으로부터 물려받은 비제품 '투정향(透頂香)'은 일본에서 그 명성이 높았다. 그의 아들 진대년(陳大年)은 처음부터 교토(京都)에 가서 의업(醫業)에 종사하였는데 장군 대명(大明)의 공손한 대우를 받았으며 일본인들은 그를 진외랑(陳外郞)이라고 불렀다.

손조전(孫祖田)의 의술은 더 좋아 대명(大明) 및 선승(禪僧)들의 존경과 신임을 받았다. 또, 왕건남(王鞬南)이라는 사람도 일본에 들어서자 서울에 남아 의료활동을 하였다. 그 후 일본정부에서는 중국에 명나라 정권이 건립되었다는 것을 점차 알게 되었으며 일본과 중국의 정부차원의 교류가 마침내 회복되었던 것이다. 이렇게 국면이 일단 변화되니 탐사선 무역이 아주 빈번해졌으며 약물 및 의서 등이 또 다시 대량으로 일본에 수입되었다. 『주해도(籌海圖)』2권에는 왜인이 즐겨 하는 물건을 열거하였는데 약재는 중요한 한개 항목이었다. 고적도 열거되었는데 그 가운데는 의서도 포함되어 있었다. 도적들 가운데의 왜놈들은 연해를 소란시키고 중국의 약재도 아주 많이 약탈하였다.

명나라에 들어온 승려 젯카이츄신(絶海中津, 1386년에 들어옴)은 영무루(英武樓)에서 명태조 주원장(朱元璋)의 접견을 받았으며 구마노고사(熊野古祠)에 대한 물음에 츄신은 시를 지어 대답하였다. 즉,

> 구마노봉(熊野峰) 앞에는 서복사가 있고, 만산약초는 비내린 후 무성하게 자란다.
> 지금 바다의 파도는 잠잠하니, 만리 순풍에 일찍 돌아가야 한다.[19]

이 한수의 시는 일본이 폐관쇄국(閉關鎖國)하여 근 200년을 지난 후 일중문화교류의 회복을 희망하여 표시한 것으로 간주하여야 한다. 당년에 일본에서 당나라에 보내던 사신들을 중지한 것은 "바다의 파도가 험악하다."는 것을 구실로 삼았기 때문에 지금은 이미 파도가 잠잠하여졌다고 한 것이다. 이는 정치풍랑의 평온을 가리킨 것이다. 서복사전의 약초가 재차 무성하여졌다는 것은 중국의 의약문화가 일본에서 새롭게 흥성하는 시대가 돌아올 것이라는 것을 비유하여 한 말인 것이다.

주원장이 화운시를 하사하였는데 그는 주신(中津)의 이런 심정과 중단되었던 일중의학의 부흥을 기도하는 배경은 이해하지 못한 사례식 시구절인 것 같다.

> 구마노봉 앞엔 혈식(血食 : 고대 제사는 짐승을 잡아 지내기에 혈식이라고 함)사가 있으니, 송근호박(松根琥珀)은 더욱 푸르러질 것이고, 당년 서복은 선약을 구하러 갔으니, 지금 돌아올리 만무하다.

그러나, 어찌 되었건 명나라에 들어와 의학을 배우는 자가 이 때로부터 날로 증가되었다.

---

19) 앞의 책, pp. 587~588에서 재인용.

그들은 이 때에야 중국이 송이래 특히는 금원시대에 의학가들이 분분히 나타나고 저술이 눈부시며 명조에 이르러 새로운 총화시기에 들어섰고 이주의학[李朱醫學 : 이동원(李東垣)과 주단계(朱丹溪)의 의학]이 성행되고 있다는 것을 친히 목격하고 진정으로 체험하게 되었던 것이다.

그 가운데 승려 월호(月湖)는 호가 윤덕재(潤德齋)인데 명감사(明監寺)의 승려이다. 본래는 아시가가씨(足利氏)의 후예이다. 호도쿠(保德, 1449~1451) 중엽 명나라에 들어와 불법을 배우고 전당(錢塘)에 체류하면서 행의하였다. 그는 이주의학의 영향을 아주 심하게 받았다. 『전구집(全九集)』(1452) 4권[20]과 『대덕제음방(大德齊陰方)』(1455) 1권을 저작하였다. 그 후 다시로산키(田代三喜)가 1487년에 명나라에 들어와 이주의학을 전공하였고, 월호를 스승으로 모셨으며, 1498년에 귀국하였는데 의서와 월호의 『전구집』·『제음방』을 가져갔다. 이로부터 이주의학이 일본에서 유행하게 되었던 것이다.

또, 사카죠운(坂淨運)은 세대로 의관이었다. 그의 원조(遠祖) 사카시부츠(坂士佛)는 막부장군 아시가가氏(足利尊)의 시의(侍醫)이다. 메이오(明應)(1492~1500) 때 사카죠운은 명나라에 들어와 의학공부를 하였는데 당시 상한학파의 영향을 깊이 받았다. 장중경의 의술을 배워 가지고 귀국하여 고가시바라천황(後柏原天皇)의 병을 치료하여 효험을 보았기에 법인을 받았다. 1508년에 증조부 사카조슈(坂淨秀)가 저작한 『홍보비요초(鴻寶秘要抄)』를 증보하여 『속첨홍보비요초(續添鴻寶秘要抄)』를 편찬하였으며 『신기방(新椅方)』·『우선방(遇仙方)』 등도 저술하였다. 이리하여 사카죠운은 일본의학계 중경방술의 선행자가 되었다.

와케노아키치카(和氣明親, ?~1547)는 시의(侍醫)이고, 와케족(和氣族)의 후예인데 성을 반정(半井)으로 고쳤다. 다른 한가지 이름은 진장(眞長)이고 법명은 징현(澄玄)이며 자호(自號)는 난헌(蘭軒)이다. 에이쇼(永正, 1504~1520) 중엽에 명나라에 들어와 무종(武宗)을 만나 뵈옵고 약을 헌납하였다. 문인 방매애(方梅崖)와 가깝게 지냈으며 귀국한 후에도 서신왕래가 있었다. 그는 명나라에 체류하는 기간 웅종립(熊宗立)에게서 의학을 배웠는데 웅종립은 그때 벌써 80여세였다. 귀국할 때 웅종립의 서삭인 『의서내전(醫書大全)』(1446 간행)·『물청자속해81난경(勿聽子俗解八十一難經)』(1438 간행) 등을 가지고 간 것 같다. 『의서대전』은 아사이노소주이(阿佐井野宗瑞, 1473~1532)가 1528년에 번각(翻刻)하였는데 이것이 일본에서 중국의서를 번각하기 시작하게 된 것이다. 8년 뒤 또 『물청자속해81난경(勿聽子俗解八十一難經)』을 번각하였다. 이로부터 중국의서의 보급유행이 가능하게 되었다. 명친본인은 귀

---

20) 『전구집(全九集)』 중국판은 이미 실전(失傳)됨. 섭길천(葉桔泉) 교수의 말에 의하면 남경고적도서관(南京古籍圖書館)에 1부가 있는데 명경태(明景泰) 3년(1452)에 진숙서(陳淑舒)의 「서문(序文)」이 있다. 서문에는 "월호당시(月湖當時)에 명의(名醫)가 있었는데 그 명성이 세상에 널리 알려져 『경(經)』에 말하기를 상공(上工)은 병을 치료하는데 10중에 9를 고친다. 그러므로 『전구집류증변이(全九集類 辨異)』라고 한다."고 하였다.

국 후 전약두를 담임하였고 자식이 업을 계승하여 도요토미히데요시(豊臣秀吉)의 신용을 받았다. 이리하여 와케씨 가족의 명성은 재차 떨치게 되었다. 그의 손자 와케노미쓰시게(和氣光成)는 『의심방』을 하사받았는데 이 책은 그 후 안세이년간(1854~1859)에 후예들이 헌납하여 세상에 전파시켰던 것이다. 와케일족은 줄곧 니와일족과 어깨겨룸을 하였다. 아사이노소주이(阿佐井野宗瑞)는 또 여과(女科)에 정통한 자인 데 아사이노소주이(阿佐井野宗婦人醫)라고 칭하였다.

이 밖에 다케다쇼케이(竹田昌慶, 1369 명나라에 들어왔다.)·금지중홍(金持重弘, 1532~1554 명나라에 들어왔다.)·요시다소케이(吉田宗桂, 1539 명나라에 들어왔다) 등인이 있는데 모두 일본의학 각과 발전의 공신으로 되었다. 다음 장절에 가서 논하려 한다.

이 시기는 일본의 무로마치시대(室町時代, 1336~1573)와 아즈치 모모야마시기(安土桃山時期, 1537~1615)에 해당된다. 만약, 『의심방』이 일본한방의학체계의 틀을 구성하였다고 한다면 『돈의초』·『만안방』은 송대의약의 신내용을 보충하였다고 할 수 있다. 명대에 이르러 중일교통이 재차 개통됨에 따라 일본에 전입된 이주의학은 일본의학가들의 이목을 일신시켰으며 일시에 생각이 확 트이게 하였다. 이리하여 일본한방의학의 독립창조시기가 이미 닥쳐 왔던 것이다.

(三)

그러나, 오래지 않아 명나라는 망하였다. 도쿠가와막부는 서양세력이 날로 동진함을 포함한 여러 가지 원인의 핍박으로 1639년에 재차 '쇄국령(鎖國令)'을 반포하였다. 이 영은 200년이란 긴 시간을 집행되었다. 일본인의 출국을 금지하고, 외국에 나가 있는 자를 돌아오지 못하게 하고, 외국인과 통상하지 못하게 하였다.〔오직 중국과 네덜란드만은 나가사키(長崎)에서 제한된 소량의 무역을 진행할 수 있게 허가하였다.〕 그러므로, 중국에 와서 의학을 공부하던 길이 막히었다. 하지만 일본 정부에서는 역사교훈을 접수하여 상인들로 하여금 중국의사들을 초청하여 일본에서 행의(行醫)하고 교수(敎授)할 수 있게끔 특별히 허가하였다. 그러므로, 중국에서 일본에 들어간 의사는 청나라 때 가장 많았다. 명대 말기 이래 일본으로 간 기록이 뚜렷한 자로서는 27명이 있으며 기록에 없는 자들로 붙잡혀 가거나 망명하여 가거나 또는 여행하여 가서 '당인의사(唐人醫師)'로 불리어 관방과 민간에서 활약한 자들도 적지 않았다. 저명한 자들은 아래와 같다.

진원빈(陳元贇, 1587~1671)은 절강여도인(浙江余姚人)이다. 의약(醫藥)·침구(針灸)·기공(氣功)·무술(武術)·시문(詩文)·회화(繪畫)·건축(建築)·팽조(烹調)·다엽생산(茶葉生産)과 다구제작(茶具製作)에 대하여 조예가 능통하고 완비되었다. 만레키(萬曆)47년

(1619) 일본에 건너가 명의 구로가와도유(黑川道祐), 이다사카보쿠사이(板坂卜齋) 등과 내왕이 밀접하였으며 후에 일본에 온 대만공(戴曼公)·진조덕(陳祖德) 등과도 서로 의좋게 지냈다. 일본에서 52년 동안 체류하다가 사망하였다. 그의 의학학술은 주로 단계(丹溪)를 종조(宗祖)로 하였다. 더욱이 『단계심법부여(丹溪心法附餘)』를 깊이 있게 연찬하여 영향력은 아주 컸다. 그의 특수 공헌이라면 중국무술권법을 일본에 전수하여 일본 유도의 발전에 거대한 작용을 일으켰다. 일본의 노부오쵸켄(信夫恕軒)은 일찍이 이렇게 말하였다.

> 우리나라에는 옛적에 권법이 없었다. 진원빈의 권술이 능하여 우리 나라 사람들에게 전수되었다. 고로 권법의 시조는 원빈이다.[21]

진명덕(陳明德, 1596~?)은 절강성(浙江省) 금화인(金華人)이며, 호는 영천거사(穎川居士)이다. 케이안(慶安)년간(1648~1651)에 나가사키(長崎)에 도착하여 의(醫)를 업(業)으로 하면서 나가사키(長崎) 사캬야정(酒屋町)에 거처하였다. 소아과에 능통하여 죽어가던 사람도 그의 약을 쓰면 살아났다. 나가사키인들은 그를 만류하여 돌아가지 못하게 하였다. 그는 입적하고 이름을 에가와뉴도쿠(穎川入德)로 고쳤다. 『심의집(心醫集)』 등을 저술하였는데 자손들은 그의 의업을 계승하였다. 안도세이안(安東省庵)에는 『에가와뉴도쿠의옹비(穎川入德醫翁碑)』가 새겨져 있는데 지금까지 나가사키에 남아 있다.

장수산(張壽山)은 자(字)가 진포(振甫)이다. 명말청초에 일본에 갔다. 주원장의 제14세손이고, 준왕(準王) 주상청(朱常淸)이 화명(化名)하였다고 말하는 사람도 있었다. 일본에서 세세대대로 행의(行醫)하였다. 조삭(曹數)도 명말청초에 일본에 갔다. 그는 귀의 질병치료에 특장이 있다. 유유표(劉有標)는 명말청초에 일본에 가서 이름을 가네야스유린(兼康友林)으로 고쳤다. 달간환(獺肝丸)을 잘 만들며 구강치과병을 잘 치료하기에 '구강제병 다기약(口腔諸病多奇藥)'이라는 영예를 지니고 있다.

임서운(林瑞雲)은 임종정(林宗呈)이라고도 부르는데 동시기에 일본으로 갔다. 행의(行醫) 가운데서 높은 신앙(信仰)을 받았다.

도량(道亮)도 동시에 일본으로 갔다. 일본인 구니겐테이(國玄貞)에게 의술을 전수하였다. 겐테이는 이름이 희(熙)인데 호는 진은희희자(塵隱熙熙子)로서 나가사키인이며 임증에 특장이 있고 수백인 제자를 거느리고 있었다. 『내단요결(內丹要訣)』·『취향성어(醉鄕醒語)』를 저술하였다.

화외(化外)[화림(化林)]은 대만공(戴曼公)과 함께 명외로 불리었다. 일적명의(日籍明人)인 마영우(馬榮宇)의 아들 마수안[馬壽安 : 기타야마미치나가(北山道長)]가 그를 따라 의학을

---

21) 경감정(耿鑒庭), 「명말도전파중국문화(明末渡傳播中國文化)의 방기가(方技家)－진원빈(陳元贇)」, 『절강중의잡지(浙江中醫雜誌)』(12) : 1965, pp. 29~30, 참고.

공부하였다.

징일(澄一)은 항주인으로서 1653년에 일본에 들어갔다. 의학을 통달하였다. 그를 따라 공부한 일본인으로는 이시와타가쿠로(石原學魯)·이마이인사이(今井引濟)·구니겐테이(國玄貞) 등이 있었다. 1691년에 사망하였다.

신에쯔코츄(心越興儔)는 절강금화부승인(浙江金華府僧人)이며 1677년에 일본에 갔다. 의술을 통달하였는데 이시와타가쿠로에게 전수하였다. 서화와 시문을 즐기며 칠현금(七弦琴)에 장끼가 있다. 1696년 사망하였다.

육문재(陸文齋)는 항주의사인데, 1703년에 나가사키에 갔다. 후카미겐타이(深見玄岱)는 친히 찾아가서 그를 회견하고 의사(醫事)를 함께 토의하였으며, 어려운 것을 변론하면서 서로 오가며 지냈다.

오재남(吳載南)은 소주(蘇州)의사로서 1719년 3월에 일본으로 건너갔다. 나가사키 후쿠사이지(福濟寺)에 거처하였는데 동년 6월에 병고하였다.

진진선(陳振先)은 소주의사로서 1721년 6월 막부의 초빙에 응하여 나가사키에 도착하였다. 그 후 인근산야를 넘나들며 162종의 약재를 채약하였고『진진선채약록(陳振先採藥錄)』[『약성공능(藥性功能)』]을 저술하였다.

주래장(朱來章)은 복건(福建) 정주부(汀州府)의사인데 1721년에 일본에 갔다. 나가사키를 순방하면서 병자를 치료하였다. 1725년에 귀국하였다가 주자장을 거느리고 재차 일본에 건너 갔다. 그 이듬해에 귀국하였다.

주자장은 주래장을 따라 일본에 갔는데 이듬해 3월에 병사하였다. 막부에서는 통지를 내어 무릇 의서에 의문되는 점은 자장에게 자문하라고 지시하였으며 막부의관 표본서견은 편지로서 가르침을 받았다. 일본에서 그의 명성은 아주 높았다.

조송양(趙淞陽)은 자는 옥봉(玉峰)이며 소주 의사이다. 1726년에 일본에 갔다가 3년 후에 귀국하였다. 가쯔키규잔(香月牛山)이 『약롱본초(藥籠本草)』(1728)를 저작하였는데 죽림화상(竹林和尙) 도본(道本)에게 「서(序)」를 써 달라고 요구하였더니 쾌히 승낙하였다. 이후에 규잔과 도본 사이에는 서신왕래가 많았고 시사도 서로 증정하였다. 규잔은 서신 가운데 송양을 '국수(國手)'라고 불렀다.

주남(周南)의 자는 기래(岐來), 호는 신재(愼齋)이고 숭명인(崇明人)이었다. 모친의 병을 약으로 다스리는 가운데서 의술에 정통하게 되었다. 의술이 정통하다보니 때로는 기적적인 효과가 나타났다. 이리하여 병가에서 보낸 편액은 집안에 꽉찼다. 1725년에 일본으로 갔는데 나가사키 야나기야지자도에가(柳屋治左門衛家)에 거처하였고, 1727년에 귀국하였다. 일찍 일본에서 적지 않은 의난잡병(疑難雜症 : 여러 가지 난치병)을 고쳤기에 큰 신임을 얻었다. 그리고, 일본인 성문장양추(城門章陽秋)를 제자로 받아들였다. 떠날 때 그가 편집한『기신집(其

憤集)』을 성문장에게 넘겨 주었는데 1731년 평안앙관(平安仰舘)에서 출판하였다. 내용에는 일본에서의 치료경험 병안(病案) 62예를 수록하였고, 일본인과의 의학물음 12조도 부록으로 넣었으므로 가장 요긴한 책으로 칭찬받고 있다.

호진(胡振)의 자는 조신(兆新)이며 소주부(蘇州府)의사이고 서법가(書法家)이다. 1803년 나가사키에 갔다. 오다난보(大田南畝)는 명령을 받고 진에게서 약방문을 배웠다. 오가와몬안(小川汶庵)·센케미치다카(千賀道隆)·요시다쵸테이(吉田長禎) 등도 그의 의술을 배워 모두 막부의관으로 되었다. 이자와란켄(伊澤蘭軒)·다키겐칸(多紀元簡)과도 아주 밀접한 내왕이 있었다.

정적성(程赤誠)은 1804~1817년에 호진(胡振)과 함께 나가사키에 갔는데 여러 명의들과의 내왕이 밀접하였다.

명청시기에는 이상에서 서술한 중일(中日) 여러 의학가들의 선양(宣揚)·추진·실천으로 이주의학(李朱醫學)은 일본에서 오랫동안 흥성하고 쇠퇴되지 않았으며 의학의 각가와 학파가 분분히 건립되었다. 이리하여 일본의 한의학도 높은 봉우리에 올라서게 되었던 것이다.

제 6 절 일본 한방의학의 발전과 완비

(一)

일본 상한잡병학의 원류는 아주 오래다. 가장 오랜 가집(歌集) 『만엽집(萬葉集)』 가운데는 기원 733년 야마노우에노오쿠라(山上憶良)의 '침아자애문(沈痾自哀文 : 병들은 환자가 자신이 슬퍼하여 쓴 글)'이 들어 있는데 거기에 이야기하기를

니는 전대에 양의(良醫)기 많아 백성들의 질병을 잘 치료히여 준다고 들었디. 유부(兪跗)·편작(扁鵲)·화타(華陀)·진화(秦和)·완(緩)·갈치천(葛稚川)·도은거(陶隱居)·장중경(張仲景)은 세상의 양의로 치료하지 못하는 병이 없다.

장중경 등을 양의라고 하였지만 배열순서는 타당치 못하다. 그러므로 얻어들은 말인 것 같다. 하지만 당시 이미 일본에 전입되었던 『소품방』 가운데는 18종의 참고서목이 열거되어 있었는데 ㄱ 속에는 『장중경변상한병방(張仲景辨傷寒幷方)』9권과 『장중경잡방(張仲景雜方)』8권이 들어 있었다. 883년 기요하라노시모쯔케(淸原下野)의 『영의해(슈義解)』에는 아래와 같이 해석하였다.

상한이란 겨울에 한에 상하여 생긴 병이다. 시역(時疫)이란 계절에 따라 생기는 병이다. 봄은 따뜻해야 할 터인데 도리어 한하며, 여름은 더워야 할 터인데 도리어 냉(冷)하며, 가을은 선선해야 할 터인데 도리어 더우며, 겨울은 추워야 할 터인데 도리어 냉하는 등 기가 계절에 맞지 않아 한해 동안의 병에는 많고 적음이 없이 대개 비슷하다. 이것이 계절에 따르는 기인 것이다. 이를 일명 역려(疫癘)라고 부른다.

이 역시 『소품방』이거나 『제병원후론』에서 베껴낸 것이다. 일본국에서 볼 수 있는 서목 가운데는 『장중경방』9권이 들어 있다. 『의심방』에서도 인용하였지만 뚜렷하지 않았다. 지금 일본에는 소위 '고지본(康治本)『상한론(傷寒論)』'이 있는데 당대의 고본을 베낀 것이다. 1143년에 승려 요순(了純)이 또 다시 베꼈는데 책 끝에는 "당진원을유세(唐眞元乙酉歲)(805)에 베껴썼다." "고지(康治) 2년 계해(癸亥) 9월에 베껴썼다. 사문(沙門) 요순(了純)"등의 글이 적혀져 있었다. 대개 804년에 당나라에 왔다가 이듬해에 일본에 돌아간 학문승 최징(崔澄)이거나 혹은 이보다 좀 늦었던 승려 비예산(比叡山)이 가져간 것 같다.[22] 그의 조문(條文)은 대략 오늘의 책과 비슷하며 요점을 발취한 책인 것이다. 그러나, 『의심방』에서는 『상한론』의 직접 인용문을 볼 수 없는데 아주 이상한 일이다. 이상의 사실로 보아 상한학은 초기에 일본의 중시를 받지 못하였다는 것을 증명할 수 있다.

또, '고헤이본(康平本)『상한론』'이라는 책도 있었는데 강평 3년(1063) 니와마사타다(丹波雅忠)가 베껴 쓰고 [발문(跋文)]을 첨부하였는데 1346년에 와케노아손(和氣朝臣)이 고증하여 재차 베꼈다. 고지본과 고헤이본의 『상한론』은 일본의사들이 상한학을 중요시하게 된 시작으로 되었다. 이 시기 송나라로부터 이론에 전입한 의서 가운데는 상한학에 관계되는 책이 점차 많아졌다. 예를 들면, 『상한총병론(傷寒總病論)』·『상한십권(傷寒十勸)』·『상한백문(傷寒百問)』·『남양활인서(南陽活人書)』·『상항발미론(傷寒發微論)』·『주해상한백증가(註解傷寒百證歌)』·『상한직격(傷寒直格)』·『활인서변(活人書辨)』·『상한일람방(傷寒一覽方)』등인데 한동안 아주 흥성되었다. 『돈의초(頓醫抄)』가운데는 종록만 첨부하였다. 『만안방(萬安方)』에는 『성제전록(聖濟全錄)』가운데서 『상한론』의 요점을 발췌하여 인용하였다. 무로마치(室町)시대 메이오(明應)년간(1492~1500) 때에 사카죠운(坂淨運)은 장중경방을 가지고 귀국하여 전수하였다. 그리하여, 중경학술은 일본에서 점차 전파 유행되는 새로운 국면이 개척되었다. 『상한론』의 경전방문을 많이 채납하였지만 치법에는 변화가 생겼다. 이러한 조류는 고방파 학술사상의 핵심형성에 직접적인 영향을 미쳤으며 중국본토의 상한학연구와 임상에 비교해 본다면 독특한 특색을 띠고 있는데 아래에 더 논하려 한다. 다른 한 방면으로부터 보면 이주의학과 후세파의 전반적인 발전은 상한잡병학의 한 개 분지로 간주할 수 있다.

---

22) 양유익(楊維益),「고지본(康治本)『傷寒論(상한론)』에 관하여」,『북경중의학원학보(北京中醫學院學報)』(2) : 1982, pp. 5~9, 참고.

(二)

두과(痘科)는 천연두를 예방치료하기 위하여 설치하였는 바 열병역려(熱病疫癘)의 일종에 소속시켰다. 일본에는 기원 562·735·737년에 벌써 천연두가 유행되었다는 기재가 있었다. 중국의서 가운데 두과의 예방치료가 수록되어 있는 『주후방』·『제병원후론』·『천금방』 등이 벌써 전입되었다. 일본의 의서 『의심방』 『돈의초』 『만안방』 등에도 『태평성혜방』·『성제총록』·『소아약증직결(小兒藥證直訣)』·『유유신서(幼幼新書)』 등 중국의적 가운데의 두과에 관계되는 전론(傳論)을 인용 수록하였다. 아즈치모모야마(安土桃山) 시기에 일본에서는 송원명의 두진전문서적을 많이 들여왔다. 예를 들면, 『소아두진방론(小兒痘疹方論)』·『소아반진비급방론(小兒斑疹備急方論)』·『두진론(痘疹論)』·『치두요법(治痘要法)』·『활유신법(活幼新法)』 같은 것들이다.

에도시대(江戸時代)부터 일본인의 소아과전문저작(小兒科專門著作)으로는 『무전법인비전소아방(武田法印秘傳小兒方)』(1665)·『보영삼방(保嬰三方)』(1694)·『소아필용양육초(小兒必用養育草)』(1703) 등의 서적이 연이어 나타났는데 중국의 여러 의서들을 선택 수록하였다. 그 가운데서도 더욱 중시받은 서적으로는 왕긍당(王肯堂)의 『유과준승(幼科準繩)』, 설개(薛鎧)의 『보영전서(保嬰全書)』, 만전(萬全)의 『유과발휘(幼科發揮)』 등이었다. 특히, 하천수천(下泉壽泉)이 편찬한 『고금유과적수(古今幼科摘粹)』(1756)에는 74종의 중국의서를 인용하였다. 쿄호년간(享保年間, 1716～1735) 때에는 명나라 주손(朱巽)의 『두과건(痘科鍵)』을 번각하였다. 명말청초의 항주(杭州) 인화(仁和) 사람인 대립(戴笠)은 자가 만공(曼公, 1596～1672)인데 피난하여 일본으로 갔다(1654). 그는 두과(痘科)에 정통하여 명성이 높았다. 이로부터 일본의 두과 발전은 고봉(高峰)에 이르렀다. 대만공(戴曼公)은 명나라 때 명의 공정현(龔廷賢, 약 1522～1619)의 만년 제자였는데 시문과 서법·전각을 즐겼다.

나가사기(長崎)에 처음 도착하였을 때 봉디치비니씨(奉行橘氏)가 만공의 외술이 정통하다는 말을 듣고 나가사키에 남아 있어 달라고 간청하였다. 후에 만공은 요시카마(吉川)의 요청에 의하여 이와구니(岩國) 수오(周防) 등 여러 곳으로 내왕하였다. 다음해 복주(福州) 승려인 은원[隱元 : 대광보조불자량감국사(大光普照佛慈廣鑑國師)이며 별명은 융기(隆琦)이다]이 일본에 오게 되었는데 만공은 그를 따라 출가하였으며 법명을 독립성역(獨立性易)으로 정하였다. 요시카와씨(吉川氏)의 신하 이케다수잔(池田嵩山)[마사나오(正直)]은 만공에게서 서법을 배우게 되었는데 만공이 보건대 사람의 품성이 좋아 보이기에 두과치료비방(痘科治療秘方)을 전수하여 주겠다고 말하였다. 그는 말하기를 "자네가 3년만 배우면 반드시 묘경(妙境)에 이르리라."고 하였다. 수잔(嵩山)은 만공을 스승으로 모시고 만공께서 전수한 12종의 서적을 얻게 되었다. 그것은 『두과치술전(痘科治術傳)』・『부인치두전(婦人治痘傳)』・『두진백사전(痘疹百死傳)』・『두과건구결방론(痘科鍵口訣方論)』・『면색순역도(面色順逆圖)』 등이었다. 지금은 모두 산일되었다. 수잔은 그의 비방을 모두 얻게 되어 전국에서 명성을 떨쳤다. 이케다가(池田家)에서는 이때부터 두과를 전문 취급하였으며 4세손에 이르러 주이센익(瑞仙益)은 그 술을 정통하였기에 의관으로 선발되었으며, 관부(官府)에서는 정식으로 두과를 개설하였던 것이다. 이는 일본에서 두과건립의 시작인 것이다. 주이센(瑞仙)은 제자가 500명이며 『두과변요(痘科辨要)』・『두과계초(痘科戒草)』・『두과건산정(痘科鍵删正)』・『치험록(治驗錄)』등의 서적을 저작하였다. 그의 아들 주이에이(瑞英), 사자(嗣子)인 주코(柔行)도 두과(豆科)에 명성이 높았다. 만공의 의술은 고천기(高天琦), 기타야마미치나가(北山道長)들에게 전하여진 전기가 있는데 그의 명성은 오랫동안 전하여지고 있었다.

엔쿄원년(延享元年, 1744) 4월에 항주(杭州) 두의(痘醫) 이인산(李仁山)이 나가사키(長崎)에 도착하였는데 진대마쯔이무다이(鎭台松井某台)의 지시에 따라 전문적으로 종두를 실시하였다. 또 유융원(柳隆元), 호리에도겐(掘江道元)에게 지시하여 배우도록 하였다. 인산(仁山)은 우선 히젠오무라후번령지(肥前大村候蕃領地)인 오우라(大浦)에서 유기(幼妓) 20인에게 시행하여 크게 성공하였다. 이인산의 저작 『종두설(種痘說)』은 히라노시게쥬로(平野繁十郎), 하야시닌베에(林仁兵衛)가 일본말로 번역하여 책이름을 『이인산종두화해(李仁山種痘和解)』라 지어 간행하였다. 이는 중국인두접종술을 일본에 전수시킨 시작인 것이다. 이와 동시 혹은 좀 늦게 일본의학가 요시오코규(吉雄耕牛)의 고명한 제자 히라사와겐가이(平澤元愷)가 『경포기행(琼浦紀行)』 가운데 왕씨성(汪氏姓)인 두의(痘醫)를 만나 인두접종의 효과를 가르침 받은데 대하여 다음과 같이 서술하였다.

나는 묻기를 『의종금감(醫宗金鑒)』에 종두법이 자세히 기재되어 있는데 지금 실시하는 자가 없다. 중국 본토에서 일반적으로 이 법을 쓰고 있는지요? 왕(汪)이 말하기를 종두법은 그 유래가 아주 오래된다. 중국본토의 고귀한 집에서는 10중 8, 9가 종두를 한다.

『의종금감(醫宗金鑒)』은 1742년에 편찬되었는데 1752년에 일본으로 전입되었다. 1778년에 그 가운데서 『종두심법(種痘心法)』만 뽑아서 간행하였다. 인두종법은 전 일본에 보급되었다. 1789년 일본에 천연두가 유행되었다. 일찍 나가사키(長崎) 요시오(吉雄)의 문하에서 공부한 번의오가타순사쿠(藩醫緖方春朔)는 비한묘법(鼻旱苗法)으로 예방하였는데 좋은 효과를 거두었다. 순사쿠(春朔)은 이인산 및 『의종금감(醫宗金鑒)』 종두술에 대하여 같은 심득(心得)을 가지고 있다. 1794년 에도(江戶)에 천연두가 유행되었는데 소문을 듣고 종두를 요구하는 자가 아주 많았다. 모든 번후(藩侯)의 많은 시의(侍醫)들은 많이 그를 따라 배웠다. 순사쿠는 『종두필수변(種痘必須辨)』(1795)이라는 서적을 저작하였는데 이는 일본인이 저술한 제1부의 종두서적인 것이다.

　1817년에 이르러 일본은 또 구희(邱熺)가 편찬한 『인두략(引痘略)』을 전입하였는데 이는 우두종(牛痘種)에 관한 저작인 것이다. 그러나, 1846년에 이르러서야 비로소 『인두신법전서(引痘新法全書)』라는 서명을 달아 일본국내에서 간행하였다. 1849년 두가우두접종(痘痂牛痘接種)에 성공하였는데 전후하여 30여년이나 지났다. 하지만 1803, 1812, 1824, 1839년 수차에 러시아, 네덜란드 등 나라에서 우두를 인종하려 시도하다가 실패한 것에 비하면 일본이 중국에서 우두법을 배운 것은 사실상 빠른 것이다. 그러므로, 두진치료(痘疹治療)·인두접종(人痘接種)·우두접종(牛痘接種) 등은 일본인들이 모두 중국의 것을 받아들였으며 일본의 두과는 중국의 것을 바탕으로 삼았다.

(三)

　상술한 것을 제외하고 안과, 구강치과는 일본에서 비교적 늦게 건립되었다. 그러나 여전히 중국의 것을 기본으로 하였다. 안의(眼醫)는 세대전수(世代傳授)가 많았는바 마지마(馬島)료호(良峰)가 더욱 특출하였다. 그들은 중국안과의 신수오륜팔곽지설(神髓五輪八廓之說), 내안외용지방(內眼外用之方) 및 내장금침발술(內障金針撥術) 등을 채용하였으며 『은해정미(銀海精微)』·『원기계미(原機啓微)』·『안과용목론(眼科龍木論)』 등을 배우고 모방하였다. 이리하여 요시노(吉野朝)의 쇼헤이(正平) 12년(1357)에 더욱 흥성되었다. 1592~1598에 일조전쟁(日朝戰爭 ; 임진왜란을 말함) 가운데서 장고(張膏)가 포로가 되어 일본으로 갔는데 그의 안과를 사슈(讚州)의 와타나베씨(渡邊氏)에게 전수하여 그 기술을 세대로 전수하였으며 '요시모토류(桔本流)'로 되었다. 구강치과는 가네야스(兼康) 이에야스양씨(家康兩氏)가 가장 저명하였는데 모두 다 니와야스요리(丹波康賴)의 후예손들이며 이주의론(李朱醫論)으로 병을 해석하였고 『의학정전(醫學正傳)』·『옥기미의(玉機微義)』의 내용을 인용하여 구치(口齒)를 논하였다. 구강치과는 무로마치(室町)·에도조시대(江戶朝時代)에 흥성되었다. 부인과는 난쥬소칸(南條宗鑑) 및 그의 아들 소코(宗虎)가 가장 뛰어났다. 소칸은 『취부인방(聚婦人方)』을 편찬하였는데 주로 『부인대전양방(婦人大全良方)』에서 발췌하고 『옥기미의(玉機微義)』·『삼인방(三因方)』·『단계찬요(丹溪纂要)』·『이간방(易簡方)』·『화제국방(和劑局方)』·『태평성혜방(太平聖惠方)』에서도 인용하여 당송이래 및 이주제가들의 의론을 망라하였다. 더욱이 '요기(腰氣)' 1증(證)을 서술하였는데 월수불리(月水不利)에 의하여 생긴다고 말하였다. 이는 부인과의 새로운 일문(一門)으로 되었으며 독창적인 이론으로 되었다.

(四)

침구학(針灸學)이 일본에로 전입된 것은 일본에서 한의의 발단인 것이다. 그러나 가마쿠라 (鎌倉)로부터 무로마치시대(室町時代)에 이르기까지 침구는 크게 중시되지 못하였다. 의관제 도(醫官制度)의 변경은 침박사(針博士)와 침구사(針灸師)의 설치마저 폐지하여 버렸다. 이리 하여 일본에서 침구술이 쇠퇴되었다. 후에 다케다쇼케이(竹田昌慶, 호는 명당)이 1369년에 명나라에 와서 침구동인(針灸銅人)을 가져갔기에 점차 발전하기 시작하였다. 쇼케이(昌慶)는 본래 태정대신(太政大臣) 킨쯔네(公經)의 아들이었고 성은 후지와라(藤原)이었는데 영지인 다케다(竹田)에 은거하였기에 성씨를 고친 것이다. 군인 때부터 유학을 배우고 의방을 수학 했으며 또 승려가 되었다. 일본『본조의고(本朝醫考)』의 기재에 의하면

> 오안 2년(應安二年) 기유(己酉) 32세 때 대명(大明)에 들어가 김옹도사(金翁道士)를 만나보고 의가(醫家)들의 많은 책과 우황원(牛黃圓) 등의 비방(秘方) 비결(秘訣)을 가지게 되었으며 쇼케이 (昌慶)로 고치고 호를 명당(明堂)이라고 붙였다. 도사의 딸을 아내로 맞아들여 아들 셋을 얻었다. 명조 홍무년(洪武年) 대명황후(大明皇后)가 난산(難產)으로 사경에 이르렀을 때 쇼케이는 왕명에 의해 약 1제를 헌납함으로써 황태자를 낳게 하였다. 황제는 그의 공을 장려하여 안국공(安國公)으 로 봉하였다. 본조(本朝) 에이와4년(永和四年) 무오(戊午)에 대명의가(大明醫家)들의 비결(秘訣) 과 동인(銅人)을 가지고 귀국하였다.

이 가운데 기재된 황후의 난산(難產)에 관하여는 『명사(明史)』에서 볼 수 없으며 홍무황 제(洪武皇帝) 주원장(朱元璋) 마황후(馬皇后)가 낳은 5자(五子)[제1~5 황자(皇子)]도 모 두 1369년 쇼케이가 명나라에 도착하기 이전이다. 주원장(朱元璋)에게는 또 다른 아들들이 21자(子)나 되는데 모두다 황기(皇妃)들이 낳은(황후를 따로 책봉하지 않았다) 것이다. 누구 의 난산인지 기재되어 있지 않다. 쇼케이가 1378년에 귀국한 후 왕명을 받고 후원융원(后圓 融院)에서 진맥하였는데 일차 완쾌하여졌다. 좌위문독(左衛門督)으로 봉하였으며 1380년 법 인(法印)[23) 칭호를 받았다. 그의 아들 직경(直慶)·선경(善慶)·소경(昭慶) 등은 모두 다 그 업을 계승하였는데 고마쯔천황(小松天皇)과 장군 아시가가요시마사(足利義政)의 병을 치 료하여 효과를 보았으며 모두 법인(法印) 칭호를 받았다. 소경(昭慶)은 『연수류요(延壽類 要)』1권(1456)을 저작하였다. 소경종산과경(昭慶從山科景)은 왕명에 의해 본초를 전공하였 으며 항해하여 명나라에 온후의학(溫厚醫學)을 배우고 여러 가지 양약(良藥)을 가지고 귀국 하였다. 그러나, 영향이 가장 큰 것은 다케다쇼케이(竹田昌慶)가 가져간 침구동인(針灸銅人)

---

23) 법인(法印): 불교의 "제행무상(諸行無常)"·"제법무아(諸法無我)"·"열락적정(涅槃寂靜)" 을 삼법인(三法印)이라고 함.

것이다. 이 동인(銅人)은 비록 1026년 왕유일(王唯一)이 왕명을 받고 주조한 그 틀의 천성동인(天聖銅人) 가운데의 하나는 아니지만 원나라 시대에 아니가(阿尼哥)가 모방하여 만든 그 동인일 수는 있다(1265년에 만듦). 이런 원인으로 하여 명(明) 정통(正統, 1436～1449) 연간(年間) 부득불 재차 주조하지 않을 수 없게 되었다. 니와겐칸(丹波原簡) 『의잉(醫剩)』 「부동상고(附銅像考)」 가운데는 이렇게 말하였다.

……『본조의고(本朝醫考)』의 기재에 의하면 다케다쇼케이(竹田昌慶)는 명대 홍무중기(洪武中期)에 명나라에 가서 동인을 가지고 귀국하였다. 그의 제법을 들으니 하랄(夏辣)이 말한 것과 같았다. 바로 정통(正統) 이전 구식(舊式)을 모방하여 만들어낸 그것이다. 후에 메이랴쿠(明曆)의 재화(災禍)에 훼멸(毀滅)되었는데 실로 가석한 일이다.

'메이랴쿠(明曆)의 재화(災禍)'란 메이랴쿠 3년(1657) 에도의 대화재를 말한다. 이렇지만 이 동인은 279년 남짓하게 보존되었다. 일본의가들은 아주 귀중히 여겼던 것이다. 지금 일본 도쿄국립박물관에는 아직도 1구가 소중히 간수되고 있는데 국보로 취급되고 있다. 이 동인은 메이지10년(1877) 에도의학관으로부터 옮겨왔다. 일본인 오소고요(小曾戶洋)이 고증한 후 말하기를 막부의관 야마자키쯔구키(山崎次喜, 1761～1834)가 주조한 것일 수 있다고 하였다. 사실상에 있어서는 아직도 의문점이 많아 진일보의 고증이 요구되지만 팔국연군(八國聯軍)이 중국을 침략하였을 때 약탈해 간 것일 수도 있다.[24]

---

24) 요과지(寥果之) : "일본 도쿄국립박물관(日本 東京國立博物館)에 간수하고 있는 동인(銅人) 내력에 대한 신설(新說)"『중화의사잡지(中華醫史雜誌)』19(4) : 1989, pp. 221～229. 문장 가운데는 오소고요(小曾戶洋)이 『야마자키묘지(山崎墓誌)』에 쓴 "왕명에 의해 동인식(銅人式)……" 등의 말을 소개하였다. 필자(마백영)가 다키겐칸(多紀元簡, 1754～1810)의 『의잉(醫剩)』을 찾아보았는데 1806년에 쓴 『동인침구도경고(銅人針灸圖經考)』1편이 있었다. 거기에는 "20여년전 침과의관(針科醫官) 야마자키시세이(山崎子政) 희(喜)가 본 『동인도경(銅人圖經)』을 얻었는데 여러 책의 내용을 인용하여 고증하였다. 병인(丙寅, 1806)여름, 나도 한 책을 얻었는 바 시세이(子政)가 간수하던 것으로 여겼다. 책은 비록 납작하게 되고 거칠어졌으며 장정도 낡아졌지만 앞두머리가 완전하고 아무런 결손도 없는 가장 귀중한 것이었다. 인제 이전에 고증한 것을 개정보축하여 위쪽에 비록(備錄)한다."고 서술하였다. 전반 편폭의 고증에 야마자키(山崎)가 동인(銅人)을 제작하였다는 것을 제기하지 않았다. 쯔기요시(次善)이 에도의학관(江戶醫學館)에 임명되어 있을 때는 간세이(寬政) 4년(1792)으로부터 12년(1800)까지인데 만약 묘지(墓誌)대로 말하면 동인(銅人)은 이때에 제작되었을 것인 즉 겐칸(元簡)이 모를 수 없고 제기하지 않을 리가 없다.
또, 진존인(陳存仁)선생의 고증에 의하면(『중일의학사잡지(中日醫學史雜誌)』 제4호 : 1954, pp. 233～235.), 그는 일찍 일본에서 도쿄국립박물관에 소장된 중국으로부터 가져간 동인(銅人)을 보았고 18장의 사진도 찍었다. 이 동인(銅人)은 속에 장부(臟腑)가 없고 물도 저장할 수 없는 중국의 천성동인(天聖銅人)기재와 전혀 다른 것이었다. 일본측에서 말하기를 이 동인(銅人)의 "내원이 불명"하다고 하였다. 진씨의 뜻은 이것과 『청태의원지(淸太醫院誌)』에 기재된 "경자지후(庚子之後)"(1900)에 잃어버린 동인(銅人)과 관계되는 것 같다는 것이다. 일본에는 또 자체로 제작한 3구의 동인(銅人)이 있는데 각기 1797년(이와다덴베에(岩田傳兵衛)·1934년(삼산검교유적현영회(杉山檢校遺迹顯影會)) 및 1941년(일본의도사(日本醫道社))에 복제한 것이다. 청말(淸末) 광서순무등직(廣西巡撫等職)을 담임하였던 호남인 또는 왕지춘(王之春, 1842～?)은 광서(光緒) 기묘(己卯, 1879) 때 일본을 유람하고

다케다쇼케이(竹田昌慶)가 침구동인을 가져가므로 하여 일본침구학의 발전을 크게 촉진시켰다. 그러나, 그 본인은 침구를 특장으로 삼은 것 같지 않다. 진정한 침구학가는 긴모치시게히로(金持重弘)이다. 이 사람은 열심히 배우고 의학을 정통하였으며 침구에 장끼가 있다. 텐분중기(天文中期, 1532~1554) 오우치요시다카(大內義隆)[25]의 명을 받고 명나라에 가서 학문을 깊이 닦았으며 여러 병원들에서 그를 칭찬하였다. 일본으로 돌아가게 될 때 주상약(主尙藥)과 이별인사를 할 적에 각가 유연(兪璉)은『일본 시게히로(金持重弘)을 환송하는 말』이라는 한 폭의 300여 마디 되는 족자를 증송하였다. 거기에는 "시게히로(重公)는 의방에 능란하여 동국(東國)의 호걸이다."라는 말이 있다. 다키겐칸가(多紀元簡家)에서는 이 족자가 대대로 전해졌다. 서법은 조송설(趙松雪)과 같았다고 말하였다. 후에 우연히 남에게 빌려주었다가 잃어버렸다.

좀 늦게 침구술이 재차 부흥되었다. 이리에요리아키(入江賴明)가 이리에파(入江派)를 창립하였다. 그는 원래 교토인으로서 일찍 호타이코의관(豊太閤醫官) 소노다도호(園田道保)께서 침술을 배웠으며 도요토미히데요시(豊臣秀吉)가 조선을 침략하는 전쟁을 벌였을 시기에 명인 오림달(吳林達)의 전수를 받아 기술이 크게 진보되었으며 침술의 정통으로 세상에 명성을 떨치였다. 그는 아들에게 전수하고 아들이 또 야마세다쿠이치(山瀨琢一)에게도 전수하였다. 다쿠이치(琢一)는 강에서 크게 발양시켰는 바 '이리에파침술(入江派鍼術)'이라고 칭하였다.

또 이세인(伊勢人)인 스기야마와이치(杉山和一, 1610~1694)는 처음 야마세(山瀨)에게서 침법을 배웠다. 그러나, 우둔하여 요령을 장악하지 못하였다. 기실은 소경이기에 배우기가 몹시 어려웠던 것이다. 후에 분발하여 이리에호메이침술(入江豊明鍼術)을 배웠는데 그는 학문극치를 깊이 있게 추구한 데서 명성을 크게 떨쳤다. '관침술(管鍼術)'을 발명하였기에 염침(捻鍼)·타침(打鍼)·관침(管鍼) 등 세 가지 침술이 있게 되었다. 텐나원년(天和元年, 1681) 도쿠가와쓰나요시(德川網吉)는 침술을 흥성시키라고 지시하였다. 와이치(和一)는 이 지시에 따라 일하였는데 침구치료강습소를 설치하고 학생들을 교수하였다. 그의 문하생인 미시마야스이치(三島安一)는 그 사업을 더욱 넓혀 센주(千住)·이타바시(板橋)·신주쿠(新宿)·시나가와(品川) 등 제주(諸州)에 45처의 강당을 증설하였다. 여기에서 침술을 수업한 자는 모두다

『동유일기(東游日記)』를 썼는데 11월초 6, 도쿄교육박물관을 유람한 정형을 서술하였다. 그는 말하기를 "집 복판에는 동인(銅人)도 4폭이 걸려져 있는데, 정배좌우(正背左右) 각기 하나씩이며 혈락(血絡)이 분명하였다. 범토(范土)가 사람의 복부를 가르니 혈육이 땅에 떨어져 즐벅하였다. 그 가운데서 장부경락(臟腑經絡)을 일일이 표시하였다. 작은 그림도 있는데 그 모양은 제가끔 같지 않았다. 이는 침구동인(鍼灸銅人)이 아니고 서의(西醫)의 해부모형도(解剖模型圖)인 것 같다. 이를 특히 감별하는 바이다.

25) 一般書籍에는 오우치요시히로(大內義弘)라고 기재되어 있는데 史世勤 考證에 의하여 개정한다. 「긴모치시게히로(金持重弘)를 中國에 파견하여 공부시킨 考辨」, 『中華醫史雜誌』 21 (3), 1991, pp. 189~190.

'스기야마파침과(杉山派鍼科)'로 되었다. 세상에 전해진 저작으로는 『요치대개집(療治大槪集)』·『선침삼요소(選針三要素)』·『절요집(節要集)』 등이 있다.

요시다파침술(吉田派鍼術)은 요시다이큐(吉田意休)에서 시작되었다. 에이로쿠(永祿, 1558~1569) 초부터 명대에 이르기까지 탁주(琢周)에게서 침술을 7년 동안 전부 배워가지고 돌아와 보급하였으며 『자침가감(刺鍼家鑑)』을 저작하였다. 그의 아들 이안(意安)이 계속 보급시켰다. 손일정(孫一貞) 거월전복정(居越前福井) 등은 '요시다파(吉田派)'인데 침술로 덕행을 크게 베풀었다. 케이초년간(琢周慶長年間, 1596~1614) 나가사키에 가서 침술을 전수한 일이 있는 것 같다. 하키지기안(匹地喜庵)이 배웠다.

침구는 이상의 3가를 제외하고도 '이사이류(意齋流)'·'몽분류(夢分流)' 등도 있었는데 그들이 창립한 타침법(打針法)은 한때 넓게 유행되었다. '이사이류(意齋流)'의 창시자는 미소노이사이(御園意齋)인데 그의 부친은 오기마치(正親町)·고요제이(後陽成)의 두 조대(朝代)의 침박사였다. 이사이(意齋)는 금은의 성질이 비교적 온유하니 침대를 인체에 대고 작은 망치로 가볍게 두두려 천천히 들어가게 하는 것이 가장 적합하다고 인정하였다. 이 법이 곧 타침법이다. 강주 승인 몽분재는 '몽분류'를 창립하였는데 역시 타침법이지만 아주 솜씨가 있었다. 이 밖에 이타시카보구사이[板坂卜齋 : 아들은 조순(如春)인데 1654년 이전의 사람이다]는 일찍 『침구취영(針灸聚英)』4권을 베낀 일이 있다. 이 책은 1529년에 간행되었는데 『침구절요(針灸節要)』(1531년에 간행됨)와 함께 명대의 저명한 침구가 고무(高武)가 편찬한 것이다. 진원빈(陳元贇)이 조순의 베껴쓴 책에다 발(跋)을 썼는데 말하기를 "두 서적은 세상에 유전된지 아주 오래된다. 유의 이타사카보쿠사이옹(板坂卜齋翁)이 다시금 베꼈기에 원본을 되살려 그의 보물을 전하였다."고 하였다. 이 두 서적이 일본의학계에 대한 영향은 아주 컸던 것이다.

(五)

본초학은 예로부터 일본의학가들의 중시를 받아왔다. 『다이호율령(大寶律令)』에는 본초를 필독물로 규정하였고 간진(鑑眞)이 약품진위감별법을 전수하였으며 간무천황(桓武天皇) 엔랴쿠(延曆) 9년(790)에 이르러 조연에서는 『신수본초(新修本草)』의 사용에 관한 전약료(典藥寮)의 건의(建議)를 동의하였다. 9년 후 와케노히로요(和氣廣世)는 『약경태소(藥經太素)』란 서적을 저술하여 260종의 약물을 기재하였는데 이는 일본에서의 가장 오랜 본초저작이다. 이어 『대동류취방(大同類聚方)』이 나타났는데 전반부는 모두 본초약류였다. 918년에 후카네노스케히토(深根輔仁)는 『본초화명(本草和名)』을 저작하였는데 『신수본초(新修本草)』대로 분류하고 1025종의 약재를 수록하여 일본명으로 주석하였다. 984년 니와야스요리(丹波康賴)는

『의심방(醫心方)』 가운데 920종의 약재를 수록하고 일본명을 가한 외 『야스요리본초(康賴本草)』를 저작하였는데 『신농본초경(神農本草經)』의 요지를 발췌하여 수록했으며 성미(性昧) 채약계절(採藥季節) 및 일본명을 주명하였다. 이 서적의 영향은 아주 컸다. 그 뒤 1362년 승려 유린(有鄰)이 『복전방(福田方)』을 저작하였는데 책 첫머리에 여러 가지 약재 포자론(炮炙論)을 수록하고 포자 및 위품식별법(僞品識別法)을 열거하였다. 아즈치모모야마시기(安土桃山時期)에 이르러 후세파 창시자 마나세도산(曲直瀨道三)은 『의금본초(宜禁本草)』·『능독(能毒)』 등 서적을 저작하여 약물성미·배합·성능·독성·금기·수치(修治：정선함을 가리킴) 등을 평론하였는데 후세파의 선조로 되었다.

명청시대 처음 승인 창호(昌虎)가 명나라에 들어갔다가 쿄로쿠(享祿) 2년(1529) 정순공(鄭舜功)과 함께 귀국하였다. 순공은 명나라의 의묘방을 일본에 전수하고 한일약품명(漢日藥品名)을 재차 식별하였으며 회공자광신(繪工佐光信)에게 지시하여 약품의 형태를 그리게 하고 일본말로 품명을 달게 하였다. 그리고, 구죠다네미치(九條稙通)에게 명하여 써냈다. 이리하여 일본의가들의 환영을 받게 되었다. 이어 요시다소케이(吉田宗桂, 1500~1572)가 나타났는데 그는 명의 요시다도쿠하루(吉田德春)의 증손으로서 일본약재를 잘 식별하였다. 세상사람들 '일본일화자(日本日華子)'라고 불렀다. 이로부터 보아 그의 명성은 얼마나 높았는가를 알수 있다. 소케이(宗桂)란 별호로 되었다. 텐분(天文) 8년(1539) 승인 사쿠겐슈료(策彦周良)이 명나라로 들어오는 사신을 동반하여 중국에 들어와서 행의하였는데 의술이 날로 늘어나 고명해졌으며 진찰하면 병을 신선마냥 알아냈으며 "의자(醫者)는 의(意)이다."라고 주장하였기에 '이안(意安)'이라는 의로운 호를 달았다. 1547년 사쿠겐은 재차 명나라에 와서 명(明)세종(世宗)의 병을 치료하여 낫게 하였으므로 세종은 『안휘편작도(顏輝扁鵲圖)』·『성제총록(聖濟總錄)』 및 약그릇을 하사(下賜)하였고 그 이름도 중국에서 떨치었다. 후에 의서들을 가지고 일본으로 돌아갔는데 출중한 명성으로 하여 후한 표창을 받게 되었다. 그의 아들 소준(宗恂)이 계승한 후 여전히 의약에 정통되었다. 일찍 도쿠가와이에야스(德川家康)의 지시를 받고 자설단(紫雪丹)을 수제(修製)하였는데 이 법은 일본에 널리 유전되었다. 또한, 도쿠가와이에야스를 위하여 백지(白芷)·마노화(瑪瑙花)·산호지(珊瑚枝)를 식별하여 주었으며 『찬류본초(纂類本草)』를 저작하여 본초학에 공헌하였다. 손종달(孫宗達)은 『길씨방(吉氏方)』·『본초왜명(本草倭名)』 등을 저작하였고 이에야스(家康)의 요구에 응하여 박초(朴硝)와 초석(硝石) 등을 식별하여 주었다. 그의 조예는 아주 깊었다. 케이쵸(慶長) 12년(1607) 하야시도순[林道春：자는 라잔(羅山)이고 일명 노부가쯔(信勝)이다, 1583~1657]은 나가사키(長崎)에서 에도본(江西本) 『본초강목(本草綱目)』(1603 간행)을 얻게 되어 도쿠가와막부(德川幕府)에 헌납하였는데 '신군어전본(神君御前本)'으로 받들었으며 이에야스(家康)는 좌석의 오른편에 놓고 있었다.(註：뜻은 이 책을 자기 곁에 두고 늘 보았다는 것이다.) 좀 지난 후 마나

세겐사쿠(曲直瀨玄朔)가 가장 일찍 각인본인 금능본(金陵本) 『본초강목』(1593 간행)을 얻어 그의 양부인 도산(道三)의 『능독(能毒)』을 증보하여 『약성능독(藥性能毒)』으로 고치었다. 이는 일본인들이 『강목(綱目)』을 참고하여 저서하고 일가견을 세운 시작인 것이다. 1612년 하야시도순은 『강목』의 요지를 발취하고 문장부호를 달아 『다식편(多識篇)』5권을 저작하였고 1631년 교토명(京都名)으로 『신간다식편(新刊多識篇)』〔일명 『고금화명본초(古今和名本草) 및 이명(異名)』이라고도 함〕을 간행하여 『본초강목』 일한사전공구서(日漢辭典工具書)로 삼았는데 일본의가들의 열독(閱讀)에 아주 편리하도록 하였다. 그 후 1637년부터 일본에서는 연이어 10여종의 『본초강목』 번각본을 간행하여 일본의 본초학 발전을 크게 촉진시켰다. 본초 교토학파(京都學派) 창시자인 이나우쟈쿠스이(稻生若水, 1655~1715)는 일찍 『본초강목』을 대조검열하여 고치고 각인하였으며 『서물류찬(庶物類纂)』(1696) 및 『본초도권(本草圖卷)』(1714)을 저작하였고 『강목』을 교재로 하여 많은 문하생들을 교수하였다. 그의 학생 마쯔오카죠안(松岡恕庵, 1668~1746)은 그의 강단을 계승하였으며 그의 문하생들은 강의내용을 정리하여 『본초회지』3권을 만들어냈다. 이 학파 가운데 가장 저명한 인물인 오노란잔(小野蘭山, 1729~1810)은 마쯔오카지문(松岡之門)을 나온 다음 교토 및 에도에서 『본초강목』을 교수하면서 실지조사와 약원재배를 겸하여 신일대의 본초학가들을 육성하였다. 그의 강의는 문하생들이 정리하여 『본초강목기문(本草綱目紀聞)』·『본초강목약설(本草綱目約說)』 등을 만들어냈다. 후에 그의 손자 오노모토타카(小野職孝)는 강의고(講義稿)를 재차 정리하고 란잔(蘭山)의 심열을 거쳐 『본초강목계몽(本草綱目啓蒙)』이라 이름짓고 1803~1806년에 출판하였다. 도합 48권이었다. 에도의학관에서 본초1과는 줄곧 『본초강목』을 교재로 삼았다. 1638년 에도막부에서는 시냐가와(品川)·우달(牛達) 등 남북 두 곳에 약원을 설치하였다. 이리하여 본초학은 더 흥성하게 되었으며 후에는 박물학방향으로 발전하였다. 음선(飮膳) 식료(食療)도 이로부터 흥성되기 시작하였다. 『본초강목』 중국간본(中國刊本)은 일본에 구입되어 들어갔다.

1705, 1706, 1710, 1714, 1719, 1725, 1735, 1805, 1841, 1855년의 '당선(唐船)'은 모두다 남경(南京) 광주(廣州) 등지에서 구입한 신간본을 가져갔다. 『본초강목』의 저술은 1612년으로부터 1856년까지 도합 30여종이나 된다. 그 가운데서 『본초강목계몽』(1803) 한가지만은 후지카와유(富士川游)가 찬양하여 말하기를 "본방(本邦)에서 본초학을 배움에 있어서 이 책을 읽어야 완비하다."[26]고 하였다.

이 밖에 대략 에도전기(江戶前期, 1603~1709) 명(明)태조(太祖)의 제5자(子) 주숙(朱

---

26) 후지카와유(富士川游), 『황국의인전(皇國醫人傳)』, 「소야난산전(小野蘭山傳)」, 사문각판(思文閣版), 1981.

欟)이 저작한 『구황본초(救荒本草)』(1406 초간)가 일본에 전입되었다. 명의 진종파차(秦宗巴且)는 일찍 상서(上書)하기를 명나라에 가서 약재를 식별하는 기술을 배워야 서사(西士)의 약물상선(藥物商船)의 속임을 면할 수 있다고 말하였다. 1690년 전후에 왕정(王楨)의 『농정전서(農政全書)』(『구황본초(救荒本草)』가 내포됨)가 일본에 전입되었는데 당시 일본 본초학자들의 중시와 부러움을 자아냈다. 호에이(寶永) 6년(1709) 가이바라에키켄(貝原益軒, 1630~1714)은 『대화본초(大和本草)』16권 부록2권 제품도(諸品圖)1권을 저작하였는데 수록한 약재품종은 1362종이었다. 『본초강목』 가운데서 722종을 선택한 외에 기타 여러 서적에서 203종을 선택하였다. 일본 특산이 358종이고 외국산이 29종이었다. 명칭·내력·형상·산지 및 성능효험·재배경험 등 내용이 아주 상세하였다. 1715년 또 그의 유저(遺著)『대화본초제품도(大和本草諸品圖)』2권·『대화본초부록(大和本草附錄)』을 간행하였는데 전서(全書)의 부족을 보충하였다. 이상의 『대화본초』는 모두 20권인데 가이바라(貝原)의 일생 연찬과 실천의 성과인 것이다. 이 책은 일본 근세의 약물학·박물학 가운데서 선인들을 계승하고 미래를 개척하는 작용을 일으켰다. 아베노테루토(阿部照任, 1670~1753)는 호가 장옹(腸癰)이다. 『황국명의전(皇國名醫傳)』에는 이렇게 말하였다.

어릴 때 곡물을 운반하는 선박에 앉아 에도로 가다가 태풍을 만나 청나라까지 떠갔다. 복건에서 18년 동안 머물러 있었으며 귀국할 때 본초학을 얻었고 에도에 거처하였다. 쿄호중기(享保中期) 막부에서 본초를 정통한 자를 구하였다. 어떤 사람이 테라토(照任)를 추천하였다. 그리하여 테라토를 등용하여 동해 호쿠리쿠(北陸)의 여러 주를 다니며 채약하도록 하였다. 그는 에조(蝦夷 : 지금 일본 북해도지방에 살던 고대민족이다)에 세 번이나 갔다 돌아왔다. 고생한 대가로 봉급과 집을 하사받았고, 죠토(城東)에 땅을 주어 약종을 심게 하였다.

그는 상등품 패모(貝母)를 감별하였으며 조선의 인삼을 처음으로 일본에 인종(引種)하였고 『제국채약기(諸國採藥記)』를 저작하였다. 문하생들인 다무라란스이(田村蘭水)·마쯔다시게야스(松田重康)·엔도겐리(遠藤元理) 우에무라마사가쯔(植村政勝)·이나무라시나노(稻村信濃)들은 실제응용에 편중하는 본초학의 한 개 파벌로 되었다. 우에무라(植村)는 10만근 황금의 진위를 감정하여 찬양을 받았다. 1721년 소주(蘇州) 진진선(陳振先)은 나가사키(長崎)에 가서 앞에 말한 바와 같이 일본 본초학의 발전에 새로운 공헌을 하였다.

(六)

일본의 법의학은 에도막부시대에 각종형법 제정시 그의 중요성을 인식하게 되었다. 그러나, 중국의 법의저서는 도쿠가와막부조기(17세기 전반엽)에야 비로소 일본에 전입되었다. 즉, 『신주부원복(新注無冤錄)』은 조선을 거쳐 일본에 이르렀다. 메이와(明和) 5년(1768) 가아이나오

히사(河合尙久)는 원대(元代) 왕씨(王氏)의 『무원록(無冤錄)』의 하권(상권은 중국과 조선에
적합하지만 일본에는 적합하지 않다고 여겨 번역하지 않았다)을 베껴 번역하여 『무원록술(無
冤錄述)』이란 책이름으로 간행하였다. 후에 여러 차례 번각하였다. 1891년 또 『변화상검시필
휴무원록술(變化傷檢視必携無 錄述)』(변화상을 검사할 때 반드시 휴대하여 가지고 가서 보아
야 할 무원록술)을 간행하였는데 사실상 먼저 책의 변판(變版)이다. 당시 서방의 법의학이
이미 일본에 전입되어 여러 가지 서적판이 간행되었다. 그러나 일본인들은 여전히 이 책을 환
영하였기에 6차나 재판되었다. 이 밖에도 『평원록(平冤錄)』·『검사고(檢屍考)』[『율예관교정
세원록(律例館校正洗冤錄)』의 편역본(編譯本)이다] 『복혜전서(福惠全書)』·『검사변정(檢使
辨錠)』 등이 있는데 대체적으로 중국고대법의학의 서적을 역술하고 일본의 경험을 가첨한 것
들이다. 이 역시 일본이 중국의 법의학을 환영하고 접수하였음을 보여준다.

일본 의학교육의 발단은 아주 일찍이 시작되었다. 그러나, 가마쿠라시대(鎌倉時代)에 이르
기까지의 폐관(閉關)으로 인한 한학(漢學)의 쇠퇴로 말미암아 무로마치시대(室町時代)까지
도 일본학생이 중국의서를 읽을 수 있는 자가 아주 적었다. 『복전방(福田方)』이후 연대의
의서는 반드시 일본문으로 주석하여야만이 뜻을 알 수 있다. 대명(大名)[채색영주(彩色領
主)] 호소카와가쯔모토(細川勝元)는 정사처리(政事處理) 여가시간에 의술을 연구하여 의서
『영란집(靈蘭集)』 100권을 편찬하였다. 그는 제가(諸家)의 이론을 발췌하고 분문유취(分門類
聚)하여 일본문을 섞어서 읽기 쉽게 만들었는데 의학공부의 교과서로 되었다.

웅종립(熊宗立)의 『의서대전(醫書大全)』이 일본에 전입되었는데 아사이노소주이(阿佐井野
宗瑞)는 이 책을 번각하기에 온갖 힘을 기울였다. 이는 일본의서 개판의 기원인 것이다. 이
때로부터 질병명칭도 일본명칭으로 바뀌었고 이전보다 훨씬 달라져 의학전수에 아주 이로웠
다. 그러나, 여전히 가족내전수와 자습 및 승려 사이 전수가 위주였다. 그러므로, 화(和)·단
(丹) 이가(二家) 및 사묘승려(寺廟僧侶)들 가운데 명성이 높은 자가 더욱 많아졌다. 그후 사
카시부쯔(坂士佛)·사카죠스이(坂淨秀)·판정효(坂淨孝)·사카쵸운(坂淨運) 그리고, 요시다
도쿠하루(吉田德春)·요시다소케이(吉田宗桂) 등은 제긱기 세계를 이루었다. 다케다쇼케이
(竹田昌慶)·가타오카모토치카(片岡正親)·다카하시에이젠(高橋英全)·이타사카무네노리(板
坂宗德)·아사이노소주이(阿佐井宗瑞)·호승방의공(祐乘坊義空)·마쯔이세이자이(松井正濟)
등은 제가끔 송의방(宋醫方)을 받들고 떨쳐 일어난 것이다. 사도교육방법(師徒教育方法)도
중국의학교육의 주요방식과 마찬가지였다.

에도시대의 정치제도는 막부(장군)와 번속(봉건채읍, 영주, 즉 대명)의 상호 결합이다. 도
쿠가와막부 소속하의 번은 약 240~280개 있었다. 에도 초 중기시대의 의학교육은 여전하였
고 새로운 변화가 없었다. 마나세도산(曲直瀨道三, 1507~1594) 때 자기가 자금을 내어
'계적원(啓迪院)'을 꾸렸는데 일본 근대 초기의 첫 번째 의학교였다. 기재에 의하면 학생이

800명에 달하였다고 한다(어떤 사람들의 짐작한데 의하면 3000명이라고도 한다). 이로부터 사도(師徒)가 말로써 전수하고 학도가 많지 못하던 국면을 돌파하게 되었다. 이런 의생은 대부분 농촌에서 왔다. '계적원'은 가족이 세운 사립학교였으며 사도 사이에 서로 주고받던 교육방법에서 방금 벗어났기에 훈도방법(訓導方法)이란 비법을 종이에 쓴 다음 절반 베어 주는 절지법(切紙法)이 여전히 스승이 전하고 학도가 배우는 형식으로 되었다. 이런 '절지'방법은 모종의 신비한 분위기를 띠고 있었다. 그러나, 계적원의 배우는 과정은 실제임상에 비교적 치중되었고 복잡한 의리강론(醫理講論)은 적었다. 그러므로, 재능있는 의사들을 많이 양성해 냈다. 1617년 겐사쿠(玄朔)는 학생과 졸업생들에게 17개조목의 규칙을 세워 주었다. 이는 일본에서 처음으로 되는 의학윤리의 규약으로 되었는데 규약에는 품덕과 비밀고수를 아주 중요시하였었다.

1630년 도쿠가와는 하야시라잔의학교(林羅山醫學校)를 세워 주희(朱熹)의 학문을 제창하였다. 이 학교는 관립학교에 속하지만 여전히 의학이 없었다. 1765년 5월 시의(侍醫) 다키겐코(多紀元孝)는 막부에 청구하여 반관방의학교성질(半官方醫學校性質)인 '제수관(躋壽館)'을 건립하였다. 그러나, 1772, 1777년의 두 번 화재로 불타 없어졌다. 그의 아들 다키겐도쿠(多紀元德, 1731~1801)는 개인자본으로 재차 건립하였으며 1791년에는 막부에서 직접 관리해 달라고 제의하여 끝내 관립 에도의학관으로 되었던 것이다. 1792년에 재차 열렸는데 1806년 제3차 화재에 타버려 에도시모야구(江戶下谷區)로 옮기어 갔다. 이 학교에서는 『내경』·『소문』·『영추』·『난경』·『상한론』·『금궤요략』 등의 '6부서'를 주요강의내용으로 삼고 침구·진단·생약 및 답의과(答疑課)를 겸해 강의하였으며 의안(醫案)으로 시험을 쳤고 학생은 3급으로 나누었다. 다키겐도쿠는 1784년에 '백일교수(百日敎授)'법을 창조하였으며 매년 2월 15일이 되면 유지지사(有志之士)는 모두 입학할 수 있고 교사는 온갖 방법을 다하여 학생을 잘 교수하였다. '6부서' 이외에 『갑을경』·『천금방』·『외대비요』·『격치여론』 등도 공부시켰다. 그리고, 실습·진단·약물배합·치료훈련, '의안회(醫案會)' 측험·'의문회(疑問會)'의 문답법·'약품회(藥品會)' 약물토론 등을 포함한 생동감 있고 활발한 교수형식을 취하였다. 이 밖에 또 유학을 교수하여 중국의 제자백가의 서적내용을 습득시켰다. 의덕요구(醫德要求)는 아주 엄하였는데 충(忠)·효(孝)·인(仁)·자(慈)를 기본으로 하였다. 의원진료부를 부설하여 학생들의 실습지로 삼았는데 이 병원에 와서 진찰을 받는 사람은 치료비를 면해 주었으며 가난한 사람에게는 식사 한 끼를 대접하였다. 그러므로, 진료받으러 오는 사람은 아주 많았고 치료효과가 다른 병원이나 진료소에 비하여 좋다는 것이 공인되었다. 학생들 가운데는 가난하거나 고아들이 많았는데 학교에서 식사를 책임지고 서적과 의복 등도 공급해 주었다. 학교에서는 또, 아주 많은 경전의서(經典醫書)들을 간행하였다. 이리하여 에도의학관은 당시의 의학교육 중심으로 되었다. 이 의학교의 교육방식은 이미 서방의 영향을 심하게 받아 중서가 잘 배합되었다. 1868년 8월 끝내 '종두관(種痘館)'(막부에서 세운 서의학교였다)에 합병되고 말았다. 대략 1756년부터 30여개 번(藩)에 의학관을 세우고(1780~1899에 더욱 많았다) 세웠다. 49여개 번에 의학부(1780~1860에 많았다). 예를 들면, 구마모토(熊本)의 재춘관(再春館), 와카야마(和歌山)의 의학관 및 가고시마(鹿兒島) 조사관내의 의학원 등은 특이하게 명성이 높았다. 서방이 건교에 대한 영향 및 유학·도덕교육·의학에 대한 다같은 중시는 이런 의학교의 공통된 특징이었던 것이다. 사립의학교 가운데서 저명한 것으로는 어의하타고잔[御醫畑黃山 : 자는 류안(柳安), 1721~1804]이 텐메이원년(1781)에 교토(京都)에 창립한 의학원인데 황궁의 서쪽에 위치해 있고 학생은 많을 때 2~3천명 되었다. 그들은 자체로 편찬한 『의학원학범(醫學院學範)』과 중국경전을 교과서로 하여 의경(醫經)·경방(經方)·아과(兒科)·여과(女科)·역의(疫醫)·침구(針灸)·본초(本草) 7부(七部) 및 소(素)·영(靈)·난(難)·갑을(甲乙)·맥경(脈經) 5부(五部)를 설치하고 교수하였다. 경방(經方) 가운데서는 『상한론』·『금궤요략』·『주후방』·『제병원후론』·『저씨유서(褚氏遺書)』·『천금요방』·『천금익방』·『외대비요』 등 8부를 취하였다. 기타 각과 역시 중국전적(中國典籍)을 교과서로 삼았다. 오전에는 고전의서(古典醫書)를 강의하고 오후에는 유가경전을 강의한 연후에 기타 중요한 의서를 읽었다. 그 사이에 또, 권학(勸學)·권행(勸行)·시문(詩文)·진단(診斷)·약안(藥案)을 5과로 나누고 매과(每科)는 또, 3급으로 나누어 매년 시험을 치고 등수를 뽑아 장려하였다. 춘추 두 계절에는 초약회(草藥會)를 소집하였는데 아주 흥성하였다. 애석하게도 1788년 대화재에 소각되어 버리고 쇠퇴몰락하였다.

이상에서 말한 일본 근세 중의교육은 이미 중국의학전통교육방식에서 벗어나 독립되었음을 말해 주고 있다.

의학교육이 광범하게 전개됨에 따라 의학서적의 요구가 갑자기 증가되었다. 14세기 유량보(俞良甫)·진맹영(陳孟榮) 등 50여명이 일본에 가서 목판인쇄술을 전수하고 전개한 이래로 일본의 인쇄업은 이미 발전을 가져왔다. 16~17세기에는 활자인쇄가 있게 되어 의서의 번각에도 응용되있을 것이다. 1528년 여과의사 아사이노주이(阿佐井野宗瑞)가 웅종립(熊宗立)의 『의서대전』[『명방유증의서대전(名方類證醫書大全)』]을 각간하였는데 승인 겟슈(月舟)가 「발(跋)」을 썼다. 이어 1536년에 또 웅씨(熊氏)『물청자속해팔십일난경(勿聽子俗解八十一難經)』을 번각하였다. 이것은 일본에서 가장 일찍이 번각한 2부의 중국의서인 것이다. 불완전한 통계에 의하면 19세기 초까지 주로 아래의 43종을 번각하였다.[27]

『의서대전』(1528)·『팔십일난경속해(八十一難經俗解)』(1536)·『팔십일난경도(八十一難經

---

27) 사세근(史世勤) 주편, 『중국전일사약(中國傳日史略)』, 화중사범대학출판사(華中師範大學出版社), 1991, p. 115.

圖)』(1532~1554년 사이)・『본초서례(本草序例)』(1596)・『십사경발휘(十四經發揮)』(1596)・『탕액본초(湯液本草)』(1597年前)・『동원십서(東垣十書)』(1587)・『의학정전(醫學正傳)』(1597)・『운림신구(雲林神毂)』(1603)・『의방고(醫方考)』(1604)・『황제내경소문주증발미(黃帝內經素問註證發微)』(1608)・『황제내경영추주증발미(黃帝內經靈樞註證發微)』(1609)・『만병회춘(萬病回春)』(1611)・『소문입식운기론오(素問入式運氣論奧)』(1611)・『진주낭(珍珠囊)』(1613)・『소문(素問)』(1615)・『의학입문(醫學入門)』(1617)・『맥어(脈語)』(1619)・『명의류안(名醫類案)』(1623)・『남북경험의방대성(南北經驗醫方大成)』(1626)・『상한육서(傷寒六書)』(1630)・『의학원류긍계대성(醫學源流肯綮大成)』(1632)・『역대명의고(歷代名醫考)』(1632)・『난경본의(難經本義)』(1633)・『만씨가초방(萬氏家抄方)』(1633)・『침구자생경(針灸資生經)』(1634)・『제세전서(濟世全書)』(1636)・『본초강목(本草綱目)』(1637)・『침구절요(針灸節要)』(1640)・『침구취영발휘(針灸聚英發揮)』(1640)・『부인양방(婦人良方)』(1642)・『상한론(傷寒論)』(1659)・『금궤요략(金匱要略)』(1659)・『외대비요(外臺秘要)』(1647)・『제병원후론(諸病源候論)』(1645)・『화제국방(和劑局方)』(1647)・『천금요방(千金要方)』(1657)・『맥경(脈經)』(1700)・『중장경(中藏經)』(1742)・『신농본초경(神農本草經)』(1743)・『천금익방(千金翼方)』(1770)・『성제총록(聖濟總錄)』(1813)・『침구갑을경(針灸甲乙經)』〔번각연대(翻刻年代) 모름〕

　이상의 의서들은 반복적으로 번각 인행한 것이기에 그 수량이 적지 않았다. 그 가운데 어떤 의서는 발행한 다음 예상 외로 "낙양의 지가 올라가는"(洛陽紙貴, 저작이 한때 널리 전해졌다는 뜻이다) 국면을 이룩하였다. 웅종립(熊宗立), 공정현(龔廷賢)의 저작이 전형적인 예증(例證)이다.

제7절　절충준조(折衝樽俎)[28] 일본의학의 창신(創新)

　이상의 많은 사실은 일본의 한의가 이미 완전성숙(完全成熟)한 단계로 재차 들어서게 되었다는 것을 충분히 증명해 주고 있다. 무릇 한 나라 혹은 민족의 의학이 단지 인입(引入) 교조적 답습, 또는 차용(借用)만으로는 그가 성숙하였다 할지라도 큰 의의가 없다. 근본적인 문제는 창조에 달려 있다. 일본의학이 성숙과정에 창조하고 혁신하였는데 그의 표지는 여러 가지 학파들의 출현・대립 및 입지를 이루는 추세인 것이다. 그의 촉매는 주요하게는 금원학파 특히는 이주의학(李朱醫學)의 일본에로의 전입인 것이다. 그 가운데서도 웅종립(熊宗立)・공

---

28) 절충준조(折衝樽俎) : 국위(國威)를 빛내는 일.

정현(龔廷賢)의 영향이 더욱 크다.

웅종립(熊宗立)은 명이 균(均)이고 호는 도헌(道軒)·오봉(鰲峰)이며 자호는 물청자(勿聽子)이고 생존년은 알 수 없다. 주요한 활동시기는 15세기 명의 선덕(宣德)·성화(成化, 1426~1487) 때이다. 처음에는 명유(名儒) 유염(劉炎)의 문하생이었으며 음양·점복지술(占卜之術)에 능숙하고 의학에 대하여도 많은 연구가 있었다. 앞에서 말한 두 가지 저작이 있는 외에 『산거간요의방변의(山居簡要醫方便宜)』16권·『의학원류(醫學源流)』1권·『상한필용운기전서(傷寒必用運氣全書)』 10권·『외과정요부유(外科精要附遺)』 3권·『부인양방보유대전(婦人良方補遺大全)』24권 등의 13종 저작이 있다. 웅씨는 또 세대각서가(世代刻書家)였는바 의서를 각간(刻刊)한 것이 적어도 24종, 182권이나 된다. 웅씨는 복건(福建) 한 곳에 쭈구리고 있었으며 창론도 없었고 중국내에서는 그 명성이 높지 못하였다. 그러나, 민해(閩海)가 통일하자 와케노아키치카(和氣明親)이 1504년에 중국에 온 다음 웅종립에게서 배웠는데 더 배우고 싶어 일본으로 청해 갔다. 와케씨(和氣氏)는 그를 아주 존중하였으며 일본에 돌아간 다음 높은 자리를 주었다. 웅씨의 명성은 일본에서 크게 떨치게 되었다. 그가 편찬한 『의서대전』은 일본에서 처음으로 번각되었는 바 아사이노소주이(阿佐井野宗瑞), 승인(僧人) 겟슈(月舟)가 이를 찬송하였다. 이어 『속해난경(俗解難經)』을 번각하게 되었는바 종립의 책이 일본에서의 영향이 얼마나 컸는가를 알 수 있다. 『의방대전(醫方大全)』1서는 사실상 그의 선조 웅언명(熊彥明)이 원나라 손원현(孫元賢)의 『의방집성(醫方集成)』인 『남북경험의방대성(南北經驗醫方大成)』을 증보편찬한 책의 기초 위에서 진일보 확충 분류 편집하여 이룩한 것이다. 웅씨는 집성자이다. 도합 689문 병증으로 나누어 매문은 또 세밀한 류로 나누었다. 이 책에는 임상각과가 모두 포함되어 있으며 이론도 있고 방문도 있다. 선방(選方)을 위주로 하여 2200여방을 수록하였는데 아주 실용적이었다. 그리하여 일본에서 바야흐로 전파되고 있던 이주의학조류(李朱醫學潮流)에 적응되었고 일본의가들의 소득도 아주 많았다.

공정현(龔廷賢)은 강서금계현(江西金溪縣) 사람이며 자는 자재(子才)이고 호는 운림(雲林)이며 또 다른 호는 오진자(悟眞子)이다. 부친은 내의원 의관 공신(龔信)이다. 징현은 대략 가정(嘉靖)·만력(萬曆)(1522~1619) 때에 탄생하였다. 어려서부터 조정내에서 의학을 공부하였는데 『내경』으로부터 그 아래에 이르기까지 시말을 따지고 역대의서를 넓게 읽어 끝내 관통하였다. 임증에서 준고하면서도 구속받지 않고 오장증결(五藏症結)의 원인을 깊이있게 알고 생사를 판가름하는 병자에게도 알맞는 치료를 하여 기이한 효험을 보았다. 1586년 개봉으로 놀러갔을 때 역려(疫癘) '대두온(大頭瘟)'이 온마을에 유행되고 많은 집들에서는 집안식구들이 몽땅 앓아 누웠다. 당시 의사들은 치료하지만 효과를 나타내지 못하고 있었다. 정현은 사색하여 자기의 견해대로 방문을 내놓았는데 효과가 좋아 많은 사람들이 살아나게 되었다. 이리하여 중주(中洲)에 명성을 떨치게 되었다. 상서 모인(尙書 某人)은 그를 태의원사목(太

醫院使目)으로 추천하였다. 노왕비(魯王妃)가 고창증(鼓脹症)에 걸렸는데 태의가 치료하였지
만 효과를 보지 못하였다. 정현이 응진하였는데 치유되었다. 왕이 천금을 하사하였지만 받지
않아 그의 『비방』[『노부비방(魯府秘方)』]을 각간게 명하였고 그의 상을 그려 선물로 주었으
며 '의림상원(醫林狀元)'이라고 새긴 편액 한틀을 증송하였다. 그리고, 해양왕(海陽王) 주근동
(朱勤炌)의 담화중증(痰火重症)도 치유시켰다. '서운림지행기(叙雲林誌行紀)'에 말하기를 "곳
곳에서 명성을 날리며 죽어가는 사람을 살리었는 바 살아난 사람이 헤아릴 수 없다. 왕후공경
(王侯公卿)들은 손님예의로써 경모하며 꼬리를 물고 찾아오는 손님을 맞아드리면 어떤 사람은
시장(詩章)을 증송(贈送)하고 어떤 사람은 편액으로 공로를 표창하였는데 오가는 사람은 그
칠 줄 몰랐다."고 하였다. 그리하여, 공정현은 중국에서 그 명성이 아주 높았다. 60여년 행의
하였는데 향년(享年) 93세였다. 저작이 아주 많았다. 지금 보전되어 있는 것으로 『제세전서
(濟世全書)』 8권·『운림신구(雲林神毂)』 4권·『만병회춘(萬病回春)』 8권·『수세보원(壽世
保元)』 10권·『종행선방(種杏仙方)』 4권 등 10종이다. 내용은 내·외·부·아오관(兒五官)
·본초·두진 및 안마 등 여러 과에 관련되며 대량의 임상경험 및 비방·험방을 수록하여 그
의 실용가치는 아주 크다.

　공씨의 저작 가운데서 『만병회춘(萬病回春)』·『수세보원(壽世保元)』의 영향은 아주 크다.
중국에서나 일본에서를 막론하고 모두 그러하다. 『만병회춘(萬病回春)』은 1587년에 편찬하였
다. 그는 「자서(自序)」에 말하기를 "헌기(軒岐)·창월(倉越)을 조종(祖宗)으로 삼고 유(劉)
·장(張)·이(李)·주(朱) 및 역대각가를 본받아 그 영화를 흡수하고 자기 견해를 섞어 정밀
하고도 자세히 검열하여 이 책을 집성하였다."고 하였는데 아주 사실에 부합된다. 선택한 병종
(病種)이 아주 많고 변증(辨證)이 자세하고 똑똑하며 치법방제(治法方劑)의 발취도 아주 합당
하였다. 『수세보원(壽世保元)』은 17세기에 이루어졌다. 변증론이 정밀하고 적절하고 실용적이
며 서미(書尾)에 의안(醫安)을 첨부하였다. 이 두 가지 서적은 완성되자마자 일본에 전입되었
다. 명의(名醫) 요시다소준(吉田宗恂, 1558~1610)은 『만병회춘초(萬病回春抄)』란 원서에 주
석한 책을 만들어 널리 보급하였다. 1611년에 이르러 『만병회춘(萬病回春)』의 활자각본(活字
刻本)을 간행하였다. 그 후 약 1651, 1660, 1684년에 수차 번각(飜刻)하였다. 『수세보원(壽世
保元)』은 1645년에 벌써 일본의 각본(刻本)이 있었다. 그 외에 예를 들면, 『운림신곡(雲林神
毂)』·『노부금방(魯府禁方)』·『종행선방(種杏仙方)』·『제세전서(濟世全書)』·『고금의감(古
今醫鑑)』 등도 1603년부터 시작하여 계속 간행되었다. 이로부터 보아 정현(廷賢)저작이 일본
에서의 환영 정도를 짐작할 수 있다.

　『만병회춘』은 진귀한 것으로 간주되었다. 『황국명의전(皇國名醫傳)』 「나가사와도쥬전(長澤
道壽傳)」에는 다음과 같이 기재되어 있다.

나가사와도쥬는 도사인(土佐人)이다. 마나세세이쵸(曲直瀬正超) 요시다소준(吉田宗恂)에게서 수업하였고, 암송이 뛰어나 아주 자신만만해 하였다. 부근에 나이든 의사가 있었는데 남들이 그의 의술을 추천하여 주었다. 도쥬(道壽)가 고질병환자를 만나 치료하기 곤란하니 그에게로 보내여 치료해 달라고 구걸하였다. 나이든 의사는 치료대책을 취하였는데 치료되지 않은 사람이 없었다. 그리하여, 자기 의술이 부족함을 느끼고 지난날의 행실을 고치고 선물을 가지고 가서 그의 문하생으로 되려 하였다. 나이든 의사는 그를 받아들이지 않았다. 그는 말하기를 "나는 다른 재간이라곤 없다. 오늘에 이르기까지 『만병회춘』을 손에서 놓지 않고 조금씩 실속있게 자습하였을 뿐이다. 지식이 짧은데 어찌 다른 사람들의 스승으로 될 수 있겠는가!"라고 말하면서 회춘 8권을 내보였다. 책은 보잘 것 없이 아주 낡았다. 도쥬(道壽)는 창피스러움을 느끼고 돌아가 마음 먹고 전공하여 의술을 대성하였다.

사실 도산류(道三流)는 『만병회춘』의 혜택을 많이 받았다. 제2대 전수인인 마나세겐사쿠(曲直瀬玄朔, 1549~1631)는 조선에서 『만병회춘』을 얻자마자 바로 자기의 가장 마음에 드는 문하생 오카모토겐야(岡本玄冶)에게 증송(贈送)하였다. 이주의학(李朱醫學)이 일본에서 발양(發揚)됨은 이 책과 연관된다.

대만송(戴曼公)은 공정현(龔廷賢)의 만년 제자인데 일본에 가서 의학을 전수하였다. 그는 정현일파(廷賢一派)로 자처하여 제자들을 세세대대(世世代代)로 계승시켰는데 그 영향은 아주 컸다. 또, 오운자(五雲子)인 왕영우(王寧宇)도 에도(江戶)에서 행의(行醫)하였는데, 그의 제자들은 막부의관(幕府醫官)으로 된 사람이 많으며 150여년 동안 일맥상승(一脈相承)하였다. 정현(廷賢)의 전기(傳記)도 오랫동안 전해오고 있었다.

따로 지적해야 할 것은 웅종립(熊宗立)·공정현(龔廷賢) 2씨보다 일찍 일본한의학파(日本漢醫學派)를 발달시킨 중국의가의서(中國醫家醫書)로 또 우박(虞搏)의 『의학정전(醫學正傳)』과 유순(劉純)의 『옥기미의(玉機微義)』가 있다는 것이다. 이 두 가지 서적은 도산(道三)의 『계적집(啓迪集)』에 많이 인용되었는데 주계옹(朱溪翁)의 저작보다 훨씬 훌륭하다. 그의 종합적인 보충과 결합으로 인하여 더욱 편리하고 실용적인 감을 느끼게 한다. 우박(虞搏, 1438~1517)은 자가 천민(天民)이고 절강성의 오인(烏人)이며, 주진형(朱震亨)과 한 고향으로서 화계(花溪)에 살며 자호(自號)는 화계노인(花溪老人)이라고 하였다. 그의 증숙조(曾叔祖)인 우성(虞誠)은 단계의문(丹溪之門)을 유람하고 세세대대로 전수하게 되었는데 모두 진형(震亨)을 시조로 삼고 『단계심법(丹溪心法)』·『단계요어(丹溪要語)』·『단계화투(丹溪活套)』 등에 심득(心得)이 깊었다. 그러므로, 그가 저작한 『의학정전』8권 (1515 편찬)은 단계의희의 정화(精華)인 것이다.

다시로산키(田代三喜, 1465~1537)는 1487년에 명나라에 들어왔으며 사사승(師事僧) 월호(月湖)는 1498년에 일본으로 돌아갔고 전당(錢塘)에 12년 동안 머물러 있었다. 그 사이 우전과 내왕하였고 또, 우박에게서 의학을 공부하였을 가능성도 존재하며 승려 월호(月湖)도

우박과 내왕하고 의학도 논의할 가능성이 존재하였으나 역사 기록에는 없다.[29]

승려 월호의 언행과 상태에 관하여는 앞에 이미 서술한 바 있다. 원·장정자(蔣正子)의 『산방수필(山房隨筆)』 송사기재(宋事記載) 가운데는 아래와 같은 한 조목이 있다.

> 승려 본진(本眞)은 호가 월호(月湖)이며 반미치광이다. 오문상원(吳門上元)이 노래를 짓기를 "촌옹(村翁)은 상원(上元)이 돌아옴을 보았네, 바로 서쪽 누각에 달이 기울어져 갈 무렵에. 관청의 밝은 등불 길을 밝혀 자랑하는데, 어느 바보가 백서의 고지(膏脂)로 불밝혔는지 알까?"라고 하였다. 군수 오퇴암(吳退庵)이 듣고 그를 호구사(虎丘寺)에 거주하도록 지시하였다.

이 월호가 바로 일승(日僧)이 아니겠는가? 백성들의 질병에 관심을 가진 것을 알 수 있다. 어찌되었든 산키(三喜)는 자연스럽게 백성들 가운데서 전해져 내려온 것이다. 일본에 귀국한 후 이주의학을 선전하였으며 만년에 우박(虞搏)의 『의학정전(醫學正傳)』을 따져 연구하여 정통하였다. 그리고, 자체로 여러 처방을 만들어 임상에 응용함을 중요시하여 일본 이주의학의 발단을 이루었다. 이리하여 우박의 명성은 일본에서 높아졌다. 겐사쿠(玄朔)는 말하기를 "『의학정전』은 마땅히 의학계의 최고보서이다."라고 하였다.

『옥기미의(玉機微義)』50권은 맨 처음 명의 서언순(徐彦純)이 1368년에 편찬한 것으로 본래의 이름은 『의학절충(醫學折衷)』을 유순(劉純)이 1368년에 17문을 증보하여 개명한 책이다. 서씨는 양사기의 「서(序)」에 의하여 자기는 단계(丹溪)를 사숙(私淑)하는 사람으로 잡병증치(雜病證治)는 유완소(劉完素)·장종정(張從正)·주단계(朱丹溪) 등의 제가이론을 모두 채택하였다고 말하였다. 1396년에 유순(劉純)은 33문으로 증가시키고 『옥기미의(玉機微義)』로 이름을 바꾸었는데 내과잡병(內科雜病)을 위주로 하여 각과를 언급하였으며 이론이 있고 실찰(實察)이 있으며 증방(證方)이 구비되어 편리하고 실용적인 것이다. 유순(劉純)은 자가 종후(宗厚)이다. 그의 부친 유숙연(劉叔淵)의 호는 길천(桔泉)인데 본래 단계(丹溪) 문하생이었다. 그러므로, 유순의 학식은 가족전수가 당연하여 주단계이론이 치중되었다. 『옥기미의』가 일본에 전입되자 도산(道三)은 『계적집(啓迪集)』에 대량으로 인용하였는데 그 인용한 조문(條文)은 390여조에 달한다. 우박의 『의학정전(醫學正傳)』의 434조목의 다음으로 간다. 겐사쿠는 말하기를 『옥기미의』는 "선사인 계옹(溪翁)의 가장 중요한 서적이다."고 하였다.

이 두 가지 서적은 이론과 실용성이 다 우수하다. 이리하여 이주의학은 일본의학계에 채납

---

29) 월호(月湖)는 우박(虞搏)에게서 친히 가르침을 받았다고 한다. 「산키(三喜)는 우박(虞搏)자손의 문(門)에서 배웠다.」(근사영(靳士英)의 「이주의학(李朱醫學)의 일본으로의 전래 및 그 영향」, 『중화의사잡지(中華醫史雜誌)』13(2) ; 100, 1983). 그러나 이것은 부당한 것 같다. 1452년에 월호(月湖)는 이미 전구집(全九集)』을 지었는데, 이때 우박(虞搏)의 나이는 겨우 14세였다. 산키(三喜)는 22세에 명나라에 들어갔는데 이 때 우박(虞搏)의 나이는 49세였다.

·흡수되었으며 이역의 종감(宗鑑)으로 되었다. 물론 동원(東垣)·단계(丹溪)의 원저(原著)는 여전히 조전(祖典)이었으며 유전되고 있는 각가의 저작 역시 중요한 보익(輔翼)이었다. 『계적집』에 인용한 중의서적은 64부가 되는데 『비위론(脾胃論)』·『난실비장(蘭室秘藏)』·『차사난지(此事難知)』·『격치여론(格致餘論)』·『단계심법(丹溪心法)』·『단계찬요(丹溪纂要)』·『상한백문(傷寒百問)』·『의림집요(醫林集要)』·『명의잡저(名醫雜著)』·『의방선요(醫方選要)』 등이 포함되어 있다. 그 작용이 스스로 나타났다. 오직 우(虞)·유(劉)의 두 책만은 계몽의 열쇠였던 것이다.

이주의학은 중국의 금원시대에 높은 봉오리에 이르렀으며 명대에 융성되었다. 더욱이 주단계의 의술은 대원례(戴元禮)·왕이(王履)·우박 등 후배들이 계승·정리·제고시켜 그 진용(陣容)은 정제(整齊)하고 굳세였다. 그러나, 이주의학의 찬란한 꽃이 동영(東瀛) 일본까지도 피리라고는 생각조차 하지 못한 일이다. 만약 시조를 계승하는 계통에 따라 그의 원류를 따진다면 우박이 전수해 내려온 시조인 것 같다. 후에 비록 파벌이 분분히 나타났지만 그러나, 그의 기원은 필경은 여기에 있는 것이다. 그 종합대계를 귀납하면 위의 도표와 같다.

<h2 style="text-align:center">(二)</h2>

일본에서 한의(漢醫)가 형성된 제일 큰 유파(流波)는 후세파(後世派)이다. 후세파의 창시인은 다시로산키(田代三喜, 1465~1537 또는 1543?)이다. 그는 1498년에 일본으로 귀국한 후 가마쿠라(鎌倉) 장춘암(長春庵)에 거처하다가 후에 시모쯔케(下野)의 아시카가(足利)로 옮겨가 아시가가시게우지(足利成氏)의 초빙을 받고 응하여 고가(古河)에서 행의(行醫)하면서 제자들을 가르쳤다. 그리하여 사람들은 그를 고가산키(古河三喜)라고도 부른다. 그러나, 거처가 편벽한 간토(關東)이고 또 일본이 전국시대에 처하여 있었으며 한방이 글이 까다롭고 어려웠기 때문에 산키(三喜)의 학문은 광범하게 전파되지 못하고 말았다. 저작으로는 『첩술대성인가집(捷術大成印可集)』·『산키십권서(三喜十卷書)』·『당류화극집(當流和極集)』 등 10여부가 있었다.

『누묵지(泪墨紙)』는 확실히 산키가 임종 전에 마나세도산(曲直瀨道三)에게 전수한 말인데, 도산이 울면서 기록하였기에 눈물이 먹을 물들였다 하여 지은 이름이다. 산키(三喜)가 도산(道三)에게 전수하였기에 후대의 존경을 받았으며 몇 차례 그의 상을 목각(木刻)하여 공봉(供奉)하였다. 1942년에는 구영천원(舊永遷院)에 '외성(醫聖) 다시로산키(田代三喜)옹 공양비'를 세우고 영구히 기념하였다.

마나세도산(曲直瀨道三, 1507~1595)의 원명은 마사요시(正慶) 마사모리(正盛)이고 자는 일계(一溪)이며 호는 수지고재(雖知苦齋), 개정옹(盍精翁)이다. 25세 이후 산키를 스승으로

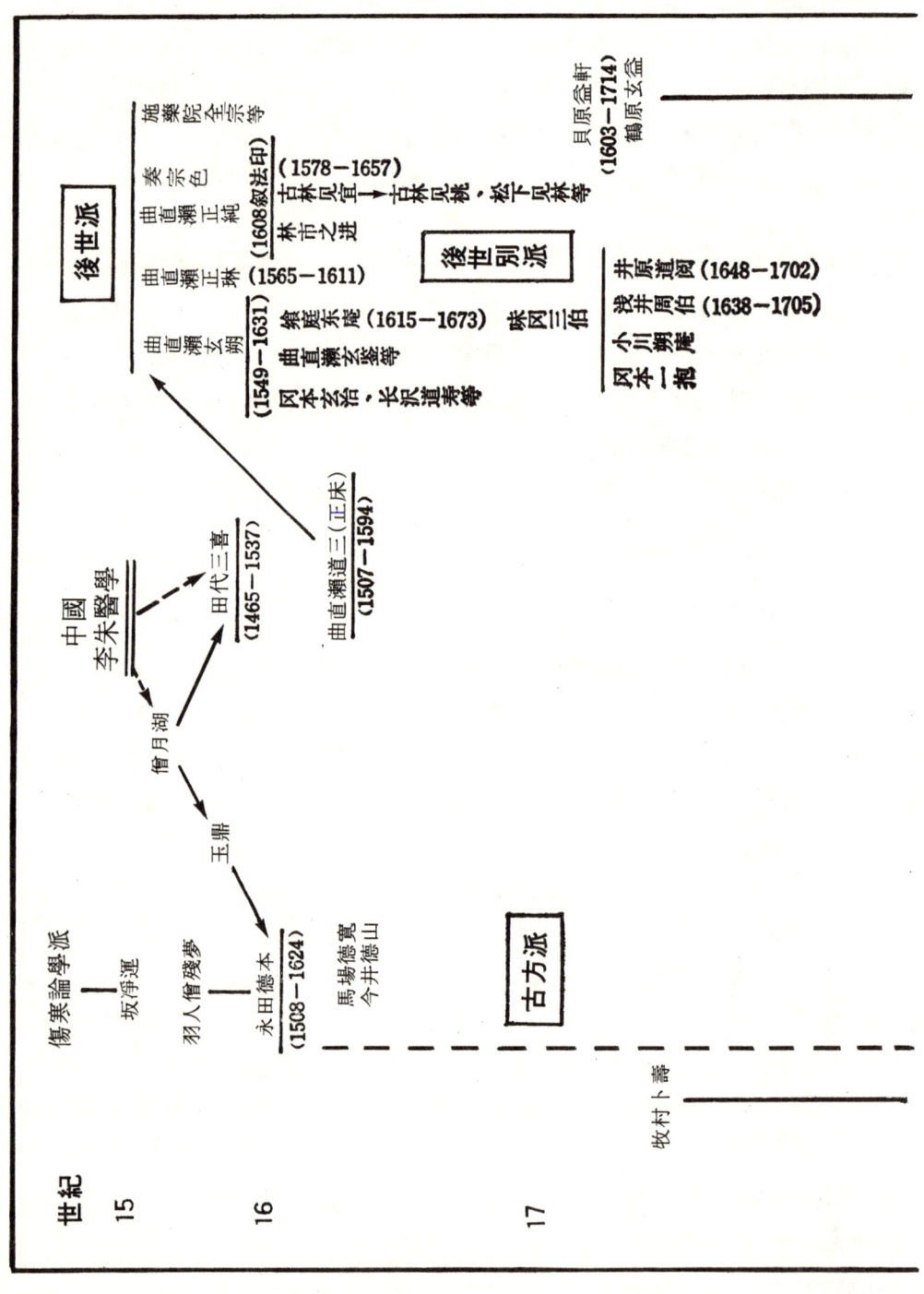

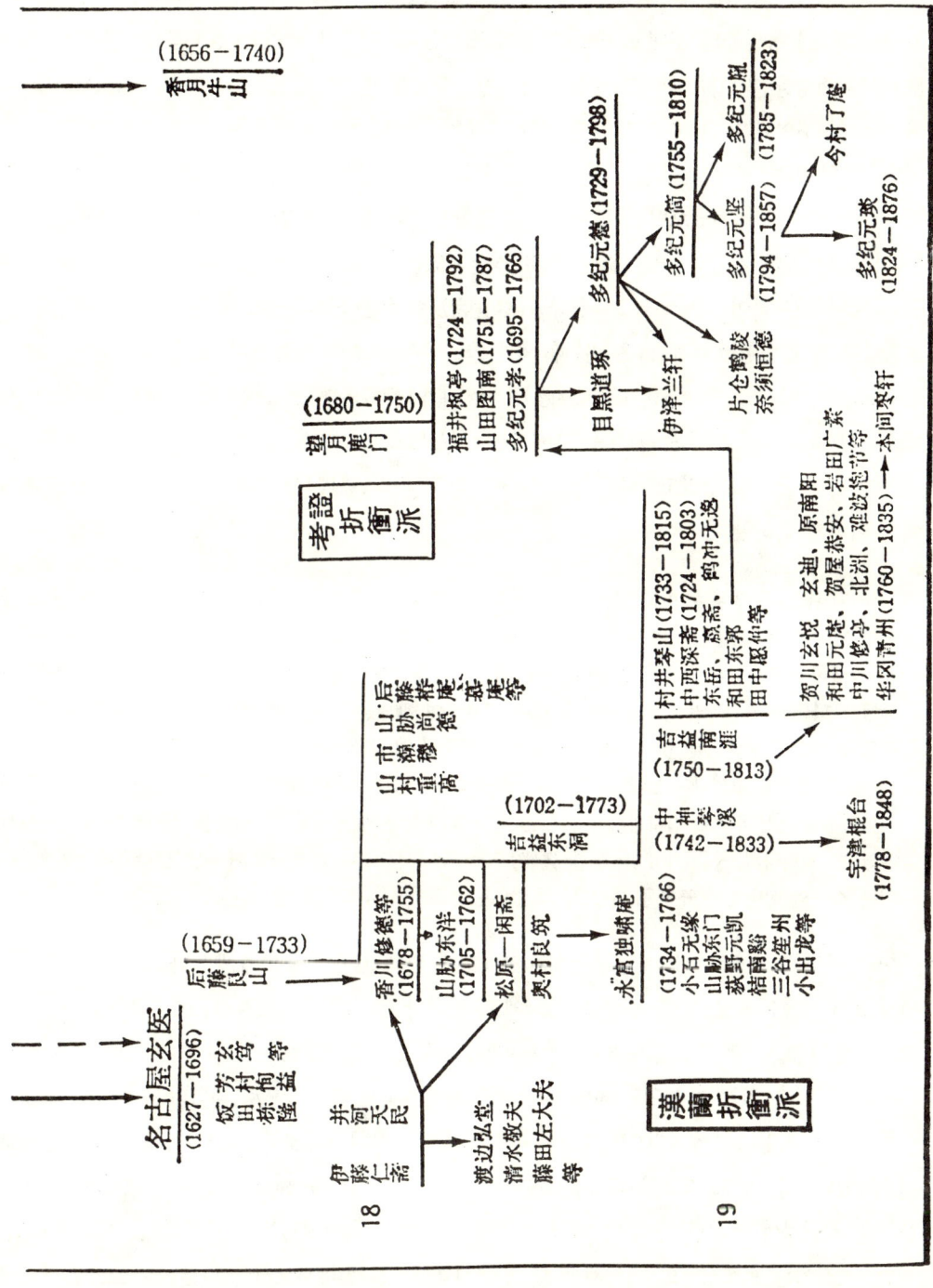

모셔 10여년 만에 『정전(正傳)』을 얻었다. 교토로 돌아온 후 행의하였는데, 장군 아시카가의 (足利義)의 친절한 대우를 받았고 사이텐쇼겐(細天承元)·미요시슈리(三好修理)·마쯔나가단 죠(松永彈正) 등인들의 후대도 받아 명성이 떨치였다. 더욱이 낙하건(洛下建)의 계적원(啓迪院)에서 학생을 가르쳤는데 그 수는 8백(3천이라고도 함)에 달했으며 한때 이 문(門)을 나와 의학이 뛰어나게 된 자도 많았다. 산키지학을 시조로 한 것을 혹은 '산도(三道)'라고도 불렀다. 그의 아들 사위 문생들이 모두 세습하였다. 그리하여 '도산류(道三流)'라고 불렀다. 후세파는 이로부터 생겨났으며 일본에서 이주의학을 전수하고 세습하는 토대로 되었던 것이다. 『계적집』은 일찍 천황의 어람(御覽)으로 상정되었는데 오기마치천황(正親町天皇)이 보고 무릎을 치며 탄복하여 칭찬하였고, 취죽원(翠竹院)의 호를 하사하였으며 명을 내려 세상에 반포하였다. 이리하여 『계적집』은 한 때 의가들의 중시를 받게 되었으며 금과옥률(金科玉律)로 간주되었다. 이 책은 풍한외감(風寒外感)·비위내상(脾胃內傷)을 모든 병기(病機)로 삼고 기 (氣)·혈(血)·담(痰)·울(鬱) 등 사증으로 나누었으며, 유(劉)·이(李)·주(朱) 삼가학설을 인용하여 근거로 삼았고, 다음으로 우박의 말로 의리(醫理)를 밝혔다. 그의 『자서(自序)』에는 이렇게 말하였다.

> 주씨(朱氏)의 발휘를 읽고 유씨(劉氏)의 미의(微義)로 의리(醫理)를 따져야 의법(醫法)에도 세속이 있다는 것을 알게 되며 총명하고 뛰어난 사람이 책을 편찬하기 위해 자료를 수집하며 백성들에게 자세히 정전(正傳)할 수 있으며, 약방(藥方)의 옳고 그름을 구별할 수 있다. 나는 오랫동안 중국에 드나들며 고질적인 중병환자들을 많이 치료하여 생명을 구하였지만 일일이 기재하지 못하였다. 저혼자 자기의 울타리를 벗어나지 못하다보니 찰증변치(察證辨治)의 전서를 편찬하지 못하였다. 나는 깊고 얕음을 고려하지 않고 저절로 성현들의 원래 있는 문체(文體)내용을 수집하였고 제가들의 의학이론을 전면적으로 집대성하기에 있는 힘을 다들여 10여년이란 긴 시간을 허비하여 8권을 써서 매였다. 첫머리의 중풍(中風)·상한(傷寒)으로부터 시작하여 부인·소아에서 끝났으며, 변증하는 데는 소문의 신비로운 규칙을 따랐고, 약처방은 본초성거(本草聖矩)를 기본으로 삼았다.

이 가운데는 스스로 의학원류을 아주 명백하게 말하였다. "내가 오랫동안 중국으로 드나들면서"라고 말한 것을 보아 도산은 중국에도 왔다간 것 같다. 『계적집』은 『의심방』·『돈의초』·『만안방』·『복전방(福田方)』·『속첨홍보비요초(續添鴻寶秘要鈔)』 등과 서로 그의 아름다움을 비길 수 있는 저작으로 하였으며 일본 한방의학의 대표작으로 되었다.

마사요시(正慶)는 계적원(啓迪院)에서 강의하며 '절지(切紙)'의 법을 채용하여 비법으로 전수하였다. 즉, 먼저 전수한 내용을 종이에다 쓴 다음 절반을 째서 학생들의 능력에 따라 일부분을 선택하여 전수한다. 후에 이런 절지를 수집하여 출판하였는데 이것이 절지(切紙) 3권이었다. 절지는 의학생들의 필독해야 할 경험서로 되었다. 마사요시의 다른 저작으로는 『치법지남편(治法指南篇)』 15권·『합약직전방(合藥直傳方)』 1권 및 『운진야화(雲陳夜話)』·『능독

(能毒)』·『지남침구집(指南針灸集)』등 20여부나 되는데 모두 다 세상에 널리 전파된 저서들이었다. 그의 저작 내용은 아주 풍부하였는바 명의의 것을 베껴낸 자들과 비하면 자가의 임증경험(臨證經驗)을 주로 수록하여 독특한 일가의설이 되게 하였다. 절지 제57조에 말하기를 "고방(古方)에 구속될 것이 아니라 법을 통달하면 좋다."고 하였다. 이는 그의 주도사상(主導思想)을 나타낸 것이다. 산키는 중경(仲景)의 상한론복진법(傷寒論腹診法)을 발양하였으며 도산은 그를 계승하여 『오십복도설(五十腹圖說)』·『백복도설(百腹圖說)』을 저작하였는데 복진은 후세파 임상진단기술의 새로운 창조로 되었다. 그리고, 또 침구와 약물을 병용하며, 구법(灸法)은 혈위를 적게 선택하고 효험을 높이며, 반드시 임상과 실천효험에 치중할 것을 주장하였다. 그러므로, 도산의학(道三醫學)은 공담(空談)을 배제하게 되며 그 명성이 날로 높아졌다. 그 공로가 후세파의 이주의학은 온 세상에 유행하게 되었으며 마사요시는 또한 중흥의조(中興之祖)라는 이름을 가지게 되었다.

마사요시(正慶) 아래는 '도산(道三)'이라고 통칭하였는데 예를 들면, 그의 양자(養子) 마나세겐사쿠〔曲直瀬玄朔(正紹)〕등은 그의 학문을 유력하게 전파하여 이주의학로 하여금 오래도록 계속되게 하였으며 의문(醫門)의 패권을 가진 시조로 되었다. 그러나, 주장이 다소 다른 점도 있었다. 이를 테면, 그의 저서인 『의학지남편(醫學指南篇)』에서 의학을 배울 사람들에게 이렇게 말하였다.

1. 『내경(內經)』은 깊이 읽고, 본초(本草)는 광범위하게 보아야 한다.
2. 맥진은 왕씨(王氏)의 맥경(脈經)을 보아야 한다.
3. 처방은 장중경(張仲景)을 시조로 삼아야 한다.
4. 약을 씀에는 동원(東垣)의 것대로 하되 옛 것을 따르면서도 알맹이를 취하여야 한다.
5. 제증변치(諸證辨治)에는 단계(丹溪)를 스승로 모시되 도(道)가 밝은 백성을 따라야 한다.
6. 외감은 중경(仲景)이요.
7. 내상은 동원(東垣)을 시조로 삼아야 한다.
8. 열병은 하간(河間)의 법대로 해야 한다.
9. 잡병은 단계(丹溪)의 법대로 해야 한다.

이 한 단락의 말은 왕륜(王綸)〔절제(節齋)〕이 명의잡저(明醫雜著, 1549 간행)에서 말한 "외감에는 중경(仲景)의 법대로, 내상에는 동원(東垣)의 법대로, 열병에는 하간(河間)의 것을 쓰며, 잡병에는 단계(丹溪)의 것을 쓴다. 이런 것들을 관통하면 이 의도는 대전(大全)이다."라는 것과 신통하게도 꼭같다. 겐사쿠(玄朔)도 일찍이 이렇게 말하였다.

의학에는 내경이 있고 유학(儒學)에는 6경(六經)이 있는바 포괄되지 않은 것이 없다. 사자의설(四子之說)은 중용의도(中庸之道)와 맹자(孟子)의 말인데 6경을 배움에 있어서의 첫 계단이며 하나라도 없어서는 안 되는 것들이다.

　　이는 단계의학(丹溪之學)이 그들의 조종(祖宗)이지만 그 근원은 내경이라는 것을 반영한 것이다. 이 역시 명나라의 의학조류에 따라 갔음을 의미하고 있는 것이다. 그러나, 후세파들은 세세대대로 전수하면서 부단히 발전되었다는 것을 반영하고 있다. 그와 같은 또래인 진종파(秦宗巴)[서복(徐福)]·시약원(施藥院) 전종(全宗) [「처음에는 니와씨(丹波氏)에게서 갈라져 나왔는데 아유왕(阿留王)의 후예이고, 마사타와(雅忠)의 17세기임」] 등은 모두 다 임상에 노력하였으며 고명한 의술로 세상에 명성을 떨쳤다.

　　나가사와도쥬(長澤道壽)는 호가 매약산인(賣藥山人)이다. 그는 겐사쿠 및 요시다소준(吉田宗恂)에게서 의학을 배웠으며 주희(朱熹)의 소학(小學) 대학(大學)을 모방하여 의학수업절차를 정하고 7과를 소학으로 삼아 가르쳐 주고 8과를 대학으로 삼아 가르쳐 줌으로써 큰 창조성을 발휘하였다. 후류바야시켄기(古林見宜)는 그의 조상이 유손(祐村)인데 일찍 명나라에 와서 유학하였다. 귀국할 때 명제(明帝)는 촉(蜀)나라[지금의 사천(四川)]비단을 하사하였다. 켄기(見宜)는 평소에 가방(家方 : 가문에 전해 내려오는 비방)을 물려받았고 마나세마사주미(曲直瀨正純)의 전수를 받았으며 단계(丹溪)를 배우면서 겸해 중경(仲景)·하간(河間)·동원(東垣) 3가의 설을 전공하였고 호리쇼이(堀正意, 1585∼1642)와 힘을 합쳐 사가학사(嵯峨學舍)를 설립하려고 하였지만 다른 원인에 의해 설립하지 못하게 되었으며 후에 오사카(大阪)에다 설립하였다. 문하생이 3천여명이나 되었으며 도쥬(道壽)와 함께 이름이 병렬(幷列)되었다. 켄기(見宜)는 이천(李梴)의 『의학입문(醫學入門)』을 더욱 중요시하고 여러 문하생들에게 강의를 해주고 이 책을 읽도록 인도하였다. 이로부터 이천의 이 책은 일본에서 성행하였다. 그 가운데 서로 의학 공부 규격[習醫規格]을 만들어 단행본을 인쇄하게 되었는데 그의 한방의학교육에 대한 영향은 아주 컸다.

　　하야시이치노신(狼庭東庵)·임시지진(林市之進) 등은 『영추(靈樞)』·『소문(素問)』·『난경(難經)』·『상한(傷寒)』·『금궤(金匱)』는 한줄기로 이어 내려오기에 『영추』와 『소문』을 공부하지 않으면 상한(傷寒)을 알 수 없다고 인정하였으며 숙화(叔和)는 중경(仲景)의 공신(功臣)으로서 그를 계승하지 않고서는 도리를 밝히지 못한다고 하였다. 더욱이 임상에서는 유완소(劉完素)·장자화(張子和)를 본받아 오운육기(五運六氣)·장부경락(臟腑經絡)을 뒷받침하는 이론에 치중하는 '오경일관파(五經一貫派)'로 알려졌으며 '후세별파(後世別派)'라고도 불리었다.

　　사실 후세파는 일본 한의정통주류파였는데 객관상에서는 명대의학조류를 바싹 따르며 한의 전통을 고수하는 상당한 자들이었고 상당한 보수 색채를 띠고 있었다. 그러므로, 출연하면 할수록 더 절충(折衷), 종합발전 방향으로 기울어졌으며, 그들의 임상기술도 다소 창신되었고 나중에는 기타 학파에게도 접수될 수 있었다.

　　도산파(道三派) 외에 이주(李朱)를 따른 학자로 가쓰키규잔(香月牛山) 등이 있었다. 그는 본래 가이바라엑켄(貝原益軒), 쭈루하라겐에키(鶴原玄益)를 스승으로 모시다가 후에 교토에서 행의를 하였는데 사람들은 말하기를 쪽에서 나온 물감이 쪽보다 더 푸르다(靑出于藍而勝于藍 ; 후배가 선배를 앞선다)고 하였다. 이 때는 고방파가 번성하고 후세파가 저조에 처하여 있었다. 규잔(牛山)은 이를 수호하고 부흥시키기 위하여 극력 애를 쓰는바 후세파를 진흥시키는 중견인물로 되었던 것이다. 하지만 그는 동원(東垣)을 더욱 많이 숭상했으며 단계에서 배척되었다. 그는 병의 기원은 원기의 부족이라고 강조하였고 '일기의유행학설(一氣之流行學說)'을 제창하였는데 4계절의 사기(邪氣) 칠정(七情)의 과도, 음식(飮食)의 기아(飢餓)와 포식(飽食) 등은 모두 "외감 내상의 사기(邪氣)이고, 원기(元氣)의 공동한 적이다", "사람들의 원기를 해친다"고 인정하였고, 정사상쟁(正邪相爭 ; 정기와 사기가 서로 다툼)의 이론을 전개하였다. 이것 역시 후인들을 크게 계발시켰다. 다만 대체적으로 본다면 그는 여전히 이주(李朱)를 본받고 『내경(內經)』과 중경(仲景)의 원래 사색을 회복시켰을 따름이지 새로운 돌파는 없는 것이다.

규잔(牛山) 이후 후세파는 재차 쇠약되었다. 100년이 지나서야 비로소 '일관당의학(一貫堂醫學)'이 일어나게 되었다. 창도자(倡導者)는 모리도하쿠(森道伯, 1867~1931)인데 체질학설을 발휘하여 독자적인 학파를 이루었다. 그는 어혈체질(瘀血體質)·장독체질(臟毒體質)·해독증체질(解毒證體質) 등 세 유형으로 나누어 예방치료의 방법을 채용하였다. 제자로서는 야카주이타루(矢數格)·야카주미치아키(矢數道明) 등이 있었는데 야카주미치아키가 『한방일관당의학(漢方一貫堂醫學)』이란 책을 정리하여 세상에 전수하였다. 이는 후세파 의학이 새롭게 소생되었음을 의미하는 것이다.

총괄하여 말하면 후세파는 『소문』·『영추』의 근본을 고수하고 이주(李朱)를 전수하기에 힘쓰며 중경을 발휘함에 일정한 창신(創新)이 있었는 바 일본한의와 중국의학의 동일운명 태세를 반영하였으며 그의 오랜 옛 생명력은 쇠퇴하지 않고 지속되어 가게 하였으며 융성과 쇠퇴가 번갈아 교체됨도 있었는데 매우 쉬운 일은 아니었다.

(三)

이주의학(李朱醫學)의 흥기(興起)에 맞서서 일본에는 '고방파(古方派)'가 떨쳐 일어났다. 초기에는 나가다도쿠혼(永田德本)이 있었으며 마나세도산(曲直瀨道三)과 함께 간토(關東)에 거처하였다. 도쿠혼(德本)은 우인(羽人)의 승려 잔몽(殘夢)에게서 배우고 승려 월호(月湖)의 문하생 옥정(玉鼎)에게서 수업하였다. 승려 월호문(月湖門)에서 나오자 대립적인 두 파의 발단으로 되었던 것이다. 도쿠혼은 당시에 성행되던 일본의 온보주의(溫補主義)를 반대하고 유완소(劉完素)·장자화(張子和)의 학설을 선전하였으며 한(汗 : 땀을 내는 것)·토(吐 : 구토

를 시키는 것)·하(下 : 설사를 시키는 것)법을 제창하여 준제(峻劑)를 전문적으로 사용하였
는 데 19방에 특별히 조예가 깊었다. 주요한 동기는 중경의 고방의술(古方醫術)을 진흥시키
려는 데 있었다. 도쿠혼은 잔폭하고 방탕한 사람으로서 늘 약광주리를 지고 사방으로 돌아다
니며 일단 복약시키면 18전을 받았는데 "한강(韓康)의 매약에는 두 가지 값이 없다."는 유의
가 있었다. 일찍이 도쿠가와히데타다(德川秀忠)의 부름을 받고 병을 치료한 적이 있었다. 그
는 약주머니의 아가미를 동여 매자마자 훌쩍 갔다. 그는 진찰하자마자 바로 준하제(峻下劑)
를 주었는데 여러 의사들은 반대하였으나 도쿠혼은 듣지 않고 그냥 약을 쓰게 하였다. 히데타
다(秀忠)는 며칠이 지나 병이 낫게 되었다. 기쁜 나머지 후하게 돈을 주었다. 그러나, 도쿠혼
은 받지 않고 다른 사람과 마찬가지로 18전을 받았다. 그는 이처럼 강직한 사람이었다(담당
한 일에 대하여 보수를 주지 않을 때는 여전히 18전으로 그의 가치를 계산한다는 말도 있
다). 도쿠혼의 문하생들은 수십명이었지만 비밀을 전수받은 사람은 바바도쿠히로(馬場德寬),
금정덕산(今井德山) 2명이다. 저작에는 수종이 있는데 이를테면, 『도쿠혼십팔방(德本十八
方)』 등과 같은 것이다. 하지만 세상에 돌고 있는 책은 극히 적고 또 가짜가 태반이다. 도쿠
혼의 명성은 중국 후한시대(後漢時代)의 화타(華佗)마냥 일본 국내에서 사람마다 다 알고 있
었다. 그의 의술주장은 "한(汗)·토(吐)·하(下)를 제외하고는 다른 비술(秘術)이 없다"
"약은 독성이 강한 것이 좋고" "법(法)은 월인장사(越人長沙)의 것을 채용하는 것이 좋다."
라고 말하는 것이다. 그의 학술주장은 후래자들에게 심원(深遠)한 영향을 미쳤다.

　도쿠혼의 운수가 그다지 좋지 않고 받아야 할 대접을 제대로 받지 못하게 된 것은 도산파
(道三派)가 한창 흥성하는 때여서 조정(朝廷)을 독점한 것과도 관계된다. 하지만 도산파(道
三派)의 하대전수인(下代傳授人)들인 제2대 겐사쿠(玄朔)·겐칸(玄鑑)이 도요토미(豊臣)·
도쿠가와(德川)의 시의(侍醫)로 된 다음부터 줄곧 제12대까지 모두 궁정에서 '전약두(典藥
頭)'를 담임하는 가운데서 성공해야지 실패해서는 안 된다는 생각이 도산파(道三派)의 후세파
의학으로 하여금 점차 곤경(困境)[명철보신(明哲保身), 지구온당(只求穩當)]에 빠지게 하였
다. 그러므로, '준제(峻劑)'는 누구나 감히 사용하지 못하였기에 수원지에 수원이 없어진 격이
되었다. 그리고, 궁정의 진단치료는 '합의'를 위주로 하는바 개인견해는 발휘하기가 곤란하며
이론공담(理論空談)이 실험경험(實驗經驗)보다 많아 창조력이 말살되었다. 이리하여 후세파
의학은 다소 퇴화되고 고방파가 과감히 진취하는 아주 판이한 대조가 이루어졌다. 17세기 하
반기에 이르러 후세파가 저조해졌을 때 고방파(古方派)가 기회를 타서 일어설 시운(時運)이
오게 되었다.

　그러나, 나가다도쿠혼(永田德本) 이래 1대로부터 시작하여 고방파는 필경 100여년 동안 아
무 일도 하지 않고 있다가 나고야(名古屋) 현의(玄醫, 1627~1696)가 나와서야 비로소 호소
력이 있게 되고 점차 후세파를 압도하게 되었다. 이도 시대배경과도 관계된다. 대개 이 때 송

명이학(宋明理學)이 일본에서 점차 홍성하기 시작하여 막부(幕府)에서는 유가학설(儒家學說)을 제창하였고 주희(朱熹) 왕양명(王陽明)은 큰 숭상을 받았다. 후지와라세이카(藤原惺窩, 1561~1619)·하야시라잔(林羅山, 1853~1657)·나카에토쥬(中江藤樹, 1608~1698) 등이 대표인물인 것이다. 그 가운데서 하야시라잔은 1630년에 하야시라잔학교(林羅山學校)를 창립하고 정부의 지하에서 계속 확대하였으며 또 이 학교를 졸업한 학생들이 각 번(藩)이 지지하는 학교를 건립하였다. 이리하여 송유학설(宋儒學說)은 아주 홍성하여졌고 이단적인 것은 금지되었던 것이다. 그러나, 이는 복고(復古)의 전주(前奏)에 불과하였다. 왜냐하면 이와 동시기에 중국에서도 명말청초(明末淸初)의 사상변동시대(思想變動時代)가 생겨 왕부지(王夫之)·고염무(顧炎武)·황종희(黃宗羲) 등의 학계영수(學界領袖)가 나와 송명이학(宋明理學)을 비판하고 '경세치용(經世致用)'을 제창하고 있었기 때문인 것이다. 일본 사상계는 처음 폐관쇄국(閉關鎖國)으로 말미암아 그의 학술발전은 중국보다 한 박자 늦어졌지만 해상 봉폐(封閉)가 다소 해제되자 중국의 신사조(新思潮)가 따라 들어가게 되었다. 칸분(寬文) 초기에 이토진사이(伊藤仁齋, 1627~1705) 및 야마가소코(山鹿素行) 오규소라이(荻生徂徠) 등이 일어나 송유(宋儒)의 성리학설을 논척(論斥)하며 사변(思辨) 억측의 방법을 사용하여 유전(儒典) 해석하는 것을 반대하였다. 그 지도사상(指導思想)은 양자를 병합하며 반드시 경전본의(經典本義)를 똑똑히 밝히기에 충실하며 경험으로 실증한 다음 천명해야 한다고 주장하였던 것이다. 이 경향은 주자학(朱子學)으로 하여금 공맹경전복고(孔孟經典復古)로 나가게 하였으며 또한 동시에 실제와 논리 입론(立論)을 결합할 수 있게 하였다. 이리하여 고학(古學)이 일가(一家)를 세웠다고 일컫게 되었다. 이토(伊藤)는 의학상에서도 사변관념론(思辨觀念論)을 반대하고 고의학(古醫學)의 재활을 주장하였다. 1659년 명대 조개미(趙開美)가 각간(刻刊)한 『중경전서(仲景全書)』가 일본에서 번각발행(蒜刻發行)되어 한때 전국에 널리 퍼져 고의학부흥(古醫學復興)의 수요에 바로 적응되었다. 나고야(名古屋) 구로이(玄醫)는 원래 이주의학(李朱醫學)을 배우다가 그의 보혈익기설(補血益氣說)을 허술한 제창임에 대한 폐단(弊端)을 느끼게 되었다. 후에 유장(喩昌)의 『상론편(尚論篇)』(1648년 간행)·『의문법률(醫門法律)』(1658) 등 서저을 읽고 옳은 것으로 느꼈으며 중경(仲景)의 책은 방증(方證)을 중요시하고 구로마로(玄理)를 숭상하지 않아 마음에 든다고 인정하였다. 그리하여, 장중경(張仲景)의 법을 대대적으로 제창하였으며 "중경(仲景)의 뜻을 따르면서도 중경방(仲景方)에는 구속되지 않았고" 나아가서는 유장이 주의설(劉張李朱之說)은 중경학설(仲景學說)의 '길 막기'[塞路]라고 비평하였다. 그리고, 자기는 맹자가 공자지학(孔子之學)을 개벽하듯이 중경(仲景) 『상한론(傷寒論)』의 통로개척자(通路開拓者)라고 자처하였고 의로운 일이어서 회피하지 않는다고 하였다. 그는 "한나라 장중경(張仲景)이 창안한 방문(方文)은 아주 고명하여 대현(大賢)이 아니면 그 도리를 알아내기 쉽지 않다" "지금의 의자(醫者)는 이명지(李明之)·주언수(朱彦修)가 저술(著述)한 대로 그

저술(著述)한 대로 그 처방이 참술의류(參術之類)를 벗어나지 못하고 있으며 그를 의(醫)의 왕도(王道)의 근본으로 믿고 있는 사람들인 것이다. 하지만 병이란 변하는 것이니 참술(參術)로서 효과를 보지 못하는 자에게는 약을 바꾸지 않으면 아니된다. 바꾸어야 할 때 바꾸지 않는다면 죽을 수 있고 바꾸어도 조금만 차이가 생기면 도리어 죽음을 재촉하게 되니 모두 잘못된 일이다.”[『의방규거(醫方規矩)』] 유가들은 양(陽)을 중히 여기고 음(陰)을 소홀히 하는데 구로이(玄醫)는 이 설을 계승하여 인신(人身) 해석에 응용하여 “백병은 모두 한(寒)에서 생긴다”는 설을 주장하였으며, 위양(衛陽)을 부조(扶助)함을 치병의 근본으로 삼았다. 임상(臨床)에서는 늘 친히 자기에게 실험하였다. 이로써 구로이는 당시 복고적이면서도 실증을 중요시 하는 시대조류를 체현(體現)하였다. 당시 그는 솔직한 직언으로 중경(仲景)을 스승으로 하고 이주(李朱)를 배격하였기에 많은 의사들의 반대를 받았다. 그러나, 구로이는 태연자약하였다. 이리하여 고방파는 끝내 확립되었고 나고야(名古屋) 구로이(玄醫)는 창시자로 되었다. 그의 제자 요시무라준에키(芳村恂益)·이이다토류동융(飯田棟隆)은 저명하게 되었다.

그러나, 구로이를 계승하여 권위로 된 자는 구로이에게 밀려나간 고토콘잔간산(後藤艮山, 1659~1733)이었다. 그는 처음에 유학(儒學)을 수업하였다. 그러나, 그는 이토진사이(伊藤仁齋)에게까지 올라가지 못함을 스스로 한탄하였으며 만약 승려로 된다면 은원(隱元)을 따르기가 어렵다고 여겨 의학공부를 선택하게 되었던 것이다. 처음 마키무라보쿠쥬(牧村卜壽)로부터 방서(方書)를 읽고 치료법을 물었으며 점차 고금의학에 의문을 품고 깊이 파고들었다. 이리하여 구로이에게로 가서 배우려 하였는데 집이 가난하다 보니 아무런 선물도 없어 돈 한푼 가지지 않고 만나보게 되었는데 구로이에게 거절당하였다. 고토콘잔은 분개하여 “구로이는 쥐새끼같아 사람을 알아보지 못하는 놈이다.”라고 욕설을 퍼부었다. 그 후 그는 분발하여 자습함으로써 명성 높은 의학가로 되었다. 고방파의 창시자들은 모두다 독특한 성격을 구비하고 있어 창조에 능란하였다. 콘잔(艮山)은 ‘일기유체(一氣留滯)’의 논을 제창하였으며 제자는 200명이나 되고 온 나라에서 우러러보게 되었으며 ‘고의도(古醫道)의 태두(泰斗 : 학식이 높은 사람)’로 불리었다. 후에 그의 문하생인 카가와슈도쿠(香川修德)·야마와키토요(山脇東洋)·마쯔바라잇칸사이(松原一閑齋)들도 그와 함께 ‘고의방사대가(古醫方四大家)’로 불리었는데 일본의 의풍은 이로부터 변화를 일으켰던 것이다. 카가와(香川) 마쯔바라(松原) 등은 모두 이토진사이(伊藤仁齋) 및 그의 문하생 나미카와텐민(並河天民)의 아주 큰 영향을 받았다. 텐민은 의방을 정리주해(整理註解)하였으며 의방을 인재유의(仁齊儒醫)의 설에 맞추어 해석함으로써 일본 유의(儒醫)의 창도자(唱導者)가 되었다.

뒤이어 요시마스토도(吉益東洞, 1702~1773)가 떨쳐 일어났다. 토도(東洞)의 가정은 빈한(貧寒)하였다. 처음은 금창외과술(金瘡外科術)을 배웠는데 밤낮 근면히 노력하여 『소문』·『난경』 이외에 백가저작(百家著作)을 읽고 많은 것을 얻었다. 그러나 “음양오행학설(陰陽五

學說)은 믿을 바 못되고 오운육기는 근거로 삼을 수 없으며, 백병 가운데는 상한이 있고, 상한에는 백병이 포괄된다.”고 깊이 믿어 중경의 상한론을 숭상하였다. 뒤에 명의 야마와키토요(山脇東洋)를 환자집에서 만나 함께 처방을 의논하였는데 절찬을 받게 되어 토도의 명성은 높아지기 시작하였다. 그리고, 또 토요(東洋)·잇칸사이(一閑齋) 등과 함께 상한론을 공부하였다. 잇칸사이(一閑齋)가 강의를 담당하였는데 큰 계발을 받았다. 토도는 더욱이 “친히 실험하고, 친히 본 것이 아니면 말하지 못한다.”는 것을 제창하였다. 그의 사업은 점차 성대하여졌으며 그에게서 수업한 자가 온천하에 어디나 다 퍼지고 있었으며 사방에서 제후(諸侯)·사대부(士大夫)들이 진찰하러 찾아 오는 사람들이 그칠 새 없었다. 그는 ‘만병일독론(萬病一毒論)’을 창도하였는데 “의(醫)는 술(術)에 달렸으며 공격할 뿐이지 보할 필요는 없다. 약(藥)이란 공격하는 자로서 질병을 공격하는 것이다. 정기란 사람의 생명을 지구적으로 양(養)하는 것이다. 지구적으로 양(養)하는 것은 곡식(穀食), 육류(肉類), 채소(菜蔬)들이다. 보(補)라 부르지 않고 양(養)이라 함은 고대 말인 것이다”[『고서의언(古書醫言)』·『의단(醫斷)』]. 보약(補藥)·보법(補法)을 부인하고 ‘만병일독(萬病一毒)’을 굳게 믿고 전문적으로 공격함에만 종사하였던 것이다.

토도의 큰아들 요사마스난가이(吉益南涯, 1750~1813)가 그의 업(業)을 계승하여 3,000명 문하생을 두었는데 세상에서는 ‘난가이가(南涯家)’라고 불렀으며 고방파 전성시대였다. 다쯔노가주오(龍野一雄)의 통계에 의하면 고방파가 일어서기 시작하여 250년간 중경의 학설이 널리 발양(發揚)되었는데 간행된 서적은 적어도 531종이 되며, 원저인 송판(宋板) 및 판본도 10종 이상이나 되었다. 더욱이 토도 이후에 더 많아졌다.

고방파는 이론과 실증을 다같이 중요시하며 일본 한의의 여러 파 가운데서 가장 창조력을 가진 일파이고 늘 각가(各家)가 제각기 자기 견해를 말하였다. 예를 들면, 구로이(玄醫)는 부양(扶陽)을 주장하므로 계지탕(桂枝湯)을 잘 사용한다. 콘잔(艮山)은 ‘일기유체론(一氣留滯論)’을 주장하므로 이기제(理氣劑)를 쓰기를 즐겨 한다. 춘암(椿庵)은 ‘원기허울설(元氣虛鬱說)’을 주장하므로 상한경증(傷寒經證)이란 사기(邪氣)가 침입한 초기에 점차 심해지는 증이며 폐증(閉證)이란 원기가 남아 있어 역취(逆聚)한 것이고, 탈증(脫證)이란 원기부족으로 내탈(內奪)된 것이라고 인식하였다. 그리하여, 상한론방을 아주 많이 사용하였다. 슈도쿠(修德)는 ‘유의일본설(儒醫一本設)’을 세워 의(醫)란 수신을 하는 하나의 일이며 유(儒)와 하나의 근본이라고 말하였다. 그는 복부 진찰법을 많이 발명하여 전신원기의 강약을 알아낸 다음 친히 시험해본 약처방을 썼다. 그의 ‘안복론(按腹論)’은 산키(三喜)·도산(道三)이 『상한론(傷寒論)』·『제병원후론(諸病源候論)』 가운데서 발굴해낸 복진의 이론과 방법[다케다데이카(竹田定加)의 『복진정요(腹診精要)』 및 콘잔(艮山)·덴도가쿠(田東郭)도 많이 제창하기 힘썼다.]을 아주 크게 발전시켰다. 토도는 “복(腹)이란 생명의 근본이므로 백병의 근원은 여기서 생긴다. 병을 진찰함에는 반드시 그의 복부를 살펴보아야 하며 다음으로 외증을 보아야 한다.”고 여겼다. ‘만병일독론(萬病一毒論)’은 일본 한의들이 원래 따르던 이론을 크게 변화시켰다.

‘만병일독론(萬病一毒論)’에 의하면 수곡(水穀)의 탁기(濁氣)가 체류(滯留)되면 독(毒)으로 되는바 독기가 일단 동(動)하면 만병(萬病)이 생긴다. 외사감수(外邪感受)도 독인바 만인이 같은 바람을 맞았다 하더라도 감촉된 자(者)가 상하게 되고, 같은 음식을 먹어도 식상(食傷)한 자가 병에 걸린다. 하늘의 기가 멸하고 배 속의 독이 움직이면 질병을 초래하게 된다. 약물도 독(毒)인바 독(毒)으로 독(毒)을 치는 것이다. 장중경(張仲景)은 “증(證)에 따라 독약(毒藥)을 투여하였고, 병인(病因)은 묻지 않았다.” 이는 『상서(尙書)』의 “만약 약을 복용하여 어지러움증을 느끼지 못한다면 그 병은 낫지 않는다.”는 본의에 꼭 맞는다. 이런 순세요법(順勢療法)은 “의(醫)의 요도(要道)로 되었다.” 이 논(論)이 나오게 되자 『소문』・『영추』를 모두 위서(僞書)로 추정하였고 음양의 설은 쓸데없이 사람을 미혹(迷惑)시키며 오운육기는 병에서 험증(驗證)해야 하고, 맥후부족(脈候不足)을 근거로 삼아야 하며 침구는 전문적으로 쓸 필요가 없으며, 유장이주(劉張李朱) 나아가서는 장경악(張景岳) 등의 이론은 모두다 ‘착공(鑿空 : 끌로 허공을 뚫는 것)’으로 간주하였다. 그가 편찬한 『의단(醫斷)』에서는 이렇게 말하였다.

세상에 이론을 잘 말하는 자는 매사를 따져 밝히고 사실마다 근원을 캐고 든다. 불통한 것은 늘 ‘착공(鑿空)’이라고 비방한다. 이론에는 본래 나쁜 것이 없지만 ‘착공’은 나쁜 것이다. 그러므로, 입으로는 백가지 병의 도리를 말할 수 있지만 그의 치료는 나쁜 것이다. 그것은 ‘끌로 허공을 뚫는 것’이기 때문인 것이다. 무릇 이론에는 정해진 것이 없지만 병의 증세만은 정하여져 있는 것이다. 이것이야말로 이론은 확실하지 않아도 질병만은 임증을 가지고 있다는 것이다!

사실 ‘만병일독론(萬病一毒論)’도 현학사변(玄學思辨)으로서 모두 ‘착공(鑿空)’에 속하는 것이다. 예를 들면, 난가이(南涯)는 겉치레만 하여 기(氣)・혈(血)・수(水)는 “신체를 양(養)하는 물질이지만 치우치면 해로운 것으로 독(毒)이라고 부른다.”, “기・혈・수 세 물질이 있으면 독이 틈타기 시작하여 증(證)이 된다.”, “독은 무형이지만 틈을 타기만 하면 형(形)이 나타나는 바 증(證)이 생긴다.”, “세 물질의 정(精)은 순환하면 극한으로 정체된 것은 모두 병이다. 정상상태를 잃어 급해지거나 역(逆)하면 각종 질병이 싹트기 시작하며 그 형태는 제각기 다르다. 병을 만드는 것은 독이고 병드는 것은 물(物)이며 증은 물(物)에서 나타나고 물(物)은 증에 따라 나누어진다.”[『기혈수약징(氣血水藥徵)』・『관증변이(觀證辨異)』] 등도 이론상에서는 “모든 사물의 이치를 추구하고, 모든 사실의 근원을 궁구한다.”는 것이고, 그 사변(思辨)도 ‘끌로 허공을 뚫는 것’에 불과하며 진정으로 실제적 험증 귀납(驗證 歸納)이라고는 말할 수 없다. 그러나, 그들은 스스로 사실에 의거하고, 증거에 따르며, 실험하고, 귀납하며 이론을 쓸데없는 것으로 보며 약방은 증에 알맞아야 함은 세상에서 가장 정확한 것이라고 여기고 있었다. 여기에는 창조적 의향이 싹트고 있으며 증거를 중히 여기고 실사구시(實事求是)하는 등 예전 사람들의 전통을 돌파하는 아주 중요한 점도 있지만 그러나, 필경은 진정한 실험분석이 없으므로 여전히 중의전통이론의 범위에서 벗어나지 못하였으며 '만병일독론'도 기껏해야 가설에 불과하였다. 하지만 고방파로서 중경(仲景)의 고방을 부흥시킨다는 방패를 걸고 낡은 이론을 답습함을 개혁하고 새로운 이론을 창조하려는 용기와 실천은 찬양할 만한 일이다. 대체로 '후세파'들은 남의 것을 배우려다가 자기의 재주까지 잊어버리고 답습된 자가 퍽 많았다. '고방파(古方派)'는 기발한 생각을 해내어 풍격(風格)이 독특하므로 중국의학문화가 일본에 전입된 천여년내 처음으로 되는 진정하고도 대규모적인 이변을 이룩하게 되었다. 구로이(玄醫) 후부터는 서방철학의 '경험실증주의' 사상의 영향을 아주 크게 받아 친히 보고 실험하는 것을 중요시 하게 되었는데 이는 고방파가 마침내 번롱(樊籠 : 부자유한 입장)을 뚫고 나가 창조적 성과를 얻게 된 또 다른 하나의 소인(素因)인 것이다.

제각기 자기의 의견을 말하고 독창적이거나 독자적인 이론을 추구하였기 때문에 고방파는 종래의 한 덩어리의 철판과 같은 것은 아니었다. 대략 4개파로 나눌 수 있다. 즉, 상한(傷寒)에는 상한방을 쓰고 잡병(雜病)에는 금궤방(金櫃方)을 써야 한다는 일파는 예를 들면, 아사다소하쿠(淺田綜伯) 등과 같은 사람들이다. 상한이나 잡병을 막론하고 일률적으로 모두 상한방을 써야 한다는 일파는 예를 들면, 나가토미도쿠쇼안(永富獨嘯庵)·오다이요도(尾臺榕堂)·유모토큐신(湯本求眞) 등과 같은 사람들이다. 『상한론』을 분해하여 자작방제(自作方劑)를 만들어야 한다는 일파는 예를 들면, 유시마스토도(吉益東洞)와 같은 사람들이다. 『상한(傷寒)』·『금궤(金匱)』·『천금(千金)』·『외대(外臺)』·『국방(局方)』·『회춘(回春)』 등에서 모두 채납하여 쓴다는 일파는 예를 들면, 야마와키토요(山脇東洋) 등과 같은 사람들이다. 요긴한 것은 모두 다 중의전통이론과 실천범위를 벗어나지 않았고 다만 또 제각기 이론을 발휘하여 위대한 공훈을 세운 자도 있다.

근세 고방가들은 여전히 이론을 탐색하려는 날카로운 기세를 가지고 극력 새로운 것을 창조하려 애쓰고 있었다. 예를 들면, 어떤 사람은 고증을 걸쳐 『내경』은 침十 등의 물리료법을 위주로 한 황하문화권의학이고, 『신농본초경(神農本草經)』은 「형상약능론(形象藥能論)」·「신선방술(神仙方術)」·「불로연연(不老延年)」 등의 식물학을 응용한 장강문화권의학(長江文化圈醫學)이며, 『상한론』은 약물료법을 위주로 한 강남문화권의학(江南文化圈醫學)[30]이라고 주장하고 있다. 이는 당대문화의 인류학 연구방법을 인입(引入)하여 진행된 탐색(探索)의 일부분인 것이다. 비록 역사를 절단하고 지역을 갈라 놓고 말한 것이기는 하지만 그러나, 과감

30) 동령시(東玲兒)『상한론연구이동(傷寒論硏究異同)』, 일본과 중국의 비교, 『한방연구(漢方硏究)』(8) : 1981 : 37, 1981 참고.

히 혁신하고 창조한 그 진취심이야말로 참으로 표창할 만하다.

(四)

일반적인 풍속과 습관의 관점으로 고방파의학을 살펴보면 비록 중경(仲景)의 옛 고방을 되돌렸다고 말하지만 토도(東洞)의 '만병일독'은 오우가(吳又可)의 '여기치병(癘氣致病)'의 유의(遺意)을 벗어나지 못하였다. 그러나, 필경은 중의학전통이론과 이미 멀어졌으며 중국 및 한방의학의 전통적 주류 항도(航道)를 초월하였다. 후세파의학을 지나치게 배척하여 후세파의 임상 가운데 유효한 사실에 대하여서도 타당한 해석을 하기 싫어하였다. 그의 편면성을 구하기 위하여 '절충파'가 나와 중용(中庸)하여 겸취(兼取)하였다. 당시 에도 유가(儒家)인 이야마킨가(井山金峨)가 절충의학(折衷之學)을 제창하였다. 특히, 청나라 건가(乾嘉 : 건희와 가정을 말함) 때의 박학고거(樸學考據)의 영향을 받아 실지로 검증하고 원류(源流)를 고증하며 증거를 수집하고 극력으로 옛글의 뜻을 풀이하여 경전의 본뜻을 알아내며, 한당송명(漢唐宋明)의 의리를 절충하여 믿음직한 이론을 세우고 옛 성인들의 유지(遺志)를 명백하게 밝히는 것을 자기의 임무로 삼아야 한다고 주장하였다. 이러한 풍조는 의학에도 영향을 미쳐, 고증을 위주로 한 의학절충파가 나타나게 되었다. 초기에는 모치즈키로쿠몬(望月鹿文) 등이 임상에서 유장이나주(劉張李羅朱)에 대한 비평을 많이 하고, 고증은 주요지위를 점하지 않았다. 다키씨가족(多紀氏家族)이 참여하게 될 때에 이르러 그들의 세의적전통(世醫的傳統)으로 원류(源流)를 따지고 고증변이(考證辨異)함을 더욱 중히 여겼으며, 원효(元孝)·원덕(元德)·원간(元簡) 등 대대로 내려가면서 일관되었다. 그 인증(引證)은 아주 넓어 마침내 종횡으로 좌지우지하였으며 '고방파'를 '격제가(擊劑家)'라고 비평하였고, '후세파'는 '완제가(緩劑家)'라고 불렀다. 그들은 "역대 제가(諸家)의 장점을 취하고 단점을 버리며, 고금에 현동(玄同 : 자기의 재간이나 지력을 나타내지 않고 평범하게 지냄)한 자는 고집불통하지 않는다."[원덕(元德)『의학평언(意學平言)』]고 말하였다. 다키씨일가(多記氏一家)는 고증절충파를 주로 이끌었다.

토도(東洞)문하의 와다도카쿠(和田動郭) 역시 고방가는 너무 극단적이라고 여겼고, '일기체류'와 '만병일독설'을 반대하고 절충파에 주력하였다. 그는 질병에 대한 일체 치료는 고방을 위주로 하고 부족되는 점은 후세방의 것으로 보충하며, "성현들은 고대에 온갖 심혈을 다 기울였는데 그들의 천년 후에 난 우리 동업자가 그의 책을 읽고 그의 기술을 배우며 각 법의 좋은 것을 취하고 의심나는 문제는 보류하고 경솔하게 판단하지 말아야 고인을 나의 스승으로 삼을 수 있지 않겠는가"[『초창잡화(蕉窓雜話)』] 하고 주장하였다. 그가 대표한 것은 임상에서 절충조화에 노력하고 종합운용하는 한 갈래 역량이었다. '절충파(折衝派)'의 실질은 한방의학이 중국고전의학 주류로 복귀하려고 힘쓰나 새로 나타난 창조발전된 것을 함께 사용할 수 있다. 무릇 임증에 효과가 있고 이론이 성립되는 자는 모두 함께 용납하였다. 그들의 원망(願望)은 양호하고 임상상 편견이 없으며 고증에서는 더욱 큰 위훈이 있었다. 하지만 이론학설은 아주 평범하고 창조적인 견해는 없다. 심지어는 고증에서 얻은 것도 그 당시 일본에서 중시해 주지 않았다. 오카니시다메토(岡西爲人)는 다음과 같이 지적하였다.

　　다키가(多記家)는 고증학파로서 일본난학(日本蘭學)이 점차 흥성하고 유신되어 가는 시기에 활약하였지만 그의 간신(艱辛)한 업적은 일본에서 중시를 받지 못하였다. 하지만 중국에서는 아주 높은 평가를 하였다. 지금에 이르기까지도 중요한 공헌이 있다. 그 동료들의 세력은 한방의학의 조국인 중국에서 휘황하게 발양되고 있어 지하의 동인(地下同人 : 죽어서 저승에 가 있는 같은 한의학을 하였던 사람)이 어깨를 두드리며 즐거워한다.[31]

이는 고증절충파의 불행과 더없는 영광을 아주 합당하게 평가하였다.

(五)

고증절충파가 한구석에서 번영할 때 한난절충파(漢蘭折衝派)도 발랄하게 흥성되었다. 이는 서방의학[주요하게는 네덜란드에서 전입되었기에 '난학(蘭學)'이라고도 불렀다.]이 이미 일본에 삼입(滲入)된 데 기인된다. 대략 1543년 포르투갈인이 처음 일본에 왔고 뒤이어 스페인인이 왔다. 1624년과 1639년, 일본정부에서는 이 두 나라 사람들이 일본에 오는 것을 금지하였다. 1641년에는 또 네덜란드인을 나가사키(長埼)로 이주시켰고 무역 이외에는 모두 금지시켰다. 그러나, 의학에서는 1686년 일본인 세오쇼타쿠(瀨尾昌琢)가 네덜란드에 가서 의학을 배워가지고 귀국하였다. 1720년 일본정부에서는 종교 이외의 서양서적이 들어오는 것을 허락하였고 1725년에는 가츠라가와호치쿠(桂川甫筑)에서 양약을 제조하였다. 이리하여 서양의학은 일본에서 기원되었다. 서양의학이 일본에 전입된 다음 많은 일본인이 주동적으로 배우고 접수한 편이지만 중국에서는 전교사(傳敎士) 의사들이 반복적으로 전도해야 겨우 발을 붙이게 되었다. 이는 일본의학이 한의체계이고 본래 중국에서 차입한 것과 관계되며 중국의학처럼 중국의 본토 것이어서 뿌리깊이 박혀 본능적으로 외래 의학을 배척하는 것과는 다른 것 같다. 특히, 일본한의 가운데의 고방파 전수인들도 서양의학의 일부관념을 재빨리 접수하였으므로 하여 한난절충파(漢蘭折衝派)가 뛰쳐 나오게 되었다. 서양의학의 절단성치료이론(截斷性治療理論)은 사실상 고방파의 '만병일독론'의 배독(排毒), 해독학설(解毒學說)과 비교하면 어울리

---

31) 오카니스다메토(岡西爲人), 「고증학파(考證學派)의 의서(醫書) 교간(校刊)」, 『판방임상(漢方臨床)』(9)11과 12 : 1962, pp. 336~358, 오함빙(吳涵冰), 『중화의사잡지(中華醫史雜誌)』14(2) 1984, pp. 93~98 재인용.

는 것이다. 고방가들은 임증에 대한 실제효험을 중요시하였는데 그 혁신태세는 바로 네덜란드 의학의 새로운 지식전입과 동류(同流)되었다.

한난절충파의 시조는 야마와키토요(山脇東洋, 1705~1762)이다. 그는 콘잔(艮山)의 문하에서 배우기 시작하였는데 『내경』은 일본 의도(醫道)에 조금도 유익한 점이 없다고 여겼으며 고방 가운데의 '신방가(新方家)'로 되었다. 이로부터 보아 야마와키(山脇)는 일찍부터 혁신의 뜻을 품고 있었다는 것을 알 수 있다. 그는 서방의 해부지식을 다소 알게 된 다음부터 『소(素)』·『영(靈)』의 장부내경론(臟腑內景論)은 해부의 실제를 위반하였다고 인정하였다. 이리하여 그는 수달(獺)의 장부를 해부하여 실지연구를 진행하였다. 호랴쿠(寶曆, 1751~1763) 초인 1754년 그는 국가의 허가를 받고 사형범을 사체해부하였다. 그의 소견에 의하여 『장지(臟誌)』 2권을 편찬하였는데 간략하게 다음과 같이 말하였다.

> 이론은 간혹 전도될 수 있지만 사물은 어찌 속일 수 있겠는가. 이론을 먼저 앞세우고 사물을 후에 둔 즉 상지(上智)는 실패를 초래하고 사물을 앞세우면 용인(庸人 : 평범한 사람)들은 성공할 수 있다.
> 이전에 다른 민족들이 골절을 그린 책을 얻었지만 그 당시는 어리석어 무엇인지 몰랐다. 지금 보니 흉척(胸脊)의 모든 장(臟)이 모두 거기의 그림과 같았다. 실천해 보면 멀리 떨어진 곳의 것도 꼭 같았다. 탄복하지 않을 수 없다!

그리하여, 이론상에서 음양오행·장부경락지설을 더욱 더 배척하였다. 한의(漢醫)와 서양의학은 원래 완전히 부동(不同)한 기초 위에서 세워진 체계이며 개념들이 전혀 다른 것이므로 한쪽만 고집한다면 다른 한쪽을 용납하기가 곤란한 것이다. 이론학설은 더욱이 그러하다. 그러나, 한의는 효과있는 경험방이 많고 서양의학은 임증치료 효과면에서 뒤진 것이 있다. 그러므로, 동양은 이론상에서 서의의 경향으로 흐르고, 치료방법은 한의방약을 많이 사용하였는데 이것이 바로 절충인 것이다.

동양 문인 나가토미도쿠쇼안(永富獨嘯庵, 1734~1766)도 네덜란드 의학을 충심으로 찬양하였다. 『토방고(吐方考)』에는 이렇게 말하였다.

> 네덜란드 의사는 한(汗)·토(吐)·하(下)하기를 즐긴다. 호랴쿠 임오(壬午, 1762) 봄에 내가 서쪽 나가사키(長崎)까지 여행갔었는데 번역사 요시오씨(吉雄氏)에게서 그 의법을 얻어 들었다. 그 치술은 준극(峻劇)하면서도 섬세 교묘하였다. 하지만 일본인들에게는 갑작스럽게 쓰기는 곤란하다. 한토하(汗吐下)의 원리는 모두다 우리의 고의도(古醫道)와 같다. 중화성인들의 인접국가로서 그의 도를 천년이나 지체시켰는데 이번에 특히 얻은 다른 나라 민족의 것도 역시 다른 것이 없지 않겠는가? 그 나라에서는 사람의 시체를 해부하는 것을 금지하지 않고 있으며 그 나라 백성들도 사체를 해부하여 창자와 근육을 들어내어 놓는 것을 대수롭게 여기지 않는다. 그리고, 사람이 병들어 죽은 다음 그 병원이 똑똑하지 않으면 해부하여 본다. 이는 장래를 위한 것이라고 여기고 지금에 이르기

까지 여전히 이렇게 하고 있다. 그 책들은 많이 보존되어 있다. 뜻있는 사람들은 고증하여 깊이 새겨보며 그의 뜻을 이룩함에 도움을 주고 있다.

나가토미도구쇼안(永富獨嘯庵)의 관점은 아주 명확한바 상한에 대한 한토하치법(汗吐下治法)은 중서가 같은데 동우(東隅 : 동양)의 것은 버리고 상유(桑楡 : 서양)의 것을 얻어 왔다. 하지만 동양의 것보다 진보한 점이란 해부이고 증(證)을 운운함은 한의병증병원(漢醫病症病源)과 같다고 인정하였다. 그의 문인 고이시겐순(小石元俊, 1744~1808)·다치바나난케이(橘南谿) 및 고칸쇼스이(古坎井水) 등의 기본적인 입장은 서로 같았다. 고칸(古坎)은『토법촬요(吐法撮要)』를 저술하였는데 이는 토법을 집대성한 것이다. 이런 것들은 모두 극렬한 공격치법 경향인 것이었다.

토도(東洞)의 사숙(私淑 : 마음속으로 몹시 존경하고 따르는 자)자인 나카가미긴케이(中神琴溪, 1742~1833)는 '오우미편작(近江扁鵲)'이라는 칭호를 가지고 있는데 치료에서 공격을 주되게 하며 원인·증상·근본·현증에 따라 토하법(吐下法)을 사용하여 치료한다. 그는 고방파의 치료술에 정통하였을 뿐만 아니라 난방(蘭方)도 채택하였다. 오기노겐가이(荻野元凱, 1737~1806)는 화약의방(和藥醫方)을 위주하여 쓰며 난의자혈술(蘭醫刺血術)을 겸해 쓰고 사체도 해부하였다.

한난절충파(漢蘭折衝派)도 더욱더 발전되었다. 요시마스난가이(吉益南涯)의 문인인 하나오카세이슈(華岡靑州, 1760~1835) 때에 이르러 1805년 10월 13일 중약으로 전신마취하여 유선암절제수술(乳腺癌切除術)을 실시하였는데 성공하였다. 그리하여, 세계의학계에 이름을 떨쳤다. 이 마취술은 서방의 전신마취술의 성공보다 40년이나 앞섰다.

하나오카세이슈(華岡靑州)는 일찍이 다이찌켄리쯔(大知見立)에게서 네덜란드 의학을 배웠고 한난(漢蘭)을 절충하여 자기의 새로운 수술요법을 창조하게 되었는데 그 열정은 아주 높았다. 오랫동안 한의는 칼로 쪼개고 베어내는 술법을 사용하지 않았는데 하나오카세이슈(華岡靑州)는 난의(蘭醫)들에게서 그것을 배웠다. 그의 고방파의술도 진짜 전통적인 것을 전수받았으며 '한의경방(漢醫經方)'에 대한 연구도 아주 깊이있게 진행하여 위역림(危赤林)의『세의득효방(世醫得效方)』등 중의서적 가운데서 정화(精華)를 추려내어 자기 스스로 마취신방(痲醉新方)을 구성하였는데 통선산(通仙散)이라고 불렀다. 그 방문은 아래와 같다.

만다라화(蔓陀羅花) 8푼, 초오(草烏) 2푼, 백지(白芷) 2푼, 당귀(當歸) 2푼, 천궁(川芎) 2푼[혹은 남초(南星炒) 1푼을 가한다]이고, 그것들을 함께 가루내어 더운 물을 부어 저으면서 끓인다. 한두 번 끓인 다음 찌꺼기를 버리고 더운 물로 복용한다. 1~2시간 지나면 정신을 잃게 되는데 그 즉시 수술한다. 수술이 끝난 다음 염차(鹽茶)를 복용시켜 깨어나게 한다. 깨어난 다음 인삼조다탕(人蔘調茶湯)[인삼(人蔘)·당귀(當歸)·천궁(川芎)·작약(芍藥) 등]으로 조리한다.

위역림(危亦林)의 『세의득효방(世醫得效方)』은 1345년에 저작되었다. 그 18권의 정골금촉과(正骨金鏃科)에는 마약법이 있었다. 이 의서는 이노오에이쇼(飯尾永祥)의 『촬양집(撮壤集)』(1454 간행)에 많이 인용되었다. 다키겐칸(多紀元簡)의 『구급선방(救急選方)』(1801 간행)도 참고하였다. 그러므로, 위씨마취방(危氏痲醉方)은 일찍 일본에 널리 알려지고 있었다. 하나오카세이슈는 원방(原方) 15미(味) 가운데서 5미(味)만 선택하였으며 염탕(鹽湯)을 염다(鹽茶)로 고쳐 세심히 사용함으로써 그의 발명으로 된 것이다. 그는 마약(麻藥: 마취약)을 사용하여 쪼개고 베어내는 의술을 사용하였기에 '일본화타'란 이름을 얻게 되었다.

화강청주는 『금창요술(金創要術)』·『외과적요(外科摘要)』·『유암변(乳岩辨)』·『양과신서(瘍科神書)』등을 저술하였으며 일찍이 춘림헌의학교(春林軒醫學校)를 세워 의학을 교수하였는데 한난(漢蘭)이 병중(倂重)되면서도 난(蘭)에 치우쳤다. 그는 일찍 아래와 같이 말하였다.

내가 주장하는 것은 활물(活物)에 대한 이론을 추구한 것으로서 헌기(軒岐: 황제 軒轅씨와 그의 신하 岐伯)를 존중하면서도 그의 서를 모두 믿지 않으며 변모(變貌: 다른 나라 민족)를 미워하면서도 그들의 기술은 배척하지 않을 것을 주장한다. 5대주 가운데서 여러 가지를 널리 채납하여야 일신월이(日新月異: 날로 새롭고 달마다 다르게 달라지는 것)하게 되며 산 사람에게 도움이 있게 된다. 이것이 곧 신슈(神州)의 의도(醫道)이다!

방(方)에는 고금이 없고 내외(內外)에는 하나의 이치가 있지만, 옛 것을 그대로 사용하여서는 안 되고 내(內)의 것을 외(外)로 치료해도 안 된다. 난학(蘭學)을 말하는 사람은 이론에는 세밀하나 방법이 거칠다. 한(漢)을 숭배하는 사람은 방법에는 정밀하지만 따져 밝힘이 부족하다. 그러므로, 나의 기술은 활물치료(活物治療)를 연구하며, 사용하는 방법은 이치를 따져야 하고 방제는 어느 한 규칙에 구속되지 않았다. 약이(藥餌)로 되지 않으면 흉복을 쪼개고 위장을 씻어내야 한다. 만약 살 수 있는 사람이라면 이상 방법이 적합하지 않을 수 없다.[32]

하나오카(華岡)의 이런 태도는 아주 명랑하며 너그럽기가 그지없어 한(漢)으로부터 난(蘭)에 이르기까지 모두 합쳐 병인을 치료하는 데 있어서 한시기의 호걸로 불리었다. 그리하여, 한난절충파(漢蘭折衷派)의 창조력은 그에게서 집중적으로 체현(體現)되었으며 성취는 높은 봉오리에 이르러 하나오카세이슈는 일본한의학사상에서 위대한 사람이 되었다.

그러나, 정치상의 변천은 한난절충파를 좌절시켰고 발전될 수 없게 하였다. 그러나, 기타 각파는 더 말할 나위가 없게 되었다. 메이지 초기에 막부가 무너지고 에도(江戶)의학관이 닫혀 한방의학은 근거지를 잃게 되었으며 지도하고 사회하는 사람이 없어졌고 의지할 세력도 없

32) 근사영(靳士英), 「『상한론(傷寒論)』의 일본전래와 상한학(傷寒學)의 서로 다른 점과 같은 점」, 『중화의사잡지(中華醫史雜誌)』13(4) : 252, 1983 재인용.

게 되었다. 서양의학은 이 때 신정권의 신임을 얻게 되어 끝내 손님이 주인으로 되었다. 메이지 16년(1883) 10월 23일 태정관(太政官)에서는 드디어 『의사면허규칙(醫師免許規則)』을 반포하였다. 이 포고의 제35호 제1조에는 다음과 같이 말하였다.

　　의술개업시험을 받고 내무부의 개업허가장을 취득하여야 의사로 될 수 있다. 그러나, 이 규칙을 실시하기 이전에 받은 의술개업증은 여전히 효과가 있다.

이 포고의 제34호 제6조 규정에 따르면 개업허가장을 취득하기 위하여 반드시 우선 물리·화학·해부학·안과학·산과학 및 임상시험 등 여러 과목시험에 통과되어야 한다.

한의는 종래에 이런 것을 배우지 않았기에 물론 통과될 수 없는 것이다. 이리하여 새로운 1대의 한의가 생길 수 없게 되었다. 늙은 1대의 한의는 비록 원래 의술개업증이 유효하다고는 하지만 필경은 전수할 수 없기 때문에 후계자가 없어지게 된 것이다. 그리하여, 일본에서 한의는 자연히 쇠망하는 한 길밖에 없었던 것이다. 한난절충이 지난 이후에는 말할 나위조차 없게 되었다.

물론 중국한의학은 필경 임증(臨證)에 효과가 있고, 1100년의 토대가 있기 때문에 그리 쉽사리 갑작스레 무너질 수 없었으며 난의학(蘭醫學)도 그다지 완전하지 않았기에 완전히 한의학을 대체할 수는 없었다. 그러므로, 메이지의 법령은 비록 실시되었지만 서의를 배워 시험에 통과된 다음 한방을 연수함은 제지시킬 수 없었다. 한의의 전수인은 아직 많았고 여러 동인(同人)들도 가만히 앉아서 죽음의 화(禍)를 당하려고 하지 않았다. 그리하여, 청원 혹은 항의하거나 학교병원을 건립하고 또는 책을 저작하고 잡지를 발행하는 등으로 한방의학의 생존을 위하여 분주히 뛰어다니며 구원을 청하여 부르짖는 자가 적지 않았다. 지금까지 일본에서 한방이 숨을 보존할 수 있는 것은 단뢰피(端瀨彼) 등의 불휴(不休)의 노력 결과이다.

일본의학은 중국의학의 관계가 가장 크다. 정말 "띠같이 좁은 바다를 사이에 두고 밝은 물 건끼리 서로 비추었다"[一衣帶水, 同明相照]. 중화문화의 자윤양육(滋潤養育)으로 생기발랄하여졌으며 일본민족은 또 잘 접수하고 흡수함으로써 니중에 지기의 창신(創新)한 발전을 가져오게 하였다. 그러나 이런 창신한 발전은 바로 네덜란드의학(서양의학)이 일본으로 진입하는 데 심리적 환경이 되었으며 창신파와 한통속이 되게 되었다. 한난회통절충(漢蘭滙通折衷)은 나중에 중서의회통결합(中西醫滙通結合)의 경외의 전주곡으로 되었다. 메이지의 한의폐지의 거동은 후에 중국 국내의 중의폐지 바람을 초래하였으며 일본의 뒤를 따랐다. 이것 역시 일본의파가 다시 돌아 중국에 흘러들어온 정상(情狀)의 다른 한 끝(端)이다.

제 4 장

중국에서 넘어간 베트남의학

베트남 및 동남아 모든 국가와 중국과의 의학교류는 사료(史料)가 특히 부족하고 상황도 매우 복잡해서 여기서는 거의 간략하게 부론에만 그치고 일부 내용은 다른 여러 장(章)에 나누어 놓았다.

제 1 절 중국과 베트남의약(醫藥) 교류의 최초 사신(使臣)

(一)

베트남은 옛날의 안남(安南)·교지(交趾)·임읍(林邑)·부남(扶南)·일남(日南)·점성국(占城國) 등으로 부르는 대부분의 지역을 포함한다. 또한 일찍이 낙월(駱越)·구월(甌越)·대월(大越)·대우(大虞) 등으로 부르기도 하였다. 『요전(堯傳)』에는 "신명희(申命義)가 어려서 남교(南交)에 살았다."라는 말이 있고, 『예초총서(豫草叢書)』에는 진(秦)이 6국을 병합할 때에 "베트남 여러 곳으로 귀양을 보내 이민시켰다."는 말이 있으며, 한고조가 조타(趙佗)를 남월(南越)의 왕으로 세웠는데 모든 월국과 화목하였다고 하였다. 한무제 원정(元鼎) 6년(B. C. 111)에 다시 병합하여 9군(郡)으로 하고, 그 중 하나를 교지군(交趾郡)이라 칭하여 중국에 귀속시켰다. 동한(東漢) 광무제(光武帝) 중흥기에는 교지(交趾)에 여자 영수인 정측(征側)·정이반(征貳反)이 있어 스스로 즉위하여 왕이 되니, 광무제가 마원(馬援)을 파견하여 교지를 정벌하고 교주(交州)라고 이름을 바꿨다. 당대(唐代)의 안남도호부(安南都護府)가 바로 그것이다. 이후에 내부에서 여러 차례 내란이 일어났으나 중국과의 내왕은 끊이지 않았다. 오랜기간 한쪽으로 치우친 이 지역과 중국은 서로 교류하여 문화적 영향이 컸다. 채균(蔡鈞)의 『출양쇄기(出洋瑣記)』에는 그가 1884년에 사신을 따라 미국·페루 등 삼국을 다녀온 후 귀국 길의 여정을 다음과 같이 기록하고 있다.

　　본토인 [원주민]들은 거의가 띠[茅]집을 짓고 살았다. 남자는 옷을 겨우 배꼽만 가리고, 여자는 무릎만 가렸으며 맨발로 대낮에도 부끄럼 없이 돌아다녔다. 집은 비록 벽돌로 지었지만 몹시 낮아 들어갈 때는 반드시 머리를 숙여야 했다. 빈랑(檳榔)을 즐겨 먹어 입술[脣]과 이빨[齒]이 모두 새까맣게 되었다. 혼례(婚禮)와 장의법(葬儀法)은 거의 중국과 같았다. (문자도)중국문자와 같았다. 자제들은 서당[塾]에 들어가 시서(詩書)를 배우고, 효제(孝弟)를 익혔으며, 공맹(孔孟)의 가르침을 따랐다. 프랑스 사람들이 들어오면서부터는 (이러한)습속(習俗)이 바뀌어 버렸다. 어려서는 반드시 서양책을 읽어서 어렵고 까다로운 것을 일찍부터 익혀 물들인지가 이미 오래 되었다. 10년이 지나 오경육례 (五經六禮)의 도가 단절되었다.

엄거(嚴琚)의 『베트남유역기(越南游歷記)』에는 1905년 5월 2일의 일기가 있는데 거기에는 그가 해방(海防)에서 한 화교(華僑)와 대화한 내용이 아래와 같이 기술되어 있다.

　　베트남인의 의약은 여전히 중국의 옛법을 사용하였다. 베트남에 들어온 중국 약재로는 천궁(川芎)·백출(白朮)·당귀(當歸)·복령(茯苓)·생지(生地)·감초(甘草)·백작약(白芍藥) 등이 가장 많았다. 동경(東京)이 프랑스에 귀속되기 전에는 매년 수입이 약 10만 섬[石]이 늘어 약 100만원어치가 되었는데, 현재는 매년 약 2만섬 밖에 늘지 않아 약 30만원어치밖에 안 된다.

이러한 것들은 모두 베트남이 프랑스의 식민지로 전락한 전후의 의학문화 상황을 투시한 것으로 당시의 상태를 충분히 알 수 있으며, 전체적으로 비교적 원시적 민족풍속과 생활습관을 유지하고 있으나 유가문화(儒家文化)와 중국의학도 역시 한자리를 차지하고 있다. 명대(明代)에 일찍이 정화(鄭和)를 따라 7차례나 서양(西洋)에 다녀온 공진(鞏珍)이, 그 후 저작한 『서양번국지(西洋番國志)』안의 [점성국(占城國)] 조항에는 다음과 같은 말이 있다.

　　혼인(婚姻)은 남자가 먼저 여자의 집에 가서 결혼을 한 후 10월이나 또는, 반 달이 지나면 자기의 집으로 돌아오는데, 이 때 남자의 부모 및 여러 일가 친척과 친구들이 북을 치고 음악을 연주하면서 맞이 하고 술을 마시면서 즐긴다.

강희(康熙) 27년(1688) 겨울에 반정규(潘鼎珪)의 해선(海船)이 풍랑을 만나 안남(安南)으로 들어갔다. 그 후 그는 『안남기유(安南紀游)』를 편찬하였는데 거기에 다음과 같은 말이 있다.

　　그들의 풍속은 여자를 낳으면 기뻐하고 남자를 낳으면 걱정을 한다. 남자면 여자의 집으로 장가를 가고, 여자면 남자가 여자의 집으로 장가를 온다. 남자가 장가를 가려면 많은 재산이 있어야 하기 때문에 재산이 없는 남자는 천하게 여겨 거들떠보지를 않는다. 그들 사이에 원주민들은 남자가 여자의 집에 장가를 가서 아들을 낳으면 돌려보내고, 여자를 낳으면 머물러 있게 한다. 대체적으로 이곳은 여자가 남자보다 귀하다.

의약 역시 여전히 무약(巫藥)을 많이 보유하고 있었다. 진(陳)모씨의 저서 『베트남잡기

(越南雜記)』(1888)에서는 다음과 같이 말하였다.

> 베트남에 온역(瘟疫 : 전염병) 환자가 발생하면, 프랑스 사람들은 그들의 법을 대체적으로 관대하게 하
> 였다. 백성들로 하여금 마음대로 영신방포(迎神放礮 : 신을 맞이하는 것을 알리는 발포로 일종의 베트남 전
> 통의 민간의식)케 하였다. 상달 밤 6시에 광덕존왕(廣德尊王)을 모시고 법회를 순회하면서 한다. 이 때
> 꽃 등을 휘황찬란하게 밝혀 흡사 정월 보름날 풍경과 같다. 상점이나 집집마다 향대(香臺)를 갖추어 놓고
> 정성과 공경하는 마음으로 밝힌다. 10시가 되면 포성(砲聲)이 비로소 멈춘다.

이러한 것들은 모두 근 300년 이래의 정황으로 그 문화가 상당히 낙후된 것을 알 수 있다.
중국문화와 의학이 베트남에서는 한국·일본 등처럼 규모가 크고 깊은 발전을 이루지 못한
것 같다.

(二)

그러나, 설령 우리가 찾을 수 있는 사료가 많지 않다 하더라도 중월의약문화(中越醫藥文
化)의 교류는 자고이래(自古以來)로 있어 온 것이고 유구한 역사를 지니고 있다.

진존인(陳存仁) 씨가 인용한 관계자료[1]에 의하면 베트남사서(越南史書) 중 최위(崔瑋)라
는 의사가 저술한 『공여잡기(公余雜記)』가 있는데 거기에는 그가 일찍이 옹현(雍玄)과 임휴
(任休)의 두 고위 관리의 허약증을 치료한 경험 예가 있다. 그때는 기원전 257년이다. 또 이
르기를 한무제 때 중국문화가 베트남으로 전입되었는데 의약기술이 대부분을 차지하고 있으
며, 이때부터 베트남의학은 '베트남파(越南派)'·'중국파(中國派)'로 나뉘게 되었다고 말하고
있다. 범행준(范行准)씨 역시 '남방파(南方派)'·'북방파(北方)派'로 나누어 논하고 있다.[2] 이
러한 것들은 아마도 모두가 오히려 견강부회(牽強附會)한 공론이라 생각되어진다. 왜냐하면
진한시대 때 베트남의약 면모는 아직은 이러한 능력이 다 갖추어지지 않았을 뿐더러 더욱이
파벌의 분리란 있을 수 없는 일이기 때문이다.

베트남은 남쪽 변방지역에 있어 매우 많은 전염병이 상당히 심각하게 유행하고 있었다. 그
중에서도 천연두라는 병은 들리는 바로는 교지(交趾)에서부터 중국으로 전입된 병이라고들
한다. 일부 의사학자들은 범행준(范行准)의 이 같은 말에 반대하고 있는데[3] 이것은 여전히
토론해 볼 만하다.

---

1) 진존인(陳存仁), 「중국의학의 베트남전입사(轉入史)와 베트남의학의 저작」, 『베트남사(越南
史)와 보건조직(保健組織)』 3, 1957, p. 193.
2) 범행준(范行準), 『중국예방의학사상사』, 인민위생출판사, 1954, pp. 106~110.
3) 범행준(范行准), 『중국예방의학사상사(中國豫防醫學思想史)』, 인민위생출판사(人民衛生出版
社), 1954, pp. 106~110을 참고.

중국에서 가장 이른 천연두(天然痘)의 기재는 갈홍(葛洪)의 『주후비급방(肘後備急方)』에서 보인다. 현재본의 2권에 이르기를

　　해에 따라 시행병(時行病 : 전염병)이 발생되는데 머리·얼굴 및 몸에 창(瘡)이 발생하여 잠간 사이에 전신을 두루 감싼다. 형상(形狀)이 마치 화창(火瘡)과 같고 모두 흰미음(白將)과 같은 고름을 띠고 있다. 터지는 곳을 따라 고름이 나온다. 즉시 치료하지 않으면 병세가 심한 사람은 거의 죽는다. 치료를 하면 낳은 뒤에는 헌디 자리(瘡斑)가 자흑(紫黑)색으로 변하며 해가 차서야 비로소 없어진다. 이것은 악독기(惡毒氣)이다. 세상 사람들이 말하기를 영휘(永徽) 4년에 이 창이 서쪽으로부터 동쪽으로 흘러 들어와 세상에 두루 퍼졌다고 한다. 규채(葵菜 : 아욱)를 삶아 산(蒜 : 마늘)과 해(薤 : 부추)를 먹으면 곧 낫는다. 초기에 급히 복용하라. 나물로 밥을 먹어도 효과가 있다. 건무(建武) 중에 남양(南陽)을 쳤을 때 포로에서 얻은 것이라 하여 노창(虜瘡)이라고 부른다. 여러 의사들이 상세히 헤아려 치료법을 만들었으니 이것을 유효방(有効方)으로 사용하였다. 좋은 꿀을 온 몸에 비벼 바른다든지 꿀로 승마(升麻)를 달여 수차례 먹어도 좋다. 또 다른 방(方)에는 물로 승마(升麻)를 진하게 달여 솜에 적셔 씻으라 하였다. 독한 술로 씻으면 더욱 좋다. 그러나, 통증을 참기가 어렵다.

라고 하였다.

　　현본의 『주후비급방(肘後備急方)』은 또 『주후백일방(肘後百一方)』이라 부르기도 하는데 이는 도홍경(陶弘景)에 의해 수정·증보된 것이다. 앞 문장 안에 갈씨(葛氏)의 원문과 도씨(陶氏)의 증보문은 이미 구분이 분명치 않다. 그러나, 『외대비요(外台秘要)』 3권에는 인용문이 내원(來源)과 같지 않음을 분명하게 분별하고 있다.

　　『주후백일방(肘後百一方)』에 "해마다 전염병(傳染病)이 발생하는데 머리·얼굴 및 전신에 반창(斑瘡)이 생겨 잠간 사이에 전신을 두루 감싼다. 형상(形狀)은 마치 화창(火瘡)과 같다. 모두 흰 미음 같은 끈적끈적한 진액을 띠고 있어 터질 때마다 따라서 나온다. 즉시, 치료하지 않으면 심한 사람은 수일 내에 반드시 죽는다. 나은 뒤에는 자흑색의 헌 자국이 남아 한해가 지난 뒤에야 없어진다. 이것은 악독(惡毒)한 기(氣)이다. 세상 사람들이 말하기를 건무(建武) 중에 남양(南陽)을 쳐 잡은 포로로부터 얻은 병이라 하여 '노창(盧瘡)'이라 부른다. 여러 의사들이 참상(參詳)하여 치료를 하였는데 아래 처방을 유효방(有効方)으로 사용하였다. 좋은 꿀을 몸에 난 반창(斑瘡) 위에 비벼 바른다. 또, 꿀로 승마(升麻)를 다려서 수시로 닦으면 좋다. 다른 처방에는 물로 승마(升麻)를 진하게 삶아 솜에 적셔 씻으라고 하였다. 독한 술로 씻어도 좋다. 그러나, 따가워 통증을 참기가 어렵다."고 하였다.

　　분명한 것은 이상의 한 단락은 갈홍(葛洪)의 원문(原文)이고, 또 다른 한 단락은 장문중(張文仲)이 인용한 바 있는 도홍경(陶弘景)의 글을 인용한 것이다.

　　문중(文仲)은 "도씨(陶氏)가 말하기를 전염병인 반창(斑瘡)은 잠간 사이에 전신을 덮는다. 모두 백장(白漿 : 흰 미음색의 진물)으로 이것은 악독한 기(氣)라고 하였고 영휘(永徽) 4년에 이 창(瘡)이 서역으로부터 동쪽으로 흘러들어 전국에 퍼졌다. 단지 아욱을 삶아 마늘과 부추로 먹어야만이 낫는다. 신선한 양(羊)의 피를 먹어도 낫는다. 초기에 급히 먹어라. 밥을 나물로 먹어도 낫는다."고 하였다.

이 단락의 글도 장문중이 단독으로 도홍경에서 인용한 것이며, 도홍경이 갈홍의 『주후방(肘后方)』을 개작·편찬한 때가 비록 서로 교체하는 사이라 하더라도 그의 『본초경집주(本草經集註)』와 같은 주묵별서(朱墨別書)일 가능성이 있다. 그러므로, 완전히 현본의 『주후비급방(肘後備急方)』 안의 천연두와 관련있는 기술(記述)은 이유가 있다고 여겨지며 갈홍의 원문과 도홍경의 보궐(補闕)과의 부족함을 메우는 차이를 찾아낼 수 있다.

범행준(范行准)은 단지 『외대비요(外台秘要)』를 인용문이라 생각하여 '문중도씨운(文仲陶氏云)'이라는 글을 삭제하고 '영휘(永徽)' 연호를 '원휘(元徽)'라고 잘못 추정하여 천연두는 원휘(元徽) 4년(476) 서역에서 중국으로 들어온 것으로 여겼다. '남양격로(南陽擊虜)'는 척발(拓跋)씨의 양양(襄陽)의 전쟁을 말하는 것으로 다른 것과는 상관이 없다.

이렇듯 그가 비록 분명하게 말하지는 않았다 할지라도 실제로는 갈홍(葛洪)이 가장 일찍 천연두에 관해 기술한 사실을 배제한 것으로 중국의 천연두에 관한 기술이 근 200년이나 늦었고 도홍경에 의해 나오게 되었다는 것을 추정할 수 있다.

이와 같은 결론은 분명히 사료에 어긋나며 확실히 잘못 관찰된 것이다. '영휘(永徽)' 연호에 대해서는 확실히 착오가 있으며 역사학자도 '영가(永嘉)'의 잘못일 것이라고 하였다.[4] 실제로 설령 윗 인용문이 같은 기술이라 할지라도 그 사이의 문자 착오 역시 분명함을 알 수 있는데 마치 '종서동류(從西東流)' 및 '종서역동규(從西域東流)'와 '선양혈입구역지(鮮羊血入口亦止)' 등이 빠진 것과 같은 것으로 전본(傳本)이 일찍 착오가 있었음을 알 수 있다. 상술한 것은 이미 "이건무중남양격노소득(以建武中南陽擊虜所得), 잉호위노창(仍呼爲虜瘡)"이라는 한 구(句)를 증명하기에 족한 것으로 이는 갈홍의 원문이다. 또한, 이로 인해 '건무(建武)' 연호는 단지 갈홍이 서기 318년 전에 『주후비급방(肘後備急方)』을 지을 때보다 먼저의 연호일 가능성이 있는데, 가장 가능성 있는 것은 바로 동한초(東漢初) 마원(馬援)이 교지(交趾)에 원정갔을 때의 건무연간일 것이다(25~57).

명대 만전(萬全)이 편찬한 『두진세의실법(痘疹世醫心法)』에는 다음과 같은 말이 있다.

혹은 말하기를 건무(建武)년에 남양(南陽)을 정벌하여 잡은 포로로부터 그 독(毒)이 감염되어 중국으로 유포(流布)되었다. ……한(漢) 건무(建武) 25년에 마복파(馬伏波)가 무릉(武陵)의 만족(蠻族)을 정벌하였는데 그때는 일기가 몹시 더웠다.……

그가 제일 먼저 명확하게 제시한 것은 마원 때의 건무 25년이다. 그러나 이 1년은 마복파(馬伏波)가 무릉만(武陵蠻)을 정벌한 것으로 실제로는 상서(湘西) 일대이지 외국이 아니다. 그러므로 이것은 만전(萬全)의 잘못된 판단인 것이다. 일반적으로 말하나면 갈홍이 밀한 '격

---

4) 공건민(孔健民), 『중국의학사강(中國醫學史綱)』, 인민위생출판사, 1988, p. 61.

로소득노창(擊虜所得虜瘡)'은 외국으로부터 전래된 것을 지적한 것이다. 마원(馬援)이 교지(交趾)에 원정 가서 그곳에서 돌아올 때 천연두를 옮아 왔을 가능성 역시 높다. 인도와 동남아 반도는 바로 천연두가 유행한 가장 빠른 역(疫)의 근원지이기 때문이다. 청대 광동(廣東)의 명승(名僧) 대산(大汕)은 1695년 봄에 대월(大越)에 초빙되어 가서 7월 13일 순화(順化)에서 "미타사(彌陀寺)에 있을 때 발열하여 발반(發斑)하는 사람이 많았다."라고 한 것은 처음으로 천연두를 본 것일 가능성이 있다[『해외기사(海外紀事)』 4권 참조]. 마원이 교지에 원정간 것은 건무 16년에서 20년(40~44)까지로 5년 동안이었다. 『후한서(後漢書)』 「마원전(馬援傳)」에는 다음과 같은 기재가 있다.

> 20년 가을에 군대가 서울로 돌아왔을 때 군리(軍吏)가 장역(瘴疫)으로 죽은 사람이 10명 가운데 4, 5명이나 되었다.

이 장역(瘴疫) 안에는 최소한 천연두가 포함되어 있어서 이로 인해 중국에 천연두를 가지고 돌아왔을 것이다. 『후한서(後漢書)』에는 마원이 교지에 원정 갔을 때 '남양(南陽)'이라는 지명이 있다고 말하지 않고 있다. 이 남양은 '안양(安陽)'의 잘못된 기록일 가능성이 있는데 이곳은 마원이 일찍이 거쳐간 곳으로 부근에 동주(銅柱)가 세워져 있다. 『수경주(水經注)』 안의 교주(交州) 내용 중에 이 지명의 기사가 있다. 그러므로, 상술한 것에 의해 분석해 보면 천연두는 마원이 교지에 원정간 것으로 인해 베트남에서 중국으로 전입되었다는 일설이 기본적으로 성립되며 그때는 서기 44년이다. 역병의 전입은 의학문화 교류의 내용이 아니다. 그러나, 천연두가 중국으로 전입된 것이 중국 사회에 미친 영향과 전염병학에 영향이 컸으며 중국의 이후 의학문화의 진보에 대한 영향도 컸기에 우리들은 이에 이러한 토론을 특별히 자세하게 하지 않을 수가 없는 것이다. 마원이 교지에 원정갈 당시에는 천연두에 대해 알지 못하였고 대체적으로 '장기(瘴氣)'라고 불리어졌다. 장역의 만연과 비명에 죽어간 사람들 때문에 도리어 마원이 첫번째로 베트남의 의이(薏苡 : 율무)를 중국으로 가지고 오게 되는 것이 촉성(促成)되었다. 「마원전(馬援傳)」 안에서는 다음과 같이 말하고 있다.

> 처음으로 원(援)은 교지(交趾)에서 율무를 먹었다. 율무의 효능은 몸을 가볍게 하고[輕身], 식욕을 살펴어[省欲] 장기(瘴氣)를 이겨낸다. 남방의 율무는 열매가 커서 원(援)은 종자를 심으려 하였다. 군대가 중국으로 회군할 때 마차로 싣고 왔다. 당시 사람들이 그것을 남쪽의 진괴(珍怪)라 하여 권력이 있는 사람이나 부자들 모두가 이를 선망하였다. 원(援)은 이 때 임금의 총애를 받고 있어서 남의 말을 듣지도 않았을 때이다. 원(援)이 죽은 뒤 이를 탐내는 자가 임금님에게 편지를 올려 이전에 마차에 싣고 온 것이 모두 명주(明珠)・문서(文犀)라고 하였다. 임금이 노(怒)하였다. 이에 그의 처와 자식들은 두려워서 감히 선영(先塋)에 장사를 지내지 못하고, 성(城) 서쪽 밭 몇 떼기를 다듬어 거기에 고장(藁葬)으로 장사를 지냈다.

마원의 사후(死後)에 의이인(薏苡仁)이 무고하게도 진주로 여겨져 오해를 받게 되었는데 이는 역시 안타까운 일이었다. 그러나, 이것은 확실히 베트남의 약물이 중국으로 전입된 가장 이른 기재이다. 『대관본초(大觀本草)』 6권 「의이(薏苡)」 조항을 도홍경이 『명의별록(名醫別錄)』에 인용하여 다음과 같이 말하였다.

율무는 교지(交趾 : 지금의 베트남) 것이 씨가 가장 크다. 그곳 원주민들은 그것을 '간(簳)'이라 부르는데, 발음은 '간주(干珠)'라 한다. 마원(馬援)이 이것을 많이 채취하여 돌아올 때 가지고 왔다. 사람들이 진주라 하여 탐냈다. 열매가 겹쳐 쌓인 것이 좋은 품질이다. 열매 가운데 씨[仁]를 취해서 쓴다. 소아의 회충[蛕虫]에 뿌리를 삶아 그물로 미음을 끓여 먹으면 심한 향내가 나서 회충제거에 큰 효험이 있다.

율무는 중국본토에서도 생산되지만 교지의 우수한 품종만 같지 못하다. 게다가 중국에서는 당시에 장려병(瘴癘病)을 예방하고 치료하는데 이것을 이용하는 것을 보지 못한 것 같다.

(三)

동한시대에도 중국의사들이 베트남에 가서 의료행위를 했을 가능성이 있다. 근거가 있는 말은 아니지만 범행준이 "우리나라 명의인 동봉(董奉)이 일찍이 교민인 일남 태수(日南太守) 두섭(杜燮)의 병을 치료하여 고쳤다."라고 한 것이 있다. 이는 대체적으로 갈홍의 『신선전(神仙傳)』 「동봉(董奉)」 조항에서 나온 것 같다.

두섭(杜燮)이 교주(交州) 자사(刺使)로 있을 때, 독한 병[毒病 : 여기서는 전염병]에 걸려 죽은 지 이미 3일이나 지났다. 군이(君異)가 이 때 남방에 있을 때여서 그가 환약 3알을 가지고 와서 죽은 그의 입에 넣었다. 사람을 시켜 죽은 사람을 들게 하고 머리를 흔들어 환약이 넘어가게 하였다. 먹은 지 얼마 안되어 섭(燮)이 눈을 뜨고 손발을 움직이면서 안색이 점차 제색으로 돌아왔다. 반나절이 지나 일어나 앉을 수가 있게 되어 마침내 살아났다. 4일 뒤에는 말을 할 수 있었다. 말하기를 죽었을 때 어슴푸레 꿈을 꾸는 것 같았는데 꿈 속에 수 10명의 새옷을 입은 사람[烏衣人]이 나타나 자기를 부추겨 덮개가 없는 수레에 싣고 갔다. 붉은 대문으로 들어가 좁은 감옥을 지났는데 감옥 방은 매방이 겨우 한 사람 들어갈 정도였다. 두섭(杜燮)이 한 방[監獄]으로 들어가니 바로 흙으로 발라 봉해서 밖을 볼 수가 없었다. 황홀한 가운데 한 사람의 말소리가 들려 왔다. 태을(太乙)이 사자(使者)를 파견하여 두섭을 불러오라 한다는 것이다. 급히 열고 나가니 사람이 자기가 있던 방을 닫는 셔터 소리가 들렸다. 얼마 후 끌려 나와보니 밖에 붉은 덮개를 한 마차가 있었다. 세 사람이 마차 위에 함께 앉아 있었는데 그 중 한 사람이 절(節 : 옛날 사신이 갖는 징표)을 들고 두섭에게 마차 위로 올라오라고 호령하여 돌아가 문에 이르는 순간 꿈이 깨었다. 이 때가 섭(燮)이 살아난 때인데 이 때 군이가 정원의 높은 누각에 서 있었다. 군이는 음식을 먹지 않고 오직 포(脯)와 대추만 먹고, 술을 약간 마셨다. 하루에 3번 군이가 차린다. 군이가 문득 섭이 있는 곳으로 와서 음식을 먹는데 누각으로 내려올 때 마치 새가 나는 것처럼 홀연이 내려와 자리에 앉아 내려오는 것을 느끼지 못하고 올라갈 때도 마찬가지로 그러했다. 이렇게 1년이 지나 군이가 섭에게 이제는 가겠다고 하였다.

섭이 울면서 더 머물러 달라고 하였다. 군이는 승락하지 않았다. 섭이 묻기를 "군은 어떻게 가려고 하는가?" 하면서 큰 배를 마련해 가겠다고 하였다. 군이가 대답하기를 "배가 필요없습니다. 관(棺) 하나만 있으면 됩니다." 하였다. 섭이 곧 관을 준비하였다. 그 이튿날 대낮에 군이가 죽었다. 섭이 사람을 시켜 그를 관에 넣어 빈소(殯所)에 안치하였다. 7일 뒤 사람들이 조용히 몰려와서 군이를 보고 그동안 두후에게 베풀어준 은혜에 감사하였다. 섭이 관을 열고 보니 그 안에는 다만 한폭의 천(헝겊)만 보이는데 한쪽에는 사람의 형상이 그려 있고, 다른 한 쪽에는 붉은 글씨의 부적이 그려 있었다. 군이는 그 후 여산 아래로 돌아가 살았다 한다.

군이는 바로 동봉으로 상술한 것에 의하면 당연히 삼국의 오나라 사람으로 서기 2, 3세기 사람이다. 그에 관한 다른 고사가 있는데 그것은 그의 의덕(醫德)이 고상(高尙)한 '행림춘난(杏林春暖)'이라는 전고에서 나온 것으로 여산(廬山)에서 돈을 받지 않고 사람들을 치료해 주고 대신 환자에게 살구나무 10그루를 가져오라고 하여 그것을 뜰에 심어 수년간에 수풀을 이루게 하였다. 그 후 수확한 살구는 다시 곡식으로 바꾸어 궁핍한 사람들에게 베풀어 주었다. 위에서 인용된 고사는 선화류(仙花類)에 속하는데 문화인류학 관점에서 분석하여 본다면 반드시 거기에는 모종의 사실이 증거로 삼을 만한 근거가 있을 것이라는 견해가 있다. 교주에는 큰 배가 왕래되었었고 그 지역이 베트남임은 의심할 바가 없다. 그러므로, 마원과 동봉은 대체적으로 중월의사교류의 가장 이른 사신으로 간주될 만하다.

제 2 절　베트남의학자의 의약활동과 저작

(一)

『태평광기(太平廣記)』에 「옥당한화(玉堂閑話)」를 인용한 글을 보면 당대(唐代)에 신광손(申光遜)이라는 사람이 베트남사람 손중오(孫仲敖)의 병을 치료한 고사가 있다.

　근대 조주관찰판관(曹州觀察判官) 신광손(申光孫)은 본래 집이 계림(桂林)이라고 말한다. 관인(官人) 손중오(孫仲敖)가 있었는데 계림에 우거(寓居)하면서 광인(廣人)과 교류하였다. 신(申)이 그를 찾아가 뵈었다. 그때 그는 계속 병석에 누워 있었다. 서로 인사를 나누었다. 그는 두건이나 빗질하는데는 아무런 불편이 없는데 대체적으로 머리가 아프다고 걱정하였다. 신이 곧 진한 술 한 되를 가져 오라고 하여 신랄한 약물인 호초(胡椒)·건강(乾薑) 등의 가루 반잔가량을 따뜻한 술로 타게 하였다. 벼개 밑에 한 개의 검은 옻칠통을 놓고 지금의 생황(笙簧 : 대로 만든 피리모양의 악기 일종)과 같은 대통을 콧구멍 안에 넣고 통의 약물이 다 없어질 때까지 빨게 하였다. 곧 잠이 들어 땀이 흘렀다. 그 후 병이 깨끗이 쾌유되었다. 이것은 대개 비음만료[鼻飮蠻療 : 만족들의 코로 음식이나 약물을 마시는 것]의 한 종류이다.

'비음만료'는 교지사람이 습관적으로 사용하는 방법으로 비사(鼻飼)는 아닌 듯하고 실제로는 비흡음(鼻吸飮 : 코로 빨아 마시는 것)이다. 매우 많은 서적 안에 교지(交趾) · 점성(占城) 등에 살고 있는 사람들이 죽관(竹管)을 이용하여 흡주음(吸酒飮 : 술을 빨아 마시는 것)하는 것이 기재되어 있으니 본디 기이한 것이 아니다. 당나라 유순소(劉恂所)의 저서 『영표록이(嶺表錄異)』에도 '비음(鼻飮)'이라는 것이 묘사되어 있다.

　　교지(交趾 : 지금의 베트남) 사람들은 '불내(不乃)'국을 중히 여겼다. 이국은 양 · 사슴 · 닭 · 돼지고기와 뼈를 함께 한가마에 넣고 삶아서 아주 진하게 곤다. 고기는 바쳐서 건져내고, 파와 생강을 넣어 오미(五味)로 조리하여 동이 그릇에 저장하여 상 위에 올려 놓는다. 국그릇 안에는 한 되 정도 용량의 은국자를 놓아 그것으로 떠 먹게 한다. 서로 먼저 떠 먹으라고 권하고 사양하고 한다. 이 때 대체적으로 주인이 먼저 든다. 즉 한 국자 가득히 떠서 코로 들이 마시는데 머리를 쳐들어 서서히 뒤로 저친다. 다 마셨으면 국자를 다음 사람에게로 전한다. 마치 술잔을 순배하는 것처럼 한다. 국을 다 마신 뒤에는 여러 가지 반찬을 계속해서 먹는다. 이것을 일컬어 '불내회(不乃會)'라고 한다. 교지(交趾) 사람들은 사업이나 경영상 권위를 내세우는 미봉책으로 이 모임을 갖는다. 그러나, 이 모임을 마련하면 서로 즐거워 친해지지 않을 수 없다.

노신(魯迅) 선생의 교주(校注)에는 다음과 같은 말이 있다.

　　『안남록이(安南錄異)』에 이[齒]를 뚫는 것, 심장을 뚫는 것, 비두(飛頭), 코로 마시는 것(鼻飮)은 모두 풍속이 남은 것이다.

이렇게 살펴보면 손중오(孫仲敖) 관인(官人)은 교지(交趾)에서 왔으며, 그가 올 때 비음기구(鼻飮器具)를 몸에 휴대하여 가지고 왔음을 알 수 있다. 신광손(申光遜)이 이것을 응용하여 치료법으로 삼았는데 역시 기묘하다. 신광손 본인도 그 풍속에 상당히 통달한 것 같다. 당나라 때의 시인 심전기(沈佺期) · 유우석(劉禹錫) · 고병(高騈) · 번작(樊綽) 등은 모두 의약에 통달하였고 모두 베트남에 간적이 있었으나 의사와 관계가 있는 기록은 아직 보지 못하였다.

(二)

『대월사기전서(大越史記全書)』의 기재에 의하면, 이신종천장보사(李神宗天章寶嗣) 4년(1136) 송소흥(宋紹興) 6년에 고승 명공(明空)이 귀하하여 중국 장안(長安)에 살았다. 일찍이 이신종(李神宗)이 심신이 황홀하고 밤낮으로 통곡하는 것을 여러 의사들이 모두 속수무책이었다. 그때 그가 이 병을 치료하여 완쾌시켰다. 이로써 그는 국사로 봉해졌다.

진유종(陳裕宗)소풍(紹豊) 원년(1341), 원(元) 지정원년(至正元年)에 중국의사 추경(鄒庚)을 어의로 삼았다. 그 이유는 유종(裕宗)이 어렸을 때 물에 빠졌는데 다행히도 추경(鄒

庚)이 침구로써 그를 구하였기 때문이다. 추경(鄒庚)은 이후에도 매우 많은 우수한 치법을 올렸고 침구법으로써 황태자를 치료하여 죽음을 면하게 하였다. 이 황태자가 후에 다시 반신불수의 질환에 걸렸는데 다시 추경(鄒庚)의 치료를 받아 완쾌되었다. 유종이 양위[陽痿 : 생식기가 발기되지 않은 병]가 되었을 때 역시 추경(鄒庚)의 덕분으로 치료되었으며 두 아들까지 낳아 매우 많은 증정품을 하사받았다. 추경(鄒庚)은 상당히 고명한 중국 의사로 보인다.

그러나, 중국의학의 전월(傳越)과 관계된 이런 류의 기재는 매우 적다. 『명사(明史)』에 성조(成祖) 영낙(永樂) 5년(1407)에 "임금의 초청으로 명경박사(明經博士)·의약방맥(醫藥方脈) 등 여러 사람들이 안남(安南)을 찾아가 산림 속에서 편안히 보내면서 모두 후한 대접을 받았다."라고 기재되어 있다. 그러나, 그 자세한 것은 알지 못하고 경태(景泰) 원년(1450) 안남에 일찍이 "토산물로 책과 약재를 바쳤다."라고 되어 있는데 이 역시 아직 구체적인 설명이 없다.

그러나 베트남의 의약은 현지의 무술의약(巫術醫藥) 등을 제외하고라도 대체적으로 중의체계에 속한다는 것은 의심할 바가 없다. 전술한 근대사람이 목도하여 고찰한 기술 이외에도·진존인(陳存仁)이 예를 들어 서술한 인용문에 근거해 보면 송명 이래 베트남에서도 역시 상당한 저술이 있었고 중국의약을 계승한 것임을 알 수 있다. 그것을 요약해 보면 다음과 같다.[5]

송대 주혜종(朱惠宗)은 건가(建嘉) 9년(1219)에 완선부(阮先孚)가 지은 『본초식품찬요(本草食品纂要)』, 명대 영락(永樂) 3년(1405)에 월(越)을 치고 돌아올 때 가지고 온 2부의 베트남의서인 진원도(陳元陶)의 『국당유초(菊堂遺草)』, 완지신(阮之新)의 『약초신편(藥草新編)』, 여태조(黎太祖) 순천(順天) 5년(1432)에 병자과태학생(丙子科太學生) 번부선(蕃孚仙)이 지은 『본초식물찬요(本草植物撰要)』 중에도 상당한 베트남 약물이 열거되어 있고, 여송종(黎聖宗) 광순(光順) 3년(1462)에 완도(阮道)가 지은 『보영양방(保嬰良方)』, 여희종(黎熙宗) 영치(永治) 2년(1476)에 도공정(陶公正)·범세영(範世榮)·무일헌(武日軒)이 임금의 명을 받들어 합편(合編)한 『보생연수찬요(保生延壽纂要)』 5권, 청대는 베트남의 여유종(黎裕宗) 이후 완조(阮祖)가 통치하던 시기로 이 때는 동의저술이 번성하던 시기로 저작이 급속하게 증가하였다. 18세기에는 혜정(慧靜)의 『홍의각사의서(洪義覺斯醫書)』(1717)·『남약신효(南藥神效)』(1717), 진해안(陳海晏)의 『의전지요(醫傳指要)』(1720), 완공조(阮公朝)의 『식물집록(食物集錄)』(1730), 오문정(吳文靜)의 『만병집험(萬病集驗)』(1763), 여유탁(黎有卓)의 『해상의종심령(海上醫宗心領)』(1772), 여귀돈(黎貴惇)의 『운대유어(云台類語)』(1774), 완세역(阮世歷)의 『태권조양방법(胎前調養方法)』(1777), 완가반(阮家潘)의 『요역방법전편(療疫方法全編)』(1788) 등이 있다.

---

5) 위의 주1)과 같은 책에서 재인용.

19세기에는 등문영(鄧文穎)의 『부수등가의치촬요(浮水鄧家醫治撮要)』(1806), 무명씨의 『택원국음집요가(澤園國音集要歌)』(1806), 오원외(吳員外)의 『활인비요(活人秘要)』(1809), 실명의 『진맥촬요(診脈撮要)』(1848), 비문사(斐文思)의 『의문회영(醫門會英)』(1848), 여순혜(黎順惠)의 『총찬의집(總纂醫集)』(1854), 무명씨의 『보태신효(保胎神效)』(1855), 진월방(陳月芳)의 『남방초목(南邦草木)』(1858), 여탁(黎卓)의 『남천덕보전서(南天德寶全書)』(1873), 완정소(阮廷昭)의 『의학어초문답가(醫學漁樵問答歌)』(1875), 범대용(範待用)의 『가전방약(家傳方藥)』(1880), 여공(黎公)의 『안과요록(眼科要錄)』(1884), 완적중(阮敵中)의 수재(秀才)와 태의원관방한림(太醫院觀防翰林)의 『운계의리요록(雲溪醫理要錄)』(1885) 등이 있다.

20세기 초엽에는 등문부(鄧文府)의 『남약명물비고(南藥名物備考)』(1901), 무평부(武平府)의 『의서약초(醫書略抄)』(1906), 반문태(潘文泰)의 『중월약성합편(中越藥性合編)』(1907), 여문어(黎文語)의 『의가찬요(醫家纂要)』(1923) 등이 있으며, 연대나 작자의 저서가 불분명한 것으로는 『선전두진의서(仙傳痘疹醫書)』[범백복(範百福)]·『본초분류(本草分類)』[완공보(阮公保)]·『두과(痘科)』[완덕향(阮德馨)]·『당약재비고(唐藥材備考)』[황지의(黃志醫)]·『의가용어(醫家用語)』[영하(英河)]·『보태종자찬요(保胎種子纂要)』[진어의(陳御醫)]·『가전진두집(家傳疹痘集)』[완사원(阮士援)]과 『남약신경(南藥神經)』·『의집유전(醫集流傳)』·『의서합찬(醫書合撰)』·『약치현기(藥治玄機)』·『약방초록(藥方抄錄)』·『의학대전(醫學大全)』·『활인촬요(活人撮要)』·『의리정언(醫理精言)』·『어서소아과(御書小兒科)』·『의치가전(醫治家傳)』·『진맥비결(診脈秘訣)』·『외과의방초록(外科醫方抄錄)』·『활유심법대전(活幼心法大全)』·『가전비서(家傳秘書)』·『소아두창(小兒痘瘡)』·『전두제서초록(疹痘諸書抄錄)』·『용액추기(用藥樞機)』·『의난의지집(醫難醫之集)』·『부인과(婦人科)』·『가전집요의서(家傳集要醫書)』·『남약고편(南藥考編)』·『나한의방(羅漢醫方)』·『태전조양방법(胎前調養方法)』·『치두국어전가(治痘國語全歌)』·『가전진두(家傳疹痘)』·『진두심법요결(疹痘心法要訣)』·『선명의서(善明醫書)』·『십삼방가감(十三方加減)』·『신방판진국어(新方八陳國語)』·『호아방법총록(護兒方法總錄)』·『용완조사비전안과(龍緩祖師秘傳眼科)』·『보영양방(保孀良方)』·『혜정의서(慧靜醫書)』·『본초식물(本草食物)』·『나계약방(羅溪藥方)』 등이 있다.

이처럼 많은 저작들이 일시에 생겨난 것으로 보아 이전에 전달(傳達) 기초가 없었다는 것을 믿기가 어렵다. 애석하게도 우리들은 이러한 저작의 내용이나 작자, 책이 만들어진 상황에 대해서도 아무것도 모르고 있으며 더 나아가서는 참고할 만한 자료가 없어 토론할 방법마저 없다.

(三)

단지 그 중 18세기의 여유탁(黎有卓)은 또 해상나옹(海上懶翁)이라고도 불리었는데 사람들은 그를 베트남에서 가장 위대한 의학자라고 부르고 있다. 그가 편찬한 저서『해상의종심령(海上醫宗心領)』은 모두 66권으로 주옥 같은 「격언」·「심득심방(心得神方)」·「의중관건(醫中關鍵)」·「의가관면(醫家冠冕)」·「현비발미(玄牝發微)」·「백가비장(百家秘藏)」·「동중각두(夢中覺痘)」·「부도찬연집(婦道燦然集)」·「행간진수(行簡珍需)」 등의 편을 포함하고 있으며, 아울러, 「영남본초(岭南本草)」 전절(專節)도 있다. 그 내용은 모두 갖추어져 있고, 내(內)·외(外)·부(婦)·아(兒)를 겸하고 있어서 베트남 제일의 의학전서로 격찬되며, 베트남의학의 대가라고 할 수 있다. 베트남의 의학자의 평론에 의하면 "베트남에 여유탁(黎有卓)이 출현한 후로부터 베트남의학이 완정(完整)한 학술을 이루게 되었다."라고 한다. 이 책의 이론은『내경(內經)』에서 수집되었으며, 임상에서 제일 높이 평가되고 있는 명대 의사 빙초담(憑楚瞻)(兆張)의『빙씨금낭비록(憑氏錦囊秘錄)』이 가장 교육적 효과가 있는 것으로 여겼다. 그것은 베트남의 실제적 상황과 결합시킨 것으로 예를 들면, "우리나라에는 상한(傷寒)이 없다. 무릇 상한 바가 있다고 하는 것을 대체적으로 감기로 여기며 6경(六經) 형증(形症)을 삼지 않고 반드시 옛 사람들의 방법을 구할 필요는 없다."[『외감통치집(外感通治集)』 14권을 참조]

용약(用藥)은 중약(中藥)과 베트남약(越南藥)을 함께 사용하였고, "내가 영남의 마황(麻黃)을 논했을 때 계지탕은 절대 쓸 수 없다."고 한 것은 확실히 남방의 덥고 습함으로 인해 병을 초래하는 특징과 부합되는 것이다.

제3절 중국과 베트남 사이에 유통된 특산약물

(一)

중국중의가 사용한 약물 가운데서 상당히 많은 약물들이 베트남으로부터 왔다는 것은 의문의 여지가 없지만 역사서[史書]에는 기록이 비교적 적다.『당회요(唐會要)』에는 "개원(開元) 중에 왕이 달마상(達摩像)을 세우고 순상[馴象 : 길들인 코끼리] 침향(沈香)·호박(琥珀) 등을 바쳤다." "천보(天寶) 8년에 왕이 노타라(盧陀羅)를 보내어 진주(眞珠) 100여개, 침향(沈香) 30근(斤)……정원(貞元) 9년에는 사신을 보내 서각(犀角)을 바쳐서 임금이 명령

하에 태묘(太廟)로 보냈다."고 기록하고 있다. 『당육전(唐六典)』에는 안남에서 구각(龜殼)
·빈랑(檳榔)·교어피(鮫魚皮)·염사담(蚺蛇膽) 등이 공물로 들어왔다고 기재되어 있다. 『신
수본초(新修本草)』·『본초습유(本草拾遺)』안에 있는 백화등(白花藤)·정향(丁香)·엄마륵
(庵摩勒)·비여륵(毗黎勒)·첨당향(詹糖香)·하여륵(訶黎勒)·소방목(蘇方木)·백모향(白茅
香)·여목(櫚木) 등 같은 것들 역시 베트남에서 생산된 것이다. 당나라 의정(義淨)의 『대당
서역구법고승전(大唐西域求法高僧傳)』안에도 교지에서 채약한 일과 유관한 기록이 있다.

승 가발마(伽跋摩)는 강국(康國)사람이다. 어려서 출가하여 사문(沙門)에 들어가 경배[京輦 : 서울의
무리]와 함께 놀았다. 현경(顯慶)년 중에 임금의 칙명을 받들어 사인(使人)과 함께 그를 따라 서국(西
國)의 임금을 찾아 뵈었다.…… 그 뒤 당나라로 돌아왔다. 또, 임금의 칙령을 받고 교지에 가서 채약을 하
였다. 이 때 그는 교지에서 크게 검약한 생활을 하였다. 사람들이 기아에 허덕여 낮에는 하루종일 음식을
준비하며 외롭고 고생스러운 사람들을 구제하였다. 슬픈 마음이 안으로 뭉쳐 눈물이 밖으로 흘러 나와 당
시 사람들은 그를 '상제보살[常啼菩薩 : 항상 우는 보살]'이라 불렀다. 가벼운 병에 걸려 갑자기 죽으니 그
의 나이 60여세였다.

강국(康國)은 바로 강거(康居)로 구 소련 살마이한(撤馬爾罕) 일대이다. 이번의 채약은
성공을 거두지 못하였지만 그 역시 당시 약물 교류의 실마리로 볼 수가 있다. 송대 사적(史
籍)에 중국의 약물 중 많은 것들 즉, 서각(犀角)·상아(象牙)·용뇌(龍腦)·유향(乳香)·침
향(沈香)·단향(檀香)·정향(丁香)·전향(箋香)·회향(茴香)·대모(玳瑁)·쌍호초(雙胡椒)
·두구(豆蔻)·필징가(蓽澄茄)·빈랑(檳榔)류 같은 것들이 공물로 들어 왔다는 기록이 있
고, 별도로 이질(痢疾)치료 처방이 중국으로 전해져 온 기록이 있다. 자세히 살펴보면 중국에
공물로 들여온 약 중에는 전체적으로 향료약(香料藥)이 대종을 이루고 있다. 명나라 나왈경
(羅日褧)은 『함빈록(咸賓錄)』에서 말하기를 "안남에는 소합유(蘇合油)·관설향(鸛舌香)·도
량향(都梁香)·하라륵(訶羅勒)[교(交)·애주(愛州) 것이 좋다]·풍수자(楓樹子)(태우면 짙
은 향내가 난다) 등의 향약들을 생산하는데 점성국은 송나라 때 서각(犀角)·용뇌향(龍腦香)
·침향(沈香)·단향(檀香)들의 물품들을 공물로 바쳤다고 말하였다."하였고, 명나라 황성증
(黃省曾)의 『서양조공전록(西洋朝貢典錄)』에서는 점성국에 대해 "그곳에 산에는 가난향(迦
蘭香), 일명 기남향(奇楠香)이 있는데 그 색(色)은 홍자색(紅紫色)이다. 이것은 외국으로 나
가는 특산품으로 감시하고 지켜서 개인이 캐지 못하도록 하고 있다. 그 값은 은(銀)으로 따
진다. 흔히 강향(降香)……"이라고 말하였다. 가란향(迦蘭香)은 가남향(伽南香)·기남향(奇
楠香)이다. 가훤목(伽萱木)은 침향(沈香)으로 고급 향목이다. 강향(降香)은 강진향(降眞香)
이다. 이러한 향료는 약 중에서 특별히 사용되고 있는데 수요량은 많지 않다. 그러나, 불교에
서는 향을 올리고 다른 통로로도 상당히 사용하고 있다. 베트남과 중국의 의약 교류를 조사해
보면 애매모호한 곳을 고적(古籍) 안에서 살펴볼 수가 있다. 즉, 영남이라고 칭한 것은 이는

베트남을 상당히 광범위하게 언급하면서도 더욱이 북부지역을 가리킨 것이다. 지리·역사 등의 원인으로 교지 등과 중국·영남은 언제나 혼합을 이루었다. 오대 이방(李昉)의 『해약본초(海藥本草)』는 송이료(宋李璆)·장치원(張致遠)이 원래 편집한 것으로 송대의 석계홍(釋繼洪)이 찬수(纂修)한 『영남위생방(岭南衞生方)』 안에는 '영남'·'남해(南海)' 더 나아가 '동해의 모든 나라'의 약물에 대한 적지 않은 언급이 있는데, 사실 이 약들은 베트남에서 생산된 것을 가리키는 것이다. 혹은 중국양광(兩廣 : 광동과 광서), 베트남과 동남아 모든 나라, 인도·페르시아 등의 모든 나라에서 생산된 것도 있다. 『해약본초(海藥本草)』는 실존하지 않는데 118가지 약 중에서 아래의 일부 약물이 베트남에서 생산된 것으로 보여진다. 예를 들면, 초서근(草犀根)·무풍독요초(無風獨搖草)·월왕여롱(越王余筭)·통초(通草)·풍연모(風延母)·경향(耕香)·필발(蓽撥)·영능향(零陵香)·필징가·홍두구·모향(茅香)·갈차향(藒車香)·병향(瓶香)·차자고(釵子股)·의남초(宜南草)·충동근(庶洞根)·정향(丁香)·침향(沈香)·유향(乳香)·등황(藤黃)·해홍두(海紅豆)·낙안목(落雁木)·사목(莎木)·무명목피(無名木皮)·산목피(栅木皮)·함수등(含水藤)·밀향(蜜香)·서등(鼠藤)·빈랑(檳榔)·자광(紫礦)·호동루(胡桐泪)·안식향(安息香)·비여륵(毗黎勒)·해자동(海刺桐)·여목(櫚木)·계(桂)-도함자(都咸子)·하여륵(訶黎勒)·광랑자(桄榔子)·소방목(蘇方木)·호초(胡椒)·천금등(千金藤)·취자피(椰子皮)·병여(栟櫚)·가수피(柯樹皮)·상아(象牙)·서각(犀角)·올눌제(膃肭臍)·모려(牡蠣)·진주(眞珠)·축이어(鱁鮧魚)·교어(鮫魚)·낭군자(郎君子)·해잠사(海蚕砂)·염사담(蚺蛇膽)·합개(蛤蚧)·가(珂)·갑향(甲香)·청부(青蚨)·두구·협지(荔枝)·감람(橄欖)·해송자(海松子)·도각자(都角子)·문림랑(文林郎)·군천자(君遷子) 등이 있다.

(二)

더욱 기타 고서적 안에서 증명할 수 있듯이 많은 약물들이 베트남의 특산물로 그곳에서 나는 것은 품질이 우량하다. 예를 들면,

> 두구는 교지에서 생산되는데 그 뿌리는 익지(益智)와 비슷하고, 피각(皮殼)은 약간 두껍고, 핵은 석류와 같으며, 맛은 맵[辛]고 향이 있는 다년생 초본이다. 환란(芄卵)처럼 작다. 3월에 그 잎을 채취해서 가늘게 썰어 그늘에 말린다. 맛은 쓰면서 단맛이 있다.

이 『해약본초(海藥本草)』 안에 기재되어 있는 것으로 살펴보면 지금의 두구는 거의 교지에서 생산된 것이 아니다. 빈랑 역시 그러하며 중국에서도 생산이 되지만 베트남의 것이 더 유명하다. 거기에 이르기를

『광지(廣志)』를 주의깊게 살펴서 말하면 동해 여러 나라에서 생산된다.…… 도홍경(陶弘景)은 말하기를 ……주로 분돈(奔豚)증의 제기(諸氣)·오격기(五隔氣)·풍냉기(風冷氣)·숙식불소(宿食不消)를 다스린다고 하였다.…… 진의(秦醫)는 말하기를 빈랑(檳榔) 2매(한 개는 생 것, 다른 한 개는 삶은 것)를 빻아 분말하여 술로 달여 복용한다. 방광(膀胱)의 기(氣)를 잘 다스린다 하였다.

『영표록이(嶺表錄異)』「보유(補遺)편」에 이르기를

교광(交廣)에서 나오는 빈랑은 외국에서 들어온 빈랑이 아니다. 모두가 대복자(大腹子)이다. 그 들은 모두 빈랑이라 부른다. 교지의 부자들은 이것을 집 정원에 심는다.…… 그들 자신이 말하기를 교주지역은 기온이 따뜻해 이것을 먹지 않으면 장려[瘴癘 : 전염병의 일종]가 제거되지 않는다고 한다. 광주에서도 빈랑을 먹으나 안남보다는 심하지 않다.

『영남위생방(嶺南衛生方)』 역시 말하고 있다.

영남에서는 빈랑을 많이 먹는 풍속이 있는데 많이 먹는 사람은 하루에 수십차례씩 먹는다. 장려(瘴癘)에 걸리는 것은 음식을 지나치게 먹어 기(氣)가 막히고[否], 담(痰)이 울결(鬱結)되어 그러한 것이니 빈랑은 기를 내리고 음식을 소화시켜 담(痰)을 제거시키는 데 가장 효능이 좋다.

최근 이선근(李仙根)의 『안남잡기(安南雜記)』에 베트남인은 "항상 빈랑을 씹어 먹는데 오직 잠잘 때만 먹지 않는다. 매번 약물을 사용하여 이[齒]에 물이 들어 시꺼멓게 번쩍번쩍하다. 이들은 이[齒]가 흰사람을 보면 오히려 웃는다."라는 말이 있다. 이것은 그가 청나라 때 베트남을 유람했을 때 본 것으로 빈랑을 씹어서 먹는 게 이미 습용(襲用)이 되어 있었다. 어떤 사람은 베트남에서는 차가 나지 않아 빈랑을 씹게 되면 침이나 체액의 분비를 촉진시켜 해갈을 할 수가 있다고 생각하였다. 중국남방에서도 역시 여러 지역에서 빈랑을 씹어 먹는다. 그러나, 청나라 사람은 이에 대해 비평을 하였다. 육이활(陸以湉)의 『냉여잡식(冷廬雜識)』 제7권에는 다음과 같은 말이 있다.

의서에 빈랑은 장(瘴)을 치료하며, 천광(川廣)사람들이 모두 이것을 즐겨 먹는다. 가까운 곳의 것이나 다른 곳의 것이나 모두 효과가 좋다. 그러나, 만일 그 성질이 침강(沈降)하며 진기(眞氣)를 파설(波泄)한다는 것을 모르면 모손(耗損)이 오래되어 한 번 병이 발생하면 치료가 안 된다. 해를 받는 이유를 알지 못하고 기호하는 사람에게는 경계할 것이 없다.……일찍이 한 의사와 그 까닭을 논하였는데 빈랑은 강기(降氣)를 하고 또한 모기(耗氣)를 한다. 폐는 기부(肌膚)가 되어 격상(膈上) 위에 있으며, 화개(華蓋)가 되어 복중(腹中)의 불결한 것을 덮는다. 오랫동안 빈랑을 먹으면 폐가 쭈그러 들어 더러운 것을 막을 수가 없기 때문에 더러운 기가 위로 올라가 보협(輔頰)의 사이에서 들린다. 힝싱 빈랑을 먹어서 강기(降氣)를 시키면 실제로 장(瘴) 병에 아무런 이익이 없다. 장병(瘴病)이 분연히 일어나는 것은 빈랑을 먹지 않아서가 아니다. 이것은 빈랑의 해로움을 논하는 데 있어 가장 적절한 요점이 된다. 특히 장기(瘴氣)가 있는 곳에는 먹지 않을 수 없다는 것을 알고 빈랑을 즐겨 먹는 사람은 이것을 귀감으로 하라.

사실 빈랑은 중의약 처방 중에서 '촌백충(寸白蟲)'— 조충(絛蟲)— 을 치료하는 데 가장 효과적이라고 하였다. 『명의별록(名醫別錄)』에는 "살삼충(殺三蟲), 복시(伏尸), 촌백(寸白)"이라고 하였다. 『증치준승(證治準繩)』에서는 '성공산(聖功散)'이라 하여 더욱이 빈랑이나 목향을 배합하여 촌백충을 치료한다고 하였으며, 『의방고(醫方考)』에는 석류근피(石榴根皮)와 함께 이용하면 촌백충을 죽이는 효과가 더욱 증가한다고 하였다. 이러한 모든 것들은 손사막(孫思邈)의 촌백충 치료방의 발전이다. 『천금요방(千金要方)』 18권에는 다음과 같은 '촌백충 치료방'이 있다.

> 다른 처방에는 빈랑 27매로 하사(下篩)를 치료한다 하였다. 즉 물 2되 반으로 먼저 껍질[皮]을 삶은 후, 1되를 취하여 찌꺼기와 그 안에 있는 가루를 제거하여 자주 복용한다. 복용 후에 따뜻하게 누우면 충(蟲)이 나온다. 다 나오지 않으면 다시 1홉을 복용하면 차도가 있다. 다만 자고 난 후에는 음식을 먹지 말고 복용하여야 한다.

그 역시 이 약을 "남해(南海)에서 나왔다."라고 하였다. 그러므로, 빈랑은 지역이 바뀌면서 다르게 사용되었으니 이는 문화 습속이 다르기 때문이다. 지금 의학에서는 살충으로 많이 이용하고 있다. 동물약 중의 서각(犀角)은 베트남에서도 난다. 『영표록이(嶺表錄異)』에는 다음과 같은 말이 있다.

> 영표에서 나는 물소는 대략 소와 같으면서 머리는 돼지와 같고, 다리는 코끼리와 비슷하며 발굽에는 3개의 발톱이 있고, 머리에는 2개의 뿔이 있다. 하나는 이마 위에 있어 '시서(兕犀)'라 한다. 하나는 코 위에 있으며 비교적 작아 '호모서(胡帽犀)'라 한다.

서각(犀角)이 『본경(本經)』에 약으로 들어간 것은 거의 남해에서 온 후부터이다. 합개는 오늘날에는 광서(廣西)에서 생산된다. 그러나, 교지에서도 생산된다. 『영표록이(嶺表錄異)』에는 "시골사람들이 이것을 시장에 가지고 와서 팔았는데, 약으로 사용하여 폐질(肺疾)을 고칠 수 있다. 의료인들은 약력(藥力)이 꼬리부분에 있어서 꼬리가 없는 것은 효과가 없다고 하였다."고 하였다. 이 책에는 별도로 홍비서(紅飛鼠)·방강(龐降) 두 종의 기록이 있는데 영표에서 생산되며 '홍분제[媚藥]'로 쓰인다고 이르고 있다. 그러나, 방서(方書)에는 기재되어 있지 않다. '차자고(釵子股)'에 대하여는 『영표록이(嶺表錄異)』[보유(補遺)편]에 다음과 같이 말하고 있다.

> 광지에 속하는 군(郡)과 시골 사이에는 '축고(蓄蠱)'라는 병이 많아 그곳 사람들은 모두 경험하였다. 초약으로 치료하면 10명에서 7, 8명은 낳는다. 약은 바로 '금차형(金釵形)'으로 석곡(石斛)·고루지(古漏之)·간등(肝藤)과 같다.

여기서 말한 '광지속군(廣之屬郡)'은 마땅히 교지를 포함하고 있는 것이다. 『영표록이(嶺表
錄異)』안에 다음과 같은 기록이 있다.

> 영표의 산천은 겹겹이 싸여 빽빽하고 결취(結聚)하여 쉽게 소설(疏泄)되지 않기 때문에 남기(嵐氣)와
> 안개가 많아 앞을 가린다. 사람들이 이에 감촉되어 병을 앓는 사람이 많다. 배가 창만하여 고(蠱)를 이룬
> 다. 속말에 벌레 떼(무리)가 고가 되어 사람에게 독을 끼친다고 하였다. 대체적으로 습열한 땅에서는 독충
> 이 고를 발생시킨다. 먼저 영표지방에서 발생된 것이 아니면 성질이 참담하고 해롭다.

이 안에서 고병(蠱病)은 간비종대(肝脾腫大)·복수(腹水) 류를 말하는 것으로 간염(肝炎)
후에, 혈흡충병(血吸蟲病)이나 학질(瘧疾) 등으로 야기되는 것이다. 그러나, 옛날에는 알지
못하여 무사(巫師)들이 오히려 그것을 이용하여 '고술(蠱術)'이라 하였다. 지금의 운귀(雲貴)
등 산간벽지에서는 아직도 이러한 고(蠱)에 대한 무술(巫術)이 유행하고 있다. 그러나, 자고
로 의사들이 있어서 의약병을 치료하였는데 '차자고(釵子股)' 역시 그 중의 하나이다. 『영표
록이(嶺表錄異)』안에 또 다른 기록이 있다.

> 진씨(陣氏) 집 백약자(白藥子)는 본래 오주(梧州) 진씨가 이 약을 가지고 있었을 때 고독(蠱毒)을 잘
> 해독시켰다. 전후로 이것을 구하는 사람들이 많았다. 드디어 이러한 이름[名]이 되었다.…… 여러 가지 해
> 독약이 있지만 공력(功力)은 모두 진가의 백약(白藥)을 따르지 못한다.

『영남위생방(岭南衛生方)』에는 소합향환(蘇合香丸)이 기재되어 있는데 이것은, 침향(沈香)
·사향(麝香)·하여륵(訶黎勒)·정향(丁香)·청목향(靑木香)·향부자(香附子)·안식향(安息
香)·필발·백출(白朮)·백단향(白檀香)·훈육향(薰陸香)·소합유(蘇合油)·용뇌(龍腦)·주
사(朱砂)·오서각(烏犀角) 등을 혼합하여 만든 것이다. 교지에서 생산되는 많은 류의 약은
중의가 그곳에서 의료행위를 하는데 사용하는 약과 매우 비슷하다. 그곳에서는 재료를 취하여
제재로 하여 기중(氣中)을 치료하거나 졸폭기역심통(卒暴氣逆心痛)·귀매악기(鬼魅惡氣)·산
남장기(山嵐瘴氣)를 치료하는 데 사용하였다. 지금도 심교총증(心絞痛症)에 이용하고 있다.

모든 것들이 이와 같아서 진일보하여 고찰·연구하는 사람들이 많아졌다. 지금의 능황(藤
黃)·반대해(珊大海)·사인(砂仁) 등은 모두 베트남에서 수입한 것으로 역사적으로 그에 관
한 기술을 추찰하면 상당히 드물게 보인다. 단사(丹砂)에 대하여 갈홍(葛洪)은 "교지에서 단
(丹)이 나온다는 말을 듣고 이것을 구하여 구루령(勾漏令)으로 하려하였다. 황제께서 홍자고
(洪資高)를 시켜서 가지 못하게 하였다. 갈홍이 '영화(榮華)를 누리는 것이 아니라 오직 단
(丹)이 있어 이것을 구하려는 짓입니다.'라고 말하였더니 황제께서 그렇게 하도록 하였다."
[『진서(晉書)』「갈홍전(葛洪傳)」]라며 일단락의 경력을 말하고 있다. 그러나, 그는 최종적으
로 광주에 체류하여 베트남에는 도달하지 못하였다. 추측컨대 중국 연단술사는 이미 교지에서

연단이 시작되었다는 것이다. 만약 그렇지 않다면 갈홍은 교지에 대한 소식을 전해 줄 수가 없었을 것이다.

요약하면 베트남과 중국의 의약교류사(醫藥交流史)는 아직 계통적 연구는 없지만 동의체계 (東醫體系)에서 일찍부터 상당히 방대하여 중의가 국외 교류에서 일본 한국 다음으로 하였다는 객관적 사실이 되었다. 베트남은 1886년에 프랑스가 점령하여 식민지로 전락하였다. 그러나, 프랑스 점령전기의 30년간에는 서의(西醫)가 유행하지 않았고 민중은 여전히 초약이나 침구 위주의 치병을 같이 하였다. 계속하여 프랑스 총독부가 제한하고 금지하여 서의를 제창하였다. 설령 이와 같이 하였다 할지라도 여전히 그 종적(踪迹)은 끊임이 계속되었다. 1935년에는 심지어 서양의사인 황박량(黃博良) 박사까지도 침구술에 대해 연구하여 『인지의약보(印支醫藥報)』에 논문을 발표하였다. 1936년에는 다시 '남의(南醫)'인 노의사(老醫師) 등손(鄧遜)이 있었는데 프랑스 통치당국에 청하여 '베트남의약회(越南醫藥會)' 설립의 비준을 얻어냈다. 1950년에 베트남의약회(越南醫藥會) 화교중의사공회(華僑中醫師公會)가 설립되고 뒤에 『동의잡지(東醫雜誌)』가 출판되었으며 동의학원(東醫學院)이 설립되어 국제 침구학회 등에 참가하였다. 이로서 우리는 베트남의학이 일맥상통으로 끊임없이 계속되어 왔음을 알 수 있다. 1954년에는 베트남이 독립하여 민족의약이 진일보 제창되고, 발전도 되었으며 지금에 이르기까지 상당한 규모를 지니고 있게 되었다.

제 5 장

석가의 탄생과 인도의학

남아시아 대륙은 북쪽으로 히말라야 산맥이 가로 막혀 역사 이래로 중국과의 교통이 늘 불편하였다. 그러나 실크로드의 개통 이후부터, 중인(中印)간의 왕래는 점점 더 빈번해졌다. 인도의 국토를 중국 『사기(史記)』에서는 '신독(身毒)'이라 하였고, 『한서(漢書)』에서는 '천축(天竺)'이라 하였으며, 인도라고 부르기 시작한 것은 현장(玄奘)의 『대당서역기(大唐書域記)』에서부터이다. 인도와 이집트, 바빌로니아, 중국은 모두 세계 사대 문명 고국(故國)으로, 중인의학(中印醫學)의 교류는 더욱이 인도의 역사, 철학, 종교와 관련이 있으며, 특히 불교와 더욱 깊은 관계를 가지고 있다.

제 1 절 고대 인도의 종교와 의학체계

(一)

인도의 원주민[原住民 ; 토착인]은 원래 말레이시아 인종이다. 기원전 약 2300년에서 1750년 사이에, 인도 하류지역에서는 일종의 전형적 정농기 문화인 찬란한 하라파 문화(哈拉巴文化)가 탄생하였다. 그러나 이 문화는 기원전 2000년경에 갑자기 중단되었다. 그 원인은 중앙아시아 아리아족의 침입과 내부 동란 때문이다.

기원전 7세기경에, 아리아족은 브라만교를 만들었다. 브라만교의 경전은 바로 『베다(吠陀, Veda)』로, 그 뜻은 '구지(求知 ; 지혜를 구한다)' 혹은 '지식(知識 ; 깨달음)'이다. 고대 인도에서는 여러 신(神)을 신봉하였으며, 그 중에서 바라하마(婆羅賀摩 ; 梵天 즉 창조의 신), 비습노(毗濕奴 ; 遍入天 즉 보호의 신), 습파(濕婆 ; 大自在天 즉 훼멸의 신) 등 삼신은 선악에는 반드시 인과(因果)가 있으며, 인생은 윤회(輪廻)된다고 주장하였다. 그럼에도 불구하고 일반적으로 기원전 1500년 전부터 1000년을 초기 베다(Veda), 기원전 1000년부터 600년을 후기 베다시대라고 본다. '베다'시대는 브라만(婆羅門)교보다 그 형성시기가 빠르다.

노예제 국가 형식이 출현함에 따라 인도에서는 독특한 종성제도(種姓制度)가 형성되었다. 이러한 제도는 또 브라만교와 결합되기 시작했다. 브라만(Brahman)이 최고 등급이며, 승려들로 구성되어 있다. 그 밖에 크샤트리아(Kshatriya ; 귀족, 지배계급), 바이샤(Vaisya ; 평민), 수드라(Sudra ; 노예계급) 등 3급이 있다. 이 4개의 종성(種姓) 직업은 세습되며 변하지 않고 서로 다른 종성간에는 혼인을 금지하고 있다. 『아함경(阿含經)』에는 이 4종의 사람은 모두 범천(梵天)에서 생겨났으나, 제1종은 범구[梵口 ; 입]에서, 제2종은 범견[梵肩 ; 어깨]에서, 제3종은 범제[梵臍 ; 배꼽]에서, 제4종은 범족[梵足 ; 발]에서 각기 태어났기 때문에 그들 사이에 귀천이 생겨났다고 하였으며, 그 밖에 이 네 등급 이외의 '칸다라(Candara)'라 부르는 천민이 있는데 이들은 남으로부터 천시받는 사람들로 "접촉할 수 없는 사람"으로 인식되었다고 하였다.

당나라 현장의 『대당서역기』에는 "전다라를 악인이라 하고 다른 사람들과 함께 거주하지 못하게 하였다. 만약에 도시로 그들이 들어갔을 때는 나무를 때려서 자신이 다른 사람과 다름을 알렸고 사람들은 그들을 피해서 서로 접촉함이 없었다."고 하였다. 이것은 중세기 유럽 나환자의 지위와 아주 비슷하다.

역사상으로 보면 인도의 여러 시기는 일찍이 난타(難陀 ; Nanta)왕조, 귀상(貴霜) 제국들과 같은 강국이 건립되어 중아시아, 남아시아 등 광대한 지역을 지배하였다. 중국 정부당국과는 접촉이 잦지 않았으나, 민간의 왕래는 매우 빈번하였다.

(二)

기원전 약 6세기경 인도 열국시기 초에 브라만교의 지위는 이미 위협을 받았고, 그와 더불어 브라만의 전통사조(傳統思潮)와 상대되는 '사문사조(沙門思潮)'가 생성되어, '96종외도(九十六種外道)'를 출현시켰다. 그 중에 저명한 인물들을 '6사(六師)'라 하였는데 그들의 주장은 각각 달랐고, 여러 계급과 각 계층의 이익을 대변하였다. 그러나 그들은 공통적으로 브라만교의 대신창조세계(大神創造世界)의 설법과 '베다천계(吠陀天界), 제사만능(祭祀萬能), 바라문지상(婆羅門至上)'의 3대 강령[1]에는 의견을 일치하여 반대하였다. 그 중에서 예를 들면 아기다 시사홈파라(阿耆多 舍欽婆羅)는 '지수화풍(地水火風)' 4원소학설을 제창하였으며, 그는 영혼독재(靈魂獨在)를 부인하고, 윤회(輪廻), 업보(業報), 제사(祭祀), 고행(苦行) 등을 반대

---

1) 馬鵬雲, 「인도에서 불교의 발생과 그 기본 특징」, 『문사지식(文史知識)』(5) ; 90, 1987.

하였으며, 또 종성(種姓) 평등을 주장하고, 인생의 목적을 즐기는 것[亨受]이라고 하였다.

　'대웅(大雄)'이라 불리운 니간타나타푸트라(Niganthanataputra)가 창시한 자이나교(Jai-nism)에서는, 이 세계는 '명(命)'(靈魂), '비명(非命)'(非靈魂)의 두 가지 유형의 여러 가지 원소들로 구성되어 있다고 생각하였으며, 업보(業報), 윤회(輪廻)를 승인하고, 엄격한 고행과 불살생(不殺生)을 주장하였다. 자이나교의 분파로 말가여(末伽黎)·비라제자(毗羅提子)가 창시한 '사명외도(邪命外道)'에서는, 세계와 생명이 12원소로 구성되어 있다고 여겼고, 운명이 모든 것을 지배한다고 생각하였다. 가라구타(迦羅鳩馱)·가전연(迦旃延)은 인체가 7종 원소의 기계집합(機械集合)으로 생성되었다고 여겼다. 부난나(富蘭那)·가섭(迦葉)은 '무인무연론(無因無緣論)'을 주장하여 인과응보사상(因果應報思想)을 부인하고, 일체에 대해 의문을 제기하였으며, 아울러 폭력 사용을 주장하였다. 산사야(刪闍耶)·바라지자(毘羅胝子)는 더욱 더 회의론(懷疑論)과 불가지론(不可知論)을 주장했는데, 그 학설은 사람으로 하여금 짐작을 불가능하게 한다.

　석가모니(釋迦牟尼, B.C. 565~485)가 창립한 불교는 인도에서 원시불교(原始佛敎), 부파불교(部派佛敎), 대승불교(大乘佛敎)와 밀교(密敎)의 단계를 거쳐, 12세기경에는 인도 본토에서 소실되었다. 불교의 교의(敎義)는 '96종 외도' 각파 학설을 취사(取捨)한 기초 위에서 만들어진 것이며, '사차이변·유취중도[捨此二邊·有取中道 ; 양극을 버리고 중도를 취한다]'를 주장하였다. 예를 들어 인생에는 '12인연(十二因緣)'이 있는데, 바로 12고리[十二環節]이다.

　무명(無明) [무지(無知)] → 행(行) [의지행위(意志行爲)] → 식(識) [개인정신통일체(個人精神統一體)] → 명색(名色) [정신과 육체] → 육입(六入) [안(眼)·이(耳)·비(鼻)·설(舌)·신(身)·의(意) 등 6가지 감각기관] → 촉(觸) [외계사물에 대한 감촉] → 수(受) [괴로움(苦)·즐거움(樂) 등의 정신적 감수] → 애(愛) [탐욕·애욕 등의 욕심] → 취(取) [추구하려는 집착] → 유(有) [업보(業報)를 행한 총합] → 생(生) → 노사(老死)

　철학적 의의에서 보면 '12인연'은 인류의 '우주론(宇宙論)'에서의 인식이 '본체론(本體論)'까지 발전된 과정을 드러낸 것으로 이것은 바로 우주 만물의 본체를 고찰한 다음에 특히 인류 자신의 '본성(사람의 본체)' 탐색에 중점을 두는 것이다.

　그러나 불교는 또한 브라만교의 '업보윤회(業報輪廻)'설을 계승·개조하였는데, 중생에게는 오직 괴로움만이 있다고 여겼다. 그것은 '사체(四諦)'가 있기 때문으로 사체에는 고체(苦諦 ; 고통의 내용), 집체(集諦 ; 고통의 원인), 멸체(滅諦 ; 고통은 마땅히 소멸되어야 한다), 도체(道諦 ; 고통을 없애는 방법)가 있다. 생로병사(生老病死)가 모두 고통[苦]으로 고통의 원인은 '업(業)'이다. 인간의 사상과 언행은 신업(新業), 구업(舊業)을 생성할 수 있다.

　전생의 업은 내세의 과보를 결정하고, 업을 지은 중생은 '5도[五道 ; 천(天), 인(人), 악귀(惡鬼), 지옥(地獄), 축생(畜生)]' 중에서 윤회를 거듭한다.

　'선업(善業)'을 지으면 부귀영화를 누리는 집에서 태어나거나 혹은 '하늘[天 ; 天神]'이 되고, '악업[惡業 ; 속어로는 조얼(造孽), 작얼(作孽)이라고도 한다]'을 지으면 빈천한 집에 태어나거나 혹은 지옥에서 고통을 받는다. 사람은 업을 지을 수 있는데, 그 원인은 '무명'에 있고, 무명의 원인은 바로 '탐(貪)', '진(嗔)', '치(痴)'에 있다. 고통을 받지 않으려면 '업'을 짓지 말아야 하고 '업'을 짓지 않으려면 '무명'을 끊어야 하며 '무명'을 끊으려면 먼저 '탐(貪)', '애(愛)' 등의 욕망을 근본적으로 없애야 한다. 그런 다음에, 탐욕영진(貪慾永盡), 진애영진(嗔恚永盡), 우치영진(愚痴永盡)하여, 일체의 번뇌가 영원히 다하면[번뇌영진(煩惱永盡)], 이것을 이름하여 열반(涅槃 ; 解脫)이라 한다. 불교는 '중생평등'을 주장하였으며 어떤 종성이건간에 독실하게 불교를 믿으면 곧 해탈할 수 있다고 하였다. 수행으로 '5계(五戒)'와 '8정도(八正道)'를 실행해야 되는데, 그 제도 구조와 내용은 상당히 복잡하다. 불교는 중국에 전래된 이후 자체 발전하여 '중국불교'를 이루어 원래 불교의 교의제도(敎義制度)와는 차이가 있게 되었다.

　8, 9세기 사이에 상갈라(商羯羅) 등이 불교와 자이나교의 일부 교를 받아들이고, 브라만교를 개혁하여 인도교(印度敎)를 세웠는데, 석가모니를 비습노(毗濕奴)의 화신이라 하였다. 이후 불교는 인도 본토 안에서 점점 소실되었다. 이로서 알 수 있듯이 불교가 중국문화에 큰 영향을 끼친 때는 대개 인도교 전의 시기이다.

(三)

　불교의 범위내에서 관련된 의학은 '연기(緣起)', '윤회(輪廻)', '기도(祈禱)' 등의 이론과 그 행위가 일치하는 것이다. 질병은 인과에 의하여 생겨나고 치료는 곧 선(善), 보시(布施), 기도(祈禱) 등을 필요로 한다. 이러한 경주(經呪)는 적지 않다.

　그러나 불교도 의사도 필경에는 약간의 실제적인 의료 행위를 해야만 했고, 그저 단순하게 기도와 주문만을 외운 것은 아니다. 불교에서는 심지어 브라만교가 생성되기 전에 인도의학이 이미 자신의 체계를 갖추고 있었으니 그것이 바로 베다(Veda)의학이다. 그렇기 때문에 베다의학 이론은 후에 개조된 의학 이론에까지 영향을 미쳤으며(주로 '사대(四大)'학설), 불교 의사는 똑같이 더욱 이용하고 아울러 선전을 하였던 것이다.

　중국에 영향을 미친 인도의학은 바로 3체액(三體液), 4원소(四元素), 불타기원(佛陀祈願)이 섞이어 합한 것으로, 그 주체는 베다의학의 3체액설이다.

　『베다(吠陀)』경본은 당시인의 시집으로 최초에는 3종이 있어 '3명(三明)'이라 하였는데 이후에 또 한 종을 더해서 4베다가 되었다.

1. 『리그베다(梨俱吠陀, Rig-Veda)』 혹은 『찬송명론(贊頌明論)』으로 번역된 이것이 최초의 1종이며, 제사 기도시에 신을 찬송한 시집이다. 그 중에 약초(藥草), 의안(義眼), 의족(義足), 마풍(麻風), 결핵(結核) 및 외과와 전쟁 부상의 내용을 언급하였는데, 말은 많으나 상세하지는 않다.

2. 『사마베다(娑摩吠陀, Sama-Veda)』, 주로 예의(禮義), 점복(占卜), 병법(兵法), 군진(軍陳) 등을 강의하였다.

3. 『야주르베다(耶桑吠陀, Yajur-Veda)』, 선생선성(善生繕性)을 강의하였다.

4. 『아타르바베다(阿闥婆吠陀, Atharva-Veda)』또 역명으로 『양재명론(禳灾明論)』인데 이능(異能 ; 초능력), 기수(技數), 범주의방(梵呪醫方)을 강의했으며 기원전 약 7세기경에 지어졌고, 무축(巫祝)과 제사(祭祀)의 시집이다. 귀신에게 기도하여 치유를 구하거나 또는 수타다부인에게 열신(熱神)강림 등을 기도하는 유형이다. 그 안에는 77종의 병명과 창상(創傷), 독사와 독충의 상해병을 예를 들어 언급했으며, 또 부녀병과 보건술까지 언급하였으며, '이독공독(以毒攻毒)'의 순세요법(順勢療法)까지도 기재되어 있다. 예를 들면 황색 식물을 이용해 황달(黃疸)을 치료하는 유형이다. 그 밖에 약초와 수의학, 해부학— 골격수목(骨骼數目) — 에 관한 지식도 언급하였다.

다른 4종(四種)의 '부베다(副吠陀) 혹은 속베다(續吠陀)'가 있어 그것을 『우파베다(優婆吠陀, Upa-Veda)』라 한다. 그 하나가 『아유르베다(阿輸吠陀, Āyur-Veda)』인데 그 번역본으로 『수명베다(壽命吠陀)』, 『생명경(生命經)』이 있으며, 이것은 의학과 가장 관계가 깊다.

Āyur의 뜻은 생명, 활력, 장수이다. 어떤 사람은 『아유르베다(Āyur-Veda)』를 『리그베다』에 속하는 것으로 여기는데, 명의(名醫) 수스라타(妙聞氏, Suśrata)는 이것을 『아타르바베다(Atharva-Veda)』의 일부분이라고 생각했다.

전하는 바에 의하면, 이 책은 조물주 바라문의 손에서 나왔다고 하는데 사실은 당시 의성(醫聖)으로 받들어졌던 단반타리(丹聞台瑞, Dhanvantari)와 관계가 있는 듯하다. 전설에 의하면, 그는 일찍이 세상에서 불사약을 구했고, 아울러 일찍이 베나레스(培那累斯, Benares) 대학교를 주관하였다고 하는데 그가 이 책을 정리했던 것 같다.

『아유르베다전서(Āyur-Veda Samhyta)』는 100장으로 매장을 100절로 나누었는데 그 가운데 의학은 8과로 나누었다.

1. 발세의방(拔除醫方) ; 이물제거(약품, 붕대 등 외과치료 내용)

2. 이기의방(利器醫方) ; 이기(利器)를 사용하여 두부(頭部)와 오관(五官)의 병을 치료한다.

3. 신병의방(身病醫方) ; 전신성(全身性) 질병, 예를 들면 노병(老病), 발열(發熱), 당뇨

등의 치료. 지금의 내과와도 같다.

4. 귀병의방(鬼病醫方) ; 이른바 마귀치병(魔鬼治病)으로 기도와 제사로 치유, 약물치료도 포함. 그 가운데 정신성 질병 내용도 있다. 총체적으로 축유주금과(祝由呪禁科)와 같다.

5. 소아의방(小兒醫方) ; 태아(胎兒), 유아(幼兒), 산부(産婦) 등의 질병에 대한 치료방

6. 해독제론(解毒劑論) ; 중독(中毒)에 대한 구급치료

7. 장수약과(長壽藥科) ; 반노환동(返老還童 ; 늙은이가 아동으로 돌아간다는 뜻, 젊어지는 것을 말함) 방병(防病 ; 질병예방) 등의 약에 관한 것

8. 강정약과(強精藥科) ; 성기능을 증강시키는 회춘약(回春藥)류

이 책은 인도 고전의학의 규얼(圭臬 ; 표준)이다.

브라만교에서는 자고 이래의 성학(聖學) '32명(三十二明)' 중에 하나로 넣었고 불교에서는 '오명(五明)'[2)]의 '의방명(醫方明)' 가운데 속해 있다.

단반타리(Dhanvantari)의 제자 아트레야(Atreya)는 일찍이 탁실라(Taxila) 의학교(醫學教) 교장을 담임하였는데 그는 『아유르베다』를 수정·천석[闡釋 ; 상세한 해석]하여 발양(發揚)하였다. 아트레야의 제자 6인 중에 아그니베사(Agnivesa)라는 사람이 있는데 그의 공로가 가장 크며, 저서인 『아트레야전집(Atreya Tantra)』에서 『아유르베다』를 8장(八章)으로 나누었고, 8과(八科) 의술에 대해서도 상세한 설명을 하였다. 또한 수의학(獸醫學) 내용을 증가시켰다[대상(大象)의 질병 서술이 많다]. 이 책은 기원 1세기경의 내과 최고 권위자 차라카(Charaka)에 의해 『차라카 전집(全集), CharakaSamhyta』 가운데에 인용 정리되었다.

『아트레야 전집(Atreya Tantra)』보다 조금 늦게 『묘문씨 전집(Susrata Samhyta)』이 있었는데 『아유르베다』 체계의학 외과에 대한 대표작이다. 전하는 것은 기원전 5세기의 명의 수스라타(蘇斯拉他, Susrata)가 지은 것으로 그 역시 단반타리의 제자이다. 책의 내용은 병리, 해부, 외과 치료, 조산(助産), 안과 등에 대해 토론되어 있다.

베다체계의 의학이론은, 3체액론(三體液論 ; Prabhava, 혹은 '3대(三大), trighatu)'이 주가 되는데 그것은 고대 인도에서 생성하여 성장한 듯하다. 이러한 이론은 인체계(人體系)

---

2) 『대당서역기(大唐西域記)』에 "첫째는 '성명(聲明)'으로 옛말을 현대말로 해석하고 글자를 석고훈자(釋詁訓字 : 옛말과 글자를 현대말로 해석하는), 전목류별(詮目流別 : 목록, 유파, 분류에 대한 해석)하는 것이고, 둘째는 '교명(巧明)'으로 기술, 기관(機關), 음악, 역수(曆數)를 말하고, 셋째는 '금주(禁呪)', '방사(防邪)', '약석(藥石)', '침애(針艾)'에 대한 것이고, 넷째는 '인명(因明)'으로 정사(正邪)를 고증하여 정하고 진위(眞僞)를 연구하여 밝히는 것을 말하며, 다섯째는 '내명(內明)'으로 오승(五乘)과 인과묘리(因果妙理)를 강구하는 것"이라 하였다. 여기서 '음양', '침애' 등은 결코 중의(中醫) 이론상의 음양, 침구가 아니라는 것이 분명하며 이는 천문, 의학의 대명사로 사용되어졌을 뿐이다.

가 기(氣·Vaya, 다리와 배꼽 사이에 위치), 담(膽 ; Pitta, 배꼽과 심장 사이에 위치), 담(痰 ; Kafa, 심장과 머리 사이에 위치)의 3종 원질로 구성되어 있다고 여겼다. 3종은 다시 각각 5류(五類)로 나누어져, 그 매류는 신체의 어떠한 기능을 담당한다. 예를 들면, '기'는 운행을 주관하는데, 주로 소리[聲]를 주관하며 호흡 및 탄인(呼吸及呑咽)을 주관하고 소화(消化)를 주관하며 배분뇨(排糞尿), 정액(精液), 월경(月經) 및 분만(分娩)을 주관하고 전신의 혈액 수송과 기타 액체의 수송을 하는 등 모두 5류의 기능을 담당하는 것이다. 3종 원질은 소화를 통하여 7성분인 유미(乳糜), 혈(血), 육(肉), 지방(脂肪), 골(骨), 골수(骨髓) 및 정(精)으로 변하고 이 7가지는 또 5일에 한번 변하여 순서대로 마지막에 정(精)이 되는데 10개월의 시간을 필요로 한다. 배설물은 요(尿), 분(糞), 한(汗), 점액(粘液), 머리카락(髮), 손톱(爪), 피(皮), 주름[皺]이 되는데, 모두 음식물로부터 변한 것이다. 만약 3종 원질이 체내에 섞여서 맞지 않거나, 어떤 것이 결핍되면 질병에 이르게 되는데 각 연령층의 사람들에 따라 각각 그 편승이 있다. 즉, 노년에는 기(氣)가 많고 중년에는 담(膽)이 많으며 유년에는 담(痰)이 많다.

질병치료는 예를 들자면, 식물약제로 유이나(維爾羅), 비파가(毗婆迦), 구나삼성(拘那三性) — 물리성질, 화학성분, 생리활동 — 이 있다고 여겼는데, 3자는 동시에 인체와 질병에 영향을 주므로 개개인의 체질에 따라 조양 또는 치료하는 것이 바람직하다. 이렇게 하면 여러 원소의 결합이 적당하게 조절되며, 아울러 배설도 정상적으로 된다. 대개 아유베다계의 의사는 많은 종류의 약초 등을 사용하는데 모두 3원질(三原質)이론에 따라 바람직하다. 아울러 침(針)은 질병에 의해 생성된 체액편경(偏傾)에 치료를 가하는 것이다.

인도의 '4대(四大)' 학설은, '6사(六師)' 중의 한 명인 아기다 시사흠파라(阿耆多 翅舍欽婆羅)일파에 의해 처음으로 제창되었다. 어쩌면 고대 희랍 4체액(四體液)학설의 영향을 약간 받았는지도 모른다. 불교 교의 가운데 4대학설을 받아들여 일세에 풍미하였다. 4대학설에 따르면 지(地), 수(水), 화(火), 풍(風)은 세계를 구성하는 물질의 4대 기본 요소로서, 각각 견(堅), 습(濕), 난(暖), 동(動)의 4종 속성을 갖추었으며, 지(持), 섭(攝), 숙(熟), 장(長)의 4대작용을 하고 있다. 이 네 가지는 마땅히 기능상에서 그의 존재를 인식 감지하여야 하며, 그 형상은 특정하게 지정하지 못한다. 불의(佛義) 중에서는 그것을 '능조4대(能造四大)'라고 일컬었다. 표현되는 바의 형질(形質)은 시촉각(視觸角) 등을 통해 그것을 감지한 것인데 그것은 바로 '소조4대(所造四大)'이다. 4종 원소는 세계를 창조할 수 있으며, 당연히 인체형태(人體形態)도 또한 구성할 수 있다. 진(晋), 혜원(惠遠)은 『명보응론(明報應論)』을 인용하여

4대의 체는 곧 지, 수, 화, 풍이다. 얽어[結]서 몸을 형성하니 신(神)의 집[宅]이 된다.

라고 하였으며, 『보살영락경(菩薩瓔珞經)』에서는

> 4대에는 두 가지 종류가 있다. 하나는 유식(有識)이고, 다른 하나는 무식(無識)이다.

라고 말하였다.

유식4대(有識四大)는 곧 안(眼), 이(耳), 신(身), 비(鼻), 설(舌)의 '5근(五根)'이고, 무식 4대(無識四大)는 곧 색(色), 성(聲), 향(香), 미(味), 촉(觸)의 '5진(五塵)'이다. 전자는 또 '내4대(內四大)'라고도 하는데 심식(心識)과 합해져서 중생(衆生)이 된다. 후자는 곧 '외화대(外火大)'라고 이름한다. 피육근골(皮肉筋骨)은 지대(地大)에 속하고, 정혈액말(精血液沫)은 수대(水大)에 속하며, 체온난기(體溫暖氣)는 화대(火大)에 속하고, 호흡운동(呼吸運動)은 풍대(風大)에 속한다.

4대가 화합하면 신성(身成)하고, 분산되면 곧 신멸(身滅)하니, 성괴무상(成壞無常)하고 허환부실(虛幻不實)하다. 예를 들면, 죽은 후 신체는 썩어 없어지니 뼈와 살은 땅으로 돌아가고 습성(濕性)은 물로 귀속하며, 난기(暖氣)는 불로 귀속하고, 호흡은 바람으로 귀속한다. 그러므로 마지막에는 결국 '4대개공(四大皆空)'이 되는 것이다.

『원각경(圓覺經)』에서 더욱 명확하고 구체적으로 다음과 같이 말하였다.

> 일체 중생들은 4대가 신상(身相)이 되고, 육진(六塵)의 인연(因緣)이 심상(心相)이 된다고 무턱대고 인정하고 있다. 지금의 내 이 몸은 4대가 화합한 것이다. 소위 발(髮), 모(毛), 조(爪), 치(齒), 피(皮), 육(肉), 근(筋), 골(骨), 체(體), 뇌(腦), 구(垢), 색(色)이라고 부르는 것은 모두 흙[地]으로 돌아가고, 타(唾 ; 가래), 체(涕 ; 콧물), 농(膿 ; 고름), 혈(血), 진(津), 액(液) 연(涎 ; 침), 말(沫), 담(痰 ; 가래), 누(泪 ; 눈물), 정기(精氣), 대소변(大小便)은 모두 물[水]로 들어가며, 난기(暖氣 ; 따뜻한 기운)는 불[火]로 돌아가고, 움직여 전환하는 것 [動轉]은 바람[風]으로 돌아간다.
>
> 4대가 각각 분리되면 이제 망신(妄身)은 응당 어느 곳에 있어야 하나? 곧 이 몸이 마침내 몸[體]이 없음을 알 수 있다. (4대가) 화합(和合)하여 상(相)이 된 것이니 실제로는 환화(幻化)와 같은 것이다.

이렇게 환화(幻化)가 투철하다 하여도, 질병 또한 여전히 '4대'를 이용하여 정의로 삼았다. 예를 들어 『최승왕경(最勝王經)』에서는

> 지수(地水) = 뱀이 아래로 가라 앉는 것 [蛇多沈下]
> 풍화(風火) = 뱀이 위로 가볍게 뜨는 것 [蛇多輕擧]
> 이것이 위배(違背)하므로 여러 가지 질병이 발생한다.

하였고, 『제경요집(諸經要集)』 20권과 13권에서는

> 지대가 부조(不調)하면 온몸이 무겁고[沈重], 수대가 부조하면 온몸이 부으며[臃腫], 화대가 부조하면 온몸에 열이 나고[蒸熱], 풍대가 부조하면 온몸이 뻣뻣하다[倔強].

사람이 죽으면 404병이 동시에 일어난다. 4대가 흩어지려 하면 혼신(魂神)이 불안하다. 풍이 나가면 호흡[息]이 끊어지고, 화가 멸하면 몸이 차(冷)지고……

10월 사이에 살덩이가 썩고 피가 흐르며 붓고 문드러져 냄새가 난다.

하였다.

『불설불의경(佛說佛醫經)』에서

사람의 몸 가운데는 본래 4가지 병이 있다. 첫째는 지(병)이고, 둘째는 수(병), 셋째는 화(병), 넷째는 풍(병)이다. 풍이 증가하면 기가 일어나고, 화가 증가하면 열이 일어나며, 수가 증가하면 한이 발생하고, 지가 증가하면 힘[力]이 왕성해진다. 본래 이 4가지 병으로부터 404병이 발생한 것이다.

세상의 양의(良醫)와 같이 병을 알고 약을 아는 사람이 있는데 거기에는 4가지 종류가 있다. 만일(이 네 가지를) 다 갖춘 사람은 '의왕(醫王)'이란 이름을 얻는다. 그러면 4등급이란 어떤 것인가?

첫째는 무슨 병에 무슨 약을 써야 하는지를 아는 사람, 둘째는 병이 발생된 원인을 알아 거기에 따라 약을 쓰는 사람, 셋째는 이미 발생된 여러 가지 질병을 병이 나가게 치료하는 사람, 넷째는 병의 근원을 끊어버려 병이 다시 발생되지 않게 하는 사람, 이것이 4가지 종류인 것이다.

라 하였다.

여기에서 비록 직접적으로 '4대'라고 말하지는 않았지만, 그것이 '사(四)'로서 체계를 덧붙인 것임은 의심할 여지가 없다.

그 '4종(四種)'을 알면 이름하여 '의왕(醫王)'이라 할 수 있는데, 분별하여 대증(對症), 대인(對人), 구병(驅病), 단원(斷源)이 되며 이러한 이론 원칙은 매우 이치에 맞는 말이다.

여기서 제3조항 '구병(驅病)'의 원칙과 같은 것은, 중의(中醫)의 '축사외출(逐邪外出)'과 아주 유사하다.

말하기를 "이미 발생된 여러 가지 병을 나가게 다스린다."고 한 것은 무엇을 이름인가?

그것은 병이 마땅히 눈(眼)을 따라 나가야 한다는 것을 알았음을 말하는 것이다. 혹은 비중[鼻中]으로 나가게 하면 치료되어 나가게 되고, 코에 연기로 훈을 한다든지[煙薰] 물을 부어[水灌] 콧구멍[鼻竅]으로 인기(引氣)하여, 구토나 설사를 시켜, 전신에 땀을 내어 나가게 한다는 것을 알았다는 것이다. 이에 몸을 상하로 나누어 부위에 따라 마땅히 나가게 하여야 한다.

이와 같이 병에 따라 나갈 곳을 알고 약을 잘 사용하여 치료하면 편안하고 즐겁게 된다.

이와 같은 '4대'의 병에는 기도, 금주(禁呪), 선연(善緣) 등에 의해 치료될 뿐만 아니라 또한 구체적인 약물방법이 있어서 중의학에서 받아들일 수가 있었다. '4대'학설에 의하면 사시양생(四時養生)까지도 관철할 수 있다.

예로 『불설불의경(佛說佛醫經)』에서는

화(火)가 적고 한(寒)이 많으면 흔히 눈이 어둡다. 봄인 정월, 2월, 3월은 한이 많고 여름인 4월, 5월,

6월에는 풍이 많으며, 가을인 7월, 8월, 9월에는 열이 많고, 겨울인 10월, 11월, 12월에는 풍과 한이 많은 계절이다. 왜 봄에는 한이 많은가? 만물이 영생(榮生)하여 한이 나오기 때문이다. 왜 여름에는 풍이 많은가? 만물이 영화(榮華)하여 음양이 합취(合聚)하기 때문이다. 왜 가을에는 열이 많은가? 만물이 성숙(成熟)하기 때문이다. 왜 겨울에는 풍과 한이 있는가? 만물이 죽어 열이 없어졌기 때문이다.

라고 하였다.

이로 인해 인체는 시기에 따라 '득와(得臥)', '부득와(不得臥)'하여야 한다.

3, 4, 5, 6, 7월에는 득와(得臥 ; 자리에 누워 외출하지 않는 것)하는 것은 무엇 때문인가? 바람이 많아 몸이 풀어지기 때문이다. 8, 9, 10, 11, 12월에 부득와(不得臥 ; 자리에 누워있지 않고 외출함)하는 것은 무엇 때문인가? 한(寒)이 많아 몸이 웅크러지기 때문이다.

한걸음 더 나아가 식물(食物)의 속성과 인체, 계절의 결합관계를 한층 더 부연하였으며 이것으로 '식물의기(食物宜忌)'가 생겨나게 되었다.

예를 들면 여름 3개월에는 바람이 많으므로 이 때에는 우[芋 ; 토란], 두[豆 ; 콩], 맥[麥 ; 보리]을 먹지 말고, 갱미[粳米 ; 멥쌀], 유락[乳酪 ; 버터]을 먹어야 한다.

가을 3개월에는 열(熱)이 많으므로 이 때에는 갱미, 제호(醍醐)를 먹지 말고, 세미[細米 ; 가는 쌀], 초[麨 ; 보릿가루], 밀[蜜 ; 꿀], 도[稻 ; 벼]를 먹어야 한다.

요컨대, '4대'학설은 인도 불교의학 이론의 총강(總綱)이다.

실로 『증일아함경(增一阿含經)』에서 다음과 같이 말한 것과 같다.

의방(醫方)에 말하기를 수시로 세중(歲中)에는 여러 뿌리의 4대가 대사작용을 더하고 들하여 전신에 병을 얻는다. 양의(良醫)는 4계절의 순리에 따라 3월에는 양생으로 4대를 조화시키고, 그 때에 맞는 음식이나 탕약을 복용한다.…… 이와 같이 4대는 3시에 따라 발생하여 풍병은 이손[羸損 ; 상하여 파리해짐]하니 수이[酥膩 ; 우유]로 하여야 한다.

중국에서 전래된 불경론(佛經論) 및 '4대'는 대개 이와 같다. 위에서 살펴보았듯이 '4대'이론은 이미 불의(佛義)의 원적이론(圓寂理論)의 의탁처가 되었고, 동시에 의학의 생리, 병리, 치료이론의 개괄이 되었다.

제시하건대 당연히 인도 고전의학 중에서는 외과가 가장 발달하였다. 외과의 최고 권위자인 수스라타(Susrata)는 수술을 여덟 가지 유형으로 나누어 절제종유(截除腫瘤), 절개농종(切開膿腫), 획흔법[劃痕法 ; 후두염 등에 사용], 천자술[穿刺術 ; 수낭종(水囊腫) 및 복수(腹水) 등], 탐자[探子 ; 누관(瘻管), 적출이물(摘出異物), 압제농종(壓擠膿腫), 자창(刺瘡)] 등이 있다. 그는 또 백내장술(白內障術), 비성형술(鼻成形術), 정복골절[整復骨折 ; 정형골절수술], 개복술[開腹術 ; 개복수술], 장문합[腸吻合 ; 장접합술], 부복산[剖腹産 ; 제왕수술], 방광결석술[膀胱結石術 ; 방광결석 제거수술] 등을 시술할 수 있었다. 이용된 수술 도구가 약 125종에 달하며, 그 가운데 20종이 이기(利器)로 도[刀 ; 칼], 전[剪 ; 가위], 톱(鉅), 침(針), 투[套 ; 덮개] 등의 계열이며 순철강으로 제조하였다. 105종은 둔기(鈍器)로 섭[鑷 ; 족집게], 구[鉤 ; 갈고리], 관(管), 탐자(探子) 등이다.

　전하는 바에 의하면 비장 종대병(脾臟 腫大病)이 매우 많아서, 불에 벌겋게 달군 침으로 천자(穿刺)하는 것이 상용되었다. 앞서 열거한 베다경, 의학서적 및 명의성명(名醫姓名)은 고대 중국에서는 그리 영향이 없었던 듯하며, 증명할 바가 없다. 다만 기원전 5세기에 마갈타 왕국의 빈비사라(頻毗沙羅)에 어의(御醫), 지바카(耆婆 ; Jivaka)라는 사람이 있었는데, 그는 붓다와 동시대 인이다. 설에 의하면 그는 일찍이 판잡(五河地·Punjab)의 탁실라(泰克始羅·Taxila)대학에서 의학을 배웠으며, 당시 아트레야가 교장이었다. 지바카의 이름은 중국에서 상당히 유명하나, 다만 인도의학사 기록에 의하면, 지바카는 소아과에 특별히 전문이고, 그 저서에 『가섭파집(Kasyapa Samhyta)』이 있어, 중국에서 전하는 것과는 사실이 다르다. 또 기원 4세기경에 철학자 겸 약학자 나가르주나(龍樹 ; Nagarjuna)는 『묘문집(妙聞集)』을 수정하여 6편 186장으로 나누었다. 전생에 대용왕이 일찍이 용수대사를 용궁에 청하여, 『화엄경(華嚴經)』[『용수보살전(龍樹菩薩傳)』]을 주었다고 한다. 그는 중국에서 안과의로 이름이 높았다. 아마도 지바와 용수는 모두 불교 계통에 귀납되어져서 보살로 봉해졌을 것이며, 따라서 하나로 합쳐져 중국으로 들어와 견강부회한 설을 만들었을 것이다.

　기원 5·6세기경에 또 바그바타(伐八他·Vagbhatha)라는 사람이 있었는데, 그는 수스라타, 사라가제명(闍羅迦齊名)과 더불어 고대 인도의 3대 명의 가운데 한 사람으로, 당시 보존되어 있던 인도 고의서(古醫書)를 『아유르베다(Ayurveda)』의 방법분류에 따라서, 한 편의 산문체 『팔과제요(八科提要), Ashtangasamgraha』를 편집하였다. 이것은 8과(八科)로 나누어져 있는데, 내과(內科), 대외과(大外科), 소외과(小外科), 정신병과(精神病科), 소아과(小兒科), 독물과(毒物科), 장수학(長壽學)과 의학(醫學)으로 그 영향이 매우 컸다. 후세에 이것을 일컬어 '인도의 개륜(印度的蓋倫)'이라고 하였다. 그 밖에도 시가체(詩歌體)로 편성한 『팔심집(八心集)』『팔과정화(八科精華)』가 있다. 이 두 가지 책은 중국 서장의학(티베트의학)의 생성에 영향을 미쳤을 가능이 높다.

제 2 절 3체액(三體液), 4원소(四元素), 윤회제설(輪廻諸說) 및 불교의법(佛敎醫法)의 중국전래

(一)

불조(佛祖) 원적[圓寂 ; 열반] 이후에, 고제[高弟 ; 우수하게 뛰어난 제자]인 마하가섭(摩詞迦葉)은 불교의 설법을 널리 전했다. 기원 2세기 초, 불교는 두 파로 갈라져 남방으로 전해진 불교는 사자국[獅子國 ; 지금의 스리랑카]을 대본영(大本營)으로 삼고, 태국과 미얀마, 캄보디아 등의 남아시아 여러 나라로 전해져서, '소승[小乘 ; Hinayana(希那衍那)]'불교가 되고, 북으로 전해진 불교는 대월(大越)로 대본영을 삼고, 서아시아 및 동아시아로 널리 퍼져, '대승[大乘 ; Mahāyāna(摩詞衍那)]'불교가 되었다. 불교 중심은 이미 인도 본토를 벗어났다. 중국 등 북전불교(北傳佛敎)지역은 처음에는 소승불교(小乘佛敎)가 전해졌으나, 그 영향이 크고 광범위한 것은 대승불교(大乘佛敎)이다.

임계유(任繼兪)교수의 통계에 의하면, 한(漢)나라 말기부터 위진 남북조 사이에 이르는 300여년 동안 모두 1,621부, 4,180권의 불경이 번역되어 나왔다고 한다. 채경봉(蔡景峰)교수는 빈가정사(頻伽精舍) 교간(校刊)의 『대장경(大藏經)』에서 모두 21부의 불의경(佛醫經)[3]을 찾아내었다. 곧

『불설파라문피사경(佛說婆羅門避死經)』
『불설나녀기역인연경(佛說奈女耆域因緣經)』
『불설나녀기파경(佛說奈女耆婆經)』
『불설온실세욕중승경(佛說溫室洗欲衆僧經)』[이상 안세고(安世高) 역]
『불설불의경(佛說佛醫經)』[오(吳) ; 축률염(竺律炎) 등 역]
『불설포태경(佛說胞胎經)』[진(晋) ; 법호(法護) 역]
『불설불치신경(佛說佛治身經)』(역자 불명)
『불설활의경(佛說活意經)』(역자 불명)
『불설주시기병경(佛說呪時氣病經)』
『불설주치경(佛說呪齒經)』

---

3) 蔡景峰,「唐 이전의 중인(中印)의학 교류」,『중국과학기술사료』(7)6 : 16 - 17, 1986. 줄 가운데 피부를 말하는데 실제 예를 든 이름은 20부이다.

『불설주목경(佛說呪目經)』

『불설소아경(佛說小兒經)』〔이상 동진(東晋)·현무란(縣無蘭) 역〕

『선비요법경(禪秘要法經)』

『좌선삼매법문경(坐禪三昧法門經)』(이상 역자 불명)

『선요하욕경(禪要詞欲經)』

『치선병비요경(治禪病秘要經)』〔유송·저거경성(劉宋·沮渠京聲) 역〕

『가섭선인설의여인경(迦葉仙人說醫女人經)』

『라박나설구료소아질병경(拏說救療小兒疾病經)』〔이상 유송·법현(劉宋·法賢) 역〕

『불설의유경(佛說醫喩經)』〔유송·시호(劉宋·施護) 역〕

『오문선경요용법(五門禪經要用法)』〔유송·현마밀다(劉宋·縣摩密多) 역〕

사실상 번역된 불경 가운데 의약에 관한 것은 이보다 훨씬 많을 것이다. 그 중 번역자 안세고(安世高, Parthamasiris)는 그 본명이 청(淸)이고, 안식국 파코르(滿屈, Pakor) 2세 태자이며, 불교학에 심도 깊은 연구를 한 학자이다.

『개원석교록(開元釋敎錄)』에는

　　동한말(東漢末)에 안세고(安世高)가 의술이 유명하였으며 역경(譯經)으로 인도의 의약이 전해져 들어 왔다.

고 하였다.

　방호(方豪)선생은 '칠요(七曜), 오행(五行), 의방(醫方), 이술(異術) 및 금수의 소리에까지 미치지 않는 데가 없다.[4]'고 말하였다. 영제(靈帝) 말기, 관중(關中)의 난 때, 안세고는 강남으로 수행을 나가, 혹자는 그를 남방불교의 종사(宗師)라고 일컫는다.

　상술한 여러 경 가운데, 『나박라설구료소아질병경(囉嚩拏說救療小兒疾病經)』은 바로 지바카(耆婆)의 소아과 저작을 번역한 것일 가능성이 높으나 이에 관하여는 더 고증하여야 할 것이다.

　당대(唐代)에는 3명의 중국 고승이 국외로 나가 불교경전을 구하고 불법을 널리 전하였다. 정관(貞觀) 3년(629)에 명승 현장(玄奘, 602~664)은 서쪽으로 불경을 구하러 가서 인도를 두루 유람하고, 16년이 걸린 645년에 귀국하였다. 그는 귀국시 불전 650부를 가지고 돌아왔다. 당나라 정부는 이를 위해 '역장(譯場)'을 국가보조비로 도와 번역에 힘쓰니 번역본이 모두 74부 1355권이었다. 현장은 또한 그의 저서 『대당서역기(大唐西域記)』에 인도와 중아시아의 문화를 소개하였는데, 그 미친 영향이 매우 크다. 그러나 의학에 관계된 자료는 많지 않다.

---

4) 方豪, 『中西交通史』上冊 제203, p.134.

또 의정(義淨, 635~713)이라는 사람이 있어 당고종함형(唐高宗咸亨) 2년(671)에 광주(廣州)에서 출발하여 해로(海路)로 인도에 가서 나란타사(那爛陀寺)에서 불법을 10년 공부하고 돌아오던 중 다시 소문답랍(蘇門答臘)에 머물러 7년을 학습하고, 범어불전 400여부를 가지고 돌아왔는데 그가 번역한 경률(經律)이 무척 많다. 그 밖에 저서로『남해기귀내법전(南海寄歸內法傳)』,『대당서역구법고승전(大唐西域求法高僧傳)』등이 있는데 미친 영향이 매우 크다. 그 중에 중인의약교류(中印醫藥交流)의 정보도 포함되어 있다. 이외에도 감진(鑑眞, 688~763)이라는 사람이 있어 753년에 일본으로 건너가 불법(佛法)을 널리 전하고 아울러 중국의 약을 또한 전하였다.

불제자들을 제외하고도 당정부에서 파견되어 인도로 간 사자(使者)들이 있었는데, 그 가운데 왕현책(王玄策)이 가장 유명하다. 그는 태종(太宗)과 고종(高宗)조에 걸쳐 세 번 인도에 들어갔고, 의약을 포함한 중인문화교류에 힘썼다. 그의 저서인『중천축국행기(中天竺國行記)』에 그러한 사실들이 기록되어 있다. 예를 들어, 제2차 귀국 때, 그는 중천축방사 나라연사파매(那羅延沙婆寐 Nārā yanas vāmin)가 바친 장생연년(長生延年 ; 장수)약을 가지고 돌아왔다고 한다.『구당서(舊唐書)·천축전(天竺傳)』에는 다음과 같은 기록이 있다.

이 때 바로 그 나라는 방사(方士) 나라연사파매(那羅延沙婆寐)를 얻었다. 그는 자기 자신이 200살이라 하고, 장생(長生)하는 술법이 있다고 하였다. 태종(太宗)은 극진히 예경(禮敬)을 갖추어 그를 금표문(金飈門) 안에 묵게 하고 연년의약을 만들게 하였으며, 병부상서 최돈례(兵部尙書 崔敦禮)로 하여금 감독하여 그것을 주관케 하였다. 전국에서 이루 헤아릴 수 없는 기약(奇藥)과 이석(異石)을 수집하였다. 세월이 흘러 약[延年之藥]이 완성되어 복용하였으나 효력이 없었다. 그 후 본국으로 돌려보냈다.

(二)

이상의 인도 역사 문화와 불교 중국 전래의 배경을 통해서 우리들은 충분히 양국 문화교류의 단서들을 찾아볼 수 있다. 그러나 어떤 사실들은 여전히 분별하기가 어렵다. 그 하나의 예로 중인문화의 교류와 그 교류로 인한 영향이 언제부터 시작되었는지에 대한 연구를 사학계(史學界)는 시종 하나의 난점으로 생각하고 변식(辨識)하지 못하는데, 의학계 또한 그렇다.

중의학의 오장육부(五臟六腑), 곧 간(肝), 염통(心), 지라(脾), 허파(肺), 콩팥(腎) 등의 오장(五臟)과 쓸개(膽), 작은창자(小腸), 밥통(胃), 큰창자(大腸), 오줌통(膀胱) 등의 오부(五腑)는 본래 서로 상대되어 있는데 모두 실제 해부에 의해 확인할 수 있다. 그런데 가상으로 한부[一腑]를 증가시켜서 삼초(三焦)라 하였다.『내경(內經)』에서는 삼초의 위치를 분명히 다루지 않았고, 단지 그 기능을 말했는데, 그것이 어떤 것인지는 알 수가 없다.『난경(難經)』에서는 분명하게 삼초(三焦)는 '유명이무형(有名而無形)'이라고 하였는데

38난(三十八難)에 말하기를 "장(臟)은 오직 5개인데, 유독 부(腑)만 6개가 있는 것은 어찌하여 그러한가? 부(腑)가 6개인 것은 삼초를 이르는 것입니다. 원기(原氣)의 다른 것이 있어 모든 기를 주관하는데 (그것은) 이름은 있으면서도 형체가 없습니다. 그 경(經)은 수소양(手少陽)에 속하여 외부(外部)가 됩니다. 그러므로 부가 6개가 된다고 말하는 것입니다."라고 하였다.

39난(三十九難)에서는 말하기를 "……5장에는 각각 1부가 있어 3초 역시 1부가 된다. 그러나 5장에 속하지 않는다. 그러므로 부에는 5개가 있다고 한다."고 하였다.

중국의 철학 및 중국 철학의 영향 아래에서 성장한 의학은 명실상부한 정신을 강구한다. 그 이름이 있으면 반드시 그 형상이 있다고, 『영추(靈樞)』에서는 다음과 같이 분명하게 해부에 대해 말하고 있다.

만일 8척(尺)이나 되는 사람이라도 피육(皮肉)이 이에 있어 외부로 순환하면서 얻어지는 것을 헤아릴 수 있고, 죽은 뒤에 해부(解剖)하여 볼 수 있다.

중의 이론의 시작과 그 기본 출발점은 해부를 통해 살펴보는 것이다. 그런데 삼초는 '유명이무형(有名而無形)'이어서 이것을 의심해보지 않을 수 없다. 이것은 분명 외래어로서 다른 국가로부터 들어온 것이다.

일반적으로 말하면 중의 이론 중 가장 상용되는 숫자는 2(음양 /陰陽), 5(오행 /五行), 6(육기 /六氣), 8(팔풍 /八風), 9(구주 /九州), 12(십이절 /十二節 · 십이경 /十二經) 등이다. 그러나 3과 4는 그리 사용되지 않는 숫자이다. 이러한 3과 4는 오히려 인도철학, 의학 등의 이론 구성에 자주 사용된다. 예를 들면 기담담(氣膽痰), 탐진치(貪膩痴), 지수화풍의 삼원질(三原質), 사원소(四元素) 학설 등이다. 뿐만 아니라, 『난경』의 논법에 의하면, '삼초'는 신체에서 어떤 구체적인 부위를 분별하는 것으로 이 부위와 상술한 인도 '기담담'은 각자 그 처하는 위치가 아주 비슷하다.

『난경』 31 난에서는

삼초(三焦)라는 것은 어디에서 품수(稟受)하여 어떻게 생기고, 어디서 시작하여 어디서 끝나는 것이며, 그 치료는 그 기준을 항상 어디에 두어야 하는지 밝힐 수 있습니까?

삼초는 수곡(水穀)의 도로[道路 ; 길]가 되어 기(氣)가 끝나고 시작되는 것이다. 삼초는 심하(心下)의 흉격막(胸隔膜) 아래, 위(胃)의 상구(上口)에 있으면서 주고 흡수하기만 하고 내보내지는 않는다. 그러므로 치료는 전중(膻中)의 옥당혈(玉堂穴) 아래 1촌 6분(一寸六分), 바로 양쪽 젖 사이 오목하게 들어간 곳이 된다. 중초(中焦)는 위(胃)의 중완(中脘), 더 올라가지도 더 내려가지도 않은 곳으로 여기서는 주로 수곡을 부숙[腐熟 ; 삭힌다]한다. 그러므로 치료하는 곳은 제[臍 ; 배꼽]의 주위가 된다. 하초(下焦)는 방광(膀胱)의 상구에 해당하는데 거기서는 주로 청탁(淸濁)을 분별하고 흡수하면서도 모두 흡수하는 것이 아니라 찌꺼기는 흡수하지 않고 내려보내니 치료는 제하[臍下 ; 배꼽 아래]의 1촌에 있다. 그러므로 삼초라고 부르는 것이다. 부(府)는 기가(氣街)에 있으며, 한 근본을 충(衝)이라고 한다.

양현조(揚玄操)는『난경』주(注)에서 삼초의 위치를 다음과 같이 설명하였다.

> 격(膈 ; 흉격) 이상을 상초(上焦)라 부르고
> 제(臍 ; 배꼽) 이상을 중초(中焦)라 부르며
> 제(臍 ; 배꼽) 이하를 하초(下焦)라 부른다.

이렇게 삼초(三焦)의 개념 표면은 기담담(氣膽痰) 삼원질 개념의 표면과 대체로 비슷하다. 이러한 외부 표현 형식상의 유사는 문화의 차이를 벗어나 교류되는 과정 중의 역사 사실로 판별될 때, 더욱 그 가치가 있는 것이다. 기담담학설의 형성은 인도가 더 빠르기 때문에 만약 그 전래의 사실이 인정된다면, 방향은 인도에서 중국으로 될 수 밖에 없다.

그러나 명칭이 다른 까닭은 아마도 번역과정에서 온 것일 것이다. 지금 기(氣), 담(膽), 담(痰)이라고 번역한 것을 티벳의학에서는 용(龍), 적파(赤巴), 배근(培根)으로 번역하였다. 그런데 그것들이 사실 의미하는 바는 '용(龍)'은 바람(風) 혹은 기(氣)를 가리키고, '적파(赤巴)'는 담(膽) 또는 화(火)를 가리키며, '배근(培根)'은 물(水)과 흙(土), 진(津), 연(涎), 담(痰) 등을 가리킨다. 번역된 명사는 하나의 부호(符號)를 대신하는 것에 지나지 않으며, 그렇기 때문에 그 기본 뜻과 내포된 의미를 정확하게 반영시킬 수 없다.

『영추·영위생회편(靈樞·營衛生會篇)』에 상술한 인용문과 대략 동일하게 삼초의 위치를 모호하게 서술하였고 또한 똑같이 불분명하게 '영출우중초(營出于中焦)', '위출우하초(衛出于下焦)', '상초여무(上焦如霧)', '중초여구(中焦如漚)', '하초여독(下焦如瀆)' 등과 같이 언급해 놓았는데 그 이치는 비슷하다.

이러한 원인 때문에, '삼초' 일부설(一腑說)은 의학계의 오랫동안 끊기지 않는 논쟁거리가 되었으며 지금에도 그렇다.

'삼초'는『내경』전에는 그와 관련된 어떠한 문자 근거도 찾아볼 수 없다. 이러한 개념은 당시의 인도의학과의 교류 가운데 도입되었을 가능성이 크다.『내경』작가들에 의해 이것이 받아들여져서 개조된 후 중의 자체의 독특한 개념을 이룬 듯하다. 후세 의학자와 주석가들은 다만 추측할 뿐 확정할 수 없어서 오히려 새로운 이론들만 출현하게 되었는데, 그 예로 명(明)대 손일규(孫一奎)의 '무형삼초설(無形三焦說)', 우박(虞搏)과 장개빈(張介賓)의 '강자삼초설(腔者三焦說)', 원(元)대 왕호고(王好古)의 '삼단삼초설(三段三焦說)', 청대(淸代) 당종해(唐宗海)의 '유막삼초설(油膜三焦說)' 등이 있다.

삼초 개념의 중국 도입과 불교의 중국 전래는 관계가 없다. 내 개인의 판단으로는,『내경』은 『여씨춘추(呂氏春秋)』후에 책으로 만들어졌고, 그 시기는 『회남자(淮南子)』(B.C. 179~122) 혹은『춘추번로(春秋繁路)』(B.C. 179~104)보다 앞선 것[5]이다. 이 시기에 중국

---

5) 馬伯英,「『황제내경』成書年代의 質疑補正」,『河南中醫』4, 1982, pp. 21~23.

은 불교가 아직 전래되지 않았다. 다만 전국(戰國)시대 때의 선문(羨門 ; Sharmarn)과 같은 것이 인도의 사문에서부터 온 것인지, 96외도지인(九六外道之人)이나 원시불교 시기의 어떤 사문(沙門)이 중국을 유력하였을 가능성이 있는지의 여부는 현재로 알 수가 없다. 만약 있다면(불교에 영향을 받은 것) 중국의 신선방사(神仙方士) 추연(鄒衍)의 대구주론(大九洲論) 등이 영향을 받았을 가능성이 있다. 이러한 내용들이 기타 관련 사학자들의 심도 깊은 연구의 대상으로 제공되기를 바란다.

요컨대, 삼초 개념은 중의학이론 체계의 구성과정 중에 도입되어졌고, 그것으로 경락이론(經絡理論)의 완성을 촉진시킨 듯하다. 두루 알려진 바와 같이 『내경』이 책으로 만들어지기 전의 것으로 마왕퇴(馬王堆)에서 출토된 『음양십일맥구경(陰陽十一脈灸經)』, 『족비십일맥구경(足臂十一脈灸經)』은 모두 다만 11경이지 12경인 것은 없고, 또한 장부에 대해 덧붙이지도 않았다. 그러나 『내경』에는 12경이고, 육장육부(六藏六腑)〔심포락일장(心包絡一臟)과 삼초일부(三焦一腑)를 첨가]를 맞추어 놓았다. 이것이 바로 이론 창조자의 고심고예(苦心孤詣 ; 심혈을 기울여 연구해 낸 높은 경지) 결과이다.

불경 중에, '기담담(氣膽痰)', '삼체액(三體液)'학설에 관한 응용사항은 그 범위가 더욱 큰 듯한데, 그것을 통칭하여 '삼독(三毒)'이라 한다.

예를 들어 『증일아함경(增一阿含經)』에서

　　이 때 세존(世尊 ; 부처님)께서 여러 비구(比丘 ; 사부대 중의 하나로 남자스님)들에게 고(告)하여 "중생에게는 세 가지 환(患)이 있으니 3가지란 무엇을 말하는가?" 하면서 첫째는 풍(風)이 대환이 되고, 둘째는 담(膽)이 대환이 되며, 셋째는 냉(冷)이 대환이 된다는 것이라 하였다.…비구(比丘)에게도 역시 3가지 대환이 있으니 첫째는 탐욕(貪慾 ; 욕심)이요, 둘째는 진애(瞋恚 ; 성냄)이고, 셋째는 우치(愚痴 ; 어리석음)이다.

라고 하였다.

같은 이치로, 중의학에서는 '삼초' 개념은 있지만, '삼독(三毒)'[6]을 개념의 외각으로 흡수하지 않는 것은 타당한 일이다.

(三)

불교의 '4대성병(四大成病)' 이론을 중의 전적(典籍) 중 도홍경(陶弘景)의 『본초경집주(本草經集註)』, 『화양은거보궐주후백일방(華陽隱居補闕 後百一方)』에서 최초로 찾아볼 수 있다.

---

6) 도교신선양생술 중의 '삼시충(三尸蟲)'을 구축한다는 말이 이와 관계될 것이라는데 나는 매우 의심스럽게 생각한다.

더욱이 후자의 서적은 포박자 갈홍(抱朴子 葛洪)의 원저이며 『주후구졸방(肘後救卒方)』이라 부른다. 이 책은 86제(題)로 되어 있고, 각각 그 분류가 있다. 도홍경(陶弘景)이 이것을 79제로 고르고, 22제를 다시 보태어 모두 101제로 만들어서 그것을 개명하여 『주후백일방(肘後百一方)』이 되었다. 재편집의 원인은 도씨가 기원 500년경에 쓴 서문 중에 분명하게 밝히고 있다.

> 방술(方術) 서(書)는 책 두루마리가 쓸데없이 번잡하고, 증제법(拯濟法 ; 구제법)이 특별이 많아서 책을 펴보려 하여도 미혹(迷惑)하고 복잡하여 잘 볼 수가 없다. 포박자(抱朴子)가 이를 만들었으니 실로 깊이 이로움이 된다. 그러나 오히려 빠진 것이 있어 완전하지 못하니 문득 다시 빠진 부분을 찾아 보충하였으니 무릇 101수(首)나 된다. 이것을 주서(朱書 ; 붉은 글씨)로 견(甄)과는 달리하였으니 『주후백일방(肘後百一方)』이 된다. 잡병(雜病)의 단방치료법(單方治療法)이 대체적으로 책의 전반적 내용이다. 석응거(昔應琚)가 『백일시(百一時)』로 지어 마음을 행하는 잠규(箴規)로 하였다. 이제 내가 이것을 찬(撰)하였다. 대저 이는 내가 몸소 위보(衛補)하려는 것이다. 또 『불경』에 말하기를 사람은 4대로 몸이 이루어져 있는데 1대에 101병이 있다. 이런 까닭으로 깊이 스스로 생각하여 위로는 통인(通人)으로부터 아래로 대중(大衆)에까지 달하도록 각각 정서로 써서 일일이 따져서 모은 것이다.

현저한 것은 도홍경이 여기에서 불교학설 '사대'를 빌려 의학체계를 바꾸려는 의도가 있었다는 것이다. 그러나 그의 계획은 별 성과를 거두지 못했다. 도홍경은 도교의 영수이면서 유학에도 정통하였지만, 주로 삼교합일(三敎合一)로서 불교도 숭상하였다. 이것은 사실 세태 흐름의 영향을 받은 것으로, 특히 양무제(梁武帝) 소연이 불교를 숭상한 영향이 크다. 소연(蕭衍, 464~549)은 남제(南齊) 때 고제(高齊)인 소도성(蕭道成, 427~482)의 친척 형제이다. 이 때 경릉왕(竟陵王) 소자량(蕭子良)은 건강(建康)에 서저(西邸)를 세우고 널리 문사들과 교제하였는데 소연, 심약(沈約), 사조(謝朓) 등과 더불어 '경릉팔우(竟陵八友)'라 한다. 소자량(蕭子良)이 지은 『정주자·하힐사대문(淨住子·詞詰四大門)』에 언급되기를

> 사대가 서로 자원(資源)이 되어 체(體)를 이루니 모이면 신(身)이 되고, 흩어지면 공(空)으로 돌아간다. 그러나 풍(風)과 화(火)는 성질이 다르고, 지(地)와 수(水)도 성질이 달라 각각 나누어 부른 것이나 모두 적합(適合)하려 한다. 적합하더라도 한결같지 않아 서로 배척하여 쉬 움직인다.
> 그러므로 1대가 부조(不調)하면 따라서 4대에 모두 병이 발생하여 더했다 덜했다 하면서 질병이 계속 일어난다. 풍(風)은 가볍고, 지(地)는 무거우며, 수(水)는 차고, 화(火)는 더워 서로 번갈아 뇌를 졸여 편안할 시간이 없다.

고 하였다.

'4대'학설은 그들이 토론할 때에도 인기있는 화제였던 듯하고, 소연 또한 자연히 그것을 깊이 믿은 듯하다. 그는 황제가 된 지 3년만에 정식으로 도교를 버리고 불교에 귀의할 것을 선포하였다. 또 그는 일찍이 『회삼교시(會三敎詩)』를 지었다. 그는 도홍경을 매우 존경하여 여

러 번 그의 출산(出山)을 권하였으나 응하지 않았다. 그러나 여전히 왕래와 서신 연락은 있었다. 이로 인해 도홍경을 '산중재상(山中宰相)'이라 칭하였다.

도홍경이 지은 『모산장사관비(茅山長沙館碑)』 중에 "만상삼라, 불이양의소육(萬象森羅, 不離兩儀所育 ; 이 세상의 만물들은 음양을 떠나서 자랄 수 없고), 백법분주, 무월삼교지경(百法紛湊, 無越三教之竟 ; 여러 가지 법은 유·불·선 3교의 경지를 뛰어 넘을 수 없네)"란 말이 있는데 그 가운데 '만상삼라(萬象森羅)'란 말은 바로 불가의 언어이다. 여기서 그는 이미 회합삼교(會合三教)의 경향을 드러내었다. 그는 말년에 심지어 자신이 전세에 불교의 '승력보살(勝力菩薩)'이었는데 환생하여 세상에 태어난 것이라고 말하였다. 이 때문에 그는 영파아육왕탑(寧波阿育王塔)에 가서 예불하고, 스스로 5대계(五大戒)를 받을 것을 맹세하였다. 죽기 전에 그는 유언하기를, 시신에는 도사관복을 입히고 그 위에는 대가사를 덮으며, 명기[明器 ; 부장품]는 마차를 이용해 운반하고(유가 풍속), 왼편에는 승려를, 오른편에는 도사를 두어 함께 문 앞에서 법을 하라고 하였다. 이 식종의식[飾終儀式 ; 장례식, 죽은 자의 영예를 찬송하는 의식]은 3교를 종합한 것으로 『주후백일방(肘後百一方)』 중의 의식과 완전히 일치한다. 다만 그 의식은 형식에 지나지 않으며, 책의 내용은 여전히 진부하고 불교의학의 침투 흔적은 없다.

'101'이란 명칭은 '404병'의 사분의 일이란 뜻에서 온 것이고 다시 말하면 일대(一大)가 101병을 제어하고 있다는 뜻이다. 『제경요집(諸經要集)』 13권 및 20권에서는 다음과 같이 말하였다.

사람의 몸에는 풍(風)으로 발생되는 병이 101종이 있다. 한·열(寒·熱)모두 각각 101종이 되어 이 4대의 병을 모두 합하면 404병이 된다. 사람의 몸은 나무가 타서 불길을 내는 것처럼 스스로 연소하니 사람의 몸에 병도 이와 같다. 1대가 부조(不調)하면 101병이 발생한다. 그러므로 4대가 부조하면 404병이 갖추어 일어난다.

『대지도론(大智度論)』 65권에는 다음과 같은 말이 있다.

404병이란 4대가 신[身 ; 몸]이 되어 항상 서로 침해(侵害)하는 것이다. 하나하나의 대(大)에서 101병이 일어난다. 냉병(冷病)에는 202병이 있는데 그것은 수풍(水風)이 일어나기 때문이요, 열병(熱病)에 202병이 있는데 그것은 지화(地火)가 일어나기 때문이다.

『유마힐경·방편품(維摩詰經·方便品)』에서는

이 몸이 재앙이 되니 백일병은 근심이다[是身災, 百一病惱].

라고 하였다.

이러한 예들로부터 '백일위병(百一爲病)'이 불교에서 상용하는 말임을 알 수 있다. 당대(唐代) 규기(窺基)의 『설무구칭경소(說無垢稱經疏)』에

1대가 근본이 되어 일어나는 것이 100이 된다.
4대와 4대가 각각 발생하는 100병이 있으니 이를 합하여 404병이라 명칭한다.

사실, '404병'은 단지 개칭(槪稱)이고, 그 구체적인 404종의 병명을 열거한 예는 없다. 도홍경이 101병을 열거하였으나, 또한 견강부회한 것일 뿐이다. 만약 이런 것에 구애받는다면 원대(元代) 회곡가(戱曲家) 정광조(鄭光祖)의 『천녀리혼(倩女離魂)』의 제일소절에 말한 것에 해당된다.

404병이 해로우면 상사병(想思病)은 얼마나 해로운가?

요컨대, '사대'를 병의 막연한 개괄로 여긴 것은 이미 유행이 되었다. 양간문제소강(梁簡文帝蕭綱, 550~551 재위)이 지은 『권의론(勸醫論)』에는

세상에서 오직 사람이 가장 영특하다. 사람이 소중히 여기는 것은 명[命 ; 목숨]보다 더한 것이 없다. 비록 사람의 크기에는 길고 짧은 분별이 있지만 일찍 죽고 오래 사는 수명은 하늘에 매여 있다. 그러나 한(寒)·서(暑)가 정상이 아니고 기욕(嗜欲)이 절도에 어그러지면 학한[㾬寒 ; 학질과 같이 떠는 병]·소서[消暑 ; 더위에 갈증을 느껴 물을 마시는 병]가 발생하여 죽음에 이르는 것이 같지 않다. 성정(性情)을 상하게 하고 장위(腸胃)를 헐게[爛] 하면 수명을 재촉하는 것이 한결같지 않다. 이것을 구제하는 요결은 실로 양방[良方 ; 좋은 처방]에 있다. 그러므로 지역[只域 ; 지바(耆婆)를 말함]은 의왕(醫王)으로 석전[釋典 ; 불교경전]에 밝아 대사(大師)가 의왕(醫王)으로 불리어져 여래[如來 ; 석가모니]가 뇌병(惱病)을 걱정하는 것처럼 4대가 어그러진 것을 치료할 수 있기 때문이다.

글 가운데 틀리거나 빠뜨려서 문맥이 통하지 않는 곳이 있는 듯한데, '지역(只域)'은 '기역(耆域)' 또는 '기파(耆婆)'를 말하는 것이다.
여기서는 이미 '의왕'으로 불려졌다. '사대괴(四大乖)'는 또한 곧 '사대부조(四大不調)'를 말하는 것으로 성병[成病 ; 병을 얻다. 병이 생긴다]의 뜻이다.
수나라 소원방(巢元方)의 『제병원후론(諸病源候論)』「악풍후(惡風候)」에서

무릇 풍병에는 404종이 있다. 총괄하여 말한다면 5종에서 나온 것이 아니고 이것은 5풍이 겸한 것이다. 첫째 황풍(黃風), 둘째 청풍(靑風), 셋째 적풍(赤風), 넷째 백풍(白風), 다섯째 흑풍(黑風)이다.
무릇 사람의 몸에는 8만 시충(尸蟲)이 있어 함께 인신(人身)을 형성한다. 만일 8만 시충(尸蟲)이 없다면 사람의 몸은 이루어질 수도, 서서 걸을 수도 없다. 다시 제악횡병(諸惡橫病)이 있어 모든 풍(風)이 인신(人身)을 해롭게 하니 소위 오종풍생(五種風生), 오종충(五種蟲)이라고 하는 것으로 사람을 해롭게 한다. 흑풍(黑風)은 흑충(黑蟲), 황풍(黃風)은 황충(黃蟲), 청풍(靑風)은 청충(靑蟲), 적풍(赤風)은 적충

(赤蟲), 백풍(白風)은 백충(白蟲)을 각각 낳는다.

이 오종풍은 모두 악풍이다. 사람의 몸을 파괴하는 것은 질풍(疾風)이라 이름한다. 오장(五臟)으로 들어가 장과 더불어 사람을 먹고 충(蟲)이 발생하는데 헤아릴 수 없이 많다.

사람의 몸에서 골수(骨髓)로 들어가면 들어오고 나가는 데 장애가 없다. 만일 사람의 간(肝)을 먹으면 눈썹이 빠지고, 폐를 먹으면 비주(鼻柱)가 뭉그러지고, 비(脾)를 먹으면 말소리가 변하고, 신(腎)을 먹으면 귀에서 윙윙거린다든지 뇌성(雷聲)과 같은 이명증(耳鳴症)이 발생하고, 심(心)을 먹으면 심이 감촉을 느끼지 못하여 죽게 된다. 이 때 맥은 천천히 왔다가 빨리 가고, 상부는 허(虛)하고 하부는 실(實)하다. 이것이 악풍에 걸린 것이다.

'악풍(惡風)'은 바로 지금의 이른바 '마풍(麻風)'이며, 마풍간균(麻風杆菌)이 인체 피부와 신경 등을 침범하여, 미모탈락[眉毛脫落 ; 눈썹이 빠지는 것], 탑비[楊鼻 ; 코가 문드러지는 것], 사면상(獅面相)과 같은 각종 손상을 가져오는 전염성 질병으로, 옛날 중국에서는 '려(癘)' 혹은 '나(癩)'라고 일컬었다. '악풍(惡風)'으로 불리어진 것은 소씨병원(蕭氏病源)에서 시작된 듯하다. 손사막(孫思邈) 『천금방(千金方)』의 악질대풍(惡疾大風)에 관한 여러 글에서 살펴보면, 이 명칭은 인도의학에서부터 전역(傳譯)되어 온 것일 가능성이 높다. 인도 마풍유행에 관한 기록은 일찍이 있었고, 그것을 풍병에 귀납시켰는데, '풍대위병(風大爲病)'의 뜻을 취하여 그 병의 위험함을 더욱 나타내었다. 소원방은 이것을 중의 오행학설과 결합시켜, 오색(五色), 오풍(五風), 오충(五蟲), 오장(五臟)으로 나누어 논하였는데, 이것은 최초의 중인의학이론(中印醫學理論)의 집성(集成)이라고 할 수 있다.

'4대'에 관해 26권 「해제독후(解諸毒候)」에서는 다음과 같이 덧붙여 말하였다.

또 말하기를 4대가 부조한 것을 느끼면 곧 공복(空腹 ; 빈 속)에 구운닭[炙鷄], 구운돼지새끼[狚]나 오리고기를 먹으면 약 기운이 작용하여 병이 치료되어 낫게 된다. 만일 오래도록 낫지 않으면 독기(毒氣)가 장위(腸胃)로 침범한 것이니 다시 공격하여 치료하기가 어렵다. 만약 약 기운이 많아져 4대가 아직 파괴되지 않은 사람은 대극(大戟) 3촌 정도 길이를 취해 이것을 먹으면 반드시 크게 토하고 설사를 하게 된다.……

소원방(巢元方)의 사서(史書)는 전하여지지 않으나 아마도 그는 수양제의 어의였으며, 대업(大業, 605～618) 때에 태의박사(太醫博士)가 된 듯하다.

『양제개하기(煬帝開河記)』의 기록에 의하면, 이 때에 대총관 마숙모(麻叔謀)라는 사람이 풍역에 걸렸는데, 움직일 수도 없게 되어서 수양제가 소원방을 보내 진찰하게 하였다. 진찰 후 소원방은 다음과 같이 말하였다.

풍이 주리(腠理 ; 살갗)로 들어가 병이 흉억(胸臆 ; 가슴 속)에 있으면 모름지기 연한 기름진 양[嫩肥羊]을 삶아 그 고기를 상처에 붙이고 먹으면 곧 치유된다.

이 처방은 과연 효과가 있어 마숙모의 병은 약을 다 쓰기도 전에 나았다. 대업 6년(610)에 임금의 명을 받들어 『제병원후론(諸病源候論)』50권을 지었는데, 오경감(吳景監)에 의해 편찬되었을 가능성이 있다. 상술한 예에서 보면, 유목민족은 식이요법으로 기름진 양(肥羊)을 자주 사용한 듯하다. 이것은 소원방이 서역천축국 승의(僧醫)들과의 교류를 통해 이 처방을 배웠다는 것을 말해 준다. 『제병원후론』중에 특기할 만한 사항은 상당히 높은 기술의 장봉합술(腸縫合術)과 금창처리수술(金瘡處理手術) 등이 있다고 서술하고 있는데 이것은 화타(華佗) 이래로 언급한 사람이 없었다. 때문에 그것이 인도 외과술과 어떤 관계 여부가 있는 것이 아닌지 의심해 보기를 바란다.

다만, 이 책에는 이론은 있으나 그 처방은 없다. 매양 말하기를 '기탕울침석, 별유정방 ; 보양선도, 금부우후(其湯熨針石, 別有正方 ; 補養宣導, 今附于後)'하고 또 이어서 '양생방도인법(養生方導引法)'을 기술하였는데, 그 가운데 도가의 양생식기안마(養生食氣按摩)와 같은 내용은 적지 않게 실려 있으나, 나 개인의 생각으로는 그 사이에 인도유가술(印度瑜伽術)이 섞여 있는 듯하다. 예를 들자면, 13권 「상기후(上氣候)」의 도인법 가운데 아래와 같은 자세와 동작은 분명한 유가공(瑜伽功) 계통이다.

……바로 앉는다. 무릎, 머리, 발을 어울리게 한다.

처음에는 발꿈치를 밖으로 모아 뻐근한 감을 느낄 때까지 점점 몸을 들어 낙관을 찍듯이 문득 발 위에 앉는다. 안으로 앉는 상태가 통증을 느끼지 않을 때까지 기다려 비로소 다리와 발꿈치를 위로 향해 짝으로 세우고 발가락은 위로 올려 놓아도 되며 밖을 향하게 하고 앉는다.

요컨대, 이로써 추측해 보면 소씨병원은 인도의학으로부터 도입한 내용이 적지 않은 듯하다. 당대 명의 손사막(孫思邈, 541 혹은 581~682) 또한 일찍이 불교의학인 '4대'이론을 인용한 적이 있다. 그는 갈홍, 도홍경에 이은 도교의 저명인물이었으나, 동시에 회합삼교(會合三敎)를 주장하였다. 『구당서·손사막전(舊唐書·孫思邈傳)』 가운데 그가 지은 『회삼교론(會三敎論)』이 언급되어 있는데, 지금은 유실되고 없다. 손씨는 섬서(陝西) 요현(耀縣) 손가원 사람으로, 요현성에는 약왕산(소오대산이라고도 함)이 있는데, 그가 거주했던 곳 근처에는 약왕동(藥王洞), 세약지(洗藥池) 등이 있다. 이 곳은 필자가 일찍이 직접 가서 고찰한 바가 있다. 이 곳에는 북위(北魏), 수당(隋唐)의 불교유적이 매우 많은데, 마애석각, 불상, 비각 등이 지금도 여전히 남아 있어서 그 당시의 불교 성황을 엿볼 수 있다. 이러한 것들을 손사막은 당연히 많이 보고 들었을 것이다. 손사막은 종남산(終南山)에 은거할 때, 훗날 명승이 된 도선법사(道宣法師, 596~667)와 지교(知交)를 맺었다. 『송고승전(宋高僧傳)』에는 다음과 같은 기록이 있다.

처사(處士) 손사막은 일찍이 종남산(終南山)에 은거(隱居)하였다. 선(宣 ; 도선을 말함)과 서로 접하여 '임하지교(林下之交)'를 맺었다. 매 한 번씩 오고 가면서 종구(終久)를 의논하였다.

도선이 종남산에 은거한 시기는 당무덕(唐武德) 때인데 수행참선(修行參禪)할 때로 그의 나이 약 2·30세일 때이다. 그 당시의 도선은 의약에 아직 정통한 때가 아니었다. 때문에 다른 곳에 기록된 한 고사에 의하면 곤명지(昆明池)의 용이 도선에게 도움을 청했는데 도선이 사막에게 도움을 청해서 사막이 대신가 못의 용을 구해 주고, 동시에 용궁선방(龍宮仙方) 30수를 얻었다고 전한다. 전하는 바로는 그것을 『해상방(海上方)』이라고 하는데, 그것은 사실 신빙성이 없다. 다만 이 고사는 손사막과 이민족, 또는 인도 승려들과의 당대 사실을 반영할 수 있을 것이다. 아울러 약간의 불교의학이론 또한 알 수가 있다. 『고승전』에는 도선이 의학을 안다고 언급하지 않았지만, 돈황권자 『행사초(行事鈔)』 중에는 의학에 관한 내용이 나와 있다. 그 예로 '치병소수(治病所須)' 내용에는 침(針), 구(灸), 칼[刀], 각(角), 추(搥), 비(椑), 『본초(本草)』, 『명당유주경(明堂流注經)』, 『맥경(脈經)』, 『약결(藥決)』, 관비통(灌鼻筒) 등이 포함되어 있다. 아울러 '치구도침, 율문통허(治救刀針, 律文通許)'라는 말이 있는데, 그 내용은 대부분이 중의사들의 수지사항들이다. 다만 '관비통'은 마땅히 앞장에서 언급한 교지(交趾)인이 사용한 '비음(鼻飲)'과 같은 기구로 서역 또는 천축국 승려들도 그것을 사용한 듯하다. 상술한 기구들은 대략 승려들이 거리에 나가 탁발할 때에 몸에 지녔던 것으로 글 문장 끝에는 다음과 같은 말이 기록되어 있다.

사문(沙門 ; 승려) 도선이 저술하다. 용삭(龍朔) 3년(663)에 흘기(訖記 ; 마치는 글)를 쓰다.

이것은 도선이 말한 바를 기록한 것임을 알 수 있으며, 이로써 또한 그가 67세에 이미 의학에 정통해 있었음을 알 수 있다. 만약, 사막과의 왕래가 여전히 끊기지 않았다면, 서로 더욱 더 교익(敎益)을 얻었을 것이다. 손사막이 『천금요방』, 『천금익방』 등 여러 군데에서 인도 의약을 인용한 것은(그 중 특별히, 30년 이후 저작한 『천금익방』이 유명하다) 이상한 일이 아니다. '4대'의 이론 또한 그리 새롭게 보이지 않는다. 『천금요방』 1권, 27권에서 아래와 같은 문장을 볼 수 있다.

경(經)에 지(地)·수(水)·화(火)·풍(風)이 화합하여 인신(人身)이 된다고 하였다. 무릇 화기(火氣)가 부조하면 온몸이 증열(蒸熱)하고, 풍기(風氣)가 부조하면 전신이 강직해지며 모든 모공(毛孔)이 폐색하며, 수기(水氣)가 부조하면 신체가 부종(浮腫)하고 기만(氣滿)하여 기침이 거칠며, 토기(土氣)가 부조하면 사지(四肢)가 움직이기 어렵고 말을 하여도 말소리가 나오지 않는다. 화가 없어지면 몸이 차고, 풍이 그치면 기(氣)가 낳아지고, 수가 다하면 혈(血)이 없어지고, 토가 흩어지면 몸이 갈라진다.
어리석은 의사가 맥도(脈道)를 생각하지 않고 병을 반대로 치료하면 이는 장(臟) 중의 오행이 모두 상극하여 불이 타오르는데 거듭 기름을 가하는 것과 같은 것이니 삼가지 않을 수 없다.
무릇 4기(四氣)는 합덕(合德)하고, 4신(四神)은 안화(安和)하여야 하는데, 1기가 부조하면 101병이 발생하고, 4신이 동작하면 404병이 동시에 발생한다.

또 말하기를 101병은 치료하지 않아도 스스로 낫는다고도 하고, 모름지기 치료를 하여야만 나을 수 있다고도 하며, 비록 치료를 하더라도 낫기가 어려우며, 정말 죽는 병이니 치료할 수가 없다고도 한다.

병에 4종이 있는데 1은 냉비(冷痺)요, 2는 기질(氣疾)이요, 3은 사풍(邪風)이요, 4는 열독(熱毒)이다. 만일 환자가 발생하면 이 법으로 안심조기(安心調氣)하면 차도가 없는 것이 없다.

그러나 4시(四時) 안으로 심신(心身)을 살필 수 있으면 스스로 견행(見行)하는 가운데 모든 병이 다 자라는 것을 알 것이며, 404병을 자신이 만든 것이지 하늘에서 말미암음이 아닌 것을 알게 될 것이다. 하루 아침에 병이 발생되면 화(和)와 완(緩)으로 구제할 수가 없으니 이 때 다시 의약의 효과가 없음과 신선(神仙)의 영험이 없음을 비방할 것이다.

그러므로 지혜가 있는 사람은 성명(性命)을 사랑하고 아껴 마땅히 스스로 사념(思念)하여 깊이 부끄럽고 수치스러운 것을 생각하여 심신(心身)을 경계하며 항상 좋은 일을 닦아야 할 것이다. 무릇 백병은 오장과 떨어질 수 없어 오장에는 각각 81종의 질병이 있다. 냉·열·풍·기(冷·熱·風·氣)를 합계(合計)하면 404병이 된다. 일은 반드시 서로 유사함을 알아 잘 해야 한다.

이러한 예와 같이 사막은 불의(佛醫) '4대' 이론과 중의(中醫)의 음양오행설(陰陽五行說)을 통합 인용하여 논하였다. 사실 '4대' 혹은 '404병' 등은 다만 하나의 개괄명사일 뿐이지, 실제 가리키는 뜻은 없다. '오장(五臟)'의 이론은 사실 인도에서는 찾아볼 수 없는데, 이것은 인도의학에서는 오행학설을 사용하지 않기 때문이다. 장부를 논하여 그 중요한 기관을 열다섯 개 이상 계산해 냈는데, 제(臍), 항문(肛門) 등을 포함해서 모두는 독립된 하나의 중요기관이다. 병은 스스로 생겨나고 자신에 의해서도 생겨나니, 반드시 몸과 마음을 경계하는 데 힘써 항상 선행을 닦아야 한다 등은 바로 전형적인 불가의 '연기(緣起)', '인과보응(因果報應)' 사상이다.

손사막 이후로 왕도(王燾)의 『외대비요(外臺秘要)』(752년에 이루어졌음)에 또한 '사대'의 이론이 인용되어 있다. 그 예로 21권에 인용된 '사도인(謝道人)'의 말을 보면 다음과 같다.

신(身 ; 몸)이란 4대로 이루어진 것이다. 지(地)·수(水)·화(火)·풍(風), 음양(陰陽), 기후(氣候)가 8척(尺) 인신(人身)의 몸을 만든 것이다. 골(骨)·육(肉)·기(肌)·부(膚)와 같이 덩어리가 져 뭉쳐 있는 곳은 지대(地大)이고, 혈(血)·누(泪 ; 눈물)·고(膏)·체(涕 ; 콧물)·진(津 ; 진액)과 같은 부드러운 곳은 수대(水大)이며, 생기(生氣)·온(溫)·난(暖)은 화대(火大)이고, 거동행래[擧動行來 ; 움직여 가고 오는 행동을 말함]와 굴신앙면[屈伸仰俛 ; 구부렸다, 폈다, 쳐다봤다, 내려다봤다 하는 행동을 말함] 및 천식시명[喘息視瞑 ; 숨찬 병, 잘 보이지 않는 것]은 풍대(風大)이다. 이 4종이 거짓으로 합해서 인신을 형성하는 것이다. 부모(父母)의 정혈(精血)은 실제로는 이것이 증장(增長)하여 정(精)이 이루어진 것이다.

몸(身)은 타고날 때부터 부모로부터 4대를 각기 달리 받기 때문에 성질도 각각 다르다. 그렇기 때문에 치료하는 데 있어서도 증후(證候)가 한결같지 않은 것이다. 냉열풍손(冷熱風損)의 질병발생이 같지 않고, 상노(傷勞), 허실(虛實)에도 그 치료방(治療方)이 각각 다르다. 마땅히 그 일어난 기(氣)가 무엇인가를 살피고, 근본(根本)을 탐구하고 법(法)을 살펴 근원(根源)에 의거하여 치료법을 강구하면 올바른 처방을 얻을 수 있다.

이 '사도인'이 어떤 사람인지 알 수는 없으나 농상(隴上 ; 감숙성)으로부터 왔다. 나는 일찍이 도사(道士), 도인(道人), 도자(道者) 3개 칭호의 다른 점을 지적한 적이 있었는데 〔필자의 저 『중국의학문화사(中國醫學文化史)』 참고〕, '도인'은 바로 불교의 승려를 나타낸다. 『외대(外臺)』에 인용된 '천축안론(天竺眼論)'은 당연히 인도의학이다. 그러나 그 가운데에 '음양기후(陰陽氣候)'의 해석이 섞여 있는데, 사도인에 의해 편집되었다는 것을 알 수 있다.

이후의 중의학 저서상에 가끔씩 '4대', '404병' 등의 단어가 쓰인 적이 있는데, 그 예로 원나라 석계홍(釋繼洪)이 찬수(纂修)한 『영남위생방(嶺南衛生方)』에서도 한 조항을 찾아볼 수 있다. 그러나 이와 같이 모두 한 마디씩 이어져서 한말로 짧게 다루었다. 진정한 '4대학설'은 아직 중의학에 완전히 융합되지 못했다. 위에 인용한 여러 책에서 이미 극치를 이루었으나 그 분량은 책의 만분의 일에 지나지 않아서 큰 영향을 미쳤다고 할 수는 없다. 그 밖에 마땅히 언급해야 할 것은, 의학전적에 인용된 4대학설은 불의의 '4대개공(四大皆空)'의 뜻은 전혀 없다는 것이다. 오히려 진정한 치병활명(治病活命)을 위한 것이니, 이것이 바로 완전히 상반되는 점이라고 할 수 있다.

(四)

불교의 이론 중에 실제적으로 의학에 미친 영향이 가장 큰 것은, '윤회보응(輪廻報應)'의 이론하에서 나온 의학윤리도덕(醫學倫理道德)의 어떠한 준칙이라고 할 수 있다. 손사막 전에는 중국에서 의학도덕의 전론(轉論)을 찾아볼 수 없었으나, 『천금요방』 1권의 「대의정성(大醫精誠)」은 실로 의학도덕의 잠언이라 할 수 있다.

무릇 대의(大醫)는 병을 치료하는 데 반드시 안신정지(安神定志)와 무욕무구(無欲無救)를 마땅히 하여야 한다. (이 때) 먼저 대자(大慈)하고 측은(惻隱)한 마음을 내어 '함령지고(含靈之苦)'를 널리 구할 것을 서원(誓願)한다.

만약 병이 발생되어 치료하러 오는 사람이 있으면 부득이 그의 귀천빈부(貴賤貧富)와 장유연치(長幼姸蚩 ; 어른과 아이, 예쁘고 못난 것), 원친(怨親 ; 원한이 있는 친척)과 선우(善友 ; 좋은 친구) 및 화이(華夷 ; 한족과 이민족)와 우지(愚智 ; 어리석은 사람과 지혜로운 사람)를 묻더라도 널리 한결같이 대하 듯 지극한 마음으로 동등하게 하며 또한 부득이 앞을 내다보고 뒤를 돌아보며, 스스로 자기의 길흉을 생각하여 신명(身命)을 보호하고 아껴야 한다. 환자의 고뇌(苦惱)를 보면 그것이 곧 자기의 것인 양 생각하여 깊이 마음이 슬프고, 험준한 길이나, 밤과 낮, 춥고 더운 것, 기갈과 피로 등을 피하지 않고 한 마음으로 치료에 임하고 아무런 대가도 바라지 않는 빈 마음으로 한다면 이와 같은 사람은 '창생대의(蒼生大醫)'라 할 수 있다. 그러나 반대로 한다면 '창영거적(蒼靈巨賊)'이 된다.

여기서의 중심사상은 붓다(佛陀)의 '대자대비(大慈大悲)', '중생평등(衆生平等)'과 공자의 '인자애인(仁者愛人)'이다. 이어서 말하기를,

옛부터 명현(名賢)들은 병을 치료하는 데 목숨을 바쳐 위급한 상태를 구제하였다. 비록 가축은 천하고 사람은 귀하다고 하지만 목숨을 사랑하는 마음은 사람이나 가축이 매한가지이다. 남을 손해나게 해서 자기를 이익되게 하는 것은 물(物)과 정(情)의 같은 걱정이니 항차 사람에 있어서랴! 대저 살생(殺生)을 하여 생명을 구하는 것은 생명을 더욱 멀리하는 것이다.

내 지금 이 처방에 생명이 있는 것을 약으로 하지 않는 것은 진실로 이러한 까닭이다. 망충(虻蟲), 수질(水蛭) 등을 시장에서 죽은 것을 사서 사용하는 것은 이러한 예가 아니다. 다만 계란과 같은 한 물건은 혼돈(混沌)의 상태가 나누어져 있지 않아 반드시 크게 나눌 요급(要急)한 경우가 있으니 부득이 은근히 참아 사용하여야 한다. 사용하지 않을 수 있으면 이 사람은 크게 깨달은 사람이나 또한 미치지 못한 바이다.

분명히 여기에는 불교의 '계살생(戒殺生)'의 영향이 있다.

노군(老君)이 말하기를 사람이 양덕(陽德)을 행하면 자기 자신이 이것에 대한 보답을 받고, 음덕(陰德)을 행하면 귀신(鬼神)에게 이에 대한 보답을 받는다. 사람이 양악(陽惡)을 행하면 자기 자신이 이에 대한 해를 받고, 음악(陰惡)을 행하면 귀신에게 이에 대한 해를 입는다. 이 두 가지 길을 찾아 음양을 보시(布施)하면 어찌 이것이 무(誣)이겠는가?

그러므로 의인(醫人)은 부득이 자기를 기르는 데 의지하여 생각을 전적으로 하고 재물(財物)에는 소홀히 하여야 한다.

그러나 어두운 (밤)길을 가면서 행복을 느끼는 것이리라.

또 부득이 부귀한 사람에게 진귀한 약으로 대처하여 구하기 어려운 것을 구해 효과가 나게 되면 충서지도(忠恕之道)가 아니더라도 양해할 수 있다.

뜻이 구제(救濟)에 있으므로 곡쇄논지(曲碎論之)하더라도 학자는 세련되지 않다고 부끄러워 할 것이 없다.

사막의 말에는 조금도 지나친 바가 없다. 여기에 언급된 인과응보(因果應報), 충서지도(忠恕之道)는 비록 도교의 노자(老子)와 유교의 공맹사상에서 나온 것이지만, 그 골자는 여전히 불교의 연기사상(緣起思想)과 관계가 있다.

노자를 운운하면서 어찌 불가사상을 운운하지 않았겠는가? 전편에 걸쳐 강조한 것은 바로 자비보구함령지고(慈悲普救含靈之苦)와 중생평등부득상생살생(衆生平等不得相生殺生)으로 의사는 전력으로 환자를 구하고 전심으로 치료하며 인술을 펴서 사람을 구해야 한다는 것이다.

이상에서 말한 것은, 손사막이 유·불·도 삼교의 논리를 종합하여 의학 도덕의 원리로 창조한 것이다. 그는 이 앞의 '대의습업(大醫習業)'에서 또 이렇게 말하였다.

　무릇 대의가 되려면 반드시 『소문』, 『갑을』, 『황제침경(黃帝針經)』을 외워야 한다.

　만일 오경(五經)을 읽지 않으면 인의지도(仁義之道)를 알지 못하고, 삼사(三史)를 읽지 않으면 고금(古今)의 일을 알지 못하고, 제자(諸子)를 읽지 않으면 어떤 사건을 보더라도 묵묵하고 알 수가 없으며, 내경을 읽지 않으면 자비(慈悲)한 마음으로 기쁘게 주는 덕(德)을 알지 못하며 장노(莊老)의 글을 읽지 않으면 진실로 몸을 어떻게 움직일지 모른다.

　글 중에서 반드시 읽어야 할 것들을 모두 포함하여 권하고 있다. 그런데 여기의 '내경(內經)'은 『소문(素問)』, 『황제침경(黃帝針經)』과 아울러 열거되어 『황제내경(黃帝內經)』이 아님을 알 수 있다. 어쩌면 '불경(佛經)'의 오인일 수도 있고 또 당시에 불경을 '내경(內經)'이라 불렀을 가능성도 있다. '자비희사지덕(慈悲喜捨之德)'은 바로 불경에서 나온 것이다. 때문에 불살생(不殺生), 인과응보(因果應報) 등은 의학도덕의 준칙으로 내세워졌는데, 이것은 조금도 이상한 바가 아니다. 손씨는 그가 지은 『천금요방』의 '부인방·백미환(婦人方·白薇丸)과 『천금익방』「충어부(蟲魚部)」 등에서 불살생에 관해 구체적으로 고려한 바가 있다. 자비보도(慈悲普渡)에 관해서는 『천금익방』「복수(腹水)」에 다음과 같은 말이 있다.

　　먼저 광대한 마음을 내어 삼도대고(三塗大苦)를 구하고 널리 법계함생(法界含生)으로 제도하라!

　여기에서 그의 위와 같은 교의에 대한 숭상을 충분히 엿볼 수 있다. 당시에는 불법이 유행하였으며, 인과응보는 대승도덕으로 종합하면 3대훈조(三大訓條)가 있다. 1. '대비위수(大悲爲首)', '자비희사(慈悲喜捨)' 2. '제악막작(諸惡莫作)', '제선봉행(諸善奉行)' 3. '자리리타(自利利他)', '자각각인(自覺覺人)'의 이러한 기본정신은 손사막의 '대의정성' 가운데 충분히 재현되어 있다.

　이와 같은 인과응보 고사는 중국에서도 많이 유행하였는데 그 예로 『청쇄고의(靑瑣高儀)』, 『명담(名談)』 가운데 모두 실려 있다. 그 한 이야기로 다음과 같은 것이 있다.

　　희령(熙寧) 5년(1072)에 황관의주연대(黃官儀州沿台)인 격출저량원(檄出抵良原)이 전염병으로 죽었다가 25일만에 살아났다. 그는 친히 말하기를 누런옷을 입은 두 사람이 쫓아와 서쪽으로 나와 수십리를 갔더니 거기에는 궁성의위(宮城儀衛)가 둘러싸고 있었다. 바로 들어가 왕을 뵈었다.…… 왕이 말하기를 "경관의주(卿官儀州)는 의사 섭종정(聶從政)을 아는가?" 하였다. 그는 안다고 대답하였다. 왕이 다시 말하였다. "그는 한 일로 세상을 놀라게 하였다. 즉 서구(徐驅)라는 한 부인이 나이가 20여 세가 되는데 그는 갑자기 칼로 배를 가르고, 창자를 끊어 유혈이 땅에 낭자하였으며 울부짖는 소리는 차마 들을 수가 없었다."고 하면서 왕이 다시 말씀하시기를 "그는 화정주부왕(華亭主簿王) 모(某)의 처인 이씨이다. 섭의 어지러운 것을 생각하면 섭을 따를 수가 없다. 때문에 이런 고통을 받는 것이다. 섭의 나이 60이 되었다. 음사(陰司)란 이렇게 중요하다. 양간(陽間)은 그물이 엉성해서 다 새어나가고 음사(陰司)는 법밀(法密)하여 피하기가 어렵다. 죄를 피해 복을 꾀하면 그대는 그것을 면할 것이다."라 하였다. 곧 집으로 돌아왔다.

이것은 바로 이른바 음양보시(陰陽布施)의 형상을 설명한 것이다. 사실 중국에는 원래 지옥설이 없었는데 불교에 의해 전래되어 들어왔다. 18층 지옥을 '아비지옥(阿鼻地獄)'이라 부르는데, 영겁의 시간이 되어도 빠져 나오지 않는다. 이러한 과보관념(果報觀念)은 오랜 시간에 걸쳐, 백성들의 생활 각계 방면에 영향을 미쳐 왔는데, 이것은 의학에도 예외없이 손사막에 의해 의학도덕준칙의 논술에 도입되어 경책세인(警策世人)으로 의학도덕준칙 논술에 써 넣었다. 이 점은 벗어날 수 없는 시대적 한계이다.

그러나, 불가에서 일찍이 강력히 제창한 사신(捨身)을 손사막은 취하지 않았으며, 한마디도 언급한 바가 없다. 불경에 기록되기를 석가모니는 본래 살타왕자(薩埵王子)였는데, 일찍이 사신사호[捨身飼虎 ; 몸을 버려 호랑이를 먹임, 위험을 무릅쓰고 호랑이를 먹임]하였다고 한다. 설산대사(雪山大師)는 불경소리를 듣던 중 나찰(羅刹)이 '식난육열혈[食暖肉熱血 ; 따뜻한 고기와 뜨거운 피를 먹겠다]'을 요구했는데 대사가 '이신봉시공양[以身奉施供養 ; 몸을 바쳐 공양하다]'하였다. 약왕보살은 이전에 희견보살(喜見菩薩)이었는데, '명등(明燈), 명불(明佛)' 앞에서 소신공양(燒身供養)하여 그 불이 1200년을 타고야 그 몸이 다하였다. 살타파륜(薩陀坡崙)은 오른손으로 예리한 칼을 잡고 왼쪽 어깨를 찔러 피를 내고 오른쪽 넓적다리를 오려 공양을 하였다. '시비왕(尸毗王)'은 살을 베어 비둘기를 구하였다. 수사제(須闍提)는 살을 베어 부모를 봉양하였다고 한다.

이러한 것들은 모두 불법윤리의 전형적인 예로 불도들의 모범이 된다. 중국의 선남선녀들 중에 이러한 예를 따르는 자가 아주 많았으며, 그 예로 몸을 버려 벼랑에서 뛰어내리니 지금의 보타산(普陀山)에는 아직도 그 오랜 흔적이 남아 있다. 이것으로 강희황제(康熙黃帝)는 사신도애(捨身跳崖)를 금지하는 비를 세웠으니, 이것이 그 사실들의 증명이 된다. 양진남북조(兩晋南北朝) 때에는 사서(史書)에 연지(燃指), 할간(割肝), 완육(剜肉) 등을 효도의 으뜸으로 여겨 이러한 일들이 일시에 범람했다고 기록되어 있다.

더욱이 '할고요친(割股療親)'은 봉건예교에서 매우 제창된 일이다. 『묘음보권(妙音寶卷)』에는 한 딸이 아버지를 위해 어깨살을 베어 나병을 치료했다는 이야기가 실려 있다. 무측천(無則天) 때에도 그 한 본보기가 있으니『구당서·왕우정전(舊唐書·王友貞傳)』에

> 우정(友貞)이 약관(弱冠 ; 20세)일 때 어머니의 병환이 위독하였다. 의사가 말하기를 사람의 고기를 먹어야 차도가 있을 것이라 하였다. 우정이 홀로 치료를 할 수 없다 생각하고 자기의 허벅지 살을 베어 어머니께 드렸더니 어머니의 병환이 나았다. 천자(天子)가 이 이야기를 듣고 가험(家驗)을 물어 특별히 선행을 표창하였다.

고 하였다.

무칙천은 684~704년에 집정하였다. 당시의 세태는 의학자 진장기(陳藏器)에까지 미쳐,

『본초습유(本草拾遺)』 중에 「인육가이요병(人肉可以療病)」의 조항이 수록되어 있다. 명대(明代) 이시진(李時珍)은 『본초강목(本草綱目)』 52권 「인육(人肉)」 조항 아래서 진장기의 '인육가이요병(人肉可以療病)'을 비판하여 말하기를

당(唐) 개원(開元) 중 명주(明州) 사람인 진장기가 지은 『본초습유』에는 인육이 시채(時瘵 ; 지금의 환절기 질환)를 치료한다고 기재되어 있다. 이로부터 여염(閭閻 ; 민간)에서는 이런 병이 있으면 서로 허벅지를 베어 효과를 보았다. 살펴보면 진씨(陳氏)보다 먼저 이미 할고[割股 ; 넓적다리를 도려내는 것], 할간[割肝 ; 간을 도려내는 것]하는 것이 있었는데 진씨를 꾸짖고 나무라는 것은 책에 그것을 기록한 죄 때문이다.

시진의 말은 매우 타당한 것으로, 의학자는 마땅히 미신에 빠져들거나, 허튼 말을 퍼뜨려서도 안 된다. 시진은 한층 더 인육을 약에 쓰거나 혹은 인육을 먹는 것을 비판하였다.

이것은 어리석은 백성(사람)의 생각이다.…… 고금(古今)에는 전쟁 중에 인육을 먹었는데 이것을 인육이라 하지 않고 고기로 생각한다 하여 '상육(想肉)' 또는 양(羊)의 두 다리라 하여 '양각지양(兩脚之羊)'이라 하였다. 이것은 도적이 인성(人性)이 없는 것과 같으니 처벌하여도 부족함이 없지 않은가!

이시진은 할고요친(割股療親)과 같은 일들을 반란병에 도적들이 인육을 먹는 것과 같게 보았다. 그러나 미신에 빠진 어리석은 자들은 줄곧 할고요친을 선보[善報 ; 선행을 베풀어 복을 받음]를 얻을 수 있는 일이라고 여겼다. 『청쇄(靑瑣)』에는 다음과 같은 기록이 있다.

조주(趙州) 찬황현(贊皇縣) 장란여(張鸞女)가 치평 4년(治平4年 ; 1067) 2월 7일에 죽었다. 3일 후에 다시 소생하였는데 말소리가 갑자기 하동인(河東人)의 발음으로 변하였다. 말하기를 "나는 낙평현(樂平縣) 왕연질(王璉侄)이다. 17세에 염씨에게 시집을 갔는데 남편의 성품이 포악하여 스스로 목숨을 끊어 죽었다. 그런데 두 귀신이 나타나 큰 성으로 끌고 갔는데 거기에는 궁전이 있어 그 곳에서 왕이 말하기를 자기는 진광왕(秦廣王)이라고 하였다. 왕은 나에게 죽은 까닭을 물었다. 좌우에는 마치 수레바퀴와 같이 대감들이 서서 나를 살폈다. 한 관리에게 명령하여 말하기를 '이 부인은 일찍이 허벅지살을 도려내어 어머니 병을 치료하였고, 또 팔에 연향(燃香)으로 기도하여 시어머니의 병을 치유하였다. 이 두 가지 일로 12년을 연장할 수 있으니 곧 명령하여 빨리 돌려보내라.'고 하여 관리는 집으로 보냈는데 숨(喉)이 이미 넓어졌다. 이에 다시 왕에게 고하여 왕이 시체를 빌리는 것을 허락하여, 이렇게 말이 변한 것이다."라고 하였다. 그도 말하기를 명간지옥(冥間地獄)은 인간 세상의 그림과 다르지 않아 착한 일을 하면 업보가 그림자와 같이 비쳐지니 가히 두려워하지 않을 수 없다고 하였다.

이와 같이 불교의 인과응보 이론은 중국 민속의학에 커다란 영향력으로 작용했다. 다만, 이 같은 보응(報應)은 대다수 신화나 귀화(鬼話)의 색채를 띠고 있다. 하지만 할고요친(割股療親)은 분명 우매하고 열악한 풍습이다.

의학자들의 논술 가운데, 인과응보에 관한 예는 적지 않다. 송나라 장고(張杲)의 『의설(醫

說)』 중에 「의불탐색(醫不貪色)」이 그 한 예로 있다. 한 가난한 선비가 병이 중하여 그 아내가 몸을 대가로 의사에게 진료를 청했는데 의사는 단호히 그것을 거절하고 무료로 병을 치유시켜 주었다고 한다. 그 후 꿈에 길조가 있어 보답이 있을 것이라 하였는데 후에 정말로 관직과 돈 오만 관(貫)을 상으로 받았다. 『가흥부지(嘉興府志)』에도 한 예가 있다.

> 엄락선(嚴樂善)이 업의(業醫 ; 직업의사)로 유명하였다. 영락(永樂) 계사(癸巳)에 성호시(星湖市) 남쪽에서 약을 다스렸다. 갑자기 한 남자가 그의 진찰실을 찾아와 금으로 장식된 그릇을 꺼내 무릎을 꿇고 바치면서 말하기를 "선생님이 받아 주시면 뒤에 말씀드리겠습니다." 하였다. 그의 말이 끝나기도 전에 낙선은 금그릇을 내던지며 크게 꾸짖었으며, 또한 그를 위협하여 말하기를 "나는 이제 또 너를 숨기지 않겠다. 네가 만일 다시 다른 의사를 찾는다면 너를 죽이겠다. 나는 반드시 너를 관청에 고발하겠다."고 하였다. 몇 년이 지나 그 남자는 마음 속으로 깨닫고 감사의 인사를 하기 위해 왔다. 이 때 밤에 등화(燈花)의 광채가 평시보다 배나 밝았고 연꽃 한 송이가 피었는데 그 연꽃 가운데에는 2촌가량의 사람 모형의 보살이 가부좌를 하고 앉아 있었다.
>
> 인근 동리에서 다투어 와서 보았는데 새벽에 비로소 꺼졌다.

민간에서는 이러한 이야기들을 흥미진진하게 전하여 기록으로 남겼는데, 인과응보 이야기들이 사람들을 감동시키는 역량이 컸음을 엿볼 수 있다. 명대 의학자 서춘보(徐春甫)는 『용의속보(庸醫速報)』를 지었는데, 거기에서 용의(庸醫 ; 돌팔이 의사)를 직접적으로 비판하고 있다.

> 천도(天道)는 생(生)을 좋아하고, 살(殺)을 싫어하여 속히 그 보시를 밝힌다.
>
> 사람들은 용의(庸醫)가 뜻밖에 사람을 죽이는 경우를 목격한다. 가까이는 한 선비가 약을 잘못 먹고 죽어 그 가족들이 소송을 제기하여 구속되었는데 재판 결과 태죄(苔罪 ; 곤장을 맞는 벌)에 불과하여 석방이 되어 집으로 돌아갔다. 그러나 그는 몇 년이 지나지 않아 도적에게 사지를 찢기어 죽었다. 어찌 천도(天道)의 보복이 아니겠는가? 소설(小說)의 용의의 조망(早亡)을 조롱하는 시에서는 "불초(不肖 ; 못난 사람)가 가짜라 누가 알며, 현량(賢良 ; 어진 사람)을 진짜라고 알지 마라. 용의가 일찍 죽지 않았다고 세상 사람들은 다 잘못 알고 있네." 어찌 천도가 이를 싫어하지 않는다고 하겠는가?

여기에서는 이미 신화나 귀화(鬼話 ; 귀신 이야기)를 통해서 인과응보를 증명하지 않고 인과에 대한 응보가 안배되어 있어 어떤 자는 강도를 만나고, 또 어떤 자는 일찍 죽음을 당한다. 이와 같이 자연스럽게 응보가 있는데, 이러한 이야기는(짐작컨대) 사람들을 위협, 놀라게 할 목적으로 쓰여진 듯하다.

인과응보는 의학도덕윤리 가운데 일종의 정신을 제약하는 역량으로 작용하는데, 그 영향의 결과는 정반(正反)의 두 가지 면으로 나타난다.

그러나 어떻든간에 이것은 모두 불교문화가 가져온 것이다.

제 3 절 지바(耆婆), 용수(龍樹) 그리고 약왕보살(藥王菩薩)

(一)

지금의 사찰 불전(佛殿) 내에는, 항상 여래금불상이 조소(彫塑)되어 있다. 그 옆자리는 '성문(聲門)'의 규칙에 따라서 왼쪽에는 가섭(迦葉)이 있고, 오른쪽에는 아란(阿難)이 있다. 그러나 약사유리광여래[藥師琉璃光如來 ; 약사불(藥師佛)] 및 아미타불(阿彌陀佛)이 함께 조소되어 있기도 하다. 약사불(藥師佛)은 약왕(藥王)이라고도 되어 있다. 어떤 절에는 아직도 '약사전(藥師殿)' 또는 '약왕전(藥王殿)'이 특별히 설치되어 봉헌되어 있다. 당나라 때, 삼장현장법사(三藏玄 法師)가 번역한 『약사유리광여래본원공덕경(藥師琉璃光如來本願功德經)』에

저 세존 약사유리광여래가 본래 보살도(菩薩道)를 행하실 때 12대원을 발원하시어 모든 유정(有情)으로 하여금 구하는 것을 모두 얻게 하시었다.……

제6대원은 내가 내세에 보리를 얻기를 원할 때에 만약 모든 유정이 그 몸이 하열(下劣)하고, 모든 근(根)이 갖추어지지 않아 추루완우(醜陋頑愚), 맹농암아(盲聾瘖瘂 : 귀머거리와 벙어리), 연벽배루(攣躄背僂 : 앉은뱅이와 꼽추), 백라전광(白癩顚狂 : 백전풍과 미친병) 등 여러 가지 병고(病苦)가 있을 때 내 이름만 들어도 일체 모든 것이 단정(端正)하게 되고 지혜롭게 되며 모든 근(根)이 완비되어 여러 가지 질병과 고통이 없게 되기를 발원하는 것이다.

제7대원은 내가 내세에 보리를 얻기를 원할 때에 만약 모든 유정(有情)이 중병(衆病)으로 핍절(逼切)하고 구할 수도 없고 돌아갈 곳도 없으며, 의사도 없고 약도 없으며, 친척도 없고 가족도 없어, 가난하고 고통이 많아도 내 명호(名號)를 한 번 듣기만 하면 모든 질병이 다 제거되고, 마음과 몸이 편안하고 즐거우며, 가족과 권속이 다 갖추어져 모든 것이 풍족하여 이내 무상보리(無上菩提)를 얻게 되기를 발원하는 것이다.

라고 하였다. 약사불은 이와 같이 중생을 가호(加護)한다.

모든 유정(有情)이 여러 병고(病苦)를 만나고, 수연건소(廋攣乾消 : 수척하게 마름)하고, 황열병(黃熱病) 또는 염매고독(魘魅蠱毒 : 악몽에 눌려 가위를 눌리고, 독기(毒氣)에 걸리는 것)하며 혹 단명(短命)하고 때로 횡사(橫死)하는 것을 보고 이들 병고를 제거시키고, 얻고자 하는 것이 원만히 이루어지기를 바란다. 이 때 저 세존께서 삼마지(三摩地)에 들어 이름하여 일체 중생의 고뇌(苦惱)를 제거시키고 소멸시키는 것이라 하였다. 이미 입정(入定)에 들자 육계(六髻)에서 큰 광명(光明)이 나왔다. 빛 가운데서 대다라니(大陀羅尼)를 연설하면서 말하기를 "남무박가벌제(南無薄伽伐帝) 비살사루노(鞞殺社窶嚕) 벽유리발자바(薜琉璃缽剌婆) 갈라사야(喝囉闍也) 달타게다야(怛他揭多耶) 아라하제(阿囉訶諦) 심막심빌타야달질타음(三藐三勃陀耶怛侄他唵) 비살서비살서(鞞殺逝鞞殺逝) 비살사삼몰게제(鞞殺社三沒揭諦) 사하(莎訶)"라는 주문이 끝나자 대지가 진동하면서 대광명(大光明)이 사방으로 퍼지면서 일체 중생의 병고(病苦)가 모두 제거되었다.……

약사불에게 예불을 드리고, 공덕경을 암송하며, 다라니경을 주(呪)하는 것이, 바로 승속(僧俗)에서 기도, 배불(拜佛), 금주(禁呪) 등으로, 질병과 고통을 없애는 가장 일반적인 방법으로서 진정한 불의 법이다. 경에 이르기를

　만일 이 경보(經寶)가 유행하는 곳에는 능히 수지(受持)가 있어서 저 세존 약사유리장여래의 본원공덕으로 명호(名號)를 들으면 다시 횡사(橫死)도 없고 모든 나쁜 귀신이 정기(精氣)를 빼앗지도 못한다. 이미 빼앗긴 사람은 다시 전과 같이 회복되어 마음과 몸이 안락해진다.

라고 하였다. 병이 고황[膏肓 : 고(膏)는 심하(心下) 부위이고, 황(肓)은 심하(心下), 격상(膈上)의 부위이다. 고황이란 주로 병위(病位)의 심은(深隱)을 뜻한다. 옛날 사람들은 병위가 깊고 은밀하면 약물이나 침구(鍼灸) 치료를 하여도 큰 효과를 볼 수 없다고 생각하였다.]에 들어가서, 의식이 혼미하게 되면 죽음을 맞게 되는데, 이 때 친속들이 여러 승려를 청해 칠층의 등을 밝히고, 오색 속명신번(續命神旛)을 높이 거는 법사(法事)를 하여 이것으로 제도하였다. 혹자는

　만약 환자가 있으면 병고를 없애려고 사람들이 7일 동안 밤낮으로 8분재계(八分齋戒)를 수지(受持)하며 음식과 재물을 갖추어 놓고 정성을 다하여 필추승(芯芻僧 : 중, 비구)에 공양하고 밤낮으로 6시간 예배행도(禮拜行道)하고 약사유리광여래에게 공양을 올린다. 이경을 49번을 독경하고 49개의 등불을 밝혀 놓고 약사유리광여래상 7구(軀)를 조성하여 놓고 매 불상 앞에 7개의 등을 밝히며, 등의 크기는 큰 수레 바퀴 크기만하게 하여 49일간을 불이 꺼지지 않게 밝힌다.
　또 오색채번(五色采旛 : 오색깃발)을 49일간 달아 위액지난(危厄之難)을 막고 모든 악귀와 횡액이 범하지 못하게 한다.

라고 하였다. 여기에서 '방생'을 아울러 언급했는데, 이것 또한 일종의 질병의 고통을 없애는 간접 방법이다. 의정(義淨)의 『호명방생의집법(護命放生儀輯法)』에는

　경에 말하기를 살생을 한 사람은 마땅히 지옥(地獄), 아귀(餓鬼), 축생(畜生)으로 떨어지고, 자기의 이익만을 위한 사람은 단명(短命)하고 병이 많다고 하였다.

라고 말하였다. 역으로 말하자면, '방생'한 사람은 적선(積善), 장수(長壽), 면병(免病)할 수 있으며 지옥에 떨어지지 않는다. 석가불(釋迦佛)은 전세에 '유수(流水)'라 불리운 귀족 집안 자제였는데, 그 때 나라 안에 역병이 돌아 그는 그의 부친으로부터 약방(藥方)을 얻어, 세상에 나가 사람들에게 치료를 해 주었다. 그는 도중에 못에 물이 바닥나 곧 죽게 된 많은 물고기들을 만났는데, 그들을 구해 빈 연못에 놓아 주었다. 못의 고기를 구해 준 후에 역병 또한 그쳤다. 때문에 『공덕경(功德經)』에서는 방생을 약왕의 구병면고(救病免苦)의 뜻으로 비유하였다.

수대(隋代) 지의(智顗)가 그것을 제창하고, 조정(朝廷)에서 이를 도우니, 민간에 마침내 널리 퍼졌다. 양무제는 방생지(放生池)를 설치하였고, 당(唐) 숙종(肅宗)은 더욱 많이 81개소를 설치케 하였으며, 송(宋) 철종(哲宗)은 양자강과 회수(淮水) 일대의 주군(州郡)에서는 상하수 5리 안의 물고기는 포획을 금지시켰다.

방생은 국가기풍이 되었고, 민간에서는 특히 승려의 안거결속(安居結束), 부모의 기일 및 세모(歲暮) 때에 방생의식을 거행했는데, 이를 '삼절방생(三節放生)'이라 하였다. 방생은 생명을 구하는 것으로, 비록 미신이라 말하지만, 필경 위생풍속의 일종이며, 또한 생태자원의 보호라고 말할 수 있지 않겠는가?

'주다라니(呪陀羅尼)'는 4종의 다라니(陀羅尼) 중의 하나이다. 다라니는 범어로 다라니 (dharani)이고, 그 뜻은 총지(總持)이다. 이것은 곧 선법(善法)을 유지하고 악법(惡法)을 제압하는 것을 말한다. 불교에서 불보살이 입정(入定)한 후 발하는 비밀어가 주다라니이다. 『대승의장(大乘義章)』 12권에 말하기를

보살은 선(禪)에 의해 주술을 일으켜 모든 환난을 제거하니 이것이 신험(神驗)이다. 이 주술을 다라니 (陀羅尼)라 이름한다.

라고 하였다.

고찰해 보면, 금주술(禁呪術)의 범람(汎濫)은 아마도 불교 전래 이후에 있었던 것 같다. 도교의 개조(改造)와 발양(發揚)은, 의학 중에도 이용되었는데, 그 예로 『주후방(肘後方)』, 『천금방(千金方)』에서 모두 찾아볼 수 있고, 특히 『천금방(千金方)』의 「금경(禁經)」 두 권이 모두 이러한 예이다. 『북사·청하왕역전(北史·淸河王譯傳)』에는 다음과 같은 말이 기재되어 있다.

어느 때 사문(沙門) 혜령(惠恰)이 스스로 주문을 외고 사람에게 물을 먹였다. 그랬더니 모든 병이 차도가 있었다. 환자가 하루에도 수천 명에 이르렀다. 영태후(靈太后)가 명령을 하여 옷과 음식을 주어 힘을 나하여 너욱 중요하게 하여 성시(城西)의 남쪽에서 백성의 병을 치료하게 하였다.

심지어 신거주지로 옮겨 왔을 때도 불주(佛呪)를 외웠는데, 이것은 도술풍수와 결합된 것이다. 『천금익방(千金翼方)』 중 「퇴거(退居)」에는

뜰에서 초제(醮祭)를 마친 뒤에는 좋은 날을 택하여 거실로 들어간다. 하룻밤이 지난 그 다음날 향을 피우고 결계(結界)를 하여 발원을 한다. 이 때 발원하는 마음이 바뀌어서는 안 된다. 일찍이 도(道)를 깨닫고 공덕이 이루어지면 약이 부패하지 않고 결계가 계속된다. 새벽에 맑은 물로 양주질을 하고 동남방으로부터 왼쪽으로 돌면서 긴사가라(緊沙迦羅)를 왼다.

또 서남쪽 모퉁이에 이르러 스스로 재앙을 받겠다고 말한다. 또 동남쪽 모퉁이에서 긴사가라(기사가라)

를 왼다.

라는 말이 있다.

부수주금(符水呪禁), 소지기도(燒指祈禱) 그리고 도량법사(道場法師)와 같은 것은 이미 민간의속(民間醫俗)이 되어가고 있음을 알 수 있다.

요컨대, 『대보경(大寶經)』에서는 다음과 같이 말한 것을 알 수 있다.

> 예를 들면 대약사(大藥師)처럼 일체 모든 병이 없게 치료를 잘 한다. 모든 환자를 보면 그 전에 고약(苦藥)을 복용한다. 모든 환자는 이 약사를 보면 고약환(苦藥丸)을 복용한다. 그 후 복용효과가 있어 각각 제병(除病)하는 효과를 얻는다.

보통 승도들의 눈에는 일체의 치병(治病) 방법이 이 '소재연수약사유리광불(消災延壽藥師琉璃光佛)'에 의존하는 것으로 보여, 속칭하여 '약왕(藥王)'이라 하였다.

그 조상(造像)은 항상 왼손에 감로(甘露)가 가득한 바리 때[鉢 ; 중의 밥그릇. 범어 발다라(鉢多羅, patra)의 약칭]를 들고, 오른손 엄지와 식지로 한 알의 환(丸)약을 들고 있다. 혹은 법륜(法輪)을 잡고 있을 때도 있는데, 이것은 항상 쉬지 않고 도는 것을 비유한다. 통상적으로 일광, 월광 두 보살 및 '약사12신장(藥師十二神將)'이 옆에서 보좌한다.

『약사유리광여래본원공덕경(藥師琉璃光如來本願功德經)』에는 또 약왕(藥王)과 약상보살(藥上菩薩)에 대해 언급하였다.

> 만일 세존 약사유리광여래 명호를 들으면 임종(臨終)을 할 때에 8대 보살이 나타난다. 그 이름은 문수사리보살, 관세음보살, 득대세보살, 무진의보살, 보단화보살, 약왕보살, 약상보살, 미륵보살이다. 이 8대 보살은 공중으로 날아 오는데 그 길이 보인다. 즉 저 세계의 여러 가지 잡색 보화(寶華) 가운데 자연히 화생(化生)하는 것이다.

약왕은 곧 유리광여래이고, 약상은 바로 정안여래(淨眼如來)이다. 불경 가운데 그 밖에도 『관약왕약상이보살경(觀藥王藥上二菩薩經)』에 언급되어 있는데, 정안여래의 이름은 답탑갈달(答塔葛達)이며, 또 이름하여 다타아가타(多陀阿伽陀)라고도 하며 약칭으로는 아가타[阿伽陀－천축국어 agada, 즉 '약(藥)'의 뜻]라고도 한다. 그는 중생의 심신 양쪽의 질병과 고통을 치료하는 약왕(Bhaisa yaraia)이다. 손사막의 『천금익방(千金翼方)』 22권에 바로 이 약왕의 이름으로 명명된 '아가타원주만병(阿伽陀圓主萬病)'이 있다.

> 아가타약(阿伽陀藥)은 주로 모든 신병(神病)을 다스리고, 장식복법(將息服法)에 사용된다. 오랫동안 사용하면 익인신색(益人神色)하고 여러 병이 없어진다.

이 처방은 자단(紫檀), 소벽(小蘗), 천근(茜根), 울금(鬱金), 호초(胡椒) 각 5냥(五兩)을

사용해, 치료할 수 있는 증후가 수십 종에 달하니 약왕원(藥王圓)은 과연 만병통치약이라고 할 수 있다.

같은 책 29권『금경상(禁經上)』중의『잡수금법(雜受禁法)』에 또한 바라기를 "心如藥王藥 上, 愿救護一切衆生, 不作艱難, 不救財物.……"(마음은 약왕이나 약상과도 같이 일체의 중생을 구제하기를 바라며, (중생으로 하여금) 고난을 받지 않게 하고, 재물을 탐하지 않게 하며……)이라 하였고,

『묘법연화경(妙法蓮花經)』6권에『약왕보살본사품 제23(藥王菩薩本事品第二十三)』가운데서 질병에 관계된 내용은 많지 않으나 언급된 것을 보면

> 이경은 곧 염부제인(閻浮提人)으로 병에 좋은 약이 된다. 만약 어떤 사람이 병이 들었을 때 이경을 읽는 소리만 들어도 병이 곧 소멸되고 늙지도 않고 죽지도 않는다.
>
> 이경은 능히 일체중생을 구하고 일체중생으로 하여금 모든 고뇌에서 떨어지게 할 수 있다. 이경은 크게 요익(饒益)하게 하고 일체중생이 그 원을 충만하게 한다. 마치 청량한 연꽃과 같아 일체 모든 것을 만족시킬 수 있다.
>
> 모든 갈핍자(渴乏者)는 추운 사람이 불을 얻은 것 같고, 벌거벗은 사람이 옷을 얻은 것과 같으며, 장꾼이 물주를 만난 것과 같고, 자식이 어머니를 만난 것과 같고, 강을 건너는 사람이 배를 얻은 것과 같으며, 환자가 의사를 얻은 것과 같고, 컴컴한 밤에 등불을 얻은 것과 같고, 가난한 사람이 보배를 얻은 것과 같다.

고 하였다.

약왕에게는 약은 없고 오직 경원(經愿 ; 경을 외우고 기원하는 것)이 있을 뿐이다. 만일 병이 있는 자는 치료가 되니, '약왕(藥王)'의 이름이 숭상되는 것이다. 당대 시인 전기(錢起, 722~약 780)가 읊은 시 중에

> 어찌하여 고질병에 걸렸는가?
> 생각하니 약왕에게 물어 보아야 겠네.

라는 말이 있다. 이것이 바로 불경 중의 약왕이다.

전하는 말에 의하면 당(唐) 현종(玄宗, 712~756 재위)은 실제로 '약왕(藥王)'의 칭호를 위자장에게 주었다고 한다.『고금의통(古今醫統)』에서는

> 위신(韋訊)은 도호(道號)가 자장(慈藏)으로 의술을 잘한다. 항상 검정 개(黑犬)를 데리고 다니면서 사람들에게 약을 주어 병을 고쳐 준다.
>
> 현종(玄宗)이 이를 중히 여겨 벼슬을 주었으나 받지 않았다. 세상 사람들이 우러러 약왕으로 추잉한다. 의학계에서는 이에 제사를 지낸다.

라고 하였다.

현종은 일찍이 화공(畫工)에게 명하여 그를 그리게 하였다. 이도(李濤) 교수는 위자장을 사실 천축국 사람[7]이라고 생각하였다. 이런 까닭으로 위자장은 인도의 승의(僧醫)였을 가능성이 크다. 그러나 그는 불경을 암송하고 의약으로 시술을 하였기 때문에 거의 약왕보살과는 같지 않다. 중국에서 '약왕'은 이미 실지(實指)의 칭호가 되었는데, 이것으로 훌륭한 의사를 찬양하는 데 사용하였다. 훗날에는 신농(神農), 편작(扁鵲), 손사막(孫思邈)을 약왕으로 제사지냈다. 기주(祁州) 약재집산지에서는 '피장대왕(皮場大王)'을 약에 공로가 있다고 하여 또한 약왕(藥王)이라 칭하였는데 모두 이와 같은 유형에 속한다. 이것 또한 일종의 문화전환으로 중국에서는 의약에 능하거나, 백성에게 공로가 있는 의학자들을 약왕으로 삼았는데 그 유래는 불교로부터 왔다.

(二)

인도의 의학은 불교와 함께 중국으로 전개되어 왔는데, 그 영향을 가장 크게 미친 것이 기파(耆婆)와 용수(龍樹)이다. 기파(耆婆)는 또 기역(耆域), 지역(只域)이라고도 불리는데, 바로 지바카(Jivaka)이다. 도선법사의 『석가방지(釋迦方志)』중「유적편지여(遺迹篇之余)」가운데 언급하기를

> 동북산성(東北山城)의 구비, 구덩이 속에 탑(塔)이 하나 있는데 이것은 시박가의왕(時縛迦醫王)의 유택으로 부처님께서 설법을 하시던 법당(法堂)이 건축되었던 곳이다. 담 주위로는 꽃나무와 과일나무가……

라고 하였다.

이것은 『대당서역기(大唐西域記)』를 인용 기록한 것으로 문자는 대략 동일하다. 이 '시박가(時縛迦)' 또한 지바카(jivaka)의 역음으로, 양간문제(梁間文帝)의 『권의론(勸醫論)』에는 '지역(只域)'이라고 번역되었다. 불경 『내여기역인연경(㮈女耆域因緣經)』에 신의(神醫) 기역(耆域)은 부처와 같이 여러 기술(奇術)[8]을 갖추었다고 기록되어 있다. 그 예로 그는 구첩미(拘睒彌), 장자(長子)의 병을 치료해 주었는데 이도(利刀)로 장을 갈라 얽힌 곳을 잘라내었다고 하며, 또한 가라월가(迦羅越家)의 딸의 병을 치료했는데, 칼로 그의 머리를 갈랐을 때 거기에서 많은 벌레가 나왔다. 그 벌레를 항아리에 넣어 봉해 놓고, 상처자리에는 삼종신고(三種神膏)를 바르니, 7일만에 병이 치유되었다. 이후에 그 여자가 그가 보여준 벌레를 보고 크게 놀랐다. 가라월가(迦羅越家)의 아들 또한 간반려향후병(肝反戾向後病 ; 간이 제자리에서

---

7) 李濤, 『醫學史綱』, 中華醫學會編譯部出版, 1944, p. 111.
8) 陳寅恪, 『寒柳堂集』, 上海古籍出版社, 1980, p. 160 재인용.

어긋나 뒷쪽을 향한 병)에 걸렸는데, 그가 칼로 배를 갈라 간을 앞으로 돌려 놓고, 삼종신고 (三種神膏)를 바르니, 3일만에 완쾌되었다 등이 있다. 이러한 것들은 모두 외과수술의 일종인 것 같다. 기역(耆域)이 폭군의 병을 치료하였으므로 여러 차례 죽을 뻔 하였다. 다행히 부처 에 의탁하여 신이 되어 신통력을 부려 죽음을 면할 수 있었다고 한다.

혜교(慧皎)의 『고승전(高僧傳)』에도 기역(耆域)이라는 사람이 있는데, 진(晋) 혜제(惠帝, 290~306 재위) 말년에 그는 부남(扶南), 교광(交廣), 양양(襄陽) 등을 거쳐 낙양에 이르렀 다가, 다시 유사(流沙)를 통해 천축(天竺)으로 되돌아갔다고 한다.

그러나 이 사람은 석가모니와 동시대인의 의왕(醫王) 기역(耆域)이 아니다.

앞서 서술한 바에 의하면, 고인도에 분명히 기파(耆婆), 기역(耆域)이라는 사람이 있었고, 그의 본업은 소아과 전문의이다. 그러나 인도 의술은 특히 외과로 유명했기 때문에, 불경에는 그 의술을 신화(神話)시킨 많은 이야기들이 만연하였으나, 그 이야기는 반 이상이 신화(神 話)의 일종이다. 이러한 경(經)이 중국에 전해져 당시 많은 사람들이 알게 되었다.

기파(耆婆)는 사실 남성인데, 당나라 때에 무슨 까닭인지 몰라도 '기파'라고 번역하여, 여 성으로 오인되기 쉽게 하였다. 나는 『황제내경(黃帝內經)』 중의 '기백(岐伯)'이 사실 '기파 (耆婆)'의 동음이역(同音異譯)으로 지바카(Jivaka)와 같지 않을까 생각한다. 그러나 『내경 (內經)』의 의학체계는 완전한 중국 것으로 인도와는 무관하다. 아마도 당시의 작자가 기파의 왕의 이름을 그대로 받아들여 기파를 의학의 스승(醫學之師)의 신분으로 『내경(內經)』[9]에 삽입시킨 듯하다.

『수서·경적지(隋書·經籍志)』에 승려들에 의해 변역된 인도의서 11종이 기재되어 있어 (지금은 모두 유실), 당시 인도의학이 중국에 전이된 상황을 충분히 설명하고 있으며, 그것을 거론한 사람이 이미 적지 않다. 책명은 아래와 같은데, 그 중 하나에 '기파'라는 이름이 있다.

1. 『용수보살약방(龍樹菩薩藥方)』 4권
2. 『용수보살과향법(龍樹菩薩和香法)』 2권
3. 『용수보살양성방(龍樹菩薩養性方)』 1권
4. 『파라문제선약방(婆羅門諸仙藥方)』 20권
5. 『파라문약방(婆羅門藥方)』 5권
6. 『서록파라문선인법(西錄婆羅門仙人法)』 3권
7. 『서역명의소집요방(西域名醫所集要方)』 4권(본래 12권)
8. 『건타리치귀방(乾陀利治鬼方)』 10권
9. 『신록건타리치귀방(新錄乾陀利治鬼方)』 4권(본래 5권)

---

9) 馬伯英, 「中印醫學跨文化傳通論要」, 『上海醫科大學學報』(人民社會科學版), 1992, 1 : 76.

10. 『석승의침구경(釋僧醫鍼灸經)』1권

11. 『기파소술인명론방(耆婆所述人名論方)』2권, 목1권(目1卷)

이상의 명록 중에 건타리방(乾陀利方)은 소문답납(蘇門答臘 : 일설에는 말레이지아 반도라고 함)에서 전해진 것이라 하는데, 옛날에는 그곳을 건타리국(乾陀利國)이라 하였다. 『석승의침구경(釋僧醫鍼灸經)』의 '침구'는 아마도 중의의 '침구'와는 그 함축된 뜻이 다른 것으로, 고인도의학에서는 침구(鍼灸)가 없었고 칼과 바늘을 이용하는 외과술이 많았는데 의역(意譯)이 된 듯하다. '기파(耆婆)'는 더욱 손사막(孫思邈)의 『천금요방(千金要方)』, 『천금익방(千金翼方)』으로 인해 중국에 이름을 더욱 날렸다. 이 두 책에 10여 개의 기파방(耆婆方)이 기록되어 있는데, 그 예로 기파만병환(耆婆萬病丸), 기파치악병(耆婆治惡病), 아위뇌환산방(阿魏雷丸散方), 고삼소석주방(苦蔘消石酒方), 대백고방(大白膏方), 대흑고방(大黑膏方),침주법등5방(浸酒法等五方), 기파방(耆婆方), 기파대사 치오장육부내만병(耆婆大士 治五臟六腑內萬病) 및 보익장년불노방(補益長年不老方) 등이 있다. 이것은 비록 『천금방(千金方)』의 방론(方論)으로 총수 8,200수에 비하면 극히 적은 수이지만, 그 가치는 십분 주목할 만한 것이다. 이러한 방제의 도입이 아마도 손사막의 '의풍위지일변(醫風爲之一變)'을 조성시켰을 것이다. 그 예로 『천금요방(千金要方)』12권에 말하기를

기파만병환(耆婆萬病丸)은 7종의 벽괴(癖塊), 5종의 전병(癲病), 10종의 주오(疰忤), 7종의 비시(飛尸), 12종의 고독(蠱毒), 5종의 황병(黃病), 12시의 학질, 10종의 수병(水病), 8종의 대풍(大風), 12종의 군비(瘑痹), 마비와 바람이 머리로 들어가고, 눈이 침침하고, 상기해수(上氣咳嗽)하며, 목구멍에서 물 닭 우는 소리가 나고, 잠자리에 누울 수 없고, 음식을 먹어도 기부(肌膚)가 영양을 받지 못하고 5장의 기가 울체하는 등의 병을 다스린다. 이 약은 3환이 1제가 되는데 불과 3제(9환)만 먹으면 만병이 모두 제거된다. 그 효과가 무궁무진하여 말로 다 할 수 없으므로 만병환(萬病丸)이라 부른다. 이 약은 우황(牛黃)이 위주가 되기 때문에 일명 우황환(牛黃丸)이라고도 한다. 또 기파양의(耆婆良醫)의 이름을 따서 기파환(耆婆丸)이라고도 한다.

라 하였다.

위에 열거된 병명 종류로 보면 거의 모든 병을 치료할 수 있는 듯하다. 약을 만드는 재료로, 우황(牛黃), 사향(麝香), 녹각(鹿角), 주사(朱砂), 웅황(雄黃), 황련(黃連), 우여량(禹餘糧), 대극(大戟), 원화(芫花), 무청(蕪菁), 인삼(人蔘), 석석척(石石蜥), 복령(茯苓), 건강(乾薑), 계심(桂心), 당귀(當歸), 궁궁(芎藭), 작약(芍藥), 감수(甘遂), 황금(黃芩), 상백피(桑白皮), 촉초(蜀椒), 세신(細辛), 길경(桔梗), 파두(巴豆), 전호(前胡), 자완(紫菀), 포황(蒲黃), 정력(葶藶), 방풍(防風), 오공(蜈蚣) 등 모두 31가지이다. 대체로 인도에서 온 특수 약물은 없었던 듯하며, 대부분 이미 중국에 있던 것이다. 사막 자신이 이 약방에 대해 평하여 말하기를

멀리 옛 고전을 살펴보면 이 처방이 보이지 않는다. 다만 고인(高人) 이효륭(李孝隆)이라는 사람이 있어 스스로 수초(隋初)에 정주산(定州山)에서 승려 혜통도인(惠通道人)으로부터 이 처방을 받았다고 한다. 이후 이 처방을 사용하여 크게 효험을 보았다. 비밀로 전해지지 않았는데 단지 약만을 얻었다. 그 처방은 얻을 수가 없고 소리만 들었다. 내가 정지도인(靜智道人)으로부터 이 처방을 얻은 지는 36년이나 되었다. 시속 명의들은 아직 이것을 믿지 않는다. 그러나 이것을 실행하는 데 견주면 극히 신험(神驗)이 있다. ……구급(救急)에 그 효과가 특이하다.

라고 하였다.

손사막은 박채공수(博采廣收 ; 널리 모으고 거두어)하여 이 약방을 기록한 듯하다. 그러나 이 방의 효험과, 방제 특징들은 이미 깊이 체험한 바가 있다. 그가 이 방을 정지(靜智)에게서 얻어 들여와서 책에 수록하기까지 이미 36년의 시간이 걸렸다[기(紀)는 12년]. 최초 전수자(혹 창시자)는 혜통(惠通)이다. 만약 이것이 기파원방(耆婆原方)이라면 인도에서 약을 쓰는 것이 중국과 유사하다는 것을 알 수 있는데, 초·목·수·류·광물지품(草·木·獸·類·鑛物之品)을 두루 취한 것이 그러하다.

그러나 인도 용약(用藥)은 더 많고 복잡하며, 중의학의 군신좌사제방법도(君臣佐使制方法度)는 없었다. 만약 혜통(惠通)이나 정지(靜智)가 더하여 넣은 것이 있다면, 이것은 바로 중인 의약이 결합된 방제이다. 이효륭(李孝隆), 손사막(孫思邈)의 경험으로 미루어 보면, 이것을 쓰면 "극유신험(極有神驗 ; 최고의 효험이 있다)"이 있다고 하였는데, 특히 응급시에 "기험특이(其驗特異 ; 그 효험이 특별이 뛰어나다)"라고 하였다. 이것은 대개 처방상에 방향(芳香) 성분이나 의식을 돌리는 성분이 많은 것과 관련이 있는 듯하다.

손사막전서(全書)에 걸친 방제배합 특징은 이것과 매우 유사함이 있으며 장중경(張仲景), 갈홍(葛洪) 등의 처방과는 다르다. 청대의 명의이며 저명 의학자·평론가인 서대춘(徐大椿)은 『의학원류론(醫學原流論)』 가운데서 손사막의 『천금방(千金方)』 중 한 마디 말이 충분히 주목할 만한 가치가 있다고 평가하였다.

그 소론(所論)은 『내경』에 의거한 것이 아니고 후세의 억도지설(臆度之說 : 억측설)이 섞여 있다. 그 용방(用方) 또한 고방(古方)에서 모았고, 후세 편잡지법(偏雜之法)에서 취하였다.

그 용약(用藥)은 반드시 전체적으로 신농(神農)에서만 근본을 삼은 것이 아니라 잡방(雜方), 단방(單方) 및 통치(通治)의 약품을 취하였다.…… 한 처방으로 수 가지 병을 치료하고, 약품에도 많은 것은 수십 가지의 미(味)에 이르는 것이 있다. 대개 약에서는 거듭 전해지나 옛 성인의 처방하는 법은 전해지지 않았다. 이는 의도(醫道)의 하나의 큰 변혁(變革)이다. 그러나 그 용약하는 특이함과 용의(用意)하는 기교(技巧)는 또한 스스로 일가(一家)를 이루어 마멸(磨滅)할 수 없는 곳이 있다.

'의도지일대변(醫道之一大變 ; 의도의 하나의 큰 변화)'이라는 서대춘(徐大椿)의 말은 옳은 것이다. 그러나 이 '대변(大變)'의 원인은 서령태(徐靈胎)도 아직 연구해 내지 못했고, 인도

의약의 큰 영향만도 아니라서, 아직 말할 수가 없다.

위에서 인용된 기파만병환(耆婆萬病丸) 및 사막의 글은 실로 근원이 됨을 알 수 있다.

『천금익방(千金翼方)』21권에 '기파치악병(耆婆治惡病)' 한 구절이 있는데, 이것은 마풍병(麻風病)을 치료하는 것이다. 거기에 먼저 '질풍404종(疾風四百四種)' 및 황(黃)·청(靑)·백(白)·적(赤)·흑(黑)의 오풍(五風), 오충(五笁)을 인용하여 논했는데, 대개 『제병원후론(諸病源候論)』과 동일하다[주해 : 『제병원후론(諸病源候論)』은 사막의 책 중에는 언급된 바가 없으므로, 이것은 인용한 것이거나 다른 원본이 있다]. 이후에 또 말하기를

> 호(胡)가 가마라병(迦摩羅病)이라고 말한다.
>
> 세상의 의사가 공수(拱手)를 하고 처방으로 치료에 대처할 수 없는 것을 이름하여 정보(正報)라고 한다. 이 병을 얻은 사람은 흔히 신선이 된다. 사람이 이 병(가마라병)에 걸리면 왕왕 가족과 재산을 포기하고 산으로 들어가 마침내 병을 치료하여 신선이 된다. 오늘날 환자들은 다만 처첩을 이별하여도 차도가 있다.

라고 하였다.

손사막은 마풍(麻風)이 불교에서 '정보(正報)'설에 속한다고 여기는 것에 대해 비평하였는데, 그는 오히려 도교의 이론을 인용해 사실이 될 수 있다고 생각하였다. 다만 그는 계속하여 기파치악병의 '아위뇌환산(阿魏雷丸散)'을 사용하였는데, 그 약재에는 아위(阿魏), 자뇌환(紫雷丸), 웅황(雄黃), 자석영(紫石英), 주사(朱砂), 활석(滑石), 석담(石膽), 단사(丹砂), 노회(蘆薈), 백렴(白薟), 반묘(斑猫), 서각(犀角), 무정(蕪菁), 우황(牛黃), 자원(紫鋺) 등을 사용하였다. 증후에 따라 더하고 감하며, 복용하고 금기해야 할 것이 같지 않다. 그런데 아위(阿魏)등 적지 않은 약재들은 분명 인도, 서역 등지의 특산품이다. 『외대비요(外臺秘要)』13권 「귀기방(鬼氣方)」에서 인용된 바에 의하면

> 최씨는 귀기(鬼氣), 벽사악(辟邪惡)을 치료하였다. 아위약안식향방(阿魏藥安息香方)…… 아위약(阿魏藥)은 즉 『열반경(涅槃經)』에서 말한 '앙궤(央匱)'이다.……

라고 하였다.

바야흐로 아위(阿魏)와 안식향(安息香)을 분별하여 끓인 우유와 함께 복용한다. 이것은 예부 손시랑(禮部孫侍郎)이 '양한(梁漢)'사람에게 청하여 얻은 약방이다. '양한(梁漢)'은 어디의 지명인지 알 수 없으나, 단 이 약방과 아위(阿魏)는 불경 중의 약임이 분명하다.

『천금익방(千金翼方)』21권에 또 고삼소석주방(苦蔘消石酒方)이 실려 있는데, 이것은 대백고(大白膏), 대흑고(大黑膏)를 섞어 바르고 마찰하며 아울러 고삼(苦蔘)을 술에 넣어 사용하여 나병환자의 피부 상처 손상을 치료한다. 그 가운데 언급하기를

황청백소석(黃靑白消石) 등은 백약의 왕이 되어 능히 모든 충을 죽여 장생할 수 있다. 오장국(烏場國)으로부터 나온 것이나 언제 채집되었는지는 알 수 없다. 이 처방이 『기파의방론・치질풍품법(耆婆醫方論・治疾風品論)』 중에 나온다. 황력(黃力)이 3세에 번역한 뒤 7권을 진술하였다.

「치질풍품론(治疾風品論)」에 말하기를 복약 때 먼저 장수연년(長壽延年) 부적을 복용하면 크게 효험이 있다고 하였다. 몸 가운데 오장육부의 유체(游滯)를 완전히 제거하여 악기가 모두 나간 뒤에 복약을 하여야 약력을 얻어 그 효과가 신속하다.

라고 하였다.

추측컨대 당시에 또 『기파의방론(耆婆醫方論)』 일서가 있었던 듯하다. 이 약방 후면에 과연 한 장의 큰 부적이 그려져 있어 『천금방(千金方)』 중 유일한 부적이 되었다. 이것으로 도교의 부적이 사실 불교[10]로부터 왔음을 알 수 있다.

『외대비요(外臺秘要)』 30권 가운데, "근효파라문승료대풍질, 병압단석열독, 열풍수각불수방(近效婆羅門僧療大風疾, 幷壓丹石熱毒, 熱風手脚不隨方)"이라는 문구가 인용되어 있는데, 소석(消石)과 생오마유(生烏麻油)를 사용한 것은 사막이 전하는 것과는 약간 다르다. 다만 이 자료로 인도 의방에서는 마풍병(麻風病) 치료에 소석(消石)을 상용하였음을 알 수 있다.

그 밖에 『천금익방(千金翼方)』 22권 「비련(飛鍊)」 중에 "기파대사 치인오장육부내 만병급보익장년불노(方耆婆大士治人五臟六腑內萬病及補益長年不老方)"가 있는데 자석영(紫石英), 백복령(白茯笭), 맥문동(麥門冬), 방풍(防風), 작약(芍藥), 감초(甘草) 등을 사용하였으며, 약재는 별다른 점이 없다. 거기서 말하기를

복용한 지 1년이 되면 만병이 모두 다 치유되고, 2년이 되면 골수(骨髓)가 원만하고 충실하며, 3년 뒤에는 근(筋)이 변화하여 골(骨)이 되고, 육(肉)이 변하여 근(筋)이 되며 몸이 가볍고 눈이 밝아지며 풍이 제거되고 냉(冷)이 없어진다. 벽귀(酸鬼)에 신효(神效)하다.

끊임없이 계속 복용하면 나이가 천 살까지 살고 늙지도 쇠약지지도 않아 신선에 이른다.

라고 하였다.

이 약방은 사실 도가의 신선복석방(神仙服石方)과 같은 유형의 짓으로, 마치 '기파(耆婆)'의 이름을 빌려온 것 같은데, 다만 오계(五戒), 자비(慈悲) 등의 말은 불법(佛法)에서 온 듯하다.

같은 책 12권 「양생(養生)」에 또 '기파탕(耆婆湯)'이 수록되어 있는대, 이것은 일명 '수밀

---

10) 王伋의 『事物原會』에서는 다음과 같이 말하였다. "황제께서 치우(蚩尤)를 토벌하고 꿈을 꾸었는데 꿈에 西王母가 사람을 시켜 부적을 보내 이것을 받았다. 황제께서 꿈을 깨고 단(壇)을 만들어 놓고 거북이가 부적을 물고 물에 나오는 모양을 그 壇 위에 설치하도록 정하였다. 도가의 부적이 이에서 비롯된 것이다." 이것 역시 조작된 말이다. 그러나 '西王母'를 말한 것은 혹시 암암리에 서역 천축에서 왔다는 것을 지적한 것이 아닌가 한다.

탕(酥蜜湯)이라고도 불리며, 수(酥), 생강(生薑), 해백(薤白), 백밀(白蜜), 유(油), 초(椒), 호마인(胡麻仁), 등엽(橙葉), 시(豉), 당(糖) 등을 섞어 달여 복용한다. "주대허냉풍, 이약무안색(主大虛冷風, 羸弱無顏色 ; 대허와 냉풍, 마르고 약해지고 안색이 없는 것을 주로 치료한다.)" 이것도 또한 기파(耆婆)가 전한 것으로 되었으나, 어쩌면 그저 서역이나 인도에서 전래되어 온 약방에 기파의 명의를 빌려 사용한 것일 가능성도 있다.

이렇게 기파의 이름을 빌려 자신의 설을 떠벌인 상황이 당나라 때에 확실히 존재하였고, 당시의 모의학자가 기파의 이름을 사칭해 지은 『기파오장론(耆婆五臟論)』이 바로 그 증명이 된다. 이 책은 일찍이 유실되었는데, 『송사(宋史)』, 『통지(通志)』, 『숭문총목(崇文總目)』에 그 목록이 남아 있고, 조선(朝鮮)의 『의방유취(醫方類聚)』에도 인용되어 있다. 돈황권자 TIIY49의 잔존된 6행, 맨 끝에 책명인 『기파오장론(耆婆五臟論)』 1권에 인용된 문구로 대략 대조하여 조사해 볼 수 있다. 그 중에 다음과 같은 말이 있는데 그 중에 말하기를

> 약명(藥名)의 부(部)는 의왕(醫王)에서 나온 것이다. 황제(黃帝)는 『침경(針經)』을 지어 천 권이나 내려왔다. 약성명품(藥性名品)은 만일 신선(神仙)이 아니면 어찌 갖추어 지을 수 있겠는가?…… 기파동자(耆婆童子)는 천단(千端)을 묘술하고, 유의의왕(喻義醫王)은 신방만품(神方萬品)을…… 이로서 경에 말하기를 모든 것은 사대오상(四大五常)을 품수 받아 거짓으로 합하여[假合]하여 몸을 형성한 것이다.……

라고 하였다.

책 중에 황제와 기파가 함께 언급되었고, '4대(四大)'와 '오상(五常)'이 동시에 쓰였으며, 뿐만 아니라 '오장(五臟)'이 본래 인도의학의 고유 이론이 아닌 사실로 미루어 보아 이 책이 분명 중인의약 교류의 결합론적 작품이며, 기파의 이름을 사칭한 것임을 알 수 있다.

그러나 이상의 내용은 더욱 더 기파가 당대 사회에 영향이 컸음을 반영한 것이다. 『천금익방(千金翼方)』 1권 「약록찬요·약명(藥錄纂要·藥名)」 중에 말하기를

> 천축대의기파(天竺大醫耆婆)가 있어 말하기를 세상의 모든 물류(物類)는 모두 영약이다. 만물 가운데 한 물건이라도 약이 아닌 것이 없다. 이는 곧 대의(大醫)이다. 그러므로 『신농본초(神農本草)』는 그 대강을 들었고, 그 이치를 다하지 못하였다. 이는 또한 마치 구요[咎繇, 皐陶라고도 씀. 순임금의 신하. 자(字)는 정견(庭堅)·사구(司寇) 즉 옥관(獄官)의 장(長)을 지냈음]가 법률을 창안한 것과 같다. 그러나 다만 오형(五刑)판을 기술하고 그 일을 마치었다. 또 후학자로 하여금 준칙을 섬기게 하여 물류를 접촉하는데 장점이 무궁하게 다하는 것이니 곧 신농(神農)의 뜻을 알 수 있다. 그래서 약의 명품(名品)을 기술하니 학생들로 하여금 모든 물건에는 약 아닌 것이 없다는 것을 알게 하고자 한다.

라고 하였다.

여기에서 기파(耆婆) 운운한 내용은 일설에 따르면 인도 의학자 마하바가(Mahāvagga)의 『율장(律藏)』(Vinaya Pitaka) 중에서도 찾아볼 수 있다[11]고 하는데, 확실히 그것과 같은 관

점이고, 신농 운운한 내용은 분명한 그 예가 된다. 수집된 약 종류는 중국 본토 본초에서는 찾아볼 수 없는 것도 있는데, 이것은 인도(印度), 서역 등지에서 두루 채집한 것이거나, 아니면 새로이 발견되어 덧붙인 것일 수도 있는데, 약물학사상 관념상에 하나의 갱신을 가져왔음을 미루어 짐작할 수 있다.

때문에 기파의론(耆婆醫論)이 손사막의 취약원칙(取藥原則), 조방규칙(組方規則), 실제행용(實際行用) 등 방면에 변화를 가져온 것은 커다란 의의가 있다고 할 수 있다. 아울러 손사막은 자신의 두 저서 『천금(千金)』을 통해 '의도일대변(醫道一大變)'을 촉성시켰는데, 당나라 개원 이후 일대의 의풍이 되었다[당연히 기타 원인도 상당히 많다. 저자의 졸고(拙稿)를 참고할 것].[12]

동시에 마땅히 언급해야 할 것은 '기파방(耆婆方)'이란 표명(標名)은 비록 손사막의 『천금방(千金方)』을 통해 전하여 기록되었지만, 멀리 전해지지는 않아서, 훗날의 중의서적 가운데, 극히 적게 전술되어 보급되었다. 『외대비요(外臺秘要)』31권에 '옛날과 지금의 여러 의가들의 환방 118수' 중에 인용된 '『천금(千金)』기파만병환(耆婆萬病丸)' 한 수가 있을 뿐이다. 그밖의 의약방도 인도로부터 인용된 것은 많지 않다. 인용된 『광제방(廣濟方)』의 '흘력가환방(吃力伽丸方)' 중의 '흘력가(吃力伽)'는 바로 '백출(白朮)'이며, 처방 중에 아위륵(阿魏勒), 필발(蓽撥), 용뇌(龍腦) 및 여러 향약을 사용한 것으로 보아 인도 약방으로 판단할 수 있다. 또 『근효방(近效方)』의 '연자초고(蓮子草膏)'를 재인용하여 말하기를

일체 풍(風), 이농(耳聾), 안암(眼暗 ; 눈이 침침한 것), 머리가 흰 것을 치료하고 이를 튼튼하게 하고 오래 살게 한다. 본래 이 처방은 바라문의 방이다.

라고 하였다.

이러한 약방들은 기파의방(耆婆醫方)도 아니고 그 영향 또한 크지 않다. 또 일부 불경 중에 기재[13]된 약방이 의서에는 기재되지 않은 것이 있는데 이러한 사실은 모두 당시의 인도의방(印度醫方)이 일찍이 중국으로 용입(涌入 ; 쏟아져 들어오다)되었을 뿐이라는 것을 충분히 증명한다.

11) 蔡景峰,「孫思邈과 各國, 各族의 醫學交流」,『中華醫史雜誌』, 1983, 13(1) : 15.
12) 馬伯英,「孫思邈 學術思想의 歷史的 淵源을 논함」, 中華醫學會 孫思邈 서거 1300주년 기념 전국 학술대회 논문, 1982, 西安.
13) 李經緯, 傅芳,「隋唐時期의 中醫醫學交流」,『中華醫史雜誌』, 1985, 15(4), p. 239.

(三)

십분 이상한 사실은 앞에 인용한 『수서・경적지(隋書・經籍志)』에 기록된 11종의 서적 가운데 3종이 '용수(龍樹)'라고 서명한 약방서적인데, 그것들이 당대 방제를 집대성한 서적인 『천금방(千金方)』, 『외대비요(外臺秘要)』 등에는 뜻밖에도 모두 인용되지 않았다는 것이다. 용수는 범문(梵文) Āryanāgārjuna(아리야나가르주나)의 의역(意譯)으로, 또 '용맹(龍猛)', '용승(龍勝)' 등으로 번역되는데, 그는 바로 상술한 3세기 경의 인도의 명승으로 철학자이며 남인도인인 파라문 출신이다. 처음에는 소승불교를 배웠으나, 후에 대승불교를 배워 대승불교 중관파(中觀派)의 창립자가 되었다. 그의 주요한 저서에는 한어(漢語)로 번역된 『중론(中論)』, 『12문론(十二門論)』, 『대지도론(大智度論)』, 『회쟁론(廻諍論)』 등이 있다. 요진(姚秦) 때의 구마라십(鳩摩羅什)이 번역한 『용수보살전(龍樹菩薩傳)』에서, 그가 이미 '보살(菩薩)'로 존칭되었음을 알 수 있다. 『묘문집(妙門集)』을 수정한 적이 있는데, 특히 의학으로 저명하다. 이것 때문에 『대당서역기(大唐西域記)』에 '용맹선한의약(龍猛善閑醫藥 ; 용맹은 의학에 정통하였다)'이란 말이 있다. 그러나 중국에서 용수는 안과로 세상에 알려졌고, 그래서 '용수안론(龍樹眼論)'이라고 불렸다.

손사막과의 시대 차는 100년이 되지 않고, 왕도(王燾)와 대략 비교하면 (약 670~755) 약간 후인인 대시인 백거이(白居易, 772~846)가 나이 40여 살에 이미 심한 안질에 시달렸는데, 당시에 그가 지은 시에서 다음과 같이 말하였다.

서가에는 용수론(龍樹論)이 널려 있고
합(盒) 속에는 결명환(決明丸)만이 헛되이 쌓여 있네.

인간에게는 방약(方藥)이 아무런 이익이 안 되는데
어찌하여 금비(金篦)로 (눈을) 긁어내어 보게 하려 하는가?

안과 저명교수 진요진(陳耀眞)의 연구에 따르면 백거이가 앓은 질환은 섬휘성파리체융화증(閃輝性 璃體融化症)[14]으로, 그 밖의 다른 한 시에서 그 증거를 찾아볼 수 있다.

공중에서는 천편설(千片雪)이 산란(散亂)하게 내리고
덮어 쌓인 물건 위에는 한 겹의 얇은 비단

가령 맑은 날 햇빛을 보면 마치 안개를 보는 듯
봄날 또한 꽃을 보는 것이 아니라네

---

14) 陳耀眞, 「시인 白樂天의 眼病考」, 『中華醫史雜誌』 3, 1955, p. 165.

백거이는 이로 인해 '결명환(決明丸)'을 복용(服用) 중이었다. 이 약방이 『천금익방(千金翼方)』에 기재되어 있는데, 『외대비요(外臺秘要)』와 유사하다. 그러나 병부시랑(兵部侍郎) 노영(盧英) 및 하후증(夏侯拯)에게서 얻어들은 것이라 말하였는데, '결명환방(決明丸方)'과 대동소이하다.

그 중에 "파사염록(波斯鹽錄)" 한 가지가 있는데, 『천금익방(千金翼方)』에는 없다. 이 처방은 결명자(決明子)를 위주로 하였다. 백거이는 이 약을 복용 후 효험을 보지 못한 듯한데, 그는 또 일찍이 『용수론(龍樹論)』을 읽고 눈을 치료할 방법을 구했으나 여전히 묘방을 얻지 못했다. 그래서 금비술(金篦術)을 이용해 수술하려고 하였다. 과거에는 이 시(詩)를 해석하여 『용수론(龍樹論)』에서 금비술을 알게 되었다고 생각하였는데, 이것은 사실 착오이다. 그는 아마도 그의 친구 유우석(劉禹錫, 772~842)에게서 이 방법을 얻어들었을 것이다. 유우석은 이 수술을 한 적이 있고 대략 성공한 듯하다. 『증안의파라문승(贈眼醫婆羅門僧)』시 가운데서 다음과 같이 말하였다.

> 3추(三秋)에 망안(望眼)을 상해
> 온종일 길을 가기가 힘들어 우네.
> 양쪽 눈 이젠 먼저 침침하여
> 중년 나이 늙은이와 같다네.
> 붉은 것을 보는데 점차 푸른 것으로 바뀌고
> 햇빛에 눈이 시고 바람을 견딜 수 없네.
> 금비술을 하였는데도
> 어찌하여 개운치 않고 침침한가?

애석하게도 백거이는 금비술을 이용하고도 실패하였다(효과가 없었다).

현재의 관점에서 보면, 파리체융화증(玻璃體融化症)은 '금비술'의 사용이 알맞은 증후가 아니었다. 게다가 백거이는 훗날 또 안저동맥경화(眼底動脈硬化) 등이 합병증으로 와서 시력장애까지 생겼다.

그의 나이 68~74세 때에 한 수의 시를 지었는데 다음과 같다.

> 오른쪽 눈에 혼화(昏花) 왼쪽 다리는 바람
> 금비석수(金篦石水) 사용하였어도 아무 소용없고
> 삼승락(三乘樂 : 3승은 성문(聲聞), 연각(緣覺), 보살(菩薩))을 회념(回念)하는 것만 같지 못한데
> 문득 덧없는 인생이 여러 가지 병을 얻으니 공허롭네.

이 때는 이미 대뇌동맥혈전(大腦動脈血栓)으로 중풍편탄(中風偏 ; 중풍으로 한쪽이 마비된 것)을 일으켜서, 오른쪽 눈이 실명(失明)에 가까웠다.

　금비술이 효과가 없음에, 그는 마침내 방법을 바꾸어 불경의 '해탈(解脫)'에서 길을 찾으려고 했다. 때문에 시 제목이 『병중간경중제도려(病中看經贈諸道侶)』가 되었다.

　금비술이 중국에 전래되게 된 원류과정(源流過程)은 이미 나의 저서『중국의학문화사(中國醫學文化史)』에서 다루었다. 대개 불경에서 먼저 나왔고, 가장 최초로 전해진 것은 위(魏)나라 때 번역된 『대반리반경(大般理槃經)』으로 8권의 「여래성품(如來性品)」에 '금곤결기안막(金棍決其眼膜)' 등의 말이 있는데, 용수와의 관계 여부는 아직 알 수 없다. 『외대비요(外臺秘要)』21권 중의 「천축안론(天竺眼論)」일편에 용수라고 말하지는 않고 "농상도인찬. 속성사, 주제주, 우서국호승처수(隴上道人撰. 俗性謝, 住齊州, 于西國胡僧處授)"라고 되어 있다. '호승(胡僧)'은 광범위하게 천축이나 서역에서 온 사람을 가리킨다. 이 글에는 용수안론(龍樹眼論)이 조금도 언급되지 않았다. 심지어 왕도(王燾)조차 용수와 관련된 안과이론 저서를 아직 본 적이 없다.

　사도인의 기록에서 보면, 금비술은 바로 '금비결(金錍決)'이다. 처음에 '4대(四大)'(인용문은 앞을 보라)를 인용했고, 그 다음에 눈의 구조와 내용물을 설명했으며, 다시 그 치료방법을 논하였다. 그리고 그 사이에 '금비결' 사용의 적합한 증후와 수술방법이 언급되어 있다.

　　눈에는 병이 발생할 아무런 이유가 없는데 갑자기 막막하고, 아프지도 가렵지도 않으면서 점점 눈이 보이지 않는다. 나이가 오래 되면 마침내 실명(失明)하게 된다. 눈의 형태를 살펴보면 겉으로는 다른 것이 없는데 오직 눈 안에 중앙의 작은 구슬 모양의 동자가 가려져 있어 청백색을 띠고 있다. 비록 사물을 분별하지는 못하지만 마치 명암(明暗)이 세 가지 빛(三光)과 같고, 밤과 낮을 구분할 수 있다. 이러한 사람은 뇌류(腦流)로 청맹안(靑盲眼)이 된 것이다. 아직 병이 들기 전에는 갑자기 눈 앞에서 파리가 날아 가는 것처럼 보이다가 마침내 눈 아래 위로 왔다 갔다 하는 것처럼 아른아른거려 보인다. 이 경우에는 금비결을 사용하여 치료하는 것이 좋다. 한 번 침을 놓고 나면 활연히 눈이 떠진 것처럼 훤히 보인다. 침을 다 맞은 뒤에는 대황환(大黃丸)을 복용하는 것이 마땅하다. 이 때 설사를 하면 좋지 않다.

　이 병은 전형적인 백내장이다(특히 노년성백내장). 여기에 묘사된 '비승흑자(飛蠅黑子)'는 일반적인 '비문증(飛蚊症)' 혹은 유리체 혼탁으로, 백내장 초기에도 이것이 가끔 있어 헷갈리기가 쉽다. 그러나 전반에 걸쳐 묘사된 바는 의심할 여지가 없다. 백내장은 반드시 성숙 후에 비로소 수술할 수 있기 때문에 백거이의 안질에 금비술 이용은 당연히 효과를 볼 수 없었다. 어떤 사람은 감진(鑑眞)의 제5차 동도(東渡) 때, 감진이 남방에서 안질을 앓아서 호의(胡醫)가 치료했으며, 또한 인도 의사에 의해 침발백내장술(針撥白內障術)을 받았다고 추측하는데, 이것은 잘못된 생각이다.

　『감진전(鑑眞傳)』에 따르면, 당시에 그의 눈이 충혈되고 붉은 것이 급성감염인 듯하며, 또한 침발백내장술(針撥白內障術) 사용이 적합한 증후가 아니다.

　사도인은 그 밖에도 안각막백예(眼角膜白㿉)에는 구겸법(鉤鎌法)과 병행하여 약물을 복용해 예(峠)를 없애는 방법 등을 사용할 수 있다고 기록하였다. 또 오행(五行), 오장육부(五臟六腑)와 눈의 관계를 논하였으며, 이용되는 십여 개의 약방을 소개하였는데, 모두 중의(中醫)에서 쓰는 청열제화(淸熱除火)와 같은 종류로 인도에서 나온 것은 아닌 것 같다.

『외대비요(外臺秘要)』 같은 권에서 또 「연년령목명방(延年令目明方)」을 인용하면 다음과 같다.

여료향(濾療香)을 기장쌀 한 알 만큼 취해서 눈자위에 넣는다. 이 때 눈물이 나오면 눈을 껌벅껌벅하면 밝아진다.

이 향 한 가지로 백병을 치료할 수 있다. 복용하여도 사람에게 이롭다. 석유(石乳)보다 낫다. 본래 이 것은 외국에서 사용하는 것인데 명목(明目)에 매우 효험이 있다고 한다. 천축(天竺), 침향(沈香)에서 이 것이 나왔다.

때문에 인도에서 전래되어 온 약방임이 틀림없다. 그러나 똑같이 용수에 대해서는 언급하지 않았다. 그러므로 용수와 안론(眼論)의 관계는 후에 생겨난 설인 듯하다.

이외에 『외대비요(外臺秘要)』에 기록된 내용은 사도인의 『천축안론(天竺眼論)』을 포함해서, 모두 금주(禁呪)에 대한 것이 없다.

만약 용수이론을 전부 말하였다면, 아마도 부적에 관한 내용이 적지 않을 것이다. 그러므로 외대비요와 용수이론은 관계가 없다. 『돈황권자방』에서 알 수 있듯이 그 예[15]를 들면 다음과 같다.

눈 위의 백환(白睆 : 백내장) 치료법 : 울금(盁金), 청대(靑黛) 물로 매일 환자로 하여금 동쪽 해 뜨는 쪽을 향하여 정명덕불(淨明德佛)에게 참회(懺悔)하고 7일간 눈을 씻는다.

청맹(淸盲)을 치료법 : 호초(胡椒), 안석유자(安石榴子), 세신(細辛), 고삼(苦參), 생강가루(姜末), 소두(小豆), 마자(麻子) 각 1 수(銖 : 1양의 24분의 1)의 아주 작은 양을 곱게 가루를 만들어 석밀(石蜜)로 반죽을 하고, 매일 주문을 7번씩 7일 동안 외우고 엽전 크기로 떡을 만들어 눈 위에 부친다.

조심스레 용수의 이름이 언급되는데, 사실상 용수의 저서 중에서, 금침술(金鍼術), 안론(眼論)과 직접적인 관계가 없는 책은 바로 안과 정서 『은해정미(銀海精微)』인데, 전하기는 손사막에 의해 지어졌다고 하나 고증자의 말로는 송시대 사람이 사칭하여 지은 책이라고 한다. 은해(銀海)라는 명칭은 소동파의 시 『설후서북대벽(雪後書北台壁)』 중 "동함옥루한기율(凍合玉樓寒起栗), 광요은해현생화(光搖銀海眩生花)"에서 시작된 것으로 눈(眼睛)을 비유한다.

이 책의 부록으로 「개금침주(開金針注)」에서

---

15) 馬繼興主編,『敦煌古醫籍考釋』, 江西科技出版社, 1988, p. 491 참고. 애석하게도 편자는 佛家의 말을 거의 게재하지 않아 연구자가 전모를 알아볼 수 없게 하였다.

개금침(開金針)에는 길일(吉日)을 택하여야 한다.

바람이 고요하고 날씨가 따뜻한 날 대낮 정오에 행한다. 분향을 하고 용수의왕(龍樹醫王), 관음보살(觀音菩薩)을 청하여 부른다. 그런 뒤 정좌(靜坐)를 하고 호흡을 안정시킨다.

사람에게 나무의자 한 개를 취해 솜으로 부드럽게 감싸게 하고 환자와 함께 의자에 앉는다. 이 때 자세는 마치 말을 타는 자세로 마주 앉아…… 천천히 조심스럽게 동잠각(銅簪脚 : 구리로 만든 비녀 모양의 수술 도구)으로 수술에 대한 계획을 세운다.……

마음 속으로 관음(觀音) 주문을 7번 외운 후 바로 금침(金針)을 꺼내어 백막이 있는 곳은 습지(濕紙)로 가리고 수술을 한다.

관음주(觀音呪) : 원안자금등주주수(願眼紫金燈酒酒水)

　　　　　이역황사만장경(離易黃沙滿藏經)

　　　　　천안천수천용왕(千眼千首千龍王)

　　　　　문수대사기사자(文殊大士騎獅子)

　　　　　보현보살승상왕(普賢菩薩乘象王)

　　　　　일리야리운막진(日裡夜裡雲膜盡)

　　　　　예막소마강중강(翳膜消磨強中強)

　　　　　길중길(吉中吉)

　　　　　안중당원득광명청정(眼中當愿得光明清淨)

　　　　　반야바라밀(般若波羅密)

이것도 사실은 용수와 관계가 있으며, 관음(觀音), 문수(文殊), 보현(寶賢)을 아울러 언급하였다. 그러나 전편(全篇)이 인도의론(印度醫論) 중에서 베껴온 것임이 틀림없다.

송·원·명을 거쳐 어떤 사람이 『안과용목론(眼科龍木論)』을 편찬하였는데, 이것이 바로 최초의 용목(곧 용수)과 안론(眼論)을 함께 관련시켜 놓은 문헌이다. 이 책의 내용은 위역림(危亦林)의 『세의득효방(世醫得效方)』16권과 동일하다. 이도(李濤) 교수는 이 책의 계통이 『용수론』의 개편에 의해 이루어졌다고 생각하며, 아울러 『외대비요』의 '천축안론(天竺眼論)' 등이 모두 인도 안과의학의 저작[16]에서 번역해 온 것에 속한다고 말했다. 그런데 이 설(說)의 근거가 어디에 있는지 알 수 없다. 『천축안론(天竺眼論)』 가운데 적지 않은 중의이론 및 방제가 섞여 있다는 것은 앞에 이미 증명하였다. 그러므로 반드시 전부 인도로부터 번역되어 들어온 것은 아니다. 『안과목론』 또한 이와 같다. 인민위생출판사 1958년판 『비전안과용목론』에 의하면 이것은 원(元)나라 때 무명작가에 의해 쓰여진 것으로, 책 말에 보광도인(葆光道人) 『안과용목집(眼科龍木集)』을 덧붙였는데, 보광도인은 명나라 때의 사람이라고 한다. 두 책에는 안과질병 치료법이 매우 상세하게 논술되어 있다. 그러나 송·원 이래 안과약방과 관련된 문헌이 많아도 전체를 통해 살펴보면, 문장 중에 용수(龍木)의 이름이나마 언급된 것

---

16) 孔健民, 『中國醫學史綱』, 人民衛生出版社, p. 126.

이 극히 적다. 오직 『비전안과용목론』 1권 『용목총론(龍木總論)』의 「내장안법근원가(內障眼法根源歌)」 가운데서 다음의 글을 찾아볼 수 있다.

> 이름은 모양을 따라 십육으로 나누고
> 용사성자(龍師聖者)는 추구하고 궁리하며
> 영약(靈藥)이 이번에는 효과보기 어렵구나
> 금침(金針) 한 발에 훤히 보이는 것을

「침내장안법가(針內障眼法歌)」 중에서도

> 침을 놓기 전에 3일 동안 법재(法齋)를 올려 안심(安心), 정의(定意)한 뒤 의도(醫道)를 실시한다. 염불을 하고 친인척과 잡담을 하지 말아야 한다.

라고 하였다.

『은해정미(銀海精微)』 중의 개금침법(開金針法) 및 주문[呪語]은 이와 같이 갖추어져 있지 않다. 그래서 도대체 수술을 어떠한 절차로 하였는지 알 수 없다. 어쩌면 구전하거나 암암리에 전수하여 책으로 남기지 않았을지도 모른다. 그러나 내장형증(內障形證)에 대해서는 23종으로 상세하게 나누었고, 각 종마다 치료법과 부가결(附歌訣)을 설명하였다. 23종 중에 마땅히 금침발장치법(金針撥障治法)을 사용해야 할 것이 13종이고, 금침발 사용이 적합하지 않은 것이(발하여도 효과가 없거나 쉽게 손상을 일으킨다) 6종이다. 발(撥) 또는 불발(不撥)을 말하지는 않았지만, 대개 불발(不撥)해야 할 것이 4종이다. 1~6권까지 모두 23종의 증후를 열거했는데, 각 조항마다 '심적가(審的歌)'를 덧붙였다. 이 노래는 당시 송인(宋人) 유호(劉皓)가 지은 것[17]이다.

그 나머지 기록된 침구(鍼灸), 방약(方藥) 또한 모두 중의학에 있는 것들이다.

부가된 『보광도인안과용목집』 1권에 모두 1만 8천 자가 있다. 그런데 책 제목을 제외하고는 단 한자의 '용목(龍木)'도 언급되지 않았고, 또한 불교의학이론도 없으며, 심지어는 금침발내장(金針撥內障)조차도 언급하지 않았고, 다만 '구할침겸법(鉤割針鎌法)' 한 소질이 있어서, 노육할제(努肉割除)를 언급했으나 기타 내용은 다루지 않았다. 수집된 방제론(方劑論)이 72문(門)인데, 모두 중의이론에서 취한 것으로, 허학사방(許學士方), 국방(局方)의 일종이다.

상술한 바에서 알 수 있듯이, 이 책은 사실 인도 『용수안론』의 개편작이 아니다. 『용수안론』은 『의심방(醫心方)』, 『의방유취(醫方類聚)』 중에서 언급된 바가 있으나 일찍이 유실되었다. 일설에 따르면 또 『용수보살안론』이라고 불렸다고 하며, 1권 혹은 3권에 '수당간인탁명룡수보살찬(隋唐間人託名龍樹菩薩撰)'[18]이라고 하였는데 그 사실 여부는 알 수 없다. 일본의

---

17) 李濤 : 隋唐 시대의 우리 나라 의학의 성취. 『中華醫史雜志』, 1953, 1 ; 19.
18) 『中醫大辭典』, 醫史文獻分冊, p. 46 참고.

단파원윤(丹波元胤)은 『중의의적고(中醫醫籍考)』에서 '或是隋唐間人, 傳錄夷法者矣(어쩌면 수당간의 사람이 이민족의 법을 전해 받아 기록한 것이다)'라고 하였다. 진방현(陳邦賢)이 이 책의 유실문장을 인용한 것을 따르면 다음과 같다.

> 사람에게는 두 눈이 있는데 이는 마치 하늘에 해와 달이 있는 것과 같아 한 몸에서 지극한 보배가 되어 5장의 정화(精華)가 여기에 모인다. 눈의 오륜(五輪)은 오행(五行)을 상응하였고, 팔곽(八廓)은 팔괘(八卦)를 형상하였다. 눈에 병이 발생되는 원인은 오신(五辛)의 음식을 과식하거나 구운 음식, 열이 많은 음식, 기름기가 많은 음식, 밀가루 등을 먹거나, 술을 많이 먹고, 성생활을 무절제하게 하고, 오랫동안 먼 곳을 보고, 자주 해와 달을 보고, 자주 심화(心火)를 끓인다든지 밤에 작은 글씨를 보고, 달빛 아래에서 책을 읽음으로써 발생된다.[19]

현저히 이것 또한 중의(中醫) 이론이지 인의(印醫) 이론이 아니다. 여기에서 추측해 보면, 송원명대(宋元明代)에 책 이름을 『용목론』이라 한 것에는 약간의 교활한 점이 있다. 저자는 분명 책 내용이 '용수'와 관계가 없음을 알면서도 어목혼주(魚目混珠, 자신의 형편없는 저작을 '용목'을 빌려 훌륭한 저서 사이에 끼워 넣음)로 교묘히 '용목'의 유명함을 이용했다. 대개 중의이론에서는 간은 눈을 통해 살필 수 있다고 여기는데, 안과질환은 주로 간과 관계가 있다. 그리고 간은 목(木)에 속하고, 증후는 풍이니, 용행풍생(龍行風生, 용이 움직이면 바람이 생긴다)한다. 때문에 '용목'[20]이라고 한다.

오랫동안 의학계에서는 안과(眼科)의 오륜팔곽(五輪八廓)설을 인도 안과이론이라고 생각하였다. 그러나 이것은 착오이다. 『외대비요』 사도인의 천축안론(天竺眼論) 중에는 오륜팔곽(五輪八廓)의 내용이 전혀 없다. 다만 말하기를

> 안근(眼根)에는 아무것도 없고 바로 물이 있다. 가벼운 막이 물을 싸고 있는데 원만정절(圓滿精切), 교결명정(皎潔明淨)하고 그 모양이 마치 보주(寶珠)와 같아 안주(眼珠)라 부른다. 실제로는 다른 주(珠)가 있는 것이 아니라 흑백이 분명하고, 간관(肝管)은 무체(無滯)하고, 밖으로는 삼광(三光)에 의탁하고 안으로는 신식(神識)으로 인하여 사물을 볼 수 있다.
>
> 무릇 사람이 해이하지 않으면 눈에 주(珠)가 있다고 한다.…… 이것은 모두 물(水)을 가리키는 것이니 따로 주(珠)가 있는 것이 아니다. 곧바로 탕(湯), 화(火)가 서로 어울리면 물이 응결하여 스스로 주(珠)로 변성하는 것이다.

라고 하였다.

여기에서 눈을 물에 귀속시키고, 눈의 내용물[정상체(晶狀體), 파리체(玻璃體)]은 모두 물과 같은 액체에 속한다고 여겼는데, 이것은 중의이론에서는 여지껏 없었던 것이고, 인도에서

---

19) 陳邦賢, 『中國醫學史』, 商務印書館, 1960, p. 153.
20) 어떤 학자는 당시에 '樹'字가 '휘(諱 : 황제의 이름)'에 속하므로 '樹'를 '木'으로 고쳤다고 하나 그 근거는 확실치 않다.

전래되어 온 것임에 분명하다. '삼광(三光)', '신식(神識)' 또한 불교용어이며, 이후에 이어서, '신품사대, 성각부동, 시이치자, 증후비일(身稟四大, 性各不同, 是以治者, 證候非一(몸에는 사대가 있어 성격이 모두 다르다. 때문에 치료하는 데에 증후가 모두 다르다)'이라고 한 것은 전부 '오륜팔곽(五輪八廓)'과 무관하다.

'오륜팔곽(五輪八廓)'설은 사실 위에 인용한 진방현(陳邦賢)의 문헌 외에도 최초의 안과 전문서적『은해정미(銀海精微)』에서 먼저 찾아볼 수 있다. 이 책의 머리말에 '오륜팔곽총론(五輪八廓叢論)'이 있는데 이것이 '오륜'이 된 것은 '오장분오륜(五臟分五輪)'을 인용하였기 때문이며, 팔곽(八廓)이 된 것은 팔괘명팔곽(八卦名八廓)을 사용하였기 때문이다. 즉,

肝 - 木 - 風輪 - 烏睛

心 - 火 - 血輪 - 二眥

脾 - 土 - 肉輪 - 上下胞瞼

肺 - 金 - 氣輪 - 白仁

腎 - 水 - 水輪 - 瞳人

天廓 - 大腸 - 肺金 - 乾卦

地廓 - 脾胃 - 水穀之海 - 坤卦

水廓 - 膽 - 淸淨 - 艮卦

雷廓 - 心, 小腸 - 關泉 - 震卦

火廓 - 心胞 - 命門 - 離卦

水廓 - 腎 - 會陰 - 坎卦

山廓 - 肝 - 養化 - 巽卦

澤廓 - 膀胱 - 津液 - 兌卦

그 병인(病因)은, '사기(邪氣)'라고 말하는데, 이것은 '주색재기, 풍한서습, 과도성병(酒色財氣, 風寒暑濕, 過度成病)'으로 '지수화풍(地水火風)'과는 관계가 없다. 설령 환자의 물음에 답한다 해도 '안목내오장육부지정(眼目乃五臟六腑之精; 눈은 오장육부의 정화이다)'이라 말하고 또한 '비정우기황룡목지오자 막명호차야(非精于岐黃龍木之奧者 莫明呼此也; 기황용목의 오묘함에 정통하지 않은 자는 이것을 알기가 어렵다)'라고 개괄하여 말할 수 있다. 구체적으로 각 안과질환을 논술하면, 모두 기황(岐黃)에 속한다. 위에서 알 수 있듯이 오륜팔곽설은 중의 안과의 당말(唐末)에서 송대(宋代)까지에 이르는 이론상의 새로운 종결이며, 인도 안과의학에서 전래되어 온 것이 아니다.

『비전안과용목론(秘傳眼科龍目論)』중에 이 설을 계승했다. 그 예로 다음을 볼 수 있다.

그러므로 눈이라는 것은 오장중기(五臟中氣)가 이루어진 것이다. 또 말하기를 눈 안에는 오륜(五輪)이 있다고 하였다. 오륜(五輪)이라는 것은 풍륜(風輪), 혈륜(血輪), 기륜(氣輪), 수륜(水輪), 육륜(肉輪)으로 오장에 상응되어 기를 따라 생산된 것이다.

명나라 때 부인우(傅仁宇)가 지은 『심시요함(審視瑤函)』(곧, 『안과대전(眼科大全)』1644년에 간행)은 중의 안과이론을 집대성한 저작이다. 이것은 오운육기(五運六氣)로 강령을 삼고, 태극도설(太極圖說) 및 오행(五行)으로 오륜팔곽(五輪八廓), 목병삼인(木病三因), 108종 안과질환, 여러 의학자의 방제와 치료법 등을 논하였다.

특별히 침발내장술은 큰 발전이 있었다. 다만 인용된 선대 현의(賢醫)의 내용이나 여러 의학자의 안론(眼論) 가운데 용수 이론이 언급된 바는 없다. 오히려 말하기를

원래 구할침락지법(鉤割針烙之法)은 화타(華佗)로부터 비롯된 것이다.

라고 하였다.

덧붙인 '침락구할도양(針烙鉤割刀樣)' 및 '할반정노육수법(割攀睛胬肉手法)' 등은 모두 큰 발명이라고 할 수 있다. 먼저 명반수(明礬水)를 이용해 눈을 씻으라고 하였는데, 이것은 사실 소독의 의미를 담고 있다. 침발내장가결(針撥內障歌訣)은 모두 『비전안과용목론(秘傳眼科龍木論)』에 의거하는데, 그 문자는 약간의 차이가 있다. 그런데 '금침변의(金針辨義)' 일절에는 자침법(煮針法) 및 금침법(金針法), 용수법(龍樹法), '발내장수법(撥內障手法)', 봉안법(封眼法) 등의 '개내장도(開內障圖)'가 있는데 이것을 『은해정미(銀海精微)』, 『용목론(龍木論)』과 비교하면 모두 매우 상세하게 되어 있다. 비록 '우(右)『용목론』, 금침개내장대법(金針開內障大法)'도 말했지만, 현본 『용목론』 중에는 전혀 없다.

이른바 '자침법(煮針法)'은 한편으로 소독의 뜻이 있고, 다른 한편으로는 사용된 약액이 위역림(危亦林)의 마취방(麻醉方)을 이용한 것으로 사용되었는데 실로 기묘한 것이다. 이것은 아마도 수술시에도 여전히 마취의 효과를 가져올 것이다.

자침일법(煮針—法 : 침을 끓이는 것으로 일종의 소독법)은 『소문(素問)』에는 원래 없다. 지금 이 법을 사용하는 것은 따뜻하게 하고 부드럽게 하고자 함이다. 이 법은 이익이 되고 해가 되지 않기 때문에 이것을 따르는 것이다.

위씨책(危氏書)에는 오두(烏頭), 파두(巴豆) 각 1양, 유황(硫黃), 마황(麻黃) 각 5돈, 목별자(木鱉子), 오매(烏梅) 각 10개를 질그릇이나 사기그릇에 넣고 침과 같이 물을 부어 하룻동안 끓여 침을 세척한 후 다시 지통약(止痛藥)인 몰약(沒藥), 유향(乳香), 당귀(當歸), 화예석(花蕊石) 각 5돈을 또 앞의 방법과 같이 물을 부어 하룻동안 끓인다. 다시 침을 꺼내어 조각수(皂角水)로 닦는다. 다시 개고기와 함께 하루 끓인다. 연거푸 기와가루로 두들기고 갈아서 깨끗하고 반듯하게 한 후 잣기름을 바른다. 항상 인기(人氣)를 가까이 하는 것이 좋다.

이것은 장족의 발전이라고 할 수 있다. 수술 중 이 3대 난관(지혈·지통·소독) 중의 두 난관이 이것으로 인해 해결된 듯하다. 애석하게도 이 방법은 충분한 주목을 받지 못하여 널리 보급되지는 못하였다.

이 책에 기술된 '발내장수법(撥內障手法)'은 또한 선대와 비교하면 확실히 간단명료하고 과학적이며, 팔법(八法)이 수지되었고 지금의 수술 요점과 상당히 부합된다고 말할 수 있다.

수술 후 부용반노녹엽(芙蓉半老錄葉) 말린 가루와 정화량수(井花凉水)를 알맞게 섞어 사용한 후 면포로 눈을 감싼다. 면포가 말랐을 때에는 곧 약수를 찍은 붓으로 적셔 준다. 시시때때로 간호해야 하며, 3일 후에야 비로소 개봉하여 사물을 볼 수 있다. 그 밖에도 반드시 탕약을 함께 복용해야 한다. 이것은 또한 아주 우수한 안과수술 후의 간호방법이다.

이것으로 금침발내장법(金針撥內障法)이 중국인의 손에 의해 더욱 더 완전해졌다는 것을 말할 수 있다. 요컨대, 이 방법의 출처는 인도이나, 인도에서는 일찍이 실전되었으며 용수가 발명한 것도 아니다. 오히려 중국에서 큰 발전을 거듭하였다. 인도의학이 자고 이래로 중국에 전해진 일맥(一脈) 가운데서 이것이 가장 그 가치를 발휘하였다.

제 4 절 불교가 위생풍속제도(衛生風俗制度) 등에 미친 영향

(一)

복식(服食), 신선지술(神仙之術)은 본래 방사(方士)나 도교(道教)를 믿는 사람들이 많이 신봉한 것으로, 중국 고유의 것이다. 그런데 불교의 전입으로 일부 변화를 가져왔다. 도교 중의 벽곡술(辟穀術)은 아마도 불교 또한 인도의학 "절립(絕粒)"[飢餓療法]의 영향을 받은 듯하다. 『대당서역기』 2권 「병사(病死)」 1절의 기록에 근거하면 인도인의 치료하는 방법은 다음과 같다.

질병이 생기면 7일간 단식을 한다. 이 기간내에 대부분 병이 치유된다. 만일 병이 치유되지 않으면 식이요법이나 약물치료를 한다. 약의 성질과 종류, 이름 등이 서로 다르고, 의사의 기술, 진찰 등이 서로 다르다.

『남해기귀내법전(南海寄歸內法傳)』 3권에서 또 말하기를

대체적으로 병의 진찰은 아침에 한다. 만일 사후(四候)가 어그러지면 단식을 우선한다. 가령 크게 갈증이 나면 장수(漿水)를 먹지 말고 극히 금하여야 한다. 1, 2일 후 4, 5일을 한도로 병이 치유될 때까지를

기간으로 한다. 서천라다국(西天羅茶國)에서는 병이 생기면 금식을 하는데 반 달 또는 한 달이 지나도록 병이 낫기를 기다려 병이 치유되면 음식을 먹는다. 중천(中天)에서는 7일, 남해(南海)에서는 2, 3일을 금식을 한다.

라고 하였다.

이러한 기아절식요법(飢餓絶食療法)이 중의학에 도입된 사실은 찾아볼 수 없다. 그러나 도교에서 신선술(神仙術)을 수련할 때는, 바로 "삼시충(三尸蟲)"[21]을 제거해야 하는데, 절립(絶粒)은 질병치료의 효과가 있을 뿐만 아니라, 삼시충을 죽이는 기능 또한 분명히 있다. 그런데 삼시충의 제거는, 방진신선술(方瑧神仙術)의 첫 번째 과정이다.

『천금익방』 13권에 「벽곡(辟穀)·복수(服水)」편에서는 다음과 같이 말하고 있다.

　내가 일찍이 진인(眞人) 중에 수선(水仙)이 된 사람은 보았지만, 그 처방을 보지는 못했다. 무덕(武德) 중에 용재(龍齋)가 『복수경(服水經)』 1권을 나에게 주었다. 나는 곧 밤낮으로 이 책을 손에서 놓지 않고 즐겨 읽었다. 그 책은 다 좀이 먹어 낡았고, 글자도 겨우 알아볼 정도여서 그 뜻을 살펴서 1편을 만들었다.

　필자는 이 '용재 『복수경(服水經)』'을 아주 의심스럽게 생각하는데, 그것은 이것이 바로 『태평광기(太平廣記)』, 『송고승전(宋高僧傳)』 등에서 건강부회하게 곤명지용(昆明池龍)이 『해상방(海上方)』을 헌납했다고 한 이야기이다. 도선법사와 접촉한 시기는 바로 무덕(武德) 중에 종남산(終南山)에 은거할 때의 일이다. 손사막이 말한 '용재'는 응당 인도 승려의 이름이며, 혹 용수(龍樹)와 관계가 있을지도 모른다. 『복수경(服水經)』을 보궐합찬(補闕合纂)하여 도교와 불교의 말이 함께 나타나니 절립(絶粒), 벽곡(辟穀)과 동시에 복수(服水)로서 성명(性命)을 연장하는 술법이 이것이다.

　복수의법(服水之法)은 먼저 마음을 넓게 크게 가지고 삼도대고(三塗大苦)를 구하고 법계의 중생을 제도한 연후에 마음을 편안하게 하고 물을 먹는다.

　항상 여러 가지 좋은 향을 피우고 지극 정성으로 염불을 한다. 경계(境界)를 증오(證悟)하고 일체 형상에 집착하지 않고 오직 매사에 진심으로 대한다. 이것은 곧 초기 첫 복수법이다. 잔은 뽕나무 잔을 사용한다. 옹기 잔도 상관없다. 이 때 다음과 같은 주문을 외운다.

　즉, 건원형리(乾元亨利), 정구종오생(正九種五生), 오월여오병(五月與吾幷), 오부불기(吾復不飢), 부불갈(復不渴), 뢰득수이자화(賴得水以自話), 금목수화토오성지기(金木水火土五星之氣), 육갑지정(六甲之精), 삼진천창(三眞天倉), 탁운상영(濁雲上盈), 황부적자(黃父赤子), 수중무경(守中無傾), 급급여율령(急急如律令). 매번 마실 때마다 이 주문을 외운다. 또 주문을 외운 후 물을 3잔 마시는데 매잔을 마실 때마다 3번

---

21) 三尸蟲은 靑姑(上尸), 白姑(中尸), 血姑(下尸)로 나누어진다. 上尸가 사람에게 침입하면 頭, 面, 五官에 병이 발생하고, 中尸가 사람에 침입하면 心, 肺, 脾, 胃에 병이 발생하며, 下尸가 침입하면 腎, 脊, 精, 髓, 骨, 股에 병이 발생한다.

주문을 외운다. 그런 후 아주 세심하고 조심스럽게 천천히 물을 마신다.

복식방(服食方) 중에는 인도로부터 온 것도 있다. 『천금익방』 12권 「양성복이(養性服餌)」중에 '창포를 복용하는 처방'이 있는데 그 끝에 다음과 같은 말이 있다.

　　……사람의 몸이 비만하고 충실해지며, 노인은 광택이 나고, 흰머리가 검어지며, 얼굴에 주름살이 없어지고, 몸이 가볍고 눈이 밝아지며, 행동하는 것이 바람과 같이 빠르다. 골수(骨髓)를 메우고, 정기(精氣)를 더하여 한 제를 복용하면 백 살을 산다.

　　천축마게타국(天竺摩揭陀國), 왕사성(王舍城) 읍타사(邑陀寺)의 삼장 법사(三藏法師) 발마미제(跋摩米帝)가 대업(大業) 8년부터 돌궐(突厥) 사주(使主)와 함께 무덕(武德) 6년 7월 23일까지 낙주대덕도호법사(洛州大德都護法師) 정토사(淨土寺) 주구사(主矩師)를 위하여 번역하여 나온 것이다.

『천금요방』'「식치(食治)」중의 몽마(夢摩), 나륵(羅勒), 제호(醍醐)' 등은 대개 인도에서 전래된 품목에서 선택된 것이다. 특히 제호(醍醐)는 우유 제품으로, 고인도에서는 줄곧 이것을 우유 중 다섯 가지 맛의 으뜸이라고 여겼다. 『열반경(涅槃經)』 14권에서 말하기를

　　소에서 젖이 나오고, 젖에서 낙(酪)이 나오며, 낙(酪)에서 생소(生蘇)가 나오고, 생소에서 숙수(熟酥)가 나오며, 숙소에서 제호(醍醐)가 나오는데, 제호가 가장 상품이다. 만일 이 제호를 복용하면 모든 병이 모두 제거된다. 모든 약에는 이 제호가 들어간다.

불교용어 중에 '제호관정(醍醐灌頂)'이란 말이 있는데 그것을 취하여 불성이 되는 것에 비유하였다. 이것은 지혜를 깨우치고, 영감을 개발시키며, 의려(疑慮 ; 의심스러운 생각)와 번뇌를 제거하고, 마음의 정화를 얻게 한다. 백거이의 『차락발(嗟落發)』시 가운데 "유여제호관(有如醍醐灌), 좌수청량락(坐受淸涼樂)"이라는 구절이 있는데 이것은 바로 그 뜻이다. 천대종(天台宗)은 『열반경(涅槃經)』, 『법화경(法華經)』을 제호경(醍醐經)이라 하였다.

제호(醍醐)가 약으로 쓰인 것은 전하는 바에 의하면 유송 때 뇌효(雷斅)의 『뇌공포자론(雷公暑炙論)』에서 최초로 찾아볼 수 있다고 한다. 이 책은 승의(僧醫) 호흡(胡洽)에 의해 중편 수정되었다. 지금의 현본인 성도(成都) 장선식(張先識)의 집주 안에는 그 내용이 없다.

손사막의 『천금요방』「식치(食治)」'제호(醍醐)' 조항에

　　맛(味)은 달고(甘), 평(平)하며 독이 없다. 허(虛)한 것을 보(補)하고 모든 풍비(風痺 ; 중풍으로 인한 마비)를 제거하는데 여러 번 제련(製鍊)한 것이 좋다. 오래된 식창(蝕瘡)을 제거하고 골수를 보충하고 중기(中氣)를 보하며 뼈를 튼튼하게 하여 오랫동안 장복하면 수명을 연장하여 오래 살 수 있다.

고 하였다.

송나라 구종석(寇宗奭)의 『본초연의(本草衍義)』 16권에는 다음과 같은 기록이 있다.

낙(酪)을 만들 때 맨 위에 한 겹으로 응고되어 있는 것이 수(酥)이고, 수 위에 기름이 더해 있는 것이 제호이다. 졸이면 이것이 나오는데 많이 얻을 수가 없다. 매우 달고 맛이 좋다.

구체적인 응용으로는 『천금요방』 18권 가운데 다음과 같은 것이 있다.

일체 폐병(肺病), 해소(咳嗽), 농혈(膿血) 및 타혈(唾血)이 그치지 않는 것을 치료하는 처방 ; 호수(好酥) 30근을 3번 끓인 후 가라앉혀 응고된 것을 채취하여 제호를 얻는다. 1합(合)을 복용하는데 하루 3회 복용한다.

이외에도 우유를 마시는 것을 또한 크게 제창하였다. 『천금익방』 12권 「양로식료(養老食療)」에는 다음과 같은 말이 있다.

우유는 성질이 평(平)하고, 혈맥(血脈)을 보하며, 심장을 튼튼하게 하고, 기육(肌肉)을 성장하게 한다. 또 사람의 신체를 튼튼하게 하고 윤택하게 하며, 얼굴과 눈이 광열(光悅)하고, 지기(志氣)가 쇠약해지지 않는다. 그러므로 사람들이 늘 인식하고 하루라도 걸러서는 안 된다. 이것은 고기보다 오히려 좋다.

(二)

불교좌선(佛教坐禪)은, 중국 도교의 청심과욕(清心寡慾), 정처산림(靜處山林) 등과 아주 유사하다. 선정(禪定)을 오래하면, 쉽게 피로해진다. 손사막은 마침내 이 경우의 처치방을 내놓았으니 『천금익방』 12권에 보면 다음과 같은 말이 있다.

정선방(正禪方) ; 춘상이(春桑耳 ; 봄에 나는 뽕나무 버섯), 하상자(夏桑子 ; 여름의 뽕나무 열매, 즉 오디), 추상엽(秋桑葉 ; 가을의 뽕나무 잎) 위의 3가지 약물을 같은 양으로 나누어 빻아 체(篩)로 쳐 가루를 …… 몸이 가볍고 눈이 밝으며 잠이 없다. 10일이 되면 멀리까지 통해 알게 되니 초지선(初地禪)이요, 20일 복용하면 이선정(二禪定)에 이르고, 100일이 되면 삼선정(三禪定)을 얻는다. 1년이 지나면 사선정(四禪定)을 얻어 만상(萬相)이 다 보인다. 욕계(欲界)를 타파하여 경계가 손바닥 안을 들여다 보는 것과 같이 보여 불성(佛性)을 보게 된다.

불자좌선(佛子坐禪)은 백거이의 시 『재계만야희초몽득(齋戒滿夜戲招夢得)』 중 '사롱(紗籠 ; 비단으로 만든 롱) 등불 아래 도량 앞에서 낮에는 제(齋)를 올리고 밤에는 좌선하네 〔사롱등하도장전(紗籠燈下道場前), 백일지재야좌선(白日持齋夜坐禪)〕'라는 구절에 나타나듯이 매우 힘든 일이다. '선(禪)'을 범어로는 Dhyana라 하고 또 '선나(禪那)'라고도 한다. '정(定)'은 Samadhi로 또 번역하여 '등지(等持)'라고도 한다. 중국에서는 습관상 두 개를 합하여 '선정(禪定)'이라 한다. 선정(禪定)은 바로 "안정이지식사려(安靜而止息思慮)"의 뜻이다. 이렇게 되기 위해서는 여간 어려운 것이 아니며 이 좌선수행은 또 네 단계로 나누어지는데 이것이 바로 '사선정(四禪定)'이다. 처음 선(禪) 때는 욕망과 번뇌의 간섭을 버리고 초선열(初禪悅)을 얻는다. 제2선정은 바로 이러한 회열을 심신과 자연을 통해 얻는 것이다. 제3선정은 더욱 외부 물질 색채의 회열을 배제하고, 내재된 순정(純淨)한 자연의 즐거움에 있는 것이다. 제4선정 때에는 이러한 즐거움을 무(無)에 귀속시켜, 무욕무념(無慾無念), 무회무우(無喜無憂), 징철투명(澄徹透明), 대지대혜(大智大慧)의 경지에 이른다, 아울러 "천이통(天耳通), 천안통(天眼通), 여의통(如意通), 타심통(他心通), 숙명통(宿命通)"의 오통(五通)을 얻게 된다. 이것은 일종의 특수한 내성(內省) 수행방법으로, 보통 사람이 체험해 볼 수 없는 선열(禪悅)을 느끼고, 또 바로 도가연기(道家煉氣)와 불가수선(佛家修禪)의 결합으로서, 유가술(瑜伽術)과도 많은 관련이 있다. 손사막의 『천금요방(千金要方)』27권에 '천축국안마(天竺國按摩)'가 있는데, "이것은 바라문의 법이다(此是婆羅門法)"라고 하였다. 그런데 이것은 사실 유가공법(瑜伽功法)의 일종이다. 수선에는 정좌(靜坐), 내성(內省), 자시(自視)가 위주가 되는데, 이것으로 선열(禪悅)의 즐거움을 얻고, 양생보전할 수 있으며, 아울러 '법신(法身)'이 될 수 있다. 대개의 방법으로 『선비요법경권상(禪秘要法經卷上)』에 기재된 '계념법(系念法)'이 바로 그 일종이다.

　사문법(沙門法)은 조용한 장소에서 여러 비구, 비구니, 우바새, 우바니 등 사부대중이 집단을 이루어 결가부좌를 하는데 의복을 정제하고, 몸을 바르게 하고 단정히 앉아 가사를 오른 어깨에 걸치고, 왼손은 오른손 위에 얹어 놓고, 눈을 감고 혀를 잇몸에 붙이며 마음을 안정하고 흐트러지지 않게 한다. 먼저 생각을 왼쪽 다리 엄지발가락 위에 둔다.

　이러한 선학유가공법(禪學瑜伽功法)은 초학자(初學者)에게는 익히기가 쉽지 않아서 자주 정신이 혼미해져 잠을 자려고 한다. 손사막이 열거한 '정선방(正禪方)'으로 곧 이러한 폐단을 면할 수 있어서 초학자들이 수선(修禪)을 차례로 성공시켰다. 다른 한편으로 수선(修禪)으로 인해 '주화입마(走火入魔)' 하는 경우도 있는데 손사막이 이것에도 처방을 하였다.

　독송(讀誦), 사의(思義), 좌선(坐禪) 및 외부의 자극으로 놀래서 실심(失心)한 데 쓰이는 저방 ; 수(酥) 2양, 해백(薤白) 한움큼을 썰은 것……

추측컨대 손사막은 불교의 수선(修禪)에 깊은 조예가 있었던 듯하다. 사실상, 선열(禪悅)의 기풍과 위진(魏晉) 때의 청담현풍(淸淡玄風)이 서로 결합하여 일찍이 사회 기풍을 이루었고 승속(僧俗), 조야(朝野)에 두루 퍼져서 이미 승도들만이 독점하는 수행방법이 아니었다. 사령운(謝靈運)은 『열반경』 번역에 참여한 적이 있는데, 그 『산거부(山居賦)』에서 "두루 청취함이여, 많은 것이 아니로다. 이치를 터득함이여, 기쁨이 갖추어졌네(周聽兮匪多, 得理兮俱悅)"라고 하였다. 수양제(隋煬帝)가 지은 『청관정서(淸灌頂書)』에도 '선열은 신을 자본으로 하기 때문에 많으면 좋다(善悅資神 故多佳致)'라고 말하였다. 당나라 초기 남종선(南宗禪) 건립 이후에 그 총림의 심오함과 선승(禪僧)의 초탈함, 공안의 오묘함으로 인해 더욱 많은 사대부들이 이것을 쫓았다. 송대에 이르러 문사선승화(文士禪僧化), 선승문사화(禪僧文士化)는 진실로 황정견(黃庭堅)의 『나호야록(羅湖野錄)』 상권에 말한 바와 같다.

　　깊이 기쁘지 않은 것을 구하고, 살펴 생사(生死)의 뿌리를 깨부순다.

　일대의 시문에는 선기(禪機)가 충만하였다. 소식(蘇軾)은 특히 전형적인 예가 된다. 혜능(慧能, 638~713)이 중국 선종(禪宗)을 창시한 이래로 제창된 '돈오성불(頓悟成佛)'은 북종신수(北宗神秀)의 '점오(漸悟)'설과 대립하기 시작하였는데 '돈오(頓悟)'는 문사들 사이에 널리 받아들여졌다. 이것은 돈오가 바로 창작 영감과 부합하기 때문이다. 그러므로 선열(禪悅)과 전통 도교의 초탈주의 기풍의 결합은 중국 문사들의 특유한 수성양생(修性養生), 처세해탈(處世解脫)의 방법이 되었다. 그 예로 노파선(老婆禪), 야호선(野狐禪)은 굳이 논하지 않더라도, '다선(茶禪)'을 말하자면 더욱 그 기이한 묘미가 넘쳐 흐른다. 이것은 또한 불교 선열이 중국 위생민속을 바꾼 예라고 말할 수 있다.

　승도들이 좌선입정할 때는 정금위좌(正襟危坐)하고, 용심양고(用心良苦)하였다. 낮에는 재계하고 밤에는 좌선하였는데, 오후가 지나도 음식을 먹지 않았으니 그 심신의 고달픔을 미루어 짐작할 수 있다. 이 때문에 약산의 음료수를 마셔도 이것은 보충의 의미가 된다.

　손사막의 정선방(正禪方)이 바로 이를 위해 설정된 것으로, 선열(禪悅)을 돕고 피로를 풀게 한다. 그러나 재료를 구해서 제조하는 것은 결국 쉽지 않다. 그런데 중국의 차(茶)는 한대(漢代)에 이미 있었고 이 때에 선림(禪林)에 받아들여져 곧 그 가치가 상승되어 진품(珍品)이 되었다. 『진서예술전(眞書藝術傳)』에 후조(後趙) 때 소덕사(昭德寺) 승려 도개(道開)가 밤낮으로 눕지 않고 매일 몇 개의 환약을 복용하는 것 외에는, "때로 다시 다소 한두 승을 마실 뿐이다[時復飮茶蘇 一二升而已]"라고 실려 있다. '다소(茶蘇)'는 차잎에 과즙과 향료 또는 수유를 섞은 일종의 내다(奶茶) 음료수이다. 성당(盛唐) 때는 음차(飮茶)의 풍속이 선림(禪林)에 이미 두루 퍼졌었다. 육우(陸羽)의 『다경(茶經)』 '전차법(煎茶法)'은 바로 선림(禪林)에서 시작된 것이다. 당나라 개원 때에, 태산 영암사에 항마법사(降魔法師)가 율령을 선포해 규정하기를 "선학자(禪學者)는 좌정하여 눕지 않고, 정오가 지나도 먹지 않으며, 단지 차를 마시는 것만을 허락한다."고 하였다. 이 때부터 차를 마시는 것이 성행하여 선림(禪林) 중에는 이를 즐기지 않는 자가 없었다. 당나라 봉연(封演) 『봉씨문견기(封氏聞見記)』에 전문적으로 기록되어 있다. 이러한 풍속은 민간에도 흘러 산동(山東)에서부터 장안(長安)까지 시장에 차를 팔지 않는 곳이 없어, 승려의 행각시에 음료를 제공하며, 세속인들도 즐겨 이것을 이용하였다. 이후에 승려, 문사들이 왕래(訪問)할 때에는 또한 한 잔의 차를 서로 대접하였다. 오대(五代) 때, 관휴화상(貫休和尙)의 『제난강언상인원(題蘭江言上人院)』이란 시에서, '청운명사시상방(靑雲名士時相訪), 다자서봉폭포빙(茶煮西峰瀑布冰)'이라고 했는데, 그 형상을 알 수 있을 것 같다. 당대(唐代)의 시인승려(詩僧) 교연(晈然)은 육우(陸羽)의 스승으로 차를 잘 끓였다고 한다. 그는 『음다가초최석사군(飮茶歌誚崔石使君)』에서 말하기를 '삼음편득도, 하수고심파번뇌(三飮便得道, 何須苦心破煩惱)'라 하였으니 음다(飮茶)의 선정을 돕는 기능과 그 효과에 대한 평가가 높았음을 알 수 있다.

송대(宋代)에 이르러 음다(飮茶)는 이미 선사(禪寺)의 '화상가풍(和尙家風)'이라고 불리어졌다. 송나라 전희백(錢希白)의 『남부신서(南部新書)』에 하나의 고사가 실려 있다.

> 대중(大中) 3년에 동도(東都)에 한 승려가 나왔다. 나이가 120살이었다. 선황(宣皇)이 어떤 약을 먹고 지금에 이르렀는가 하고 물었다. 이 스님은 "소승은 어려서 가난하여 평소 약이라고는 모릅니다. 식성이 원래 차를 좋아해서 가는 곳마다 오직 차를 찾습니다. 외출하게 되면 하루에 백여 잔을 마십니다. 평일에도 4~50잔 이상을 마십니다."라고 대답했다. 이에 차 50근을 하사하고 보수사(保壽寺)에 살게 하였다.

이 승려의 말은 과장됨이 없지 않지만, 차(茶)의 양생장수(養生長壽)에 대한 효능은 의심할 여지가 없다. 차를 마시는 것이 일상생활이 되어서, 이른바 '개문칠건사, 시미유염장초다(開門七件事, 柴米油鹽醬醋茶)'라고 하였으니, 차는 거의 필수불가결한 존재가 되었다. 『경덕전신록(景德傳信錄)』 26권에는 다음과 같은 말이 기재되어 있다.

> 새벽에 일어나 손과 얼굴을 씻고, 양치질을 하고 차를 마신다. 차를 마신 후 부처님께 예불을 드리고 돌아와 잔다. 일어나 세수하고, 양치질하고 차를 마신다. 차를 마신 후 일을 한다. 법당에 올라서는 밥을 먹고 양치질하고, 양치질한 후 차를 마신다. 차를 마신 후 일을 한다.

이처럼 온종일 하는 일이 차를 마시는 것이다. 음다(飮茶)는 선원(禪院)의 제도가 되어서 절 안에 다당(茶堂)과 다두(茶頭)를 두어서, 다고(茶鼓)를 쳐서 승려들에게 차 마시는 것을 권장하였다. 임포(林逋)의 시 『서호춘일(西湖春日)』 중에 '春烟寺院敲茶鼓, 夕照樓臺卓酒旗' (봄날 차 연기 속에 절에서는 나고를 치고, 석양은 누각을 비춘 중에 주가의 깃발만 펄럭인다)라 하였는데, 이것은 한 예(證據)가 된다. 또 규정하기를 상등차는 예불(禮佛)하고, 중등차는 손님을 대접하며, 하등차는 자신이 마신다고 하였다. 또 농선(農禪)의 연고로 인해서, 사원에서는 차(茶)를 자급자족하여 선사가 직접 차잎을 땄기 때문에 상등차(上等茶)는 또한 선원에서 많이 생산되었다. 유명한 용정차(龍井茶)도 원래는 사원에서 생산되었다. 육우(陸羽)는 『다경(茶經)』에서 '항주전당천축, 영은양사산다(杭州錢塘天竺, 靈隱兩寺產茶 ; 항주전당의 천축, 영은 두 절에서 차가 생산된다)'라고 하였다. 송대 『도경(圖經)』에 "항주지다, 유보운, 향림, 백은소산입공(杭州之茶, 惟寶雲, 香林, 白雲所產入貢 ; 항주의 차는 오직 보운, 향림, 백운에서 생산되는 것만이 헌납되었다)"이라 하였기 때문에 그 때에 일본 승려 영서(營西)가 중국에 와 방문한 사원에서 차를 마시지 않은 일이 없으니 어찌 마음이 안 동하고, 또 차를 안 가지고 돌아갈 수 있었겠는가? 일본의 다도(茶道)도 또한 먼저 사원에서 선행되기 시작한 것이다.

차를 마시면 다선(茶禪)을 얻고, 이어서 선열(禪悅)이 되니, 문인과 시인들이 그것을 쫓으며, 황제는 그것을 조공받고, 평민백성은 그것을 즐기니, 수성양생(修性養生)에 필수불가결한 음료(飮料)가 되었다. 이것은 비록 중국 본토에서 생산되고 제창된 것이지만, 불교선열(佛敎禪悅)을 빌어 흥성하였기 때문에 기록할 만한 가치가 있다.

현대 연구 결과로 증명된 바는 차가 대뇌피질(大腦皮質)을 흥분시키고, 수렴장도(收斂腸道)와 이뇨작용(利尿作用)을 갖춘 것 외에도, 혈 중의 지방 농도를 저하시키고, 관상동맥 질환 및 뇌졸중 등과 같은 동맥죽양경화(動脈粥樣硬化)의 일종인 질병들을 방지한다고 한다. 때문에 차의 건강에 미치는 효능은 이루 다 말할 수가 없다. 아울러 세계 3대 음료 중 나머지 두 음료인 커피와 콜라는 차와 비교할 수가 없다.

일설에 따르면 결가부좌(結跏趺坐)를 하고, 염경수선(念經修禪)하며, 종일부동(終日不動)하는 것만이 불자의 생활 전부는 아니라고 한다. 화상(和尙)은 모두 '경행지도(經行之道)'라는 것이 있어, 지금의 산보와 매우 유사한데, 이것은 뼈와 근육을 움직이게 활동시켜서, 질병을 물리치고(예방), 장수하게 한다.

『남해기귀내법전(南海寄歸內法傳)』 3권에 말하기를

> 오천(五天)의 땅에서는 길을 만드는 풍속에 경행(經行)을 하는 길을 만드는데, 오직 한 길로만 왔다 갔다 하게 한다. 때로 적성에 따라 시끄러운 곳에서는 거처하지 않는다. 첫째는 병을 낫게 하는 것이고, 둘째는 소화를 시키기 위함이다. 우중(禺中 ; 巳時로 오전 9시부터 11시)이나 질(昳 ; 저녁 해질 무렵)시가 걷는 때이다. 혹 사찰 밖으로 멀리 나가 걷는 경우도 있고 또는 복도에서 천천히 걷기도 한다. 만약 이렇게 하지 않으면 몸에 병이 생기어 마침내 다리가 붓고 배가 나오며 어깨와 다리가 아프다.
> 그러나 담음(痰廕)이 제거되지 않는 것은 단정히 거처한 까닭이다. 반드시 힘들게 걸어야 한다. 그러므로 영추산 보리수 아래서 도를 깨친 것은 모두가 세존의 경행(經行)을 기초로 한 것이다. 경행은 바로 소산(銷散 ; 銷는 삭이는 것이니 소화를 의미하고, 散은 흩어지게 하는 것이니 혈액순환을 의미하는 것이다.)의 뜻이다. 여기에는 양신요병(養身療病)의 뜻이 있다. 옛날에는 행도(行道)라 불렀고 또는 경행이라 하였다.

라고 하였다.

위 글에서 인도는 당시에 차 없이 좌선을 했다는 것을 알 수 있다. 그러나 경행지도(經行之道)는 중국에서도 실행되었는데, 위진(魏晉) 때의 '행산(行散)'이 그 영향을 받은 것인지도 모른다. 다만, 선열(禪悅)의 소요(자유롭게 거닐다)함은 당연히 정원과 교외 등에서의 산책을 포함하는데, 이것은 승려들의 멋스러움이라 할 수 있다.

(三)

위생풍속 중에 영향을 받은 또 하나의 전형적인 예는 양치와 치아청결 그리고 목욕과 신체
청결이다. 중국에는 옛말(교훈이 되는 말)에 "계초명, 함관수(鷄初鳴, 咸盥漱 ; 첫닭이 울 때
모두 양치질을 한다)", "오일즉담탕청욕, 삼일구목(五日則憛湯清浴, 三日具沐 ; 5일마다 더운
물에 깨끗하게 몸을 씻고, 3일마다 머리를 감아라)"[『예기(禮記)』]이라는 교훈이 있다. 여기
에서 개인 위생의 기본이 되는 수구(漱口), 목욕(沐浴), 욕지(浴池) 등이 일찍이 있었음을
알 수 있다. 그런데 불교에서는 대략 인도가 열대, 아열대 지구에 속함으로 인해서 이것을 더
욱 중시하였는데, 신성한 함의로까지 부여되었다. 전하는 말에 의하면 불조(佛祖)는 생하면서
바로 걸을 수가 있었고 눈을 들어 사방을 둘러보며 한 손은 하늘을 가리키고 다른 한 손으로
는 땅을 가리키며, '천상천하 유아독존(天上天下 唯我獨存)'이라고 말하였다. 그때에 천우향화
(天雨香花 ; 하늘에서는 향기로운 꽃비가 내리고)하고, 구룡토수(九龍吐水 ; 아홉 마리의 용이
물을 뿜었다고)하였다 하니, 그것은 목욕하는 것이다. 이로 인해 석가모니 탄신일 때마다 승
려들은 반드시 '욕불(浴佛)'의식을 행한다.

송나라 찬녕(贊寧)의 『승사략(僧史略)』 상권에는 다음과 같이 말하고 있다.

문 ; 욕불(浴佛)은 무엇인가?
통(通)이 말하기를 ; 부처님이 탄생할 때 용(龍)이 물을 뿜고 하늘에서 향화비[香花雨]가 내려 부처님
을 목욕시킨 것을 상징하는 것이다.

의정(義淨)의 『기귀전(寄歸傳)』에 근거하여 말하기를 인도의 욕불은 실제로 일기(日期)에
구애되지 않는다.

큰 것은 반 날이나 한 날 동안 여럿이 함께 하고, 작은 것은 자기의 능력에 따라 매일 씻기고 머리를
감긴다. 이것은 비용은 적으나 복리(福利)는 많다. 코끼리를 씻긴 물은 곧 양 손가락으로 찍어 머리 정수
리에서부터 떨어뜨린다. 그것을 길상(吉祥)의 물이라 한다.

『승사략(僧史略)』에서는 이에 대한 해석을 다음과 같이 말하고 있다.

매일 매일 부처님을 목욕시키는 것은 부처님이 탄생한 날의 의미가 아니라, 이것은 아마 오축(五竺)은
몹시 덥기 때문에 승려들이 자주 목욕을 한 것으로 부처의 목욕을 또한 권했을 것이다.

『비유경(譬喩經)』에는 다음과 같이 말하였다.

세존께서는 법수(法水)로 나의 마음의 때(心垢)를 씻으셨다. 지금 나는 불승(佛僧)께 청하여 나의 몸의 때를 씻으려 한다.

『십송률(十誦律)』(후진 때 번역)에 또 다음과 같이 말하였다.

외국의 욕실은 형태가 원형으로 마치 둥근 창고와 같고 문을 열면 연기가 통하고 아래에는 하수구를 만들어 덮었으며 밖으로 나가 안을 사용하게 하였다. 삼경각(三擎閣)에는 사람들이 거처한다. 물을 단단히 채워서 중각(重閣)까지 채워지면 화기(火氣)는 위로 올라간다. 상각(上閣)의 물은 뜨겁고, 중각의 물은 따뜻하고, 하각(下閣)의 물은 차갑다. 각자 자기의 조건에 따라 물을 사용한다. 따로 물을 끓이지 않는다. 그러므로 '정수(淨水)'라 한다.

이러한 욕실은 중국 본토 사원에서도 지어졌을 가능성이 크다. 『낙양가람기(洛陽伽藍記)』에 은사(隱士) 조일(趙逸)에 대한 이야기가 있는데, 그가 일찍이 이러했을지도 모른다. 불교에서는 욕불(浴佛), 욕신(浴身) 가릴 것 없이 모두 중요한 행사인데 이러한 유형의 불경이 매우 많다. 안세고(安世高)가 번역한 『온실세욕중승경(溫室洗浴衆僧經)』, 『남제서(南齊書)』에 기재되어 있는 『목욕경(沐浴經)』 3권(유실), 『아함경(阿含經)』, 『승지율(僧祇律)』 등의 경전 중에 모두 세인들에게 온실(溫室)[욕실]을 많이 지을 것을 권고하는 글이 있다. 때문에 사원의식 가운데 모두 세욕의 항목이 있다. 돈황 벽화상에 그려져 있는 승려들의 목욕, 이발하는 모습은 매우 장중하다. 섬서부풍(陝西扶風)의 법문사(法門寺) 유적에서 욕실, 부뚜막, 물 끓이는 솥 등이 발굴되었는데, 이러한 것들이 이미 사원 건축에 필수 불가결한 부분이었음을 알 수 있다. 그런데 이러한 세욕(洗浴)은 이미 공중 목욕탕의 초기 형태를 갖추고 있었다. 『삼국지·오지·유요전(三國志·吳志·劉繇傳)』에 기재된 것을 살펴보자.

항상 욕불(浴佛)에는 술과 음식을 차려 놓고 길을 자리로 깔아 수십 리에 이르게 한다. 사람들이 와서 보고 먹는데 만인에 이르러 경비가 거액이나 된다.

이와 같이 대규모의 욕불행사에는 참여하는 자욕자(自浴者) 또한 적지 않았을 것이고 적어도 이로 인해 목욕 위생사업이 추진되었을 것이다. 현재 태족(族)의 신년인 발수절(潑水節)도 사실은 욕불절(欲佛節)인데, 이미 민속이 된 것으로 자욕(自浴)은 필연적인 것이다.

이와 같을 뿐만 아니라 '욕불(浴佛)'에는 '향탕(香湯)'이 필요한데 보통 물을 끓여 사용하는 것이 아니라 많은 약물을 넣어 끓인 것으로 이것이 바로 '약욕(藥浴)'의 시작이 되었다. 『욕상공덕경(浴象功德經)』에 의하면 사용되는 약재에 다음과 같은 것이 있다.

우두전단(牛頭 檀), 자단(紫檀), 다마라향(多摩羅香), 감송(甘松), 백단(白檀), 울금(盂金), 용뇌(龍腦), 침향(沈香), 사향(麝香), 정향(丁香)

이러한 약재를 넣어 끓인 물로 씻으면 체향(體香)이 증가할 뿐만 아니라 일종의 피부병 치료효과도 있다.

또 다른 각도에서 보면 중국 향료약재는 외국에서 수입된 것이 많은데 수당 이후의 사지(史志)에서는 매번 천축(天竺), 서역(西域), 안남(安南) 등지에서 조공된 사실이나 무역된 사실을 기재하고 있다. 그런데 이것은 사실 질병치료를 위해서가 아니라 대부분이 바로 욕불(浴佛), 연향(燃香) 및 기타 불교 의식에 이용되었음을 알 수 있다.

욕불(浴佛)과 관련되어 온천욕을 질병치료에 이용하였는데 이것은 대개 인도와 상관된 것으로 비록 불교 전입 이전에 중국에 이미 온천욕이 있었으나 그것을 질병치료에 전용하는 것은 인도로부터 전해 온 듯하다.

도선(道宣)의 『석가방지(釋迦方志)』에는 다음과 같은 말이 있다.

> 장림(杖林) 서남쪽 10여 리 대산(大山) 양지쪽에 2개의 온천이 있는데 물이 매우 뜨겁다. 부처님께서 몸을 씻으셨다. 멀리 또는 가까이에서 와서 머리를 감았는데 고질병 환자(난치병)가 모두 치유되었다. 비포라산(毗布羅山) 서남쪽 벼랑 그늘에는 옛날에 온천이 500여 개나 있었는데 지금은 겨우 10개밖에 안 되고 오히려 물은 미지근하다.…… 몸을 씻은 사람은 병이 낫는다.
>
> 모든 절에서는 이 물을 취하여 마신다. 이 물로 머리를 감으면 평생토록 깨끗하다. 사람을 시켜 왕현책(王玄策)이 머리를 감게 하였는데 지금 5년이 지났는데도 머리가 항상 윤택하고 깨끗하여 불가사의한 일이다.

남북조 이래로 온천욕과 성수(聖水)를 마셔서 이용한 질병 치료 사례가 점점 늘어났는데 불교에서 전래되어 온 것이다.

양치법에서는 중국 요대(療代) 때에 식모아쇄(植毛牙刷)가 있었는데 출토물을 고증한 바에 의하면 이것은 분명 양치질에 사용[22]된 것이라고 한다. 그 양치법의 원시방식을 거슬러 올라가 보면, 그것은 바로 양지개치(楊枝揩齒)이다. 돈황 벽화에 개치도(揩置圖)가 있다.

『수서 진석전(隋書眞臘傳)』에는 다음과 같은 기록이 있다.

> 매일 아침 손과 얼굴을 씻고 양지(楊枝)로 이를 깨끗이 한 후 경문과 주문을 외운다. 또 씻고 식사를 하고, 식사를 마치면 다시 양지로 이를 깨끗이 닦고, 경문과 주문을 외운다.

다만 인도 불교에서는 본래 의미가 아마도 '닦다[揩刷]'가 아니라 '씹다[嚼]'는 뜻이었을 것이다. 사용된 '치목(齒木)' 또한 반드시 양지(楊枝)인 것만은 아니다.

『남해기귀내법전(南海寄歸內法傳)』에서 말한 것을 살펴보자.

---

22) 周大成, 『中國口腔醫學史考』, 人民衛生出版社, 1991, pp. 90~92.

오천법(五天法) ; 풍속에 치목(齒木)을 씹는 것이 있어서 항상 씹었다. 3살 짜리 어린이에게도 모두 가르쳐서 씹게 하였다. 성인이 가르쳐서 민간에 유행한 것으로 이익이 되는 것이다. 입으로 치목(齒木)을 씹어 어금니에 낀 찌꺼기를 제거하고 혀의 태를 긁어 입 안을 깨끗하게 한다.

이른바 '치목(齒木)'은 산스크리트로 Danta kāstha인데 그 뜻은 '치아를 청결시키는 나뭇조각[淨齒木片]'으로 반드시 양지(楊枝)를 가리키는 것은 아니다. 그러므로 의정이 또 말하기를

그 치목을 범어에서는 단타 카스타(憚哆家瑟詫, Danta Kāstha)라고 부른다. 탄다(憚哆)는 번역하면 이(齒)가 되고, 가슬타(家瑟詫)는 바로 나무이다. 어찌 치목을 알지 못하고 양지(楊枝)라고 이름을 하였는가? 서국(西國)에는 버드나무가 전적으로 드물다. 번역하는 사람이 문득 이 기호[楊枝]로 전하였다. 불교의 치목수(齒木樹)는 실제로는 양류(楊柳)가 아니며, 나란타사(那爛陀寺)에서 직접 눈으로 볼 수 있다.

라고 하였다.
'치목(齒木)'을 '양지(楊枝)'로 오역한 최초의 역자는 법현(法顯)인 듯하다. 『불국기(佛國記)』를 살펴보면 다음과 같다.

(석가모니께서 사지국에 계실 때) 양지를 씹으시어 흙에 꽂았다. 곧 자라서 7자나 되었다.

현장(玄奘)이 이어서 그것을 따랐는데 사실 현장 또한 나란타사(那爛陀寺)에서 이 나무를 본 적이 있다. 『대당서역기(大唐西域記)』 9권에 말하기를

[나란타사(那爛陀寺)] 동남쪽 담장 안 50여 발걸음 되는 곳에 기이한 나무가 있었는데 높이가 8, 9척(尺)이나 되었다. 옛날에 여래께서 양지를 씹고 땅에 버린 것이 뿌리가 내려 자란 것이다. 세월이 오래되었는 데도 처음보다 더 자란 것도 없고 덜 자란 것도 없이 그대로이다.

라고 하였다.
치목은 『비니일용절요(毗尼日用切要)』에 근거하면 '부독위유목일종(不獨謂柳木一種 ; 다만 버드나무 한 종류만을 말하는 것이 아니다)'라고 하였는데 저(楮 ; 닥나무), 도(桃 ; 복숭아나무), 괴(槐 ; 느티나무), 유(柳 ; 버드나무), 작(柞 ; 떡갈나무), 갈등(葛藤 ; 칡과 등나무) 등과 같은 '고삽신랄(苦澁辛辣)'한 수목들은 모두 다 이용할 수 있다. 길이가 8~12지(指) 정도 되고 굵기가 새끼손가락 만한 나뭇조각이나 나뭇가지이면 사용이 가능하다. 의정(義淨)이 다음과 같이 말하였다.

[치목(齒木)] 큰 나무를 쪼개서 사용하기도 하고 작은 줄기를 잘라서 쓰기도 한다. 산장 가까이에 있는 것으로는 떡갈나무 줄기[柞條], 칡덩굴이 우선이고, 평지에는 닥나무, 버드나무가 있는데 뜻에 따라 취한다. 미리 준비를 하여 모자라지 않게 한다.

그는 또한 오랫동안 치목을 씹으면 평생 동안 치통을 앓는 일이 없다고 여겼다. 과연 치목을 씹는 것은 양치의 효과가 있을 뿐만 아니라 지금의 '약물치약(藥物牙膏)'과 같은 작용을 갖추고 있다. 그런데 의정(義淨)은 여기에서 양지(楊枝)를 '치목(齒木)'으로 수정하여 말하지 않았다. 그 이유는 아마 중국내에 양유수(楊柳樹)가 흔하게 있고 또한 그것을 쉽게 구할 수 있는 까닭이다. 그러나 이러한 오역은 양지(楊枝)에 신성한 의미를 부여시켰다. 『화엄경(華嚴經)』11권에는 또 다음과 같이 말하였다.

> 처음에 양지(楊枝)를 씹어 갖게 되는 10덕은 다음과 같다.
> 1. 숙식(宿食)을 삭힌다.
> 2. 담음(痰廕)을 제거한다.
> 3. 여러 가지 독을 푼다.
> 4. 치구(齒垢)를 제거한다.
> 5. 입에서 향내를 나게 한다.
> 6. 눈을 맑게 한다.
> 7. 인후를 윤택하게 한다.
> 8. 입술의 파열을 없앤다.
> 9. 성기(聲氣)를 증익한다.
> 10. 밥맛을 좋게 하지 않는다.
> 새벽과 아침 식사 후에 모두 양지와 같은 여러 고신물(苦辛物)을 치목으로 가늘게 하여 씹으면 위와 같은 10덕을 갖추게 된다.

이시진(李時珍)의 『본초강목(本草綱目)』「목부(木部)」가운데 양지(楊枝)의 약용효능에 관한 대목은 불교의 영향을 받은 것이 분명하다.

> 양지(楊枝)는 딱딱하고 뻣뻣하기 때문에 양(楊)이라 부르고, 유지(柳枝)는 연약하고 늘어졌기 때문에 유(柳)라고 부른다. 한가지 류(類)이면서 2가지 종(種)이다.…… 술에 삶아 치통에 양치질을 한다.
> [백양(白楊)] 식초에 끓여 아통(牙痛)에 그 달인 물을 입에 물고 양치질을 하고, 구창(口瘡)에는 장물[漿水]에 달여 소금을 넣고 입에 물고 양치질을 한다.

『태평성혜방(太平聖惠方)』, 『고금록험방(古今錄驗方)』 등에서는 일찍이 백양나무나 버드나무를 약에 넣어 구치병(口齒病) 치료에 사용했는데 이러한 예는 하나 둘이 아니다. 치목을 씹는 것이 요대(療代)의 직모아쇄(直毛牙刷)로 어떻게 발전하게 되었나를 따져 보면 그것은 중국 의사에 의해 만들어졌을 가능성이 크다. 『외대비요(外臺秘要)』22권「감충식치방(疳蟹食齒方)」에 강생(姜生)의「승마개치방(升麻揩齒方)」을 인용하여 말하면 [주대성(周大成)의 『중국구강의학사(中國口腔醫學史)』에서는 장문중(張文仲)의 약방으로 오재함] 다음과 같다.

승마(升麻) 반 양, 백지(白芷), 고본(藁本), 세신(細辛), 침향(沈香), 각 3푼, 한수석(寒水石) 6푼

위의 6가지 약물을 빻아서 양지(楊枝)를 씹어 부드럽게 한 후 약을 찍어 이를 닦으면 향이 나고 빛이 나며 깨끗해진다. 일반적으로 석고(石膏), 패치(貝齒) 각 3푼, 사향(思鄉) 1푼을 사용하면 더욱 좋다고 하였다.

이 처방상의 버드나뭇가지를 '교연(咬然 ; 씹어서 부드럽게 함)'하는 것은 이미 불교의 '작양유지(嚼楊柳枝 ; 버드나뭇가지를 씹는 것)'와는 다른 것이다. 이것은 치솔로 양치하는 것과 같은 작용을 갖추고 있다. 더구나 '점취약개치(點取藥揩齒 ; 약을 찍어서 치아를 닦는 것)'는 지금의 약용치약(粉末齒藥)을 사용한 것에 해당하는데 '개(揩)'는 '쇄(刷)'와 같은 뜻으로 더이상 '씹다(嚼)'라는 뜻이 아니며 이것은 이미 이를 닦는 초기 형태를 갖춘 것으로 인도의 양지를 씹는 것과는 완전히 다르다. 또한 이것은 직모치솔[直毛牙刷] 출현의 바탕이 된 것으로 중국인에 의해 발명되었음이 의심할 여지가 없다. 양지(楊枝)는 그 밖에 관세음보살의 손 안에서 그 신비한 능력을 발휘한다. 중국 민간에 '3관음' 중의 하나인 '양지관음(楊枝觀音)'은 정병(淨瓶)과 양지(楊枝)를 이용해 인간세상에 감로를 뿌려 중생의 번뇌 혼탁을 제거시켰다. '천수관음(千手觀音)'의 한 손의 이름이 '양지수(楊枝手)'인데 이것 또한 전문적으로 질병과 재앙을 없앤다고 한다. 이런 이야기들은 당연히 불경 전설 중에서 연유되어 온 것이다. 『관정경(灌頂經)』을 살펴보자.

옛날에 유야여성(維耶黎城) 백성들이 전염병을 만났는데 한 나이가 젊은 비구 선리(禪提)가 불교를 신봉하여 마하신(摩訶神)의 주문에 의지해 전염병을 피하니 환자들이 모두 치유되었다.

선리(禪提)는 그 나라에 29년 동안 머물렀다. 백성이 편안하였다. 천화(遷化)에 이르러 다시 전염병을 만났다. 백성들이 선리(禪提)를 생각하고, 마침내 그가 머물고 있는 곳으로 찾아갔다. 그러나 치목(齒木)만 씹다가 땅에 던져 버렸다. 그 곳에 나무가 나서 숲을 이루었고, 그 숲 아래에서는 샘물이 나왔다. 백성들이 그물을 뜨고, 버드나뭇가지를 꺾어 가지고 돌아와 환자에게 뿌렸더니 모두 치유되었다. 독기(毒氣)가 없어지고, 여러 가지 악기(惡氣)가 제거되어 만사가 길상(吉祥)하게 되었기 때문이다.

『법원주림(法苑珠林)』에 불도징(佛圖澄)이 중국에 와서 '양지첨수(楊枝沾水 ; 버드나무에 물을 적시는 것)'를 이용해 후조왕(後趙國主)인 석륵(石勒)의 손을 치료해 주었다고 한다. 훗날 승려가 병을 치료해 준 데 감사하는 것을 '욕쇄양지지수(辱灑楊枝之水 ; 버드나뭇가지로 물을 뿌렸다)'라고 하였다. 의정(義淨)은 '불축정병 부작치목 종조함에 경야초건[不蓄淨瓶 不嚼齒木 終朝含穢 竟夜招愆 ; 깨끗한 물병(양치질 물)을 준비하여 양치질을 하지 않고 치목을 씹지 않으면 마침내 아침에 더러운 것을 머금게 되고 저녁에는 나쁜 병균을 초래케 한다]'라는 말을 했는데 이 말 또한 승려들의 자체 보건 청결방법을 말해준 것이다. 원(원나라) 장자(長煮)의 시 『의모시자환강호(醫護侍者還江湖)』를 보면 '양지편쇄병중수 패엽시번급내경(楊枝遍灑瓶中水 貝葉時繙笈內經 ; 버들가지로 병의 물을 여기저기 뿌리니, 버들잎이 때때로 책장

의 불경에 휘날리네)'이라 했는데 여기에서 그것이 승려들의 필수 휴대품이었음을 알 수 있다. 옛 인도의 풍속에는 손님이나 친구를 초대했을 때 반드시 '양지정수(楊枝淨水)'를 먼저 주었다고 한다. 양무제(梁武帝) 때 제정된 『관음참법(觀音懺法)』을 송(宋)나라의 준식거(遵式据)가 재편집하여 다음과 같이 말했다.

내가 지금 양지정수(楊枝淨水)를 갖추고 오직 대비(大悲)를 바라오니 불쌍히 여기시어 받아 주옵소서!

양지(楊枝)와 정병의 물(淨甁之水) 그리고 '양지관음(楊枝觀音)'의 관련은 모두 보건위생, 질병예방, 질병치료와 관계가 있음을 알 수 있다. 민간에서 중양(重陽), 단오(端午) 등 춘절(春節)에 물이 가득한 대야에 양지를 꽂아 문 앞에 놓아 액막이를 하면서,[23] '구고구난관세음보살(救苦救難觀世音菩薩)'에게 엎드려 절하는데 그것이 진실로 그러한 것이다.

(四)

불교가 중국 의사(醫事)제도에 미친 영향 중에 수당의학의 8과(八科)설립이 인도의학의 8과(八科)로 나누는 것과 서로 관계가 있는지의 여부를 나는 강하게 의심해 본다. 앞에서 이미 서술한 바와 같이 『아유베다(阿輸吠陀)』에서는 의학을 8과(八科)로 나누었다. 즉, 발제(撥除), 이기(利器), 신병(身病), 귀병(鬼病), 소아(小兒), 해독(解毒), 장수(長壽), 강정(強精) 등 8과로 나누었다. 『팔지집(八支集)』, 『팔과제도(八科制度)』, 『팔과제요(八科提要)』는 대략 5·6세기경에 만들어졌는데, 8과를 다르게 분류하여 내과(內科), 대외과(大外科), 소외과(小外科), 정신병과(精神病科), 소아과(小兒科), 독물학(毒物學), 장수학(長壽學), 의학(醫學) 등으로 삼았다. 중국 당나라 때 태의(太醫)가 설치한 의학분과로는 대략 체료(體療), 소소(少小), 창종(瘡腫), 이목구치(耳目口齒), 각법(角法), 침과(針科), 안마(按摩) 및 손상(損傷), 주금(呪禁) 등이 있다. 분과형식상에서 보면 유사한데, 특히 양자에는 중의학상에 명확한 분과설립이 없었다. 그 중에서도 주금은 특히 유별난 것으로, 인도의학의 '귀병의방[(鬼病醫方)정신병과]'의 영향이 아니었다면 아마 설립될 수 없었을 것이다.

그런데 문제는 사서(史書)상에서부터 후세에까지 주금과의 관직 및 그 기능을 명시한 문헌을 찾아볼 수 없다는 것이다. 때문에 형동허설(形同虛設)로서 실제의 상황은 가설(假設)된 것[24]인 듯하다. 이 문제를 만약 인도 불의분과 중에서 형식상으로 가차 도용한 것으로 해석하지 않는다면 설명하기가 어렵다. 삼가 이것을 연구대상으로 제안한다.

그 밖에도, 남북조 이래로 육질관(六疾館), 제병방(諸病坊)이 설립되었는데 이것은 사실

---

23) 『佛學典故匯釋』, pp. 203~297 참고.
24) 馬伯英, 『中國醫學文化史』, 上海人民衛生出版社, 1992.

중국에 일찍부터 있었던 것이지만, 찾아보기는 어렵다. 『남제서(南齊書)』에서

> 태자(太子)는 경릉왕 자량(竟陵王 子良)과 함께 불교를 좋아하였으며 육질관(六疾館)을 설립하여 궁민(窮民)을 보살폈다.

라는 말이 있다.

육질관은 바로 남제 때 문 혜태자(文惠太子) 소색(蕭賾)과 경릉왕 소자량(蕭子良)이 불교의 뜻에 의거하여 설립한 것이다. '육질관에서 가난한 백성을 돌본다[六疾館以養窮民]'라는 글에서 볼 수 있듯이 육질관은 주로 자선의 성격을 띤 기관이며, 환과고독(鰥寡孤獨)의 사람들과 장애인 그리고 노약자처럼 스스로 생계를 책임질 수 없는 사람들을 부양하였다. 당대에서 송대에 이르기까지 여인방(癘人坊), 비전방(悲田坊), 복전원(福田院), 루택원(漏澤園), 양제원(養濟院), 안제방(安濟坊) 등이 있었는데, 현재의 복지기관의 성질을 띠고 있으며, 모두 아직 병원의 형태를 갖추고 있지는 않았다. 그러나 이러한 기관들은 필경 많은 사람들의 병고를 해소시키고, 허다한 사회 위생문제를 해결시켰다.

의사들의 대오(隊伍) 또한 자연히 늘어나서, 사문 중에도 의학에 대략 정통한 자도 적지 않았다.

『당회요(唐會要)』에 나라니사파매(那羅邇娑婆寐)가 당태종을 위해 단약을 연마한 사실이 기록되어 있으며 파라문(婆羅門) 노가일다(盧伽逸多)가 총장원년(總章元年, 668)에 중국에 왔었는데, 모두 의약을 알고 있었다. 남조 때 승우(僧祐)가 지은 『홍명집(弘明集)』중에 진(晋) 석도항(釋道恒)의 한단락 논박이 있는데, 이것은 단편적으로 당시 사문이 하던 일을 반영하며 그 가운데는 의학내용도 포함되어 있다.

> 혹 밭을 개간하여 곡식을 심고, 농부와 함께 생활하며, 혹은 장사를 하여 대중과 같이 이익을 다투고, 혹은 의도에 긍지를 가지고, 더위와 추위를 가볍게 이겨낸다.

당나라 의정(義淨)의 『대당서역구법고승전(大唐書域求法高僧傳)』중에는 이러한 의학에 정통한 한 사문이 있었던 기록이 기재되어 있다.

> 담윤법사(曇閏法師)는 낙양 사람이다. 주술을 잘하고, 현리(玄理)를 배우고, 율전(律典)을 탐구하고, 의명(醫明)을 즐겨하고……

이 사람은 불행히도 출사(出使) 도중에 질병으로 사망하였기 때문에 남긴 업적이 없다. 그러나 중국 불자 중에는 자못 유명한 일부 승의가 배출되었다. 특히 남북조 시기에는 많은 의서를 번역, 종술(綜述), 저작(著作)하고, 인도의 의약을 소개했는데, 이 때 또한 중국의약을 끼워 넣었다. 이것이 최초의 '회통파(匯通派)'이다. 관련된 문헌 통계에 의하면, 석승심(釋僧

深)[축법심(竺法深)? 심사(深師), 심공(深公)], 사문행구(沙門行矩), 석도홍(釋道洪), 석담란(釋曇鸞), 우법개(于法開), 우도수(于道邃), 지법존[支法存, 월지인(月支人)] 등 십여 명이 저작 번역한 것으로 『요백병잡환방(療百病雜丸方)』, 『제약이명(諸藥異名)』 등 백여 권[25] 이 있다고 한다. 이 책들은 일찍이 유실되고 없지만, 그 당시에 큰 영향력을 가졌음이 분명하다. 그 예로 석담란의 『논기치료방(論氣治療方)』을 『속고승전(續高僧傳)』 석담란 조항 아래에서 다음과 같이 찾아볼 수 있다.

　　석담란은 안문(雁門) 사람으로 그의 집 근처에는 오대산이 있다. 늦게 학문에 뜻을 두고 출가하여 강남 도은거(陶隱居)의 방술을 계승하였다. 세상에 그의 명성이 떨쳐 그를 따르는 사람이 많았다. 그의 저서에 『조기론(調氣論)』이 있는데 낭왕(郎王) 소수문(邵隨文)이 이를 주(注)하였다.

추측컨대 석담란은 의학상 도은거(陶隱居)를 계승한 듯한데, 그는 불자였으므로, 불의(佛義) 또한 반드시 알았을 것이다.

상술한 역술의서 11종은 분명 승의(僧醫)에 의한 것으로, 비록 작가불명에 대해서는 그 상세한 바를 알 수 없지만, 당시와 후세에 영향을 끼쳤음을 의심할 여지가 없다. 당대 의정(義淨)이 번역한 『불설료치병경(佛說療治病經)』은 돈황권자 S 5379에서 그 문구를 찾아볼 수 있는데, 그 중에

　　몸에 치병(痔病)이 있으면 형체가 파리해지고 통증이 심하여 밤에는 고통을 받는다.…… 치병에는 풍치(風痔), 열치(熱痔), 음치(蔭痔), 삼합치(三合痔), 혈치(血痔), 복중치(腹中痔), 비내치(鼻內痔), 치치(齒痔), 설치(舌痔), 이치(耳痔), 정치(頂痔), 수족치(手足痔), 척배치(脊背痔), 분치(糞痔)와 전신의 마디를 돌아다니며 발생하는 치(痔)가 있다.

전서가 『의심방(醫心方)』 7권에 인용 기록되어 있는데, '요치병경(療痔病經)'이라고 부른다. 이른바 치(痔)라 명한 것은 현저히 중의개념과는 다르고, 지금의 이른바 항문치창(肛門痔瘡)을 가리키는 것만도 아니다. 그런데 민간에서 '비치(鼻痔)'라고 부르는 것이 있는데, 바로 비식육(鼻瘜肉)으로 어쩌면 요치병경에서 그 명칭이 유래되어 온 것인지도 모른다.

유사한 병명이 불교의 영향으로 개칭되었는데, '천화(天花)'가 바로 그 전형적인 예일 것이다. 불교의 '천화(天花)'의 원뜻은 '천화(天華)', '천우향화(天雨香花)', '천녀산화(天女散火)'로 돈황 벽화 중에서 자주 그것을 찾아볼 수 있다. 일설에 따르면 석가모니의 첫 탄신 때에 '천우향화(天雨香花 ; 하늘에서 향기로운 꽃비가 내리고), 이용토수(二龍吐水 ; 두 마리의 용이 물을 토하다)' 하는 경상(景象)이 있어 길조를 나타내었는데, 이것은 본래 천화와는 조금도

25) 馬伯英, 「兼容幷蓄, 開發新知 - 魏晉醫學의 興, 失, 容, 放을 논함」, 『上海中醫藥雜誌』 2, 1991, pp. 29~31.

관계가 없다. 중국의학상에서 보면 이 병을 『주후방(肘後方)』에서는 '반창(斑瘡)'이라 하고, 『소씨병원(巢氏病源)』에서는 '완두창(豌豆瘡)'[등두창(登豆瘡)으로 잘못 간행]이라 하였으며 송대 이후로는 '두반(痘斑)', '두창(痘瘡)', '두(痘)', '천두(天痘)' 등으로 일컬었다. 의학 서적 중에서는 '천화(天花)'라는 말을 찾아볼 수 없다. 그렇지만 민간에서는 아마 다를 것이다. 한 고사로 오대(五代)때 구인(甌人)으로 진암(陳黯)이라는 사람이 있었는데, 재주를 많이 갖춘 신동이었다.

유년시에 두창을 잃았는데 치유 후 안면 가득히 반점 자국이 남았다. 군수 신리(新蒞)가 진암을 보기를 청해서, 그 얼굴 피부색이 검고 천연두를 잃은 흔적이 붉게 완연함을 보고 조소하며 말하였다.

얼굴의 헌데 자국이 꽃무늬 같으니 어찌 노래를 읊지 않겠는가?

그러자 진암이 붓을 받아들고 바로 한 수의 시를 지었다.

차라리 대모(玳瑁 ; 거북과에 속하는 열대지방의 바다거북)와 견줄 것을, 어찌하여 반서(斑鼠)를 더했는지?
하늘은 단정하지 않은 것을 싫어하여 얼굴에 꽃단장을 하였는가?

이 시는 교묘하게 불가의 전고(典故)를 이용하였다. 『유마힐경·관중생품(維摩詰經·觀衆生品)』에 기록된 바에 의하면 대승보살 유마힐이 비야리성(毗耶離城) 장실(丈室)에서 고의로 '시질(示疾 ; 병을 보였다)' 하였다. 그러자 문수등 대보살과 제자들이 모두 와서 '문질(問疾 ; 병문안)'하였는데, 유마힐이 기연(機緣)을 빌려서, '불가사의한 해탈'을 선언하고, '종무주본, 입일체법(從無住本, 立一體法 ; 근본이 머무르지 않은 곳으로부터 일체 모든 법이 세워졌다)'을 말했을 때에, 장실 중에 한 선녀(仙女)가 홀연히 나타나 천화(天花)를 승려들에게 뿌렸는데, 이것은 바로 그들의 수행 정도를 시험해 보고자 하는 것이었다. 천화가 보살을 향해 날아갔으나 모두 분분히 땅으로 떨어져 몸에 붙지 않았다. 또 천화가 대제자들을 향해 날아갔을 때는 뜻밖에도 단단히 몸에 붙어 떨어지지 않아서 '신력(神力)'을 사용해 떨어내어도 소용이 없었다. 천녀(天女)가 이것으로 그들의 수행 정도를 분별하여 말하기를

결습(結習)이 다 없어지지 않은 사람은 꽃이 몸에 붙고,
결습(結習)이 다 없어진 사람은 꽃이 몸에 붙지 않네.

라고 하였다.

이것이 바로 보살과 대제자들의 수도한 정도의 차이이다.

청나라 공자진(自珍)의 『기해잡시(己亥雜詩)』에서 "천화를 떨어내려 해도 소매에 붙어 떨

어지지 않아, 비로소 성문의 힘이 초월하지 못한 것을 부끄러워하네[天花拂袂著未消, 始愧聲聞力未超]"라 하였는데 이 말이 바로 그 뜻을 의미한다. 진암은 태수의 조소에 반박하지 않고 오히려 상황을 잘 이끌어 겸허와 공손을 보이고 항의하지도 비루하지도 않게 이 한 수의 시를 지었다. 하늘이 꽃으로 장식해 주었다는 것은, 두흔(痘痕)이 꽃처럼 얼굴에 붙어 털어도 떨어지지 않는 것을 비유하는데, 여기에서 이미 '천화(天花)'의 이름을 암시하고 있다. 비록 민간에서는 이렇게 불리어졌다 하더라도 의서(醫書)에 쓰여진 것은 청대 말기에 다다르서야 가능한 일이었다.

(五)

민간에서 '천화'로 병명을 삼은 것은, 천화낭낭(天花娘娘 ; 삼신 할머니와 같이 천연두를 다스리는 할머니)으로 하여금 아이를 이 병의 전염으로부터 보호하도록 기원하는 것과 관련이 있다. 천화낭낭은 또 천모낭낭(天姥娘娘)이라고도 하며, 혹은 관세음보살이라고도 말한다. 민간회화 중에서 자주 그 그림을 찾아볼 수 있는데, 무릇 천화가 유행하는 해에는 자주 제사를 지냈다. 청나라 초기의 명의(名醫) 주순가(朱純暇)가 지은 『종두심법(種痘心法)』(1713)에서 종두의 원인을 언급했는데, 그것은 때를 거슬러 올라가 송대 승상(承相) 왕단(王旦)이 아미산(峨眉山) 신선에게 사람들의 종두를 청한 때로 이것은 중국 최초의 천화에 대비한 예방접종인 인두접종법 게시의 한 예이다. 건륭(乾隆) 황제(1775)에 왕조정(王藻亭)이라는 사람이 『산정종두심법(刪訂種痘心法)』이란 책을 지었는데, 이 책은 주순가의 종두심법을 함부로 수정한 것으로 특히 '종두연유(種痘緣由)' 일절은 주순가의 책 내용과는 전혀 다르다. 그 안에 불교의 설을 삽입했는데, 한 여자가 있어 어릴 때부터 채식을 하며 불경을 외웠다고 한다. 그녀는 유람하다가 아미산에 이르러 암자를 짓고 그 곳에 살면서 종두를 시작하였다. 후에 왕단(王旦)에 의해 서울로 초대되었고, 그 아들에게 놓은 종두가 성공했다는 등의 이야기인데 아울러 나음과 같이 말했다.

　작별인사를 하고 아미(峨眉)로 돌아와 삼교(三橋) 앞의 귀의(歸依) 여인에게 고하여 말하기를 "나는 태어난 사람이 아니라 오래 전에 자비관세음보살이었는데 종두의법을 가르치기 위하여 이 세상에 나왔다. 이 세상의 어린이와 소녀들이 모두 수역(壽域)에 높이 오르기를 바란다. 나는 지금 이 법을 너희들에게 전수하겠으니 사사로이 하지 말고 소홀히 하지말아라."고 하였다. 삼교 여인들은 모두 엎드려 자비보도(慈悲普度)에 감사하였다. 다시 신공(神功)을 찬송하는데 어떻게 명호를 부를 것이냐고 물었다.
　신의(神醫)가 말하기를 "종두를 앓는 집에서는 향불을 피우고 예배를 하며 단지 천모낭낭(天姥娘娘)을 불러라. 그러면 내 즉시 허공에서 보호할 것이다." 하였다. 말이 끝나자 앉은 채로 없어져 버렸다.

이것은 하나의 조작된 억지이자 거짓말로 왕조정의 지나친 숭불정신이 초래한 결과이다. 이 때부터 민간에서는 천모(天姥)를 제사지냈다. 천화낭낭은 한때 성행을 이루었다.

이와 같은 사신예불(祀神禮佛)은 옛날부터 있어 왔던 것으로 비단, 등유, 돈 등의 시주는 물론이고, 노신(魯迅)의 소설 『상임수(祥林嫂)』와 같이 심지어는 문지방에 헌금하여 액땜하는 것, 그 밖에 기원이나 보살의 보호에 감사하는 것 등이 모두 그와 같은 것이다. 일찍이 북제(北齊) 때 용문석굴(龍門石窟) 약방동(藥房洞)에서, 무평(武平) 6년(575)에 사도홍(師道興)이 불상을 짓고 치질방(治疾方)을 새겼는데(필자 졸저 『중국의학문화사』 참고) 천화에 대한 치료방은 이미 여기에서부터 시작되었다. 새겨진 약방에는 '병을 치료하는 증상 29, 치료처방 약물, 침구 모두 118'은 물론 그 중 대개가 중의방약, 침구이며, 소수계열이 인도나 외국에서 전래되어 온 것이다[그 예로 식분(食糞)]. 불상을 조성한 목적은 바로 공봉(供奉), 기우(祈祐), 환원(還願)에 있다. 『조상기(造像記)』에

夫金軀西奄, 儀像東流, 寶相旣沈, □□□化, 自非傾珍建像, 焉可熾彼遺光 ; 若不勤栽藥樹, 無以療玆聾瞽. 然今都邑師道興, 乃抽簪少年, 早託繢門, 八相俱閑, 五家具曉, 爰有合邑人等, 幷是齊國芳蘭鄕中崛壁同契, 孔懷和如骨血, 人抽妙□敬造釋迦石像一軀, 幷二菩薩□僧侍立, 使廣難名, 天花雜狀, 尋形區遍, 欲使崇眞之士, 指矚歸依 ; 慕法之徒, 從玆悟解. 以此微誠, 資益邑人, 師僧父母, 七世歸眞, 現存獲福……

라 하였다.

분명한 것은 사도홍(師道興)과 제나라 사람 방난향(芳蘭鄕) 그리고 합읍(合邑) 사람 등이 함께 불상을 조성하였다는 사실이고, 이 일은 자연히 공덕을 쌓는 좋은 일이며, 그 종지(宗旨)는 깨달음과 복받음이다. 또 부지런히 약수(藥樹)를 심어서 귀머거리와 맹인을 치료하였다.

이러한 약방동(藥房洞) 혹은 약방비(藥方碑)가 서남·서북 등지에서 연이어 발견되었고, 손사막의 고향 약왕산의 『천금보요비(千金寶要碑)』, 『해상방비(海上方碑)』, 『역대명의신비(歷代名醫神碑)』 등에도 모두 대체적으로 이러한 뜻이 포함되어 있다. 불교 기풍은 또 도교의 기풍에도 영향을 미쳤다.

사묘(寺廟 ; 절이나 사당)에서 이러한 시사(施捨), 권선(勸善), 걸약(乞藥) 등을 더욱 많이 볼 수 있는데, 불상에 봉헌하는 것보당 더욱 직접적인 효과와 가치가 있었던 듯하다. 돈황권자 S 5901의 『걸약전(乞藥箋)』에는 다음과 같은 말이 있다.

(모)위로 대덕(大德)에 들으니 비승(卑僧)이 구걸하여 하사받은 약이 조금이라도 중정(重情)을 어기지 말라 하였다. 만일 약초를 조합하려고 하면 빠지지 않게 하고 구걸한 뜻을 존중하기 바란다.

길피(桔皮), 계심(桂心), 부자(附子), 향백지(香白芷), 수유(茱萸), 건강(乾姜), 작약(芍藥), 고량강(高良姜), 초두구(草豆蔲), 궁궁(芎藭), 인삼(人蔘), 호초(胡椒), 가리륵(訶利勒), 마황(麻黃), 지황(地黃), 세신(細辛), 황백(黃栢), 천마(天麻), 우슬(牛膝), 천남성(天南星), 견우자(牽牛子), 복령(茯苓),

빈랑(檳榔), 필발(蓽撥), 황련(黃連)

위의 약물에는 구걸하여 하사받은 약물이 적지 않다.

이것은 일종의 특수한 '걸식화연(乞食化緣 ; 거리로 나가 탁발하며 먹을 것을 시주받는 것, 즉 탁발공양)'으로 그 목적은 의약이다. 이상의 약물들은 거의 탁발하여 시주받은 약물이다. 『법화의소(法華義疏)』에 "비구(比丘)는 이름하여 걸사(乞士)라 한다. 위로는 여래(如來 ; 석가여래)로부터 법을 구걸해 정신을 단련하고, 아래로는 속인에게서 밥을 빌어 목숨을 부양한다. 때문에 걸사라 명한다."라고 하여 걸식을 그 직책으로 여겼고 또한 수행의 한 방법으로 생각하였다. 이러한 일들이 변천하여 걸약(乞藥)이 되어 병을 치료하고 위험에서 구하는 일이 되었는데, 이것이 이른바 "한 사람의 목숨을 구하는 것이 칠급부도를 조성하는 것보다 낫다(救人一命, 勝造七級浮屠)"라고 하는 것이다. 걸약전(乞藥箋)은 도리어 일종의 세속을 반영하는 것이다. 이와 비슷하게 사원에서는 항상 일종의 『권선전(勸善箋)』을 발표했는데 사용한 방법은 중의약의 방제하는 형식으로, 사실 이용된 것은 약물이 아니라 권선(勸善 ; 착한 일을 권하는)의 말들인데 지금의 보타선사(普陀禪寺) 등에서 여전히 그것을 볼 수 있다. 돈을 받을 때마다 전(箋)을 발행하여 주는 것은 자비권선(慈悲勸善)의 본뜻에는 완전히 위배되는 것이다.

돈황권자(敦煌卷子) P 3244에도 이와 같은 것이 있다.

　□三毒昏亂, □之要道廣生□, 經針刺未能令愈. □動, 或致型致害消廋漸□, 良醫不存, 服餌使之然也. □試之信有良驗, 乃先聖秘傳哉. 所須藥味列之如後 ;

　阿㭿利一分, 取之心珍重者 息世緣 一分, 取絕不關心者 离貪爱 一分, 取如辟惡賊者 制情欲 一分, □ □生死 一分, 取觀如火宅者 樂正法 一分, 取如渴思漿者 親友善 一分, 取如魚思水者 勤觀察 一分, 取動念皆知者 廣慈悲 一分, 取不損含靈者 普恭敬 一分, 取觀眞者 深慙愧 一分, 取動念皆知者 大觀喜 一分, 取粉身無悔者 常精進 一分, 取勇猛堅固者 推人我 一分, 取謙遜柔和者 順軌儀 一分, 取口備無缺者 巧方須 一分, 取不失時機者

　上件一十六味皆能眞上妙者, 以分別智刀刮削, 令淨, 拂亂想塵埃, 無容輒汚. 然用大惠杵于淨心臼中搗, 令和合末爲一相, 以觀察細篩, 取解脫香水以爲丸, 其丸大小如菩提子. 欲服藥時先無爲吉日入淨□堂中, 先含阿㭿利漱口, 次以忻水遍身沐浴, 然後面向光明, 正念服藥, 仍用贊誦蜜漿徐徐下藥者. 先禁五種熏辛, 必須堅固, 愼勿令觸犯五熏. 盡此一劑, 限一周時, 晝夜三分爲七服, 相去如人行六七里. 服此藥者, 先禁五種熏辛, 必須堅固, 勿令觸犯五熏辛者……

이 중의 5신(五辛)은 색(色), 향(香), 성(聲), 미(味), 촉(觸)이고, 5훈(五熏)은 곧 대산[大蒜 ; 소국(曹局)], 초총[草蔥 ; 음양(陰陽)], 자총[慈葱 ; 은애(恩愛)], 난총[蘭葱 ; 사교(邪敎)], 전거[典渠 ; 상개(商价)]이다.

권선전의 다른 한 형식은 도형회문시(圖形廻文詩)와 같은 것으로 최근에는 서안 대안탑(西

安 大雁塔)에서 파는 '노래난(老來難)'전(箋)에서 찾아볼 수 있는데 그 서화가 생동적이고 감동적이라고 말할 수 있다. 그림중의 한 늙은 화상이 손에 용머리 지팡이를 짚고 있는데 기본 선은 시문을 연결하여 조성되어 있다. 전반적인 그 내용은 노인의 노쇠와 고통, 늙음으로 오는 어려움인데 그 묘사가 매우 생동감있다. 물혐노인(勿嫌老人 ; 노인을 혐의하지 말 것), 권선존경(勸善尊敬 ; 착한 일은 권하며 노인을 존경할 것)이 주지가 되지만, 그 깔린 의미는 사실 인과응보(因果應報), 현세현보(現世現報)로서 바로 불교의 자비과보사상(慈悲果報思想)이다.

덧붙여 말하면 도가의 양생법 가운데 또한 불교에서 흡수된 것들이 적지 않게 있다. 그 예로 『불설불의경(佛說佛醫經)』중에 '인득병유십인연'(人得病有十因緣 ; 사람이 얻는 병에는 인연으로 얻는 것이 10가지 있다), '구인연(九因緣)' 설이 있는데, 그 가운데 포함된 '구좌불반, 식무대(久坐不飯, 食無貸)', '불응반이반(不應飯而飯), 불량반(不量飯), 불습반(不習飯), 불출생(不出生)' 등과 또한 '인대변(忍大便), 인소변(忍小便)' 등은 다 병에 이르는 원인이 된다고 하였다. 손사막 『천금요방』 27권 「양성(養性)」 중에 많은 경계의 말이 있는데 비록 이것이 불경과 관계가 있는지 없는지 그 여부를 말하지는 않았지만, 아주 유사한 점이 있다. 그 예로 다음을 들 수 있다.

소변을 참고 배설하지 않으면 무릎이 차고 마비가 온다. 대변을 참고 배설하지 않으면 치질이 생긴다.

이와 같은 여러 단서들을 여기서 모두 상세하게 기술하지는 못하였다.

제5절 인도의학이 티베트의학에 미친 영향

중국에서는 티베트(西藏)의 의학을 장의(藏醫)라고 하는데 이것은 중화민족 의학문화 중에 중요한 부분이다. 거기에는 본래 현지에서 생성 발전한 부분과 동시에 한족 의학성분을 흡수한 부분이 있지만, 후에는 마침내 인도의 불의학에 동화되었다. 이것은 역시 중국 외의 의학이 문화를 뛰어 넘어 전해져 온 하나의 특수한 예이다.

(一)

티베트는 지리적으로 세계의 등마루에 위치해 날씨가 차고, 땅이 얼어 있는 천리나 되는 넓은 벌판이다. 그러나 여기서 가까운 곳에 현재 우리가 이미 알고 있는 최초 인류인 원모인(元謀人)의 유적이 있다. 최근 인류학자가 인식한 관점으로 인류의 발상지는 지리·기후 환경이 우세한 지방에만 있는 것이 아니라 생활조건이 악조건인 지역에서도 때때로 출현한다는 견해가 있다. 이것으로 미루어 보아 오래 전 티베트에 이미 인류의 주거활동이 있었다는 것은 이상할 것이 없다. 1977년에 창도(昌都)에서 카노 유적지를 발견했는데, 거기에서 가옥 유적 29채, 돌담[石墻] 3단, 아궁이[灰坑] 4곳, 석기 7978개, 골기(骨器) 368개, 도편(陶片) 200여 조각(그 중 46건이 복원됨)을 발굴해 냈다. 이외에도 곡식 알갱이, 뼈가루[骨灰] 등의 원시농업과 가축업의 유적이 나왔다. 고고학자들은 이것이 지금으로부터 4,000~5,000년 전 티베트고원의 신석기시대 대표물이라고 생각한다. 장족(藏族) 선조는 찬란한 문화를 창조하였으며, 춘추전국시대에 서북지역의 강족(羌族)[발강(發羌), 당강(唐羌)]이 서쪽으로 옮겨와 현지의 토착민들과 자연스럽게 융합, 동화하여 오늘날의 이장족(犛藏族)으로 발전하였다. 일반적으로 항상 자신들이 이우부(犛牛部)['육모우'부('六犛牛'部)]에서 나왔다고 하는데 이것은 곧 서강(西羌)의 우부(牛部), 모우이(犛牛夷) 등과 관계가 있는 것이다.

이러한 융합도 내륙문화가 티베트로 전해 들어간 것이다. 티베트의 옛 명칭은 토번(吐蕃)으로 『신당서(新唐書)』「토번전(吐蕃傳)」에는 "번은 발과 소리(音)가 가깝다. 그러므로 그 자손은 토번이라 한다"라고 말하였다.

여기에서 또한 이것이 발강(發羌)과 관계가 있음을 알 수 있다. 티베트는 중외문화 교류상에 중요한 위치를 차지해 여전히 도선(道宣)이 그의 저서 『석가방지(釋迦方志)』에서 말한 것처럼 중국과 티베트, 인도간을 왕래하는 세 갈래 길의 하나인 중추적 지역이다. 이 길은 『대당서역기(大唐西域記)』에도 실려 있지 않고 최근 사람인 장성랑(張星烺)의 『중서교통사료회편(中西交通史料滙編)』에도 실려 있지 않았는데 도선은 다음과 같이 말했다.

> 한(漢)으로부터 당(唐)에 이르기까지 인도에 간 사람은 그 길이 여러 갈래였으므로 다 말할 수 없다. 그 뒤 기록된 바와 같이 당나라 때 사신들에 의하면 세 길이 있다.

도선(道宣)은 '북도(北道)', '동도(東道)', '중도(中道)'의 삼도(三道)를 서술했는데, 거기서 '동도'라 이르는 것은 사실 '남도'로서 그 길은 하주(河州)에서 토번으로 들어와 인도까지 이르는 곳이다. 의정(義淨)의 『대당서역구법고승전(大唐西域求法高僧傳)』에는 고승(高僧)들이 토번(吐蕃)을 경유해 인도에 들어갔다는 역사적 사실이 구체적으로 기록되어 있다. 이 가운데에는 네팔에서 갈라지거나 혹 서북쪽으로 가서 북인도에 이르는 두 가지 길이 있다.

이것으로 쉽게 알 수 있는 것은, 중국 내륙의 문화와 인도문화는 원래 토번에서 교류하였고 당연히 양자는 모두 티베트문화 생성에 영향을 끼쳤다는 것이다. 629년 제32대 티베트왕 송찬간포(松贊干布)는 티베트고원의 모든 부락을 통일하고, 문자를 창조했으며, 일찍이 네팔의 공주와 당나라의 문성공주(文成公主)를 차례로 처로 삼았다. 두 공주는 티베트로 들어갈 때, 최초로 불교성상(佛敎聖像)과 경전을 토번으로 가지고 들어갔다.[26]

송찬간포(松贊干布)는 당조의 중원문화(中原文化)를 애모해서, 정관(貞觀) 8년(634)에 장안(長安)에 사신을 파견했는데 640년에야 당태종으로부터 종녀(宗女) 문성공주와의 혼인 회답을 받았다. 이로 인해 토번문화는 새로운 전환의 계기를 맞게 되었다. 『구당서(舊唐書)』 「토번전(吐蕃傳)」에는 다음과 같이 말하고 있다.

정관(貞觀) 15년(641)에 태종(太宗)은 문성공주(文成公主)를 시집보냈다. 예부상서(禮部尙書)에는 강하군왕(江夏君王) 도종(道宗)을 주혼(主婚)으로 하여 토번(吐蕃)으로 공주를 보냈는데, 농찬(弄贊)이 그의 부하 백해(柏海)를 거느리고 하원(河源)에서 맞았다. 도종(道宗)은 자서(子胥 ; 사위)의 예를 갖추어 공손히 맞이하였다. 농찬은 대국의 예절과 복식(服飾)의 아름다움에 감탄하여 어쩔 줄 모르는 기색이었다. 공주와 함께 귀국하여서는 친히 이르기를 "나의 아버지나 할아버지 때에는 아직 중국 같은 큰 나라와 혼인한 일이 없었다. 이제 내가 대당(大唐)의 공주를 처로 맞이 하였으니 다행한 일이다. 마땅히 공주의 성을 하나 쌓아 후대에 과시하겠다." 하고 마침내 성읍(城邑)을 쌓아 그 안에 집을 지어 살게 하였다. 공주가 토번 사람들이 자면(赭面 ; 얼굴에 붉은 색을 칠하는 풍속)을 싫어하여 농찬은 나라에 명령하여 폐지하게 하였다. 스스로 또 전구(氈裘 : 털로 만든 모직물로 만든 옷)를 폐지하고, 환기(紈綺 : 비단으로 만든 옷)를 입어 점점 중국 당나라풍을 사모하게 되었다. 또 따라서 추장이나 부호의 자제들을 당나라에 보내어 국학(國學)에 입학시켜 『시(詩)』, 『서(書)』를 배우게 하고 또 중국의 학문을 알려고 하였다.

이렇게 토번문화는 점점 비약적으로 발전하였으며 중화문물 및 과학기술 발명품들이 함께 티베트로 유입되었는데 의약 또한 예외가 아니다. 토번문화의 한화(漢化) 정도는 사실상 적지 않다고 볼 수 있다. 서기 710년에 당나라 중종(中宗)은 양녀(養女) 금성공주(金城公主)를 토번왕 기예축찬찬보[棄隸縮贊贊普(赤德祖贊, 704~755 재위)]에게 출가시켰다. 이로써 재차 위와 같은 문화발전의 과정을 추진시켰다. 당시에는 불교경전 해석도 역시 당나라 승려에 의뢰하여 적지 않은 당나라 승려들이 토번에 가서 경전을 설하고 불법을 전하였다. 특히 선종(禪宗)은 일시에 중국불교를 우위에 서게 하였다. 송찬간포(松贊干布)는 또한 인도에도 논사(論師)를 청하여 많은 종류의 밀종경전(密宗經典)을 번역하고 아울러 나살(拉薩)에 대소사(大昭寺), 소소사(小昭寺)와 같은 유명한 사찰을 건조하기도 하였다. 장족사회는 광범위하게 불교를 받아들였는데 본래 인도불교와 밀접한 관계가 있다. 송찬간포(松贊干布)가 죽은(650) 후 양대 찬보(贊普)는 불교를 돌볼 만한 힘이 없었다.

티베트에는 본래 원시종교가 있었는데 바로 '본교(本敎)'[본파교(本波敎) 또는 영기살만교(靈氣薩滿敎)라고도 부른다. 또한 속칭으로는 '흑교(黑敎)'라고 한다)]이다. 만물에 영(靈)이 있다는 신앙으로 하늘·땅·해·달·별빛·토석·초목·금수 등의 만물을 숭배하였다. 창시자는 먼저 요미옥차(饒米沃且)로서, 바로 '최고의 무당'이다. 기원전 4세기경 옛 토번의 '천적

---

26) 李冀誠, 「藏傳佛敎密宗」, 『文史知識』 5, 1987, p. 96. 아래의 글은 밀종이 불교의 투쟁과 성과관계가 되는 것으로 이를 근거로 하였다.

칠왕(天赤七王)' 중 제1대 왕인 섭적찬보(攝赤贊普) 때 이미 유행하였는데 곧 '독본(篤本)' 단계이다. 적공찬보(赤貢贊普) 때부터 '흡본(恰本)' 단계가 시작되었으며 하나의 이론과 종교 의식이 형성된 전성기를 맞이하였다. 이 시기의 불교는 모두 27대를 집정하였다.

서기 7세기에 송찬간포(松贊干布)는 불교를 끌어 들여 본교(本敎) 권신귀족들의 저항을 받 았다. 그가 죽은 이후, 적덕조찬(赤德祖贊)이 집정하던 시기에도 그들은 여전히 전염병과 자 연재해를 구실로 삼아 승려를 몰아내는 사건을 일으켰다. 적송덕찬(赤松德贊)이 즉위했을 때 (755~796 재위), 나이가 어렸는데 또 대규모의 멸불(滅佛) 사건이 발생하였고 본교의 세력 은 여전히 강대하였다. 그가 성년이 됨에 이르러 반불세력을 제거하여 불교는 비로소 진정으 로 흥성하였고, 본교는 불교화되었다. 서기 9세기경에는 '각본단계(覺本段階)'에 이르러 이미 말할 만한 어떤 세력도 없다. 바로 이 반불세력을 제거할 때, 네팔로부터 정명대사[靜命大師 (寂護)]를 청하여 티베트로 모셔왔는데, 본교(本敎)의 여러 차례에 걸친 재반항으로 인하여 어쩔 수 없이 네팔로 돌아가게 되었다. 그가 적송덕찬에게 알려주기를 인도 밀종(密宗)의 금 강승발원지인 오장나국(鄥仗那國)의 연화생대사(蓮花生大師)를 청해 오면 바야흐로 "모든 악 을 제압할 수 있다."고 하였다. 연화생(蓮花生)은 곧 연화계(蓮花戒)인데, 그는 불교의 무당 과 여러 차례에 걸친 투쟁에서 매번 승리하였다. 이것을 두고 본교 모모(某某) 신조(神祖)는 강복당하고 불교 모모는 호법신(護法神)으로 봉해졌다고 말한다. 이로 인해 본교는 점점 와 해되었다. 이어서 또 정명대사를 청해 티베트로 모셨다. 766년에 티베트 밀교 제일의 정규사 찰인 상야사(桑耶寺)를 건립하였으며, 이 때부터 머리를 깎고 중이 되는 장족승려가 나타났 으며, 밀교의 정전을 널리 번역하였다.

바로 밀교(密敎)와 본교(本敎)의 투쟁과정 중에서 본교의 일방인 한승(漢僧)과 인승(印 僧)의 상반된 의견을 비교적 보호하였는데 이것이 종파투쟁으로 발전하여 마침내는 극렬한 쟁 론을 일으켰다. 프랑스 저명한 학자 대밀미(戴密微)가 이것을 연구한 후에 『토번승쟁기(吐蕃 僧諍記)』을 썼는데, 그 중에 한(漢), 인(印) 승려들의 쟁론과정을 서술하고 있다. 대략 말하 면[27] 다음과 같다.

14세기(1323)에 티베트학자 포돈(布頓)이 책 하나를 지었는데 그 책에 강의한 것은 토번왕[찬보(贊 普)] 주지 아래 한승(漢僧)과 인도승(印度僧) 사이에 토번에서 거행된 1차 대변론회(大辨論會)에 관한 것이다.……

토번에 거주하여 온 마하연화상도 거기서 날로 늘어나는 많은 제자를 얻었다. 그 인원은 이미 토번불교 중에서 많은 수를 차지하였다.…… 적호(寂護)는 당시 토번에서 가장 큰 인도대사여서, 포돈(布頓)도 그 를 마하연을 '화상(和尙)'이라 부르는 것과 마찬가지로 '보살'이라 불렀다. 마하연의 신도들은 '돈문파(頓門 派)'를 형성하였고 인도에서는 그 상대로 '절문파(漸門派)'를 형성하였다.…… 논쟁은 점차 극렬해졌다. 따

---

27) 戴密微著, 耿昇譯, 『吐蕃僧諍記』, 甘肅人民出版社, 1984, pp. 1~19.

라서 인도대사들은 그와 그의 신도들을 죽이려고 위협하였다.

  …… 토번 찬보는 문득 명령을 내려 그들의 학설을 전파하는 것을 금지시켰다.

프랑스 사람 선염부연(渲染敷衍)은 이 때의 승쟁(僧諍)을 고증 연구하여 몇백 페이지에 달하는 장문의 글을 썼으나, 그 내용은 결국 중국과 티베트의 고전서적을 제대로 파악하지 못했고, 그 세부적 내용과 결론도 모두 주도면밀하지 못했다.

대밀미(戴密微)는 백희(伯希)와 돈황에서 가져온 한 권의 문서[승쟁회의문(僧諍會議文); 공문서]를 연구했는데, 그는 포돈(布頓)에 의해 서술된 것이 사실과 부합함을 증명할 수 있다고 생각하였다. 문서 저작자의 수준이 아주 떨어지고 문서의 술어(述語)가 혼란스러웠으며 또한 승쟁의 수준이 낮은 정도를 보여주었다.

변론에 있어서 쌍방은 서로 의사소통이 어려웠다. 그들은 비록 모두 토번어(吐蕃語)를 알고 있었지만 토번 통역자들은 범문(梵文) 원형의 동의관계(同義關係)를 그리 정확하게 전달할 수 없었다. 이렇게 변론은 항상 막다른 골목에 다다르게 되었다. 그 밖에 그는 또 이렇게 여겼다.[28]

> 마하연(麻訶衍) 또는 그를 위하여 책을 편찬한 사람은 대작가가 아니고 또한 심오한 사상가도 아니며, 그들은 투철하게 문제를 잘 논술하지도 않았다.……
> 그들은 자기 자신들도 그들의 학식이 비교적 연좌계와 그들의 신도들에게 미치지 못한다는 것을 잘 알고 있었다.

이 말은 매우 이치에 들어 맞는다. 당대의 중국 불교학은 그 자체가 이미 인도의 원불교교의(原佛教教義)에서 독립, 발전한 것으로 심지어는 원불교 교의와 이미 소원한 감마저 있다. 이 시기에는 중국 선종(禪宗)의 돈오파(頓悟派)도 창시된 지 얼마되지 않았다. 마하연(摩訶衍)은 논쟁 중에 자신과 상대를 제대로 알지 못했으며 때문에 이치에 맞게 상대방을 반박할 수 없었고 그로 인해 마침내는 패배에 이르렀다고 말할 수 있다. 더군다나 인도 승려는 이미 본교를 제압하였고 그 세력은 바야흐로 더욱 성해졌다. 어찌하든 간에 이 실패의 사실과 그 결과는 가혹한 것이었다. 이 사건은 토번(吐蕃) 문명에 일대의 변화를 가져왔고 당나라 불교 전수의 지위는 급격히 떨어졌다. 더군다나 당시에는 1155년으로부터 시작된 안록산의 모반이 있었던 때로 안사의 난은 약 10여년 동안 계속되었고(763에 평정), 그간에 또 당나라 현종은 서경을 탈출하였고, 양귀비를 죽이는 참극 등의 일이 있었으며 국력은 더욱 기울어 졌다. 또한 국경을 지키는 대군을 징병하여 원군으로 보내어 변경 마을에는 단지 노약자와 잔

---

28) 앞의 책 pp. 38~39를 참고. 마하연(摩訶衍)은 대승화상(大乘和尙)을 총칭하는 것으로 『法顯傳』 가운데 이러한 이름이 있으니 어느 화상의 이름이 아니다. 이 글은 한나라 승려이름의 착오이다.

여병사만이 남아 있었다. 이 때 토번이 기회를 타 당나라를 침략하여 심지어는 장안에까지 임박하여 들어왔다. 이 때에 토번은 당 조정에 조금의 예의도 보이지 않았다. 장안에 입성한 첫날 토번군대는 마구 불을 지르고 약탈하였다. 비록 곽자의(郭子儀)에 의해 쫓겨 갔으나 노획한 성내의 남녀와 많은 공인들을 데리고 돌아갔다. 이 사람들은 토번문화의 발전에 도움이 되었으나 토번에서 유리한 입지를 전혀 얻을 수는 없었다. 이러한 복잡다양한 원인 때문에 토번문화는 인도문화 쪽으로 치우쳐 있는데 이것 또한 이러한 형세를 따른 것이다.

(二)

성문실화(城門失火)는 그 재앙이 연못의 고기에까지 미쳤다. 티베트의학의 변화는 대개 이러한 과정을 거친 것이다. 티베트 지역에 크게 유행되었던 한 전설에 의하면 하가토금(夏加土金)이라 불리운 한 신(神)이 가장 먼저 질병이 풍(風), 목(木), 수(水), 화(火), 토(土) 등 다섯 가지의 부조화에 의해 생겨났다는 것을 알았다고 한다. 풍(風)이 없으면 뜨겁고, 불(火)이 없으면 추우니, 하나가 결핍되면 곧 병을 얻는다. 하가토금(夏加土金)은 사검신(四臉神) 충바퉁강(庶巴修強)을 사색해(四色海)에 보내어 '덕택(德澤)' [감로(甘露)]이 담긴 병을 가져와 모든 병을 다스리고자 하였다. 충바퉁강이 돌아오는 도중에 악마 '찰금(札金)'을 만났는데 찰금이 저지하여 병을 뺏으려 하자 쌍방이 7일에 걸쳐 사생결투를 하여 마침내 모두 기진맥진하여졌다. 이 때 약병이 부서져서 감로(甘露)와 충바(庶巴)의 피가 대지로 흘러 각종각양의 약초가 생겨났다. 그러나 찰금(札金)의 피가 흐른 곳에는 인류에 해가 되는 야수와 독초가 생겨났다. 이로 인해 사람들은 첫 번째 의사를 '충바(庶巴)'라 불렀다. 또한 장족(藏族)의 선조는 대지에 무엇 때문에 '독'과 '약'이 있는지, 왜 인류는 질병을 앓아야 하는지에 대해 자신들만의 최초의 해석을 내렸다. 티베트 본교(本敎)의 본의(本醫)체계에 의하면 그것은 "위로는 천상(天象)을 관찰하고, 아래로는 지마(地魔)를 항복받는다", "선악의 길을 가리켜 옳고 그름을 결정한다", "상서(祥瑞)로움이 들어오게 복록(福祿)을 十하며 신에 빌고 약을 구걸한다", "나라를 보호하고 기틀을 전하며 일체 위연(違緣)된 일은 소멸 제거한다"[『서장(티베트)왕신일기(西藏王臣日記)』 참조]라고 할 수 있다. 신도들이 전수한 것은 "위로는 조신[祖神]께 제사드리고 가운데로는 사람과 집을 함께 하게 하며 아래로는 요마(妖魔)를 진압한다"의 법으로 이것은 길흉을 점치고 귀신을 쫓고 부리는 등의 일이다. 전하는 말에 의하면, 섭적찬보(攝赤贊普)는 심신이 건강하며 자못 복상(福相)을 갖추었었는데 다만 마음에 '육의(六疑)'가 있었다고 한다. 즉 유도(有盜), 유한악(有恨惡), 유적(有敵), 유야우(有野牛), 유독(有毒), 유저주(有詛呪) 등 여섯 가지의 근심이다. 본교의 지혜로운 자[智者]가 번역한 나발마월덕회답(拉嚩瑪月德回答)에 말하기를 "잃음이 있으면 얻음이 있고, 악이 있으면 곧 선이 있으며, 적이 있으면 벗이 있고, 들소가 있으면 무기가 있고, 독이 있으면 악이 있으며, 저주가 있으면 해탈의 법도가 있다."라고 하였다. 예컨대 그 당시에는 수유[酥油 ; 소나 양의 젖을 달여 만든 낙제품]는 지혈(止血)이나 화상치료에, 청과주(靑稞酒) 찌꺼기는 상처치료에 그리고 쑥과 백양나뭇가지를 태운 연기가 질병예방 등에 사용되기 시작하였다. 상웅(象雄) 지방에서 걸포적서(杰布赤西)라는 명의가 나왔는데 그는 바로 본교(本敎) 조사 신요(辛繞)의 장자로서 선조가 전한 의료법을 배웠다. 본교 교전『아언고(雅言庫)』에 이르기를

> 마왕 양파도걸(讓巴都杰)이 중생에게 질병의 재난을 전파하는데 도사(導師) [신요(辛繞)]가 걸포적서 (杰布赤西)에게『감로외치법구강(甘露外治法九綱)』을 강의한 후 중생들이 편안하고 행복하게 되었다.

라고 하였다.

홋날의 『불교위탁강(佛敎委託綱)』을 '걸포적서회집의방속이만(杰布赤西會集醫方續二万)'이라고도 불렀다. 19세기의 저명한 티베트 의학자 체마격서·단증팽착(蒂瑪格西·丹增彭錯)의『의서명록말리식선(醫書明錄茉莉節線)』에 또한 특별히 쌍웅파 선인(仙人)인 걸포적서가 지은『해독만자취(解毒萬字聚)』중의 '왕포일포(旺布日布)' 해독환약을 특별히 언급하였다.

『장한대사전(藏漢大辭典)』에 의하면, 왕포일포(旺布日布)는 백급(白芨)을 가리키는데 그 맛이 달고 쓰며 성(性)은 평(平)하고 효능은 일체의 합성변성(合成 成)된 독을 해독하는 것인데 궤양 및 간병을 치료한다. 또 다른 하나는 일부 동물의 복막 안에 있는 '보(寶)'를 가리키는데 곧 척추동물의 장부결석, 예를 들면 상황(象黃), 우황(牛黃), 마보(馬寶), 사보(蛇寶) 등을 말한다. 본교(本敎)의 조사(祖師) 친요미본(親繞米本)이 직접 전수한『십만용경(十萬龍經)』에 이른 것에 따르면, 세계는 천(天), 지(地), 수(水), 지하(地下)의 세 부분으로 나뉘는데 '년(年)', '지주(地主)', '용(龍)'의 삼신으로 나뉘어 주관한다. 인간세상의 각종 질병을 포함한 고난과 자연 재해 등은 모두 이 삼신(三神)과 관계가 있다. 그 중 '용신(龍神)'은 인간의 각종 질병을 주관한다.『우타 원단공포전기(宇妥 元丹貢布傳記)』가운데도 티베트 최초에 성행된 의학 '본의(本醫)'에 대해 언급했는데 방혈(放血), 도마(塗摩), 화요(火療)를 위주로 하였다.

본교(本敎) 의학은 또한 외부 의학체계를 잘 흡수하여 받아들였는데『현자선락섬부주명감(賢者善樂瞻部洲明鑒)』「장한사집(藏漢史集)」에 의하면 티베트의학은 13종의 의료법을 융합시킨 것으로 본의(本醫)「상웅의료법(象雄醫療法)」이외에도 인도, 캐시미르, 네팔 및 중국 등에서 도입된 것이다. 전하는 바에 따르면 4세기경에 천축국 의사 비길무걸(比吉武杰), 비합성택(比哈成澤)이 티베트로 건너가 의료활동을 했다고 한다. 4세기 말, 5세기 초에 탁념덕오(卓念德烏)의 아들 보모인 용공파찰(龍貢巴札)이 선천적으로 실명하였는데 토곡혼(吐谷渾) 의사를 초빙해서 금침발장법(金針發障法)을 사용해 치유시켰다고 한다.『아름각와불교사(雅

隆覺瓦佛敎史)』, 『홍사(紅史)』, 『의학총강(醫學總綱)』 등에는 6세기경 낭일송찬(囊日松贊)
이 집정할 시에 "한나라로부터 역산(曆算)과 의약(醫藥)을 얻었다."고 기재되어 있다. 특히
그 때는 문성공주(文成公主)가 입장(入藏)한 때로 쇄남견찬(瑣喃堅贊)의 『토번왕통세계명감
(吐蕃王統世界明鑒)』에 실린 바에 의하면, 그 때에 서적을 가지고 티베트로 들어갔는데 "404
종의 병을 치료하는 의방(醫方) 100종, 진단법 5종, 의료기계 6종, (의학)논저 4종"은 당연
히 저자가 가미한 것으로 인도의학 설법에 따르면 여러 질병의 개칭(槪稱)일 뿐이지만, 사실
은 한방의적(漢方醫籍)을 가리킨다. 그 밖에도 당나라인의 불교의학서적이 있었을 가능성이
있는데 그것은 돈황유존 권자에서 찾아볼 수 있는 것처럼 문성공주 본인은 독실한 불교신자였
기 때문이다. 이러한 의서들은 오래지 않아 티베트에서 포교활동을 하던 "대천화상(大天和
尙)"[哈祥馬哈德瓦. '哈祥'은 곧 '화상(和尙)'이고, '마합(馬哈)'은 또 '마하(摩訶)'로 번역되기
도 하는데 그 뜻은 '크다[大]'이다.]과 달마곽알(達馬郭嘎)에 의해서 티베트말로 번역되었고
또한 『의학대전(醫學大全)』으로 편찬되었다[『문걸친목(門杰親木)』은 애석하게도 이미 유
실]. 그 안의 진단법(診斷法) 가운데에는 맥학(脈學) 저작이 포함되어 있는데 이것은 인도의
학에서는 없는 바이다. 8세기의 의학자 우타(宇妥)는 『맥학사승기(脈學師承記)』한 권을 정
리하였는데 티베트의학 중의 맥학 내용은 바로 중의학의 맥진(脈診) 내용과 기본적으로 같다.
지금 전하는 우타(宇妥)가 저작한 표(表) 중에도 『맥진 및 그 계시(脈盡及其啓示)』한 권[29]
이 있다. 송찬간포(松贊干布) 또한 일찍이 중국으로 초청되어 가서 중의사 한문해(韓文海)가
번역해 소개한 외과 방면의 저작과 천축국 의사 파열달찰(巴熱達扎)이 번역한 약물(藥物) 및
대식(大食 ; 아랍) 의사 알림나(嘎林那)가 번역한 수의저작(獸醫著作) 등을 모아 한부의 『무
외적무기(无畏的武器)』[『민길촌흡(敏吉村恰)』]로 편성하였다. 이것은 의학을 배우는 자에게
공포시행되어 우수한 성적을 거두었다. 그러므로 착걸만파(錯杰曼巴)는 구명의생(救命醫生)
으로 불려질 수 있다.

금성공주(金城公主)가 티베트로 들어갈 때에 "잡기제공실종(雜技諸工悉從 ; 여러 기술자들
이 쫓아서 들어가다)"[『신당서·토번전(新唐書·吐蕃傳)』]이라고 하였는데 그 가운데 의공
(醫工)이 포함되었을 가능성이 있다. 『토번왕통세계명감(吐蕃王統世系明鑒)』에서도 이것을
언급하였는데 아울러 그 때에 "패자전단희는 한나라 땅에서 의서 여러 종류를 번역하였다(貝
玆 檀希于漢地譯醫書多種)."고 한 것이 있었다고 말한다. 『오세달뢰서장왕신기(五世達賴西藏
王臣記)』에도 똑같이 말하기를 "기체축찬 때 티베트에서는 내륙감숙으로부터 약간의 의학서
적을 번역하였다."고 하는데 『패일곽포(孛日廓布)』[『장의사(藏醫史)』]에 아울러 금성공주가

---

29) 이들은 아래의 글과 관계가 있는 내용으로 蔡景峰 교수의 「早期藏醫史初探」(『中華醫史雜
誌』) 10(1), 1980, pp. 49~55를 참고할 것.

의서뿐만 아니라 명의(名醫)들을 데리고 왔음이 언급되어 있다. 예를 들면 승려 합상마(哈祥馬), 합금달(哈金達), 급주잡경(給朱卡更) 등이다. 그들은 티베트의사 경포자자(瓊布孜孜), 경포통주(瓊布通朱) 등과 함께 티베트 의학서적을 편찬했는데 그 중에 중의 내용이 포함되어 있음이 틀림없다. 그래서 장족의 고의학은 장족, 한족 및 인도 등 외래의 의약이 섞여 합성되어 만들어진 것으로 독자적인 의학은 아니다. 이른바 승쟁(僧諍) 시에 저명한 실패 영웅 마하연(馬訶衍)[합상마합야나(哈祥馬哈耶那) 또 대승화상으로도 번역된다]은 승쟁 전에 일찍이 티베트 번역가 공조(空照)[비노(毗魯)·찰나(扎那)]와 함께 한의(漢醫), 장의(藏醫), 불의(佛醫)의 내용에 근거하여 한부의 의서를 번역하였는데 『월왕약진(月王藥診)』이라고 명명한 이 책은 현존하는 최초의 티베트의학[藏醫學] 문헌으로 모두 112절로 되어 있다. 약물은 대부분 청장(靑藏) 고원지대에서 나는 산물이다.

　질병으로는 설맹(雪盲), 천화(天花), 탄저(炭疽), 위장병(胃腸病), 피부병, 심장병 등을 논하였다. 생리해부는 오장육부에 대해 언급하였고, 진단은 맥학(脈學)을 포함했다. 치료법에는 방혈(放血 ; 피를 뽑는 것), 관장(灌腸), 방복수(放腹水 ; 복수를 뽑는 것) 등이 있고 이론상으로는 바로 음양오행학설과 용(龍), 적파(赤巴), 배근(培根)의 3원소(三元素)를 병행하여 사용하였다. 이 책이 또한 서장(티베트), 본의(本醫), 한의(漢醫), 불의(佛醫)의 결합물(結合物)임을 알 수 있다. 마하연 본인은 화상이지 의사가 아니다. 다만 한의학과 인도의학에 대해 균일하게 대체적인 지식이 있었고, 양쪽으로 기회를 가진 절충적인 위치에 있었다. 어쨌든 『월왕약진』은 티베트의학의 기초를 세웠다.

(三)

『월왕약진』에 이어서 티베트의학의 가장 근본이 되는 경전은 『사부의전(四部醫典)』(티베트어 명으로 『화단거실(華丹据悉)』, 전명은 『감로요의팔지밀결규속(甘露要義八支密訣竅續)』)으로 책의 저자는 티베트 의학자 우타 원단공포(宇妥 元丹貢布, 729~822)로서 세의(世醫) 집안 출신인데 어릴 때 그 부친을 따라 의학을 공부하였다. 후에 티베트왕 적송덕찬은 전 티베트에서 9명의 걸출한 청년을 선발하여 중국 내지에서 초빙되어온 한의사 낙송갈와(樂松喝瓦)에게 보내어 의학을 배우게 하였는데 그 가운데에는 우타가 다행히 끼어 있었다. 낙송갈와는 티베트왕이 매우 극진히 생각하여 그를 칭하여 '탑서(塔西), 동송갈와(東松喝瓦)'라 하였는데 그 뜻은 사방삼계(四方三界)에서 가장 훌륭한 의사를 말하는 것이다. 그는 일찍이 두 차례에 걸쳐 티베트에 들어가 적송덕찬의 병을 고쳐주었을 뿐만 아니라 티베트 땅에서 오래 거주하였다. 티베트왕은 그에게 티베트 남쪽의 두 장원(壯園)과 왕궁을 하사하여 그로 하여금 토번의 정사(政事)에 참여하게 하였다. 그는 후대에 이르기까지 계속 '탑서만파(塔西曼巴)' 사방의생

(四方醫生)로 찬양받았으며 아울러 티베트로 교화한 탑서 가족의 시조가 되었다. 낙송갈와의 영향을 받아서 우타는 중의학을 한층더 이해하게 되었으며 후에 또 오대산에 가서 의학을 배웠다. 그는 또한 일찍이 인도, 파키스탄, 네팔 등지에 가서 의학을 연구하였고, 풍부한 학식과 경력을 쌓았다. 최후 그는 『의학대전(醫學大全)』, 『무외의무기(無畏的武器)』, 『월왕약진』 등의 책을 기초 삼아 대략 기원 713~783에(일설에는 748~765) 『사부의전(四部醫典)』을 편찬하였다. 이 책의 금본은 모두 '총즉본(總則本)' 6장, '논술본(論述本)' 31장, '밀결본(密訣本)' 92장, '후서본(後序本)' 27장, '채도(彩圖)' 79폭이 들어 있다.

티베트의학의 집대성으로 티베트의학 자성체계(自成體系)의 성숙단계가 이미 도래하였음을 알려 준다. 그 기초이론은 곧 '용(龍)' [기(氣) 곧 '풍(風)' 또 '낭(朗)'이라고도 번역된다], '적파(赤巴)' [담(膽), 곧 '화(火)' 또 '적(赤)'이라고도 번역된다], '배근(培根)' [담(痰) 곧 '연(涎)']의 3원질(三原質) 학설 및 음식정미(飮食精微), 혈(血), 육(肉), 지방(脂肪), 골(骨), 골수(骨髓), 정(精)의 일곱 가지 물질이 된다고 여겼고, 또 대변, 소변, 땀을 3대 배설물로 귀속시켰다. 이것은 인도 초기의 베다의학 이론과 비슷하다. 다만 그 아래를 또 오장육부로 나누고 음양 및 목, 화, 토, 금, 수 등의 중국 오행 계통을 이용하고 불교의학의 '지수화풍(地水火風)'의 사대설 혹은 '지수화풍공(地水火風空)' 학설을 이용하지 않은 것은 불교의학과 구별되는 것이다. 의학은 팔지(八支), 십일점(十日点), 십오회(十五會), 사요(四要)로 나누었고 약은 육미(六味), 팔성(八性), 십칠효(十七效) 등으로 나누었는데 이것 또한 자성계통(自成系統)이다. 나눈 팔지(八支)는 생리(生理), 아과(兒科), 부과(婦科), 사마(邪魔), 금상(金傷), 중독(中毒), 양노(養老) 및 자보(滋補)이다. 베다의 팔과 혹은 『팔지법(八支法)』의 팔과분법과는 모두 똑같지 않다. 진찰법에는 문(問), 망(望), 절(切)이 포함되어 있는데 그 중에 절맥은 대개 한의(漢醫)를 계승한 듯하다.

책 중에 또한 침구(鍼灸)도 있는데 이것은 중국에서 전개된 것임이 분명하다. 그러나 빠진 것도 있어 스스로 용, 적파, 배근, 삼대계통분법(三大系統分法)에 맞추어 개조하였다. 최근에 티베트의학의 침구법과 한의가 같은 출처[同源]기 이니리고 여기는 사람[30]이 있는데 이러한 설은 그 근거가 부족한 듯하다. 『사부의전』이 나오기 전에는 동송갈와(東松喝瓦), 마합파라(馬哈巴拉), 형지파탁(亨地巴托) 등이 편찬한 『애구명등(艾灸明燈)』 등이 있었는데 이것은 곧 당의 침구기술이 티베트에 이미 전해졌다는 것이다. 티베트의학에서는 뜸을 사용하였으나 침은 사용하지 않거나 혹은 드물게 사용하였는데 왕도(王燾)가 제창한 '뜸을 사용하고 침을 사용하지 았았다'. ("침은 산 사람을 죽일 수 있으나 혹은 사람을 살릴 수는 없다.")와 같은 것이다. 이것은 당나라 의학의 영향을 받은 것이 분명하며 다만 변이(變異)된 것만 창조하였

---

30) 傳芳, 『四部醫典』 중 「鍼灸術初探」, 『中華醫史雜誌』 19(4), 1989, pp. 234~237.

을 따름이다. 질병에 이르러서는 용병(龍病)을 63종으로 나누고 적파병(赤巴病)은 47종, 배근병(培根病)은 41종으로 나누어 계 151종이다. 그 밖에 한 종을 덧붙여 용, 적파, 배근의 합병증이라 하여, '목포병(木布病)'이라고 불렀다. 그러나 설령 이와 같다 하더라도 여전히 불교의학 4대 404병의 체계에는 부합되지 않는다. 연화생(蓮花生)은 "조복군마(調伏群魔 ; 모든 마귀를 제압시킨다)" 후에 766년에 상야사(桑耶寺)를 건립했다. 마하연의 승쟁(僧諍) 실패는 이것보다 앞선 일이다.

『사부의전』이 제작된 시간은 바로 승쟁 전후로서 승쟁의 영향을 받았는데, 이 책에서 불의(佛醫) 광환(光環 ; 불상의 원광 또는 후광)『약왕월진』에 비하여 더욱 분명하게 드러나는 듯하다. 장절(章節)의 시작마다 "도사세존의성 유리광왕(導師世尊醫聖 琉璃光王)" 등으로 일컫는데 분명히 이것으로 인해서 덧붙여 '월왕(月王)'이라 개칭했을 것이다. 연화생(蓮花生)이 창시한 교파 '영마파(寧瑪派)' [홍교(紅教)]는 이것을 '복장(伏藏)' ['득마(得瑪)'] ― '약왕의 교계(藥王之教誡)' ― 이라고 불렀는데 더욱이 그것을 매장하였다. 1012년에 이르러서야 비로소 상야사에서 발굴되었다. 이것은 또한 매우 이치에 맞는 말이다. 기원 10세기 아리왕(阿里王)계 가열(柯熱)이 집정시에 낙걸 인흠상포(洛杰 仁欽桑布)는 인도의 의약명저인 『팔지약방(八支藥方)』, 『팔지정의팔십장(八支精義八十章)』, 『팔지정의해석월광(八支精義解析月光)』 등의 책을 번역하였는데 인도 불의의 범위가 티베트에서 한층 더 광범위해졌다.

11세기 초, 『사부의전』은 다시 세상을 보게 되었는데 12세기 초에 우타가족 제13대 손인 우타, 살마원단공포(薩瑪元丹貢布)가 여러 차례 인도 등의 국가에 가서 고찰한 이후에 『사부의전』에 수정, 보충, 교정을 가했으며 또 그 밖의 저서로 『사속친열(四續親閱)』, 『우타약진십팔지(宇安藥診十八支)』, 『초약대전(草藥大全)』 등 십여 종이 있는데, 티베트의학에 중요한 공헌을 하였고, 동시에 불교의학의 색채를 더욱 농후하게 하였다. 이상에서 알 수 있듯이 토번 승쟁시에 출현된 한승(漢僧) 실패 결과는 불교종파상에서 티베트불교의 경향을 바꾸어 놓았을 뿐만 아니라 티베트의학으로 하여금 인도의학의 방향으로 편승하게 하였다. 이후 티베트의학은 시종 이러한 체계 안에서 성장 발전하였지만, 더 많은 부분을 차지하는 것은 티베트(藏族) 인민, 자신들의 의료 실천경험이다. 1409년 직후로 황교(黃教)가 창립되었고 동시에 몽고로 전해졌으며, 티베트의학은 나아가 몽고의학 형성에 또한 영향을 끼쳤다. 이것은 모두 중국 본토 내부의 교류 영향이므로 더 이상 쓸데없는 말을 논하지 않겠다. 이상으로 인도의학이 중국에 끼친 영향의 단서들을 모두 서술하였다. 이것은 비록 적다고 말할 수는 없지만 그러나 중국 고유 의학체계에 변화를 가져온 것은 사실상 극히 적다. 다른 각도에서 말하자면 중국의 고도의 의학이 인도에 끼친 영향을 기술하면 더욱 그 예가 적다. 그러나 분명 중국이 인도에 끼친 영향은 존재한다. 아랍인 야쿠트(雅庫特 ; Yakūt, 1179~1229)의 『지명사전(地名辭典)』(1224) 중에 편집되어 있는 『아포ㆍ두랍부ㆍ미살이ㆍ본ㆍ맥합흑이유기(阿布ㆍ杜拉

夫·米薩爾·本·麥哈黑爾游記)』에 그가 인도 연해인 '개라(箇羅)'에 도착하여 본 바를 서술하고 "풍속습관이 중국인 같다." [31]라고 언급하였다. 아울러 말하기를

그들과 중국 사람들은 마찬가지로 비싼 옷을 입는다. 그 나라 국왕은 중국 군주에 의지하여 중국 군주의 이름으로 예배하였다. 개라국왕이 기도하는 방향은 그(중국 국왕)를 향하여 조배하는 것이다. 개라국왕이 절에 예배하는 것도 중국 국왕을 위하여 하는 것이다.

라고 하였다.

그는 또 캐시미르에서 중국 강철을 이용해 건조한 건축물을 보았다. 인도 서남해안인 '고임(故臨)'에서 굉장히 많은 중국산의 웅황(雄黃)을 보았는데 그가 아울러 말하기를

왕이 죽으면 중국에서 왕을 선택한다. 인도에는 성 밖에는 모두 의학이 없다. 여기서는 도자기를 제조하여 중국에 판매하면서 이것이 중국 물건이라고 소리친다. 그러나 사실은 그렇지 않다.…… 중국의 도자기는 투명한 반면에 이것은 그렇지 않고 거의 백색이고 기타 채색이 된 것이 있다.

라고 하였다.

이러한 기술은 간접적으로 중국문화 및 과학기술(의학을 포함한)이 인도에 끼친 영향을 반영한다. 다만 우리들이 찾아볼 수 있는 자료는 매우 적다. 당대 명승 의정은 『남해기귀내법전』 가운데 인도와 중국의 의약을 비교하였는데 다음과 같다.

모름지기 서방의 약 맛은 동하(東夏)와 다르다는 것을 알아야 하는데 서로 있는 것도 있고 없는 것도 있어 하나 같지 않다. 또 인삼(人蔘), 당귀(當歸), 원지(遠志), 오두(烏頭), 부자(附子), 마황(麻黃), 세신(細辛)과 같은 것은 서방에는 없는 것이다.

의정의 이러한 관찰은 사실에 부합된다. 동시기의 중국의학은 사실 인도의학보다 앞섰다. 그는 인도에서 또 고삼탕(苦蔘湯)과 차를 이용하여 스스로 치료하였는데 같은 책 3권에 다음과 같이 말했다.

만일 열병을 앓는 사람은 고삼탕(苦蔘湯)을 달여 먹는 것이 좋다. 차(茶) 또한 좋다. 고국을 떠난 지 20년이 되었는데도 단지 이 치료로 다른 질병 없이 지냈다. 또 신주(神州) 약석(藥石)과 같은 근경류(根莖類)는 그 수가 400여 가지가 넘는데 거의 다 색과 맛이 정교하고 기이하며 향기가 짙어 자극성이 강하고 신기를 왕성하게 한다.……

추측컨대 의정은 중국 의약에 대해 깊은 이해를 갖고 있었으며 그는 지의지승(知醫之僧 ; 의학을 아는 승려)이었딘 듯하다. 그러나 그는 중의약과 침구 등의 기술, 서적을 인도에 전하지 않았는데 이것은 안타까운 일이다. 의정 이후에 다시는 의학을 아는 승려가 인도에 건너간

---

31) 費琅, 『아랍, 페르시아, 터키인의 東方文獻輯注』, 中華書局, 1989, pp. 242~244 참고.

기록을 찾아볼 수 없다. 추측하건대, 중인(中印) 의학 교류가 사실상 단향유동(單向流動 ; 한 쪽으로 흐르는 것)한 원인은 주로 불교 흥쇠(佛敎 興衰)의 변동과 관련이 있는 듯하다. 중국 불교가 크게 성행할 때에 인도불교는 이미 쇠퇴하였다. 중국에서 인도로 불법을 구하러 간 승 려도 있었으나 인도에 경전을 전한 바는 없고 중국의 의승이 인도에 들어간 일은 더욱 없다. 프랑스의 동방학자 위아르(P. Huard)는 중국의 『맥경(脈經)』이 먼저 토번으로 전해진 다음 인도로 전해졌으며 다시 아랍으로 전래되었다고 언급하였다. 그 근거가 어디에 있는지는 알 수 없지만 다음과 같이 말했다.

대략 서기 3세기경에 쓰여진 『맥경(脈經)』은 토번으로 유전되어 거기서 장문(藏文)으로 번역되어 토번 사람들의 환영을 받았다. 그것은 또 인도로 전파되었고, 인도를 경유하여 최후에는 이슬람 국가로 전해졌 다. 이스탄불에서 『맥경』의 아랍 번역본을 볼 수 있는데 거기에는 그림의 해설이 중국 글 그대로 설명되 어 있다. 분명히 『맥경』은 아랍의학에 대하여 영향을 주었던 것이다.

추측컨대, 중국의학이 인도에 끼친 영향에 대해서는 아직도 보충할 필요가 있는 듯하다. 고 대의 중국의학과 인도의학은 병립하는 양대체계(兩大體系)로 서로간에 미친 영향이 후세에까 지 발전과 침략으로 미묘하게 적용되었다. 이러한 모든 것은 충분히 연구할 가치가 있다.

제 6 장

총령(葱嶺) 서쪽의 페르시아 의학

방호 선생은 말하기를 "한(漢)의 서역이라 함에는 광의와 협의의 두 가지 뜻이 있다. 광의의 서역은 천산남북(天山南北)과 총령(葱嶺) 이외의 중아시아·인도·카프카스·흑해의 북쪽 일대지역을 포함하고, 협의의 서역은 단지 지금의 신강(新疆) 천산남로의 전부를 가리킬 뿐이다."[1]라고 말하였다. 이 장에서 서술하려는 것은 상술한 두 가지 뜻만은 아니고, 총령 서쪽에서 소아시아(터키아시아 부분), 원래 소련 국경내의 중아시아·중동아랍반도와 이라크·이란 등지에 이르는 곳까지를 가리키며, 나아가서 아프리카 동해안의 일부 국가와 지역에까지 미치고 있다. 고인도는 앞 장(章)에서 이미 서술하였으므로 여기에서는 열거하지 않겠다.

제1절 호상(胡商)이 이슬람교를 천방에서 가져옴

(一)

고대 서아시아는 문명이 매우 일찍 개화된 지역이다. 빠르게는 B. C. 3천년에 이미 수메르 국가가 출현하였고 이후에 다시 고바빌론·신바빌론 왕국이 건립되어 538년에 이르러서 페르시아에 의해 멸망되었다. 페르시아 제국의 영토가 최대일 때는 일찍이 동으로는 인더스강가에서 시작하여 서로는 소아시아 연안에 이르렀고, 남으로는 이집트에까지 이르러 한동안 유럽의 실레지아(色雷斯) 지역을 점유하기도 하였다. B. C. 330년에 반세기에 걸친 그리스와의 전쟁 이후에 페르시아는 마케도니아의 왕 알렉산더에 의해 멸망하였다. 이후에 B. C. 3세기 중엽에 알렉산더 제국과 시라쿠사 고왕조(고대 그리스 왕국에 속함)가 전복되고, 파르티아 왕국

---

1) 방호(方豪), 『중서교통사(中西交通史)』, p. 77.

(B. C. 247~A. D. 226)이 세워졌는데 중국 역사에서는 '안식(安息)'이라고 일컬었다.

안식국과 중국의 왕래는 일찍이 기록에 있다. B. C. 2세기 말에 이미 지금의 아프카니스탄 지역에 있었는데 중국과 가까운 나라라 할 수 있다. 223년에 안식왕조는 페르시아 사산왕조(薩珊王朝)로부터 대치되어 새로운 페르시아 제국(사산 페르시아)을 건립하였다. 중국 고서적 안에 언급한 '페르시아'는 대체로 이를 가리킨다.

642년에 사산 페르시아는 신흥 아랍제국에 의해 멸망하였는데, 역사에서는 '대식(大食 : Tazi)'이라 일컫는다. 이 1년은 당나라 정관(貞觀) 60년이다. 661년에는 우마야드왕조(661~750)를 건립하였는데 그들의 색이 언제나 흰색이므로 중국사서에서는 '백의대식(白衣大食)'이라 불렀다. 그 사이에 다시 마격리포(馬格里布)·서고트 왕국(西哥特王國 : 스페인)을 정복하였고, 프랑크 왕국(法蘭克王國)을 공격하여 8세기 초에는 파미르고원에 도달하여 당나라 장군 고선지(高仙芝)를 만나 싸워서 지므로 동쪽 침략이 막혔다. 747년에 아바시드 왕조(751~1258)가 건립되었는데 그들의 색이 언제나 검어서 중국사에서는 '흑의대식(黑衣大食)'이라 칭하였다. 1258년 몽고 군대가 바그다드, 처사아리발을 공격, 점령하여 아랍 제국은 끝내 멸망하였다. 그러나 이슬람교를 만들어서 오히려 시종일관 남아서 오늘날 세계 3대 종교의 하나가 되었다. 『코란경』과 『경훈』은 한결 같이 귀중한 경전이었다. 모하메드는 "학문을 찾아야만 한다. 설령 그것이 중국에서 먼 곳에 있다 할지라도"라고 훈시를 하였다. 이 말은 오랜 기간동안 무슬림(穆斯林) 형제의 좌우명이었다. 이 한마디의 잠언은 모하메드의 직접적인 경험에서부터 나왔을 것이다.[2]

중국 역사에서 살펴보면 총령 서쪽에 접경된 모든 국가로는 강거(康居)[강국(康國) : 중아시아 북부]와 그 속국인 엄채(奄蔡 : 강거서북)·엄국(嚴國 : 조라얼과 복얼 하류지역)·대하(大夏 : 옛날 독음으로 Ta kha, 즉 토화라-Tokhayi-, 지금의 아프카니스탄 북부로 계속해서 페르시아성, 알렉산드리아, 색소고왕조에 속했다)이다. 대월씨(大月氏)가 초기에는 대하에 복종하다가 후에 다시 대하를 점거하여 15~65년에 이르기까지 귀상왕조(貴霜王朝)를 건립하여 안식국을 패배시켜 한동안 인도를 통치한 적이 있었다. 중국과의 관계는 유달리 긴밀하였다.

이 밖에도 대원(大宛)이 있는데, 지금의 중아시아 비얼간납분지(원래 소련의 국경내)이다.

---

2) 영국 학자 포랑(布朗)이 쓴 『아랍의학』 가운데에서 이미 다음과 같이 말하였음. "모하메드 시대에 준디샤푸르(容迪一沙波爾, Jundi-Shapur)학교가 정상에 올랐을 때 거기에 그리스와 동방의 문화가 집중되었다." "그 외에 별도로 또 인도, 중국, 이집트, 시리아 등 기타 다른 나라로부터 50명의 의사를 초청하여 매 한 사람에게 10명의 학생을 분배하였고 그들은 병원에서 일정한 업무를 맡았고…" "6천 건의 과학자 문헌에 관련된 원고가 있는데 거기에는 인도와 중국 서적이 포함되어 있으며… 1천 개의 항아리가 있는데 그것은 공예 수준이 매우 높은 중국 '당장(糖漿)' 항아리로 매항아리마다 모두 명칭이 붙여 있으며, 또한 중국의 '건약당장(乾藥糖漿)' 항아리도 많이 있다.

102년에 일찍이 한나라가 항복한 동한(東漢) 초에는 사거(莎車)에 부속되어 있었다. 천보(天寶) 3년(744) 당현종은 나라의 이름을 고쳐서 '영원(寧遠)'이라 불렀으며, 아울러 종실(宗室)의 딸 화의공주(和義公主)를 그 나라 왕에게 시집보냈다. 또, 조지(條支)가 있었는데 안식의 서쪽에 위치하여 페르시아만에 임해 있었는데 지금의 이라크 국경내로서 일찍이 페르시아에 속해 있었던 까닭에 『위서(魏書)』에서는 또 페르시아를 '고조지국(古條之國 : 옛날의 조지나라)'이라 일컬었었다.

이러한 총령 서쪽 국가들은 역사상 계속해서 중국과 문화교류가 있었다. 총령의 동쪽으로는 오손(烏孫)·우전(于闐)·한목(扜果)·루란(樓蘭)·고사(姑事) 등이라 칭하는 48개국이 있었는데 대체적으로 중국판도내에 위치하고 있었으며 그들은 바로 한(漢)문화와 서방문화와의 교류과정 중에서 중개역할을 하였다. 소련학자인 유·파얼탁리덕(維·巴爾托里德)도 『몽고인 침입 전의 돌궐사탄』이라는 책 안에서 이미 다음과 같이 지적한 바 있다. "합나한인(哈喇汗人 ; 유오얼족이 총령 서동의 광대한 지역에 건립한 한국)은 분명히 색얼주인(色爾柱人)보다 훨씬 선진화되었고 때문에 돌궐사탄(突厥斯坦)에서 어떻게 했는지를 막론하고 그들은 유오얼인의 힘을 빌려 중국문화의 영향 아래에서 생활하였다."

페르시아와 대식은 이러한 육로를 거쳐서 중국과 교류했을 뿐만 아니라 해상로를 통해서도 교류하였는데 해상로는 바로 '실크 로드'이다. 프랑스 학자 비랑은 이에 관해 다음과 같이 지적하였다.[3]

4세기부터 7세기 초까지의 중국 역대 왕조의 사료는 교지반도(交趾半島)·석란(錫蘭)·인도·대식 및 아프리카 동해안 등지의 생산품을 통틀어 '페르시아 상품(波斯貨)'이라고 불렀는데 이것은 이러한 물품이 페르시아로부터 중국으로 왔다는 것을 설명한 것이다.

해상의 항해 운행은 서기 9세기 이전에 페르시아 항해사들이 제일 먼저 이룩하였다. 그들은 아랍 사람들이 멀리 동쪽으로 해상항로를 운행하게 한 개척자이다.

주거비(周去非)는 1178년의 『영외대답(嶺外代答)』에서 다음과 같이 언급하였다.

동쪽은 사바(闍婆)제국으로부터, 서쪽은 대식국 옛제국에 임해 있어 그 국경을 경유하지 않고는 중국에 들어올 수가 없다.

이것은 그가 해협을 선택하여 해상로를 통해 소문답납 동해안 북쪽으로 해서 중국 해안선에 도착한 것을 가리키는 것이다. 히르트(夏德 : Hirth)는 일찍이 『조여적중국지리신자료(趙汝適中國地理新資料)』라는 책 안에서 서로는 말라카(摩洛哥)에서부터 동으로는 일본, 한국

---

3) 프랑스 사람 비랑(費朗)이 쓰고, 경승(耿昇), 목근래(穆根來)가 번역한 『아랍 페르시아 돌궐인의 동방문헌집주(東方文獻輯注)』 상무인서관(商務印書館), 1989, pp. 16~17 참고.

부근의 해안에 이르기까지 중세에는 모두 아랍인의 세력 범위에 있었다고 지적하고 있다. 페르시아·아랍인의 선박이 남해영역으로 진입하였는데 소문답납, 가리만단 등 내부에 있는 수천수만의 섬 등을 포함하고 있으며 바로 '중국해(中國海)' 범위와 가까운 곳에 있고 지금의 서사(西沙), 남사(南沙)는 바로 '중국문(中國門)'이다. 이로 인해 한동안 이 지역의 일부 섬들을 곤륜도(崑崙島)라고 일컫기도 하였으며 당나라 때에는 심지어 중인도반도 남부와 남양의 모든 섬을 곤륜이라 총칭하기도 하였다. 이 밖에도 '남해 페르시아'라는 호칭도 있었다. 당송 이래 광주(廣州)·천주(泉州)·항주(杭州)·양주(揚州)·명주[明州 : 영파(寧波)], 홍주[洪州 : 남창(南昌)]·치박(淄博) 등의 도시들은 모두 교류의 중심지였으며 페르시아 대식인 중에는 장사하며 거류하는 자들이 적지 않았다.

당나라 개원원년(713)에는 다시 '시박사(市舶司 : 당나라 때부터 관세징수 등의 외국 무역에 관한 모든 사무를 맡아보던 관청)'의 전문적 사무소의 설치가 시작되었다. 모종의 정도상에서 말한다면, '남해 페르시아'의 상업과 문화교류 활동은 비교적 육상로인 실크 로드를 거치지 않은 곳이 없었는데 이러한 객상(客商 : 상인)들은 또 항구에서부터 내륙 오지까지 깊이 들어와 그 발자취가 서안(西安)·낙양(洛陽)·사천(四川)·티베트(西藏) 등지까지 두루 미쳤다.

<h2 style="text-align:center">(二)</h2>

제1장에서 이미 언급하였지만 B. C. 964년에 주목왕(周穆王 : B. C. 976~922 재위)이 그처럼 저명한 서방을 유람하고 지은 『목천자전(穆天子傳)』에 '헌금조백순[獻錦組百純 : 비단 100뭉치를 헌납]'이라는 기록이 있는데 이는 실크 로드의 첫길이 열리기 시작한 것이다. 장건(張騫)이 서역을 통해 남북 두 길을 개척하였는데 사실 서장을 거쳐서 인도로 들어가는 길은 서로가 같았으며 민간에서는 일찍이 이미 존재하고 있었다. 실크 로드는 상당히 통하게 되었던 것이다. 한 가지 조목에서는 중서교류 사학자들이 증거로 이용한 사료를 아직 찾지 못한 것이 있지만 교류된 상품종류가 광범위하였다는 것은 증명할 수가 있다.

대하(大夏)의 소금은 재게(宰揭)의 이슬로서 그 색은 마치 옥과 같다.

이것은 『여씨춘추 본미(呂氏春秋 本味 : B. C. 약 239에 완성)』 중에서 이윤(伊尹)이 끓여서 맛을 낸다[湯以滋味]고 말한 것 중의 한마디로 동한(東漢) 고유(高誘)가 주해하기를 "대하는 택명(澤名), 혹은 산명(山名)을 말한다", "재게는 산명으로 그 곳을 아직 듣지 못하였다." 후자는 이집트가 아닐까? 이것은 우선 따지지 말자. 그러나, '대하'를 택명이나 산명으로 말한 것은 분명히 잘못 본 것이다. 실제로는 국명이다. 『사기(史記)』「역서(歷書)」에 주역왕(周厲王 : B. C. 878~828), 주유왕(周幽王 : B. C. 781~771)에 대한 기록이 있는데 "주인자제분산, 혹지제하, 혹지이적(疇人子弟分散, 或至諸夏, 或至夷翟 : 가업을 대대로 이어 사는 사람들의 자제들이 분산하여 제하에 이르고 혹은 이적에 이르렀다)" 하였는데 이미 '하(夏)'라는 글자가 모두 주나라 근방의 국가라는 뜻을 지니고 있다. 상(商)나라 탕왕(湯王) 시대에 이미 '대하'라는 명칭이 있지 않았을까? 여기에 대한 의문은 더 고찰해 봐야 할 것 같다. 그러나, 『여씨춘추』가 만들어진 연대가 바로 대하국 홍성기로 소금이 그 나라에서부터 왔다는 책의 기록은 의문의 여지가 없다.

대하는 지금의 아프가니스탄 북로 아무강 상류에 위치하고 있으며, 『세계지도집』 안에 아프가니스탄 특산물 ('소금'도 그 중의 하나이다)을 소개하고 있다. 아무강이 함해(鹹海 ; 짠바다)로 들어가는 것도 이것과 관련이 있다. 『외대비요』의 일부 처방에는 '페르시아 염록'이 사용되었는데 역시 전통적으로 서역의 소금이 약에 들어갔을 것이다. B. C. 2세기 전후에 인도 불교는 아무강 유역과 파미르 지역에까지 전파되었다. 귀상 제국은 더욱이 대월씨가 통치한 곳으로 인도 다음으로 대륙 전부를 차지한 적이 있으며 서쪽으로는 이란 동부까지 달했다. 대체적으로 총령 서쪽의 모든 나라와 중국과의 교통은 이 시기에 시작되어 불교와 가장 크게 관계를 가졌기 때문에 중국에 온 승려로서 안식 대월씨 등 여러 호인 승려들이 가장 많았고 천축 승려가 다음으로 많았다. 이로써 그들을 따라 온 의약문화는 상당히 많은 서역 승려들이 중국에 오게 된 공로가 있을 뿐만 아니라 서아시아 민족의약 내용을 혼잡하게도 하였다. 서기 1~3세기에 누에와 뽕나무가 신강우전(新疆于闐)에 전파되었고 얼마 안 되어 다시 페르시아에 전달되어 최소한 5세기에 페르시아에서는 이미 자기들의 견직업이 시작되었는데 중국의 견직물을 줄곧 그 모형으로 삼았다. 페르시아 상인도 끊임없이 중국에 들어왔으며, 페르시아 최후의 왕 이사사(伊嗣俟)의 후손 니녈사(泥涅斯)가 장안에서 객사하였다. 722~747년에 페르시아 사람이 10차례 중국에 들어왔다. 750년 다시 화모수무연(火毛繡舞筵), 무공진주(無孔眞珠)를 헌납하였다. 그것들은 페르시아 상인들이 몸에 휴대하여 가지고 온 값이 폭등한 장식물, 향약으로 그들은 주로 감숙(甘肅)·청해(青海) 일대에서 활동하였으며, 더 깊숙이 천협(川陜) 동쪽 아래의 장강에까지 들어왔다. 당(唐) 삼채[三彩 : 녹·황·백의 세가지로 채색한 도자기] 중 호용(胡俑)은 바로 그들이 고통을 겪으면서 세상 여기저기를 돌아다니는 것을 묘사한 것이다. 당 묘에서 출토된 많은 페르시아의 은화나 아랍의 금화 등은 증거가 될 만하다. 『낙양가람기』에는 낙양시 동폭의(東暴義)에는 멀리 대진(大秦)에까지 이르는 서역의 거주민 만여 호가 있는데, "세상에서 얻기 어려운 물건이 모두 다 여기에 있다."고 기록하고 있다.

『아포·두라부·비살일·본·맥합흑얼유기(阿包·杜拉夫·米薩·本·麥哈黑·游記)』에 나타난 바로는 작자는 10세기에 육로를 통해 중국에 들어온 자로 토번(吐蕃)·회흘(回紇)·돌궐(突厥) 등의 민족이 모여 사는 지역에 살다 안사의난(安史之亂)을 당했을 때 원조한 흑의 대식동정군의 후예이다. 그는 연도에 산물이 풍부한 것을 보았으며, 강우석(降雨石)·금괴(金

塊)·사향(麝香)·영양각(羚羊角) 등의 진기한 보물을 보았다. 그 중에는 '교장통[絞腸痛 : 창자가 꼬여 아픈 것]을 치료할 수 있는 일종의 흰돌(白石)'과 '지소(止燒)와 퇴열(退熱) 작용이 있는 일종의 돌', '눈곱(眼膠)을 치료할 수 있는 일종의 푸른돌(綠石)', '비병(脾病)을 치료할 수 있는 일종의 붉은돌(紅石)', '불을 켜지 않고도 밤에 볼 수 있는 야광돌'이 있었다.

장성서부(長城西部)의 '문잡(門卡 : station de la porte)'에서 이 사막의 성을 수호하는 중국 병사를 만났는데 국왕으로서의 환대를 받았다. 그런 후에 사천으로 가 그들이 산다빌(散達比 : Sandabil)이라고 부르는 성(城)으로 왔다.

이곳은 곧 중국의 서울로 궁정이 있는 곳이다.

우리들은 하룻밤을 행진하였다. 그 다음날 날이 밝자 일찍 일어나 다시 걷기 시작하여 하루종일 걸어 해가 서산에 질 무렵에야 겨우 목적지에 도달하였다. 여기에는 온종일 걸어야만 성을 빠져나갈 수 있을 만큼 그렇게 큰 성이 있었다. 성 가운데에는 60갈래의 길이 있고, 길마다 궁정으로 통하게 되어 있었다.

우리들은 한 성문에 도달했는데 성장(城墻 : 성의 담) 높이가 팔로 평균 90자나 되는 것을 발견하였다. 성의 담 정상에는 한 줄기의 물이 있어 60갈래로 나누어졌으며, 매줄기의 물은 한 성문으로 흘러갔다. 매줄기의 물은 방앗간(磨坊)을 지나는데, 방앗간 아래에서는 흐르는 물이 휘감아 돌아나와 다른 방앗간으로 들어간다. 방앗간에서 나온 물은 곧 지면으로 흐르는데 그 중의 반은 성 담 밖으로 흘러나가 화원(花園)에 물을 대주고, 다른 반은 성 안으로 흘러 성 안 주민들의 식수로 제공된다. 이 물(한 갈래 길을 지나 궁정으로 흐르는 물)의 뒤에는 다시 상대가 되는 한 갈래의 길을 지나 최후에는 성 밖으로 흘러 나간다. 이와 같이 매갈래의 길에는 두 줄기의 물이 있어 마치 상반되게 흐르는 것 같다. 즉 한 줄기는 성 밖으로부터 성 안을 향해 흘러 식수를 제공하고, 한 줄기는 성 안으로부터 성 밖으로 흘러 주민의 쓰레기 오물을 가지고 간다.

이 단락은 중국 당시대의 수도 장안(長安)의 광대함과 급·배수 위생시설의 완벽함을 묘사한 것으로 사람들을 감탄하게 하였다. 당나라 때는 중국 상인도 적지 않은 수가 아랍 등지에서 들어왔다. 두환(杜環)은 천보(天寶) 10년(751)에 고선지(高仙芝)가 아랍국과의 전쟁에서 패하여 포로로 잡혀 서쪽으로 옮겨 지중해 동해안에서 10년간 살다가 762년 상선을 타고 돌아왔다. 그의 저서 『경행기(經行記)』에는 그 일에 대해 상세히 서술되어 있다. 이 책은 이미 실전되었지만 『통전(通典)』에 일부 단락이 인용되어 있다. 두환은 아발사 왕조 수도에서 고법(庫法)을 몸소 보았다.

비단과 명주를 짜는 바디, 금은공(金銀工)·화공(畵工)은 한나라 장인이었다. 즉, 화공은 경조인(京兆人)인 번숙(樊淑)·유비(劉泚)이고, 옷을 짜서 두른 사람은 하동(河東人) 낙환(樂繯)·여례(呂禮)이다.

이러한 것은 숙련공이 일찍부터 아랍국에 왔다는 것이다. 그 때 전쟁에서 포로가 된 자 중

에는 장인들이 많았으며 종이 만드는 기술도 그 하나로 중국의 제지술은 이 때부터 아랍에
전달되었다. 송대에는 이러한 교류가 더욱 빈번해졌다. 송나라 공정신(龔鼎臣)의 『동원록(東
原錄)』에 그것에 대한 기록이 있다.

> 가우(嘉祐) 7년(1062)에 서인 대수령(西人大首領) 조유외(祖儒嵬) ── 이름은 율정(聿正)──
> 와 부수령 추명근(副首領 樞銘斳)이 신년하례를 허락받고…… 그들이 무역한 것이 약 8만 관이었
> 다. 안식향(安息香)·옥금(玉金)·정석(精石)의 종류로서 가격을 싸게 쳐 즉시 회수하였고, 나머지
> 요사(硇砂)·호박(琥珀)·감초(甘草)의 종류는 비록 값이 쌌으나 또한 훌륭했다.

이것은 서하국(西夏國, 1038~1228)에서 이루어진 무역 정황이다. 서역 호상에서 직접 교
역한 것들과 상당히 유사하다. 예를 들면, 신강아사탑군(新疆阿斯塔郡) 514호 묘에서 출토된
『고창내장진득칭개전장(高昌內藏秦得稱价錢賬)』을 보면 국씨고창시대〔鞠氏高昌時代 - 당초(唐
初)〕에 관이 거둬 들인 금전의장부에는 1년간 이루어진 교역물품이 금·은·구리 이외에는
주로 약재라고 기록되어 있다. 향약(香藥)·요사(硇砂 : 염화암모니아)·유석(瑜石)·울금근
(鬱金根)·석밀(石蜜)의 다섯 종은 총 무게가 거의 4190근에 달했고 그 중 향약은 2983근,
요사는 925근이다. 그 수량의 크기는 사람을 놀라게 하기에 충분하다.

(三)

선박을 이용해 해상으로 온 호상들의 경력을 기록한 문헌들이 적지 않게 남아 있다. 그들의
묘사를 보면 중국과 중국해 일대는 모두 풍요롭고 유달리 아름다우며 신비한 것이었다. 『천방
야담(天方夜譚)』안에도 많은 고사가 실렸는데 바로 여기에서 취재한 것이다. 이븐 호르다즈
베(伊本·庫達特拔, Ibn Khordādzbeh)이 844~848년에 저작한 『도리군국지(道理郡國志)』
에는 다음과 같은 기록이 있다.

> 동양에서 제공되어 나간 물품에는 중국의 백주(白綢)·채주(彩綢)·사향·노회(蘆薈)·마안(馬
> 鞍)·초피(貂皮)·도자(陶瓷)·마취품(麻醉品, Silbandj)·육계(肉桂)·양강(莨姜) 등이 있다.
> 한 외국인이 토번(吐蕃)에 도착해 즐겁고 행복하여 줄곧 그곳을 떠나지 않고 머물러 있었다.

이처럼 아랍인이 폭풍과 암초를 두려워하지 않고 온 것은 당현히 지대한 상업적 이익에 고
무(흥분)된 것이며 중국의 신비함과 풍요로움 그리고 아름다움에 대한 동경 때문이었다. 그
들은 중국과 인도를 서로 비교해 본 적이 있다. 예를 들면, 이븐 알 파기(伊本·法基林, Ibn
Al-Fakih)이 902년 저작한 책에는 다음과 같은 말이 있다.[4]

---

4) 위의 책 pp. 76~79 참고.

중국의 상품은 가장 아름답고 또 비싸다.…… 중국 사람들은 겨울·여름을 분간하지 않고 비단옷을 입는다.…… 중국(인도에 비해)은 깨끗하고, 또 더 아름답다. 중국의 성곽은 매우 크고, 지형 위에 성벽을 둘러쌓아 방벽을 설치했다. 중국인은 (인도인에 비해) 더욱 건강하고, 질병이 더 적으며, (기후)가 사람이 생활하기에 더욱 알맞다. 중국에서는 애꾸눈을 가진 사람, 두 눈이 실명된 사람 및 기형인을 만나기가 매우 어렵다.

술레이만(蘇萊曼 : Sulaymān)은 진정으로 광범위하게 중국을 유람한 사람으로 그의 저서 『편년사일람표(編年史一覽表)』(851)에는 다음과 같은 말이 있다.

중국 각지의 풍경은 보다 수려하다. 인도에는 대부분의 지역에 성곽이 없는데, 중국에는 이와 반대로 매곳마다 굉장히 크게 세워진 성곽을 만날 수 있다.

중국인은 더욱 건강하며, 질병이 보다 적고, 공기가 이처럼 청결하고 거의 두 눈이 실명된 사람이 없으며, 애꾸눈을 가진 사람이 없고 또 기형인도 없다. 그런데 인도의 대부분의 지역에서는 수시로 볼 수 있다.

두 나라의 강하(江河)는 모두 매우 아름답고, 하수(河水)는 우리들의 강하(江河)보다 많다. 물론 중국과 인도에서는 강우량이 모두 충분하다. 인도에는 황량한 땅이 매우 많이 있는 반면 중국에는 반대로 소유한 땅이 고루 경작되어 곡식이 심어져 있다.

중국인은 인도인에 비해 보다 아름다우며 풍속이나 옷 입는 것, 머리에 쓰는 것이 더욱 아랍인과 가깝다. 중국인의 복장과 예의는 매우 아랍인과 닮았다. 그들은 일종의 긴 도포를 입고 허리띠를 매었다. 인도인은 남녀를 구분하지 않고 모두 두 폭의 천으로 허리를 둘러 옷을 하고 팔에는 금팔지를 하고 보석으로 장식을 한다.

어쨌든 두 사람은 상인 겸 여행가로 중국에 대한 견해는 전체적으로 만족한 호감을 지녔으며 당시 아랍인의 눈에 비친 중국의 일반적 견해로 이것은 바로 비랑이 논평한 것과 같다.

아랍의 작가들은 일반적으로 중국을 모두 열렬히 묘사하였다. 그들은 중국의 광활한 영토, 별처럼 빽빽한 성곽과 연못, 주민들의 안락한 생활, 사람을 이끌 만한 아름다운 건축물 등에 대해 매우 감탄을 하였다.

해상로에는 상인과 호객(胡客)의 왕래가 빈번하여 끊임이 없었다. 중국에서 서쪽으로 간 선박에 대한 기록은 오히려 적게 남아 있다. 그러나, 긍정할 만한 것은 선박이 매우 컸을 뿐 아니라 원래부터 칭찬을 받았다는 것이다. 명조 영락에서 선덕 연간, 1405년에서 1433년에 이르기까지 삼보태감(三寶太監) 정화(鄭和)가 여섯 차례 서양에 간 것은 바로 최상의 원항 능력을 증명한 셈이다. 그의 함대는 가장 많게는 63척을 가지고 있었으며, 1척당 약 1500톤을 실을 수 있다. 동으로는 류큐(琉球), 필리핀과 몰루카(馬魯古海)에서 시작하여 서로는 아프리카 모상비극 해협과 남비 연해의 광대한 지역까지 이르렀는데 이것은 당연히 아랍 지역의 모든 나라를 포함하고 있는 것이다. 왕래되어진 물품의 종류와 수량은 상당이 많았으며 그 중에서도 대량이 약물이었다. 대열을 따라 온 의사도 180여 명이나 되었다. 그러나, 의약의 교류에 대해서는 역사에 상세한 기록이 없다. 아랍상인 중 포씨 가족(蒲氏家族)이 중국에서는 제일 저명하다. 『송회요고·번이칠(宋會要稿·蕃夷七)』에는 포라신(蒲羅辛)에 대한 기록이 있는데 그는 유향을 주로 경영하는 아랍 상인의 거부로 승신랑(承信郎)에 부임되었다. 천주(泉州) 포수경(蒲壽庚)은 일본 상원즐장(桑原騭藏)이 지은 『포수경지사적(蒲壽庚之事迹)』에서 아랍인으로 생각하였으며, 송말에는 해적을 평정한 공로로 수대를 복건(福建) 해안의 도제치사(都制置使), 복건, 광동의 무사(撫使), 바다의 선박을 총괄하는 관직에 있으면서 중국과 남양(南洋)의 무역을 30년간이나 조종하였다.

중국 성씨 중의 포씨는 대다수가 아랍계이며 『요재지이(聊齋志異)』의 저자 포송령(蒲松齡) 역시 그 후예이다. 요약해 보면 육로나 해상로의 왕래는 빈번하여 끊임이 없었으며 향료무역과 의약교류는 여기에 상당히 많은 도움을 받았다.

(四)

아랍 제국은 서기 642년에 동쪽의 살산 페르시아를 바로 멸망시키고 회고미(希古米) 31년에 세 번째로 합리발구사만(哈里發歐斯曼)을 정식으로 당나라에 파견하였는데, 장안(長安)에 도착해서 상당한 예우를 받았다. 통계에 따르면 651년에서 789년간 아랍에서 정식으로 파견하여 당에 온 사신은 모두 37차례로 평균적으로 매 4년마다 사신이 한 차례씩 방문하였다.[5] 『업후가전(鄴侯家傳)』의 기록에 의하면 정원(貞元) 2년(786)에 이비(李泌)가 이미 북으로는 회흘(回紇)을 화합하고 남으로는 남소(南沼)와 연합하고, 서로는 아랍과 결합해야 한다고 건의를 하면서 "아랍은 서역에서 가장 강하여 총령에서 서해에까지 거의 천하를 차지하고 있는 바 결합할 만하다."고 하였다. 『통감(通鑑)』에 "천보(742~756) 이래 호객(胡客)이 장안에 남아 있는 자가 4천명이다."고 한 것으로 보아 상당히 많은 사람이 밀집해 있음을 알 수가 있다. 이러한 아랍 객상은 모두 이슬람교도로서 이슬람교가 자연히 그들을 따라 당에 들어왔고 중국으로 진입하기 시작하였다. 서안 청진대사(淸眞大寺)에 보존되어 있는 당나라 왕공(王鉷)이 편찬한 『창건청진사비기(創建淸眞寺碑記)』에 다음과 같이 말하고 있다.

수(隋) 개황(開皇) 중에 그 교(이슬람교를 말함)가 드디어 중국에 들어와 전국에 퍼졌다.

그러나, 개황기년(開皇紀年)은 581~600년이 되는데 자세히 살펴보면 그 때는 모하메드

---

5) 여러 학자들의 통계가 일치하지 않는다. 즉, 이경위(李經緯) 등은 우문충(于文忠)이 651~798년에 모두 36차, 심복위(沈福偉)는 642~756년에 모두 39차라고 하였다.

(穆罕默德)가 아직 교를 창설하지 않았던(모하메드는 610년 40세 때 선교를 시작하여 622년
에 정식으로 이슬람교를 세웠다) 때로 잘못 기록되어 있음을 알 수 있다. 마천영(馬天英)씨
는 616년[6]으로 생각하고, 심복위(沈福偉)씨는 무덕(武德, 618~626) 초로 여겼다.[7]

유성오(劉聖伍)는 "이슬람교가 중국에 전입된 것은 서기 629년(당 태종 정관 3년) 전후로
상업이 중국에 전입된 것과 관계가 있기 때문이다."라고 말하고 있다.[8] 진원(陳垣) 선생은
『중회역대조표(中回曆代照表)』에서 영휘(永徽) 2년(651)에 중국으로 전입되기 시작했다고
주장하였다. 이와 같이 여러 설이 분분하지만 전체적으로 볼 때 이슬람교는 창립된 지 얼마
안 되어 바로 중국에 전입된 것으로 봐도 큰 문제가 없을 듯하다. 『회회원래(回回原來)』의
기록에 의하면 당나라 왕의 꿈에 머리에 수건을 감은 사람이 요괴를 추격하여 궁중으로 들어
왔다고 하였다. 꿈을 해몽하니, 머리에 수건을 감은 사람이 바로 서역에서 온 사람이라는 것
을 알고 아랍에 사신을 파견하여 요괴를 항복시킬 사신을 파견하여 줄 것을 요청하였다. 사신
으로 온 사람과 당나라 왕은 여러 차례 그들의 종교와 의약 등에 대해 얘기를 나눴다. 당왕은
진심으로 감복하여 '칙봉청진교문(敕封淸眞敎門 : 청진교문으로 책봉)'하고, 사신으로 온 사람
을 장관음천감(掌管飮天監)에 봉했고 별도로 당나라 군인 3천 명을 선발하여 청진 사람 3천
명과 바꾸어 장안에서 거주하게 하였다. 『창건청진사비기(創建淸眞寺碑記)』는 천보(天寶) 원
년(742) 중추(仲秋)에 지어졌는데 이 절은 "원년 3월 길일(吉日)에 착공하여 그 해 8월 20
일에 완성되었다."고 한다. 이것은 가장 확실한 연월일(年月日)일 것이다. 지금의 청진대사
(淸眞大寺)는 혹 원래의 터나 원래의 절 모습이 아니지만 역사가 계속되면서 대체로 의문이
없게 되었다. 이 밖에도 이슬람교가 중국에서 가장 오래된 유적은 지금의 광주 회성사[懷聖寺
-광탑사(光搭寺)]로 당탑(唐搭)이며 탑의 높이가 165척이나 된다. 이슬람교가 중국에 발붙였
던 그 초기에는 모두 아랍이나 서역의 신도와 가족이었는데 회흘민족(洄紇民族)이 11세기 후
에 이슬람교에 귀의하여 마침내 거대한 세력을 이루었다. 한족과 통혼한 자의 후예 역시 대다
수가 이 종교를 믿었다. '회회(回回)'라는 이름은 송대[심괄(沈括)의 『몽계필담(夢溪筆談)』
에서 보임]에서 시작하였지만, 정식으로는 이슬람교를 믿는 자들이 '회회(回回)'라고 하면서
부터 불려졌으니 곧 원(元)나라 때 화자자모(花剌子模)가 멸망된 이후이다. 그 때는 원몽고
의 군인이 일어나 중국 대지를 석권한 때로 서쪽으로는 소막(溯漠) 아랍을 소멸하고 바로 아
드리아 해안에 이르렀는데, 이 때가 1241년이다. 몽고 군대는 중동의 이슬람을 정복하였으며

---

6) 마천영(馬天英), 「회교전입중국역사(回敎傳入中國歷史)」, (『星洲日報』, 1962년 6월 15일자)
   참고.
7) 심복위(沈福偉), 『중서문화교류사(中西文化交流史)』 p. 173.
8) 민족문화연구회(民族文化研究會編), 『회회민족문제(回回民族問題)』, 민족출판사(民族出版
   社), 1958, p. 61.

아랍 제국을 멸망시켰다.[9] 그러나, 정복과 동시에 이미 아라사 금장한국대한(金帳汗國大汗)의 별얼극(別爾克 : 홀필열의 사촌 동생)이 이슬람교에 입교했다. 욱열올(旭烈兀 : 홀필열의 동생)이 이얼한국(伊爾汗國)을 건설해 페르시아를 통치한 후, 1295년에 세상을 뜨자 그의 후계자 합찬한(合贊汗, 1295~1304년 재위)은 이슬람교를 국교로 삼았다. 이는 바로 보희금(普希金)이 몽고인에는 "아리사다덕과 대수학의 아랍인이 없다."[10]라고 말한 바와 같다. 그들은 벌써 동화되었다. 원래 일찍이 끊임없이 모집하여 입대한 이슬람교도인 터키인이 이 때에도 바로 요지로 생각되는 자리를 점거하였다. 뒷날 이것이 그들이 건립한 터키인 최대의 오스만 제국이다.

중국 본토에서는 홀필열이 통치하였는데 한편으로는 중국 유교문화와 동화하였고, 한편에서는 또 동에서 온 중앙아시아의 아랍, 이슬람 교도들을 중용하였는데 그 중에서도 적지 않은 수가 장인, 포수, 의사 등으로 그들은 조정에서 근무하였지만 그 지위는 몽고족 관원 다음이었다. 이로 인해 그들이 신봉한 이슬람교도 존중을 받았고, 게다가 전국 각지에 사찰을 세워 예배를 하였다. 이 때에 이르러 회족은 고대 터키·회흘·몽고·대하·서에서 온 이슬람교도와 결혼한 후예 등을 그 기초로 삼아 이미 기본이 형성되었다. 『명사(明史)』「서역전(西域傳)」에는 "원나라 때 회족이 전국에 두루 퍼져 있다."고 기록하고 있는데 아마 거짓말이 아닐 것이다. 회족과 그들이 신봉한 이슬람교는 바로 아랍 의학문화를 중국에 전달한 중요한 매개체이다. 안적광(安迪光) 선생은 회족의학을 "아랍, 페르시아와 중앙아시아 각 민족이 중국으로 이주한 '회족 선민'으로부터 국내의 수많은 민족과 크게 융화되는 과정 중에서 이 신흥 회족 민족과 공동으로 동시에 발생하여 성장한 신형 의학문화이다."라고 여겼다.[11] 중국의학의 우수 문화 역시 "근수루태(近水樓台 : 위치적으로 가까운 데 있어 덕을 보는)의 '회족 선민'이 가장 빨리 배워서 그것을 익혔고, 소화하였으며 직접 '향약(香藥)'과 '실크 로드'를 따랐거나 아니면 기타 지역의 이슬람교도에게 전해져 유럽 각국으로 가지고 가서 널리 전파하고 선양하였다." 이러한 결론은 대체로 틀림이 없다.

---

9) 달단군은 유럽을 정벌하고 여러 한국(汗國)을 세웠으며 계속하여 정벌전쟁을 하였다. 그러나 이것은 중국 본토에 원제국이 세워진 일과는 관계가 없다. 1348년 달단군의 병사가 흑해 빈성(濱城) 극법에 이르렀을 때 흑사병(페스트)이 발생까지 시작하기 때문에 원몽 제국의 군대와는 상관이 없다. 특별히 여기에 부연하여 설명한다.

10) 시탑부리아라사(斯塔夫里阿諾斯), 『전구통사(全球通史)』, 상해사회과학출판사(上海社會科學出版社), 1988, p. 387.

11) 안적광(安迪光), 「협력보사회회의약신편장(協力譜寫回回醫藥新篇章)」(『회족의약학술토론회론문집(回族醫藥學術討論會論文集)』, 섬서과학기술출판사(陝西科學技術出版社), 1990, pp. 10~11.)

제 2 절   금단맥학(金丹脈學)과 인두술(人痘術)의 서역전파

(一)

니덤(Joseph Needham)이 아래에 서술한 견해는 매우 중요한 것이다.[12]

그리스 작가의 저작 중에는 장생불로약(長生不老藥)과 영생(永生)의 논술과 관계된 어떠한 것도 찾아볼 수 없다. 비슷한 것이 조금 있기는 하지만 이것들은 모두 은유적(隱喩的)이다. 그러나 중국 사람들에게는 그것이 극히 유물적(有物的)이지 결코 은유가 아니다.

아랍은 세계에서 제일 먼저 중국의 영향을 받은 민족이다. 아랍문화 중에서 이러한 종류의 단서는 『발리나스(巴林那斯 ; Balinas)』, 즉 태양신과 8세기의 기타 아랍 저작 중에 보인다. …… 극히 의의(意義)가 있는 것은 바로 서기 700년 전후의 것으로 우리는 아랍문명 지역에서 최초로 장생불로약에 대한 이야기를 들었다. 이후부터 이와 같은 종류의 여러 전설들이 꼬리를 물고 계속 이야기되었다. 서기 800~950년 사이의 자비르(哲伯, Jabir)유파와 기타 아랍 연단가(煉丹家)의 저작 중에는 대량의 기록이 실려 있다.

니덤의 이러한 관점은 그의 『중국의 과학과 문명(Science and Civilisation in China, Cambridge University Press, 1985』, 제5권 제2책에 충분히 논술되어 있다. 장생불로는 확실히 중국인의 생명에 대한 이상(理想)으로 연단술은 바로 여기에서 기인하여 발생된 것이다. 연단술이 아랍 저작 안에서 어떻게 흡수되고 발전되었는지는 현재에도 번역되어 나온 책을 읽을 수 없어 대조, 비교할 수 없기 때문에 구체적인 전달과정과 원인도 깊이 있게 연구할 수가 없다. 그러나, 일부 간접적인 자료로 약간의 정보를 제공받았다. 대체로 당시대 장안(長安)의 호상(胡商)은 이미 연단을 만드는 데 관심을 가지고 중국 연단에 소용되는 자료와 약물 등을 수집하는 데 힘을 기울였다. 천보 연간(742~756)에 연단사(煉丹士)는 아직 준비가 없어 어려워 보이는 약을 도리어 호상에게서 구하였다. 원화(元和, 806~820) 중에 연단술사 왕사랑(王四郞)은 왕옥산(王屋山) 하동(아랫동네)에서 연단을 했는데 매출한 화금(化金 ; 금을 녹인 것)은 다시 장안 금시(金市)[서시(西市)]의 장봉자(張逢子)가 호상에게 건네 주었다. 『태평광기』 35권에 다음과 같이 말하였다.

왕사랑(王四郞)이 판매한 화금(化金)은 서역 호상들이 이것을 전부 샀는데 정가(定價)가 없었다.

---

12) 니덤, 「중국 고대 금단술(金丹術)의 의약, 화학 특징 및 그 방술의 서전(西傳)」『중화문화론총(中華文化論叢)』3집, 상해고적출판사(上海古籍出版社), 1979, p. 109.

이 밖에도 오대 페르시아인인 이현(李珦) 역시 금단(金丹)을 매우 좋아하여 그 역시 금단술의 전파사가 되었다. 아랍 연단술의 창시자인 자비르(哲伯, 查比로 번역, Jabir Ibn Hayyan)은 할리파 태자의 연단을 맡았는데 역시 장생약 '알릭시르(耶黎克色, al-iksir)'로 갈홍이 말한 바 있는 '단정(丹精)', '신단(神丹)'과 유사한 품목으로 금을 만들어 장생하게 했다. 철백은 '철인석'으로 '붉은 황(赤硫璜, al-kibrit al-ahmar)'을 만들었는데 이는 아랍에서는 주사가 생산되지 않고 단지 황만 있기 때문에 다른 것으로 바뀌어 나온 연금산물이다. 그는 수은의 지식과 황화 수은을 배합·제련하여 아말감으로 합금하는 것도 모두 중국에서 왔다고 여겼다. 그와 라지(拉齊 : 아랍 명의, Rhazes, 865~925, 후문에서는 여러 곳에서 제기됨)는 모두 '중국동(中國銅, Xār-Cini)'에 대해 언급한 적이 있는데, 아울러 요사(염화 암모늄)와 합련하였다. 라지는 게다가 바그다드역학관(巴格達譯學館)에서 수학하였는데 그 학관에서 매우 많은 중국 단서(丹書)를 번역하였다. 라지의 『비전(秘典, Kitāb al asrār)』은 1187년에 이탈리아인 크리몽특의 걸라얼이 라틴어로 번역하였는데, 연단술은 이 때부터 유럽에 전해졌다. 이러한 것은 모두 간접적으로 드러난 장생약-연단술-과 의약 사이의 일종의 전전상전(轉轉相傳)과 변화교류의 관계이다. 이븐 알 바이트르(伊本·巴伊塔, Ibn Al-Baytr, 1197?~1248)의 『약초지(藥草志)』중 제 437호의 '산화아연'은 이러한 연단술일 것이다. 즉, 가장 빨리 화학 약물로 아랍에 전해진 하나의 중요한 약품일 것이다. 거기에 다음과 같이 말하고 있다.[13]

이러한 종류의 산화 아연은 중국으로부터 온 것이다. 백색 산화아연은 질량이 가장 가볍고, 녹색은 질이 가장 조잡하다. 이는 곧 난로에서 형성된 것이다.

듣건대 산화아연은 그리스어 중 Pompholex라 불리우는 것으로 중국 연단술사가 생산한 단약의 일종이다. 『적오사가리덕서(迪奧斯哥里德書)』안에 언급된 제련방법의 서술에 근거하여 보면 승단류(升丹類)와 비슷하다. 라지가 "기화신은 눈을 건강하게 하는 작용이 있고 악취를 제거할 수 있다."고 하여 확실히 약용임을 알 수 있다.

자우바리(吉奧巴里, Djawbari)가 1225년쯤에 저작한 『설로향정향료상인적기밀(泄露香精香料商人的機密)』이 있는데 그 안에는 그가 알고 있는 7종의 조제 처방 중의 하나인 산화아연의 조제법에 대해 말하고 있다.[14]

반드시 3뼘 정도 길이의 직사각형의 조그만 화로 한 개를 준비하고, 중간에 한 개의 화로틀을 놓은 뒤에, 다시 그 위에 견고한 뚜껑을 덮어 놓고 점토(粘土)로 틈새를 막고 나무를 가늘고 작게 만

---

13) 『아랍, 페르시아, 터키인의 동방문헌집주(東方文獻輯注)』 p. 275.
14) 위의 책 p. 195. 참고

들어 모두 끓고 있는 화로 안으로 밀어 넣는다. 불을 땔 때에는 도자기를 굽는 것과 같이 마찬가지로 황토를 국거수(菊苣水)에 곱게 반죽하여 막대기로 풀과 잘 섞어 붙인다. 다시 한 덩어리의 백자 부스러기를 곱게 부순 뒤에 막대기에 풀을 묻혀 짧은 막대기를 가루 안에 넣고 고운 가루가 충분히 달라붙도록 휘젓는다. 다시 짧은 땔감을 화로 안에 넣고 화로 벽틀 위에 공간이 남도록 한 뒤에 불이 짧은 막대기의 중간에 닿도록 밀어 넣고, 다시 뚜껑을 화로 위에 올려 놓고 아래에서부터 푸른 성유목(聖柳木)에 불을 지핀다. 왜냐하면 기타의 어떠한 장작도 땔감으로는 적합하지 않기 때문이다. 장작에 불이 빨갛게 달아 오르면 꺼내서 국거수에 담가 불을 끈다.

이렇게 세 번 반복하고 나서 막대로 자기 안을 휘젓는다. 그런 다음에 앞에서 한 것과 같이 화로에 넣고 계속 가열하여 녹인다. 뒤이어 불을 끈 다음 냉각시킨다. 짧은 막대기를 화로 안에서 꺼내어 가볍게 툭툭 치면 산화 아연 덩어리를 얻을 수 있는데 다른 제품에 비하여 질량(質量)이 우수하다.

이러한 비방조제법은 확실히 중국 도사들이 연단할 때하는 그러한 복잡한 공예와 유사하며, 화학약물은 진정으로 이러한 제조에서부터 나온 것이다. 따라서, 서방의 연구가들도 이 하나의 결론은 의심의 여지가 없는 정확한 것으로 생각하고 있다.

중국 연단술의 기본사상은 인도, 페르시아, 아랍을 거쳐 이슬람교와 서반아를 향해 서쪽으로 추진된 결과 유럽에 널리 퍼지게 되었다. 갈홍(葛洪)의 이론과 방법 심지어 그가 사용하던 술어는 그 이후 몇 세기 동안 이러한 국가의 연단가들이 보편적으로 채용하였다.…… 만일 우리가 연단술을 승인한다면 이는 근대 화학의 선구자가 된다. 그러나 중국 연단술이 원래 가지고 있는 이론은 제약화학의 가장 이른 규범이라고 할 수 있다.

홀란두스(霍蘭德, Hollandus)는 *Opus Saturni* 안에 그 실례를 말한 적이 있다.

만일 밀알(麥粒) 크기의 작은 철인석(哲人石) 한 알을 술에 넣고 환자로 하여금 마시게 하면 술은 문득 심장(心臟)으로 침투하여 들어가 온몸으로 발산한다. 환자는 발한(發汗)한 뒤 병이 나아 장건(壯健)하여 이전보다 유쾌해진다. 이 약은 매 9일마다 한 번씩 먹으면 우화등선(羽化登仙)하여 몸이 천당으로 들어간다.

이 한 단락의 말은 갈홍이 『포박자(抱朴子)』에서 대다수가 '선단(仙丹)'을 복용하면 10일 만에 신선이 된다는 묘사와 꼭 같다.

(二)

중국의학의 해부학·배태학·부과학·약물학과 기타 의약 논제도 아랍에 소개되었다. 니덤의 견해[15]에 의하면 1313년에 집필한 『이얼한의 중국과학보장(伊爾汗的中國科學寶藏, *Tanksuq-namah-i Ilkahan dar tumun-i ulum-irkhitai*)』 안에 계통이 반영되어 있다. 이 책의 저자는 아랍에서 세계적인 학술의 태두라 불릴 만한 사람으로 페르시아에서 출생한 의사이며, 이름은 라시달 딘 알함다니(拉希德·J·哈姆達尼, Rashidal-Din al-Hamdani, 1247~1318)라 부른다. 사튼(薩頓, Sarton)의 견해에 의하면 책 안에 언급한 Wank Shu Khu는 바로 중국 진대의 명의 왕숙화(王叔和, 265~317)이다. 왕숙화의 저서로 『맥경(脈經)』이 전해지는데 이미 전부 번역되어 이 책 안에 수록되어 있으리라 여겨지는데[16] 그 근거가 무엇인지는 알지 못하겠다. 1939년에 이스탐블대학의 학자 소해얼(蘇海爾)·은비얼(恩弗爾)은 이것을 터키어로 번역하고, 아울러 그것을 터키어로 번역한 글에 세 폭의 그림을 삽입하여 부가하였고, 그 중 한폭은 '진맥경(診脈經)'으로 중의 맥의 위치인 촌(寸)·관(關)·척(尺)이 나타나 있다. 이 밖에 두 폭은 팔괘주야체온도(八卦晝夜體溫圖)와 장부도(臟腑圖)로 나뉘어지는데 확실히 중의학과 가까운 관계를 가지고 있다.

중의 맥학의 내용에 근거하여 아랍의학의 왕 아비케나(阿維森納, Avicenna, 980~1037)이 저작한 『의전(醫典)』안에도 충분히 반영되었다. 그 책에는 48종의 맥상이 기록되어 있는데 33종은 중국의학에서 서술한 것과 서로 같다. 범행준(范行準)씨는 더욱이 아비케나(阿維森納)의 Jurian진맥을 추측하여 그 질환을 '상사병'이라 판단하였는데 이 역시 중국 맥학과 관련이 있다.[17] 『사기(史記)』「창공전(倉公傳)」의 한 예에 따르면 순우의(淳于意)가 제(濟)나라 북왕의 시자 한녀(韓女)의 병을 진찰하고 "아들을 원하는데 얻을 수 없다."고 하면서 상사병이라 했는데 또한 맥으로 확정한 것이다.

이 밖에도 『의전』제2편에는 당뇨병 환자에 대해 소변의 단맛을 검사한 것을 서술하였는데 역시 중국에서 전해져 갔을 것이다. 『외대(外台)』11권에 '근효사부이랑중소갈방(近效祠部李郎中消渴方)'을 인용하여 기록하기를

　　소갈병이 있는 사람은…… 소변이 달다.

라고 하였다.

아랍 의학은 소변검사를 중요시했다. 고대 희랍, 로마로부터 이어져 전해 온 것 이외에 중국에서 받은 이 치법계발과 관계가 있는 것일까? 이 밖에 아비케나는 중환자를 "환자가 손가락을 자주 떨며 마치 몸에서 물건이 빠져 나가는 것과 같은데(Carphologia), 이것이 죽음의 증상이다."라고 묘사하고 있다. 이는 『제병원후론(諸病源候論)』1권 『중풍』에 기록되어 있는 것과 유사하다.

---

15) 니덤, 『중국과학기술사』, 과학출판사. 1975년 번역본, pp. 488~492.

16) 요과(寥果), 「원대중외의약교류초탐(元代中外醫藥交流初探)(초록)」『중화의사잡지(中華醫史雜誌)』18(4), 1988, p. 213.

17) 범행준(范行准), 「중국과 아랍의학의 교류사실」, 『의사잡지(醫史雜誌)』4(2), 1952, pp. 83~110.

사람이 헛손질을 하고, 옷을 매만지고 옷깃을 찾으며 더듬대면 이런 사람은 수일 안에 죽는다.

『천금방』에 관해 말한다면 이미 전문(全文)이 아랍어로 번역되었는데[18] 아직 직접 살펴보지 않아서 감히 함부로 속단할 수가 없다. 약물학이 아랍의학에 영향을 준 부분은 상당히 많다. 시장에서 이루어지는 교역뿐 아니라 더욱 중요한 것은 라지 등의 명의가 임상에서 사용했다는 것이다. 아비케나의 『의전』에는 80여 종의 약을 기재했는데 500여 종이 중앙아시아에서 생산된 것으로 아마 중국에서 간 것이 많을 것이다. 몇몇 약은 정확하게 Chini라는 어미가 있어서 중국약이라는 데 의문의 여지가 없다. 예를 들면, 대황(大黃, Rawand-Chini)·육계(肉桂, Dar-Chini)·화초(花椒, Kababa-Chini)·황련(黃連, Mamuran-Chini)·중국회향(中國茴香, Badvan-Chini)·천죽황(天竹黃, Chop-Chini) 등이다. 이러한 약의 응용은 본래 사체액학설 이론의 규범 아래 속해 있던 것으로 호화된 중약(胡化的中藥)이라고 말할 수 있다.

(三)

특히 대서특필할 가치가 있는 것은 중국의 인두접종술이 17세기에 중아시아, 터키 일대에 전입되었다는 것이다. 이러한 전파는 결국에는 영국 의사인 제너(Edward Jenner 1749~1823)가 우두를 발명하는 결과를 낳았으며 세계 천연두 예방사상 또 한 차례의 혁명을 불러일으켰다. 혹자는 인두접종술이 중국의 당에서, 혹은 송에서 비롯되었다고 한다. 늦어도 명조 융경(隆慶, 1567~1722) 때에 안휘영국부태평현(安徽寧國府太平縣 : 지금의 황산시) 일대에서 이미 형성되어 전국 종두의 중심이 되었다. 청초 강희제(康熙帝, 1662~1722)가 친히 제창하면서부터 결국에는 사방으로 전파되었다. 이러한 방법으로 러시아와 터키와 인접한 카프카스(高加索)·석얼얼서(錫爾戛西) 지방에서도 마침내 특이한 효과가 발생되었다. 프랑스 대백과전서에 볼테르(Voltaire, 1694~1778)가 말한 것을 보면[19] 다음과 같다.

석얼얼서인은 모두 가난하다. 그러므로 그들의 계집아이들이 모두 성장하여 준수(俊秀)해지면 그들의 몸은 부모들에게 있어 가장 돈을 벌 수 있는 것이 된다. 그들은 대영주(大領主)나 페르시아 왕에게 돈을 받고 팔고 아울러 또 이런 종류의 진귀한 상품을 경영하는 리벨 교금옥(嬌金屋) 사람들이 미녀(美女)를 공급한다.

그러나 천연두가 그들의 가정에 만연하여 계집아이가 천연두를 앓아 죽게 된다든지, 그 외 눈이

---

18) 앞의 요과(寥果)의 「원대중외의약교류초탐(元代中外醫藥交流初探)」을 참고.
19) 볼테르(伏爾泰), 『철학통신(哲學通信)』 제11신(信)의 「담종두(淡種痘)」를 참고할 것. 상해 인민위생출판사. 1961, pp. 39~43.

멀어 애꾸가 된다든지, 그렇지 않으면 병이 나은 뒤에 큰 코가 된다든지 하면 가련한 부모들은 이러한 파산(破産)으로부터 다시 또 어떠한 기대를 할 수 없다. 심하면 항상 이러한 정황에 있게 된다. 천연두가 유행하면 무역도 몇 년간 중단되고 페르시아와 터키에서는 궁중업무마저 거의 마비된다.

뒤에 결국 인두접종(人痘接種) 방법으로 이러한 아가씨들을 구해냈다. 애석하게도 볼테르는 인두접종법이 어느 국가(혹은 민족)에서 발명되었는지 진정으로 알지 못하였고 또한 어디에서 전래되었는지도 알지 못하였다. 마치 그는 다른 정보 중에서 나타난 화약, 나침반, 인쇄술의 발명과 이것이 유럽에 전해진 역사를 하나도 모르는 것처럼 아무것도 몰랐다. 그는 "우리들이 잠깐이라도 이 역사문제를 본내제격정수회(本內第格丁修會)의 어떠한 학자에게 남겨 준다면 분명하게 할 수 있을 것이다."고 말하였다.

그러나, 그는 아랍인에게서 전파되어 들어온 것이라고 들었다고 지적하면서도 특히 중국을 언급하였다.

나는 중국인이 줄곧 이러한 습관을 백년간 지켜 내려왔다는 이야기를 들었다. 이것은 중국인이 세계에서 가장 총명하고, 가장 예의바른 하나의 위대한 민족이라는 선례와 모범을 인식케 한 것이다.
중국인이 종두한 방법은 확실히 서로 크게 다르다. 그들은 결코 피부를 가르지 않고 콧구멍에 두묘(痘苗)를 집어 넣어 코로 담배를 피우는 것처럼 하였다. 이러한 종류의 방식은 비교적 잘 실행된 종두로 수많은 사람들의 생명을 구할 수 있었다.

서구학자 중 니덤은 중국인이 발명한 인두방법과 전파를 세계 역사상 제일 명확하게 조사한 사람이다. 1979년 11월 9일 그는 홍콩 대학에서 China and Origin of Immunology를 주제로 강연하였는데,[20] 전반적으로 중국이 발명한 인두(人痘)와 외전(外傳)된 역사 및 감독원리(減毒原理) 등등을 자세히 설명하였다. 그는 말하였다.

이 때에는 우리들이 알고 있는 것과 같이 인두접종(人痘接種)이 때맞추어 터키인에게로 전해졌으며 또 그들이 손을 거쳐 유럽인들에게도 전해졌다. 오래된 옛 실크 로드기(비로 이 인두접종을) 서방으로 전파하는 경로였을 것이라고 상상할 수 있다.

그는 다시 맥닐(W. H. McNeil)의 말을 인용하여 말하였다.

사람은 매우 쉽게 상상할 수 있다. 대봉차(大蓬車 ; 큰 덮개가 있는 화물차)를 타고 다니는 상인들은 이 방법을 듣고 그것을 시험하였다. 그 뒤 이것은 일종의 민간활동으로 전파되었는데 유럽, 아세아 및 아프리카에 이르기까지 머나먼 무역을 하는 주로 대봉자의 교통보 방식으로 전해졌다.

---

20) 이 글은 니덤이 1982년에 馬伯英에게 보낸 것으로 『중국과 면역학의 기원』이란 제목으로 1983년에 『중의약학보』 제4, 5기에 실었다.

석얼얼서 터키 내지는 전세계가 모두 중국의 항천연두(抗天然痘) 예방접종방법에 은혜를
입었다(인두접종술). 실크 로드는 대봉차(大蓬車 : 큰 덮개가 있는 화물차)가 무역길을 통해
인두술을 세계로 전파하는 중개노선이었다.

제3절 대황·향료와 약물의 교류

(一)

『송회요(宋會要)』의 기재에 근거해 보면 중국에서 유출된 약물은 적어도 아래에 열거한 것
이다. 주초·인삼·우황·복령·복신·부자·수은·백부자·천궁·웅황·천축·석종유·유황
·백출·무이·산수유·모출·방풍·행인·오령지·황기·토우슬·석괵·사군자·육계·천
남성·진피·길피·별갑·관계·규심·홍두·영능향·봉아출·석결명·오약·계피·강황·
청춘피·반하·상산·원지·길경·택사·익지자·감초·형삼능·초과·송향·활석·백지·
생인·생강·황금·용골·만형자·금모구척·오가피·창포 등이다. 아유삼납의 『의전』에는
800종의 약이 기재되어 있는데 그 중에서 적지 않은 수가 중국에서 생산된 것이다. 그러나,
아랍과 서방세계에서는 대황이라는 약이 제일 유명한 것으로 대황이 중국에서 전재(傳載)되
어 이식되었다는 것을 모르는 사람은 없다. 어떠한 까닭인지는 모르겠지만 『송회요』안에는
전혀 실려 있지 않았다. 대황은 『신농본초경』안에 이미 기록이 보인다. 손사막의 『천금익
방』안에 이와 같은 말이 있다.

 대황[大黃 : 장군(將軍)]은 맛이 쓰고(苦) 차며(寒), 대한(大寒)하고 독이 없다. 주로 어혈(瘀
 血), 혈폐한열(血閉寒熱)을 내리게 하며, 징하(癥瘕)·적취(積聚)·유음숙식(留飮宿食)을 파(破)
 한다. 장위(腸胃)를 탕척(蕩滌)하고, 추진치신(推進致新 : 묵은 찌꺼기를 밀어내고 새로운 것을 이
 르게 하는 것) 한다. 수곡(水穀)을 통리(通利)케 하고 소화를 주중(調中)하며, 오장을 편안하게
 하고, 위를 평안하게 하고, 하기(下氣)를 하며, 담(痰)과 장(腸) 사이의 결열(結熱), 심복창만(心
 腹脹滿)을 제거한다.
 여자의 피가 차서 폐창(閉脹)하고, 아랫배(小腹)가 아프고, 모든 오랜 피가 유결(留結)한 것을
 제거한다. 일명 황량(黃良)이라 한다. 하서(河西)의 산골짜기와 농서(隴西) 지방에서 생산된다. 2
 월·8월에 뿌리를 채집하여 불에 말린다.

대황은 감숙(甘肅) 일대에서 생산되는데 바로 비단길 위에 위치해 있어서 서방으로 전래되
는 것이 더욱 편리하였다. 그것의 공용(功用)은 광범위하여 지금의 의사들과는 다르게 대체
적으로 사(瀉)를 초래하는 작용이 있어 충장도벽(庶墻倒壁)을 한다고 생각하였으며 그 성질

은 강렬하며 난어(難馭 : 부리기가 어렵다)하다는 것만을 알고 있을 뿐이었다. 현대의 중서의(中西醫) 결합은 이미 발전하여 대황에서 액적주(液滴注 : 엑기스)를 추출하여 요독증을 치료하는 데 이용하고 있고, 그 응용의 전망은 상당히 광범위하다. 대황의 식물체는 잎이 피마주와 같으며 큰 것은 부채와 같고, 아주 짙푸르다. 꽃색은 황록색이며, 또한 청홍빛으로 메밀꽃과 유사하다. 뿌리는 토란의 줄기와 같고, 큰 것은 사발(碗)만 하고, 황색즙이 있는 까닭에 대황이라 하였다. 정원에 심으면 관상식물로서 볼 수가 있는데 이 점에 있어서는 대략 중외가 서로 같다. 송나라 범성대(范成大)는 대황화(大黃花)라는 시를 지었다.

> 대우고하반묘음(大芋高荷半苗陰), 옥영위철벽요잠(玉英危綴碧瑤簪)
> 수지일엽연화면(誰知一葉蓮花面), 중유장군검극심(中有將軍劍戟心)

이것은 그 아름다움을 읊었을 뿐만이 아니라 또 그 약성의 준맹을 말한 것이다. 그러나, 대황은 서방에서 장기간 관상식물의 작용을 하였을 뿐만 아니라 일상식용으로 사용되었다. 수확시기에는 '상신(嘗新 : 첫물로 나온 것을 맛보는 것)'이라 하여 포정(布丁 : pudding으로 과자의 한 종류), 내락(奶酪 : 우유로 만든 식품의 일종) 안에 배합시키게 되면 맛이 좋다고 생각하여 줄곧 원산지인 중국의 상인을 놀라게 하였다.[21] 그러나, 이러한 식용법은 그 줄기를 많이 취해서 알맞게 삶은 뒤에 사용하는 것으로 중의학에서 일반적으로 생으로 이용하여 설사를 촉진시키는 것과는 크게 다르다(중약에서 대황을 익혀서 사용하기도 하지만 많지는 않다). 이러한 전화(轉化)는 천백 년간 대황이 아랍에 전입되어 다시 서구로 전입되는 과정 안에서 발생한 모종의 약성인정상(藥性認定上)의 변이이다.

아랍 초기문헌에 대황(Rawand Chini)은 그 공용(功用)이 광대한 양약(良藥)이며 중국에서부터 온 것이라는 긍정이 명확하게 기재되어 있다. 그러나 그 곳에서 이식되어 재배되었다 할지라도 그 품질은 결국 중국 본토에서 생산된 것만 같지 않다. 10세기 초 페르시아 사람인 아포·만소얼이 일찍이 각국을 떠돌아 다니다가 귀국 후에 명을 받아 『약물학대강(藥物學大綱)』이라는 책을 저술하였는데, 그 안에서 대황이라는 것을 언급하였고 중국과 호라산(呼羅珊)이라는 것도 말하였으며, 중국산이 제일 광범위하게 이용되고 있다고 하였다. 이븐 사이드(伊本·賽義德, Ibn Sáid, 1208 또는 1214~1274 또는 1286) 역시 다음과 같이 말하였다.[22]

> 중국인의 소단(蘇丹)을 작황제(作皇帝, Bayhbūr)라고 부르는데, 그들의 서울은 탑가성(塔賈城, Tadja)이다.…… 중국이 소유한 도로는 모두 돌로 포장되었고, 돌길 좌우 양편의 땅은 모두 경작

---

21) 마보잉, 『중국의학문화사』, 상해인민위생출판사, 1992, p. 823.
22) 『아랍, 페르시아, 터키인의 동방문헌집주(東方文獻輯注)』, pp. 383~388를 참고할 것.

하여 씨를 뿌렸으며, 또한 대부분의 땅에는 모두 벼를 심었고…… 여기서는 폐를 맑게 하고 노폐물
을 제거하는 데 사용하는 중국 대황이 많이 생산된다.

특별한 것은 12세기에 개라(開羅)에서 태어난 걸출한 의사 이븐 자미(伊本·賈米, Ibn
Djami)가 적지 않은 의서를 저술하였는데, 그 중에서 『대황고』 한 편이 서방에서 여러 사람
의 입에 오르내리고 있다. 이븐 알 바이타르(Ibn Al-Baytār, 1198?~1248)이 그의 『약초
지』 안에 이것을 수록하고 있다. 이븐 자가 서술한 것에 근거하면 대황에는 네 종류가 있다.
중국 대황·승지 대황(僧祇大黃)·페르시아 대황(터키 대황)·시리아 대황이다. 시리아 대황
은 위조품으로 흑아위(marhūth)의 근경일 가능성이 있기에 '동물 대황'이라 칭하기도 한다.
페르시아 대황(터키 대황)은 사실은 중국산이다. 말하기를

　　일반적으로 말하는 터키 대황(突厥大黃) 또는 페르시아 대황은 터키나 페르시아에서 온 일종이
　다. 한 믿을 만한 인사가 나에게 말하기를 대황은 중국에서 나고 자라서 중국이란 이름을 붙인 대황
　은 중국 북방에서 산출되었을 것이라 하였고, 또 터키 사탄 일대에서는 페르시아 사람들이 그것을
　마하지나(摩詞支那, Čn Macin)라고 말하였는데, 아랍어로 진아진(秦阿秦, Činal-Čin)이라고 부르
　는 것과 같다. 때문에 그들(페르시아인)은 중국을 Šin이라 부르고 중국대황을 rāwand šìnì라고 부
　른다. 대황은 해상운반으로 우리들 수출국 페르시아로 갔다. 이런 까닭으로 또 터키 대황이라고도
　부르는데 그 원인은 터키 지역과 중국에서 왔기 때문이다.…… 페르시아 대황은 바로 이렇게 해서
　이름이 얻어진 것이다.

해로로부터 페르시아에 이르는 길은 대황을 반출하는 주요 경로이다. 육로로는 매우 어려워
직접 농서에서 운반되었기에 터키 대황이라고 말하기도 하였다. 또, 다른 한 종류로 승지 대
황도 중국에서 운반되었거나 이식된 것이다. '승지'는 아프리카 동해안을 가리키며 특히 마다
가스카르(馬達加斯加)를 지적한다. 이븐 사이드(伊本·賽義德)의 지리서 소론에 근거해 보면
크메르인(科摩羅人 : Komr, 혹 吉蔑人, Khmèr라고도 말함)은 원래 중국인과 형제이며 전쟁
후 남쪽으로 옮겨 해상 모든 섬에 이르러서 스스로 '곤륜왕'이라 불렸는데 이 역시 '남해곤륜'
의 내력이다. 이러한 거민은 후에 다시 동아프리카로 옮겨 그 중에서 마다가스카르(馬達加斯
加)섬을 점유하였다. 주거비(周去非)는 1178년에 저술한 『영외대답(岭外代答)』 안에 문서
대부분이 "곤륜충기국(昆侖層期國), 재서남해상(在西南海上), 연접대해도(連接大海島)(곤륜
충기 나라는 서남해상에 있으면서 대해의 섬과 연접해 있다)"라 하였다. 대해도는 바로 마다
가스카르이다. '곤륜충기'의 아랍음은 바로 'Kàmrùm Zangì'로 뜻은 곤륜의 승지인 혹은 곤륜
출생의 승지인이다. 이것으로 미루어 볼 때 '승지 대황'은 바로 이 지역에서 생산된 것으로 원
래는 중국에서 가져와 이식한 종이다. 사실이 이와 같이 확실하다면 당시 대황은 이미 광대한
지역에 이식되었다. 박사보노사 해협의 서해안 지역에서 생산되는 양이 아주 많아 여기에서

그 지역으로 운송되었다[『적오사가리덕서(迪奧斯哥里德書)』에 근거].

그러나, 수피안 알 안발루시(蘇菲延·安達魯西, Sufiyàn al-Anbalùsì)는 이렇게 말하고 있다.

질량이 가장 좋은 것은 바로 중국 대황이다.

이븐 자미(伊本·賈米) 역시 말하고 있다.

간(肝)을 강하게 하고 위(胃)를 튼튼하게 하며 기타 내장 공능(功能)을 촉진하는 힘을 가지고 있는 대황과 급성설사, 이질 및 만성발열을 치료하는 데 가장 효과가 있는 대황은 곧 중국대황이다. 사실상 진정작용(鎭靜作用)이 가장 높고, 삼투성(滲透性)이 가장 강한 것도 중국 대황이다. 설사를 촉진시키는 성능(性能)에서는 활동성이 가장 강한 터키 대황을 배제한다. 승지 대황은 각 방면에서 모두 중국 대황만 못하다.

사람들이 이해할 수 없는 것은 중의에서 매우 중요한 점을 둔 대황의 최사작용(催瀉作用)을 그들은 오히려 매우 느린 것으로 알았다는 것이다. 이븐 자미가 또 말하였다.

대황의 최사작용(催瀉作用)에 이르러서는 옛날 의사들은 오히려 아무도 발견하지 못하였고, 또 그들 이후에도 이어서 발견한 사람이 없다. 오직 현대에 이르러 당대의 의사들 특히 우리 나라 의사들이 비로소 이러한 작용을 발견하게 되었다.

상인들이 대황을 운송한 것을 보면, 본초서(本草書)에는 대황의 공용에 관한 기재가 처음부터 끝까지 서술된 것이 없다. 중국에서 의사들은 대황을 생(물에 담근다든지 혹은 1~2분간 약간 삶는다)으로 이용하게 되면 설사를 촉진시킨다고 여겼다. 익힌 대황(기타 약과 함께 30분 정도 달이거나, 별도로 쪄서 햇빛에 말리는 것을 말한다)은 수렴과 내장기관을 증강시키는 효능에 이용된다. 대황은 처음부터 아랍에서는 삶아 사용했기 때문에 설사를 촉진시키는 작용이 전부 소실되었다. 그런 까닭에 그들은 식품에 이용하였는데 복사(腹瀉)의 염려는 없었다. 이렇게 익힌 대황은 이븐 지미 등이 완전히 서방의 사체액학설에 의거해 응용한 것이다. 대황의 치료작용은 그래서 더욱 광범위해졌다. 대황은 토(土)에 속하고, 한성(寒性)이며, 동시에 화(火)와 기(氣)의 요소가 있어 '간양도(乾兩度), 열양도(熱兩度)'의 약으로 삼아 염증을 치료하고, 궤양을 아물게 하고, 산풍(散風)하며, 쌓인 기액(氣液)을 제거하고, 막힌 것을 뚫으며, 혈관과 요도(尿道)를 깨끗이 세척하고 정화(淨化)한다. 이 밖에도 약화되었던 기관을 강거하게 하는 작용을 하고, 간염·수종, 배부와 전신통증·비종대·위병·위장쇠약·급만성복통·이질·요로결석·자궁출혈·종유(腫瘤)·기육손상(肌肉損傷)·좌골신경통·완고성 만성발열·주기성 발열·고열·열성농종·작반(雀斑: 죽은 깨)·어반(瘀斑)·편두통 내지는 정신착란·전간 등에 모두 광범위하게 효과가 있다.

이것의 의의를 찾아본다면 중약의 대황은 문화 전통의 변이를 통해서 대대적으로 그것의 사용가치가 확대되었고 서방 사람들이 오히려 더 즐겨 사용하였다. 청나라 조익의 『첨폭잡기(簷曝雜記)』1권에 다음과 같이 기록되어 있다.

소련에서는 중국 대황을 최고품으로 여겨 환자는 이 약이 아니면 치료하지 않는다. 옛날에는 일찍이 공사(貢使)를 통해 들여와 시장에서 팔게 허용하였는데 그것이 들어오는 곳을 '흡극도(恰克圖)'라 하였다.
그 뒤에 몇 가지 정책이 바뀌어 상부로부터 시장에서 팔지 못하도록 하여 대황의 수출이 금지되었다. 이에 러시아에서는 두려워하여 감히 기르지 않았다.

만약, 이와 같다면 대황은 결국 외교의 기능도 가지고 있는 것이다. 대황은 중국에서 흉폭한 장군의 약으로 간주되어 감히 함부로 사용하지 않았다. 청나라 설복성(薛福成)의 『개용필기(盦庸筆記)』3권에 한 시어(侍御)가 대황을 맛보고 죽음을 초래하여서 그의 지우(知友) 국번(國藩)이 제문을 지었다는 기록이 있다. 그 두려움이 이와 같다. 대황은 준사(峻瀉)하여 임상에서 때때로 시험해서 효과가 있었다. 그러므로, 두 가지의 문화 전통은 한 가지 약에서 두 가지 면으로 나타난 것이니 역시 기이하다.

(二)

중국에서 유입되어 온 서아시아의 약물도 마찬가지로 중요하다. 사향을 예로 들어 본다면 아발사합리발가족의 상인 출신으로 야쿠비(雅庫比, Ya'kūbi, 875~880 전후)라 불리우는 사람이 있었는데 그는 이것에 대해 매우 잘 알고 있었다.[24] 그는 일찍이 인도, 이집트 등지를 돌아다니다가 중국으로 갔다. 『약유얼백과전서』 안에는 그가 사향에 관해 말한 것이 인용되어 있다.

최고로 좋은 사향은 토번 사향이고, 그 다음은 속특(粟特, Sodiane) 사향이며, 그 다음은 중국 사향이다. 중국에서 가장 좋은 사향은 원래 광부(廣府)에서 나온다. 광부는 곧 하나의 매우 큰 도시로 이슬람교도의 선박이 이 곳에만 정박하는데 중국에 가기 전에 반드시 이곳을 경유하여야 한다.

속특은 중아시아의 옛날 국가로 당나라 때 강국(康國)에 있던 지역으로 지금의 살마얼한(撒馬爾罕) 일대이며 중국과의 교류가 빈번하였다. 토번 즉, 서장에서 생산되는 사향은 중국 사향이다. 광부(廣府)의 사향은 당연히 서장 혹은 운귀천(雲貴川) 등의 일대에서 온 것이다. 이외에도 마소제(馬蘇第)의 『황금초원(黃金草原)』의 『약초지(藥草志)』에 기록되어 있는 것

---

24) 위의 책, pp. 66~67 참고.

을 한 단락 서술한다.[25]

토번에서나 중국에서나 사람들은 일반적으로 올가미나 끈(띠), 그물로 사양을 잡는데 혹 어떤 사람은 활을 쏘아 잡기도 한다. 잡은 뒤에는 사향주머니를 가르는데 이 때 주머니의 피가 오히려 성숙하지 않아 선혈이 뚝뚝 떨어지고 몹시 고약한 냄새가 나서 구역질을 나게 한다. 일단 시간이 지난 뒤에야 비로소 천천히 공기 중으로 냄새가 소실되고 사향내도 난다. 중국인이 왕왕 바다에서 멀리 여행을 할 때에는 사향을 휴대하는데 이것은 사향을 조습(潮濕)하고 열악한 기후조건에서 사용하기 위한 것이다.

만일, 중국인이 사향을 이렇게 조탑(糟蹋)하지 않는다면 밀봉한 유리그릇 안에 넣고 아만, 페르시아, 이라크 등의 이슬람교 나라로 운반하여 간다. 그런 중국 사향은 바로 토번 사향의 질량과 마찬가지로 좋다.

아랍 상인이 오지까지 깊숙이 들어가 중국(서장 포함)에서 생산되는 사향의 방법, 특징, 운송문제 등에 관해서 모두 장악하였다. 사실 광부 상인은 저장과 운송을 잘 하지 못하였다.

아랍과 페르시아 의사들은 사향을 복용하면 내부기관의 활력을 증진시키고, 외상에 바르면 외부기관 기능을 강건히 할 수 있으리라 여겼다. 라지는 두부(頭部)의 한성질병(寒性疾病), 오심(惡心), 혼신무력(渾身無力)을 치료하는 데 이용한다고 생각하였다. 어떤 사람들은 정자향유(丁子香油)와 혼합하여 음경두(陰莖頭)에 바르게 되면 계속해서 여러 차례 성교할 수가 있으며, 신속하게 사정을 하게 된다고도 한다. 이외에도 외치동통(外痔疼痛)을 없애고, 종괴(腫塊)를 소실시키며, 안예(眼瞖 : 눈에 뿌옇게 낀 막)를 퇴치하고 마목(麻木)과 탄탄(癱瘓 : 중풍의 반신불수)을 치료하며 오두독(烏頭毒)의 해독에 가장 좋은 약물이기도 하다.[26] 이러한 것들은 대체적으로 당의 『신수본초(新修本草)』와 손사막의 『천금익방』에 기록되어 있는 것과 서로 같은데, 다음과 같다.

사향은 맛이 맵고 기운이 따뜻하며 독이 없어 주로 악기(惡氣)를 없애고, 나쁜 물건과 온학(溫栖), 고독(蠱毒), 역경(癧瘲)을 죽인다. 삼충(三蟲)을 제거하며 모든 흉사(凶邪)와 귀기(鬼氣), 중오(中惡), 심복(心腹)이 갑자기 창급(脹急)할 때, 비만풍독(痞滿風毒), 부인난산(婦人難産) 및 낙태를 치료한다. 주근깨와 눈의 부예(膚瞖)를 제거한다. 오랫동안 복용하면 사기(邪氣)가 제거되고 밤에 무서운 꿈을 꾸지 않으며 신선과 통하게 된다. 중국의 태천(台川) 계곡과 익주(益州) 및 옹주(雍州) 산골짜기에서 난다. 춘분에 채취하여 생(生)으로 쓰는 것이 더욱 좋다.

장뇌 역시 원산지는 중국이라고 생각되는데 이븐 세라피온(伊本·塞拉皮翁, Ibn Serapion, 950 전후)의 『약성론』 안에는 이렇게 서술하고 있다.[27]

---

25) 위의 책, p. 316 참고.
26) 앞의 책, pp. 217~218 참고.
27) 위의 책, p. 128, pp. 311~315, p. 614 참고.

장뇌는 색발파(索發拉), 개라(箇羅) 지역과 사파격(闍婆格)과 합랍길(哈拉吉) 등지에서 나온다. 그러나, 품질이 우수한 장뇌는 '작은 중국(小中國)'이라고 불리는 합랍길에서 나온다. 장뇌는 바로 이런 나라에서 자라는 일종의 나무의 점액인데 색은 백색을 띠고, 질은 유연하고 약간 어둡다.

장뇌는 마른 수목을 짜른 틈 사이에 있다. 상등품의 좋은 장뇌를 리야히(riyāhi) 장뇌라 부르는데 이것은 자연히 형성된 것으로 색깔은 붉은색에 반점을 띠는데 승화(升華)한 뒤에 백색으로 변한다.

소위 '소중국'이라 하는 것은 『인도진이기(印度珍異記)』에 의하면 '경성(京城)'으로 바로 광부(廣府)이다. 라지의 저작 안에도 역시 사파격도(闍婆格島)의 진기한 수목 가운데 장뇌나무가 포함되어 있다고 언급하고 있는데, 이 섬은 중국 남쪽에 있는 바다에 위치하고 있다. 이본·파이탑얼은 『약초지』에 인용하여 "인도와 중국의 모든 섬의 울창한 산에는 장뇌수라는 것이 있다."; "합랑철(哈朗哲)은 소중국으로 이 지역에서 유출된 장뇌가 가장 많다.…… 각종 장뇌는 모두 승화작용을 한 후에 변하여 순정(純淨)이 된다. 그리하여 백색 장뇌를 얻을 수가 있는 것이다."라고 말하였다. 아포얼 - 법자얼 역시 다음과 같이 말했다.

장뇌는 인도 및 중국의 산지와 해안 지역에서 생장하는 일종의 수목이다. 장뇌의 수목 하나로 100명을 가릴 수(은폐시킬 수) 있으며 더 많은 기병(騎兵)을 가릴 수 있다. 장수(樟樹)의 마른 나무와 가지로부터 장뇌를 채취할 수 있다.

추호도 의심할 여지가 없는 것은 중국 남방에 큰 장수(樟樹)를 두루 이식시켰는데 여기가 장뇌의 주요 산지이다. 승화방법(昇華方法)은 주지하는 바와 같이 본래 중국 연단사가 발명한 것이다. 직접 유출한 즙액을 '장뇌수'라 칭하며 역시 약으로 이용하게 되면 두통, 내한을 치료할 수가 있다. 장뇌수를 가지고 있으면 파리가 와서 물지 못한다. 지금의 남인은 자주 장목상자에 옷을 넣어 두는데 역시 좀먹는 것을 방지한다.

장(樟)은 식물에 속하는데 『약초지』에 이르는 것을 근거해 보면 다음과 같다.

이 글자의 페르시아어의 뜻은 중국 나무이다. 중국 나무에는 몇 종이 있는데 일종은 진짜 중국 나무(dàr Čin)이고, 일종은 계피라 부르며 또 일종에는 정향피(丁香皮)라고 부르는 것이 있다. 진짜 장(樟)은 식물에 속해 계피에 비해 유지(油脂)가 더욱 많다.

이것은 페르시아어 중의 '다르치니(達秦尼, 'dar-Chini)'를 가리키는데, 즉 육계이다. 라지는 『식물교미지(植物矯味志)』에서 다음과 같이 말하였다.

장은 식물에 속하며 음식을 덥게 하고, 섬유질은 소화작용을 돕는다. 이는 대부분의 위한(胃寒)한 환자의 병을 치료하는 양약이다. 그러므로, 애기(噯氣 : 트림)병 환자의 음식물이나 호천(哮喘 : 천식)병 환자 또는 흉강적수(胸腔積水)병 환자의 음식물에 대량 사용한다.

그의 의견에 비추어 보면 장이 식물에 속하지 않는 상황 아래에서라면 동등하게 계피는 같

은 양으로, 필징가(篳澄茄) 및 양강(良薑) 등은 두 배로 하여 대체약으로 쓸 만하다.[28]

내친김에 9세기 아랍인 이븐 호르다드바르(依賓庫達特拔, Ibn Khordadhbar)의 저서와 일부 기재한 내용에 의거해 보면 이 밖에도 '중국근[中國根 - 지나근(支那根, China root)]'이라는 약물도 있는데 페르시아어로 '추비치니(去比秦尼, Chubi Chini)' 즉 토복령(土茯岺)이다. 포르투갈어로는 '라이즈 다 치나(來資達支那, raids da China)'이다. 이 약은 후에 인도·중동·유럽에서 매독[양매창(楊梅瘡)]을 치료하는 데 이용되었는데 매우 유명한 것이다.

『약초지』제1265호에서는 '중국왕(中國王, Šahčini)'이라고 말하고 있다. 이븐 노덕만의 말을 인용하면[28] 다음과 같다.

우리들이 이런 종류의 약을 넣었는데 형상은 편상(片狀)을 띠고, 검으면서 또 얇다. 이것은 모종의 식물 즙을 배합하여 조제해 만든 것이다. 이 약은 열을 내리는 약제로 발열성 두통과 염증성 종괴를 치료할 수 있다. 이러한 정황에 근거하여 사람들은 왕왕 그것을 갈아 만든 가루약을 환부에 뿌린다.

『아랍의학사』의 저자 르클레륵(勒克萊爾克)이 평론한 바에 의하면 "페르시아인의 고증에 근거하여 보면 이름 안에 명시되어 있는 것처럼 이런 식물은 중국에서 내원했고 일반적으로 두통을 치료하는 데 이용하였다."고 말하였다. 그러나, 이 약을 중국에서 뭐라고 불렀는지 현재까지도 알 수가 없다.

오두(烏頭)도 아랍 상인과 의사들이 중국에서 얻은 일종의 약물이다. 중국은 일찍이 이 약물에 독이 있다는 것을 알았다. 『상서(尙書)』에 이르기를 "약약불명현, 궐질불요(若藥弗瞑眩, 厥疾弗瘳 : 만일 약을 복용하여 어지럽지 않으면 병이 낫지 않는다)."라고 하였다. 독으로써 독을 없애는 오두는 바로 이 중독명현반응이다. 『국어』에 이르기를 '여희치근우내(驪姬置菫于內)'라고 했는데, 위소(韋昭)가 '菫이 바로 오두'라고 주를 달았으니, 오두가 독물작용을 하여 사람을 해친다는 것을 가히 알만하다. 『신농본초경』 안에 다음과 같은 말이 있다.

오두(烏頭)는 맛이 맵고 따뜻히다. 주로 중풍에 오풍(惡風 : 바람을 싫어하는 것)하고 땀이 줄줄 나오는 것을 다스린다. 한습비(寒濕痺), 해역상기(咳逆上氣)를 제거하고, 적취(積聚)와 한열(寒熱)을 파(破)한다. 그 즙을 다린 것을 '사망(射罔)'이라 부르는데 금수(禽獸)를 죽여 일명 해독(奚毒)이라 하고, 일명 즉자(卽子)라고도 하며 일명 오훼(烏喙)라고도 하는데 산골짜기에서 자란다.

그러나, 『약초지』에서는 이본·살모경(伊本·薩姆瓊)의 묘사를 인용하였는데 상술한 것과는 차이가 있으니 이는 아마 민간에서 떠도는 말을 그대로 듣고 한 말인 듯 싶은데 다음과

---

28) 위의 책, pp. 282~283, p. 302 참고.
28) 위의 책, p. 302 참고.

같이 말하고 있다.

　　어떤 한 의사가 말하기를 오두(烏頭)는 인도 변방 부근 지방의 할라힐(哈拉希爾, Hal〒il)에서 자라는데 여기서만 볼 수 있고 다른 곳에서는 볼 수 없다고 하였다.
　　그 줄기는 높이가 팔로 한 자이고, 잎은 머위잎과 같다. 할라힐 지역의 거주민들은 채소로 식용하고 햇빛에 말려 음식으로도 사용하는데 먹어도 위험하지 않다. 그러나, 만일 이 곳에서 다른 곳으로 가지고 간다면 비록 100보만 옮긴다 하더라도 일종의 독약이 생겨 한 번 먹기만 하면 바로 죽는다.[29]

　중국에서는 오두의 독성과 해독에 대한 지식을 상당히 깊이 알고 있으며 복잡한 포제방법에다 해독을 더했는데 이것이 호상(胡商)들이 만든 것인지는 알지 못하겠다. 이 밖에도 일반적으로 남방 사람들에게는 내열성이 있다고 생각하고 오두·부자에 대한 내수능력이 역시 컸는데 비교적 많은 조제량을 사용한다. 이것은 아마도 이상에서 와전된 원인으로 조성된 것 같다. 『약초지』에서는 7세기에 아흐린 알 카스(阿赫侖·卡斯, Ahrin al-Kass)의 말을 인용하였는데 오히려 더 근접하다.[30]

　　오두는 삼투성(滲透性)이 강한 일종의 독약으로 어떤 경우에는 거의 맛만 보아도 바로 전간(癲癎: 지랄병)을 발작하며 독화살촉[毒箭]으로도 사용된다. 일단 이러한 독전(毒箭)에 맞으면 목숨을 잃을 수 있다. 중독 후의 증상은 입술과 혀가 종창(腫脹)하고, 지랄병인 간질 발작증이 있다. 이런 증상을 면하는 경우는 매우 적다.

또, 라지도 인용하여 다음과 같이 말하였다.

　　오두를 먹은 뒤에는 사람이 실명(失明)·혼궐(昏厥)·비출혈(鼻出血)하거나 사망한다.
　　사람이 오두를 먹고 나면 별안간 머리가 어지럽고(頭暈), 머리가 아프며(頭痛), 간질(癲癎)이 발작하고, 눈알이 튀어나온다. 몽복자(夢卜籽)와 황유(黃油)를 달여서 하룻동안 계속 먹으면 즉시 구토를 계속하게 된다. 구토를 한 뒤에는 상율(橡栗)을 술로 달여 먹는다. 사앙사(四像斯)를 달인 약제와 덕납극마(德拉克馬)의 사향 반 개를 배합하면 이것은 일정량의 품질이 좋은 사향에 상당한다. 소기름(牛油)·위결석(胃結石)·열단황(熱蛋黃)을 사용하여 뱀에 물린 상처를 치료하는 약물로 조제하여 비교적 장시간 동안 소량으로 조금씩 복용하고 또 편안한 마음으로 복용한다. 옛날에 어떤 의사가 말하기를 산감근(山柑根)은 오두독을 해독하는 일종의 양약이라고 하였다.

이 밖에도 아사기내(阿斯凱奈)도 다음과 같이 말하고 있다.

　　오두는 열성(熱性)과 조성(燥性)이 가장 강한 약물이다. 그것을 몸에 문지르면 마풍(痲風: 손발이 저린 일종의 마비증)이 치료된다. 만일 그것을 연당(軟糖: 물렁물렁한 엿)이나 약제로 만들어 거기에 기름을 첨가하여 사용하여도 같은 효과를 볼 수 있다. 오두는 더러운 성분을 제거하기 때문

29) 위의 책, pp. 269~270 참고.
30) 아래 4단은 위의 인용문과 같음.

에 마풍병을 치료할 수 있다. 오두의 해독약은 오두서(烏頭鼠)로 오두를 먹은 쥐의 일종이다.

이러한 내용을 살펴보면 이미 아랍인의 용약 경험이 상당히 가미되어 있음을 알 수가 있다. 더욱이 라지가 그 기능을 늘렸는데 이 역시 중약이 아랍의학 안에서 변이하고 발전한 것을 볼 수 있다.

이 밖에도 일부 중국에서 생산된 약이라고 기재되어 있는 것도 있는데 역시 아랍인이 사용한 것이다. 예를 들면, '호마노(縞瑪瑙)'는 치아를 청결하게 하는데 난산의 위기에 놓여 있는 산모에게는 순산을 하도록 도와준다. 호박(琥珀)은 중국과 중국해의 모든 섬에서 나며 아랍 의사들이 그것을 상당히 많이 이용하고 있는데 사향에 다음 가는 기능과 효과를 가지고 있다고 생각하였다. 게다가 술 안에 넣어 두면 곤드레 만드레 취하게 된다. 노회(蘆薈)는 여러 종(種)이 있는데 중국 노회도 그 중 하나이다. 내장을 건강하게 하고, 신경을 튼튼하게 하며, 뇌와 심을 증강시키는 기능에 사용되며, 방광기능이 쇠약하여 야기되는 실금을 치료한다. 생 강은 『도리군국지(道里郡國志)』·『약물학대강(藥物學大綱)』등에 이미 언급되어 있고, 산지가 세 곳이 있는데 그 중 중국산이 가장 우수하다. 황련(黃連)은 『약물학대강(藥物學大綱)』에서 보이는데 중국에서부터 났으며, 모든 병을 치료하며 특히 안질을 치료하는 데 우수하다. 이 밖에도 우황(牛黃)이 있는데 서방에서는 '동양의 해독석(東洋解毒石)'이라고 부르고 있다. 중국인은 한대(漢代)에 이미 이익만을 꾀하는 데 사용하고 있었으며, 12세기에 서방으로 수출되어 '서양해독석(西洋解毒石)'의 파생을 초래하였고, 말(馬)·원숭이·사슴(鹿)·사자(獅) 등이 모두 '보물'로서 반대로 중국에 수입되었다.

소위 '기우석(祈雨石)'이 바로 '마보(馬寶)'이다.

(三)

향약교류(香藥交流)의 흥성(興盛)은 『당대화상동정전(唐大和上東征傳)』에 감진(鑑眞)이 제5차 동도(東渡)에서 광주(廣州)를 경유하여 양주(揚州)로 돌아올 때에 광주에서 보았던 상황을 다음과 같이 기록하여 대체적으로 알 수 있다.

강에는 바라문·페르시아·곤륜 등의 선박이 부지기수로 있으며 아울러 향약(香藥)과 진보(珍 寶)를 산더미처럼 실었다. 그 선박의 깊이는 6·7장(丈)이나 된다. 사자국(獅子國)·대석국(大石 國)·골당국(骨唐國)·백만(白灣)·적만(赤灣) 등을 왕래하며 거주하는데 종류가 매우 많다.…… 이 때는 천보(天寶) 9년이다.…… 이 때 화상(和上)의 얼굴에 열이 달아오르면서 눈빛이 어두어 침침해졌는데 호인(胡人)이 그 눈을 치료할 수 있다고 하여 마침내 치료를 받았으나 실명되었다.

천보 9년은 바로 서기 750년이다. 페르시아·곤륜은 이미 앞에서 언급하였다. 사자국은 바로 스리랑카이다. 대석국은 바로 아랍이다. 골당국은 한번 고려할 필요가 있다. '백만'은 당연히 유럽의 백인종이다. '적만'은 아프리카의 흑인종일 가능성이 있으나 인도의 황인종일 수도 있다. 감진이 눈을 치료할 때의 호인은 앞 장에서 이미 지적한 어떤 사람으로 바로 인도인으로 여기고 있는데 사실 페르시아나 혹은 아랍인일 가능성이 상당히 크다.

중국으로 들어온 향약은 『송회요(宋會要)』에 기재되어 있는 금확물(禁榷物) 안에서 살펴볼 수 있다.

태종(太宗) 태평(太平) 흥국(興國) 7년(982) 윤 12월에 서울과 여러 주부(州府) 사람들은 식용 약물을 줄인다는 칙소를 들었다. 다음의 항목은 금지된 향약이다.

광남(廣南)·장주(樟州) 등의 주선박은 주의 경계(구역)를 벗어나지 못하며 이 법을 어기면……금확물 8종은 독모(瑇瑁)·아(牙)·서(犀)·빈철(賓鐵)·벽피(壁皮)·산호(珊瑚)·마노(瑪瑙)·유향(乳香)이고, 통행이 되는 약물은 37종으로 목향(木香)·빈랑(檳榔)·석지(石脂)·유황(硫黃)·대복(大腹)·용뇌(龍腦)·침향(枕香)·단향(檀香)·정향(丁香)·계피(桂皮)·호초(胡椒)·아위(阿魏)·시몽(蒔蓢)·필징가·가자(訶子)·파고지(破故紙)·두구화(豆蔲花)·백두구(白豆蔲)·붕사(硼砂)·자광(紫礦)·호로파(胡蘆巴)·노회(蘆薈)·필발·익지자(益智子)·해동피(海東皮)·축사(縮砂)·고량강(高良姜)·초두구(草豆蔲)·계심묘(桂心苗)·몰약(沒藥)·전향(煎香)·안식향(安息香)·황숙향(黃熟香)·오우목(烏檋木)·강진향(降眞香)·호박(琥珀)이다. 이후에 자광(紫礦) 역시 전매가 금지[금확(禁榷)]되었다.

이렇게 많은 향약 중에서 사실 적지 않은 것이 중국 본토에서 생산되었으며 어떤 것은 서양으로 수출되어 아랍·페르시아 등으로 갔다. 따라서, 서양에서 온 대다수가 인도나 남양의 모든 섬에서 생산된 것들이다. 약물의 산지 내원(來源)은 사실 뒤섞이어서 분명하지가 않다. 구종석(寇宗奭)의 『본초연의(本草衍義)』에서 '산호'라고 말하고 있는 것이 바로 한 예이다.

페르시아의 바다에는 산호가 있다. 바다 사람들이 큰 배를 타고 바다 물밑 산호가 사는 반석(磐石) 위에 철망을 떨어뜨리고…… 쇠로 그 뿌리를 뽑고 망을 배에 연결하여 끌어 당긴다. 때를 잃어 채취하지 않으면 썩는다.

사실 산호는 중국 남해에서 많이 생산되고 있기에 반드시 페르시아에서 왔다고 할 수는 없다. 『양서(梁書)』「중천축국(中天竺國)」 안에는 소합(蘇合) 등에 대해서도 언급하고 있다.

서쪽 대진(大秦)·안식(安息)과 교역하는 시장에는 대진의 진물(珍物)이 많은데…… 호박(琥珀)…… 울금(鬱金)·소합(蘇合)이다.

소합(蘇合)은 여러 향의 즙을 달인 것으로 자연물이 아니다. 또 대진 사람들은 소합을 채집하여 먼저 그 즙으로 향고(香膏)를 만들고 찌꺼기는 여러 나라 판매인에게 판다. 이렇게 하여 이것이 중국에까지 전해져 갔는데 향은 그리 좋지 않다.

이 안에서 이미 소합향이 진짜가 아니라고 제기하고 있다. 니덤의 견해에 비추어 보면[29] 소합향은 일찍이 중국에 유입되었는데 사실은 서양의 Storax로서 후에 변하여 인도네시아에 유입된 것으로 실제로는 Liguidambar이다.

사실 일부 약물은 특히 향료약인 정향(丁香)·계피(桂皮, 혹은 육계)·육두구 하여륵(訶黎勒) 등은 중국 고서적인 『본초강목』에서는 페르시아·아랍에서부터 온 것이라고 여기고 있는데 아랍과 유럽 사람들은 중국에서 온 것이라고 생각하고 있다. 이것에 대해서 고탁(庫托, Couto)이 『40년대의 아시아』(제2권 제173항) 안에서 말하고 있기를[30]

> 대부분의 물품들이 페르시아 사람과 아랍국 사람을 통하여 유럽으로 운반되었으며 페르시아 사람과 아랍국 사람들은 또, 중국 한나라 사람들의 손으로부터 접하였기 때문에 그들은 이런 물품이 어디로부터 왔는지를 모르며 또 그 산지를 알지 못하고 한나라 사람이 중국으로부터 가져온 것으로 생각하였기 때문에 그들의 언어 중에는 매우 많은 물품들에 중국의 이름이 붙어 있다. 예를 들면, 계피(Cinamome라 읽음)는 세 이론에서 생산되지만 아유개나(阿維凱奈)와 라지[Razés, (拉齊)]는 중국목(中國木, Darcine)으로 만들고 중국나무(Cinnamomo)로부터 온 것이라고 하였다.

라고 하였다.

계피에 관해서는 앞문에서 이미 토론하였고 그 중에서 일부분은 최소한 중국 남부나 교지와 중국해 범위내에 있는 지역 등에서 생산되고 있다고 하였다. 정향은 바로 인도네시아·인도 등의 나라에서 생산되고 있다.

송나라 조여적(趙汝適)의 『제번지(諸藩志)』에는 정향이 아랍과 자바에서 왔다고 하였는데 그 이유는 그 형상과 한자 'ㅜ'자가 서로 비슷하여 정향이라고 칭한다고 서술되어 있다. 그는 단향목 역시 그 나라에서 왔다고 언급하고 있다. 그러나, 아불-파즐(Abuí-Fazl, 1551~1602)의 『아극파얼기요(阿克巴爾記要)』(1595)에는 다음과 같이 말하고 있다.[31]

> 계향목은 인도 토속어로 상단(桑丹, Candan, 즉, 산스크리트의 Cardana)이라 부르는데, 이런 종류의 수목은 본래 중국에서 생장하며, 현재 있는 것은 국왕이 집권할 때 사람들이 이것을 인도로 이식하는 데 성공한 것이다.

이러한 이식은 아마도 산지를 정확하게 증명할 수가 없는 기본적 원인일 것이다. 이브라힘 빈 와시프(Ibràhim Bin Wàsif, 10세기 전후의 사람)의 『인도진이기술요(印度珍異記述要)』에서 그 사실이 제시되었는데[32] 스리랑카에서 파해(婆海)의 와극도(瓦克島)에 이르러 그

---

29) 니덤, 『중국과학기술사』 세5권, 세2책 또는 대민편 『중국의 과학과 문명』 중국어판, 제14책. pp. 255~258 참고.
30) 『아랍, 페르시아, 터키인의 동방문헌집주(東方文獻輯注)』 pp. 183~184 주문 참고.
31) 위의 책, p. 619, pp. 162~164.
32) 위의 책, p. 619, pp. 162~164.

곳의 국왕인 마하라자에 대해서는 "가지고 있는 대량 약재식물에는 장뇌수(樟腦樹)·정자향 (丁子香)·단향(檀香)·핵도(核桃)·육두구(肉豆蔲)·소두구(小豆蔲)·노회(蘆薈) 등이 있 었다. 어느 나라 국왕도 이와 비교할 만한 아름다운 것이 없다.", "인도에는 또, 정향산곡(丁 香山谷)이 있다. 전설에 의하면 이런 정향이 신선할 때는 그 맛이 매우 좋아 섬사람들은 정 향으로 밥을 먹는다. 그러므로, 병에 걸리지 않으며 또한 늙지도 않는다"고 하였다. 모든 것 이 이와 같은 류로서 역시 모두 이식과 관련이 있는 것들이다. 중국 본토에서의 생산이 많지 않지만 오히려 이식한 것이 더 무성하게 생장하여 출산지보다도 더욱 많아져 아랍으로 운송되 는 것을 제외하고도 중국으로 방출된다. 일부가 중국 기타산품으로 유입되는 것으로 인하여 모든 것이 중국에서 생산된다고 잘못 생각하기가 쉽다. 예를 들면, 아거특의 『지명사전』 안에 는 "사파 지방은 땅이 인도와 매우 흡사하며 노회(蘆薈)·장뇌(樟腦)·감송모(甘松茅)·정 자향(丁子香)·육두구가종피(肉豆蔲假種皮), 중국 초약과 그릇 등이 수출되었다."[32]라고 언 급하고 있어 매우 혼잡스러움을 알 수가 있다.

중국과 아랍 문헌에는 이런 종류의 혼잡스럽고 불투명한 기록이 많이 보인다. 예컨대, 육두 구는 이사합극·이본·이모랑의 기술에 근거해 보면, "육두구는 인도로부터 왔다."라고 하였 다. 그러나, 다시 말하기를 "단향(檀香)은 일종의 나무로 중국에서 왔다."라고도 하였다. 라 제의 『비전(秘典)』에서 "목욕할 때 단향으로 몸을 닦으면 가려움증이 그친다."[33]라고 말하고 있다. 소방목[蘇方木 - 소목(蘇木)][34]은 『약초지』의 인용에 근거해 보면 "인도와 싱가폴 등지 에서 생장하는데 달여서 조제하면 염료로 사용할 수 있다.", "상처를 더욱 아물게 하고 그 상 처가 어느 곳이든 지혈작용을 하여 오히려 궤양을 저지한다."라고 말하고 있다. 이것은 이 밖 의 인용문 중에서는 다르게 되어 있는데 스리랑카 옆의 나밀도에 대해서는 "섬에서 죽자(竹 子)와 파서소목(巴西蘇木)이 난다. 이 나무의 뿌리는 중독을 치료하는 좋은 약이다. 해원(海 員 ; 선원)들은 뱀(살모사)에 물린 상처를 치료하는데 사용하여 매우 좋은 효과를 보았다."라 고 되어 있다. 그러나 손사막의 『천금익방』에는 이 약의 효용에 대해 완전히 다르게 말하고 있다.

소방목(蘇方木)은 맛이 달고, 짜며, 독이 없다. 주로 파혈(破血)을 하고 산후에 배가 불러 답답 하여 죽으려고 하는 사람은 물을 술 5양과 같이 끓여 진한 즙을 복용하면 효과가 있다.

'안식향'은 안식을 그 이름으로 하였는데 당연히 안식에서 생산된 것이다. 실제로는 소문답 납[사파(闍婆)]에서 생산된 것이다. 아플 - 파즐이 다음과 같이 말했다.

---

32) 위의 책, p. 227.
33) 위의 책, p. 279, 302, 303.
34) 소목(蘇木) 인용문은 위의 책, p. 268, 41.

안식향(安息香, lubàn)은 일종의 수목의 향교(香膠)로 사파에서 생산된다.…… 이것을 불에 놓고 태우면 그것은 장뇌처럼 한 줄기 맑은 연기로 변하여 없어진다.

그러나, 중국의 기록은 『유양잡조(酉陽雜俎)』에서 말하고 있는 것과 같다.

안식향의 수목은 페르시아에서 나는데, 페르시아를 부르면 사기를 피할 수 있다. 수목의 길이는 3장(丈)이고, 껍질색은 황흑색이며, 잎은 사각으로 추위를 지나도 떨어지지 않으며, 2월에 꽃을 피운다.…… 나무껍질을 칼로 새기면 그 교(膠)가 엿과 같은데 이름을 안식향이라 한다.…… 이것을 태우면 신명(神明)에 통하게 되고 악의 무리를 피할 수 있다.

『천금익방』에서도 다음과 같이 말하고 있다.

안식향은 맛이 쓰고, 평하며 무독하여 주로 심복악기(心腹惡氣)·귀주(鬼疰)를 다스리고 서융(西戎)을 나가게 한다.

니덤의 연구[35)]에 근거해 보면, 일찍이 안식향은 페르시아 고국(古國)인 bdellium으로부터 온 것이었는데 후에는 소문답납의 gum benzoin에서부터 온 것을 가리켰다.

하여륵은 일반적으로 서방에서 온 물품이라고 하는데 사실은 중국 광주와 교지 월남에서 모두 생산되는 것이다. 감진(鑒眞)은 광주를 다녀온 후에 『당대화상동정전(唐大和上東征傳)』에서 다음과 같이 말하고 있다.

단주 태수(端州 太守)가 맞이하여 광주로 보냈다.…… 대운사(大雲寺)로 끌어들여…… 이 절에는 하여륵 수만 그루가 있는데 열매가 큰 대추 크기만 하다.

『천금익방』에서도 그 사실에 대해 이미 언급한 적이 있다.

하여륵은 맛이 쓰고 따뜻하고 독이 없으며, 냉기를 주로 다스리며 심복(心腹)이 창만한 것을 음식이 내려가게 한다. 교주(交州)와 애주(愛州)에서 난다.

같은 류의 약이 『천금익방』 안에 언급되어 있다.

암마륵(菴摩勒)은 맛이 쓰고, 달며 차고, 독이 없으며, 주로 풍허(風虛)·열기(熱氣)를 다스린다. 일명 여감(余甘)이라 하는데 영남·교주(交州) 및 애주(愛州) 등에서 난다. 비리륵은 맛이 쓰고 차며 무독하다. 공효가 암마륵(庵摩勒)과 같다. 서역과 영남 및 교주(交州)와 애주(愛州) 등에 난다. 융인(戎人)은 이것을 삼과(三寡)라 일컬었다.

더욱이 용뇌향이라는 것이 있는데 중국에서는 상당히 유명하다. 『천금익방』에서는

---

35) 니덤,『중국의 과학과 문명』중국어본, 대만판, p. 255.

용뇌향 및 고향(膏香)은 맛이 맵고, 쓰며 약간 차다. 한편 온(溫)하고 평(平)하며 독이 없다고 하는데 주로 심복사기(心腹邪氣)·풍습적취(風濕積聚)·이농(耳聾)을 주로 다스린다. 눈을 맑게 하고, 눈이 벌겋게 가리워진 것을 제거한다. 파율국에서 난다. 형상이 흰송지(白松脂) 같으며, 삼목기(杉木氣)를 만드는 데는 밝고 깨끗한 것이 좋다.

고 말하고 있다.

『유양잡조』에는 나무의 길이가 8~9장이고, 파율국·페르시아에서 생산되며, 그 나무를 잘라 껍질을 벗기면 흘러나오는 연고와 같은 것을 취한 것이라고 하였다. 그러나, "약에 넣어 사용하는 데는 특별한 방법이 있다."라고 말하고 있으며, 니덤의 인용에 근거해 보면, 이것은 사실 파라주장뇌〔좌선장뇌(左旋樟腦)〕로서 역시 파율고(婆律膏)라고 칭하였다.

이 밖에도 용연향(龍涎香)이라고 불리는 종이 있는데 매우 진귀한 것으로 궁정에서 드문 물건이다. 니덤의 일본 학자의 연구를 인용한 것에 의하면 말향경(抹香鯨)의 장결석(腸結石)[76]이라고 말하고 있다.

그러나, 누와이리(Nuwayri, 1332 죽음)의 『누와이리의 백과전설·향료(香料)의 배제(配制)』에 발표된 것에 근거하면,[77] 일종의 조제해 놓은 약을 갈리아(Ghàliya)라고 부르는데 사향, 호박을 배합한 복합향료이다. 이 밖에도 용연향(龍涎香)이라고 부르는 것이 있는데 호박·노회·사향을 배합하여 만든 것으로 봄에 일출 전에 금발(金鉢 : 금으로 만든 식기와 같은 그릇)이나 유리그릇을 이용하여 사향을 체로 친 다음, 호박을 용해하여 향 단지 안에 넣고 약한 불로 데운다…… 작업이 상당히 복잡하다. 분명한 것은 그것을 말향경(抹香鯨)의 장결석에서 취한다는 것이 간단하지마는 않다. 노위리는 10세기 말 무하마드 이븐 아흐마드 알 타미미(Muhammad ibn Ahmad al-Tamimi)가 저술한 『미혼처(未婚妻)의 회포(懷抱)와 영혼(靈魂)의 향미(香味)』라는 책을 근거해 보면 약을 만드는 복방에서 인출하는 것으로 전적으로 할리프, 국왕과 정부와 민간요원이 조제했다는 것은 거짓이 아니다. 듣건대 당시 흑의 대식인 알 마문 할리프(Al Mamūn, 813~833 재위)와 후에 집정한 몇 명의 할리프가 모두 특히 좋아했다고 한다. 사용되는 원료로는 토번 사향, 인도 노회류의 상품 등이 많이 채택된다. 기구로는 중국의 작은 그릇, 중국 실크가 이용된다. 방법은 역시 중국의 연단술과 많이 비슷하다. 이 밖에도 상업성 있는 용연향(Sūki)이 있는데 매회 배합한 양이 매우 많고 선택되는 원료는 위의 정밀함보다는 못하고 공예 역시 조잡하다. 추측컨대 용연향은 비록 수입품이라고는 하지만 실제로는 그 품질이 중국의 원료이고 중국의 방법으로 반전되어 중국에 온 것으로 오히려 이역의 진품이 되었다.

76) 니덤, 『중국의 과학과 문명』 중국어본, 대만판, 제14책, p. 261 주3, p. 260 주4.
77) 『아랍, 페르시아, 터키의 동방문헌집주(東方文獻輯注)』, pp. 700~714.

　기타 일부 향료약으로는 침향(沈香)·훈육향[熏陸香 ; 유향(乳香)]·몰약(沒藥)·회향(茴香)·계설향(鷄舌香)·곽향(藿香)·담당향(詹糖香)·풍향(楓香) 등 대체적으로 처음에는 서방에서부터 전래되어 후에 남아시아나 중국해의 모든 섬 심지어는 중국 남방에서 생산된 것이다. 페르시아 상인과 아랍 상인의 무역활동 능력의 강함과 범위의 광대함은 사람들로 하여금 감탄해 마지 않게 만들고 있다. 그들은 남양을 중심으로 하여 아랍·서아시아·유럽과 동시에 중국에까지 수출하고 있다. 니덤이 저술한 책에 다른 시기의 서아시아와 유럽, 동남아와 남아시아에서 중국과 중국 토산의 모든 향료이름이 구체적으로 열거되어 있는데 참고해 볼 만하다.[78]

　이러한 정황은 대체적으로 남북조시대에 이미 시작된 것이다. 『송서(宋書)』 「범화전(范曄傳)」에 기록되어 있기를

　　『화향방(和香方)』을 편찬하고 그 서문에 말하기를 "사향은 본래 많은 것을 꺼린다. (그러므로) 과분하게 (사용)하면 반드시 (몸에) 해롭고, 침향은 실제로 화향기가 쉬워 한근 남짓하게 사용하여도 몸에 해롭지 않으며, 영능향(零陵香)과 곽향(藿香)은 허조(虛燥)하여 옻에 잘 붙는다. 감송(甘松)·소합(蘇合)·안식(安息)·울금(鬱金)·내다(㮈多)·화라(和羅) 등 속(屬)은 외국의 진귀한 향(香)으로 중국에서는 구할 수 없다. 또 조고혼둔(棗膏昏鈍)·갑전천속(甲煎淺俗)은 냄새를 조장하여 더욱 질병을 악화시킨다"고 하였다. 이것은 모두 명사(明士)에 비교한 것이다. 사본다기(麝本多忌)는 유병지(庾炳之)에 비교한 것이고, 영곽허조(零藿虛燥)는 하상지(何尙之)에 비교한 것이며, 첨당점습(詹糖粘濕)은 침연지(沈演之)에 비교하고, 조고혼둔(棗膏昏鈍)은 양현보(羊玄保)에 비교한 것이며, 갑전천속(甲煎淺俗)은 서담지(徐湛之)에 비교한 것이고, 감송소합(甘松蘇合)은 혜림도인(慧琳道人)에 비교한 것이며, 침실이화(沈實易和)는 자기자신에 비교한 것이다.

　범화(范曄)의 『향향방서(香香方書)』에는 문자의 유희가 조금 있지만 배경 안에는 향약의 대량 유입이 있다. 중국은 향약의 출구로 앞에서 이미 그 원인 중의 하나로 욕불욕신(浴佛浴身)과 종교제례의식과 가정 안에서 점화할 때 필요하다고 언급한 적이 있다. 당대에 훈향(薰香)·혹의(薰衣)·담향(啖香)을 만들어 사용하였으며, 몸에서 나는 악취제거와 여성의 미용에 이용하였는데 다소 일부는 위생학적인 의의가 있다. 심한 관리는 "침향으로 집을 짓고, 단향목으로 서까래를 하며 사향과 유향을 흙에 개어 벽을 발랐다(『개원천보유사(開元天寶遺事)』)."고 하니 사치와 낭비가 이와 같았다. 『청이록』의 기재로는 오대에 분향, 담향이 크게 유행하였는데 "침향으로 산언덕을 만들고, 장미수와 소합유로 연못을 만들며 영곽과 정향으로 금을 만들고 훈육으로 성곽을 쌓았다." 등이 있다. 『송사(宋史)』 안에 한차례의 향약의 유입에 대해서 기재하고 있는데 실로 사람을 놀라게 하기에 충분하다.

---

　78) 니덤, 『중국의 과학과 문명』 중역본, 대만판 제14책 p. 254.

　지도(至道) 원년(元年, 995)에 그 나라(아랍국) 선주 포압시려(蒲押抒黎)는 포희밀표(蒲希密
表)에 와서 백용뇌(白龍腦) 100양, 올눌제(膃肭臍) 50짝, 용염(龍鹽), 은합(銀合), 안약(眼藥) 작
은 유리병으로 20병, 백사탕 유리 항아리로 3개, 천년조(千年棗), 수입 오미자(五味子) 각각 유리
병으로 6병, 수입 편도(扁桃) 유리병으로 12병, 장미수(薔薇水) 20병, 유향산자(乳香山子) 1좌(座)
를 헌납하고…… 건염(建炎) 4년(1130)에는 천주(泉州)에서 유향(乳香) 13등, 8만 6천 7백 8십근
을 사들였다. 아랍 번객(大食蕃客) 나신(囉辛)은 유향(乳香) 30만 민(緡)을 직접 팔았다.

　궁정에서도 저장하여 두고 있는데 송나라 방원영(龐元英)의 『문창잡록(文昌雜錄)』 안에
다음과 같이 기재되어 있다.

　　내향약고(內鄕藥庫) 이문(謻門 ; 따로 낸 문) 안에는 28개의 창고가 있는데 진종(眞宗) 황제가
　28자의 시(詩)를 지어 하사하여 이를 창고의 패(牌)로 하였다. 그 시에 말하기를 "매세침단래원예
　(每歲沈檀來遠裔), 누조주옥실황거(累朝珠玉實皇居), 금진내부초개처(今辰內府初開處), 충인우의사
　필서(充牣尤宜史筆書)"라 하였다.

　1974년 천주만(泉州灣)에서 송대의 해선이 출토되었는데 배 안에서 대량의 향약 예를 들
면, 강진향·단향·침향 등과 같은 것들이 있었는데 물을 뺀 후에 중량을 달았더니 무려
4000여 근에 달했다. 이 밖에도 호초·빈랑·유향·용연향·대모 등이 있는데 증명된 자료이
다. 이러한 정황은 줄곧 지속되어 왔으며 명대에 잠시 멈추었던 것으로 보인다. 명나라 금계
등(金繼登)의 『전고기문(典故紀聞)』 7권에 이르기를

　　선종(宣宗, 1426~1435 재위)은 태의원(太醫院) 상의감(尙衣監 ; 임금의 옷을 담당하는 곳)에서
　벽충향(酸篊香 ; 구충향) 2만 근을 사용하기 위하여 복건성(福建省) 등지에 사람을 보내어 수매(收
　買)하여 줄 것을 바란다는 내용의 상소문을 올렸다는 것을 듣고, "이것은 급한 업무가 아니니 반드
　시 사람을 파견할 필요가 없다. 또 향료가 어찌 그렇게 많이 필요한가? 10분의 7은 줄여라."라고
　하였다.

고 하였다.

　향료가 이와 같이 중국에 대량으로 유입된 것은 송대에 통치자의 낭비가 실로 지난날과 다
름 없었던 것으로 의학상에서는 오히려 하나의 중대한 변화를 야기시켰다. 송대에는 향조온열
류(香燥溫熱類)의 약을 대량으로 응용하였다. 『태평성혜방(太平聖惠方)』 안에 약간의 단서가
보인다. 예를 들면, 그 책의 48권 '제심통문(諸心痛門)'에 소개된 158수의 방중에 향약으로
직접 명명된 것이 17수가 있는데 모두 향산(香散)·침향환(沈香丸)·목향산(木香散)·말향
환(末香丸)·정향환(丁香丸) 같은 것들이다. 『성제총록(聖濟總錄)』 56권의 「심통문(心痛
門)」에는 모두 85방이 있는데 그중에 향약방이 31수이다. 『화제국방(和劑局方)』에는 더욱 많
은데 향약으로 명명된 것 모두 30여 방이 있고 소합향환 등 적지 않은 이름있는 방을 포괄

하고 있으며, 게다가 국방의 조열은 세상에 널리 칭송되고 있다. 그 중에서 '치기(治氣)'의 한 문(門)에서 사용되고 있는 약에는 안식향환(安息香丸)·정침환(丁沈丸)·대침향환(大沈香丸)·소자환(蘇子丸)·균기산(勻氣散)·여신환(如神丸)·집향환(集香丸)·백단향환(白檀香丸)과 인삼정향산(人蔘丁香散) 등 여러 종의 환과 산이 있는데 주요 성분은 모두 향찬조열의 모든 약이다. 당시의 의가에서는 이 국방을 많이 사용하여 병을 치료하였다. 더욱이 평민백성은 화제국 혹은 약사(藥肆 : 지금의 약포)에서 직접 사서 복용하였으니 영향이 매우 컸음을 가히 짐작할 수가 있다. 한때는 '성산자방(聖散子方)'이 풍미했는데 소동파가 널리 보급하였고 옛날 사람인 소곡(巢谷)으로부터 얻어진 것이라고 하나 출처가 어디인지는 모르겠다. 그 안에 다음과 같이 적고 있다.

약성(藥性)이 약간 더운 양독발광(陽毒發狂)한 류(類)를 먹으면 문득 청량(淸凉)한 신맛을 느낀다. 이 약은 거의 상식적인 이치로 말하지 않았다.

사실 이 방 역시 향조약을 주로 삼고 초두구·부자·곽향·후박·방풍·고량강 등 20가지 약을 배합하여 가루로 만든 것이다. 이 열약을 이용하여 온역병에 치료하였는데 후대 사람들이 무턱대고 믿어서 효과가 있기도 하고 효과가 없으면 사람을 해치는 일이 종종 발생하였다. 섭몽득(葉夢得)의 『피서록(避暑錄)』안에는 선화(宣和, 1119~1125) 때에 이 방을 사용하여 '살인무수(殺人無數 : 수 없이 많은 사람을 죽였다)' 한 예가 있었다. 장고(張杲)의 『속의설(續醫說)』안에서도 다음과 같이 말하고 있다.

홍치(弘治) 계축(癸丑, 1493)에 오(吳)나라에 전염병이 크게 돌았다. 오읍(吳邑)에서는 손반령(孫磐令)이 성산자(聖散子)를 만들게 하여 거리에 널리 배포하고 아울러 그 처방을 간행하였는데 환자가 이것을 복용한 후 10명에 한 사람도 산 사람이 없이 모두 펄펄 뛰다가 정신을 잃고 죽었다. 슬프다! 손공(孫公)의 뜻이 본래는 사람을 살리려는 것이었으나 달리 성산자(聖散子) 처방 중의 부자(附子), 양강(良薑), 오수유(吳茱萸), 두구(豆蔲), 마황(麻黃), 곽향(藿香) 등이 모두 성미(性味)가 조열(躁熱)하다는 것을 모르고 도리어 화사(火邪)를 도왔으니 어찌 죽기를 기다리지 않은 것이리요!

호의로 일을 잘못 처리한 것인데 진실로 이것은 경계해야만 한다. 사실, 향약이 유행해서 야기된 폐단은 대학자 소식(蘇軾)조차도 조류에 막혀 시습(時習)의 폐단을 입었다.

보통의 의사들은 향열약을 좋게 사용하고 있는데 『박택편(泊宅編)』안에 한 사례가 실려 있다.

촉(蜀)나라 사람 석장용(石藏用)은 의술(醫術)로 도성(都城)을 편력하여 그 이름이 유명하였다. 여항인(餘杭人) 진습(陳承) 또한 의술이 유명하였다. 그러나 석(石)은 난약(煖藥 ; 더운 성질의 약)을 잘 사용하였고, 진(陳)은 양약(涼藥 ; 서늘한 성질의 약)을 잘 사용하였다. 옛날 양의(良醫)

들은 반드시 사람의 허실(虛實)을 헤아리고, 병의 음양(陰陽)을 살핀 연후에 탕제를 투여하여 혹은 보(補)를 하고 혹은 사(瀉)하여 각각 그 증(證)을 따랐다. 그런데 이 두 사람은 곧 한쪽으로 치우쳐 편견되었으니 찬약과 더운 약을 한줄기로 하여 모두 때에 따라 일컬었다. 어찌하여 그러하였는가? 속어(俗語)에 말하기를 "장용(藏用)은 3말의 불을 머리 위에 이고, 진승(陳承)은 1쟁반의 얼음을 상자에 넣었다."고 하였다.

석장용(石藏用)의 난약(煖藥)은 바로 향조약의 한 종류이다. 향조약의 폐단은 역시 한 번에 간파해낼 수가 없으며, 만약 대증(對症)으로 치료한다면 그 효력이 역시 나타난다. 그러나, 그것을 너무 많이 이용하게 된다면 의사 역시 매매하여 사용할 수가 없게 되며 그 수도 반드시 낙관적이라고는 말할 수가 없다. 원대 주단계에 이르러서는 이미 실마리를 간파하여 상당한 비평을 하였다. 저서로 『국방발휘』라는 책이 있는데 그 안에 말하고 있기를

『화제국방(和劑局方)』을 책으로 만든 것은 증(證)에 근거하여 처방을 검색한 것으로, 곧 처방이 용약(用藥)이 되어 꼭 의사를 찾을 필요가 없으며, 조제할 필요가 없이 증에 따라 환(丸)이나 산(散)제로 만들어진 약을 주면 병의 통증이 편안하게 나을 수 있다. 어진 백성의 뜻이 지극하다 할 수 있다. 송대부터 지금에 이르기까지 정부에서는 이를 지켜 법으로 하였고, 의학계에서는 이를 전하여 업(業)으로 하였으며, 환자는 이에 의지하여 목숨을 유지하였고, 세상 사람들은 이를 보고 통속(通俗)으로 하였다. 그러나 나의 생각으로는 의심되는 바가 있다.

라고 하였다.

그는 일면에서는 국방의 용약에 비추어 비평하였는데 "각주구검(刻舟求劍), 안도색기(按圖索驥), 기기우중야난(冀其偶中也難)"이 있다. 다른 일면으로는 축조변척(逐條辨斥)하여 향조열약의 남용으로 인한 해이다. 예를 들면, "피조한향찬지제고가이각체기(彼燥悍香竄之劑固可以却滯氣), 과가이치혈이보허호(果可以治血而補虛乎? ; 저 조한향찬한 약제는 실로 체기를 제거할 수 있으나 과연 치혈하여 허를 보할 수 있겠는가?)", "예용신향조열지제(例用辛香燥熱之劑 ; 예로 신향조열한 약제를 사용하면), 이화제화(以火濟火 ; 화로써 화를 구제하는 것이고), 실실허허(實實虛虛 ; 실한 것을 실로 구하고, 허한 것을 허로 구하는 것이니), 자장수집(咎將誰執 ; 허실이 누구에게 있는 것인가)!", "속인희온(俗人喜溫 ; 속인은 더운 약을 즐겨 사용하나), 미이불반(迷而不返 ; 아둔하여 돌이키지 못하니), 피차화자도도개시(被此禍者滔滔皆是 ; 피차에 화가 도도하니 모두 이것이다)!" 등등 하나뿐이 아니다. 주단계가 제창한 '상화론(相火論)', '양유여음부족론(陽有餘陰不足論)' 등은 원인이 적어도 절반이 향조약의 폐해와 유관한 것으로 마침내는 이 이론이 공훈을 세우게 되었다. 『국방발휘』의 가치와 영향은 『사고전서총목제요(四庫全書總目提要)』에 한마디의 비평의 말이 있다.

진형(震亨)의 『국방발휘(局方發揮)』가 나오면서 의학이 비로소 변하였다.

이 역시 의학발전상에 새로운 단계를 개창한 것을 말하고 있는 것이다. 즉, 자음(滋陰)은 향조(香燥)의 폐단을 제거한다.

그러나 향약의 사용이 전혀 공헌이 없는 것은 아니다. 많은 새로 발명한 방제, 우황청심환·소합향환 등과 같은 것들은 모두 구급구제의 방제로 적당히 사용하게 되면, 북채와 북처럼 효과를 볼 수가 있다. 지금은 고열로 혼미해질 때와 심기가 경색한 데 구급약으로 많이 응용하고 있다. 주단계 역시『국방』에 대해서 일괄적으로 부정한 것만은 아니다. 이것은 유변(兪弁)의『속의설(續醫說)』같은 것에 말하고 있는 것과 같다.

『국방(局方)』역시 사람에게 어찌 부담만을 주겠는가? 옛날이나 지금의 의사들이 그 기전을 모른 것이다. 단계는 그러나, 그 약을 사용하는 사람이 잘못한 것을 변별하였으니 처방의 잘못이 아니다. 혈허증(血虛症)에는 향조제(香燥劑)를 사용하는 것이 마땅하지 않고, 위비증(痿痺症)에는 풍을 치료하는 약을 혼합할 수 없다. 역시 어찌 일찍 포기하리오!

이문화(異文化) 전달의 영향은 종종 역사 전진의 작은 길로 굽어져서 나아가는데 어떤 때는 숨어 있고 어떤 때는 나타나고 어떤 때는 정(正)이 되고 어떤 때는 반(反)이 되기도 하는데 이 역시 전례이다.

제4절 호방(胡方)·호속(胡俗)의 중국의약 반영

(一)

앞에서 이미 언급했듯이 하여륵은 중국·베트남·인도·남해의 모든 섬나라에서도 생산되는 약물이다. 그러나, 그 약용은 페르시아인에게서 시작되었으며 그 지역에서 원래 생산되었을 가능성이 높다. 중국의사들이 처방을 할 때에 제일 먼저 이것이 보이는데 대략 장중경(張仲景)은 그의 저서『금궤요략(金匱要略)』「잡료방 제23(雜療方第23)」안에서 다음과 같이 했다.

하여륵환을 장복하는 처방 ; 하여륵[외(煨)]·진피·후박 각 3양. 위의 3가지 약물을 분말하여 꿀에 개여 오자대(梧子大 : 오동나무 열매의 크기)로 환을 빚어 술로 20알 또는 30알씩 먹는다.

아마도 중경방이 아닐 것 같은 의심이 간다. 그러나, 중국과 페르시아와의 교류는 이미 오래되었고, 하여륵의 응용험방은 한말(漢末)에 이미 중국본토에서 행해졌다. 중경이 그것을 취하였다. 한날 위진남북조 때 일부 불교를 따라 번역되어 중국에 들어온 의서인『수서(隋書)』

「경적지(經籍志)」안에 11종이 기록되어 있는데 몇 종은 반드시 인도보다 서역에서 온 방일 것이다. 『서역제선소설약방(西域諸仙所說藥方)』 23권·『서역명의소집요방(西域名醫所集要方)』 4권·『서역파라선인방(西域波羅仙人方)』 3권 같은 것들이다. 그 안에는 이미 페르시아·아랍의약의 내용이 있다. 이 기간에 두 승의(僧醫)가 있었는데 서역·대월지 등의 나라에서 중국으로 들어온 승려들로 영남 일대에서 활동하였다. 『의설(醫說)』에서 말하기를

지법존(支法存)은 영표의 승려로 어려서부터 공문(空門 ; 불교)에 대한 사모를 하고 마음 속으로 도를 깨우치기를 바라며 성품이 방약(方藥 ; 의술)에 충실하여 책을 읽는 데 싫증을 느끼지 않아 당대 그 이름이 널리 알려졌다.

영가(永嘉, 307~314) 때 남쪽으로 건너갔는데 진(晋) 사대부(士大夫)들은 수토병(水土病 ; 풍토병)에는 걸리지 않았으나 모두 다리가 약해져 오직 법존(法存)이 이것을 구제하였다.

앙도사(仰道士)는 영표의 승려이다. 어려서부터 총명하여 불도에 입문하였고, 성장하여서는 의술에 뜻을 품었다. 진(晋)나라가 남쪽으로 옮겼는데 사대부들이 풍토병에 걸리지 않고 모두 다리가 약해지는 병(각기병)을 앓아 전염되어 쓰러져 넘어지지 않는 사람이 없었다. 이 때 앙도사만이 이 병을 치료할 수 있어서 그 이름이 세상에 널리 알려졌다.

라고 하였다.

진원(陳垣) 선생이 『원서역인화화고(元西域人華化考)』에서 밝힌 의견에 비추어 보면, "나라이름으로 성을 하는 것은 옛부터 그러했다. 지겸(支謙)은 월지국(月支國) 사람이고, 축법란(竺法蘭)은 중국의 천축국(天竺國) 사람이며, 안세와(安世瓦)와 안식(安息)은 음이 서로 비슷하다."라고 하였다. 같은 이치로 지법존(支法存)의 '지성(支性)'은 아마도 그가 월지국 사람일 것이라는 것을 미루어 짐작해 볼 수가 있다. 『태평어람(太平御覽)』「방술부(方術部)」·『보진서(補晉書)』「예문지(藝文志)」 등의 기재에 근거해 보면, 지법존(支法存)은 8척의 탑등(罷毹)[모담(毛毯) : 담요]과 명귀(名貴 : 유명하고 귀중한)한 단향(檀香)을 가지고 있는데 세상에 드문 보물로 바로 서역 월지에서 생산되는 것이다. 광주 자사(刺史) 왕담(王淡)의 아들인 왕소(王邵)가 여러 차례 그것을 구하려 하였지만 얻을 수가 없었을 뿐더러 결국 평계를 대어 그를 죽였다. 법존의 저서로는 『신소방(申蘇方)』 5권이 있는데 일찍 유실되었다. 후세에는 매번 '지태의(支太醫)'라고 부르고 있는데 상당히 존중하는 듯하다. 앙도인은 서역에서 함께 온 승려일 가능성이 있으며, 모두 각기병 치료에는 권위가 있는 사람들이다. 지법존과 앙도인은 각기병을 제일 잘 치료하는 의사들로서 손사막의 『천금요방』에서 말하고 있기를

여러 경방(經方)을 고증하여 보면 왕왕 각약(脚弱 ; 각기병)에 대한 논(論)이 있는 것을 볼 수 있어 옛날 사람들에게 이 질환이 약간 있었던 것을 알 수 있다.

영가 때부터 강남으로 수도를 옮기어 사대부들이 이 병에 걸렸다. 영표 강동(江東)에는 지법존, 앙도인 등이 있어 경방(經方)에 유의한 치료술이 매우 좋아 진(晉)나라 사대부들이 이에 대한 치료를 희망하여 모두 완치되었으니 이 두 사람의 공이 아닐 수 없다.

라고 하였다.

듣건대, 그들은 각기의 경험방에 대하여 송제(宋齊)지간에 심사사도인(深師師道人)으로부터 모두 백여 수를 수집하였고, 기타 각가의 구방(舊方)을 합한 것이 모두 30여 권이다. 지금의 『천금』·『외대』 등에 수집되어 있는 방들은 판별해 낼 수가 없다. 그러나, 『외대비요』 18권 「각기」에 '각기에 복용하는 탕약과 색목방(色目方) 19수'라는 말이 있다. '색목(色目)'이라는 명칭을 살펴보면 당나라 때는 잡색의 명목을 가리키는 것이고, 원나라 때는 몽고인·색목인·한인·남인 등 모두 4등급으로 나누어 치료하였는데, '색목인'은 매우 많은 민족(주로 회족)을 포함하고 있으며, 이슬람교를 신봉하고 있다. 역시 당에서 계승된 색목이라는 호칭에는 '잡색인등'의 뜻이 있다. 그런고로 『외대』의 '색목방'이 비록 특별히 서역의 전래방이라고 지적하고 있는 것은 아니지만 역시 다소 모아진 것으로 여겨도 무방할 것이다. 확실히 명방은 페르시아(내지는 대진)에서 온 것을 가리키며 '패산탕(悖散湯)'이라고도 한다. 『천금익방』 12권 '양성(養性)'에서 엿볼 수가 있다.

복우유보허파기방(服牛乳補虛破氣方 ; 우유를 먹어 보허파기하는 처방) ; 우유 1말, 필발 반냥을 분말하여 헝겊에 싼다. 이상 2가지 약물을 동기(銅器)에 넣고 물 3말과 우유를 합하여 3말이 되게 달인다.

공복에 하루 한두 번 복용하여 7일이면 일체 기가 제거된다. 밀가루, 돼지고기, 물고기, 닭고기, 마늘, 생것과 찬 것을 삼가야 한다. 장담(張澹)은 "페르시아와 대진(大秦)에서 이 법이 매우 중시되며 이것을 패산탕(悖散湯)이라고 한다."고 하였다.

이 방은 또 '유전필발방(乳煎蓽撥方)'이라고도 불리운다. 당태종이 '기리(氣痢)'의 병을 앓고 있을 때 이것에 의지하여 병이 나았다. 『의부전록(醫部全錄)』 안에 『속전정록(續前定錄)』을 인용하여 다음과 같이 말했다.

태종(太宗)이 기리(氣痢)로 고생을 하여 여러 의사들이 치료를 하였으나 효과가 없었다. 궁정의 여러 신하에 공문을 보내어 이 병을 치료할 수 있는 사람은 상을 내리겠다고 하였다. 장보장(張寶藏)이 일찍이 이 병으로 고생한 일이 있어 바로 유전필발방(乳煎蓽撥方)을 올려 이것을 복용 후 쾌유되었다. 마땅히 재상에게 명령하여 오품관(五品官)의 벼슬을 내리도록 하였다.

위정(魏征)이 이 병으로 고생을 하였는데 한 달이 넘도록 진전이 없는 것 같았다. 임금이 병이 다시 재발하여 주위 여러 신하들에게 "내 이전에 유전필발을 먹고 효과가 있었다."라고 말하고 다시 이것을 올리도록 명령하여 한 번 마신 후 다시 회복되었다. 인사가 말하기를 "일찍이 처방을 올린 사람에게는 오품관 벼슬을 명령하였으나 벼슬 내리신 것이 보이지 않으니 어쩌된 일입니까?" 하고 물었다. 정(征)이 두려워 말하기를 "칙소를 받들 때에는 문무(文武) 2관이 아직 몰랐다."고 하였다. 임금이 노하여 말하기를 "재상(宰相)에게 이미 3품관(三品官)을 제수(除授)하도록 하였으니 걱정말라. 나는 천자이다. 어찌 너에게 못미치겠는가?"라 하고 바로 엄중한 소리로 3품 문관을 주어 홍여경(鴻臚卿)의 벼슬을 제수(除授)하였다.

듣기로는 장보장(張寶藏)[혹은 장담(張澹)?]이 70세 때 이상한 승려를 만나 배웠다고 하는데 아마도 이 방이었을 것이다. 이 밖에도 당나라 진장기(陳藏器)의 『본초습유(本草拾遺)』에서도 다음과 같이 말하고 있다.

필발은 페르시아에서 난다. 옛날 사람들이 그것을 가져왔다.

이것에 근거해 보면, 이 방이 서역 페르시아에서 전래되었음을 추측할 수 있는 증거가 된다. 또, 보골지방(補骨脂方)이라는 것이 있는데 비록 '하릉국(河陵國) 선박주인 이마하(李摩訶)'가 헌납하였다고 말하나 그 방의(方意)나 용약(用藥)은 마땅히 페르시아나 아랍의 방이다. 소송(蘇頌)의 『도경본초(圖經本草)』, 허숙미(許叔微)의 『보제본사방(普濟本事方)』 등에 모두 수록되어 있다.

보골지(補骨脂)는 광남(廣南)의 여러 주(州)와 페르시아에서 생산되는데 지금은 영외(岭外) 산 비탈 사이에 많이 있으나 토번에서 들여온 것만큼 좋지는 않다. 줄기의 높이는 3·4척이고, 잎은 박하(薄荷)와 같으며…… 혹은 호비자(胡榧子)라고도 말한다. 호인(胡人)들이 파고지(婆固脂)같다고 불러 별명이 파고지(破故紙)이다. 오늘날 사람들은 흔히 호도(胡桃)와 함께 복용한다.

이 방법은 당(唐)의 정상국[鄭相國 ; 광주자사정인(廣州刺史鄭絪)]으로부터 나왔다. 자서(自敍)에 말하기를 "내가 해남(海南) 절도(節度)로 있었을 때 나이가 75세였다. 베트남은 땅이 얕고 습하여 몸의 안과 밖을 상하게 되어 여러 질병이 발생되고 양기(陽氣)가 쇠절(衰絶)하게 되었다. 이때 유석(乳石)의 보익(補益)하는 약을 복용하였으나 아무런 반응이 없었다. 원화(元和) 7년(812)에 하릉국(訶陵國) 선박주(船舶主) 이마하(李摩訶)가 나의 병증상을 알고 마침 이 처방과 아울러 약을 권해 보냈다. 내 처음에는 의심스러워 복용하지 않았다. 마하가 이마를 조아리면서 간곡히 청하여 드디어 이 약을 복용하였다. 7·8일이 경과하여 효과가 있는 것을 느끼고 스스로 상복(常服)하였더니 그 공효(功效)가 신험(神驗)하였다. 10년 2월에 벼슬을 그만 두고 서울에 돌아와 처방을 기록하며 이를 전한다."

이외에도, 전장에서 이미 언급한 『외대비요』 13권의 '아위약안식향방(阿魏藥安息香方)'은 원래 "아위약 즉, 『열반경(涅槃經)』에서 앙궤(央匱)라고 한 것이다."라는 말이 있는데 사실 아위는 페르시아·불림(佛林)의 약이다. 『유양잡조』 18권에 근거해 보면,

아위(阿魏)는 가사나국(伽闍那國), 즉 북천축(北天竺)국에서 생산된다. 가사나국은 형우(形虞)라고 부른다. 또 페르시아에서도 생산되는데 페르시아에서는 아우절(阿虞截)이라고도 부른다. 나무의 길이가 8·9장(丈) 되고 껍질색은 청황(青黃)색이다. 3월에 잎이 나는데 마치 서이(鼠耳)와 같

고 꽃과 열매가 없다. 그 가지를 자르면 엿[飴]과 같은 즙이 나온다. 시간이 지나면 이내 딱딱하게 굳어져 이름을 아위(阿魏)라 부른다. 부림국(拂菻國) 승려 만(彎)이 말한 바와 같다. 마가타국(摩伽陀國) 승려 제바(提婆)는 즙(汁)과 쌀을 콩가루와 한데 합해서 아위를 만든다고 하였다.

전체적으로 볼 때 불림·페르시아에서 인도에 전해져 중국으로 왔다고 판단할 수가 있다. 이런 종류의 서역방은 일부에서 찾아볼 수 있다. 예를 들어『외대비요』의 '근효방(近效方)'을 인용한 것을 보면 이런 종류가 매우 많다. 21권 '요안방(療眼方)'을 보면, '페르시아 염록(鹽綠)'이라는 약을 이용하면 효과가 있다고 하였는데 의심스러운 것은 서역에서 전래된 방이라는 것이다. "최씨가 35년에 안적(眼赤)과 태적(胎赤)을 치료한 처방"에 주를 달면서 말하기를

서역의 법이다. 태상승(太常丞) 창(昌)이 비로소 효과를 보았다.

라고 하였는데, 그 방은 다음과 같다.

생오마유(生烏麻油 ; 계란껍질을 반 정도 구리그릇에 넣고 가는 숫돌로 간 것), 숙애(熟艾) 3승(升), 행인(杏仁) 1합(合), 황연 1냥, 계분(鷄糞) 1승, 염(鹽) 1합(合), 난두발(亂頭髮) 반 사발 정도

병 모양으로 구덩이를 파는데 입구는 좁고 안은 넓게 구덩이를 파고 바람구멍을 하나 낸다. 앞의 약과 쑥 등을 구덩이 안에 차곡차곡 쌓아 덮고, 뜸쑥을 태우는 것처럼 불을 놓아 태운다. 앞의 숫돌로 간 구리그릇으로 구덩이 입구를 덮는다. 불이 다 탄 후 구리그릇 위의 그을음[脂煙]을 취하여 밤에 자기 전에 눈가의 창(瘡)에 바른다.

태적(胎赤)으로 35년간 고생한 사람이 불과 2~3일간 치료하여 치유되었다. 돼지고기를 기(忌)하여야 한다.

이 방에 쓰인 약은 계분(鷄糞)·난발(亂髮)·염류(鹽類)를 포함하고 있는데 과거 중국에서 선례가 있었지만 후에는 이미 그 흔적이 없어졌다. 바빌론·아랍 등지에서 이것을 잘 응용하였는데 역시 서역방이라는 것이 외심스럽다.

또,『천금요방』24권「호취(胡臭)」에서 논하고 있기를

날 때부터 호취(胡臭)가 있는 사람이 있고 사람으로부터 전염된 염취(染臭)가 있는 사람이 있는데 날 때부터 있는 호취는 치료가 어렵고, 사람에게서 전염된 염취는 치료가 용이하다. 3년 묵은 초(醋)로 반석산(礬石散)을 부친다. 효과가 없으면 오향환(五香丸)을 함께 복용하면 바로 차도가 있다. 한 번 약을 붙여 차도가 있다고 말하지 말라. 약만 붙이면 잠시 효과가 있을 뿐이다.

라고 하였다.

호취는 바로 액취(液臭) 호취(狐臭)이다. 체기(體氣)는 겨드랑이에서 발생하는데 냄새가

여우의 노린내와 같다. 진인각(陳寅恪) 선생은 일찍이 『호취(狐臭)와 호취(胡臭)』라는 문장을 지어[79] '호취(胡臭)'라는 이름을 '호취(狐臭)'로 고증하였는데 사실 정확한 것이다. 서역에서 온 사람들 중 대다수가 이 냄새가 있다는 것이 증명되었다. 지금의 서양인에게서도 역시 액취가 많이 나는데 이것으로도 증명자료로 삼기에 족하다. 손사막은 오향환(五香丸), 석회산(石灰散) 등 모두 15방을 처방하였다. 이 중에서 향약을 모든 방의 주로 삼았는데 서호에서 전래되었을 것이다. 신이(辛夷)·궁궁(芎藭)·세신(細辛)·두형(杜衡)·고본(藁本) 등을 이용하여 방을 만들었다. 이것은 아마도 중국인들이 발명한 듯하다. 서역에서 온 사람들이 매우 많았기에 액취가 고약하고, 자극도 심하였다.

(二)

이 밖에도 토론할 만한 가치가 있는 것은 아랍인이 천연두를 치료하는 약물과 방법으로 당나라 말기에서 송나라 초기에 중국에 영향을 미쳤을 것이라는 것이다.

중국 의사들이 천연두를 치료하는 것에 대해서는 『주후방(肘後方)』에서 갈홍이 좋은 꿀(마창상)을 이용한 것이다. ── 밀전승마(蜜煎升麻)(여러 번 닦는다) 물 또는 식초로 승마를 진하게 달여 헝겊에 적셔 닦는다. ── 주로 외치법을 이용하였으며 이외에도 지황흑고(地黃黑膏)를 이용한다거나 상한법으로 치료한다. 도홍경·장문중은 "아욱잎(葵荣葉)을 달여 마늘과 부추를 섞어 씹어 먹거나 또는 신선한 양고기를 복용하면 또한 그친다."고 보완하였다. 손사막의 『천금요방』 「상한잡치(傷寒雜治)」에 완두창을 치료하는 15방이 있는데 황련·진파사청대·전양지(煎羊脂: 마부(麻傅)·소두설계자백과 부(小豆屑鷄子白과 傅)·부인월수백식(婦人月水帛拭)·월수즙(月水汁)과 수욕소아(水浴小兒)·망초저단도(芒硝猪胆塗)·초(酢)와 대저단전복(大猪胆煎服)·대황복(大黃服)·침구법(針灸法) 및 목향탕(木香湯: 훈육향·사향 등 5종)을 사용하는 등 모든 탕약치법이 있다. 『외대비요』에서는 '연년대청탕(延年大青湯)'·'고금록험수해산(古今錄驗水解散)' 2방을 더 첨가하였으며 대청·치자·서각·시(豉)·마황·황금·작약·계심 등의 약을 이용하였다.

그러나, 이상의 방약 분석은 페르시아 청대(青黛)·전양지(煎羊脂)와 목향탕(木香湯) 3방을 이용한 것으로 아랍 치료법과 관련이 있을 것이다. 대황으로 두창 등을 치료하는 법은 중국에서부터 아랍으로 전래되었다. 아랍의 명의인 라지(Rhazes, 860~932)가 천연두를 대황으로 치료하였다. 그 방을 조성한 주요 성분은 다음과 같다. 홍매괴화(紅玫瑰花: 붉은 장미꽃)·죽황(竹黃)·칠수(漆樹)·소편두(小扁豆)·마치현자(馬齒莧籽)·구와거자(口窩苣籽)

---

79) 『한유당집(寒柳堂集)』, pp. 140~142.

·백단향(白檀香)·장뇌(樟腦)에다 향연(香櫞)·석류(石榴)·포도즙을 가하여 복용하거나
아니면 대황을 진하게 달여 복용하였다.

라지는 세계에서 첫번째로 천연두와 마진을 정확하게 구분하여 묘사한 의사이다. 그렇지만
이 말은 천연두라는 병을 단독적으로 중국의 저명한 의사인 갈홍이 그보다 600년이나 빨리
묘사했기 때문에 정확하다고 할 수는 없다. 그러나, 결국 라지가 제일 먼저 천연두와 마진을
감별하게 되었고 이 두 병은 소아질병으로 매듭지어졌는데 이것은 매우 큰 공헌이었다. 그는
병리의 해석에 관해서 자연히 사체액학설을 응용하였는데 그것은 황단즙형(黃胆汁型)으로 피
가 과열(過熱)하여 비등(沸騰)하고 부숙(腐熟)하는 까닭이다. 이러한 견해는 당시에는 아직
중국에 전해지지 않았다.

그러나, 북송초의 『태평성혜방』(982)에서는 갑자기 두진이 소아병류에 들어갔는데 소아질
병의 중대문제로 제기되었다(소아병 '치소아발진두창제방(治小兒發 痘瘡諸方)', '치소아반창제
방(治小兒斑瘡諸方)'의 두 절에 상세히 기록되어 있다). '진〔胗 : 마진(麻疹)〕'과 '두창〔痘瘡 :
천화(天花)〕'에 관해서는 이미 초보적 단계의 구분이 있었으며 '부열생우세진(腑熱生于細胗),
장열생우두창(臟熱生于痘瘡)'이라고 여겼다. 병리는 '적열재우장부(積熱在于臟腑)'라 하였다.
이러한 견해는 상당히 라지 등이 '과열(過熱)'로써 천연두의 병리를 논하는 것과 근접해 있
다. 『태평성혜방(太平聖惠方)』에서는 원인을 '음철열유(飮啜熱乳 : 더운 젖을 먹다)'라고 생각
하였다. 전을(錢乙) 등은 다시 '태독(胎毒)'이라고 하였다. 태독 이론 역시 거의 체질적인 문
제로서 미증유의 문제이다. 치료상에서는 『태평성혜방』에서 황백고외부(黃柏膏外敷), 호유주
분쇄(胡荽酒噴灑)를 제기하였고 더욱이 밀몽화(密蒙花) 등으로 눈을 보호한다고 주장하였다.
이것은 라지와 함께 눈을 보호하는데 장미수를 눈에 넣는 것이나 술로 씻는다든지 물로 닦는
것 등과 상당히 비슷한 곳이 있다. 전을(錢乙)·염효충(閻孝忠) 동급(董汲) 등의 책 안에는
이미 서역 약물인 포도·호유·양간[80] 같은 것들이 실려 있다. 이상의 재료로 우리들은 아랍
의학의 영향으로 인한 천연두의 존재 인식과 치료 중의 반영을 연상할 수가 있다. 이 말이 만
약 성립된다고 하면 진일보된 의견으로 송내의 모든 소아과의 빌진으로 볼 수 있으며 사실
역시 아랍의 소아과 지식의 작용을 받은 것이다.

라지·아비케나 등 아랍의 명의(혹은 저작)들은 중국의학에 대해 모종의 영향을 끼쳤는데
이는 긍정해야 한다. 상술한 천연두와 마진은 실마리가 있는 것으로 중의학 고전의학서적 안

---

80) 라지의 천화(天花)와 유관된 기술은 *Source of Book of Medical History*, compiled with
notes by Logan Clendenig, New York, Dover 1960 참고.
번역된 글과 마백영의 〈아랍 명의 라지의 天花와 마진에 대한 기술〉(전국 제1차 회족의학
(回族醫學) 학술토론회보고논문, 『중화의사잡지(中華醫史雜誌)』(2), 1991, pp. 119~122.에
부분발표)를 참고.

에서 찾아볼 수가 있다. 사실상 최대의 영향은 서역 변경 지역이다. 고창회흘왕조(高昌回紇王朝)의 옛날 유적지에서 10세기 회골문(回鶻文)으로 저작된 『금약시(金鑰匙)』가 출토되었다. ─ 각라한왕조(喀拉汗王朝) 시기의 작품으로는 『복락지혜(福樂智慧)』가 있다. ─ 라지가 바그다드에서 회견하고 아울러 구술을 받아 써서 지은 개론(蓋論)의 내용 사실이 도처에서 증명이 되고 있다. 이러한 내용은 주로 사체액학설을 언급하고 있는데 그 이유는 본서 다음 장에서 언급하겠다. 그러나, 지적할 만한 가치가 있는 것은 이러한 이론이 또한, 아랍의학의 기본적인 이론으로 아랍 민족의 경험을 포함하고 있다는 것이다. 특별한 것으로 『복락지혜』의 작가로는 우소포·합기·아길포(優素甫·哈斯·阿吉甫 ; 1018~?)와 동시대의 명의인 이마지정·객즙갈리(伊麻地丁·喀什噶里)가 있는데 객즙은 가장 명망 높은 의사로 그는 일찍이 라지의 『달의래탁리목아리포제아(達依來托里木阿里甫提亞)』·『극타백하·흑극(克它伯夏·黑克)』·『극타백리·합아(克它伯里·哈雅)』와 아유삼납의 『흑극말탁륵애라(黑克末托勒艾拉)』와 법라비의 『애극살의륵오로목(艾克撒依勒烏魯木)』을 번역하여 신강에 들여왔다. 이러한 번역서는 현재에는 이미 찾아볼 수가 없지만 당시에 전래되었던 것으로 일부의 관념과 방법 등이 오지에 전입되었을 가능성이 있다. 바로 그가 저작한 『중국의토복령』이라는 책이 중아시아와 유럽주에 전래되었고, 13세기에 인도의 『거라파등거비이(卡拉巴登卡比爾)』(『대약전』) 안에 이미 기재되어 있었다. 토복령은 서방에서 유명해졌는데 그것은 그의 소개로 인한 것이다. 이마지정(伊麻地丁)은 또 터키로 의학을 전하였다.

(三)

송원시대의 몇몇 특수약물과 그 제법은 상당히 많은 것들이 아랍에서 전래되었다. 예를 들면, 금은박의환(金銀箔衣丸)같은 것은 아비케나(Avicenna, 980~1037)의 『의전(醫典)』 안에 제일 먼저 기록되어 있다. 중국의 의서는 조 박산(趙璞珊) 연구원의 고증[81]에 의해 보면 『태평성혜방』(992) 안에 금은박이 연구되어 응용되어 있을 뿐인데, 20권에 '안신정지금박원방(安神定志金箔圓方)'이라고 되어 있고 약 안에는 금은박 각각 50편을 곱게 갈아서 사용하였다. 『화제국방』[1078~1252 육속(陸屬) 정리] 안에는 동류의 약이 이미 금은박작의(金銀箔作衣)로 개명되어 있었다. 범행준 선생은 더욱이 여기에서 진일보 발전하여 '납환(臘丸)', '주사환(朱砂丸)'을 제조하게 되었고, 더 나아가서 어떤 사람들은 거부가 되기도 하였다는데 고증할 만한 자료가 유실되었다고 생각하였다.[82]

---

81) 조박산(趙璞珊), 『중국고대의학』, 중화서국(中華書局), 1981, p. 288.
82) 범행준(范行准), 「중국과 아랍의학교류의 사실」, 『의사잡지(醫史雜誌)』, 4(2), 1952, p. 97. 글 중 임주선창제(林酒仙創制)는 도교와 관계. '납환'은 『외대비요』 13권. 21 등에 이미 기재된 것으로 모두 아랍에 있는 것이다.

장미수는 일반적으로 아랍인들이 창조하여 제조한 것으로 생각되며 중국에는 오대시대에 전
래되어 들어왔으며 송대에 모조되어 나왔다. 북송(北宋)·채조(蔡條)의 『철위산총담(鐵圍山
叢談)』6권에 이르기를

> 옛날에는 장미수(薔薇水)가 바로 외국 장미꽃의 이슬을 채집한 것이라고 하였는데 그렇지 않다.
> 사실은 백금으로 병(甁)이나 시루[曾瓦]를 만들어 장미꽃을 채집하여 이를 쪄서 증류수를 받은 것
> 이다. 이것은 부패하지 않는다. 그러나 다른 나라 장미꽃은 그 향기가 매우 강렬하기 때문에 대식국
> 장미수는 비록 병 안에 저장하고 밖을 밀납(蜜臘)으로 봉(封)하여도 그 냄새가 새어나가 수십 보
> (十步)거리까지 나고, 사람의 옷소매에 뿌리면 10여일 동안이나 냄새가 난다. 오양[五羊 ; 광주(廣
> 州)]에서 외국의 향을 본받아 조제를 하였으나 할 수 없었다. 장미 종류에서 소형(素馨), 말리화
> (茉莉花)를 채집해 만든 장미수도 그 냄새가 사람의 코를 찌른다. 그러나 대식국 진장미수(眞薔薇
> 水)는 오히려 질이 좋지 않다.
> 회회국(回回國)의 서쪽 수천리되는 지역에서는 매우 독한 식물이 생산된다. 전체가 사람의 형상
> 과 같아 마치 인삼과 같은데 그 이름을 압불로(押不盧)라 한다. 땅 속에서 나오는데 깊은 것은 수
> 장(丈)이나 되며 혹 사람이 그 껍질을 손상(損傷)시키면 광독(爌毒)의 기가 사람에게 붙어 죽게
> 된다.
> 이것을 채취하는 방법은 먼저 크게 구덩이를 파고 사방에 사람이 서서 가죽끈으로 이를 얽어맨
> 후 가죽끈 끝에 큰 개의 다리를 잡아맨 뒤 몽둥이로 개를 때려 개가 달리면 나무가 캐진다. 개는 이
> 때 독기에 감염되어 죽는다. 그런 뒤 따로 그것을 땅 속에 묻는다. 해가 경과한 뒤 캐어 햇빛에 말
> 려 별도로 약으로 조제하여 사용한다. 사람이 그것을 약간 술에 갈아 마시면 전신이 마비되어 죽는
> 다. 비록 칼이나 도끼를 대어도 감각을 모른다. 그러나 3일 뒤 별도의 약을 약간 투약하면 곧 살아
> 난다. 옛날에는 화타가 창자를 갈라 오장을 세척하여 병을 치료할 때 이 약을 사용하였다. 지금 들
> 으니 어약원(御藥院)에 2매(梅)가 있다고 한다. 이것을 신약(神藥)이다.

고 하였다.

이것에 근거하여 이 약을 마취약류로 생각하였지만 매우 구하기가 힘들었다. 그러나, 중국
에서 생산되는 것이 아니므로 당연히 화타가 그 해에 그것을 사용한 것이 아니다. 단지 미루
어 추측한 것이므로 이것은 착오이나. 근내 미국인인 로펠(勞費, Berthold Laufcl)이 저작
한 『중국이랑편(中國伊朗編)』을 보면 압불로(押不盧)가 바로 만다라라고 생각하였다. 그러
나, 만다라(曼陀羅)는 중국과 인도에 두루 편재해 있어 구하기에 조금도 어려움이 없었을텐
데 서술한 것처럼 그렇게 사람을 놀라게 하는 것은 아닌 듯하다. 압불노가 당시에 어약원(御
藥院)에서 2그루만 있었을 정도로 진기하였으니 반드시 외래에서부터 전래되어 들어왔을 것
이다.

고대 이집트의 미이라는 세계적으로도 유명하다. 아랍인이 만든 법과는 다를 가능성이 있
다. 중국 당대에 '인납(人臘)'이 있었는데 이런 류로 추측해 볼 만하다. 『유양잡조』에 다음과
같이 기록되어 있다.

인납(人臘) ; 이장무(李章武)는 인랍을 가지고 있었는데 길이가 3척이 넘고, 머리와 목을 골근(骨筋)으로 이루었다. 이것을 초요국인(焦僥國人)이라 한다.

'초요국(焦僥國)'의 자허(子虛), 오유(烏有)는 세속에서는 왜인국(倭人國)을 가리킨다. 그 외에 원대(元代) 말년에 도종의(陶宗儀)의 『철경록(輟耕錄)』(1367년경) 3권에 다음과 같은 기록이 있다.

목내이(木乃伊 ; 미이라) ; 회회(回回)의 밭[田]에는 나이가 78세인 노인이 있는데 자신은 사신제중(捨身濟衆 ; 몸을 바쳐 중생을 제도함)하기를 바라고 절대로 음식을 먹지 않고 오직 몸을 씻고 꿀만 먹었다. 달[月]이 경과하여 문득 물에 빠졌더니 물이 모두 꿀이 되었다. 죽어서 국인(國人)이 염(殮)을 하여 석관(石棺)에 또 꿀을 가득 채워 담고 관뚜껑에 연월일을 새긴 뒤 묻었다. 백년이 지난 뒤 열어 보았더니 꿀로 조제되었다. 사람들이 몸이 상하고 팔·다리가 부러졌을 때 이것을 조금 먹었더니 바로 나았다. 송칭 '밀인(蜜人)'이라고 하는데 외국에서는 목내이(木乃伊 ; 미이라)라 부른다.

고 하였다.

이상 기록된 '인납'은 아마도 이집트 미이라와 서로 비슷한데 후자의 '밀인(蜜人)'은 이미 자신을 희생한다는 뜻(捨身之意)을 가지고 약제로 만들어졌으며 아울러 또한, 활동할 때에 이미 '제작'이 시작되었는데 이것이 미이라와 다른 것이다.

그러나, 모두 중국 고유의 것은 아니고 외래에서 전입된 것이다.

일반적인 견해로는 아랍인이 당장(糖漿, Syrup)을 잘 만들었고, 아랍어로 Sharab 혹은 Sharhat라고 불리우며, 중국어로 번역되는 것으로는 '사리별(舍里別)'·'사리팔(舍里八)'·'촬리백(撮里白)'이라고 불리운다.

의역하면 '전(煎)'이라고 한다. 주나라 단계가 『국방발휘』 안에서 말하기를

사리별(舍里別 ; 시럽)은 국물[湯] 종류가 아닌가? 그 향(香)은 맵고[辛], 달고[甘], 시고[酸] 자극성이 강하다. 사리별이라고 하는 것은 모두 과일의 즙을 졸여서 엿을 만들어 먹는 것이다. 이것이 몹시 차지면 끓는 물에 풀어서 먹는다. 때문에 남인(南人)은 전(煎)이라 부른다. 맛이 비록 달콤하나 성질이 부드럽지 않다. 따라서 금앵전(金櫻煎), 행전(杏煎), 양매포도전(楊梅蒲桃煎), 앵도전(櫻桃煎)은 위(胃)에 염증을 일으킨다.

고 하였다.

추측컨대 단계의 말은 상당히 비평적인데 그것이 사기오미(四氣五味) 안에 들어가서 평상시에는 마실 수가 없는 것이다. 이런 류의 '전(煎)'은 『음선정요(飮膳正要)』 안의 다른 1권에서 말하기를 '제반탕전(諸般湯煎)'이라 되어 있다. 계침장(桂沈漿) 여지고(荔枝膏)·향원전

(香圓煎)·앵도전(櫻桃煎)·도전(桃煎)·금귤전(金橘煎)·석류전(石榴煎)·오미자(五味子) 시럽 등 모두 20여 종을 포함하고 있는데 식료로는 최상품이다. 그러나, 원래 시럽의 제조와 보급을 한 주체세력은 기독교도 가족으로 별도로 다음 장에서 서술하겠다.

(四)

원대의 의학은 주체적으로 여전히 한의였으며 태의원·전의감 등이 설립되었고 송나라 제도를 그대로 계승하였다, 그러나, 원정부에는 서역의 시위친군(侍衛親軍) 등 주로 회족인으로 조직된 시위부대(侍衛部隊)가 있었다. 이로 인하여 원 세조는 갑자기 전문적인 회회동포와 아랍 등의 국가에서 중국에 온 군복무의 의학기구를 증설하였으며 잇달아 서역의약사·광혜사·경사의약원(京師醫藥院)·상도(上都)와 대도회회약물원(大都回回藥物院)과 회회약물국(回回藥物局) 등을 지었다. 『원사(元史)』「백관지(百官志)」에서 다음과 같이 말하고 있다.

광혜사(廣惠司)에는 정삼품(正三品)의 관리를 임명하여 임금이 쓸 회회약물(回回藥物)의 수치와 처방을 담당하게 하였고, 숙위사(宿衛士 ; 궁중이나 관청을 지키는 수위) 및 서울에 있는 가난한 사람들의 질병을 치료케 하였다.
지원(至元) 7년(1270)에 비로소 제거(提擧) 2명을 두었고, 17년(1280)에는 1명을 더 두었으며, 연우(延佑) 6년(1319)에는 정3품으로 높였다. 7년(1320)에는 다시 정5품(正五品)으로 하였다가 지치(至治) 2년(1322)에는 다시 정3품으로 하였고, 경(卿) 4명과 소경승(少卿丞) 각 2명을 두었다. 그 뒤 사경(司卿) 4명을 두고, 소경(少卿) 2명, 사승(司丞) 2명, 경력(經歷), 지사(知事), 조마(照磨) 각 1명씩을 두었다.

『원사(元史)』「세조본기(世祖本記)」 안에 이르기를

[지원(至元)] 10년 즉, 1273년(봄 정월)에는 회회(回回)의사 애설(愛薛)이 세운 경사의약원(京師醫藥院)의 이름을 광혜사(廣惠司)[83]로 고쳤다.

고 하였다.
회회약물원은 당연히 광혜사에 소속되었다. 『원사』「백관지」에서 다음과 같이 말하고 있다.

---

83) 요과(蓼果)에 의하빈 서역의학사(西域醫學司)가 광혜사(廣惠司)로 고쳐 설치된 시기기 1268년 이전이다. 그의 논문 [원대중외의약교류초탐(元代中外醫藥交流初探)(초록)](『중화의사잡지(中華醫史雜誌)』 18(4), 1988, p. 211.) 참고. 광혜사(廣惠司)는 회회족(回回族)이 설립한 의약위생행정관리기구라는 데는 아무런 의문이 없다. 양우(楊瑀)의 『산거신어(山居新語)』에도 "광혜사(廣惠司)는 회회인(回回人)에 예속되어 있다."라고 기록되어 있다.

대도(大都), 상도(上都) 회회약물원 두 곳에는 종5품(正五品)을 임명하고, 회회약사(回回藥事)를 담당케 하였다. 지원(至元) 29년(1292)에 비로소 설치되었다. 지치(至致) 2년(1322)에는 광혜사(廣惠司)의 직원을 선발하여 달노화적(達魯花赤) 1명, 대사(大使) 2명, 부사(副使) 1명을 발령하였다.

사실 어약원(御藥院) 안에도 회회약물(回回藥物)을 만들었다. 같은 책에서 말하기를

어약원에는 종5품으로 관직을 매기고 여러 곳에서 헌납하는 공물과 진귀한 약품을 받아 관리하게 하였고, 약을 수치하고, 제조하고 끓이고 달였다.

고 하였다.

이상에서 알 수 있듯이 회회의약은 원 조정에서의 비중이 매우 컸다. 설치한 기구는 정규(正規)에 상당하며, 역시 상당히 웅대하다. 그러나, 역사상 유명한 회회의사인 애설(愛薛)(기독교도로 아랫장에서 보인다)과 답리마(答里麻)[어약원 달노화적(達魯花赤)을 받았고 회회약물원으로 옮겼다]의 영향은 그다지 크지 않은 듯하다. 관 계급별로 3품, 5품의 전환이 있었는데 대체적으로 사람에 따라 정해졌다. 애설은 후에 광혜사를 그만 두었다. 기층이나 민간의 회회의사로는 기록이 보인다. 도종의(陶宗儀)의 『철경록(輟耕錄)』 22권에 다음과 같이 적고 있다.

서역의 기술(奇術). 임자소(任子昭)가 말하기를 도하(都下)에 우거하고 있을 때 집에 아이가 머리가 아파서 참지를 못하였다. 이 때 한 회회의사가 칼로 이마 위를 쪼개고 조그만 게 한 마리를 끄집어 냈는데 딱딱하기가 돌과 같은 데 움직이다가 얼마 후 바로 죽었다. 동통 역시 멈추었다. 그 때 그 게를 지금까지 보관하고 있다고 하였다.

명대 왕기(王沂)의 『이빈집(伊濱集)』 5권 안에 '고호가(賈胡歌)'라는 기록이 있는데, 중국에 있는 서역인이 땅바닥에 약을 펴놓고 약을 파는 사실을 알 수 있다. 요약하면 다음과 같다.

서역의 고호(賈胡 ; 장돌뱅이 장사) 나이가 80
평생토록 닦은 기능(技能) 따를 이 없네.
『신농본초(神農本草)』는 옛날에 안 이름
옛적에 묵던 강남은 고향마을
아침엔 북쪽, 저녁엔 동쪽 저자
구리방울[銅鈴] 던지는 소리를 듣고 다투어 몰려드네.
……
고질병인 절름발이[跛]와 등곱추[癃]가 쉽게 차도 있으니
금사고약(金絲膏藥)은 졸이는 것이 많아

사천(四川) 남쪽으로 가는 배에는 새로운 약이 가득하이.
해상기방(海上奇方)은 효과가 어제 같구나.
눈에 보이는 모든 일 만족하지 못하니
객지에서 사는 것이 고호(賈胡)의 즐거움만 같지 못하이.

대량(戴良)의 『구령산방집(九靈山房集)』 19권 「고사전(高士傳)」에 서역인인 정학년(丁鶴年)에 대한 기록이 보이는데, 12년(1352)에 준병(準兵)이 무창(武昌)을 습격하였을 때 "사명(四明)으로 피난하여 동자(童子)의 스승이 되거나 혹은 절에 기거하면서 약을 팔았다."고 하였다. 정학년은 중국으로 귀화한 서역인이다. 이것은 서역에서 온 객이 약업에 아주 능숙함을 알 수 있는 이야기이다. 당대에 지은 저자를 알 수 없는 『곤륜노전(昆侖奴傳)』을 보면 대력(大歷, 766~779) 중에 최생가(崔生家)에 곤륜노마륵(昆侖奴摩勒)이 있었는데 대대로 주로 부자집의 예쁜 종과 기녀를 겁탈하는 최씨의 첩이 되었다는 기록이 있다. 후에 호문(豪門;부와 세력이 있는 집안)이 협박하여 달아났는데 어떤 사람이 낙양시(洛陽市)에서 이 호협(豪俠)의 곤륜노가 약을 파는 것을 보았다. 곤륜노는 바로 소흑인이거나 혹은 남해 곤륜이거나 혹은 아프리카 동해 해안에서 온 사람일 것이다. 마찬가지로 약을 팔며 생활을 해나갔다.

(五)

마땅히 제기되어 있는 것처럼, 이러한 것들은 단지 총령 서쪽의 서역 호인(西域胡人)이거나 아랍인이 중국에 와서 활동한 것과 그 영향에 대한 것들이다. 더욱이 중요한 것은 대량의 아랍 서역인이 중국에 와서 가족을 이루고, 집단취락을 하여 융합이 번성해지고 이슬람교가 일부 소수민족의 공동신앙이 되었다는 것이다. 이슬람교는 그 교규(敎規)와 이슬람교도의 위생습속을 중국에 가져왔다. 교민들은 '고란경'·'성훈'에 대하여 무조건 신봉하며 진정으로 실행하였다. 위생 방면의 조문과 관련있으며 경전 안에도 명확한 훈시가 들어 있는데 예를 들면 다음과 같다.

교를 믿는 사람들아! 너희들은 내가 너에게 준 깨끗하고 맛있는 음식을 먹어라.
너는 마땅히 너의 의복을 세탁하고, 더러운 것을 멀리 하고…… 너희들은 응당 먹고, 응당 마시나 오히려 과식하지 말아라. 진정으로 확실한 것은 지나친 것은 즐기지 말아야 한다.

이슬람 교도들에게는 엄격한 소정(小淨)·대정(大淨)의 규칙이 있다. 소정은 아랍어로 Wudu라고 하며 음역으로는 '오족의(烏足宜)'라 한다. 페르시아어로는 '아포대사(阿布代斯)'라 칭한다. 대정은 아랍어 Ghusi의 의역(意譯)으로 음역으로는 '오사리(烏斯里)'라 하며, 속칭 '환대수(換大水)'·'충두(庶頭)'라고도 한다. 『코란』에 말하기를 바르게 믿는 사람들이여! 너희들이 예배 보러 일어날 때에 너희들의 얼굴과 손, 겨드랑, 팔꿈치까지 씻고, 머리를 감고, 다리를 복숭아뼈까지 씻어라. 만일 너희들의 몸이 더러워지면 곧바로 온 몸을 목욕하여라. 가령 너희들이 병이 있을 때, 여행을 할 때, 대변을 볼 때, 부녀자를 접근할 때에는 물을 찾지 말아라. 그러면 너희들은 정토(淨土)에 갈 수 있다. 흙으로 얼굴과 손을 닦아라. 알라는 너희들에게 고난을 주기를 원하지 않으며 단지 너희들의 청결만을 원한다.

고 말하고 있다.

이슬람교도의 '소정(小淨)'은 언제나 행해지며 '대정(大淨)'은 칠일에 한 차례 한다. 그들은 '청결근우성결(淸潔近于聖潔 : 청결하면 성결에 가까워진다)'이라고 생각하였다. 이러한 의식은 일반적으로 청진사나 선류유수의 지방에서 진행하였다. 또한, 소천방과 자기 집안에서도 행하여졌다. 청진사의 수방(水房)은 바로 조당(澡堂)으로 대정의 임속간(淋俗間)(吊罐을 이용하여 씻는다)으로 만들어진 것이다: 전문적으로 소정의 '정하(淨下)'의 작은 간격이 있다. 이슬람교도의 집안에서는 아랍의 세호(洗壺)〔탕병호(湯瓶壺)〕가 있는데 수시로 양치질하고 세수를 할 때 이용한다. 속담에 "회회인의 집에는 3가지 보물이 있는데 탕병(湯瓶)·개완(盖碗)·소백모(小白帽)이다."라는 말이 있다. 이슬람교도는 오랫동안 탕병, 조관충세(吊罐庶洗)를 이용하는 것이 습관되어 있었고 방실정원(房室庭院) 모두 안장(安裝)을 설치하여 충세를 이용하는 데 제공되는 수지(水池)나 유수(流水)의 길이 있었다. 이슬람 민족은 이로 인하여 가장 위생적인 민족이었다고 말할 수가 있다. 교규(敎規)에는 여전히 남자가 12세가 되면 반드시 할례를 행하는 것이 규정지어져 있으며, 다른 말로는 '해특내(海特乃)'·'좌왜(坐娃)'라고도 칭하는데 실제로는 일종의 음경포피환절술(陰莖包皮環節術 : 포경수술)이라고 말할 수가 있다. 이러한 것들의 보편적인 실행규정은 역시 객관적으로 보더라도 미처 생각하지 못했던 양호한 효과를 가져왔다. 저명한 외과학자인 구법조(裘法祖) 교수는 일찍이 언급한 적이 있다.

음경암은 과거에는 우리 나라에서 가장 많이 볼 수 있는 악성종양이었다. 일찍이 남성암에서 제1위를 차지했다.…… 이슬람교가 유년(幼年)에 포경수술을 하면서 음경암 환자가 드물게 나타났다.[84]

분명한 것은 이슬람교의 이러한 위생습속은 민족의 건강에 대한 번성을 가져오는 작용을 하였다는 것이다.

---

84) 구법조 등, 『외과학』, 인민위생출판사, 1979, p. 666.

제5절   회의(回醫)와 중아의학(中阿醫學)의 교류

해서천방(海西天方)의 나라 페르시아·아랍의 지역에서 연이어 중국으로 전해진 의약지식은 중국 본토의 특징과 결합하였는데 특히 회족 등의 민족은 자신의 경험을 살려서 점차적으로 전문적인 저작이 세상에 나오기 시작하였다. 그 중 가장 저명한 것으로는『해약본초(海藥本草)』·『음선정요(飮膳正要)』·『회회약방(回回藥方)』·『서죽당경험방(瑞竹堂經驗方)』 등의 4대서이다. 이외에도『원비서감지(元秘書監志)』안에「특필의경(忒畢醫經)」13부가 수록되어 있는데 지금은 유실되었다. 안적광(安迪光) 선생의 의견에 비추어 본다면, '특필'은 아랍어로는 '의전(醫典)'이라는 뜻이 있는데 그런 이유로 아비케나(阿維森納)이나 기타 아랍 의학자의 원저임을 추측할 수 있다.

(一)

『해약본초(海藥本草)』는『통지(通志)』「예문략(藝文略)」안에 "6권, 이순찬(李珣撰)"이라 하여 수록되어 있다. 상지균(尙志鈞) 선생은 이 작자가 오대시대의 이순(李珣)이라고 고찰한 적이 있는데,『본초강목』에서는 그것과는 달리 '숙대시인(肅代時人)'[85]이라고 말하고 있다. 사실 그렇다. 진원(陳垣) 교수는 이미 이순(李珣)이『구당서(舊唐書)』「이한전(李漢傳)」의 기록에 나와 있는 페르시아 상인인 이소사(李蘇沙)의 후예라고 언급한 적이 있다. 이소사는 일찍이 침향을 헌납하여 정자를 짓는 재료로 사용하게 하였기 때문에 더욱 유명해졌고 대대로 향약을 업으로 삼았으며 정학년(丁鶴年)과 함께 의술에 능통한 자라고 회회풍속(回回風俗)에 전해지고 있는 사람이다.[86] 이외에도 어떤 사람들은 이씨 가족이 수나라때 중국에 와서 당이 건립된 후에 나라의 지시에 따라 성을 '이(李)'[87]로 개명했다고 생각하는 사람들도 있는데 믿을 만한 이야기다. 요약하자면, 그 가계는 중국에서 이미 오랫동안 세상에 전해지고 있다.

이순(李珣)과 이현(李玹)·이순현(李舜鉉) 형제는 당시 다섯 명이 넘었는데 형제 중에서 순현(舜鉉)이 제일 어렸다. 이순의 동생 이현은 황휴복(黃休復)의『모정객화(茅亭客話)』2권에 전해지는 말에 의해 보면 다음과 같다.

---

85) 상지균(尙志鈞),『해약본초(海藥本草)』의 고찰,『중화의사잡지』17(1), 1987, pp. 35〜37.

86) 진원(陳垣),「회회교입중국사략(回回敎入中國史略)」『진원학습논문집(陳垣學習論文集)』, 중화서국(中華書局), 1980, p. 3.

87) 진선부(陳先賦), 임삼영(林森榮),『사천의임인물(四川醫林人物)』, 사천인민출판사(四川人民出版社), 1981, p. 18.

이사랑(李四郞)은 이름이 현(玹)이요, 자(字)는 정의(廷儀)이며, 그의 선조는 페르시아 사람이다.

희종(僖宗)을 따라 촉(蜀)나라에 들어와 졸부솔(卒府率)의 벼슬을 받았다.…… 현(玹)은 동작(행동거지)이 온아(溫雅)하여 행실이 절도가 있었으며, 향약(香藥)을 팔아서 생업을 하였고, 바둑을 즐겨 하고, 섭양(攝養)을 좋아하여 금단(金丹)으로 연주(延駐 ; 불로장생)하는데 힘썼다. 늙으막에는 장수약을 만들기 위하여 재산을 탕진하여 집안에 남은 재산이라고는 아무것도 없고 오직 도가서(道家書)와 약주머니뿐이었다.

앞에서 이미 언급한 이현은 중국의 연단술을 아랍·페르시아에 전하는 역할을 한 사람이다. 옹희 초(雍熙初, 984년경)에 이현(李玹)은 청성산(靑城山)·영학(岭壑) 사이를 유람하면서 기이한 꽃과 기이한 돌을 무수히 찾아다녔으며 도서약낭(道書藥囊)·향약(香藥)에 관한 사업을 아주 오랫동안 경영하였다. 집안 대대로 가업으로 전해졌기 때문에 이순은 꼭 참여할 수밖에 없었다. 그러나, 이순은 당시에 시·부(詩·賦)를 짓는 데도 이름을 날리고 있었다. 하광원(何光遠)의 『감계록(鑒誡錄)』 4권에 다음과 같이 말하고 있다.

이순(李珣)은 자(字)가 덕윤(德潤)으로 본래 촉(蜀)나라 땅 페르시아에서 출생하였다. 어려서는 좀 고생을 하였다. 종종 빈공(賓貢 ; 외국인으로 과거에 급제한 사람)이라 부른다. 시(詩)를 읊으면 왕왕 사람을 감동시킨다. 윤교서(尹校書) 악(鶚), 금성(錦城)의 연월지사(煙月之士 ; 풍류객) 이생(李生)과 함께 벗하였는데 만나면 놀리고 희롱하여 그들을 당황케 하였다. 이생(李生)의 문장이 여지없이 땅에 떨어졌다.

시에 말하기를 "이역(異域)으로부터 왔으나 어지럽히지 않고, 이파사(李波斯)는 문장(文章)을 열심히 배웠다. 가령 동당(東堂)의 계수나무를 꺾을지라도 호취(胡臭)가 풍겨나와 냄새나지 않았다."라고 하였다.

『십국춘추(十國春秋)』 44권, "윤악전(尹鶚傳)" 안의 기록에 의하면

윤악은 성도(成都) 사람으로 시와 노래에 재주가 있다. 빈공(賓貢), 이순(李珣)과 친하였다. 순(珣)은 본래 페르시아 종족으로 성품이 활계(滑稽 ; 재치가 있고 말이 유창함)하고 일찍부터 시를 잘 읊었다.

고 하였다.

이외에도 양신(楊愼)의 『승암외집(升庵外集)』 82권 '사품(詞品)' 안의 말을 인용하면 다음과 같다.

이순(李珣)은 촉(蜀)의 장주[梓州 ; 지금의 사천성 삼태(三台)]사람으로 왕종연(王宗衍)을 섬겼다. 완계사사(浣溪沙詞)에 "조위불봉무협야(早爲不逢巫峽夜), 나감허도금강춘(那堪虛度錦江春)"이라는 글귀가 있다. 사명(詞名)은 『경요집(璚瑤集)』이다.

그의 누이는 왕연(王衍)을 섬기어 소의(昭儀)되었고, 또 사조(詞藻)가 있다. '원앙와상별연성(鴛

鼉瓦上瞥然聲)'이라는 사(詞) 한 수(首)가 있는데 『화예부인집(花蕊夫人集)』으로 잘못 들어갔다. 대개 1백 1수로 본래 이 한 수가 남는 것이다.

이순 형제는 모두 880년에 희종(僖宗)을 따라 촉계(蜀計)에 들어와서 925년 후촉이 망할 때까지 45년 이상을 살았다. 그런 연후에 이순은 남방을 유력하였다. 그는 노래를 상당히 많이 지었는데 『화간집(花間集)』에 수록되어 있다. 그 중에서 공작·코끼리·진주·두구·여지·야자·월왕대·해조 등에 대해서 기술하였는데 그가 문장을 잘 짓고 또 널리 유력하였음을 가히 알 만하며 그 풍부한 지식을 토대로 향약의 업을 가업으로 삼았다. 이로 인하여 만년에 『해약본초(海藥本草)』를 편찬하여 스스로 만족함을 얻었다. 『남향자(南鄕子)』에 시 한 수가 있는데 그것은 베트남을 유력하던 경험을 토로한 것이다.

> 어시(漁市)는 파하고, 나룻배는 드문데
> 베트남이 운수(雲樹) 중에 아련히 바라뵈네.
> 나그네는 조수를 기다리고, 날은 저무는데
> 춘포를 떠나니 장우(瘴雨) 속에 원숭이 소리 슬프게 들리누나.

『해약본초』라는 책에 관해서 『본초강목』 1권에서 말하고 있다.

> 『남해약보(南海藥譜)』는 바로 『해약본초(海藥本草)』다. 모두 6권이다. 당(唐)나라 사람 이순(李珣)이 찬한 것으로……해약(海藥)을 채집하여 아주 상세하게 설명하였다.

여기에다 이시진은 2권을 혼합하였다. 사실 『남해약보』는 『해약본초』보다 일찍 편찬되었으며 일본의 『왜명유취초(倭名類聚抄)』(931~937에 만들어진 책)라는 책이 이미 『남해약보』[88]를 채용하였다. 『남해약보』나 『호본초(胡本草)』[742~756 당나라 현종 천보연간에 정건(鄭虔)이 편찬한 책, 7권]는 모두 서양에서 온 약물에 대해서 편집해 놓은 것인데 안타깝게도 이미 유실되었다. 『해약본초』 역시 유실되었다.

오늘날 학자들은 『증류본초(類本草)』·『향보(香譜)』·『해보(蟹譜)』 등의 책 안에서 편집하여 『해약본초』에서 잃어버린 글을 약간 찾았다. 범행준의 124조·상지균의 131조이다. 진원 선생은 일찍이 "내가 『해약본초집본』을 가지고 있다."라고 말한 적이 있다. 그러나, 지금은 어디에 존재하는지도 알 수 없고 그 조목도 분명하지가 않다. 모든 학가(學家)에서 편집한 것을 모두 공개적으로 발표하지는 않았다. 단지 마복월(馬福月) 여사가 백수이(白壽彝) 선생의 격려로 진원을 이어받아 1982년에 118조를 집성하여 『문헌(文獻)』(1983, pp. 158~181)에 발표하였다.

---

88) 범행준(范行准), 〔이순(李珣) 및 그의 『해약본초(海藥本草)』에 관한 연구〕(『광동중의(廣東中醫)』 제7~8기, 1958)

이 마씨(馬氏)의 편집본에 준하면 약은 아랍·페르시아 등지에서 난 것이 대략 28종, 남해 교광(南海交廣)에서 난 것이 59종, 동해에서 생산되는 것이 7종, 신라가 3종, 서남에서 생산되는 것이 8종, 그리고, 산지가 불분명한 것이 13종이다. 그러므로, 남해 교광에서 생산되고 있는 약이 비례적으로 가장 많이 차지하고 있다. 이런 종류의 약물은 모두 해상로를 거쳐 중국 본토에 전해지기에 『해약본초』라고 칭하게 되었다. 이순이 만년에 남해를 유력했다는 것에 꼭 부합된다.

『해약본초』는 오늘날 제일 먼저 외래약에 대하여 고찰한 전문서적이다. 책 안에는 앞사람들이 잘못한 것을 규정하고, 연단원료와 향약의 기술 등의 방면에 대해서도 모두 공헌이 있어 당말에서 오대와 그 이전의 중외의약교류를 연구하는 데 매우 드문 문헌이다. 그러나, 이 책이 순전히 외래약에 대해서만 기재하고 있다고 생각하는 것은 역시 착오이다.

(二)

『음선정요(飮膳正要)』는 원대 궁정에서 음선(飮膳) 태의(太醫) 홀사혜(忽思慧)가 저작한 것으로 모두 3권이다.

문종(文宗) 천력(天歷) 3년(1330)에 간행되었다. 홀사혜는 몽고족이다. 관직에 임하면서 편찬하였는데 『주례(周禮)』의 '식의(食醫)'와 같은 일을 맡았다. 『음선정요』는 손사막의 『천금요방』의 '식치(食治)'와 맹선(孟詵)의 『식료본초(食療本草)』 등의 식료저작을 이어 받아 진일보 발전하여 궁정 식료의 배합을 적은 전문서로 중국의 '약선(藥膳)'이라는 말은 여기에서부터 비롯되었다.

홀사혜의 『음선정요』는 제일 먼저 소수민족의 음선풍속이 중국의 약선대계로 들어오는 것에 대하여 기록하였다. 이 책은 주로 한·몽고족의 약선의 총결이지만 그 안에는 오히려 회회의약의 내용이 적지 않게 많아 아랍·페르시아 등의 외래의약문화가 반영되어 있다. 앞에서 이미 기술한 바와 같은 '사리별(舍利別 : 시럽)'은 바로 『음선정요』 안의 '탕전(湯煎)'으로 일부 종류의 당장제(糖漿劑)로 아랍·중아시아에 전래되었다. 예를 들면,

　오미자 시럽 ; 신선한 북오미 10근(속씨는 뺌)을 물에 담가 즙을 취해 흰설탕 8근과 함께 끓여서 진하게 달인다.

비교적 복잡한 것은 계장(桂漿) 같은 것이다.

　계장은 진액을 생기게 하고, 갈증을 없애 주며, 기를 돕고, 비위를 고르게 하며, 거습축음(去濕逐飲)을 한다. 생강 3근, 끓인 물 2말, 적복령 3양, 계피 3양, 누룩분말 반근, 행인(살구씨) 100개, 대맥벽(大麥蘗) 반양, 흰꿀 3근. 이상의 약을 꿀과 물로 섞어 고르게 한 다음 자기항아리에 넣고,

주둥이를 기름종이로 겹겹이 봉한 뒤 진흙으로 단단히 바르고 어름창고에 3일간 저장하여 두었다가 여름 더울 때 먹는다.

이것은 '중서합벽(中西合璧)'— 중의약을 이용한 처방 — 이라고 여길 만하며, 사리별의 방법으로 제작한 것이다. 이외에도 '아라길주(阿剌吉酒 : 아락주)'는 바로 '아랍술'이다.

아락주는 맛이 달고 독하며 대열(大熱)·대독(大毒)하다. 주로 냉(冷)과 단단한 적덩어리를 없애고 한기(寒氣)를 제거한다. 좋은 술을 끓여 증발한 증유주가 아락주이다.

이것은 실제로 황주증류(黃酒蒸溜)로부터 얻어낸 소주이다. 『본초강목』 안에 다음과 같이 말하고 있다.

소주는 옛날법이 아니다. 원나라 때부터 그 방이 시작되었다. 농주(濃酒)와 술찌끼를 시루에 넣고 찌면 수증기가 위로 올라가는데 그릇으로 이슬을 받는다.

중국 고대소주가 어느 때 시작되었는지는 논할 수 없지만 — 한대에 이미 직접 증류라는 것이 있었을 가능성이 있다 — 황주증에서 소주를 얻어낸 비법에 대한 기록이 있는 것으로는 『음선정요(飮膳正要)』가 제일 앞선다. 정확하게 서술되어 있는 것은 아랍법이다. 『음선정요』에서 채용된 약물 중에는 적지 않은 것이 아랍 등지에서 전입된 것으로 회족 민중이 즐겨 먹는 음식으로 예를 들면, '회회두자(回回豆子)' 같은 것들이다. 3권에 다음과 같이 말하고 있다.

회회두자는 맛이 달고 독이 없으며, 주로 소갈(消渴)에 좋다. 소금과 끓여서 먹지 말아라. 회회지방에서 생산되는데 싹이 콩과 비슷하다. 지금은 밭과 뜰 곳곳에 있다.

이시진은 이것이 바로 완두라고 말하고 있는데 "종자가 서호(西胡)에서 나왔다.", "호지(胡地)에서 나온 것은 크기가 살구씨 만한데, 삶아서 볶은 것이 좋다. 갈아서 가루를 얼굴에 바르면 얼굴색이 고와진다. 여러 곡식 중에서 가장 먼저 올라온다."이다. 회회두자로 구성할 수 있는 식료방으로는 모과탕(木瓜湯)·분탕(粉湯)·계두분혈탕(鷄頭粉血湯) 등 14방이다. 이런 종류는 서호에서 전래된 품종 이외에도 회회총(回回葱)·팔담인(八檐仁)·필사답(必思答)·회회청(回回靑) 등이 있다. 아울러, 필발·필징가 등은 외래품이다. 합건(蛤甗)은 바로 아위(阿魏)이다. 더욱이 '자부란(咱夫蘭)'의 맛에 대해서 다음과 같이 말하고 있다.

맛이 달고 평(平)하며 무독(無毒)하다. 주로 마음이 우울하고 울적하며, 기가 막혀 답답하여 풀리지 않는 것을 다스린다. 오래 복용하면 마음이 즐겁다.

니덤 박사의 견해에 비추어 보면, '자부란'은 '울금(鬱金, Safflower)'의 음역으로 바로 번홍화(番紅花)를 뜻하며 서아시아에서 중국으로 유입된 것이다.[89] 『본초강목』에서도 자부란이 번홍화라고 말하고 있는데 "번홍화(番紅花)는 서번(西番) 회회지방과 천방국(天方國)에서 나온 것으로 곧 이곳의 홍남화(紅藍花)이다. 원나라 때는 울식에 넣어 사용하였다."라고 하고 있다. 이와 같은 서역 약물의 종류가 책 안에 적지 않게 있다.

(三)

또, 『회회약물(回回藥物)』이라는 책이 있는데 범행준 선생의 말에 근거해 보면[90]

『회회약물(回回藥物)』 36권은 저자를 알 수 없다. 현재 국립 북경 도서관에 소장되어 있는 것은 겨우 4권만이 남아 있다. 남아 있는 것은 목록 하1권(目錄下一卷), 58페이지, 제12권, 63페이지, 제30권, 63페이지, 제34권, 49페이지로 명홍격(明紅格) 초본이다.

최근 섬서성 중의약연구원 문헌의사의 정회림(鄭懷林)·소례(蘇禮)의 모든 학자들이 축미교권(縮微膠卷)에 근거하여 교정을 보았다. 계속 그것을 연구한 후에 필자는 이 책이 원말 회회의사가 편찬한 것이라는 결론을 얻어냈는데 이 의사는 원래 회회약물원에서 근무하였을 가능성이 있다. 왜냐하면 내부에는 모두 아랍에서 전래된 처방이 있어 회회에서 익힌 것을 사용하였고 한의에 대해서는 자세히 습득하지 못하였기 때문이다. 더욱이 적지 않은 명사(名詞)가 음역되어 보존되어 있다. 회회의사가 이 책을 저작하고 간행하여 널리 유전되었다. 많은 사람들이 교과서로 배웠을 가능성도 있다.

뜻하지 않게 원(元)이 명(明)에 망하였다. 이로써 추측해 볼 만한 일은 저자가 부득이 명(明)에 들어갔고 이 책을 세상에 보이고자 하여 책의 원고가 다시 초록되어 주석을 가하게 된 것이다. 매우 많은 주석 문장을 한의가 보았는데 주석된 문장의 한어 수준이 비교적 높았고 매우 많은 말의 의미가 순조롭게 통하였다. 작자는 오랫동안 북경에 머물렀고 북경구어, 습속을 매우 잘 알았기에 독자가 명료하게 받아들일 수 있었다. 이 주문의 예를 들어 보자.

답올살랄실증후(答兀撒剌必證候)는 바로 머리털이 빠지는 병증으로 그 병은 털이 빠진 여우[狐狸]와 같다.

마사타기(麻思他其)는 바로 서역의 운향(蕓香)이다.

여계얼(黎鷄兀)은 바로 흑금조(黑禽鳥)로 북평(北平) 사람들이 여계얼이라 부르는데, 색이 검고 꼬리가 길며 화미조(畫眉鳥)에 비하여는 약간 작다.

아부영(阿夫榮)은 곧 흑어미자(黑御米子)를 끓여서 곤 것으로 맛이 유독(有毒)하나 만든 후 반 년이 지나면 먹어도 된다.

찰리노사아흠(札里奴思阿欽)은 옛 회족(回族) 의사이다.

---

89) 니덤, 『중국의 과학과 문명』 중역본, 대만판 제14책 p. 264. 저자원주(1)
90) 범행준, 〔중국과 아랍의학의 교류사실〕(『의사잡지(醫史雜誌)』(2), 1952, p. 110.)

선현찰리노서(先賢札里奴西)는 바로 옛날 노의인(老醫人)이 노아(老阿)의 어금니를 만드는 연고이다.

이러한 주문(注文)은 분명히 한족 의사들에게 주어서 보여졌다. 고효산연구원(高曉山硏究員)은 주문(注文) 안의 "북평인(北平人)이 여계아(黎鷄兒)라 부른다."라는 조문에 근거하여 "『회회약방』은 대체적으로 1368~1403년 명대 초에 만들어진 책이다. 작가는 오랫동안 북경 일대에서 생활하였고 아랍의학을 숙지하고 있었으며 중의중약의 지식에 대해서도 상당한 이해가 있었던 사람이었다. 이 책은 북경에서 출판되었다."라는 고찰을 한 적이 있다.[91] 이 말은 대체적으로 큰 차이가 없다. 그러나, 저작 원문과 주문시대에 차이가 있어 아직 판별할 수가 없으며 단지 주문이 명초에 이루어졌다는 판단에 근거하여 실찰이 있는 곳을 찾아보고 있다.

실제로는 주석 연대가 명초로 되어 있는데 이로 인하여 북경을 '북평'이라고 부른 것은 순리성장(順理成章)인 것이다. 범행준 역시 '명홍격초본(明紅格抄本)'이라고 말하고 있는데 주석시기가 진실로 새로 초록하여 정리한 시기임을 알 만하다. 초본 안의 동일명사에 대해서 다른 문장 안에서 나타난 것은 모두 번거로워서 주문만 출판하였는데 그 목적이 곧 부재(付梓 : 책을 출판하는 것)에 있음을 알 수가 있다. 잔여 권 각편의 편제는 모두 '회회약방'이라는 4자의 관(冠)이 붙어 있는데 역시 주석을 한 사람의 신분이 이미 원의 이민으로 전환되었음을 표명하고 있는 것이다. 주문의 어기(語氣)는 '시고회의인(是古回醫人, 卽古回回醫人 ; 옛날 회의사이다. 곧 옛날 회회의사)' 등과 같은 것으로 원저를 편찬할 때 '선현(先賢)'에 대한 존경적인 태도 역시 큰 차이가 없는 것이다. 그러나, 이 초본이 여태껏 출판될 수 없었던 것은 그 원인이 왕조의 전환에 있었으며, 마침내 고본잔권(孤本殘卷)이 되어 그 전체적인 모양을 찾아볼 수 없게 되었기 때문이다.

정확하고 실제적인 저작연대를 알기 위해서는 남아 있는 책 중에 태의(太醫) '팔길자특(八吉刺忒)'이라는 언급이 있는데 이 사람에 대한 고찰을 해 봐야만이 확실이 판단할 수가 있겠다. 30권 '난화마준(難花馬準)'의 조문에서 아래와 같이 말하고 있다.

팔길랄태의도(八吉刺太醫道) ; 어떤 사람이 매일 이 마준(馬準 ; 즉 고약)을 한 숟갈씩 복용하였더니 그 해에는 의사가 필요없었고 그로 인하여 여자 10명을 상대할 수 있었다.

팔길랄특태의도(八吉刺特太醫道) ; 만약 사람이 1년에 한 번 이 마준을 한 숟갈 복용하면 그 해에는 다시 의사가 필요없다. 복용 후 혼신(渾身)하면 칠규(七竅)에 어떤 병도 발생하지 않는다. 항시 복용하면 갑자기 마른다. 양기가 일어나면 여자 10명을 상대할 수 있다.

주측컨대 장양약(壯陽藥 : 정력세)을 이용한 듯하다. '필불유차, 복자불차(必不有差, 服者不

---

91) 고효산(高曉山),『회회약방(回回藥方)』고략(考略).『중화잡지(中華雜誌)』17(2), 1987, pp. 65~67.

差 ; 반드시 차도가 없다. 먹은 사람이 차도가 없다)'의 의미는 '이 약을 먹은 효과에 대한 긍정'이다. 오히려 전통 중의의 '불차(不差)'가 '불차(不瘥)'[불유(不愈)]를 표시하는 함축적인 의미와는 서로 다르다. 원저의 문언수준이 그리 높지 않음을 알 수가 있다.

『회회약방(回回藥方)』의 이론은 주로 사체액설(四體液說)로 의심할 바가 거의 없다. 예를 들면 다음과 같다.

흑혈(黑血) 근원 등의 병을 치료할 수 있다.
황담(黃痰)이 왕성한 사람의 뼈, 품기(稟氣)가 건조한 사람이 만일 다친다든지 뼈가 부러지면 정상으로 회복하는 데 더디다.

그러나, 남아 있는 책에는 체액설에 대한 계통적인 논술이 없다. 단지 몇 마디 말에서 찾아 볼 따름이다. 잔권 안에 진정으로 한방에 대해서는 '학정단방(鶴頂丹方)'이라는 한 종만이 있을 뿐이다.[92] 이외에도 구법문(灸法門) 안에 16적응증이 열거되어 있으며, 그 중에서 "제7등은 소음증후(少陰證候)[즉 폐 및 흉격내 근종병(卽肺及胸膈內筋腫病)]"라고 되어 있는데 중의의 '소음(少陰)'이라는 술어를 이용하고 있다. 그러나, 구체적인 구법은 전연 다르다. 비록 우연히 '상근혈상구지(相近穴上灸之 : 서로 가까운 혈위에다 뜸을 떠라)'라는 언급이 있다 할지라도 실제로는 모두 순경(循經)의 혈(穴)이 아니다. 생기고약(生肌膏藥) 등을 이용하는 것은 주로 한방에서부터 응용되어 취하는 것이다. 책 안 여러 곳에서 목단피·파두·당귀·백미·복령·천마·지모·황련·진피 등을 이용하고 있는데 이것들 모두 한의에서 이용하고 있는 약재이다. 저자가 중약에 대해서 상당히 잘 알고 있으며 이것들로부터 운용하고 있음을 알 만하다.

남아 있는 책의 12권에 '중풍문(中風門)'이 있는데 중풍편난(中風偏癱)·소풍순기(疏風順氣)·풍습근휵(風濕筋搐)·장격풍(腸膈風)·암풍(暗風)·풍마호상(風魔胡想)·풍나백전(風癩白癜)·중풍잡치(中風雜治)의 모든 류를 포함하고 있고 모두 '풍'으로 정리되고 있는데 한의의 풍류병 개념범위와 서로 비슷하다.

30권 '잡증문(雜證門)'에서는 아직 분류가 없으며 모두 합해서 201방이 있다.

34권 '금창문(金瘡門)'(도전소상(刀箭所傷 : 칼이나 화살에 상한 것), 취전두자첨(取箭頭刺簽)이 있는데 절상문(折傷門)(상손(傷損)·접골(接骨)·골탈출(骨脫出)·침구문(針灸門)·탕화소상문(湯火所傷門)·봉창문(棒瘡門)·치인치소상문(治人齒所傷門)이 있다. 절상문은 전문에서 완전히 정리되었으며 접골류로서 전신의 주요 골절의 정복방법(整復方法)과 약물사용에 대해서 언급하고 있다. 그 중에서 노뇌외상(顱腦外傷)처리는 첨로술식거두골개창법(鉆顱

---

92) 위의 책과 같음.

術式鋸頭骨開窓法)으로 하는데 서방에서 습용하는 의술로 보인다.

먼저 환자의 머리털을 깎고 상처 부위를 가로 또는 세로 10군대를 똑같이 가른다. …… 만약 골이 두꺼우면 먼저 송곳(드릴)으로 수개의 구멍을 낸다. 드릴 비트(bit)의 예리한 곳으로 골의 두껍고 얇은 것을 서로 같게 한다. 뚫을 때에는 반드시 먼저 드릴로 뼈의 두껍고 얇은 것의 다소(多少)를 비교하여 헤아려 드릴의 비트(bit)가 뇌피(腦皮)를 상하게 뚫고 들어가지 않도록 하여라. 매 구멍은 반드시 젓가락 하나 만큼의 간격을 두고 뚫은 뒤에는 떨어진 곳을 쪼개 그 곳에 그릇을 대고 핀셋이나 펜치로 살살 부스러진 뼛조각을 집어낸다. …… 그 뒤 또 쪼갠 뼈에 가는 한 개의 그릇을 대고 줄로 반들반들하게 간다. 줄로 갈 때는 부골(衬骨)을 대어 뇌나 뇌피가 상하지 않게 한다. 만약 줄에 골부스러기나 골가루가 있으면 깨끗하게 하여야 한다.

이런 뇌외상수술은 중국에서는 없다. 이외에도 골절의 소협판전선방법(小夾板 線方法)이라는 것이 있어 매우 상세히 서술하고 있는데 『히포크라테스전집』과 같으며 역시 서방의 처방으로 소개되고 있다. 예를 들면 다음과 같다.

크게 부러진 것은 3줄의 끈으로 묶어 맨다. 그것을 묶을 때는 먼저 비단헝겊조각을 대고, 그 다음 판자를 대고 묶는다. 이 때 판자는 석유목(石榴木), 버드나무[柳木]와 같은 부드러운 것이 가장 좋다. 상처를 묶을 때 단단하게 묶으려면 부목이 약간 두껍고 단단한 것이 아니면 안 된다.

전서의 골절금창처리에서 아직 마취약의 사용은 보이지 않는다. 골절정복방법은 또한 위역림(危亦林)의 『세의득효방(世醫得効方)』에서 서술한 것과는 다른데 특히 척주골절정복(脊柱骨折整復)에 관해서는 반대로 제자복위법(梯子復位法)을 이용하고 있다. 거기에서 다음과 같이 말하고 있다.

옛날 사람들은 부러진 골절상(骨折傷)을 치료하려면 환자를 의자에 묶어 놓고 구리국자를 상처에 대어 빨아서 피를 뽑는다. 또 기침이나 재채기를 하게 하여 빠진 뼈를 제자리로 들어가게 한다.

거기에서 채용을 주장하는 것으로는 의사들이 "요동기골절입본처(搖動其骨節入本處 : 골절을 흔들어서 제자리로 들어가게 한다)"라든가 혹은 "의인이각후근답탈출적골절상, 립소시. 혹장간병추우탈출적골상, 용력간입본처(醫人以脚后跟踏脱出的骨節上, 立少時. 或將赶于脱出的骨上, 用力赶入本處)"를 이용한다. 더 나아가서는 나무침대 위에 환자를 눕혀 놓고 그런 연후에 다음과 같이 한다.

의사가 먼저 손으로 주물러 뼈를 들어가게 한다. 이와 같이 해서 치료가 안 되면 용기를 내어 환자의 등을 힘껏 차서 뼈가 제자리에 들어가게 한다. 만일 그래도 들어가지 않으면, …… 약간 긴 판자를 이용하여 …… 환자의 등에 판자의 정가운데 부위를 대고 힘껏 압축하여 누르면 뼈가 제자리로 들어간다.

이러한 복위법은 조잡할 뿐만 아니라 심지어는 야만적이다.『세의득효방』18권 '정골겸금촉과(正骨兼金鏃科)'의 법은 그 취지와는 크게 차이가 있었다.

> 배척골절법(背脊骨折法) ; 등뼈를 줄로 쓸면 손으로 정돈할 수 없다. 반드시 부드러운 끈으로 다리를 잡아매어 거꾸로 똑바로 매달으면 뼈가 스스로 제자리로 들어간다. 이 때 만일 몸을 똑바로 하지 않으면 들어가지 않는다. 거꾸로 매달고 뼈가 곧바르게 제자리로 들어갈 때까지 기다려야 한다. 그런 뒤에 큰 뽕나무 조각을 등 위에 놓고 느릅나무 껍질[楡樹木] 2·3조각을 뽕나무 조각 위에 놓고 부드러운 헝겊이나 끈으로 감아 고정시켜 구부러지게 하지 말고 약으로 치료한다.

이것에 근거하여『세의득효방』과『회회약방』의 골절치료를 추정하여 단정할 수가 있는데 서로 다른 두 개의 전승계통에 속한다.『회회약방』은 마땅히 아랍인의 경험치법이다.

요약하자면,『회회약방』은 회회의약을 집대성한 책으로 한방면에서는 아랍 고대 의사의 이론방약을 종합적으로 소개·서술하고 있는 것으로 글 가운데 항상 '유일등의서내설(有一等醫書內說)……', '차방시고의인(此方是古醫人)…… 조자(造者)' 등의 말이 있다. 다른 한 방면으로는 자신의 경험을 결합하였다는 것이다. 고증에 근거해 보면 남아 있는 책 속에 약 20개의 고대 회회의인에 대해서 언급하고 있다고 하는데 그 중에서 예를 들면, 30권에 있는 아흑(雅黑)·아빈(牙賓)·마쇄아(馬鎖牙)가 바로 동아리발 왕조의 저명한 의사 겸 번역가인 마살화[馬薩華, Yuhananibn Mâsawayh, 음역으로는 우한납(尤漢納)·이본(伊本)·마살화(馬薩華), 780~857]이다. 또 한 사람은 후나인 이븐 이샤크(虎酒尼·賓·亦西哈黑)이라고 불리우는 사람으로 마살화의 제자이며 바로 저명한 철학자 겸 의학자인 후나인(Abu Zayd Hunayn ibn Ishaq, 아부·자이드·후나인·이븐·이샤크, 809~873)으로 또 다른 음역으로는 홍군니흑휴남이다.[93] 이 두 사람, 특히 후나인과 그 조수는 50년이 채 못되어서 거의 전부 중요한 고대 그리스와 로마의 의학서적을 아랍어로 번역하였다. 실제로는『회회약방』안의 골절치료소협판전선법(骨折治療小夾板拴線法)·장물합술(腸吻合術)·방혈술(放血術) ['상필선방혈, 용잡혈관아방마황잡혈(上必先放血, 用呷血罐兒放馬蝗呷血)']이며, 상구괴사부위(傷口壞死部位)에서 "이재체유(以宰體油)[즉 사미(沙迷)지역의 재동수(宰桐樹)에서 나는 기름], 열자(熱者), 우할처구지(于割處灸之)'' 및 많은 배합처방 안에서 '아부영(阿夫榮)'[혹은 '아비영(阿肥榮)'즉 아편]을 이용하고 있는데 당시 유럽의 고대 의방법이 전래된 것이다.

30권에 '치설조리지식(治說調理之食)'이라는 것이 있는데 많이 쓰이는 식료처방이다. 사향탕·감송탕·실수탕·백탕·군합회회두자탕·면탕·청포도즙·합노여온속여(哈盧黎溫速黎) 산파로 제조한 초)·무화과탕 등으로『음선정요(飮膳正要)』에는 아직 기재되어 있지 않은 것들

---

93) 요과(寥果)의 앞의 논문『중화의사잡지(中華醫史雜誌)』18(4), 1988, p. 212.

이다. 이 설명은 회족의 식료, 약선에 더욱 광범위한 내용이 첨가되었으며 홀사혜가 단지 그 하나를 채택한 것이다. '무화과탕'은 서방에서 전래된 것이다.

(四)

『서죽당험방(瑞竹當驗方)』은 이미 회족 의사인 사도목소·살겸재(沙圖穆蘇·薩謙齊)씨가 편찬한 것임을 긍정하고 있다. 원나라 태정(泰定) 3년(1326)에 이미 유행하였고 명 중엽에 이르 러서 유실되었다. 현본은 일본에서 명각(明刻)을 모방하여 새로이 교정한 본으로 『사고전서 (四庫全書)』 안에 들어가 있다. 사도목소라는 사람은 진원선생의 『원서역인화화고(元西域人 華化考)』 안에서 말하고 있는 것과 같다.

> 살덕미실(薩德彌實)은 서죽당(瑞竹堂)에 있었고, 오징(吳澄)의 문정집 13(文正集十三)은 『서죽 당경험방(瑞竹堂經驗方)』에 있는데 서문에 말하기를 "우강군후(旴江君侯)는 관직에 있으면서 여가 가 있을 때 의약방서(醫藥方書)에 주의를 기울여 이들을 구해 보관하였다. 오랜 세월 누적되면서 점점 많아져 그것을 『서죽당경험방(瑞竹堂經驗方)』이라 제목을 붙였다. 후(侯)의 이름은 살덕미실 (薩德彌實)이다. 서죽당이라는 것은 지난 시절에 후(侯)가 대[竹]를 꺾어 꽂아서 울타리를 하였는 데 대나무가 다시 뿌리를 내려 드디어 가지와 잎이 생겨 사람들이 상서로운 일이라 하여 후(侯)가 당(堂)의 변액(匾額)을 서죽당(瑞竹堂)이라 한 것이다."라 하였다. 『서죽당경험방(瑞竹堂經驗方)』 은 현재 전하여 내려오지 않는다. 전하는 것은 청(淸)『사고(四庫)』집『영락대전(永樂大典)』본으 로 이것은 진실로 중국 약방(藥方)이지 서역 약방(西域藥方)이 아니다. [원대(元代)에는 회회약방 원(回回藥方院)이 있었다.]

진원 선생의 이 말은 사실이다. 그러나, 이 책의 현본은 5권으로 그 1권은 이렇다. 조보(調 補)·노상(勞傷)·유탁(遺濁)은 매방이 모두 향약을 주로 삼았으며 페르시아에서 온 외래품 이다.

2권은 해소·담음·습기·제통·보익·각기·산(疝)·림(淋)·설(泄)·고(蠱)가 있고, 3 권에서는 안·이·비·순·치·면·자발(髭髮) 등 거의 90%의 방이 향약이나 외래품이다. 4권에서는 여(女)·유과(幼科)에 대해서, 5권에서는 창과(瘡科)로 되어 있는데 역시 50% 이상이 향약을 사용하고 있으며, 많은 곳에서 '해상방(海上方)'이라는 말이 있다. 저자가 전문 적인 지식을 갖고 있으며 주로 향약, 해방을 사용하고 있음을 알 만하다. 또, 책 안에 개창열 독(疥瘡熱毒)을 치료하는 '일욕산(一浴散)'이 있다. "목욕탕에 들어가 몸을 씻는데 땀이 나면 휴식을 하면서 헌 데를 긁어 터뜨린 후 앞의 약(일욕산)으로 문지른다. 다시 욕실에 들어가 씻는데 이렇게 3차례를 한 연 후에 욕탕을 나온 뒤에는 다시 약을 문질러 바르지 않는다." 이 역시 이슬람교도의 위생목욕과 결합하여 약을 이용하는 뜻이 있다.

이 책은 또, 자주 아랍·페르시아 등의 향약·해약과 한방한약이 서로 결합하여 조제되어 질병을 치료하는 것에 대해서도 말하고 있다. 작자는 본디 전문적으로 의학을 연구하는 사람은 아니었다. 오징(吳徵)[오징(吳澄)]의 원서(原序)에는 다음과 같이 말하고 있다.

관직에 있으면서 여가에 오직 의약방서(醫藥方書)의 일에만 주의를 기울여 매일 병의 발생원인에 대하여 연구하고 어떤 약을 사용하는 것이 마땅한지를 살폈다. 왕공귀인(王公貴人)의 가문(家門)이나 은일고인(隱逸高人)의 수중에 있는 처방들은 이방(異方)이 전해져 오는 것으로 모두 『화제(和劑)』, 『삼인(三因)』, 『이간(易簡)』 등의 책에는 기재되어 있지 않았다. 얻을 기회가 있으면 반드시 이것을 신중히 간직하고 환자를 만나면 누누이 시험하여 오랜 세월이 누적되면서 점점 경험이 풍부하게 되었다. 우강(盱江)에 있을 때에는 의사들과 함께 틀린 것을 바로잡아 제목을 『서죽당경험방(瑞竹堂經驗方)』이라 하였다. 그러므로 여러 나무에 새겨 널리 베푸니 이는 모두 사람을 사랑하는 어진 마음이 깃들어 있는 것이다. 이미 인(仁)으로 선정(善政)을 하고, 다시 인(仁)으로 선약(善藥)을 하였으니 누가 능히 후(候)의 어진 것과 같으리오! 오호라! 세상의 의방(醫方)이 매우 번성하였으나 이것을 사용하여 효과를 보는 자가 드물다. 이제 이 책을 편집하니 이는 모두가 이미 내가 경험한 것인즉 기타의 다른 방서(方書)와 같은 것이 아니다.……

확실한 것은 이 책의 경험방에 많은 새로운 창조가 있었다는 것이다. 예를 들면, 모과호골환(木瓜虎骨丸)·비전격지고(秘傳隔紙膏)·잠침환(潛針丸)·쇄아약(刷牙藥)·철쇄탕(鐵刷湯) 같은 것들이다. 약을 기이하게 이용하는 것 모두가 심의에서 나온 것으로 지금의 모과호골주 같은 것은 이미 중의 전통약주로 만들어진 것이다. 신기한 것에 대해 말해보자면, 외래경험에 속한 것이 그렇게 많지 않음을 추측할 수가 있다. 『서죽당경험방(瑞竹堂經驗方)』 상당히 진일보된 연구의 가치가 있으며 사도목소가 의사가 아니고 서습적루, 또 중의사로 정정하였어도 일부분은 서방에서 온 의약문화의 중국에서의 결정이라고 생각해 볼 수도 있다. 유사한 의학경험으로는 원대의 저명한 외과의사인 제덕지(齊德之)의 『외과정의(外科精義)』라는 책을 들 수가 있는데 역시 그 안에서 찾아볼 수가 있다. 제덕지는 의학박사로 어약원외과태의(御藥院外科太醫)를 책임졌으며 생졸이 분명하지가 않다. 그 소론에 고찰해 보면, 상권에서는 창종진후치(瘡腫診候治)의 이론에 대한 것으로 중의전통의 음양오행 등에 관한 것이다. 하권에서는 모든 탕환고산방제(湯丸膏散方劑)로 창양을 치료하는 것에 대해 수록하고 있는데 역시 한의의 제조에서는 나오지 않았다. 그러나, 책 안에 '회창섬수정자(廻瘡蟾酥錠子)'라는 방이 있는데 '섬서의국제거마운경친전경험방(陝西醫局提擧馬雲卿親傳經驗方)'이라고 말하고 있으며 여기에서 마운경(馬雲卿)은 회족인일 가능성이 있다. 그 치법은 매우 특수한데 중국에는 없는 것이다. 거기에서 '치정창독기공심욕사(治賽瘡毒氣功心欲死)'라고 말하고 있는데 방에는 천남성(天南星)·관동화(款冬花)·파두인(巴豆仁)·황단(黃丹)·백신(白信)·독활(獨活)·반모(斑蝥) 등을 매우 곱게 갈아서 새로 섬수(蟾酥:두꺼비 기름)와 약을 더하여 기장쌀 크기로 비벼서 정제로 만든다. 그 법은 창(瘡)을 침자(針刺) 하는데 "은으로 가늘게 대통을 만들어 한 개의 약의 길이가 3촌 정도 되게 하여 침을 따라 통처에 이르게 한다. 다시 은사자 안에 있는 약을 대통 안으로 밀어 통처에 이르게 한다."라고 되어 있다. 정제약이 안으로 들어가면 뒤에 고약을 붙인다. 농이 나와 스스로 낫는다. 분명한 것은 이것은 투관탐침급약법 (套管探針給藥法)으로 전통한의에는 없다는 것이다.

총결해 보면, 페르시아·아랍 등의 총령 서쪽의 모든 국가의 의약문화가 육지 실크 로드와 해상 실크 로드를 거쳐서 중원 내지에 도달하였다. 중아시아와 아랍 민족이 상업에 능통하였고 향약과 중국 약물의 매매가 일찍이 흥성하였다. 총령 동쪽의 중국 국경내의 서역의 모든 민족은 그 영향을 크게 받았는데 그 중에서도 회족의약이 중아의학교류의 산물을 이루었다. 이것은 인구유동, 민족형성 등의 특이한 긴밀연계와 함께 발생한 것이다. 유사한 정황이 지금의 위글족 의약문화 안에 반영되어 있다. 중국의 연단술과 인두접종술은 아랍국가를 거쳐서 서방에 전해졌고 세계 면모를 아주 크게 변화시켰는데 이것은 크게 쓸 만한 가치가 있는 것이다. 중국과 아랍 문화의 차이는 매우 크다. 하지만 중국 서쪽 변방의 모든 민족의 중개과정으로 인해 그 교류가 활발하게 이루어졌고 더 나아가서는 유사한 문화권인 한국·일본·베트남 등의 인접국가와의 교류보다도 더 크고 활발하였다.

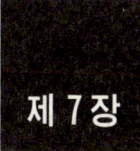

제 7 장

외래종교와 중국의학의 관계

옥스퍼드 대학(牛津大學)에 있는 걸불리(杰弗里)·파인극랍부(巴靭克拉夫) 교수가 편찬한 『태오사세계역사지도집(泰晤士世界歷史地圖集)』(1978)에서는 고대 세계의 각 지역에 대한 문명을 언급하고 있다.

오직 홀로 중국문명은 히말라야 산맥과 동남아 초목이 우거진 곳 사이에 위치해 있었기 때문에 상대적으로 고립된 상태에서 발전하기 시작하였다."[1]

상대적인 의미에 있어서 중국 이외의 의학문화는 전체적으로 중국과는 다른 문화이지만 오히려 그들은 상대적인 공통성을 가지고 있었다라고 말할 수 있다. 우리는 아랍·중동의 넓은 지역들과 중국과의 교류를 이야기할 때, 이미 많은 유럽의 고전의학을 언급하였다. 왜냐하면, 아랍의학의 핵심은 원래 고대 그리스의 히포크라테스와 고대 로마 갈레노스(Galen)의 이론 학설인데, 많은 의료 기술과 약물의 사용에 있어 같은 부분들이 많기 때문이다. 그리하여 유럽 의학문화와 중국 교류의 원류(源流)가 가능하게 되었다는 것을 이 장(章)에서 별도로 서술하려 한다.

제 1 절 고대(古代) 유럽의 종교(宗敎)와 의학체계(醫學體系)

(一)

유럽의 고전문명이 성행한 시기는 제일 먼저 고대 그리스인들이 창조한 시기였다. 그들이 원래부터 지니고 있던 원금(爰琴)문화의 기초 위에서 가까운 고대 이집트문명과 메소포타미

1) 중역본 『세계사편람』, 삼련서점(三聯書店), 1983, p. 121.

아문화를 흡수하여 아주 풍부한 나라를 갖추었다. 서기전 325년에 유럽·아시아·아프리카 이 세 개의 주(洲)를 걸쳐서 알렉산더 제국을 건립하였다. 역사학적으로는 이 시기를 그리스화 시기(B. C. 336~31)라고 칭하였고, 이것은 문화의 대융합, 대교류의 과정이었다. 서기전 146년에 이르러서는 그리스 본토를 로마가 정복하여 로마가 고대 그리스문화를 계승하였다. 로마인은 라틴의 한 갈래로 B. C. 753년부터 로물루스왕(羅慕洛王)이 로마성을 건립하여 지중해 주위의 패국(霸國)을 이루었는데, 대략 이 지역은 유럽의 광범위한 지역으로 로마문화가 전 유럽에 미쳤으며, 세계문화에 대해서도 그 영향이 지대했다. 서기 395년에 로마 제국은 서로마 제국(수도는 로마)과 동로마 제국[수도는 콘스탄티노플, 비잔티움(拜占廷)제국이라 부르기도 한다]으로 분열되었다. 476년에 서로마 제국은 멸망하였고, 비잔티움 제국은 천여년 동안 존재하였으나 겨우 명맥을 이어가다 1453년에 완전히 멸망하여 터키의 오스만제국의 수중으로 들어갔다.

중국 역사상 전·후기에 서로 다른 지역에서 유럽 여러 나라 혹은 여러 지역들과 교류를 하였는데 그 대다수는 간접적이었으나 직접적으로 교류한 사례도 적지 않다. 사서(史書)에 기록되어 불리어지고 있는 대진(大秦)·불림(拂菻)(拂懔·拂臨·拂林)·이헌(犁軒)(黎軒·黎犍·黎軒) 등은 대체적으로 고대 그리스·고대 로마 국가를 가리키고 있는데, 특히, 이는 동로마 비잔티움(拜占廷) 제국을 지칭한다. 방호(方豪) 선생의 고증에 근거[2]하면, 여헌(黎軒)은 지중해 동부 즉, 고대 그리스의 식민지가 소재한 곳을 가리킨 것이다 . 한편으로는 중앙아시아와 서아시아를 가리키는데 이는 알렉산더가 원정간 이후로 그곳에 그리스인의 발자취가 있었기 때문이며, 다른 한편으로는 로마 제국을 지칭하고, 이 역시 고대그리스인이 있었기 때문이다. 대진(大秦)은 "넓은 의미와 좁은 의미가 있다. 좁은 의미의 대진은 멀기도 하고 가깝기도 해 가리키고 있는 것이 일치하지 않아, 매번 문헌에 비추어서 고증할 뿐이다. 넓은 의미의 대진은 '서방' 즉 '해서(海西)'의 통칭으로, 오히려 지금의 '서양'을 이르는 말로 그것이 가리키는 바가 매우 넓다."라고 하였으니 이는 장성낭(張星烺)의 의견에 동의한 것이다. "『후한서(後漢書)』에 기재된 대진은 로마 제국 전부를 가리켜 말한 것 같고, 그 수도는 이탈리아에 있는 로마이다. 『위서(魏書)』에서의 대진은 시리아를 가리키고 있으며 수도는 안티오키아(安都城, Antiochia)이다." 여헌(黎軒)과 대진은 그리스와 로마를 나누어서 가리킨다고 여겨지고 있는데 혼동해서는 안 된다. 사실 그 때의 그리스[여헌(黎軒)]는 한(漢)나라 때 알게 된 곳이고, 고대 로마(대진)는 그 후에 알게 된 곳이며, 수(隋)·당(唐) 시대의 대진은 동로마 비잔티움 제국을 가리키는 것으로 모든 시대에 비슷하다. 고대 중국과 유럽과의 교류에서 이러한 증거들을 찾아볼 수 있다.

---

2) 방호(方豪), 『중서교통사(中西交通史)』 pp. 149~158.

다른 방면에서, 유럽문화 가운데에 매우 중요한 역할을 한 것은 기독교의 발생과 발전이다. 그 중에서 서기 431년에 네스토리우스(聶思脫里, Nestorianism) 일파가 있었는데 이 파는 종교 분열 중에 이단으로 선포되어 네스토리우스는 유배를 당해 죽었으며, 교도(敎徒)들은 동쪽을 향해 이동해 그 교리가 시리아, 페르시아 일대에 전파되었다. 전성시기는 500년 정도에 이르르며, 1370년에 이르러 철목이(鐵木耳)의 몽고 군대에 의해 와해되면서 그쳤다. 바로 네스토리우스 교파의 선교사에 의해 당대(唐代)에 가장 먼저 '경교(景敎)'라는 명칭으로 기독교가 중국에 전파되었다. 또, 원(元)나라 때에는 '야리가온(也里可溫)'이라고 불리어져서 다시 기독교가 중국에 전파되었으며 이러한 선교활동으로 유럽의 의약문화를 가져왔다.

(二)

고대 서방의 의학이론은 고대 그리스가 메소포타미아와 고대 이집트의 의학을 흡수하고, 히포크라테스를 거쳐 그 기초가 닦아졌으며 주로 그와 그의 학파(제자)가 수집하여 편집한(히포크라테스전집) 안에 반영되어 있다. 핵심은 4원소(四元素) — 4체액학설(四體液學說) — 로 다음과 같다.

火(熱) — 혈액(心에서 온다) — 습열(濕熱) — 다혈질(多血質)
水(冷) — 점액(腦에서 온다) — 냉습(冷濕) — 점액질(粘液質)
土(乾) — 황담(肝에서 온다) — 열건(熱乾) — 급조질(急躁質)
氣(濕) — 흑담(脾에서 온다) — 냉건(冷乾) — 우울질(憂鬱質)

이 이론의 4원소 부분은 앞에서 서술한 인도의 '4대(四大)'학설과 일치한다. 현재는 누가 먼저고 누가 뒤인지, 어느 것이 어느 것에 영향을 미쳤는지, 아니면 서로 독립적으로 발전했는지는 알 수 없다. 4원소 이론은 그리스에서 히포크라테스의 엠페도클레스(恩培多克, Empedocles, B. C. 460~377) 등 보다 빠른 것으로 이미 자연철학설에 의해 제창되었다. 인도 고대 의학 중에는 4체액(四體液) 이론 같은 것은 없으나 '기담담(氣膽痰)' 학설이 있어 양자(兩者)는 구분이 있다.

히포크라테스의 의학은 이미 무술(巫術)을 탈피하여 독립하였고, 신의 주재(主宰)를 배제하였으며 동시에 정체론(整體論), 자연치유를 주장하여 의학도덕을 제창하였다. 임상에서는 많은 질병의 구체적인 진료방법 및 약물을 제공하였으니, 이는 하나의 완전한 체계를 이루었다. 그런 까닭으로 서방(西方)에서는 히포크라테스를 '외학의 아버지'라 찬양한다.

고대 그리스의학은 고대 로마의 걸출한 의사 갈레노스(Galen, 129~200)에 의해 계승되었다. 4체액 등의 기초 이론 외에 갈레노스의 의학은 해부학, 생리학, 병리학 등의 방면에 있어 장족(長足)의 발전을 거두었다. 임상의학에 있어서도 맥학(脈學)·약물과 약제학(藥劑學)에 대한 공헌이 매우 지대하였다. 동시에 첩노술(鉆顱術) 절지술(截肢術) 등 매우 많은 외과수술도 하였다. 그의 저술은 서방 1500년 동안 영향을 주었으며 '신성한 의사'라고 불리어졌다. 그와 히포크라테스의 의학저작 등이 아랍어로 대량 번역·전파되었다. 이로 인하여 이 곳은 아랍의학의 연수(淵藪, 만물이 모이는 곳)가 되었다. 초기에 아랍인에 의해 중국에 가져온 의학 내용은 당연히 이론적으로 고대 그리스나 로마의학 체계에 속했다는 것을 인정해야 한다.

지금 보이는 이러한 4원소·4체액 이론이 중국의 문헌에 전달되었다는 것은 신강토노번고 창왕조(新疆吐魯番高昌王朝)의 옛날 성지(城地)에서 발굴, 출토된 『금약시(金鑰匙)』[『아륵동아여극(阿勒佟亞茹克)』]가 바로 그것으로서 대략 10세기에 쓰여진 책으로 알려져 있으며, 회골문(回鶻文)으로 쓰여졌다. 이는 1920년 독일의 고고학자 풍륵(馮勒)·고극(高克)이 발견하여 독일로 운송해 지금은 베를린에 보존되고 있다. 1930, 1932년에 뇌(雷)·아이특(阿爾特) 박사가 연구저작을 발표한 적이 있는데, 그 제목은 『유오이인적의료학(維吾爾人的醫療學)』으로 모두 상·하 두 권이 있다. 1934년 체아비(蒂阿菲)·오격노(奧格魯)·아한목덕(阿罕穆德) 교수도 연구논문을 발표하였고, 이후에도 잡마이(卡瑪爾)·우새인(尤賽因) 교수가 터키어로 완전히 번역하여 편찬하였다. 1980년에는 신강 위생청(新疆 衛生廳)의 중국 사회과학원 민족연구소에 있는 경세민(耿世民) 교수의 협조하에 중국어로 번역되었고, 그 다음 해에는 또 다시 그 연구소에 있는 진종진(陳宗振) 교수의 후원 아래 중국어로 요점만을 간추려서 번역하게 되었다.

원래의 권수(卷數)는 모두 회골문 201행이나 첫 쪽과 마지막 쪽이 완전하지 못하다. 중간에 몇몇 글자의 뜻이 분명치 않으며 병명(病名)·약명(藥名)·중량 단위 등이 지금과는 명확하게 차이가 있다. 이것의 전부는 이론·질병·치료·약물과 방제(方劑) 등 4부분으로 나뉘어져 있으나, 질병은 창상(創傷)·피부병·오관병(五官病)·호흡기·심장·소화·비뇨·신경·소아·부녀 등 각과(各科)의 질병을 포괄하고 있기 때문에 어떤 것들은 지금으로서는 판별 인식하기 어려운 것도 있다. 예를 들면, Ebregii·Makiria·Kir·Siding·Kirdi·Kigirir·Simigea 등이다. 치료 부분에서는 내복·외용의 약물요법·영양요법·냉열부(冷熱敷)·자락(炙烙)·방혈(放血)·천자(穿刺)·천연수(天然水)·상구부약(傷口敷藥)·청세상구법(淸世傷口法)·조직체액요법(組織體液療法)·사태인산법(死胎引產法) 등을 포괄하고 있다. 약물 중에는 동물약이 대다수를 차지해 야생 혹은 집에서 기르는 것을 포괄하고 있으나 식물약은 극히 소량을 차지한다. 각종의 단(單)·편(偏)·경험방이 있는데, 예를 들면, 눈을 치료하는 방제(方劑), 코피를 치료하는 방제(方劑), 기촉(氣促)을 치료하는 방제(方劑), 다리의 통증을 치료하는 방제(方劑), 유산을 치료하는 방제(方劑), 선(癬)을 치료하는 방제(方

劑), 각혈(咯血)을 치료하는 방제(方劑), 치통(齒痛)을 치료하는 방제(方劑), 겨드랑이 냄새를 치료하는 방제(方劑), 양위(陽痿)를 치료하는 방제(方劑) 같은 것들이다. 제제(制劑)로는 유고(油膏)·연고(軟膏)·용액(溶液)·환약(丸藥)·함편(含片)·전제(栓劑) 등이 있다. 일반적으로 먼저 달인 후에 적당량이 되면 그늘에서 말려 만든다.

이론 부분은 매우 특수하다. 여기에서는 체액이 3종류가 있는데, 혈액(血液) 점액(粘液) 담액(膽液)이 그것이며 질병원인과 상관관계가 있는 것을 '풍한(風寒)'이라 한다. 그 내용을 보면 다음과 같다.

점액(粘液)·풍한(風寒)·담액(膽液)과 기타 원인으로 인한 종유(腫瘤)의 증(症)은 불치의 증(症)이다. 비록 일부 약으로 일부를 치료할 수 있고 그 가운데에는 일정한 효과가 있을 수 있으나 결국에 완치시킬 수는 없다.

인간의 혈액 중에 불순한 물질이 생겨서 18종류의 감염상인 ürmen을 일으키게 한다.

대부분의 감염 상구(傷口) ürmen은 사람들이 깨끗하지 못한 음식이나 장수(臟水)를 마신 연유로 야기되며, 피부·혈액·살과 식물이 서로 혼합되어 기초체액이 감염을 받아서 소위 18종류의 감염상구(傷口) ürmen이 출현한다.

내장 궤양병의 병인(病因)은 과반수가 혈(血)과 담액(膽液)으로 생기며, 위궤양은 풍한(風寒)·점액(粘液)·담액(膽液) 등으로 인해 생긴다. 이러한 궤양병을 치료하기 위해선 환자에게 침제(浸劑)를 복용시키면 된다. 의사는 반드시 궤양병에 깊은 이해가 필요하며, 또한 이런 궤양을 치료하는 침제(浸劑)를 정확히 배제해야 한다.

모든 것들이 이와 같으며, 또, 언급하기를 3종의 기본 체액(體液)이 손상을 받으면 알코올 중독합병증과 아울러 담낭과 점액의 합병증 등이 출현한다고 한다.

위에서도 보았듯이 3종의 체액은 대체적으로 서방(西方)의 4종 체액과 같으며, 황흑(黃黑) 담즙이 하나로 합해지기도 하는데 이는 인도의 '기(氣)·담(膽)·담(痰)'의 3종 원질(原質)에 모종의 영향을 받은 연유이다. 풍한(風寒)이 중요한 외래치병인소(外來致病因素)가 된다는 것은 한족(漢族)의학의 "風은 百病의 長이다(風爲百病之長)"와 매우 흡사하다. 따라서 『금약시』는 회골의가(回鶻醫家)가 각각을 종합하고 자신의 경험에 근거하여 만든 독창적인 이론일 가능성이 있다.

이 밖에도 1069년에 책으로 된 『복락지혜(福樂智慧)』3)는 비록 일종의 시집(詩集)이긴 하지만 4체액설(四體液說)의 영향을 받았다는 것을 반영하고 있다. 이 책은 7요(七曜)·황도12궁(黃道十二宮) 등의 서방(西方) 천문학 개념을 소개하여 들여왔고 또한 이 네 개는 세 가지로 나뉘어 서로 속하며 각기 춘하추동(春夏秋冬)·수화기토(水火氣土)로 나뉘어 귀속된다. 책에 다음과 같이 적고 있다.

---

3) 이 책은 1986년에 민족출판사(民族出版社)에서 출판하였음.

4명의 동료가 나와 함께 하는 것이 4종 원소와 같고, 4개의 요소가 결합해야 비로소 생명을 구성할 수 있다.

화합한 4개의 요소가 불화(不和)하면 그 하나가 성(盛)하여 기타 3개를 제압한다. 체질이 변화하고, 입맛이 없으며 마음이 즐겁지 않고, 질병이 몸을 감는다. 체질이 손상되고, 정력이 탕진되며, 곧았던 신체가 휜 화살처럼 된다.

안이 조·양(燥·凉)하면, 마땅히 습·열(濕·熱)한 것을 섭취한다. 습(濕) ……열(熱)은 반드시 조·량(燥·凉)을 제거할 수 있다.

가령 습·냉(濕·冷)이 체내에서 해가 되면, 마땅히 조·열(燥·熱)한 것으로써 그것을 흩어지게 해야 한다.

만약 몸이 한랭(寒冷)하면 마땅히 따뜻한 것을 더 먹고, 체질이 조열(燥熱)하면 음식은 마땅히 찬 것을 선택해야 한다. 가령 당신의 몸이 온성(溫性)에 속한다고 하면 응당 양·열(凉·熱)이 적절히 평형을 이루게 해야 한다. 만약 자기의 몸을 적절히 조리하였다면 당신은 건강한 일생을 보낼 것이다. 좋은 의사의 말을 당신은 세세히 들어야 한다. 어린 양이여, 그 진의를 잘 분간하여라. 나로 하여금 당신의 체질 구성 성분을 이야기해 보게 한다면, 그것은 빨강, 노랑, 검정, 흰색의 4가지 색으로 구성된다. 그들간은 서로 양보하지 않고, 그 세력이 양립(兩立)되지 않으며, 그 한 종류가 다른 것에 근접하면 곧 전쟁이 발생한다. 체질을 조리하는 데에 사람은 마땅히 지혜를 사용해야 한다. 어떤 것이 몸과 서로 맞으면 당연히 먹되 기(忌)하지 않는다. 사람이 동물과 차이가 나는 이유는 사람은 체질에 맞는 음식을 선택해서 먹기 때문이다.

만약 청소년 시기라면, 이는 인생의 봄이기 때문에 열성(熱性) 음식을 많이 먹으면 혈액이 능히 창통(暢通)하고, 나이가 40이 넘으면 인생의 가을을 맞이하였기 때문에 열성(熱性) 음식을 많이 섭취하면 체질이 두루두루 조리되며, 나이가 60에 다다르면 일년의 겨울과 같기 때문에 오직 따뜻한 음식만을 먹어야 하며 찬 음식은 마땅히 피해야 한다.

이것들을 보면, 이 명의(名醫)가 말한 것은 매우 옳은 것이다. 적게 먹고 마시면 당연히 건강하고 즐겁다. 만약 당신이 백병(百病)에 걸리지 않고, 몸을 건강히 유지하고자 한다면 '절식(節食)'이 가장 좋은 방약(方藥)이 될 것이며 만약 당신이 영원히 행복하고 일생 동안 평안을 원한다면 '신언(愼言)'이 곧 묘약(妙藥), 영단(靈丹)이 될 것이다.

여기에서 말한 '양의(良醫)'는 아마 이마지정(伊麻地丁)·객십갈리(喀什噶里)일 가능성이 매우 높다. 그는 터키에 가서 포격랍한(布格拉汗)에게 어떻게 절식(節食)·양생(養生)[4]하는지 가르침을 받은 적이 있다. 그는 『복락지혜(福樂智慧)』·『고타득고비리격(庫它得古比里格)』의 저자 우소보(優素甫)·합사(哈斯)·아길보(阿吉甫)(1018~?)와 같이 가마력정(加馬力丁) 주교의 맥헐덕촌(麥歇德村)[지금의 아도십(阿圖什)] 사단(沙旦) 학당을 졸업하였다. 4체액설을 이마지정(伊麻地丁)이 터키와 서아시아의 각지를 여행하는 중에 가져왔는지 아닌지는 알 수 없으나, 앞에서 서술한 바에 의하면 그는 라지(拉齊) 아비케나(阿維森納)·법랍비

---

4) 실실제(實實提), 오사만(烏斯曼), 〈위글 人民은 옛부터 衛生科學을 重視하였다.〉(『객집사전학보(喀什師傳學報)』, 1989, p. 9.)

(法拉比) 등 아랍 의가(醫家)의 저작을 번역한 적이 있었다 하므로 이로 인해 반드시 4체액
설에 깊은 이해가 있을 것이라 생각된다.

우소보(優素甫)·합사(哈斯)·아길보(阿吉甫)는 학자이자 시인이며, 의학에도 아는 바가
많았다. 그는 쇄엽(碎葉)〔지금의 길이길사(吉爾吉斯) 공화국 경내〕에서 출생했으며, 동시에
객랍한(喀拉汗) 왕조시대의 사람이며, 신강객십(新疆喀什) 일대에서 활동하였다. 하지만 회골
고창(回鶻高昌) 시기 혹은 객랍한(喀拉汗) 왕조 시기에 이미 왕성하게 중국 서쪽에 4체액설
이 전입되었다 하더라도 중국 중원(中原)에 전입된 적은 없다.

제 2 절 첩노술·저야가(底也迦) 등의 의약방술(醫藥方術)

서방(西方)의 의학 이론이 중원(中原)에 완전히 전입되지는 않았지만 방약(方藥)과 치료
기술들은 여전히 유입되어 왔다. 지금의 방서(方書) 안에서는 '대진방(大秦方)'에 속하는 것
을 볼 수 있으니, 예로 앞에 인용한 '패산탕(悖散湯)'·'파고지방(破故紙方)' 같은 것을 들 수
있다. 하지만 앞 장(章)에서 그것이 아랍·페르시아에서 전입된 것으로 보았으나, 실제로는
대진(大秦) 즉, 동로마에서 페르시아 등지를 거쳐 전입되었을 가능성이 높다.

유백기(劉伯驥) 선생의 견해로는 '질한약(質汗藥)' 역시 서방(西方)에서 전래[5]되었다 한
다. 『정화본초(政和本草)』에서 말한 것을 근거해 보면 다음과 같다.

질한(質汗)은 맛(味)이 감온무독(甘溫無毒)하여, 금창상(金瘡傷)과 절상(折傷)으로 어혈(瘀血)
이 발생한 것을 주관하고, 근육을 보(補)하며, 악혈(惡血)을 소(消)하고, 기혈(氣血)을 내리며, 부
인 산후의 혈결복통(血結腹痛)과 속이 냉하여 음식을 먹지 못하는 것에 술과 동복(同服)한다. 역시
환부에 붙인다. 서방에서 생산되며, 응혈(凝血)과 같다. 감초(甘草)·송누(松淚)·정유(檉乳)·지
황(地黃)에 따뜻한 피를 같이 넣어 달여 약으로 만든다.

유(劉)선생은 다시 말하기를 송(宋)나라 사람은 익모〔하고초(夏枯草)를 말함〕를 달여서
만들어 놓은 것을 '토질한(土質汗)'이라고 일컬었다고 한다. 『천금(千金)』에는 악독종(惡毒
腫)의 치료에 회향초(茴香草)를 하루에 3～4차례 마시는 것을 응용하여 그 찌꺼기를 종(腫)
에 붙였다. 원가(元嘉) 이래로 그 방법을 이용하였는데 이 역시 서역(西域)의 신방(神方)이
며, 이상의 단서에서 깊이 연구해 볼 수가 있다. 최근에 저야가(底也迦)란 약에 대한 고증이
비교적 많아졌는데 유럽에서 전해 온 것임에 의심할 바가 없다. 『천금익방(千金翼方)』에 다
음과 같이 말하고 있다.

---

5) 유백기(劉伯驥), 『중국의학사(中國醫學史)』, 태북화강출판사(台北華岡出版社). 1974, p. 247.

저야가(底也迦)는 맛(味)이 맵고 쓰고 평하면서 독이 없어(辛·苦·平 無毒) 백병(百病)을 다 스리고, 중오(中惡)·객오(客忤)·사기(邪氣)·심복(心腹)의 적취(積聚)에 이용되는 것으로 서융(西戎)에서 나온다.

유사한 말로 서융(西戎)(혹은 西蕃, 海西)의 약을 들고 있는데, 손사막(孫思邈)은 이 밖에도 무식자(無食子) 안식향(安息香)·학슬(鶴蝨)·아위(阿魏)·왕손(王孫) 등을 언급하고 있다. 당연히 모든 것들이 아랍·페르시아 해안 서쪽의 대진(大秦) 등에서 생산된 것을 가리키고 있다. 그러나, '저야가(底也迦)'라는 약은 비교적 특수하다. 『구당서(舊唐書)』에 다음과 같이 기록되어 있다.

불림국 건봉(乾封) 2년(667)에 사신이 저야가(底也迦)를 공납했다.

『신수본초(新修本草)』(657~659 편찬됨)에도 이미 본 약재가 기록되어 있다.

저야가(底也迦)는 서융(西戎)에서 생산되며, 사람들이 말하기를 돼지 간으로 만들고 그 형태는 오래되어 상한 약과 같다고 한다. 호인(胡人)이 이것을 매우 귀하게 여겨 실험삼아 쓰니 효과가 있었으며, 백병중오(百病中惡), 객오사기(客忤邪氣), 심복적취(心腹積聚)에 주로 쓰인다.

『천금익방(千金翼方)』 후에 나온 것이니 당연히 『신수본초(新修本草)』에서 발췌한 것이다. 이외에도 개원(開元) 17년(729)에 화라엽호(火羅葉護)도 사신으로 파견되어 '수나가(須那伽)'를 헌납하였는데 역시 저야가(底也迦)였다. 이 밖에 '적리아가(的里亞加)'라고 음역(音譯)하기도 하였다. 이 약에 관해서 명(明)나라 말기 중국에 온 선교사 애유략(艾儒略)이 『직방외기(織方外紀)』에서 다음과 같이 말하고 있다.

덕아(德亞)의 서쪽에 달마사곡(達馬斯谷)이라는 나라에서 토인(土人)이 만든 약이 있는데 매우 좋다. 이름하여 적리아가(的里亞加)이다. 능히 백병(百病)을 치료하며, 모든 독을 해독한다. 실험한 사람이 있는데, 먼저 독사에게 물게 하니 독이 발(發)하여 부었으나 그 약을 소량 복용하여 치료가 되지 않은 적이 없었다.

일본인 편창원주(片倉元周)의 『청낭쇄침(靑囊瑣琛)』에 기재되어 있는 것을 보면 그에게 학문을 배우는 제자 득자역사(得自譯司)에게 전하기를 '저야가진방(底也迦眞方)'에는 복사(蝮蛇)·건지아내근(犍地亞榛根)·적사시(的蠟矢)와 나단(羅胆)·안걸율가(安杰栗加)·석류황(石硫黃)·누부람(泪夫藍)·계(桂)·중루금선(重樓金線)·정자(丁子)·아편(阿片)·불수감(佛手柑)과 호주(好酒)·봉밀(蜂蜜) 등을 이용하여 정제(精製)한 뒤 환(丸)으로 만들었다고 한다.

유행하는 온역(溫疫)·발열(發熱)·두통(頭痛)을 주치(主治)한다. 능히 발한(發汗)하며, 또한, 심기(心氣)를 더하여 사람으로 하여금 편히 잠들게 한다. 흉격이 막히고, 정충(怔忡)하여 심기(心氣)가 불안한 것이나 구토와 하리(下痢), 그리고, 제열흉악증(諸熱凶惡證)에 쓰인다. 기타 산동적통(疝疼積痛)에도 이용되며, 모든 동통을 해소한다. 또한 두창(痘瘡)에 쓰이며 열이 심한 사람에게는 식초와 함께 먹인다. 노체(勞瘵)의 초기인 사람에게 이를 사용하면 더욱 효과가 있다. 전간(癲癇)·학질(瘧疾)·열이 왕래하여 그치지 않는 자에게는 소주 혹은 마유(麻油)를 적당하게 등에 바르게 하면 기이한 효과가 있다. 정창(疔瘡)·변독(便毒) 그리고, 곤충·동물에게 교상(咬傷)을 당한 자는 역시 소주를 환부에 바르고, 화상 부위에 붙여도 효과가 좋다. 매번 한 돈 혹은 두 돈을 식초 혹은 온주(溫酒)와 같이 마신다. 대개 모든 사독(蛇毒)·장열증(壯熱症)에 그 사화(邪火)가 날로 더한 자는 마땅히 식초와 동복(同服)하면 그 병세를 꺾을 수 있고, 그것을 신속히 해산시킬 수 있다.[6]

이 역시 인도의 기파만병환(耆婆萬病丸)과 상당히 유사한 것으로 대복방조제(大復方調劑)로 온갖 병을 치료할 수가 있다. 니덤도 저야가(底也迦)에 대한 서방 고대의 내력과 중국 전통에 대해 평(評)을 한 적이 있다. 일본인이 서술한 것과 비교해 보면[7]

저야가(底也迦)는 고대(古代)와 중고대(中古代) 초기의 서방 약물학 중 심한 편견 중의 하나이다. 먼저, 그것은 가륵풍(奇勒豊)의 니칸더(尼肯特, Nicander of Colophon, 275) 이 사용한 해독약이다. 당연히 이는 각종 동물 교상(咬傷)에 의한 중독증의 치료에 쓰인 것이었다. 그러나, 방두사(旁杜斯)의 국왕인 미특리달제(Mithridates, 33~63)는 일종의 만능 해독약으로 만들고 싶어서 낙천적으로 생각하여 각양각색의 효능이 분명치 않는 약료로 방(方)을 배합했다. 예로 극리특(克里特) 섬의 안특락마각[Andromachus, 니라(尼羅)왕의 의사, 서기 60년], 보리니(普利尼, 6천 종의 배료를 사용한 적이 있다), 심지어 갈레노스도 사용한 적이 있는 약이다. 그 후에 여러 이상한 것들까지 여기에 더해졌다. 예를 들어, 담낭 몰약(沒藥) 아편(鴉片) 그리고, 대마(大麻) 등등이다.

니덤이 언급한 니칸더(尼肯特)는 약 B. C. 132년에 죽었으며, 저서로는 『논수류지독교여독자(論獸類之毒咬與毒刺)』가 있는데 이 약은 독액(毒液)을 예방하는 해독제라고 한다. 미특리달제(米特里達提) 6세가 방독(防毒)에 이용했기에 그것의 이름을 미특리달제 방독약이라 하였다. 갈레노스는 일찍이 『논저야가(論底也迦)』라는 책을 저술하였는데 후에 서방에서 어떤 사람이 이 약을 '갈레노스丸'이라고 불렀다. 이 약의 외관은 포도씨 정도이며 밥 먹기 전이나 밥 먹은 후 7~10정(錠)을 복용하면 두통을 치료할 수가 있었다. 성분 배제(配制)에 대한 설명은 일치하지 않는데 대체로 야회향(野茴香)·훈향(薰香)·대소회향(大小茴香)·호유(胡荽)와 아편 등을 배합하여서 만든 것이다. 연밀(硏末)하여 술과 함께 조제해

---

6) 위의 책, pp. 246~47에서 재인용.
7) 니덤, 『중국과학기술사』 중역본 과학출판사 1975, pp. 453~54.

환약으로 만들었다. 서방에서 매우 유행하여 국외로 전파되었다. 당시 중국에도 전입되어 비록 손사막(孫思邈)들이 기록해 놓았지만 기파만병환(耆婆萬病丸)이 중요시되었던 것 같지 않아서 널리 유포되지 않았다. 그러나, 서방에서는 여전히 육로를 통해서 계속 조공이 들어왔으며 궁정(宮廷)에서 거두워 방치해둔 채 사용하지 않았다. 후에 조사하여 봤을 때에는 이미 딱딱해져 있었다. 청(淸)나라 요원(姚元)의『죽엽정잡기(竹葉亭雜記)』1권에 다음과 같이 기록되어 있다.

무영전(武英殿)에 노방(露房)이 있는데, 전(殿)의 동초(東稍) 사이에 위치해 있었다. 이곳은 오래 전에 서양약물과 화로(花露)를 저장하는 곳이었다. 갑술(1814 여름)에 방(房)을 조사하니 저장된 병(瓶)이 매우 많았는데 정향(丁香)·두구(豆蔻)·육계유(肉桂油) 같은 종류 등이었다. 기름들이 이미 굳어서 수저로 떠도 움직이지 않았다. 또한 구보(狗寶)·별보(鱉寶)·지주보(蜘蛛寶)·사자보(獅子寶)·뱀 이빨·뱀 눈알 등도 있었다. 그 중에 지주보(蜘蛛寶)는 환약처럼 검고, 작은 호두의 크기이며, 그 알은 정교하지 않았다. 또한 '덕력아갈(德力雅)'이란 것이 있는데 고약 같은 형태로 '갈중득(嘎中得)'을 작은 화과(花果)로 만들고 차와 같이 먹는 작은 간식과 같다고 한다. 나열된 단(單)을 감독 제작하여 교조변처(交造邊處)에 상납하였고, 황제가 신하들에게 하사하는 것도 교조변처(交造邊處)에서 했다. 옛날에 전하길 서양당(西洋堂)은 무영전(武英殿)에 귀속되어 관리되었으며, 그래서 많은 서양의 약물이 보존되었다고 한다. 이번에 교조변처(交造邊處)에서 노방(露房)을 완전히 비게 하여 옛 문서들이 모두 불탔고 이로 인해 '노방(露房)'이란 칭호가 바뀌기 시작했다.

이 '노방(露房)'은 어의(御醫)에서 사용한 서양약의 보고(寶庫)라 이를 만하다. 소장된 약의 수량이 거대하였고, 품종 역시 많아 사람을 놀라게 하기에 충분하였다. 청(淸)나라 요형(姚衡)의『한수초당필기(寒秀草堂筆記)』3권에 다음과 같이 기록하고 있다.

가광(嘉廣) 19년(1814) 8월 7일에 무영전(武英殿) 노방(露房)을 수리하는 이유로 창고에 소장한 것을 정리하여 궁내 대신에게 상으로 나누어 줬다. 먼저 문희공(文僖公)이 호부시랑(戶部侍郞)의 신분으로 직남서방(直南西房)에 들어갔다. 받은 상은 육두구(肉豆蔻) 2근 4량, 한 상자로 근골(筋骨) 동통 파냉(怕冷)을 치료하며, 바른다……〈按 : 이 밑에 열거된 육두구(肉豆蔻)꽃·백두구유(白豆蔻油)·밀납유(蜜蠟油)·아리서유(阿里西油)·정향유(丁香油)·소합유(蘇合油) 그리고, 아복도아(牙卜都牙)·달걀마갈(達嘎馬嘎) 등등은 음역(音譯)된 각종 약물 120종류이며, 총량은 수백근 이상이며, 모든 약물에는 약성(藥性), 응용이 명확히 기재되어 있다.〉……덕리아갈(德里雅嘎) 106근 15량 3돈, 자기(瓷器)병 두 병, 파리(玻璃)병 두 병, 43갑(box)을 합하여 악독냉기(惡毒冷氣)로 복부가 당기고 아픈 것, 그리고, 비위허약(脾胃虛弱)을 치료한다.

당시에 많은 신하에게 나누어 하사했으나 '노방(露房)'의 책자가 파괴되어 애석하게도 이러한 의학적·역사적으로 진귀한 보물을 지금에는 구하려 해도 연구할 수가 없게 되버렸다. 이처럼 많은 양의 약물은 주로 서양당(西洋堂)에서 들어왔으며, 그 중에 대부분은 회회약물원

(回回藥物院)에 남겨져 있었거나 서양 사신이 조공으로 들여온 물건들이 세월이 흐름에 따라 누적되어서 이루어졌을 것으로 생각된다. 그렇지 않으면 해석하기가 곤란해진다. 저야가(底也迦) 106근이 남아 있었으며 '앙지모우(昻地謀牛)'가 (128근) 다음을 차지하였다. 어떤 사람은 저야가(底也迦)를 주로 아편제재로 생각하여 청래(靑睞)를 얻었다고 하나 사실은 그러하지 않았다. 방(方)을 배합할 때에는 설령 600여 종이 아니라 할지라도 일본 사람이 말한 것처럼 단지 세 돈 혹은 일곱 돈으로 그 차지하는 비중은 매우 적었다. 그러나, 앵속(罌粟)이 중국으로의 전입된 것은 대략 당송(唐宋)시대로서 아편류의 약이 중국에 들어온 시초였다. 진장기(陳藏器)의 『본초습유(本草拾遺)』안에 앵자속(罌子粟)이 있는데 바로 이것이다. 이러한 종류의 식물은 원래 유럽 남부에서 생산되었는데 후에 세계 각지에 이식되었다. 소송(蘇頌)의 『도경본초(圖經本草)』(宋嘉祐六年 즉 1061에 만들어진 책)에 이르기를

> 앵자속(罌子粟)은, 옛날에는 본토에서 나지 않았지만, 지금에는 곳곳마다 핀다. 사람들은 정원마다 심어 장식한다. 꽃은 흰색, 빨강 두 종류며, 비린내가 약간 있고,…… 심기가 매우 힘들며,…… 주로 풍기(風氣)를 행(行)하며, 사열(邪熱)을 없앤다.…… 『남당식료방(南唐食療方)』에는 반위(反胃)로 음식을 먹지 못할 때 앵속죽으로 치료하는 법이 있다.

이처럼 송대(宋代)에는 이미 정원에 이 식물을 심었으며 관상식물을 겸해서 약용으로 하였고, 남당(南唐)에서는 식료(食療)로 하였다. 또한, 방작(方勺)의 『박택편(泊宅編)』에 다음과 같이 말하고 있다.

> 이질(痢疾)을 치료하는 데 앵속(罌粟)을 쓴다는 것은 고방(古方)에서 볼 수 없다. 지금 사람들이 사용함에 있어 비록 방법이 약간 다르지만 모두가 기이한 효과가 있다. 수 개의 알을 약한 불로 노랗게 구워 가루로 만들어 먹기도 하고, 껍질만 사용하여 같은 방법으로 하기도 한다. 또는 75알과 감초(甘草) 일촌(一寸)을 반은 굽고 반은 생으로 해 큰 사발 한 대접의 물로 끓여서 그 반이 되면 따뜻하게 해서 마신다. 촉인산수(蜀人山叟)가 "앵속각(罌粟殼)과 씨를 뺀 서사자(鼠査子) 각 몇 알을 불에 볶아 먹으면 금구리(噤口痢)를 치료한다."고 하였다.

앵속각(罌粟殼)은 이질(痢疾)을 치료하고 복통을 그치게 하는데 확실히 기이한 효과가 있어서 방가(方家)에서 사용하였으나 지금까지도 위험하지 않다. 보아 하니 송대(宋代) 사람이 발명한 것이다. 홍매(洪邁)의 『이견지(夷堅志)』 5권에도 앵속방(罌粟方)이 들어 있다.

(二)

먼저 장(章)에서 언급한 적이 있는 두환(杜環)은 포로가 된 후에 지중해의 해안가에서 십년간 거주하였는데, 돌아올 때에 저서 『경행기(經行記)』를 가져왔다. 그 안에 다음과 같이

언급되어 있다.

대진(大秦) 사람은 안질(眼疾)과 이질(痢疾)을 잘 치료하며, 혹은 아직 질병이 발생하지 않은 것을 미리 보거나 뇌를 열어 벌레가 나오게 한다.

『신당서(新唐書)』「불림전(拂菻傳)」에도 유사한 말이 쓰여져 있는데 여전히 불림의 의사가 뇌를 열어 벌레가 나온다고 말하고 있다.

불림에 명의(名醫)가 있는데 능히 '개뇌출고(開腦出蠱)' 하여 안질(眼疾)을 치료한다.

이 말은 『구당서(舊唐書)』에서는 아직 보이지 않는다. 최근의 몇몇 작가들이 이 말을 인용하여 당시의 불림의 의사가 중국에서 이 기술을 행하였다고 여기고 있는데 사실은 분별하지 못한 착오이다. 단지 진명학(秦鳴鶴)이 당고종(唐高宗) 이치(李治)를 치료한 일화가 있는데 조금 유사할 뿐이다. 『구당서(舊唐書)』「고종기(高宗記)」에 다음과 같이 말하고 있다.

황제가 머리가 아프고 무거워서 참기가 어려웠다. 시의(侍醫)인 진명학(秦鳴鶴)이 말하기를 "머리를 찔러 피를 빼면 치료가 됩니다.", 황후가 놀라 말하길 "이는 참수(斬首)해야 한다. 어찌 사람의 머리를 찔러 피를 빼려 하는가?", 황제가 말하길 "짐은 머리가 매우 아프니, 피를 빼는 것이 결코 나쁘지만은 않다."고 했다. 그래서 백회(百會)를 찔렀다. 황제가 말하길 "짐의 눈이 밝아진 것 같다."고 하였다.

이 조항은 『담빈록(譚賓錄)』 안에 비교적 상세히 서술되어 있는데 "명학(鳴鶴)이 백회(百會)와 뇌호혈(腦戶穴)을 찔러서 출혈시켰다"라고 말하고 있다. 『신당서(新唐書)』「고종측천황후무씨전(高宗則天皇后武氏傳)」 안에 더욱 더 문자가 증가되어 표현되었는데 무후(武后)는 행재락화(幸災樂禍)하여 폄두혈(砭頭血)로 병을 쾌유하는 것을 반대하였는데 당시 시의(侍醫) 장문중(張文仲)이 같이 있었다. 이 이야기에 서술되어 있듯이 그 행해지는 수술이 '개뇌출고(開腦出蠱)', '첩노술'과 관련이 있다고는 생각되어지지 않고 기껏해야 방혈술(放血術)이라고 여겨진다. 그러나, 『히포크라테스전집』 9권[참조 : 조홍균(趙洪鈞) 씨의 번역본은 이 조항에는 없다]에 다음과 같이 말하고 있다.

기타 질병이 없는데도 양 눈이 실명된 때는, 마땅히 두개골의 양 옆을 수술해야 하며, 살을 도려내고, 뼈를 씻어, 피를 맑게 하면 곧 치유된다.

눈에 전혀 나타나는 병증이 없이 실명(失明)된 때는 이렇게 할 수 있다. 먼저 두정부(頭頂部)를 갈라서 유연한 몇몇 부분을 나누고, 두골(頭骨)을 통과하여 액체를 전부 유출(流出)되게 한다. 이것이 일종의 치료법이며, 이 방법을 사용하면 환자가 치유될 수 있다.

히포크라테스의 이것과 진명학(秦鳴鶴)이 시술한 수술은 공통된 점이 있는데, 소위 '자백회

(刺百會)'로 눈을 치료하는 것은 중의(中醫) 침구(鍼灸) 전통에는 없는 바로 회씨(希氏)의 법에 속해 있어서 진명학(秦鳴鶴)의 '秦'은 대진(大秦)에서 온 의사를 표기했을 가능성이 있다. 그러나, 자백회(刺百會)와 천두골(穿頭骨)로 뇌액(腦液)을 흐르게 하는 것은 결국에 두 가지의 일이다. '개뇌출고(開腦出蠱)'의 예가 당말(唐末)에는 있었는데, 『옥당한화(玉堂閑話)』의 기재에 근거해서 보면 다음과 같다.

강회주군(江淮州郡)의 법령은 가장 엄했으며, 범법(犯法)하여서 사면(辭免) 받은 사람이 없었다. 대부분 대나무로 집을 지었는데, 만약 조심하지 않으면 천백 칸의 대나무집은 순식간에 잿더미가 된다. 고병진유양(高騈鎭維揚, 879~887) 때에 한 술사(術士)의 집에서 불이 나 연이어 수천 호를 태웠다. 주범은 기록된 바에 의하면 법에 따라 집행됐다. 형이 집행될 때에 집행관에게 말하길 "나의 과실이 어찌 죽음으로 책임을 회피할 수 있겠는가? 나에게는 작은 기술이 있으니 한 명에게 전수하여 이로써 후세에 도움이 된다면 죽어도 여한이 없다."라고 하였다. 당시에 병(騈)은 방술사(方術士)를 목이 타도록 기다리고 있었으므로 집행관은 바로 중지하여 이를 騈에게 고(告)하였다. 騈이 불러서 친히 물으니 대답하기를 "저는 기타 기술은 없으나, 오직 대풍(大風)을 잘 치료합니다." 하니 騈이 말하기를 "어떻게 시험할 수 있겠느냐?고 했다. 대답하기를 "복전원(福田院)에서 가장 심한 자로 시험하면 됩니다." 하니 그 말에 따라 환자를 빈 방에 두고 유향주(乳香酒) 몇 되를 먹이니 환자는 정신이 몽롱하여 지각(知覺)이 없어졌다. ·예리한 칼로 두개골(頭蓋骨)을 열어서 벌레를 도려내니 그 길이는 2寸에 불과했다. 그 후에 고약(膏藥)을 환부에 붙이고 다른 약을 함께 복용하며 음식과 움직임을 절제시켰다. 10일이 지나니 상처가 아물고, 막 한 달이 지난는데 눈썹과 머리털이 이미 돋아났으며, 근육이 깨끗하여 병에 걸리지 않았던 사람 같았다. 騈은 술사(術士)에게 예(禮)를 쫓아 상객(上客)으로 대접했다."

이 중 '대풍(大風)'은 바로 마풍(麻風)이다. 그러나, 마풍(麻風) 환자의 병원(病源)은 뇌에 있지 않고 역시 제거할 벌레는 없다[마풍병(麻風病)은 마풍간균(麻風杆菌)이 신경 조직에 침범하여 초래된다]. 그런 이유로 병명(病名)의 기록은 아마도 인용할 것일 것이다. 이것에 사용된 유향주(乳香酒)는 마취약으로 보이며 아랍이나 페르시아의 특정으로 중국 의사들이 외래약물을 운용하여 개량한 미취방(方)일 것이다. '술사(術士)'는 어떤 사람인지 알지 못하겠고 '도자(道者)'일 가능성이 비교적 크다. "니도개기뇌봉, 도출충가영국(利刀開其腦縫, 挑出蠱可盈掬)"이 그것을 확실히 말해 주는 것으로 『당서(唐書)』의 '개뇌출고(開腦出蠱)'와 서로 부합된다. 그런 까닭에 만약 그러한 수술을 하였다면 마땅히 대진(大秦)이나 불림에서부터 전래되었을 것이다.

'개뇌출고(開腦出蠱)'는 일반적으로 첩노술로 생각되는데, 환첩술이라고도 일컬어진다. 이 법은 신석기 시대에 이미 메소포타미아와 고대 이집트 등지에서 유행되었는데 개골창(開骨窓)은 결국 병을 일으키는 정령(精靈)을 쫓아버렸다. 거의 세계 각지의 모든 곳에서 고고학적인 발견[8]이 있는데, 오직 중국에서만 결여되어 있다[한 곳이 의심스러운데 아직 완전히 증

명해 낼 수가 없다. 신강(新疆)에 한 예가 있어 구멍이 못의 크기만 하지만 역시 같은 종류
는 아니다].[9] 후에 히포크라테스와 갈레노스가 모두 이 수술에 대해 정통(精通)하였고 그 목
적은 치료였다. 『히포크라테스전집』안에 다음과 같이 말하고 있다.[10]

　　이런 몇 종류 형식의 골절(骨折)과 좌상(挫傷)에서는 그 뼈의 열상(裂傷)이 보이든 안보이든간
에 모두 환첩술로 깊이 진행할 필요가 있다. 만약 도기(刀器)가 아직 뼈에 있으면 골절(骨折)과 좌
상(挫傷)의 유무에 상관없이 역시 환첩 치료가 필요하다. 그러나, 요함성(凹陷性) 골절에서는 오직
범위가 크지 않은 상태에서만 환첩술을 사용한다. 만약 단순히 도기(刀器)로 인해 상처가 나거나
혹은 골절과 좌상(挫傷)이 없을 경우에는 환첩술을 실행할 필요가 없다. 뼈의 열상(裂傷)이 심할
때 역시 환첩술을 사용하지 않는다.

첩노술은 역시 당연히 아랍 의사에게 전달되었다. 우리는 비록 아랍 의사가 중국에 들어와
서 이 수술을 전수했다라는 명확한 자료는 없다 할지라도 『회회약방(回回藥方)』에 기술(記
述)된 것과 기본적으로 방법이 서로 같다는 것을 알 수 있다(제6장 참고). 이것으로 미루어
볼 때 당말(唐末) 양주술사(揚州術士)와 원대(元代)의 『회회약방(回回藥方)』의 기술(記述)
이 증명하듯이 서방의 첩노술은 일찍이 중국에 전래된 것을 알 수 있다.

제 3 절 라지 등의 교류와 골절(骨折) 항루(肛瘻) 치법의 탐구

이민족(異民族) 문화 전통의 역사 연구 중에는 언제나 자질구레한 자료가 있기 마련인데
'유두무미(有頭無尾)' 혹은 '유미무두(有尾無頭)' 같은 것들이다. 그러나, 만일 그것을 고려해
볼 때 그들간의 연관성이 충분히 노출되면 불충분한 증거로 간주할 수가 없어서 쉽게 그 근
원을 탐구할 수 있다.

(一)

앞에서 언급한 객십(喀什)시인 우소보(優素甫)·합사(哈斯)·아길보(阿吉甫)의 『복락지혜
(福樂智慧)』(1069에 만들어진 책)라는 책에는 황도 12궁(黃道 十二宮)이 일일이 춘하추동
(春夏秋冬) 4계(四季)와 수화기토(水火氣土) 4원소(四元素)를 대응하여 소개하고 있는데,

---

8) 마보잉 주역, 『세계의학오천년사』. p. 3 참고.
9) 마보잉, 『중국의학문화사』, 상해인민출판사, 1992.
10) 조홍균(趙洪鈞), 무려(武鷗) 역, 『히포크라테스전집』, 안휘과기출판사(安徽科技出版社),
　　1990, p. 159.

이것은 오히려 아직 중국에 전입되어 있지 않았다. 그러나, 별도의 내원(來源)에서 12궁(十二宮)의 설법이 이미 당말(唐末)에 침구경락학설(鍼灸經絡學說)에 영향을 미쳤을 것이라는 것이다. 정황(情況)이 『복락지혜(福樂智慧)』와 상당히 흡사하다.

범행준(范行准) 선생의 고증(考證)[11]에 근거해 보면 5대(五代) 때 두광정(杜光庭)의 저서 『옥함경(玉函經)』에 기록된 '생사가결(生死歌訣)'은 갑자기 12궁(十二宮)이 12경(十二經)에 부합되어 있다.

> 낙유십오경십이(絡有十五經十二), 상응주천하임지(上應周天下臨地).
> 수루백각연유행(水漏百刻連流行), 여주천도위강기(與周天度爲綱紀).
> 수족양명강해수(手足陽明江海水), 천갈금우병예익(天蝎金牛幷豫翼).
> 태양수족합청회(太陽手足合淸淮), 천칭백양충회리(天秤白羊充淮里).
> 음양인마대인중(陰陽人馬對寅中), 연익위탑수기심(燕益渭 水氣深).
> 태양거해병마갈(太陽巨蟹幷磨蝎), 축미호하수난갈(丑未湖河水難竭).
> 보병사자대주제(寶瓶獅子對周齊), 여수삼하합응지(汝水三河合應之).
> 사상초궁속쌍녀(巳上楚宮屬雙女), 해상쌍어시도미(亥上雙魚時掉尾).

듣건대, 이 책은 일찍이 송대(宋代)의 우강(盱江) 여민수(黎民壽)가 주(注)를 달았지만 이 단락에서는 주(注)가 없다. 범행준(范行准)은 여씨(黎氏)가 서방의 성력(星歷)을 모르기 때문에 어떻게 주석해야 할지를 몰랐다고 추측하였다. 두광정(杜光庭)의 원래 호적은 절강여수(浙江麗水)(括蒼)로 자(字)는 성빈(聖賓)이고 호(號)는 동영자(東瀛子)이다. 당말(唐末)에 과거에 응시했으나 낙제하여 천태산(天台山)에 들어가 도사가 되었다. 희종지촉(僖宗至蜀, 880~884) 때에 불려 왕건거촉(王建據蜀)이라는 관직과 '광성 선생(廣成先生)'이라는 호(號)를 하사받았으며, 간의대부(諫議大夫), 호부시랑(戶部侍郎)을 지냈다. 후에 노령(老齡)으로 인해 관직에서 물러나 청성산(靑城山)에 들어갔는데 그때가 85세였다. 의리(醫理)에 통달하여 『옥함경(玉函經)』 1권·『요증가(療證歌)』 1권을 지었다. 후에 일본 사람 단파원윤(丹波元胤)은 그것을 위탁(僞托)이라고 생각하였다. 이 밖에도 『광성의(廣成義)』 80권·『문집(文集)』 30권이 있다. 두광정(杜光庭)은 『옥함경(玉函經)』 안에서 12궁설(十二宮說)을 끌어들여 중의(中醫) 침구(鍼灸) 십이경맥(十二經脈)을 해석하려고 시도해 보았는데 역시 기이한 발상이라고 여겨졌다. 12궁설(十二宮說)에는 반드시 내원(來源)이 있다. 고대 바빌론 사람들은 서기전 이천기(二千紀)에 이미 점성술(占星術)을 가지고 있었다. 서기전 250년쯤 바빌론 점성가인 패라색사(貝羅索斯)는 그리스에 점성학교를 건립하여 황도12궁(黃道十二宮) 즉, 백양좌(白羊座)·쌍자좌(雙子座)·거해좌(巨蟹座)·금우좌(金牛座)·사자좌(獅子座)·실녀좌

---

11) 범행준, 「中國과 아랍의학의 交流史實」 『醫史雜誌』 4(2), 1952, pp. 101~102.

(室女座)·천평좌(天秤座)·천갈좌(天蝎座)·인마좌(人馬座)·마갈좌(磨羯座)·보병좌(寶瓶座)·쌍어좌(雙魚座)를 일일이 인간의 명운(命運)에 대응시켰다. 1년 12월 출생에 근거하여 명궁(命宮)을 추산하였는데 중국인의 12생초(十二生肖)와는 대체로 다르다. 두광정(杜光庭)은 12성상(十二星相)을 12경맥(十二經脈)에 부합시켰는데, 이는 남당(南唐) 하약우(何若愚)와 송원시대(宋元時代)에 유행한 침구경락자오유주법(鍼灸經絡子午流注法)과 유관한 것인지 한번 고증해 볼 만하다. 그러나, 황도12궁설(黃道十二宮說)이 서방에서 중국에 전래된 것이라는 것에는 대체로 의문이 없다.

(二)

당말(唐末) 5대(五代)에서 송초(宋初)에 이르는 이 기간 동안의 중국과 서방의 교류에서 또 다른 역사적 사실은, 중국학자가 결국엔 바그다드에 가서 아랍 명의(名醫) 라지(拉齊)에게 갈레노스의 의학을 학습하였다는 것이다. 아득히 머나먼 해서(海西)의 나라 사람들은 먼 길을 마다않고 중국에 왔는데 주로 상업적 이익을 위해서였다. 중국인은 먼 대진(大秦), 대식(大食)에 이르기까지 사업을 경영한 자는 적었으나 기술공이 그곳에 많이 남아 있었다. 이러한 배경 아래에서 중국학자가 서방의 의학을 이해하기를 간절히 희망하였으며, 또한 가능한 일이었다. 아랍의 저명한 서상(書商) 아불(阿布爾, Abül)·파라디(法拉吉, Faradj)·무하마드(穆罕默德, Muhammad) 이븐(本, ibn)·이샤크(伊斯哈克, Ish丐, ?~986)는 988년에 『서목(書目)』이라는 책을 저술하였는데 그 안에서 한문서법(漢文書法)을 토론하였고, 이 학자[12]를 언급하였다.

무하마드(穆罕默德)·이븐·찰카리아·라지가 말했다. "한 중국 남자가 우리집에 왔다. 그는 내가 살고 있는 성(城)에 대략 1년을 살았다. 그는 단지 5개월만에 아랍어를 체득하여, 말할 줄 알고 쓸 줄도 알게 됐다. 그리고, 그는 웅변에 능하고, 지필(紙筆)에 정명한 서예가가 되었다. 그가 귀향을 결정하고 그 한 달 전에 나에게 말하였는데 '저는 곧 귀향하오니, 사람으로 하여금 갈레노스의 16권의 책을 구술(口述)하여 제가 그것을 초록(抄錄)하고 싶습니다.' 했다. 내가 대답하길 '당신은 시간이 많지 않으니, 그것을 초록(抄錄)한다는 것은 불가능하며 설령 일부분이라도 역시 마찬가지이다.'라고 했다. 그가 말하기를 '당신에게 부탁하는데 당신들이 저에게 힘써서 제가 남은 시간에 가장 빠른 속도로 저에게 구술(口述)해 주세요. 당신이 얼마나 빠르게 하든지 저 역시 가장 빠른 속도로 초록(抄錄)을 하겠습니다.'라고 하였다. 나는 나의 한 학생을 찾아 우리를 돕도록 하였다. 우리는 가장 빠른 속도로 그에게 구술(口述)하였고, 그는 우리보다 더 빨리 필기하였다. 우리는 대조(對照)할 때야 비로소 그의 필기가 완전히 정확하다고 믿게 됐다. 나는 어떻

---

12) 『아랍, 페르시아, 터키인의 동방문헌집주(東方文獻輯注)』 pp. 152~153, 니덤, 『중국과학기술사』 제1권.

게 하면 이렇게 할 수 있느냐고 물었다. 그가 대답하기를 '저희는 일종의 합병자(合幷字)라는 서법(書法)을 가지고 있는데, 바로 당신이 보고 있는 것이 이런 종류의 서법(書法)입니다. 당연히 우리는 적은 시간으로 비교적 긴 문장을 적을 때에 이런 전문 서법(書法)을 사용합니다. 그런 연후에 만약 필요하다면 다시 이것을 간략화시키지 않은 문자로 바꾸어 놓습니다.'라고 했다. 그가 말하길, 한 총명하고 이해력이 빠른 사람이라도 20년을 사용하지 않고서는 이런 서법(書法)은 배우기 힘들다고 했다. ”

중국인에게는 일종의 혼합하여 만들어 낸 묵즙(墨汁)이 있는데 이는 중국의 기름과 비슷하다. 내가 본 것은 나무토막 같은 형태이며, 위에는 황제의 두상(頭像)이 있었다. 계속 사용한다 해도 그 한 토막 가지고 매우 긴 시간을 사용한다.

비록 이러한 서법(書法) 견본이 우리에게서 아직 찾아볼 수 없고, 터키의 한 학자가 한자(漢字)와는 닮은 점이 없다고 말했을지라도 라지가 명확히 말했듯이 그가 바그다드에서 한 중국학자와 왕래했으며 우대한 적이 있었다는 것은 마땅히 논쟁될 수 없는 사실이다. 중국의 묵(墨), 지(紙), 서법(書法)의 묘사에 대한 것들은 대체적으로 정확한 것이므로 니덤은 그것을 일종의 초서연필(草書連筆) 자체라고 생각하였다. 아랍 의사들에게 갈레노스의 책과 그가 기록한 것을 읽게 하였는데 이것이 빠른 속도라는 좋은 점을 갖고 있다는 데에는 의심의 여지가 없다. 그러나, 애석한 것은 이러한 학자들이 역사상에 일찍이 그 이름을 후세에 남긴 적이 없다는 것이다. 서상(書商)은 단지 그의 서법(書法)에만 관심을 가지고 있었기 때문에 후에 그의 명운(命運)도 알 수가 없었는데 아마도 죽음에 이르지 않았나 싶다. 그러나, 이러한 소수민족의 학자들 — 이마지정(伊麻地丁) 같은 그러한 사람 — 을 완전히 배제할 수는 없었고, 이러한 일들은 라지 말년에 일어난 일들이다. 라지는 932(일설에는 923)년에 사망하였고 서상(書商) 이사합극(伊斯哈克)의 저서는 이러한 사건들과 오십여년 밖에 앞서지 못해 별로 큰 차이는 없다고 생각된다. 이마지정(伊麻地丁)은 11세기(十一世紀) 사람인데 그때가 시대 말이어서 결국은 두 세기를 산 사람이다. 그러나, 『금월시(金鈅匙)』는 10세기(十世紀)에 만들어진 책이기 때문에 만일 갈레노스 — 라지 — 와 중국 학자가 관련있다고 말한다 해도 큰 착오는 없을 것이다. 어떻든지를 막론하고 10세기(十世紀)에 중국학자는 적어도 수관적으로는 갈레노스의 저서를 중국에 들여와 소개하는 것이 큰 소원이었다.

(三)

중국은 과기에 『히포크라테스전집』에 대해 단지 약간의 문자만 소개하였지 전부는 번역하지는 않았다. 1990년 안휘과학기술출판사(安徽科學技術出版社)에서 조홍균(趙洪鈞)·무붕역(武鵬譯)·서유렴(徐維廉)·마감온(馬堪溫)이 상세하게 교주(校註)한 『히포크라테스전집』이 출판되었는데 중국의학계에는 좋은 일이었다. 그 중의 '누론(瘻論)'과 '골절론(骨折論)' 두 절(節)은 문자와 관련이 있는데 의사들이 제일 처음 이 사실을 알았다. 항루(肛瘻)의 괘선요법(挂線療法)과 골절(骨折)의 소협판(小夾板) 치료법은 이전에 이미 이천 몇 백년 전 그리스의 학에서 발명되었고 그 상세한 기록은 『히포크라테스전집』에 실려 있다. 괘선요법에 관해 '누론(瘻論)'에서 다음과 같이 말하고 있다.

다른 치료법 ; 가는 생마실(生麻線)을 5번 접어서 손가락 길이만큼 하고, 그 후에 말총(馬尾) 한 가닥으로 생마실(生麻線)을 감는다. 다시 구멍이 있는 석탐자(錫探子)를 마실(麻線)에다 메고, 루관(瘻管)을 뚫고 넣는 동시에 왼손 검지를 항문내에 넣어서 석탐자가 검지에 닿을 때에 항문 밖으로 빼낸다. 탐자(探子)의 한 쪽 노두(露頭)를 구부러지게 하는 동시에 마실로 다른 한 쪽과 같이 묶는다. 석탐자가 계속 되돌아가려 하므로, 줄의 양쪽에 2개 혹은 3개의 매듭을 한다. 마실의 기타 부분 역시 꼭 조여서 매듭을 해야 된다. 이 때부터는 환자가 움직이고 일할 수 있도록 허락한다. 기타의 처리(處理)법은, 일단 마실이 누관(瘻管)의 부란(腐爛)으로 인해 느슨해지면 누관(瘻管)이 부식되어 마실이 탈락(脫落)할 때까지 매일 한 번씩 조여줄 필요가 있다.

중의(中醫)에서, 항루(肛瘻) 괘선요법의 최초는 원대(元代) 이중남(李仲南)의 『영류검방(永類鈐方)』에 기록되어 있으나 그 책은 유일본만 전해지고 있어 볼 수가 없다. 인용문은 명나라 서춘보(徐春甫)의 『고금의통대전(古今醫統大全)』안에 보이는데 그 안에서 다음과 같이 말하고 있다.

나는 이 병을 17년을 앓았으며, 많은 책을 보고 옛 법을 따라 치료하였으나, 치료에 효과가 없었다. 몇 번은 비상독(砒霜毒)에 중독되어 침식(寢食)이 괴롭고 두려웠다. 후에 강우(降雨) 이춘산(李春山)을 만나, 오직 원근(芫根)으로만 끓인 실로 대장(大腸)을 긁어 터지게 하여 70여 일이 지나니 전부 치료되었다. 병중(病間)에 하늘이 계시한 이치를 곰곰이 생각했다. 후에 사람을 치료함에 있어 창양(瘡瘍)의 수와 상관없이, 위에서 혁탐일공(革探一孔)을 사용하였는데, 장(腸) 밖으로 실을 끌어내 쉿덩이를 달면 더 빠른 효과를 취할 수 있다. 약을 여러 날 쓰면 장 근육(腸肌)은 따라서 자란다. 편박한 곳은 보(補)하고, 물(水)은 실을 따라 흐르니 창양(瘡瘍)은 구멍을 내지 않아도 그 안에서 사라진다.

비록 말이 매우 간단하나 이법(理法)이 같고, 희씨(希氏)의 기록은 중국보다 1500년 빠르다. 유사한 예로 소협판(小夾板) 치료골절(治療骨折)의 이용에 관한 것이 있다. '골절론(骨折論)' 안에 대량의 편폭(篇幅)으로 논급(論及)되어 있는데 그 안에 그 방법에 대해 이렇게 묘사하고 있다.

만약, 정황이 이러하면, 복정(復整)한 후에 붕대로 협판(夾板)을 묶을 수 있다. 이 때 장력(張力)은 그 앞전보다 센 것이 당연하지만 팔의 종창(腫脹)된 곳의 동통(疼痛)이 가중되게 하면 안 된다. 붕대로 협판(夾板)을 묶을 때, 협판(夾板)은 마땅히 지체(肢體)를 한 바퀴 둘러싸야 한다.

묶을 땐 될 수 있으면 느슨하면서 알맞아야 한다. 이렇게 하면, 남은 협판(夾板)은 지체(肢體)에 대해 압력이 없게 된다. 묶은 후에 동통(疼痛)과 그에 따른 일련의 정황이 조금 전에 붕대로 감았던 것과 차이가 없다. 그 후 3일째 되어 환자가 묶은 것이 느슨해졌다고 하면 그제서야 조금 세게 묶는다……

만약 골절(骨折)이 전번에 붕대로 묶었을 때 이미 충분히 복위(復位)됐고, 또한 동통(疼痛) 자극과 종창(腫脹) 현상이 없으면, 협판(夾板)을 조정할 필요없이 계속 20여일 관찰하고.…… 만약 협판(夾板)의 상용이 적절치 못하거나 혹은 골절(骨折)이 적절히 복위(復位)되지 않았거나 환자가 명확히 적합하지 않다고 느낄 때는 모두 그 중도(中途)에 혹은 앞당겨서 붕대를 푼다.

중국에서 소협판(小夾板) 치료골절(治療骨折)의 기재와 관련있는 최초의 기록은 당대(唐代)의 『인도자선수리상속단방(藺道者仙授理傷續斷方)』안에서 보인다. 그 곳에서 다음과 같이 말하고 있다.

대개 협박(夾縛)은 삼나무(麻木) 수피 여러 개로, 주위를 단단하게 묶는다. 한 곳에 여는 구멍을 남기며 묶는 것을 더할 때는 반드시 3번 하고, 묶는 것은 단단해야 한다.

대개 협박(夾縛)은 여름에 2~3일, 겨울에는 3~5일 후에 풀며 협박(夾縛) 부위는 오래된 약을 따뜻하게 하여 씻는다. 씻을 때는 절대 환부를 건드려서는 안 되며 여전히 흑용산(黑龍散)으로 붙여 협박(夾縛)한다. 대개 상처가 심한 사람도 같은 방법으로 한다.

보통 삼나무[마목(麻木)] 수피를 사용할 때에는 담궈서 대략 손톱 크기로 하며, 그 주위에 엉성하게 배열하고 가는 밧줄로 강하게 묶어 3일에 한 번씩 하며, 앞과 같이 뿌려서 씻은 후에 약을 바꾼다.

이 밖에 『회회약방(回回藥方)』안에도 상세하게 서술이 되어 있는데, 그것은 이미 앞에서 보았다. 이 두 책 안에 기록되어 있는 소협판(小夾板)법으로 추단할 수 있는 것은 고대 그리스나 로마에서 연용(沿用)한 법으로 후에 중국으로 전입되었다는 것이다. 그러나, 『회회약방(回回藥方)』은 『인도자선수리상속단방(藺道者仙授理傷續斷方)』을 이어나간 것이 아니며, 두 책 모두 서방의학기술을 그 원류로 삼았는데 오히려 다르게 전해진 것이다.

제 4 절   중국에서 경교(景教)의 흥쇠와 경교도(景教徒) 의사 추도자(藺道者)

니청(厘淸) 히포크라테스와 서방의 의학이 중국에 전입된 원류(源流) 맥락(脈絡)은 기독교 동방(東方)교회의 중국에서의 흥망성쇠과정을 의학영향의 판별과 유관하게 볼 수 있다는 것이 요점의 의의이다.

(一)

듣건대 일찍이 동한(東漢, 25~220)시대에 이미 기독교 동방(東方)교회의 두 사람이 중국에 온 적이 있었는데 양잠과 견직의 방법을 배워서 서방[13]으로 가지고 돌아갔다고 한다. 중국의 비단은 일찍이 서기전 5세기 혹은 6세기에 이미 그리스에 전파되었었고, 현재에는 고대 그리스의 조상과 회화(繪畫)에서 보이듯이 그들이 개발한 사질장포(絲質長袍, 두루마리 모양의 중국 고유의 남자옷)가 나타나는데 그 부드러움과 가늘함 및 재질이 투명한 것이 증명[14]되었다. 이로 인해, 비단은 서방에서 7~8백년 동안 유행했으니 교회 인사가 중국에서 양잠, 견직 방법을 배워갈 수 있었던 것은 불가능한 것이 아니었다. 『후한서(後漢書)』「서역전(西域傳)」78권에 아래와 같은 기록이 있다.

환제(桓帝) 연희(延熹) 9년(166), 로마황제(大秦王) 아우렐리우스(安敦, Marcus Aurelius Antoninus, 121~180)가 일남(日南)에서 온 사신을 보내 상아(象牙)·서각(犀角)·대모(玳瑁)를 헌납한 것이 길이 열린 시작이다.

서기 2세기 때 대진(大秦)은 이미 중국과 정부간의 왕래가 있었다. 300년 즈음에 로마의 작가인 아낙비조사(阿諾比鳥斯)가 『박이교론자(駁異敎論者)』라는 책을 썼는데 그 안에 "선교의 일은 이미 인도(印度), 새리사(賽里斯)(사국, 絲國), 페르시아와 미적사(米的斯)에 두루 미쳤다고 말할 수 있다."라고 언급하고 있다. 그 증명으로는 기독교도가 일찍이 3세기에 이미 중국에 전파되었다는 것이다. 또 500년 좌우에 동방교회(東方敎會)의 선교사가 누에알을 대나무로 만든 지팡이 안에 넣어가지고 서방으로 돌아갔다는 말이 전해지고 있는데 이로부터 페르시아와 유럽의 양잠업이 발전하기 시작하였다고 한다.[15] 이것은 당연히 허무맹랑한 이야기는 아니며 이전의 서방 사람은 견사(絹絲)를 '나무 위에 나는 양모'라고 생각하고 있었다.

그러나, 기독교가 중국에 와서 정식으로 선교했다는 가장 믿을 수 있는 기록은 『대진경교유행중국비(大秦景敎流行中國碑)』안에서 볼 수 있다. 이 비(碑)는 명회종천계(明熹宗天啓 5년, 1625)에 서안(西岸)의 서쪽 교외에서 발견되었다. 비(碑)는 당덕종건중(唐德宗建中 2년, 781)에 세워졌는데 대략 당무종회창(唐武宗會昌 5년, 845) 때의 유명한 '회창멸불(會昌滅佛)' 시대에 지하에 매립되어 팔백 년의 오랜 기간 동안 잠들어 있었던 것이다. 사서(史書)에 상

13) Li Vng-Bing〈이문빈(李文彬)〉, *Outline of Chinese History*, 1914, p. 157.
14) 심복위(沈福偉), 『중서문화교류사(中西文化交流史)』, pp. 22~23.
15) W. E. Geil, *Eighteen Capitals of China* (1911), Chapter 15 ; Sian. p. 333.

세한 기록이 없는 것으로 말미암아 17세기 이전에 오랜 기간 동안 중국 당대(唐代)에 경교 (景敎, 기독교의 당시대의 번역명)가 존재했었다는 것을 모르게 된 결과를 초래하였다. 비문 (碑文)은 한문 시리아어의 두 종류의 문자로 새겨져 있고 경교(景敎)의 승(僧) 이사(伊斯) 의 아들 경정(景淨)이 편찬하였다. 그 안에 다음과 같이 말하고 있다.

태종(太宗) 문황제(文皇帝) 때 중국문화가 번창하여 명성(明聖)으로 사람을 대했다. 대진(大秦) 에 덕이 높은 아라본(阿羅本)이란 사람이 그 진기한 경전을 싣고 험난한 여정을 거쳐 정관구사(貞 觀九祀, 635)에 장안(長安)에 도착하였다. 황제는 재상 방공현령(房公玄齡)으로 하여금 서쪽 교외 에서 기다리다 들어오게 하여 경전을 번역하게 했고, 도(道)에 관하여 물었는데 그가 진정으로 깊 게 안다는 것을 알아 특별히 명령하여 전수하게 했다. 정관(貞觀) 12년(638) 가을 칠월에 천자(天 子)가 이르길 "도(道)는 항상 이름이 없고 성(聖)은 항상 체(體)가 없다. 방(方)에 따라 교(敎) 를 설치하여 중생을 구제하라. 대진국(大秦國) 대덕 아라본(大德阿羅本)이 먼 곳에서 경전을 가져 와 상경하여 헌납하였다. 그 교지를 상세히 하니 현묘무위(玄妙無爲)하고, 그 원종(元宗)을 보니 생성하여 설립할 필요가 있다. 그 말에 번잡함이 없고 이치가 있어 책이 필요없다. 물(物)을 구제하 여 인간을 이롭게 하니 마땅히 천하에 행하여야 한다."고 하였다. 경의령방(京義寧坊)의 관리하에 대진사(大秦寺) 한 체를 건축하였고 건너온 승려는 21명이었다.

아라본(阿羅本)이 처음 장안(長安)에 도착하였을 때 당태종(唐太宗)의 조서를 받은 재상 방현령(房玄齡)이 서쪽 교외에 의장(儀裝)을 세워서 영접하였다. 만일 이전에 아직 경교도 (景敎徒)가 잇달아 장안(長安)에 오지 않았더라면 당(唐)정부는 그것에 대해서는 아무 것도 몰랐을 것이고 설령 태종(太宗)이 종교에 대해서 관용적인 태도를 보였다 했을지라도 역시 융성하게 예우하지는 않았을 것이다. 비문(碑文) 안에 태종(太宗)의 조반(詔頒) 일절(一節) 이 『당회요(唐會要)』안에 일찍이 언급되어져 있다. 태종은 경교(景敎)와 같은 예로 도교 (道敎)의 교리를 취급하였고, 노자(老子)를 이용해 '현묘무위(玄妙無爲)'·'도무상명(道無常 名)'을 이해하고 받아들였다. 『당회요(唐會要)』에서는 고종(高宗) 때의 일도 기록하고 있다.

천보사재(天寶四載, 745) 9월, 황제가 이르길 "페르시아(波斯)의 경교(景敎)는 대진(大秦)에서 온 것이며, 전습(傳習)해 와서 중국에 오랫동안 행해졌다. 내가 처음 건립한 사원은 이런 이유로 명 명했다. 사람들에게 알리기 위해서 그 근본을 반드시 다듬어야 하며 그 양경(兩京)에 있는 페르시 아 사원은 마땅히 대진사(大秦寺)로 이름을 바꾸어야 한다. 천하의 모든 부(府)와 군(君)은 이를 두어 표준으로 삼아야 한다.

그 비문(碑文)의 중간을 보면 다음과 같다.

고종대제(高宗大帝)가 극찬하고, 공경하며, 진종(眞宗)을 윤색(潤色)하여서 모든 주(州)에 경교 (景敎) 사원을 설치하고, 아라본(阿羅本)을 추앙하여 진국대주교(鎭國大主敎)로 하니 법(法)이 만 방에 퍼져 나라가 부강해지고, 사원이 많은 성(城)에 가득 차니 집집마다 복이 가득하다.

당시의 경교(景敎) 선교사업은 크게 확장되었으며 모든 부(府)와 군(君) 모든 성(城)에 사찰이 있었고 '가은경복(家殷景福)'이라는 구호 아래 적지 않은 사람이 그 종교를 숭배하였다. 이후로 경교교주(景敎敎主)가 여러 대에 걸쳐 교체되었으나 황가(皇家), 궁정(宮廷)과의 관계는 줄곧 양호하였다. 심지어 당태종(唐太宗) 이하 역대 제왕의 초상을 모두 사찰에 내걸어 놓기도 하였고, 주교(主敎)인 이사(伊斯)는 당득종조(唐德宗朝, 780~805) 때에 삼품금자(三品金紫)·광록대부(光祿大夫), 동시에 삭방절도(朔方節度)·부사(副使)·전중감석자(殿中監錫紫)·가사(袈裟)를 실험삼아 맡았으며 일찍이 북방 토벌사 곽자의(郭子儀) 장군을 따라 전쟁에 가기도 했고, 이사(伊斯)의 영도 아래 "낡은 사원 때문에 법당(法堂)을 넓히고, 곽우(廓宇)를 장식한 것이 훨훨 나는 듯하여 새삼 경문(景門)의 효과를 발휘하고, 인(仁)에 의거하여 이로움(利)을 베풀었다.……" 그리하여, 궁의 뜰과 교내(敎內)에 모두 공훈(功勳)이 혁혁했음을 볼 수 있다. 경교(景敎) 사원에서는 병을 치료하는 직책이 있었으며 승려 안에도 병을 치료하는 사람이 있었다. 비문(碑文) 안에 말하고 있기를 다음과 같다.

배 고파서 온 사람은 먹여 주고 추워서 온 사람은 옷을 주고, 환자는 치료하여 일어나게 하고 죽은 사람은 묻어서 편안하게 한다.

『구당서(舊唐書)』에 740년의 일을 기록하고 있다.

그 승려가 그 대열(大悅)의 병을 치료하니 대열(大悅)이 크게 기뻐서 특별히 붉은 비단 두루마기와 어대(魚袋)를 하사하니 상으로서 이를 숭배하였다.

진원 선생(陳垣先生)의 견해에 의하면 승(僧)은 존중을 받았는데 사실은 경교도(景敎徒)의 의사였다. 전문(前文)에서 언급한 진명학(秦鳴鶴)이 만일 대진(大秦, 로마)의 의사였다면 경교도(景敎徒)라고 예측해 볼 수가 있다. 형리(亨利)·옥이(玉爾)의 『고대중국문견록(古代中國聞見錄)』에서 지적하고 있기를 "섭파교도(聶波敎徒), 다정기황술(多精歧黃術)"이라고 되어 있다. 독일의 학자 하덕(夏德) 역시 말한 적이 있으니 "경교도(景敎徒)의 대부분은 의술이 뛰어났으며 서아시아에서 명성이 높았고, 그들은 그리스 의서(醫書)를 아랍글로 번역했다."라고 한 것은 아마도 빈말이 아닐 것이다.

기독교에서는 승려가 의약을 관리하였으며 동시에 의약을 가난하고 고통받는 병자(病者)에게 시사(施舍)해야 함을 주장하였다. 돈황권자(敦煌卷子) 안에 7편의 경교(景敎) 문헌이 있는데 바로 『대진경교삼위몽도찬(大秦景敎三威蒙度贊)』·『존경(尊經)』·『대진경교보원본경(大秦景敎寶元本經)』·『지현안락경(志玄安樂經)』·『서청미시소경(序聽迷詩所經)』·『일신(천)론(一神(天)論)』·『대진경교대성통진귀법찬(大秦景敎大聖通眞歸法贊)』이며 그 안에 일부 의약과 관련있는 내용이 있는데 『지현안락경(志玄安樂經)』과 같은 것으로, 그 안에서 다음과 같이 말하고 있다.

> 만약 다시 사람이 때에 맞아 역려(疫癘)에 걸리면, 환자도 많아지고 죽은 자도 많다. 만약 반혼 (反魂)을 들어 보향묘기(寶香妙氣)를 맡으면 죽은자도 살아나며 질병의 고통도 사라진다. 오직 경교(景教)에서 위로 법문(法文)을 따르면 능히 함생(含生)을 명령받아 오히려 진정한 지혜와 생명을 건진다.
> 병이 만약 새로 치유된 것이라면 많이 마셔서는 안 된다. 물이 소화(소멸)되지 않아 다시금 병드는 게 두려워서이다.

『일신론(一神論)』 안에서도 다음과 같이 말하고 있다.

> 사람은 무엇으로 만들었을까?······ 보이는 것은 천하의 네 가지 물질로 만들었다. ─지(地)·수(水)·화(火)·풍(風)·신(神)의 힘으로 만들었다.

『서청미시소경(序聽迷詩所經)』에서는 환자에게 기독교에 의지함을 권하여 병을 치유할 수 있다고 하였다.

> 미사가(彌師訶)(그리스도)······ 봉사는 눈을 얻으나 형용이 이색(異色)한 사람은 늦게 치료되고 귀신으로 인하여 아픈 자는 귀신을 쫓고, 절름발이는 유난히 치유가 잘 된다. 그래서 모든 환자는 미사가(彌師訶, 그리스도) 옆에 있기를 원하였고 그의 두루마기를 잡으면 치유가 된다고 했다.
> 타인의 병을 보고 그들을 웃지 말며!······ 가난하여 옷이 헌자를 보고 웃지 말지어다.

이처럼 기독교는 중국의 질병관, 자선심(慈善心)을 반영하였으며, 치료 방약(方藥)이 점차 모아졌다. 요약하자면 경교 사원(景教寺院)과 경교승(景教僧)이 당시 확연히 중국에서 의약 활동을 하였다는 점에 의문의 여지가 없다는 것이다. 그러나 위에 말한 것처럼 경교(景教)가 극성기를 이룬 시기에 그들이 사업활동을 도모하였으나 아직 확장하지 않았을 때에 액운이 닥쳤다. 845년 당무종(唐武宗)인 이염(李炎)이 불교를 멸(滅)하라는 명령을 내렸고, 모든 종교에 탄압을 가했으며 경교(景教) 역시 그 피해를 면할 수 없었다. 불교를 억압하는 원인은 주로 경제상의 이유로 당시 "천하의 재물을 십으로 나누면 불교가 7~8을 차지한다.", "승려가 천하를 소모시킨다.", "승려와 신도가 날로 많아지고, 사찰은 날로 존경을 받으며, 인력을 토목공사에 집중시키며, 민간의 재산을 화려한 장식으로 빼앗으며······ 지금의 승려 수가 많아서 헤아릴 수 없으며, 모두가 농민의 대접으로 먹고 살며, 누에의 대접으로 옷을 입는다."고 할 정도였다(『구당서(舊唐書)』「덕종본기(德宗本記)」). 동시에 무종(武宗) 본인도 수선(修仙)의 뜻을 세우고 도교(道教)를 숭상하였으며 도사(道士)가 말한 본연으로 돌아가는 것을 믿었던 것과 이 일은 유관하다. 그래서 "회창(會昌) 5년에 무제(武帝)가 부도법(浮圖法)을 폐지하였다.", "천하에 폐사찰 4800개, 사찰 4만 개, 승려의 적(籍)이 된 백성은 26만 5천 명, 노비 15만 명, 밭은 천만 경(頃)이었다. 대진(大秦)·목호(穆搰)·요(祅) 사람은 2천 명 있었다."[『신당서(新唐書)』「식화지(食貨志)」] 8월에 '삼천여인(三千餘人)'이라는 조서가 있었고, 그 해 7월 중서문(中書門)에서 다음과 같은 조서를 올렸다. "그 대진·목호 등의 사찰은 그 교리를 풀고 엄단을 받으며 사법(邪法)은 홀로 존재하지 못하니, 그 사람은 그 종교를 버리고 환속하며, 본관으로 돌아가 그 세호(稅戶)를 충족하고, 외국인은 본 처로 송환하여 관리한다."

대진의 경교도(景敎徒)가 모두 그 예에 포함된 것으로 보인다. 이러한 신도들은 핍박받아 흩어지고 많은 원한을 품게 됐다. 그래서 전문(前文)에서 화재로 수천 호의 죽실(竹室)이 사라진 양주술사(楊州術士)의 말에 의심이 가는데 바로 이 흩어진 경교도(景敎徒)를 두고 하는 말인 것 같다. 그는 '개뇌출충(開腦出蟲)'의 절묘한 기술을 몸에 익힌 의사였다.

아랍의 작가인 아부자이드(阿布在德, Abu Zayd)가 저술한 『동유기(東遊記)』 안에 기록된 것에 의하면, 당희종(唐僖宗) 건부(乾符) 5년(878)에 황소(黃巢)가 의거(義擧)하여 광주(廣州)를 공격하고 포위하고 있을 때 십이만의 회교도(回敎徒) 유태인 화요교도(火祅敎徒)와 기독교[경교(景敎)]를 신봉하는 사람들이 피해[16]를 입었다 한다.

듣건대, 980년에 어떤 사람이 유럽에서 돌아와 올린 보고에 의하면 "중국의 경교(景敎)는 궤멸되어 본국의 교인들이 하나 둘씩 죽었으며, 교당 역시 초토화되었고, 중국경내에 오직 한 명의 경교도(景敎徒)[17]만이 남아 있다."라고 하였다. 『서목(書目)』의 작가 이사합극(伊斯哈克)의 서술에 근거해 보면 그 역시 이 경교도(景敎徒)를 987년에 군사탄정보(君士坦丁堡)에서 만난 적이 있다. 그러나, 그의 기록은 일정치 않아 정확하지 않았다. 987년과 845년은 벌써 142년이라는 차이가 있는데 이러한 연도에 대해서는 청교사(靑敎士)가 아직 철저하게 조사하지 못한 것 같다. 송대(宋代)의 송민구(宋敏求)가 지은 『장안지(長安志)』에서 다음과 같이 말하고 있다.

　　의령방(義寧方) 동쪽 거리의 북방에 있는 파사호(波斯胡) 사원은 정관(貞觀) 12년, 태종(太宗)이 대진국(大秦國) 호승(胡僧)인 아라사(阿羅斯)를 위해 건립한 것이다.

그것을 자세히 보면 송대(宋代)에 여전히 사찰이 있었고 아직 다 훼손되지 않았음을 알 수가 있다. 소식(蘇軾)·소자유(蘇子由) 형제가 남산(南山)을 유랑하다가 현대진사(縣大秦寺)에 이르렀는데 그 곳의 사찰은 이미 폐허가 되어 이에 자유(子由)가 시를 읊었다.

---

16) K. S. Lataurette, *A History of Christian Mission in China.* p. 54.
17) Moule, The Primitive Failure of Christianity in China, *The International Review of Missions,* 1931, p. 457.

대진요가설(大秦遙可說), 고처견진천(高處見秦川)
초목매심곡(草木埋深谷), 우양산만전(牛羊散晚田)
산평감종맥(山平堪種麥), 승노불구비(僧魯不求禪)
북망장안시(北望長安市), 고성원사연(高城遠似烟)

경교사(景教寺)의 인적이 완전히 사라지기까지 결국에는 일련의 과정이 있었다. 타향을 유랑하던 경교도(景教徒)들은 비록 선교활동을 지속적으로 할 수는 없었다 할지라도 은거하면서 살아 갔을 것이다. 적어도 여전히 살아 남은 사람은 있었다.

(二)

그 '양주술사(揚州術士)'를 제외하고라도 당말(唐末)의 저명(著名)한 외과의사(外科醫師)로 '인도자(藺道者)'가 있는데, 회창멸불후(會昌滅佛後)에 유산(流散)되어 강서의춘종촌(江西宜春鍾村)에 은거한 경교도(景教徒)일 것이다. 지금 전해지는『인도자선수리상속단비방(藺道者仙授理傷續斷秘方)』이라는 책에서 무명씨(無名氏)가 그 서문(序文)에 다음과 같이 말하고 있다.

당(唐) 회창(會昌)년 때에 머리에 풀을 매고 있는 승려가 봄에 종촌(鍾寸)에 왔다. 겉모습이 매우 늙어 한 140~150세처럼 보였다. 몇 마지기의 땅을 개척하여 자급자족하며 살았다. 마을에는 귀화한 팽(彭)노인이 있었는데 자주 내왕이 있었으며 친분(親分)이 매우 두터워 밭 가는 것도 도와줬다. 하루는 팽씨(彭氏) 아들이 나무에 올라 가지를 치다가 실수로 땅에 떨어졌는데 다리가 부러져 신음이 끊이질 않았다. 팽씨(彭氏)는 도인(道人)에게 도움을 청하였다. 많은 약품을 가져와 직접 약을 만들어 먹였더니 돌연 아픔이 가라앉았으며 수일 후에는 이미 평상시 같았다. 이로 인해 도인(道人)이 의술(醫術)에 능하다는 것을 알기 시작했다. 도인(道人)을 찾는 사람이 더욱 많아지자 도인(道人)은 싫증이 났다. 그래서 방(方)을 모아서 팽씨에게 주고서 스스로 찾는 사람들에게 응(應)하라고 했다. 그리고, 맹세하기를 경솔히 취하지 않으며 경솔히 말하지 않고 그 사람이 아니면 선하시 않는다 했다. 그래시 손길[損疾 : 골절(骨折)]의 치료에 대한 언급은 항상 팽씨(彭氏)를 따랐다. 팽씨(彭氏)가 도인(道人)을 처음 알 때가 30세 정도였고 지금은 늙었지만 도인(道人)의 풍채(風采)는 옛과 다르지 않았다. 이름을 물어보니 인도자(藺道者)라 했다. 어디 사람이냐 물으니 장안(長安) 사람이라 했다. 도인(道人)은 폐문(閉門)하여 인사(人事)에 관여하지 않기 시작했으며 오는 사람 역시 드물었다. 오직 등(鄧)선생만이 항상 맑은 봄날과 상쾌한 가을에 찾아왔으며 반드시 술과 음식을 가지고 왔다. 도인(道人)의 집 벽에는 야(椰)로 만든 바가지가 걸려 있었는데 등씨(鄧氏)가 오면 그 바가지로 술을 마시며 혹은 팽씨(彭氏)와 만나도 역시 술을 마셨다. 두 사람은 날이 밝도록 담소(談笑)하였으며 취하여 크게 노래를 불렀다.……
후(後)에 강서(江西) 관찰사가 원주(袁州)에 와서 일할 때에 팽씨(彭氏)가 부르는 노래가 다르게 들려 그 언사를 꾸짖었는데 그 때 그 도인(道人)의 성명을 듣게 됐다. 사람을 보내 팽씨(彭氏)

와 함께 초가집에 갔는데 초가집에 도착하니 사람은 가고 없고 오직 바가지만 존재했다. 살펴보니 가슴에 큰 한(恨)이 되어서 팽씨(彭氏)로 하여금 치손(治損)하는 모든 방(方)을 전하게 했으며 그런 이유로 그 촌락은 이름을 바꾸어 공(鞏)이라 했다. 도인(道人)은 많은 책을 갖고 있었으며 그 수색한 바에 의하면 특별한 것은 마지막 한 권이다.

이 책 서문에서 서술하고 있는 것은 대체적으로 믿을 만하다. 단지 '선수(仙授)'라는 두 자(字)의 관(冠)으로 미루어 보아 그 나이가 140~150세는 된 듯하다. 서문(序文)에서 작가를 '두타(頭陀)', '도인(道人)'이라고 말하고 있는데 모두 정확하지 않으며 자칭 '인도자(繭道者)'라고 말한 것이 맞는 것 같다. 그는 도사(道士)도 아니고 불교(佛敎)도 아닌 다른 종교를 가진 신도였을 것이다. 또 술을 좋아하는 것은 이슬람의 교칙과도 부합되지 않으니 무슬림(穆斯林)도 아님을 알 수 있다. 야표(椰瓢)로 기록한 것으로 보아 해서(海西)의 객(客)으로 볼 수 있는 가능성이 제일 높다. '기모심고(其貌甚古)' 이것은 그 서양인의 나이가 많기 때문에 주는 착각이다. 더욱이 천장(擅長)의 골상(骨傷) 치법(治法)은 소협판(小夾板) 등과 같은 것으로 바로 유럽이나 그리스·로마·비잔틴 등의 의학 특징이다. 당시 회창멸불(會昌滅佛) 때에 인도자는 장안(長安)을 떠나 오지인 의춘종촌(宜春鍾村)에 피해 있었는데 단지 등(鄧) 선생(역시 피난해 온 사람)만을 따랐고, 팽수작포의(彭叟作布衣)와 교우가 있었는데 후에 관청에서 찾아서 다시 피해 다녔으니 마음에 아직 공포가 남아 있음을 알 수 있다. 이상을 종합해 본다면 인도자를 경교도(景敎徒) 의사(醫師)로 판단해도 큰 잘못은 아니리라 생각된다.

만일 팽수의 아들의 목과 팔꿈치가 부러지지 않았다면 인도자는 골상(骨傷) 의술(醫術)의 특수한 장점을 드러내지 않았을테고 그가 의사를 업(業)으로 하지 않았을 것으로 보인다. 지금 존재하고 있는 『이상속단방(理傷續斷方)』의 기록에서 골손상절(骨損傷節)을 치료하는 모든 방법과 약물의 내용을 볼 수가 있는데 중국 고대서적에서는 아직 볼 수가 없다. 만약 인도자가 전수해 준 것이 있다면 단지 서양의술과 유사한 방법일 것이며 당연히 그 개인의 경험과 중의전통방약(中醫傳統方藥)이 결합된 것일 것이다. 그의 골절 처리에 대한 것은 대체로 『히포크라테스전집』의 '골절론(骨折論)'의 서술과 일치하고 있으며 더욱 간략 명확히 설명되어 있고 완벽하다. 그가 귀납시킨 14단계의 방법은 다음과 같다.

1. 뜨거운 물로 씻어내고
2. 손상받은 부위의 정도를 살피고
3. 잡아당겨 늘이고
4. 또는 힘써 뼈를 거둬들여서
5. 손으로 눌러 바르게 잡은 다음
6. 흑룡산(黑龍散)으로 기혈(氣血)을 통하게 하고
7. 풍류산(風流散)으로 창(瘡)을 메우고

8. 끼워서 묶고
9. 약을 복용한다.
10. 다시 씻고
11. 다시 흑룡산(黑龍散)으로 동(動)하게 하고
12. 또는 재차 풍류산(風流散)으로 창구(瘡口)를 메우며
13. 재차 끼우고 묶고
14. 앞에처럼 약을 복용해 치료한다.

이 과정은 현대 골과(骨科)처리의 환부(患部)의 청결화·진단·정복(整復)·고정(固定), 다시 관찰하여 약을 교환함, 복약 등과 기본이 일치하고 있다. 구체적인 조작에 관해서는 역시 다음과 같이 말하고 있다.

무릇, 손상이 심한 자는 대개 당기고 바르게 눌러서 교정시키고, 혹은 열어서 바르게 누른 후에 발라 붙이고, 메워 바르고 끼워 묶는다. 당길 때는 마땅히 원래의 뼈가 손상된 곳에 가까워야지 다른 뼈에 붙이면 안 된다.
무릇 당길 때는 좌우의 뼈가 어떻게 나오는지를 헤아려야 한다. 바르게 당기는 것이 있고, 기울여서 당기는 것이 있다.
무릇 당겨서 바르게 누를 때는 부드러운 물건 예를 들어 비단조각 등으로 받쳐야 한다.
무릇 구부려져 돌아간 것, 예를 들어 손목이나 발목이나, 손가락 등은 돌려서 움직여 주어야 하고 약으로 붙여 비단(천)조각으로 싼다. 그 후에 자주 운동해 주면 구부러진 것이 펴지고, 펴진 것은 구부러지지 않는다. 혹은 구부러지거나 혹은 펴진 것은 자주 이런 식으로 해 주면 된다.

이상의 서술은 히포크라테스의 '골절론'과 상당히 유사하다. "때때로 펴고 당긴다."의 이론은 인도자의 대진골절치료법(大秦骨折治療法)에 대한 큰 발전으로 보이는데 그 이유는 그것이 동정(動靜) 결합의 중요원칙을 제창하고 있기 때문이다. 상처 부약(敷藥)은 그리스에서도 이용하고 있는 것이며 단지 히포크라테스는 유고(油膏) 석고(石膏)를 이용하였으며 인도자는 중약(中藥)으로 바꾸어 배합조제한 데다 흑룡산(黑龍散) 풍류산(風流散)을 더 이용하였다는 것이 다르다. 희씨(希氏)는 다음과 같이 말하고 있다.

한마디로 하면…… 견인(牽引)·정복(整復)도 마찬가지로 붕대로 싼다. 상처 부위에 역청납고(瀝靑蠟膏)를 바른 후 두 겹의 얇은 붕대로 잘 싸두고 다시 상처 주위에 엷게 납고(蠟膏)를 바른다.

어깨 관절의 탈구(脫臼)에 인도자는 의배복위법(椅背腹位法)을 이용하였다. 간략히 살펴보면 다음과 같다.

무릇 견갑골(肩胛骨)이 탈골되었을 때는 어떻게 바로 잡아야 하는지를 헤아린다. 의자로 옆구리

를 둘러 싸고 역시 부드러운 옷이나 이불로 많이 받치고, 사람을 시켜 꼭 잡아둔 다음 두 사람이 당겨서 오히려 손목을 아래로 늘어지게 한다. 또는 손목을 구부려서 천으로 묶는다.

이 역시 『히포크라테스전집』 중 '관절론(關節論)' 안에 기록되어 있는 법과 유사하다.

만약 탈골(脫骨)이 방금 발생했으면, 큰 Thessalijan 의자(역자 주 : 등받이가 곧은 구식 의자) 위에서 수술해도 편리하다. 이 때 마땅히 먼저 상술한 작은 목판을 준비하고, 환자를 의자에 앉히고, 다친 팔을 목판과 함께 의자를 횡(橫)으로 지나가게 하고 이에 따라 한쪽에서는 다친 팔을 잡고 다른 한쪽에서는 몸을 잡아 당겨 다친 팔로 하여금 반절문(半截門)(역자 주 : 고대 그리스에서 광범위하게 응용되는 것으로 가슴 높이 만큼 닿는 문을 가리킨다. 지금 중국의 몇몇 지방에서도 사용한다)을 지나가게 하는 것 역시 가능하다. 의사(醫師)는 마땅히 모든 곳에서 재료를 적절히 취하여, 사용하는 데 능숙해야 한다.

인도자는 적절한 곳에 재료를 적당히 취하는 데에 능숙하다고 말할 수 있다.

특히, 히포크라테스전집 중에는 마취로 통증을 지압하는 약의 응용에 대해서는 아무런 언급도 없는데 『이상속단방』에서는 다음과 같이 말하고 있다.

상용되는 접골약은 껍질을 벗기고 세말(細末)로 한 대초오(大草烏)를 써서 매번 반 돈(錢)을 따뜻한 술과 함께 복용한다. 만약 아무 느낌이 없으면, 다시 2분(分)을 더해 술과 함께 복용한다.

여기에서의 각(覺) 혹은 미각(未覺)은 동통소실의 감각을 가리킨다. 따라서 수술 전 마취약의 사용에 관한 것으로 볼 수가 있다. 이외에도 유향주(乳香酒)의 사용에 대해서도 말하고 있다.

유향(乳香)·몰약(沒藥) 각각 한 냥(一兩)을 써 따로 가루로 만든다. 다음으로, 혈갈(血竭), 자연동(自然銅), 무명이(無名異), 초자(醋煮)한 황목별자(黃木鱉子) 각각 한 냥(一兩), 지룡(地龍) 두 냥을 써서 가루로 만든다. 밀환(蜜丸)은 용안(龍眼) 크기 만큼 만들어 씹어서 따뜻한 술과 복용한다. 다 먹은 후에 생파를 씹어 해독한다.

이것은 대략 양주술사(揚州術士)가 사용한 것과 동일하다. 후에 '생총교해(生葱嚼解)'를 이용하였는데 이는 수술 후에 마취를 깨게 하는 작용을 하는 것을 가리킨다. 마취법은 화타(華佗)가 창조하여 이용한 '마비산(麻沸散)'이 유실되었지만 중국 민간에서는 여전히 지통방(止痛方)이 유전(流傳)되고 있었다. 손사막(孫思邈)은 대마(大麻)의 근엽(根葉)을 다진 후 그 즙(汁)을 마시면 완골동통(腕骨疼痛)을 그치게 하는 처방(處方)으로 이용하였다. 그래서 인도자의 마취지통법(麻醉止痛法)은 당연히 중국법이다.

이외에도 책 안에서 내복(內服) 외부(外敷)의 방약(方藥)이 적지않게 이용되고 있는데 모두 중국에서 이용하는 방법이다. 대부분 활혈화어(活血化瘀)의 뜻을 가지고 있다. 예를 들면 다음과 같다.

　무릇 손약(損藥)은 반드시 따뜻해야 기혈(氣血)을 생하여 접골(接骨)을 한다.

　그 안에 배합(配合)한 방(方)은 향약(香藥)을 많이 이용하고 있는데 서양의 영향이 조금은 없지 않다. 예를 들면, 다음과 같다.

　많은 약 중에, 오직 소홍환(小紅丸)·대활혈단(大活血丹)만이 제일 귀하다. 대개 유향(乳香), 몰약(沒藥)을 쓰는데 풍향(楓香)으로 유향(乳香)의 1/3을 대신할 수 있다. 혈갈(血竭)은 얻기 어렵기 때문에 대활혈단(大活血丹)과 합해도 괜찮다. 만약 있으면 더욱 좋다.
　합단약(合丹藥)에는 유향(乳香) 몰약(沒藥)이 없었서는 안 된다. 만약 몰약(沒藥)이 없으면 번강진(番降眞)으로 대신하며, 혈갈(血竭)이 없어도 역시 이것으로 대신한다.

　이상에서 알 수 있듯이 인도자는 경교도인(景敎徒人)이며 오랫동안 중국에서 거류한 사람으로 중서 방약(方藥) 기법(技法)을 결합하는 데 능숙하였다. 이로부터 중의(中醫) 골상(骨傷) 외과(外科)가 또다른 국면을 맞이하게 된다.

(三)

　『인도자리상속단방(藺道者理傷續斷方)』을 계승한 것으로는 바로 원대(元代) 이중남(李仲南)이 편찬(編纂)하고 손윤현(孫允賢)이 수정 보완한 『영류검방(永類鈐方)』[1321에 만들어진 책. 지금은 단지 고본(古本)만 남아 있고 북경대학 도서관에 보관되어 있다.]이다. 연구에 의하면, 책 안에 '팽씨구교(彭氏口敎)'라고 기록되어 있는데 당연히 팽씨(彭氏)성을 가진 노인이다. 이 밖에도 '소씨구교(邵氏口敎)'라는 것이 있는데 이것은 분명하지는 않다. 이 책은 거의 전부 『이상속단방(理傷續斷方)』 안의 치법(治法) 내용과 절반 이상의 방약(方藥)에 대해서 기재하고 있으며 더 보완하여 『이상속단방(理傷續斷方)』에는 이름은 있으나 방(方)이 없는 '풍류산(風流散)'[책에서는 '팽씨풍류산(彭氏風流散)'이라고 칭하고 있음]이라는 약물을 구성하고 있다. 이외에도 협판법(夾板法)·슬관절(膝關節)에 '죽고고주(竹箍箍住)'를 이용하는 법, '곡침(曲針)' 등을 합용하는 것들이 있는데 그 자신의 충분한 실험과 창조 발명에서 나온 것들이다. 그러나, 『영류검방(永類鈐方)』은 『이상속단방(理傷續斷方)』과 대략 450년의 사이를 두고 있어서 그 기간에 전승된 관계가 어떠했는지는 언제나 의심스러운 것이다.

　『영세검방(永類鈐方)』보다 조금 늦게 위역림(危亦林)의 『세의득효방(世醫得效方)』이 세상에 전해지게 되었는데 이 책은 1337년에 만들어진 책이다. 2년 후에 정태의원(呈太醫院)에 보내져 검증을 받아 유몽지(有蒙智)·곽의(郭毅)·아노정(阿老丁) 등의 도사(都事)·원관

(院判)·원사(院使) 모두 12인이 서명하였다. 이 책은 이미 살펴 보았듯이 관방(官方)의 성격을 띠고 있고 그 중의 아노정(阿老丁)은 회족의사(回族醫師)이다. 진원(陳垣) 선생의 『원서역인화화고(元西域人華化考)』 안에 나오는 중국화된 서역인(西域人)인 정학년(丁鶴年)(1335~1424)의 증조(曾祖)가 바로 아노정이다. 그러나, 원초(元初)에는 거상(巨商)이기도 하였다. 진원(陳垣) 선생은 또, 『서호유람지(西湖遊覽志)』의 "진교사위연우간(眞敎寺爲延祐間)(1314~1320) 회회대사(回回大師) 아노정에 의해 건립되다."라는 말에 의하여 "아노정은 마땅히 다른 사람이며……서역(西域) 사람은 동명이인(同名異人)이 많기 때문이다."라고 여기고 있다. 아노정은 위씨(危氏)의 책 안에서 세 번째로 열거되어지고 있는데 '승직랑태의원도사아노정(承直郞太醫院都事阿老丁)'이라고 칭해지며 이와 같으면 동명이인(同名異人)일 가능성도 배제할 수 없으니 고찰해 볼 만하다.

위씨(危氏)의 책 안에 '정골겸금족과(正骨兼金鏃科)'가 있다. 서(序)에서 말하고 있기를 "백조자미(伯租子美)는 다시 부인(婦人)·정골(正骨)·금족(金鏃) 등 과(科)를 전했다."라고 하고 있는데 백조위자미(伯租危子美)가 어디에서 수수(授受)하였는지는 알지 못하겠다. 정골기술대계(正骨技術大系)에 대한 것으로는 대체적으로 닌씨(藺氏)와 동일하며 또 상당한 발명(發明)이 있었다. 예를 들면, 마취약용방(麻醉藥用方)·현조복위법(懸弔復位法)·제자복위법(梯子復位法) 등과 같은 것들이다. 제위법(梯位法)에 대해 다음과 같이 말하고 있다.

견비(肩臂) 부위의 탈골(脫骨)은 단지 수골(手骨)이 탈구(脫臼)한 것이라…… 만약 작은 의자를 쓰지 않으면, 두 개의 작은 사다리를 마주하여 강목으로 양 사다리 사이를 통과하게 하고, 손으로 강목의 가운데를 잡고 탈골된 겨드랑이 밑 관절이 어긋난 곳에 몸을 놓아 위에서 아래로 떨어지게 하면 골절이 자연히 관절로 돌아간다."

『히포크라테스전집』 중 '관절론(關節論)'에서도 역시 이 방법에 대하여 언급되어졌다.

이 밖에 사다리를 사용한 유사한 다른 방법이 있다. 환자를 매달아 놓는 것이 더욱 안전하기 때문이며 양면이 평형을 유지할 수 있기 때문에 이 방법이 더욱 우월하다. 연퇴(碾槌)[다른 연퇴복위법(碾槌復位法)을 가리킨다]를 사용하면 비록 어깨를 고정할 수 있으나 환자가 앞·뒤 양면으로 미끄러져 위험이 발생할 수도 있다. 그래서 사다리 횡량(橫梁) 위에 역시 둥글고 미끄러운 물건을 묶어, 그것을 다친 겨드랑이 밑에 놓아서 굉골두(肱骨頭)가 원위치로 돌아가게 도와준다.

위씨(危氏) 책에서 사용된 것은 아마도 서양에서 전래된 방(方)일 것이다. 『회회약방(回回藥方)』 안에도 제위법(梯位法)에 대해서 서술되어 있는데 히포크라테스의 방법과 상당히 근접하고 있다. 거기에서 다음과 같이 말하고 있다.

또 다른 치료법 ; 사다리 하나를 제일 밑부분의 횡목(橫木, cross bar) 위에 놓고, 혹은 공을 하나 만들고, 혹은 공 하나를 묶어, 환자의 겨드랑이를 부축해서 공 위에 닿게 하고 그 손을 들어 힘껏 앞을 향해 끌어 당기면서 한 사람으로 하여금 사다리를 들고 환자로 하여금 사다리 위에 매달리게 하면 몸이 밑으로 늘어져, 뼈가 자연히 원위치로 돌아간다.

공을 사용한 복위법(復位法) 역시 히포크라테스의 방법이다. '연퇴'는 바로 공을 대신하는 작용을 한다. 족등법(足蹬法) 안에서 히포크라테스는 더욱 분명히 말하고 있다.

겨드랑이 안에 마땅히 먼저 원형으로 메운 물건을 넣어야 한다. 천조각으로 봉제한 작고 단단한 공이면 가장 좋다.…… 또한, 공을 겨드랑이에 집어 넣은 후에 넓고 부드러운 가죽띠로 공을 겨드랑이 안에 고정시키고, 환자의 머리 앞에 한 사람이 앉아 가죽띠를 잡아당겨 반대 방향으로 견인을 한다. 그의 발은 환자의 견두(肩頭)를 밟는다. 공은 가능한 안으로 넣고, 가능한 늑골(肋骨)에 가까이 붙여야 하며 굉골(肱骨)에 붙이는 것이 아니다.

이상에서 알 수 있는 것은 각각 맥락을 달리하며 전승하고 있지만 대계(大系)는 하나로 모두 히포크라테스의 방법이다. 『회회약방(回回藥方)』은 『세의득효방(世醫得效方)』보다 늦게 나왔는데 위역림(危亦林) 역시 회족의가(回族醫家)에서 배워 온 것은 아닌 듯싶다. 기타 일부 외과(外科) 골상치료에 대한 기록으로는 남송(南宋) 양담지(楊倓之)의 『양씨가장방(楊氏家藏方)』이 있는데 역시 골관절 손상처리에 대한 서술로 되어 있다. 예를 들면, 소협판(小夾板)의 유염법(柳帘法) 같은 것이 있는데 보다 개선된 부분이다. 명대(明代) 서춘보(徐春甫)의 『고금의통대전(古今醫統大全)』, 왕긍당(王肯堂)의 『육과증치준승(六科證治準繩)』 등은 『영류검방(永類鈐方)』·『세의득효방(世醫得效方)』 등에 이미 기재되어 있는 것의 일부분일 따름이다. 하지만 그것의 전래와 보급의 공로는 결코 마멸될 수는 없는 것이다.

제5절 마설(馬薛)·애설(愛薛)·마가(馬可)·파라(波羅)의 의약(醫藥) 교류(交流)

경교(景教)는 500년간 조용하였다가 원조(元祖)에 이르러서 다시 부흥했으며 몽고어로 기독교를 '야리가온(也里可溫)'이라고 부르기도 하였다. 이것은 본디 로마 교황청을 따르지 않는 동방교회(東方敎會)의 일파를 가리켰고 그래서 조금 지난 후에 바로 로마 교황청 소속의 방제각(方濟各) 교화(敎化)선교사(宣敎師)가 중국에 왔는데 그들은 경교도(景敎徒)를 이교도(異敎徒)라고 불렀다. 그러나 원(元)·몽고(蒙古) 사람들은 여선히 그들 전체를 '야리가온(也里可溫)'이라고 일컬었는데 그 뜻은 '상제교(上帝敎)'·'상제(上帝)'를 신봉하는 사람'이라는 뜻을 가지고 있다.

(一)

　경교(景敎)는 국경 소수민족에게도 원래부터 존재하고 있었다. 외몽고에는 세 개의 큰 부락이 있었는데 극열(克熱)·내만(乃蠻)·멸리흘(蔑里紇)이 바로 그것이다. 내몽고의 왕고(汪古)[옹고(雍古)] 부(部)와 아울러 외오아(畏吾兒)[회홀(回紇)] 등의 민족은 모두 경교(景敎)를 신봉하였거나 한 번은 믿었었다. 회홀(回紇)에서 제일 먼저 유행한 종교로는 마니교(摩尼敎)로 후에 경교(景敎)로 그 신봉하는 것이 바뀌었고 다시 이슬람교를 받들었는데 바로 전례(典例)가 되었다. 원조정(元祖廷)에서는 홀필열(忽必烈)의 어머니인 별길태후(別吉太后), 정종(定宗)의 생모(生母)[욱열올대한왕비(旭烈兀大汗王妃)] 탁고사가(托古思可)도 모두 극열부(克熱部)에 속해 있었다. 몽고족의 선조(先祖)는 일천여 년 전에 패가이호(貝加爾湖)의 서쪽에서 주거(住居)를 마련하였는데 유럽주(洲)와 인근해 있었으며 흉노(匈奴)·선비(鮮卑)·돌궐(突厥)·회홀(回紇)·계단(契丹)·여진(女眞) 등과 함께 모두 유목민족이었다. 중국 국경내에 동호어계실위(東胡語系室韋)의 한 갈래로 후에 점차 발전해 나가기 시작하여 12세기에 금(金)의 한 부락에 속하게 되었다. 후에 칭기즈칸이 통일을 하면서부터 모든 부족이 강대해졌다. 그리고, 그 공격 대상은 서쪽으로 향했으며 대략 중앙아시아·유럽에 있었다. 후에 잇따른 전진(前進)이 정지되었고 남쪽인 중원으로 돌아와 칭기즈칸의 손자인 홀필열(忽必烈)이 원(元)나라를 건립하였다. 이로 말미암아 몽고정권의 배경과 서방 기독교도들과의 관련성의 존재를 엿볼 수가 있다. 실제로도 이 서정남전(西政南戰) 중에 소집한 적지 않은 고용군(雇用軍)이 바로 경교도(景敎徒)들이었다. 신민(臣民)은 4등급으로 나누어 구별하여 몽고(蒙古)인·색목인(色目人)·한인(韓人)·만자(蠻子)(남송유민)로 나누었고 색목인(色目人) 중에 적지 않은 사람들이 경교(景敎)를 신봉하는 사람들이었다. 이로 인하여 일부 경교도(景敎徒)가 원(元) 조정(朝廷) 안에서 고위관직을 맡게 되었으며 칭기즈칸이 경교도(景敎徒)에 대해서 호감을 가지고 있었다는 것이 조금도 이상할 것이 못되었다. 단지 경교도(景敎徒)가 원대(元代)에는 '야리가온(也里可溫)교'라고 칭하여졌을 뿐이다. 칭기즈칸이 화림(和林)에서 마가(馬可)·파라(波羅)의 부친인 니고랍화숙숙마매(尼古拉和叔叔瑪賣)를 회견할 때 100여 명의 학문을 하는 선교사(宣敎師)를 청하는 전갈을 로마 교황에게 보내게 했고, 이로 인해 왕래가 빈번해졌다. 원조정(元朝廷)에서 의약과 관련된 일을 맡은 사람으로는 야리가온교도(也里可溫敎徒)인 설리길사(薛里吉思, Mar Sargis)이다. 'Mar'는 영문의 'lord'에 상당하는 뜻으로 훈작(勳爵)의 종류의 존칭이다. 대략 1333년에 쓰여진 『지순진강지(至順鎭江志)』 9권 「진강대흥국사기(鎭江大興國寺記)」 안의 기록에 근거해 본다면 다음과 같다.

설미사현(薛迷思賢)〔고찰하면 철마이한(撒馬爾悍)임〕은 중원(中原) 서북쪽 십여 만리에 있고, 야리가온교(也里可溫教)가 교리를 행한 곳이며…… 지금은 마설리길사(馬薛里吉思)가 그의 신도(信徒)이다…… 설미사현(薛迷思賢)은 지명(地名)이고, 야리가온(也里可溫)은 교명(教名)이다. 공(公)의 대부(大夫)는 가리길사(可里吉思)〔고찰하면 활리길사(闊里吉思)임〕이고, 아버지는 멸리(蔑里)〔고찰하면 마뇌사(馬腦斯)임〕이며, 외조부 철필(撤必)은 태의(太醫)이다. 태조 황제(고찰하면 칭기즈칸임)가 초기에 이 곳을 얻었을 때, 태자 야가나정(也可那延)이 병에 시달렸는데, 공(公)의 외조부(外祖父)가 사리팔마리합석아(舍里八馬里哈昔牙)로 신도들과 기도하니, 완쾌되기 시작했다. 왕위를 사리팔적(舍里八赤)이 맡았는데 원래는 야리가온답자한(也里可溫答剌罕)에 있었다. 원나라 5년에 세조 황제(忽必烈)가 공(公)을 불러 사리팔을 역참에 들여 놓은 것에 대한 상을 크게 하사하였다. 사리팔(舍里八)은 여러 향과(香果)를 끓여 샘물과 꿀을 조화시켜 만들었다. 사리팔적은 직책명이다. 공(公)은 세상에서 그 만드는 법(法)에 정통하였고, 효험이 있었으므로 특별히 금폐(金硃)를 내려 전문직으로 되었다. 9년(1272)에 동색전적(同塞典赤)〔고찰하면 일대신명(一大臣名)〕 평장(平章)이 운남(云南)으로 향했다. 12년(1275)에는 민(憫)·절(浙)로 향했는데 모두 사리팔을 만들기 위해서다. 14년(1277)에는 호부회원대장군(虎府懷遠大將軍)이 명을 받아 진강부(鎭江府)의 온갖 길에 부달노화적(副達魯花赤)을 심었다. 비록 영화로운 대업(大業)을 이루었지만 교리를 가르치는 데 오히려 신중했다…… 일곱 개의 사원과 도장이 있었는데, 시작치고는 큰 준비였고 자손으로 하여금 대대로 관리하게 하였다. 사리팔은 세업(世業)으로 삼가 폐지할 수 없다.

위 문장은 주로 야리가온 사원(也里可溫寺院)이 건설되는 공업에 대한 기록을 한 것으로 야리가온(也里可溫) 선교사업(宣教事業)의 확장 발전을 엿볼 수가 있다. 이러한 사원(寺院)은 『마가(馬可)』「파라유기(波羅遊記)」안에 이미 언급된 적이 있고 마가(馬可) 파라(波羅)는 진강(鎭江)에서 친히 보았다. 『유기(遊記)』 안에서도 마설리길사(馬薛里吉思)의 이름을 언급한 적이 있다. 추측컨대 마설리길사(馬薛里吉思)는 사리팔(舍里八)을 제조하는 전문가로 앞 장에서 치병(治病)의 당장(糖漿)를 이용했다고 서술되어졌다. 문 중(文中)에서도 역시 '차유험(且有驗)'이라고 말하고 있는데 당연히 효험이 있었다. 외조철(外祖撤)을 '태의(太醫)'리고 칭하지만 문 중(文中)에서는 단순히 무리를 이끌어 칭기즈칸의 아들인 시뢰치(施雷治)를 위해 기도한 것 외에 약(藥)·석(石)의 종류를 사용했다는 것은 보이지 않는다. 그러나, 마설리길사(馬薛里吉思)가 제조하였다고 전(傳)하고 있는 사리팔(舍里八)은 결국 중국의약에 대해 공(功)이 있다. 『지순진강지(至順鎭江志)』6권에 사리팔(舍里八)을 당시 이미 진강(鎭江) '토공(土貢)'이라고 기록하고 있다.

본도(本路)는 포도로 사리팔(舍里八)을 만들어 공물로 바쳤다.

따로 사리(舍里) 40병(瓶)을 앞의 본로(本路) 부달노화적(副達魯花赤) 마설사길사(馬薛思吉思)가 포도·모과·향등 등을 끓여 만들어 국가에서 준 배와 말을 이용해 헌납(獻納)하였다.

(二)

원조정(元祖廷)에 관리를 맡고 있던 저명한 야리가온(也里可溫)의 의사(醫師)인 이사야(愛薛)(Ai-hsieh 이슬람어로 음역 Frank Isaiah 1227~1311 혹은 1312)가 있었다. 원사(元史) 이사야(愛薛傳)에는 다음과 같이 말하고 있다.

> 애설(愛薛)은 서역의 불림(拂菻) 사람이다. 서역 여러 부족의 언어에 능통했고, 천문·역학·의약을 전공했다. 정종(定宗)[귀유한(貴有汗)] 때 처음 일을 하여 말이 곧고 간언을 하며, 세조(世祖)[홀필열(忽必烈)] 반저(潘邸)에서 그를 중용했다. 중통(中統) 4년(1263)에 명을 받아 서역의 천문·의약 두 직책을 맡았다. 후에 광혜사(廣惠司)로 개명(改名)되었으나, 여전히 명령(命令)을 따라 그 일을 맡았다. 인종(仁宗, 1312~1320) 때 진국공(鎭國公)으로 봉해졌는데 죽었다. 추봉대사(追封太師)가 부의동삼사(府儀同三司)를 열어 주국불림(株國拂菻)의 충헌왕(忠獻王)에 올랐다. 아들 다섯 명이 있었다. 야리아(也里牙)는 진국공(鎭國公) 숭복사(崇福使)이고, 전합(腆合)은 한림학사(翰林學士)를 이었고, 흑사(黑斯)는 광녹경(光祿卿)이며, 활리길사(闊里吉思)는 동지천부원(同知泉府院)을 맡았고, 노합(魯合)은 광혜사제거(廣惠司提擧)였다.

전해지는 바로는 이사야(愛薛)가 동로마 비잔틴 제국 사람으로 기독교도이며 많은 외국어를 알았고 천문역법, 의약에 대해서 통달하였고, 이사(二司)를 맡았음을 알 수가 있다. 이전에 회회약물원(回回藥物院)을 관장하였다. 약물원(藥物院)과 광혜사(廣惠司) 모두 이사야가 창설한 것으로 의약(醫藥)에 대한 공헌도가 매우 컸다. 원대(元代) 회회의약(回回醫藥)은 자성체계(自成體系)로서 단적으로 이사야의 힘에 의지했으며 유럽의학(醫學)을 그 줄기로 삼았음을 생각해 볼 수 있다. 그 해에 범제강(梵薺岡)이 교황청에 초안을 올리고 아노혼(阿魯渾)이 로마 교황에게 제기한 통역원 이사(伊斯)라는 사람이 바로 이사야[18]이다. 페르시아에 나갔지만 파서마사단을 따르지 않고 로마로 가서 교황을 만났을 가능성이 있다. 중국에 돌아온 후에 숭복사(崇福使)가 죽을 때까지 관장하였다. 숭복사(崇福使)는 『원사(元史)』등의 기제(機制)에 근거해 보면 기독교 사원의 사무에 관한 전문적인 관리를 하는 기구로 사사관(師事官)은 종이품(綜二品)이었고, 한차례 숭복원(崇福院)이라고 개명(改名)한 적이 있다.

이사야의 장자(長子)인 야리아(也里牙) 역시 태의(太醫)였다. 『원사(元史)』의 기록을 보면 다음과 같다.

> 천력(天歷) 원년(元年)(1328) 10월…… 임인(壬寅)…… 중서생신(中書省臣)이 "야리아(野里牙)는 옛날에 뇌물죄로 제명되었다가 최근에 복명(復名)하여 태의사(太醫史)가 되니 신(臣) 등은 감히 명을 받들지 못합니다."라고 말했다. 황제가 말하길 "옛 일은 나무라지 말아라 이번 거병(擧

---

18) 아극목이(阿克穆爾), 『1550년 전의 중국 기독교사』, 중화서국, 1984, pp. 122~124.

兵)할 때에 짐이 이미 채용하였으니 짐의 명에 따라 행하라.”고 하였다.

지순(至順) 원년(元年)(1330) 1월에 태의(太醫) 원사(元史) 야리아(野里牙)를 진국공(鎭國公)으로 봉(奉)한다.

야리아(也里牙)는 후에 (1330년 7월) 고승상 수목질아(故丞相·鍒木迭兒) 등과 정당치 못한 일에 참여하여 도모하였다는 이유로 1332년에 그 동생 전합과 함께 처형당했다. 당시 의정원(醫政院) 관리(官使)를 관장하는 암진(暗晉)의 말에 의하면 “지금의 사해(四海)가 큰 것같이 야리가온(也里可溫) 중에 나쁜 짓을 하는 자가 많아서 백 명의 관인이 있어도 이를 관리하지 못한다.”라고 하였다. 야리가온(也里可溫)이 나쁜 짓을 한 적이 적지 않았음을 알 수가 있다. 이사야의 또 다른 세 아들에 대해서는 분명하지가 않으며 노합(魯合)이 광혜사(廣惠司)에 봉해진 적이 있는데 역시 의사였음을 알 만하다. 광혜사(廣惠司)에 또 다른 의관인 섭지아(攝只兒) 역시 기독교도로 또 다른 이름은 능철호정(能哲呼鼎)이며 특이한 기술을 지녔다. 도종의(陶宗儀)의 『철경록(輟耕錄)』 9권에 다음과 같이 말하고 있다.

지금 황제의 첫째 공주의 부마 강갈륵장친왕(駙馬 剛喝勒藏親王)이 말에서 떨어진 이후로 기질(奇疾)을 앓았는데 두 눈에는 검정 자위가 없고 혀는 나와 가슴까지 온다. 모든 의사는 어찌할 줄 몰랐다. 광혜사경(廣惠司卿)의 능철호정(能哲呼鼎)는 강인(羌人)으로 통하며 이런 증상을 치료한 적이 있어 혀를 가위로 잘라 버렸다. 잠시 후 또 혀가 자라났으며 역시 잘라 버렸다. 또한 진짜 혀의 양측에 손가락 크기 만한 것을 제거하여 약을 바르니 치유되었다. 당시는 원통(元統) 계술(癸戌)(1333)년이다. 광혜사(廣惠司)라는 것은 돌아다니는 의사를 말한다.

이 광혜사경(廣惠司卿)이 ‘능철호정(能哲呼鼎)’으로 또 다른 문장에서는 ‘섭지아(攝只兒), 야리가온(也里可溫) 사람’이라고 되어 있다. 양우(楊瑀)의 『산거신어(山居新語)』에서도 기록된 적이 있는데 지금의 사고본(四庫本) 안에는 이 조목(條目)이 없다. 어쨌든 혀를 자르는 신기한 기술은 믿기가 어렵다.

(三)

동방교회(東方敎會)는 경교도(景敎徒)와 대립되는 한 파로 바로 천주교 로마 교황청 소속이며 선교사가 원나라 때에 중국에 왔다. 이 사람은 이탈리아인으로 방제각회(方濟各會)의 몬테 코르비노(John of Monte Corvino, 1247~1328)으로 1294년에 인도를 경유하여 대도(大都, 북경)에 와서는 천수교낭의 설립 허가를 받아 ‘한팔리총주교(汗八里總主敎)’에 임했다. 9년 후에 독일의 수사인 아르놀트(各洛尼, Arnold of Cologne)가 2년간 그에 협조하였다. 1305년에 다시 200여 명을 수용할 수 있는 두 번째 성당을 건립하였는데 들리는 바에 의하면 첫번째 교당을 건립할 때 이미 6000여 명이 세례를 받았다고 한다. 이 사람이 중국에서 35년 간 살았으므로 당연히 세례받은 사람은 더욱 많다.

이 밖에도 또 철랍덕(哲拉德)이 천주(泉州)에서 교당을 건립하여 기독교 선교기지가 되었다. 먼저 철랍덕(哲拉德)이 주교를 맡았고 그가 죽은 후에 바로 교당에서 장례를 하여 배래격림(裵萊格林)이 그의 뒤를 이었다. 배래격림(裵萊格林)은 1322년에 죽었고 안덕노(安德魯)가 그의 뒤를 이었다. 기타 일부 교도들에 관한 상황은 분명하지가 않아 일일이 기록할 수가 없다. 이러한 천주교도와 의약이 어떠한 관계가 있었는지 잘 알지 못하겠다. 몽특과(蒙特科) 유약(維渃)이 1305년 1월 8일에 교황에게 아래와 같은 말을 한 적이 있다.

> 2년 전 외과의사인 롬바르두스(論巴第)(Lombardus)가 여기에 왔는데 도처에 가서 유언비어(流言蜚語)를 퍼뜨리고, 로마교정이 우리의 교회와 서방을 비방하였다. 이 일에 대해 나는 그 진상들을 매우 알고 싶다.

이 사람은 서역에서 온 선교사와 흡사하지만 고찰해 나온 것이 없다.

중국과 서양의 의약에 교류작용을 일으킨 마르코 폴로(馬可波羅, Marco Polo, 1254~1324)라는 사람이 있는데, 그는 1271년에 그의 아버지와 숙부(叔父)를 따라 중국에 와서 1292년에 처음으로 중국을 떠났고 1298년에 포로가 되어 감옥에 들어왔다. 감옥 안에서 동방견문(東方見聞)에 대하여 구술(口述)하였고 그 감옥에서 기록하여 책이 만들어졌는데 그것이 바로 『마가파라행기(馬可波羅行紀)』〔혹은 『마가파라유기(馬可波羅遊記)』〕로 세상에 전해지게 되었다. 그들은 기독교도이지만 선교사는 아니었다. 이 책은 중국의 위대한 문명이 서방을 거동시키며, 심지어는 직접적으로 콜롬부스 등이 항해하여 중국을 찾게 하는 희망을 유발시켰다. 지금은 스페인 도서관에 콜롬부스가 지녔던 『마가파라행기(馬可波羅行紀)』원본이 보관되어 있다. 콜롬부스는 중국에 대해서 충분히 알지 못하였으나 '신대륙'을 발견하였다(유럽사람에게는). 『마가파라유기(馬可波羅遊記)』는 중국의약에 관한 기록이 매우 적고 약재외운출구(藥材外運出口)의 성황(盛況)에 대해서 언급(言及)하고 있다. 그는 마랍파(馬拉巴)에서 대량의 중국 선박이 그 지방에서는 생산되지 않는 약재(藥材)와 아울러서 기타 화물을 함께 상인들이 아정(亞丁)에 운송(運送)하여 다시 아력산(亞歷山)·대리아(大里亞) 등지에 운반(運搬)하는 것을 보았다. 그는 강(薑)·차(茶)·호초(胡椒)·대황(大黃)·사향(麝香)·육계(肉桂) 등 중국 약재를 소개하였고 중국의 일부 위생습성(衛生習性)에 대해서 칭찬하였다. 예를 들면, 다음과 같은 말이다.

> 황제 폐하 좌우에 시중하는 사람과 음식을 하는 많은 사람들은 반드시 모두가 아름다운 면사(面紗) 혹은 비단으로 코와 입을 가리며, 이로 인해 그들이 뱉어내는 공기가 음식에 닿지 않게 방지한다.(15장)

　　[계단(契丹)] 사람들은 목욕을 부지런히 한다., 사람마다 일주일에 적어도 3번은 따뜻한 물로 목욕한다. 겨울이 입박하여도 만약 능력만 닿는다면 하루에 한 번 한다.(30장)

　　지위에 있는 사람마다 항시 가래뱉는 작은 용기를 몸에 지니고 다니며, 황제가 대전(大殿)에 있을 때에는 어느 누구도 땅에 가래를 뱉지 않는다.

　　[항주(杭州)]의 일부 거리에는 냉욕탕이 있으며, 여기는 남·녀 직원이 당신을 위해 일한다. 이런 목욕탕의 남·녀 고객은 어려서부터 일년 내내 냉수로 목욕하는 것에 습관이 되어 있다. 이런 것은 건강에 매우 이롭다고 생각된다…… 여기 모든 사람들은 매일 한 번씩 목욕하는 습관이 있으며, 특히 식사 전에 한다.

이외에도 상당히 여러 지방에서 시행하고 있는 화장(火葬)에 대해서도 언급하고 있다. "이 지역 사람은 모두가 금니(金齒)를 했으며 사람마다 일종의 작은 금(金)상자를 이에다 씌웠으며 위·아래 이 모두가 그랬다."라고 말했다. 현계낭아(顯系囊牙)[탈관술(奪冠術)]·마가파라(馬可波羅)는 중국문명을 서방에 전파하여 유럽 사람들에게 중국의 아름다움과 신비에 대한 동경을 갖게 하였다. 기타 일부 사료(史料)에서도 중국의약의 서양으로의 전래에 대하여 언급하고 있다. 예를 들면, 프랑스 선교사인 노백노극(盧白魯克)이 일찍이 국왕(國王) 성노역(聖路易)의 명을 받고 달단(韃靼)의 모든 왕정(王政)을 다니면서 『경행서(經行書)』라는 책을 저술하였는데 그 안에는 다음과 같은 말이 있다.

　　동방의 사람은…… 각종 공예(工藝)에 정통(正統)하였으며, 의사는 본초(本草)의 성질에 대해 깊이 알았다. 나는 직접 치료에 있어 맥(脈)으로 진단하는 것을 보았다. 신기하여 아무 말도 할 수 없다. 환자의 오줌은 전혀 검사하지 않고, 이런 일이 있었는지도 전혀 모른다.[19]

듣건대 1295년에 아노혼(阿魯渾)의 아들 합찬(合贊)이 이리한국(伊利汗國)의 제7대 국왕을 계승하였으며 합찬(合贊)은 중국사에 통달했고 중국어를 알았으며 의약(醫藥)에 대해서도 알았다고 한다. 병에 걸리면 중국 의사에게 치료를 받으려 하였다. 1304년 "합찬(合贊)이 눈병을 알아 중국 의사가 그 몸 두 곳에서 피를 빼서 치료하였다."[20]는 일이 있었다. 합찬은 중국학자를 소집하여 과학문화의 발전에 협조하였다. 납시덕승상(拉施德丞相)은 이대지(李大遲)·아극손(倕克孫)의 협조를 받았고 "그들 두 명 모두가 의학·천문·역사에 정통하였으며 중국에서 많은 각종 책을 가져왔다."고 하였다.[21]

이상의 이야기로 알 수 있듯이 중국과 유럽의 의약문화의 교류는 아랍·중아시아 등의 접

---

19) 장성랑(張星烺), 『중국교통사료회편(中國交通史料匯編)』 제1책, 중화서국(中華書局), 1977, pp. 187~188.

20) 풍승균(馮承鈞)역 다상(多桑)[서전(瑞典)], 『다상몽고사(多桑蒙古史)』, 下册, 중화서국(中華書局), 1962, p. 326.

21) 한유림(韓儒林)주편, 『중국통사참고자료(中國通史參考資料)』, (古代) 제6책, 중화서국(中華書局), 배납극제(倍納克提)[파사(波斯)], 『미인(迷人)의 화원(花園)』에서 인용.

촉과 전이(轉移)를 제외하고라도 직접적인 교류가 흔하였다. 비록 이러한 교류가 어떤 때는 단절되고 어떤 때는 계속되었지만 매번 침몰하여 지금 사람은 알 수가 없다. 이것은 역사상의 대조사연(大潮使然)이다. 실제로 1368년 원(元)이 망하자 원순제(元順帝)가 서역(西域)으로 북천(北遷)하여 몽고 궁정(宮井)의 구성원과 모든 신교인 등이 도망갔으며, 기독교가 중국에서 다시 한 번 그 흔적을 감출 때 원(元)이 망하고 기독교도 망하였다. 이러한 중단은 수백 년에 달한 오랜 세월 동안 계속되었고 명말(明末)에 이르러 예수회 선교사가 중국에 와서야 기독교가 왕성하게 부흥되었으며 중국사회의 발양(發揚)을 형성하였다.

제 8 장

초기 서구(西歐)의학의 전이양상(轉移樣相)

명조 말년 동방교회가 중국에서 이미 영향력이 쇠퇴한 반면, 천주교의 예수회는 멀리 바다를 건너 중국 땅까지 들어와 선교활동을 벌였다. 그들은 돌다리도 두드려 가며, 온갖 고생을 다해 새로운 선교활동의 지평을 열었다.

약 200여년간 지속된 선교활동은 마침내 기독교의 신교도들이 구교도의 자리를 대신하는 결과를 가져왔으며, 한편 예수회의 선교과정 중에 서양의 고전의학이 중국에 은밀히 유입되었다.

제1절 예수회의 창립과 마테오 리치의 중국 선교활동

(一)

16세기 초부터 17세기 사이, 유럽의 봉건체제가 와해되고, 자본주의가 빠르게 성장함으로써, 수공업자와 상인들이 중심이 되는 시민계층과 많은 농민층들은 정치적 권리에 대한 요구 및 사회적 위치를 개선코자 하는 사상이 싹트게 되자, 이후 유럽을 수백 년간 통치해 온 로마 천주교황청에 창 끝을 겨누게 되었다. 독일의 마르틴 루터가 먼저 교회에 정돈과 개혁의 의지를 지닌 종교운동을 일으켰으며, 이로 인해 로마 교황청에 대항하는 기독교 신교도들이 나타나게 되었는데 이를 '로마 교황청에 대항하는 파벌'들이라 일컬었다. 천주교 교황청은 나날이 상실되는 권한을 막기 위하여 그들과 첨예하게 대립하면서 종교개혁을 반대하며, 교회의 핵심 역할을 하는 수도회 조직의 양성을 진흥시켰으며 동시에 이단재판소를 설립해 강화시켰다.

당시 천주교 로마 교황청의 이익을 지키는 데 공로를 세운 수도회 조직이 '예수회(The Society of Jesus)'이다.

'예수회'는 스페인 귀족 출신인 로욜라(羅耀拉 ; Ignatius de Loyola, 1491~1556)가 세운 것이다. 1521년 로욜라는 전쟁 중에 다리 부위를 다쳐서 상처를 치유하는 동안 예수 그리스도 및 성 도미니코와 성 프란치스코의 생애를 연구한 후, 성모 마리아의 기사가 될 것을 결심하였다. 이후 로욜라는 도미니코가 설립한 수도원에 들어가 자기가 얻은 '이상(異象)'을 근거로 하여 저서인 『영혼의 훈련』혹 『신조서(神操書)』(Spiritual Excercises)를 펴내면서 "자신을 단련함으로써 거룩하고 깨끗해진다."는 논리를 제창하였다. 1543년 그는 뜻을 같이 하는 친구 6명을 초청하였는데, 그 가운데는 장차 아시아 선교활동에 힘쓸 성 하비에르(方濟各 · 沙旬略 ; Francis Xavier)도 포함되어 있었다. 그들은 파리 몽마르트르교회에서 청빈한 생활을 할 것[守貧], 일생 동안 정결을 지킬 것[不娶], 상급자에 절대 복종할 것 등의 내용을 선서하면서 예수교를 유지 보호하기 위한 수도사가 될 것을 결심하였다. 예수회는 세속을 떠나 수행하는 것을 주장하지 않았으며, 제복 또한 입지 않았는데 이는 이교도들에게 선교활동을 펴는 데 쉽게 접근하도록 하기 위함이었다. 예수회는 교황 이외에는 어느 누구의 통제도 받지 않았으며, 만일 교회에서 모종의 물건의 색을 검은색이라고 말한다면 비록 흰색이라도 검은색으로 신봉해야 했다. 유럽에서 이 협회에 대한 명성은 그리 좋은 편이 아니었으며, 목적을 위해서는 수단을 가리지 않는다고 하여, 로욜라는 '흑교황(黑敎皇)'으로 불리었다.

그런 반면에 '예수회'는 주의를 기울일 만한 두 가지 큰 특징을 지니고 있다. 첫째는, 지식을 중요시 여기고 교육을 제창한 것이다. 당시 유럽의 훌륭한 학교들은 모두 예수회가 설립한 것이다.[1] 둘째, 해외 선교사업을 중시했다.

15세기의 새로운 지리적 발견은 유럽인들에게 아시아로 갈 수 있는 항로를 열어 놓았다. 일찍이 포르투갈의 항해사가 아시아 대륙을 찾아냈는데 이는 아시아 대륙과 무역을 진행시키고 재물을 약탈하기 위함인 동시에 천주교 신앙을 널리 포교하는 데 힘을 쓰기 위함이었다. 새로운 지역의 발견은 더욱 많은 지역에 천주교 신앙을 전파할 가능성이 증가됨으로써, 이런 좋은 기회를 이용하여 예수회에서는 연이어 선교사를 파견하였고, 기독교 및 서양의 과학문명이 머나먼 아시아 및 남미 각지로 전파되었다.

이는 로욜라 자신이 말한 바 "기독교가 전세계를 정복할 것이다."라고 한 것과 같다. 교황의 휘하에서 예수회는 기세등등해 있었다고 할 수 있다.

1514년 첫 번째 포르투갈인 알바레스(亞耳瓦勒斯 ; Jorge Alvares)는 광동동완현(廣東東莞縣)의 둔문도(屯門島)에 도착하자 석비를 기념으로 남겼다. 1517년 포르투갈 사절인 피레스(比勒斯 ; Tomas Pirez)는 말라카 해협으로부터 중국에 들어오자 공물(貢物)을 바치도록

---

1) 배화행(裵化行), 『천주교16세기재화전교지(天主敎16世紀在華傳敎誌)』, 상무인서관, 1951, p. 109.

요구했으며, 우선 둔문도에 정박했다가 이후, 중국 관리의 허가를 받아 광주에 들어갔다. 1521년 명대(明代)의 무종(武宗)인 주후조(朱厚照)가 사망한 후, 명대 조정에서는 광주 총독에게 외국과의 무역을 철저히 금지시킴은 물론 외국인을 국경 밖으로 쫓아내도록 명령을 내렸다. 그러나, 포르투갈 상인들은 복건성 및 절강성의 연해지역에 여전히 건재하면서 해적식의 소란 및 약탈행위를 감행했다. 1533년 포르투갈인들은 폭풍우를 만난 것을 핑계로 삼아 물에 잠겼던 공물을 마카오에서 말릴 수 있도록 요구했으며, 명나라 조정의 관리인 왕백(汪柏)은 뇌물을 받고 이를 허락했다. 당시, 명나라 조정은 마카오에 머물던 포르투갈인들을 귀화할 수 있는 백성으로 간주하여, 왕법으로 관할을 했으며, 포르투갈 상인들에게 매년 선박세 2만 냥을 징수하고, 별도로 토지세 오백 냥을 징수했다. 이런 상황 속에서 포르투갈인들은 말 타면 경마 잡히고 싶다는 심정처럼 욕심이 끝없이 일기 시작했다.

『명사(明史)』 기록을 살펴보면 다음과 같다.

> 포르투갈인들은 뜻하던 바대로 해상을 종횡무진하며 멋대로 날뛰었으며, 마카오섬에 성곽을 구축하기에 이르렀는데, 해안가를 웅장하게 차지한 것이 마치 일개 국가와 같았다.
> 당시 관리의 품행이 좋지 않을 경우 외국의 관원으로 간주되는 풍조가 있었다.[2]

1541년 포르투갈 왕인 요한 3세는 교황에게 선교사와 신임 고아(果阿) 총독을 인도에 함께 파견해 줄 것을 요청했으며, 교황이 예수회에 이런 내용을 의뢰하자, 로욜라 예수회 총회장은 스페인 귀족인 하비에르를 '교황청 극동사절단'으로 하여 인도에 파견했다.

장장 11개월 간의 해상항해를 거쳐, 하비에르는 인도 고아에 갔는데, 거기서 그는 도주범인 일본의 안일록(安日祿, Anjiro)을 만나 그를 대동하고 일본으로 가게 되었다. 1549년 일본에 도착한 후, 하비에르는 일본의 문화원류가 중국으로부터 온 것이며, 일본인들이 중국에 대해 극히 존경심을 갖고 있는 것에 대해 알게 되었다. 이를 깨닫고 하비에르는 일본에 선교활동을 펴려면, 중국을 우선 감화시키는 것이 최상의 방법이고 중국을 감화시키려면 필히 중국에 들어가야 한다고 여기게 되었다.

하비에르는 포르투갈 왕 사절단을 따라서 북경에 들어가 중국 황제를 알현하고 포르투갈 왕을 대신해서 공물을 바치는 것이 중국에 들어가기 위한 최상의 방법이라고 생각했다. 1552년 8월, 하비에르는 광동 태산현(台山縣)의 상천도(上川島)에 도착했다. 그러나, 당시 중국의 항해에 관련된 금령(禁令)은 상당히 엄격하여, 하비에르가 그를 데리고 광주에 들어갈 중국 상인을 찾는다는 것은 도저히 불가능한 일이었다. 하는 수 없이 그는 황량한 섬의 누추한 오두막에서 기거하는 도리밖에 없었다. 오래지 않아 하비에르는 학질에 걸려 1552년 12월 3

---

2) 장유화(張維華), 『명사구주사국전주석(明史歐洲四國傳注釋)』, 상해고적출판사(上海古籍出版社), 1982, p. 37.

일에 사망했는데, 그 당시 나이는 겨우 46세에 불과했다. 천주교에서는 하비에르를 극동지역에 선교활동의 물꼬를 연 공신으로 여기고 있다.

1563년 마카오 인구는 대략 5천 명 정도로 증가했는데 그 가운데는 포르투갈인이 약 9백명으로 예수회 선교사가 적어도 그 안에 8명쯤 포함되어 있었다.[3] 1565년경 마카오에는 예수회 교회 건물이 출현했으며, 최초로 중국인들 가운데 선교활동을 벌이는 사람이 생겨났다. 1576년에 주교구가 설립되었고, 당시 명나라 정부는 포르투갈 상인들에게 매년 봄·여름 두 차례에 걸쳐 광주에 들어오도록 허가했다. 정부군의 감시하에 무역거래가 진행되었으며, 야간에는 선상에서만 묵을 수 있을 뿐, 해안가에 머무는 것을 엄격히 금지했다. 이런 까닭으로 선교사들이 상인들과 함께 마카오에서 광주에 도착하더라도 오랜 시간 머무를 수 없는 사정이었다. 1578년, 극동지역 교회업무 시찰원이었던 발리그나니(范禮安 ; Alexandre Valignani, 1538~1606)는 아시아교구를 순시하면서 마카오에 도착했을 때, 선교사들에게 과거의 선교방식을 필히 변화시켜야 한다고 지적했으며, 먼저 중국어를 읽고 쓰고 말할 줄 알아야 하며, 가능한 중국의 예법과 풍속습관을 숙지하도록 했다.

전해져 오는 바에 의하면, 마카오 거처지의 창가에서 바다 맞은 편의 중국 대륙을 향하여, 발리그나니는 큰 소리로 "아! 바위덩이여, 바위덩이여, 너는 언제쯤 갈라지겠느냐"라고 외쳤다고 한다.[4]

(二)

당시 명나라에서는 다만 3종의 외국인만이 중국 내부 지역에 들어갈 수 있으며 또 거주권을 얻을 수 있게 규정하였다.

첫째로는 재직 중의 외교 공무원, 둘째로는 외교 공무원을 따라온 장사꾼, 셋째로는 중국의 문화 정치를 우러러 사모하여 온 외국인들이다.[5]

1582년 예수교회 인사인 뤄밍찌안(羅明堅)은 셋째번의 신분으로 광쩌우(廣州)에 와서 양광(광동성과 광서성) 총독 천원빙(陳文峰)의 호감을 얻어 초청받아 짜오칭(肇慶)에서 거주하게 되었다. 얼마 지나 총독이 죄를 지어 해직당하자 뤄밍찌안(羅明堅)은 마카오(澳門)에 돌아올 수밖에 없었다. 1583년 9월 예수교회는 마테오 리치를 파견하여 뤄밍찌안(羅明堅)과 같이 짜오칭에 갔고, 5년 후에 뤄밍찌안은 판리안(范禮安)의 파견을 받아 로마에 가서 교황

---

3) 『천주교16세기재화전교지(天主敎16世紀在華傳敎誌)』, 1951, p. 109.
4) K. S. Latourette, "*A History of Christian Missions in China*", p. 91.
5) 『천주교16세기재화전교지』, 1951, p. 242.

과 포르투갈 왕과 교섭하여 그들이 북경에 가서 중국 황제에게 처음으로 예수교회 인사가 중국 대륙에서의 전도를 허락하여 줄 것을 쟁취하였다. 그리하여 마테오 리치만 중국에 남아 전도의 길을 닦기 위해 힘쓰게 되었다.

마테오 리치(利瑪竇 ; Matteo Ricci, 1552~1610)는 이탈리아 사람으로 자(字)는 씨타이(西泰)이고, 아호는 따씨이싼런(大西域山人)이라고 하였다. 그는 처음 짜오칭에 왔을 때 머리와 수염을 깎고, 승복(중의 옷)을 입고 승려라 자칭했다. 그는 지부(知府) 왕판(王泮)에게 말하기를 그들은 승려로서 하느님을 신봉하며 티안주구어(天竺國)에서 4년간 배를 타고 중국 정치의 창명함을 사모하여 왔으니 원컨대 조용한 곳에 집 한 채 짓기를 바라며 마카오의 상무(상업상의 용무)는 묻지 않을 것이라고 했다. 자기가 스스로 말하기를 "우리는 모금한 돈이 있어서 귀하에게 추호라도 부담드리지 않을 것이니 귀하께서 허락하시면 우리는 그 은혜를 잊지 않을 것입니다."라고 했다.[6] 왕판의 허락하에 그들은 1583년 짜오칭청뚱충닝(肇慶城東崇寧)탑 옆에 집을 지었는데 이것이 바로 천주교 예수회가 중국 오지에 세운 첫 유럽식 교회당이었다.

마테오 리치는 단지 지역 관리의 호감에만 의지하여 교회를 꾸린다는 것은 안정되지 못하다고 생각하여 북경에 가기로 결심했다. 여러 곡절을 겪은 후 1601년 1월 24일 마테오 리치는 말을 타고 북경성에 들어갔다. 이로부터 천주교는 마테오 리치를 따라 북경성에 들어갔고, 황궁에 들어갔다. 북경에 가기 전에 마테오 리치는 두 번이나 남경에 갔었고, 또 1600년에 서광계(徐光啓)를 만나 보았다.

몇십 년 전도경력에서 마테오 리치는 많은 경험을 얻었다. 그는 중국 사람을 감화시키려면 우선 중국의 고관과 귀인 그리고, 지식계층을 감화시켜야 한다는 것을 체험했다. 감화의 수단으로서는 서양의 아주 예쁜 선물을 주고 유럽의 과학기술문화를 소개함으로써 기독교 세계의 문명 정도를 과시하여 중국인들로 하여금 서양의 선물과 문화를 접수하는 동시에 기독교를 접수하고 귀화하게 하는 것이다. 이런 과정에서 서양의 자연과학(의학 포함)이 섞이어 중국에 들어가기 시작했다.

천주교 예수교회 인사들이 소개한 서양의 과학문화 중에서 학술적 공헌이 비교적 큰 것은 천문역법·서양 수학·물리학·수리·기계·음악·미술 등의 방면이었다. 그러나, 서양의학에 대해서는 전문적인 소개를 하지 않았고 다만 신앙철학 서적 중에서 예수교회 인사는 서양인의 인체구조와 생리기능에 대한 인식 및 초보적인 서양의약 위생지식을 서술했을 뿐이다. 그렇지만 서양의 고전의학 내용은 전보다 더욱 계통적으로 중국에 소개되었다.

이것은 아주 의미 깊은 역사과정인데, 즉 전도사는 아주 먼 곳에서 바구니 한 개를 들고

---

6) 나광(羅光), 『리마두전(利瑪竇傳)』, 대만학생서국(臺灣學生書局), 1979, pp. 41~42.

중국에 왔는데 그 바구니 속에 있는 선물 속에는 공교롭게도 서양의 의약이 들어 있었던 것이다.

제2절 처음에 중국에 소개된 '뇌설(腦說)'과 인체해부 지식

(一)

마테오 리치(利瑪竇 ; Matteo Ricci)는 천주교가 중국에서 발전하는 기초를 닦아 놓았다. 1610년 그는 임종 전에 그의 4명의 동업자인 팡디워(龐迪我)·우르시스(熊三拔)와 2명의 중국 신도에게 말하기를

> 나는 너희에게 한 짝 문을 열어 주었으니 이 문으로 들어가면 많은 큰 공로를 세울 수 있는데 물론 너희들은 대단히 고심해야 하며 많은 위험도 있을 것이다.

라고 했다.

마테오 리치의 중국어 번역 저작은 모두 19종이 있는데 그 중 『명사(明史)』「예문지(藝文志)」에 편입된 것은 6종이고, 『사고전서(四庫全書)』에 수록되었거나 존목(存目 ; 목록만 남긴 것)된 것은 13종이다. 쳰룽(乾隆)(청나라 고종의 연호) 기간에 편찬한 『사고전서』는 천주교 전도사 저작의 중국문 서적 24종을 채집하였는데, 그 중 11종은 '저록서(著錄書)'에 넣고 13종은 '존목서(存目書)'에 넣었다. 24종 서적 중에서 8종의 작품은 마테오 리치의 것이었다.

그러나, 그 중에 전문적인 의학 저작은 없었다. 마테오 리치의 과학기술 번역저작은 천문·산학(算學)과 지학(地學)을 위주로 했다. 『서국기법(西國記法)』 중에는 신경학설의 서술이 있었다. 이 책의 국내 저장책엔 날짜가 없고, 쭈딩한(朱鼎瀚)의 머리말로 보아 마테오 리치의 사후인 것을 알 수 있는데 머리말에 다음과 같이 적고 있다.

> 오늘날 씨타이리(西泰利 ; 즉, 마테오 리치) 선생님을 모르는 사람은 없을 것이다. 장인이신 쉬팡무(徐方牧)는 선생님 묘에 쓰시기를 선생님은 육경(六經)을 한 번만 보고도 능란하게 외우시는데 나는 그럴 수 없었던 것이로다. 장인이 말씀하시기를 이것은 하느님이 내리신 것이로다. 그 책은 오랫동안 고(高)선생님이 소중히 간수했을 것인데 리선생님이 했다면 다만 시작으로 끝내지 못하고 고 선생님께서 계속 삭제 윤색했을 것이다.

고 선생은 곧 이탈리아 선교사 바뇨니(高一志, Alphonsus Vagnoni, 1566~1640)인데 그는 1605년에 마카오에 왔다가 그 해에 남경으로 갔다. 그런데 프랑스 파리 국립도서관에 수

장된 각본(수장번호 chinois 5656)은 1595년 난창에서 인쇄 발행한 것으로 보아 『서국기법
(西國記法)』이 일찍이 마테오 리치가 북경에 가기 전에 이루어졌다 라는 것을 알 수 있다.
쭈딩한(朱鼎瀚)이 머리말을 쓴 이 책은 제2판으로 바뇨니(高一志)가 원고를 쓰고 바뇨니와
삐팡찌(畢方濟)가 같이 수정하여 싼씨(山西)에서 출판 발행한 것 같다.

　전서는 원본편(原本篇) 제1·명용편(明用篇) 제2·설법편(說法篇) 제3·입상편(立象篇)
제4·정식편(定識篇) 제5·광자편(廣資篇) 제6으로 모두 6편으로 나뉘었는데 그 밖에도 백
수십 자가 있다.

　『서국기법(西國記法)』은 원본편에서만 신경학 내용과 기억의 기본원리를 서술했는데 역사
학자인 팡호(方豪)는 그를 가리켜

　　서양 신경학 도입의 효시이며 또 서양에서 도입한 첫 심리학 책이다.

라고 하였다.

　원본편에 쓰기를

　　기억이란 뇌낭(腦囊)에 있는데 뇌두개골 뒤의 침골하부에 기억실이 있다. 때문에 사람들이 문득
　무엇이 생각나지 않을 때는 자기도 모르게 뒤통수를 긁게 되는데 아동도 마찬가지다. 그리고, 뒤통
　수에 질환이 생기면 흔히 유망증[遺忘症 ; 건망증]이 동반한다.

라고 썼다.

　이런 기억이 뇌후부에 있다는 설은 본래 B. C. 17년에 포세이도니오스(Poseidonios)설에서
나왔다. 지금 시점에서는 이미 달라져 주요하게는 뇌량(腦梁 ; mesolobus)에 있을 것이다.

　기재에 의하면 마테오 리치는 비단 자기 본인이 '육경을 한 번 보면 능란하게 외울'뿐더러
또 그 기억학과 거꾸로 외우는 방법을 중승(中丞) 루쭝허(陸仲鶴)에게 알려 주었다.

　『서국기법』은 기억의 원리를 아래와 같이 분석하였다.

　　사람의 기억에는 힘든 것도 있고, 쉬운 것도 있으며 많은 것도 있고, 적은 것도 있으며 오랜 것도
　있고 짧은 것도 있는데 무엇 때문인가?
　　이것은 모든 기억은 반드시 눈·귀·입·코 등 4체를 통하여 들어간다. 그가 들어갈 때 물체는
　반드시 물체의 형상이 있고 일은 반드시 일의 형상이 있는 것이니 그것들을 모두 뇌에 새기는 것이
　다. 그 뇌의 강유(剛柔)가 적당하고 풍윤(風潤)이 풍족하면 이미지가 깊고 밝게 박히어 그 기억이
　많고 오래 가며, 그 뇌가 그렇지 않으면 그 기억도 그렇지 않을 것이다.
　　예를 들어, 유치(幼稚)한 뇌는 그 뇌가 크고 부드러운 것이 마치 물과 같아 찍은 자리에 표가 안
　나 기억이 힘든 것이고, 아동은 그 뇌가 좀 강(剛)하여 흙과 같아 찍으면 자리는 나지만 오래 가지
　못하여 기억은 쉬워도 잊어버리기도 쉬운 것이고, 장년은 그 뇌가 충실하여 강유(剛柔)함이 천과
　같아 잘 또는 완벽하게 찍히어 기억이 쉽고 또 잊어지지 않는 것이고, 늙어지면 그 뇌가 돌처럼 굳

어져 찍어지지 않고 찍어져도 깊지 못하기에 기억이 힘들고 또 잊기 쉽다. 혹시 어려서 기억하기 힘든 것은 또 역시 오랫동안 잊혀지지도 않는다. 고로 기억이 힘들며 잊기도 쉽지 않다. 늙어서 잘 잊는 것은 벽의 그림같이 색이 낡아 희미해지는 것과 같다.

많이 배워 기억한 사람이 돌로 머리를 쳐서 다치게 되면 배운 것을 다 잊어버리고 한 글자도 기억할 수 없게 되고, 또 지붕에서 떨어진 자는 집안 사람도 잊고 알아내지 못한다.

이상의 논술은 알아보기 쉽고 비유도 적당하게 하여 사람들이 알기 쉽다.

전도사가 이것을 소개하는 본의는 '영성'의 신학문제를 해석하기 위함이다. 바뇨니는 쭈딩한(朱鼎瀚)에게 이렇게 말한 바 있다. "영성(靈性)에는 3사(三司)가 있는데, 기억하기 쉽지 않은 것을 기억하는 것은 성령(性靈)의 능(能)이라고 할 수 있고, 때문에 유상(有象)과 무상(無象)을 기억할 수 있다. 사람이 기억이라는 이런 독특한 공효(功效)를 갖고 능히 '이렇다' 할 수 있는 것은 사람의 '영성(靈性)'이 있기 때문이다."

마테오 리치가 거꾸로 외우는 방법과 그들의 '영성설'을 추천하려고 했는데 루쭝허(陸仲鶴)를 포함한 중국인이 진정으로 파악하고 접수하였는지에 관한 것은 역사에 기재된 바 없다. 그러나, 중국의 사대부와 한의(漢醫)는 그로부터 '기억실은 뇌에 있다'는 관점을 배웠다. 중국 한의계는 이런 뇌기능에 대한 연구가 결핍함으로 '기억이 뇌낭에 있다'는 일설은 중국인에게는 거의 전부가 새 학설이어서 중국 지식계에 대한 영향은 아주 컸고 따라서 중국 한의계에서는 가장 일찍이 접수하고 또 중설(中說)과 합치는 한 개의 지점(支點)으로 시도하게 되었다.

그러나, 『서국기법』은 그 당시에 전해진 것이 많지 않은 것 같으며 지금은 국내에서 그 저장본을 찾기 힘들다. 다만 이 기억학 내용이 테렌츠(鄧玉函)의 『태서인신설개(泰西人身說概)』에 「기억」 절(節)을 전부 부록하여 후의 사람들은 이 책을 찾아볼 수 있게 된 것이다.

마테오 리치는 중국에서의 28년간 많은 중국 친구를 사귀었는데 그 중에는 의학계 인사들도 적지 않으며, 『마테오 리치 중국찰기』에는 여러 번 자기의 친구인 중의사를 언급한 바 있다. 쨩씨(江西)에 왕씨 의사가 있는데 이탈리아 말로는 Guanchileu[음역, 왕찌러우(王繼樓)]인데 마테오 리치와 친구가 되어 마테오 리치는 몇 번이고 그를 언급했으나 그들의 의학에 관한 교담과 교류의 기록은 없었다. 왕찌러우의 한 제자가 마테오 리치에게서 수학을 배웠었다. 명대(明代)의 유명한 의사 왕컨탕(王肯堂)은 그의 [위강짜이비츤(郁岡齊筆塵)]에서 그와 마테오 리치와 내왕한 경력을 썼으나 의학에 대해서는 한 글자도 안 썼다. 마테오 리치는 의사가 아니니까 말할 것이 없음은 당연한 것이었다.

이 점은 의심할 바 없다. 마테오 리치는 생전에 중국 의사와의 내왕 중 양의에 대한 거론이 없었으며, 또 그의 전도와 친구 내왕 과정에서도 마찬가지로 의학수단을 쓰지 않았다. 기재되어 있는 몇 번의 예로는 그가 중국의 가난한 사람을 치료하는 일과 명정명사(明廷名士)를 간호하는 일을 맡은 예인데, 이런 활동에서 마테오 리치는 모두 중병환자의 '심령구제'를 중시했고 기껏해야 심리치료를 했지 의약치료를 한 것이 아니었다. 중국에서 제일 처음으로 공개적으로 기독교를 신앙한 사람은 사회 밑바닥의 질병환자였는데 이는 불치의 병에 걸려 의사와 가정과 사회의 버림을 받아 짜오칭(肇慶)거리를 유랑하게 되었는데, 마테오 리치가 소식을 듣고 이 환자를 찾아 그를 전도사의 방으로 데려와 그에게 다음과 같이 말했다.

　　육체의 질병치료에는 희망이 없으나 그의 영혼을 돌보아 그를 인도하여 해탈과 극락을 얻게 할 수 있는 방법은 아직 있다.

명백한 것은 마테오 리치는 다만 종교적인 심령안위와 환자를 돌보는 수단으로만 환자를 대했다. 유감스럽게도 이 환자는 교회에 가입한 후 얼마 안 되어 죽어버렸다.

(二)

인체구조를 해석하는 정세도설(精細圖說)은 가장 일찍이 중국에 전해 온 양의학 지식체계이다. 이 공로는 우선은 떵위한(鄧玉函)에게 속할 것이다.

테렌츠(鄧玉函 ; P. Joannes Terrenz, 1576~1630)는 자(字)가 한푸(涵璞)이고 스위스인이다. 명말청초(明末淸初)에 중국에 온 전도사 중에서 그는 가장 박학한 인재였다. 스위스에서 그는 유명하고 환영 받는 의사·철학자·수학자였다. 그는 유명한 물리학자 갈릴레오와 브루노와 모두 좋은 친구였다. 뛰어난 의술로 인하여 테렌츠는 유럽 황궁귀족의 찬양과 특별한 주목을 받아 이런 장소의 상객(上客)으로 되었었다. 그런데, 그가 35세 되는 그 해 어째서인지 문득 영감이 떠올라 예수교회에 몸을 바쳤고 교회의 파견으로 동방국가에 전도하러 왔다.

1618년 테렌츠는 포르투갈의 리스보아를 떠나 트리고(金尼閣, Nicolaus Trigault, 1577~1682) 신부의 인솔하에 로(羅維谷, Jacobus Rho, 1593~1638)와 같이 배를 타고 수마트라·안난(安南) 연안을 거쳐 1621년에 마카오에 도착했다.

테렌츠는 마카오에 도착한 후 우선 그 곳에서 의사 노릇을 하여 그는 명청(明淸) 이래 중국에 온 전도사 중의 첫 의사가 되었다. 그는 서양 약물학 지식이 매우 해박했는데, 『제경경물략(帝京景物略)』에 일찍이 서술한 바가 있다.

　　테렌츠는 그 나라 의술에 능하고 그 나라 약제를 쓰는데 초목을 그대로 먹지 않고 끓여서 이슬을 취한다. 그 약으로 사람에게 쓸 때에는 아주 정성어리다. 중국의 풀뿌리를 맛보아 그 풀의 잎모양, 꽃색과 과실의 맛을 알아내며 모든 것을 다 맛보아 이슬을 취한다.

그는 마카오에서 시체병리해부를 한 번 했다. 1621년 8월 26일 그는 '영채연구원(Accademia dei Lincei)'에 보낸 편지에서 그가 일본 이메시(Ymexie；いめし) 신부의 시체를 해부했다는 것을 썼다. 이메시는 생전에 담배를 너무 많이 피워 언제나 가슴이 갑갑하기 그지 없었는데, 죽은 뒤에 해부하니 그의 간장은 해면처럼 바싹 말랐고, 그 위엔 푸른 점이 많았 다. 이것은 서양 의사가 중국에서 한 시체해부의 최초 기록이다.

명나라 조정에서는 테렌츠가 학식이 넓고 재간이 많다는 것을 알게 되었으며, 또 전도사의 추천을 받아 테렌츠는 1629년에는 정부의 초청을 받아 북경에 들어가 역법 쓰는 일을 도왔 다. 이로부터 그는 의학을 버리고 천문학을 전문 연구하여 샬 폰 벨(湯若望)·로(羅稚谷) 등 전도사와 같이 『숭정역법(崇禎歷法)』〔서광계(徐光啓) 책임편집〕을 썼다. 그 밖에 그는 또 여러 권의 천문학 서적을 저작한 것이 있었는데 『정구승도표(正球升度表)』·『혼개통헌도설 (渾盖通憲圖說)』·『측천약설(測天約說)』·『황적구도표(黃赤矩圖表)』 등이다.

테렌츠는 유럽의 유명한 의사이지만 중국에서 교회사업의 수요에 따라 다만 중국을 도와 역법을 쓸 뿐 그의 의학 방면의 재간을 피울 수가 없었다. 그러나, 그는 줄곧 서양의 해부학 을 중국에 소개할 희망을 갖고 있어 『태서인신설개(泰西人身說槪)』를 번역했고 『인신도설 (人身圖說)』을 교열하였는데, 이 두 저작은 테렌츠 작품 중에서 부차적 지위를 차지할 뿐이 다.

일반적인 생각으로 『태서인신설개(泰西人身說槪)』는 테렌츠가 구두 번역하고, 만력(萬歷) 때 진사(進士) 삐궁천(畢拱辰)이 윤색한 후 출판한 인체해부학 저작이라 한다. 그러나, 비공 진의 머리말에서 발견할 수 있는 것은 그런 말과 이 책의 명칭과 내용이 부합되지 않다는 것 이다. 알아볼 수 있다는 점과 상황은 아래와 같다.

1622년 4월 22일 테렌츠가 파삐이얼(法位耳)에게 쓴 편지에서 샬 폰 벨(湯若望)이 해부학 저작을 한 권 갖고 있는데 작자는 스위스 바젤(Basel) 대학의 유명한 해부학·내과학과 희랍 어 교수 보앵(包因, Gaspard Bauhin, 1560~1624)이라고 했다. 보앵은 두 권의 극히 유명 하고 가치있는 의학전문서를 저작하였는데 하나는 『해부학론』으로 1592년에 출판되었고 또 하나는 『해부학사』인데 1597년에 출판되었다. 이 책이 역시 테렌츠가 번역한 해부학의 텍스 트인데 즉, 테렌츠가 편지에서 쓴 '역명인신설개자(譯名人身說槪者)'이다.

범행준(范行準) 선생의 고증에 의하면 샬 폰 벨(湯若望)이 가지고 있는 책은 보앵(包因) 의 『해부학론』이다.

테렌츠가 항주 명인 이지조(李之藻) 집에 거주할 때 이 책을 구두 번역하고 중국인이 필독 했으나 출판하지 못했는데 그 때는 바로 테렌츠가 북경에 들어가기 전이었다. 테렌츠 사망 후 이 책 원고는 샬 폰 벨이 수장하였다. 만약 우연한 기회가 아니었더라면 영원히 찾아볼 수도 없었을 것이다.

그 때는 1634년(숭정 7), 삐궁천(畢拱辰) 〔자(字)〕는 성백(星伯)이고 산동(山東) 액현

(掖縣) 사람인데 만력(万歷) 44년, 즉 1616년에 진사가 되고 1644년에 태원(太原)에서 이자성(李自成)의 거군에게 살해당함]은 경성에서 샬 폰 벨과 만났다. 그는 『태서인신설개(泰西人身說概)』 머리말에서 이 일의 시말을 다음과 같이 말했다.

갑술년에 나는 경곡(京穀)에서 탕도미(湯道未) 선생님을 알게 되었다. 하루는 그가 틈을 내 청하기를 당신 나라 사람들은 양의[兩儀 ; 하늘과 땅]의 천하의 큰일을 다하였다고 하는데 단, 인신(人身)에 대한 것은 아직 저작에 나타나지 않아 유감이 아닐 수 없소이다 하셨다. 그 때 선생님이 서양 인신도 한 장을 보여 주시는데 그 모양은 너무 예쁘고 조각은 훌륭하여 중국에선 볼 수 없었던 것이었다. 서양에선 이것에 주의하여 논술도 가장 많으나 중국어로 번역되지는 않았다.

이것으로 보아 전도사들은 전도에만 바빴고 서양의학의 중국 도입에 대해서는 등한시하여 삐궁천도 호기하여 물은 것이다. 머리말엔 또 말하기를 다음과 같다.

다른 날 망우(亡友) 테렌츠 선생님의 『인신설』 두 권을 다시 내놓아 무림(武林) 이태부(李太仆) 집에서 번역하였다. 세월은 지났지만 인생의 아픔은 그대로 남아 있고 좋은 맛도 찾아볼 수 있었다. 이것이 대개의 뜻이다. 이로써 테렌츠 선생님의 격물원학(格物元學)을 엿볼 수가 있었다.

듣기에 테렌츠는 학식이 많고, 영통하시고 발길이 넓으셨다. 서방 명사들과 경쟁하여 우승했는데 중국의 전원(殿元)과 같은 것이었다. 또 마테오 리치의 존경하는 친구였다. 편저 중에 열거한 각 부분은 완벽하지 못하다 해도 자세히 분석함은 그지 없었다. 그 중 피부 골절 부분은 매우 분명한 것이 너무나도 환하고, 다만 기름으로 원화(元化)를 배양하면 외공(外攻)을 막을 수 있고 분포되어 있는 4백여 개 고기덩어리는 운동세근으로 지각(知覺)의 역할을 하고 연골은 이익이 있는데 헌기(軒歧)는 한 글자라도 썼는가?……

듣기엔 탕선생님이 역설하실 때 한 서투른 비서가 옆에서 기록했다. 그의 필은 무디어 작자의 밝은 뜻을 제대로 나타내지 못했다. 선생님의 깊은 뜻이 아마 절반쯤이나 정리되었을까 우려된다. 그러나, 선생님의 본래 면목은 그대로 있는 것이다.

테렌츠는 1630년에 서거했다. 삐궁천이 그의 유서를 보았을 때는 이미 4년 후인데 또 그것도 몰래 남의 구두 번역 문자를 윤색하여 자기야말로 테렌츠의 "본래 면목을 그대로 있게 했다."라고 했다. 기실은 더욱 편차가 많을 수 있을 것이다. 그러나, 삐궁천은 공로가 있었으니 그가 아니었더라면 테렌츠의 『인신설』은 출판하지 못했을 것이다. 그러나, 그는 출판시 적어도 테렌츠의 책 이름을 『태서인신설개(泰西人身說概)』라고 고치고 윤색한 문자는 절반이나 되었다. 특히, 그는 샬 폰 벨의 『인신전서(人身全書)』의 원고를 기대하였다. 그러므로, 말하기를 다음과 같다.

계문(薊門)에서 탕 선생님이 번역하신 『인신전서(人身全書)』를 다 얻지 못한 채 우선 찍어 내려 했다. 아! 나는 다행히도 이 편(編)을 얻으니 맨손으로 보산(寶山)에 들어간 것과 다름없었다. 얼핏보면 자질구레하지만 이미 눈부시고 마음이 떨리고 골육이 날리고 빛이 나는 것이었다. 그래서 즉시 출판하게 하여 선생님 『전서(全書)』의 효시(嚆矢)로서 올려보고 내려보고 가깝게 취하여 거의 유감이 없도록 했었다. 대체로 이러하다.

『입화야소회사열전(入華耶蘇會士列傳)』 「테렌츠전(鄧玉函傳)」(중국에 온 예수회·테렌츠 전기)에는 아래와 같이 쓰여 있다.

　　이 책은 처음에 무림(武林)에서 만들었으나 숭정 8년(1635)에 또 삐궁천(畢拱辰)의 윤색을 걸쳐 된 것이다.

이상으로 추측하건대 테렌츠가 중국에 도착한 다음해(1622)에 가정(嘉定)에서 중국어를 배운 후 무림(武林)에 도착하여 교무(教務)를 집행하였을 때 바로 정호인(正好仁)과 태부(太仆) 이지조(李之藻) 지사가 집에서 전문적으로 번역하고 있었는데 테렌츠가 이지조(李之藻) 집에 들어가 또 샬 폰 벨(湯若望)이 갖고 온 보앵(包因)의 『해부학론』을 얻어 구두 번역하여 비서가 적어 『인신설』 두 권이 되었으나 출판하지는 않았다. 이후에는 교무에 바빴고 더욱이 숭정 2년(1629)에는 서광계(徐光啓)의 추천으로 북경에 들어가 역법을 쓰다가 다음해에 서거했는데, 원고는 샬 폰 벨에게 맡겼었다. 샬 폰 벨의 본의는 보앵(包因)의 해부학까지 다 번역하여 『인신전서』에 넣을 생각이었으나, 1630년 테렌츠가 죽고 샬 폰 밸은 서안(西安)에 있다가 북경으로 불리어 가서 서광계를 도와 역법을 쓰게 되니 주요한 정력을 이곳에 두었다. 1633년 서광계가 죽으니 샬 폰 벨은 더욱 의학 책을 쓸 여유가 없었다. 때문에 1635년 삐궁천이 원고를 얻지 못하고 먼저 위한(玉函)의 『인신설』을 출판하여 인신을 개괄적으로 서술하라 했다. 삐궁천은 그에 따라 책 이름을 『태서인신설개(泰西人身說槪)』라 했다. 때문에 '설개(說槪)'의 뜻은 인신 해부생리의 대개를 말한 것으로 상하 두 권으로 나누어 모두 45 페이지인데, 기본적으로는 위한(玉函)의 구두 번역 원고이다. 책 끝에 『서국기법(西國記法)』을 첨가하여 상하권 페이지 수를 조절한 것이다.

　비록 삐궁천(畢拱辰)은 머리말에 '빨리 찍다(急投之梓)'라고 했지만 널리 전해진 것 같지는 않았다. 관련 기재 속에 보이는 것은 모두 손으로 베낀 것인데 모두 5가지이다. 역사 연구가 겸 장서가 범행준(範行準)은 거기서 두 가지를 얻었는데 하나는 서분실(栖芬室)에 저장한 강희(康熙)의 구초본(舊抄本)으로 지금은 중국 중의연구원 도서관에 헌납되었고, 또 하나는 머리말에 한 페이지가 없는 것인데 건륭(乾隆) 때의 초본(抄本)으로 왕길민(王吉民) 선생께서 소중히 저장했다. 방호(方豪)는 옛친구 장인린(張蔭麟)이 있는 곳에 구초본이 있었으나 지금은 어디 있는지 모르고, 서가회(徐家滙) 장서에 신초본 한 권이 있었다. 후 범(範)씨는 프랑스 신부 보앵(裴化行)에게서 알게 되었고 『인신설개』는 숭정 16년(1643)에 출판되었는데 보지 못했다. 국내 각본의 발견은 더 기다릴 수밖에 없다.

『태서인신설개(泰西人身說槪)』의 목록은 다음과 같다.

상권 : 골부(骨部)·췌골부(脆骨部 : 연골부)·긍근부(肯筋部 : 긍(肎)은 肯의 古字로 뼈에 붙은
살을 의미)·살덩어리근부(肉塊筋部)·피부·야터너스부·고유부(膏油部)·육세근부(肉細筋部)·
락부(絡部)·맥부(脈部)·세근부(細筋部)·외복피부(外腹皮部)·육부(肉部)·육덩어리부(肉塊部)
·혈부(血部)
하권 : 총각사(總覺司)·부록 리씨타이(利西泰) 즉, 마테오 리치(利瑪竇) 기법 5칙·목사(目司)
·이사(耳司)·비사(鼻司)·설사(舌司)·사체각사(四體覺司)·행동·언어

이런 내용은 아직 현대 의학의 계통적인 분류는 없지만 기본적으로 운동계통·근육계통·
순환계통·신경계통·감각계통에 해당된다. 물론 비뇨·소화계통이 없다. 아데노스는 림프선
(Adenos)을 가리킨다. 그 책은 히포크라테스(Hippokrates)·아리스토텔레스(Aristoteles)
와 갈레노스의 의학이론에 근거한 것이다. 원작은 1592년에 출판되었는데 베살리우스(維薩里,
Andres Vesalius)의 『인체의 구조』출판과의 거리는 약 50년이다. 그 책은 베살리우스(維薩
里)의 새 지식을 당연히 접수했을 가능성이 있으나 사실은 그렇지도 않았다.

그의 학술성취 자체에 대해서만 말한다면 그의 해부학에 대한 묘사가 중의학의 인식보다
더욱 자세한 것이다.

그 책머리에 골학해부의 논술에서는 차례로 예를 들어 각부 골핵(骨骸) 숫자와 형상 및 공
용(功用)을 말하고, 골은 전신의 기본틀로 그로써 운동을 지지하고 그로써 밖에서 오는 것을
막아내고, 두골은 8개, 관골(顴骨)은 소골(小骨)이 12개, 늑골(肋骨)이 24개라고 기술하였
다. 사골(篩骨)을 말할 때 그는 뇌의 분비물은 이곳으로 흘러 내린다는 히포크라테스의 설을
따랐다.

낙부(絡部)는 정맥을 묘사한 것으로 상하강정맥(上下腔靜脈) 및 문정맥(門靜脈)·온몸 사
지의 소정맥(小靜脈)을 포함하는데 정맥형태를 다음과 같이 하였다.

나(絡)은 나무와 같은데 그 뿌리는 오장(五臟)에 있고 그의 대간(大幹)은 심(心)과 간(肝)에
있고 그 가지와 잎은 온몸에 분포되어 있다.
문낙(門絡)은 문호같이 수곡정화(水穀精化)를 흡수하는데 그 뿌리 역시 간에 있고 오장에 널려
있다.

정맥을 '낙(絡)'이라 하고, '오장'으로 내장을 개괄하는 것은 틀림없이 삐궁천이 윤색한 수
필일 것이다. 유감스럽게도 삐궁천은 경락의 '낙'은 실제로는 정맥을 가리킨 것이 아니라는 것
을 몰랐다.

순환개념은 이 때는 아직 나타나지 않아 그냥 갈레노스(盖論)의 구설(舊說)에 의거했고
혈액순환론은 1628년에 이르러 하비(哈維)가 내놓았다. 테렌츠가 번역할 때는 없었다. 갈레

노스는 피가 지중해 바다물처럼 불었다 줄었다 한다고 하면서 아래와 같이 말했다.

맥동(脈動)은 두 가지인데 맥이 오면 열리고, 맥이 가면 닫아진다.

뇌부를 나눠보면 대뇌와 소뇌로 갈라지고 또 폐락(肺絡)에 통한다고 저자는 말했다. 뇌에는 두 개의 공간이 있는데 뇌실(腦室)은 구덩이 같으며 수곡정기가 뇌후까지 올라와 찌꺼기를 소화하는 장소이다. 찌꺼기는 체구멍[篩孔]을 통해 비오듯이 흘러내려 입과 혀에 와서 말을 하게 된다. 이것은 모두 히포크라테스와 갈레노스의 학설인데 지금보면 너무나 뒤졌다.

신경은 책에서 '세근(細筋)'이라 했고, 피부·골수·육근 3자가 합친 것인데 그의 공효는 다음과 같다.

각동(覺動)의 힘을 분포한다. 근은 부각부동(不覺不動)하고 전적으로 영혼의 기력에 따라 각동(覺動)한다.

세근(細筋)은 공간이 없고 기(氣)만 있으며 혈은 없기에 신체가 각동이 안 될 때엔 기가 없으니 힘이 없는 것이다. 이것은 사람이 근이 끊기면 동(動)을 잃고 사지가 눌리거나 묶이면 저려서 죽을 정도이니 기가 통하지 않기 때문이라는 것이고, 이것 역시 세근은 유기무력(有氣無力)의 증명으로 되는 것이다.

저자는 신경 전달을 기에 돌렸다. 그 밖에 또 7개의 뇌신경을 기술했는데, 그는 지금의 시신경(視神經)·동안신경(動眼神經)·활차신경(滑車神經)·삼차신경(三叉神經)·미주신경(迷走神經)·부신경(副神經) 및 설하신경(舌下神經)에 해당한다.

권하(卷下) 감각계통 중에서는 눈의 시각원리를 수정체(水晶體)의 기하학 및 광학원리에 의해 해석하였고, 원시·근시는 망원경 원리와 비슷한데 그는 갈릴레오가 창신한 학설을 흡수한 것이다.

(三)

또, 두 권의 『인신도설』을 범행준(範行準)이 중의연구 도서관 서목 중에 『원서인신도설(遠西人身圖說)』이라 했는데, 역시 강희(康熙)시대의 구초본(舊抄本)이다. 『명계서양전입지의학(明季西洋傳入之醫學)』 중에 『태서인신설개(泰西人身說槪)』처럼 『인신도설』 서명을 붙였는데, 서명(署名)은 '원서예수회사뤄야구역술, 동회 룽화민·떵위한(遠西耶蘇會士羅雅谷譯述, 同會 龍華民·鄧玉函)'이라 했다. 이것은 방호(方豪)가 장인린(張蔭麟)에게서 본 초본과는 다른 것 같은데 그는 말하기를, 『인신설개』와 『인신도설』을 합한 초본이다. 서명(署名)은 "뤄야구(羅雅谷) 역술(譯述), 룽화민(龍華民)·테렌츠 교열(校閱)"이라 했다. 범행준(範行

準) 선생님 책의 1권에 '뤄야구전(羅雅谷傳)'이 있는데 끝에 다음과 같이 적고 있다.

롱고바르디(龍華民)·테렌츠(鄧玉函) 등과 동역한 『인신도설』은 아주 의심스럽다······ 의심되는 것은 테렌츠(玉函)와 화민(華民)이 동역했는데 끝내지 못하고 위한이 먼저 죽자 로(雅谷)는 북경에 가서 그를 이어서 위한의 이름을 남긴 것이다. 그렇지 않으면 어째서 전록자(傳錄者)가 화민·위한 두 사람의 이름을 달 것인가!

그 중의 두 가지 추론은 이유가 있는 것이다. 책 뒤 '후기(後記)'에 또 다음과 같이 말하고 있다.

나는 또 『도설』은 샬 폰 벨이 번역한 『인신전서』의 미완성 원고이고, 후에 책 이름을 고침으로 3사람의 이름을 썼으리라고 생각된다.

이것은 비슷한 것 같으나 사실은 그렇지 않다. 『인신전서』는 삐궁천이 테렌츠가 죽은 지 4년 후에 샬 폰 벨에게 묻고 또 샬 폰 벨 역작 『인신전서』를 얻어서 제기된 것일 뿐 샬 폰 벨이 쓰지 않았다. 그러므로 이 책은 테렌츠 서명을 할 수가 없었다.

로(羅雅谷 ; Jacobus Rho, 1593~1638)의 자(字)는 미소(味韶)이고 이탈리아인인데 신학 철학을 배워 평용(平庸)하지만 산수에 능했다. 후에 예수회에 가입하였는데 초학기가 다 되어 산수 교수로 이름나기 시작했다. 1618년 카시니(金尼閣)·테렌츠(鄧玉函)을 따라 같이 원동(遠東)에 와서 병으로 인도에 머물렀다가 1년 후에 1622년에 마카오에 도착하여 그 해에 바뇨니(高一志)와 같이 산서(山西)에 갔고, 후에 하남 개봉(河南 開封)에서 전도했다. 1630년 5월 테렌츠가 죽자 쉬꽝치(徐光啓)의 신고로 샬 폰 벨·로 두 사람을 초청하여 테렌츠의 일을 계속하게 했다. 그러므로 만약 『인신도설』과 『인신전서』가 관계된다면 이것은 샬 폰 벨이 로에게 위탁하여 역술한 것일 것이다. 그는 본래 의학 출신이 아니기에 테렌츠의 구역(舊譯)을 이용했을 것이고, 또 롱고바르다도 동참하게 하여 서명을 '로 역술, 동회 롱고바르다·테렌츠(羅雅谷 譯述, 同會 龍華民·鄧玉函)' 3명으로 하였을 것이다. 로는 숭정 11년(1638)에 병으로 졸사하였다.

롱고바르디(龍華民, P. Nicolaus Longobardi, 1559~1654)는 테렌츠·로보다 경력이 많다. 그도 역시 이탈리아인으로 자(字)는 정화(精華)인데 본래는 문철신학(文哲神學)이 전공으로 교사로 임명되어 1596년 유럽을 떠나 다음해 중국에 도착해 판리안(范禮安) 신부의 명령대로 소주에서 전도했는데 많은 좌절을 당했고, 1609년 북경에 갔으나 이듬해 마테오 리치가 죽자 그 뒤를 이어 중국 예수회 회장으로 되었다. 남경교안(南京敎案, 1616) 후 압송 출국 당했고, 1622년 또 양마눠(陽瑪諾)와 같이 북경에 들어가 거주하여 자주 청주(青州)·제남(濟南)에 가서 전도하다가 감옥 신세를 진 후 석방되었다. 청초순치(清初順治) 11년(1654)

에 넘어져 부상을 당해 그 해에 죽었으니 95세이었다. 로가 역술할 때 룽고바르디의 힘을 빌렸을 것이고 그래서 같이 서명한 것일 것이다. 그러나, 의학은 룽고바르디의 전공이 아니다. 그의 저작은 대부분 종교·지진 방면에 관한 것이었다.

『인신도설』은 원래 권으로 나누지 않았으나 두 부분의 내용이 포함된 것으로 하나는 『도설』로 57페이지인데, 유설무도(有說無圖 ; 설명만 있고 그림은 없다) [팡호(方豪)는 유도무설(有圖無說)로 오해함]이고, 또 하나는 『인신도오장구각도형(人身圖五臟軀殼圖形)』인데 모두 46페이지이다. 후인은 이를 '두 권'이라 한다. 목록은 따로 5페이지가 있다. 권하(卷下)의 주명(注明)은 24970자이고, 『도형』 아래에 역시 뤄야구 등 3인 역술이라고 썼다. 이것으로써 『인신도설』은 확실히 로·룽고바르디·테렌츠 공동작이라는 것을 알 수 있다.

권상(卷上) '도설' 부분 목록은 다음과 같다

논폐(論肺)·논심포락2조(論心包絡二條)·논심2조(論心二條)·논심혈(論心血)·논심상하지구(論心上下之口) 및 소고지용(小鼓之用)·논낙맥(論絡脈) 및 맥락(脈絡)이 왜 분산되느냐, 논주신대혈낙이 위로 분산되는 제지(論周身大血絡向上所分散之諸肢)·논주신맥락상행분지(論周身脈絡上行分肢)·논근(論筋)·논기후(論氣喉)·논식후(論食喉)·논위총2조(論胃總二條)·논대소장2조(論大小腸二條)·논간(論肝) 및 하복대소장(下腹大小腸)·논담포(論膽胞)·논황액(論黃液)·논비(論脾)·논맥락지원(論脈絡之源) 및 분산지시하행분지(分散之始下行分肢)·논제근분산(論諸筋分散)과 유래지근하절(由來之根下截)·논주신대혈낙분산하행지제분지(論周身大血絡分散下行至諸分肢)·논요(論腰)·논남녀내외음(論男女內外陰) 및 고환(睾丸)과 혈맥2낙(血脈二絡)·논소변정면배면질구낙(論小便正面背面質具絡) 및 익낙(溺絡)·논고환곡절지낙(論睾丸曲折之絡)과 격발지낙(激發之絡)·논소변원위익액(論小便源委溺液)·논방광2조(論膀胱二條)·논여인자궁(論女人子宮)·논자궁포의배태제낙(論子宮包衣胚胎臍絡)·논제대(論臍帶)

보는 바와 같이 이 책은 『인신설개』에 비해 적어도 소화계통 배설계통 생식계통의 내용이 증가되었다. 특히 생리기능의 소개가 비교적 많아졌다. 예로 심장구조에 있어 『인신설개』에서는 혈액운행에 있어서도 맥에만 국한되었는데 『인신도설』에서는 비교적 많은 묘사가 있었다. 그 중에 아래와 같은 말이 있다.

심은 영혼의 택(宅)이요, 생활의 덕(德)이라 그 관로(管路)가 오는 곳이고, 생명의 시작이며, 생활덕의 발본(發本)이며, 생활의 열이 나는 근원이기 때문에 가장 먼저 생기고 가장 후에 죽는다. [논심(論心)]

심혈은 좌우에 하나씩 있다. 심의 중간에는 가늘고 두꺼운 육벽(肉壁)이 있는데 그것이 중계(中界)이다. 내부에는 작은 구멍들이 많으나 밖에는 없다. 오른쪽 혈이 크고 얇은 육체로 싸여 있고, 왼쪽 혈은 작고 역시 육체로 싸여 있으나 그 육체는 오른쪽 것보다 3배나 두껍다. 우혈은 온몸 대혈낙간(大血絡肝)에서 오는 피를 받아 심(心)에 넣어 세련하여 폐에까지 가서 폐를 양(養)하는 것이다. 일부는 좌혈(左穴)에 와서 심(心)을 덥게 하여 주기 때문에 중계세혈(中界細穴)이 충만하여 생활세덕(生活細德)의 질(質)을 삼발(滲發)하게 한다. 우혈(右穴)은 피를 많이 받기에 그에 상당해야 할 것이다. 좌혈(左穴)은 맥낙이 심히 더운 피로 생활세덕의 세열과 세기로 나가기 때문에 그는 작아야 하며 그 육체는 굳고 튼튼해야 하는 것이다.[논심혈(論心血)]

여기에서 말한 것은, 즉 갈레노스(盖論)의 심실벽에 작은 구멍이 있어 우심의 피가 좌심으로 들어간다는 구론(舊論)이다. 비록 『설개(說槪)』에서는 말하지 않았지만 『설개』・『도설』이 근거한 원본은 같은 것이며 기본 관점은 틀린 것이 없다. 베살리우스(維薩里)의 최대 공로의 하나는, 즉 실 간격에 세공이 없다는 데 있다. 이것으로 추측할 수 있는 것은 테렌츠 등이 근거로 한 보앵(包因)의 『해부학론』은 비록 베살리우스의 『인체의 구조』(1543 간행)와의 거리가 근 50년이 되었는데도 아직 흡수하지 않았다는 것이다. 그것으로 보아 유럽 의학계의 보수세력의 완고성을 알 수 있으며 또 예수교회 인사도 역시 보수적이라는 것을 알 수 있다.

어쨌든 이런 해부지식은 중의학에 원래 있던 것보다는 훨씬 세밀하고도 새로운 것이다.

그 밖에 심장구조 중에 또 언급한 것은 심방(그러나, 이름은 짓지 않고 그냥 넘어갔다)・심판막['소이(小耳)'라 부르는데 모두 11개 소이이며 2첨판・3첨판이라고 이름짓지 않았다]・심포락(중의 구명을 따라 써서 심포라 함) 등 대요는 구비되었다.

전체 혈액운행의 계통은 주요하게는 심혈(心血)・간혈(肝血) 두 부분인데 맥관(脈管)은 하강정맥(下腔靜脈)・대동맥(大動脈)・총동맥(總動脈)・문정맥(門靜脈)・간정맥(肝靜脈)을 포함했고, 상강정맥(上腔靜脈)과 분지(分支) 등 매우 자세하다.

『도설』은 동맥을 맥락이라 하고 정맥을 혈락이라 하고, 동맥과 정맥은 병행하며, 동맥은 심에서 나오고 정맥은 간에서 나온다고 했다.

혈락대(血絡帶), 간(肝) 보양(補養)의 혈은 운행을 하지만 움직이지는 않고 맥락대(脈絡帶) 심(心) 좌쪽은 세맥락(細脈絡)의 세열혈(細熱血)과 생활의 세덕(細德)을 형성한 것으로 움직인다. 그리하여 생활의 덕과 열을 전신에 보내게 한다.

그 밖에 또 간과 혈액순환의 관세를 해석했다.

본성(本性)의 덕(德)은 반드시 주신대혈락대(周身大血絡帶) 보양(補養)의 혈에 의하기 때문에 반드시 먼저 그 유래의 뿌리와 분산 하행의 근원을 알아야 하고 혈락(血絡)과 간(肝)이 틀려질 때 대혈락구(大血絡口)가 간(肝) 속에서 나오고 주신혈락(周身血絡)이 간(肝) 뒤에서 나와 나무막대와 같은 상태의 두 가지로 나뉘어 그 작은 하나는 심(心)에 이르러 생활의 덕과 뿌리가 되는 것이다. 그리하여 두부(頭部)는 동각(動覺)의 덕과 뿌리가 되고 생적다유(生積多油)의 덕으로 되는 것이다.

이런 논술은 여전히 갈레노스의 구설(舊說)을 떠나지 못하고 간을 혈액계통의 중축으로 여기고 또 동시에 소화와 배설의 기능도 있으며, 간이 혈액의 원료를 흡수 제조하고 혈액을 정맥에 공급하여 전신에 흐르게 한다고 여겼다.

신경계통은 미주신경을 지적했는데 심지어는 후반신경(喉返神經) 회귀신경(回歸神經)의 분포, 교감신경은 동정맥에 따라 전신에 분포된다는 것 등이다. 이 때에 신경의 명칭은 '근(筋)'인데 '미주(迷走)' 혹은 '교감(交感)'의 개념도 없다. 소화계통은 위의 구조와 기능을 서술했는데, 그의 구조와 부위는 현대 의학과 부합되고, 장의 분류는 6가지인데, 담포(胆胞)와 담즙(胆汁)의 공용에 관해서 재미있는 것은 담즙은 간의 전체 세관에 들어간 후 굵은 피를 가는 피로 만들어 온몸에 들어가게 하는 것이라고 하였으니 본말전도한 것이다. 4체액학설은 『도설』에 제대로 서술되어 있지 않으나 흔적은 보인다. 예를 들면 다음과 같다.

비(脾)의 기능은 굵은 피를 가는 피로 만들고 또 흑액(黑液)을 연(煉)하는 덕(德)도 있다.

세흑액(細黑液)으로 그 체(體)를 양(養)하고 또 굵은 흑액으로 본신(本身)을 격동시켜 배고프게 한다.

『도설』에는 『설개』에 없는 태생학과 생식계통의 내용이 증가되었는데 더욱이 생식계통의 전문논술인 고환·난소의 내용은 중국인에게 깊은 인상을 남겼다. 청나라 유헌정(劉獻庭)은 『광양잡기(廣陽雜記)』 2권에 '여변남(女變男 : 여자를 남자로 바꿈)'의 전설을 썼는데 그는 바로 『인신도설』에 따라 그 중의 생리변화를 해석한 것으로 다음과 같이 지적하였다.

다만 내신(內腎)에서 나오는 것인데 만약 남변녀(男變女)일 때는 그럴 리 없다.

권하 『인신도오장구각도형(人身圖五臟軀殼圖形)』에는 그림도 있고 설명도 있으며, 그림 해설이 되어 있다. 도형은 또 상권의 『도설』을 대조할 수 있으니 상하권 합하면 바로 『인신도설』의 전부가 된다. 따라서 『인신도설』을 제일 먼저 상세하게 소개한 서양 조기 해부학의 역작이라고 말할 수가 있다. 『도형』권의 목록은 아래와 같으니 그 상세함을 알 수 있다.

혈락도(血絡圖)·주신혈락도설(周身血絡圖說)·맥락도(脈絡圖)·주신맥락도설(周身脈絡圖說)·근락도(筋絡圖)·주신근락도설(周身筋絡圖說)·기후도(氣喉圖)·기후도설(氣喉圖說)·주신정골도(周身正面骨圖)·주신정면골도설(周身正面骨圖說)·주신배면골도(周身背面骨度)·주신배면골도설(周身背面骨度說)·배면전신도(背面全身圖)·배면전신도설(背面全身圖說)·하복거외피도(下腹去外皮圖)·하복거외피도설(下腹去外皮圖說)·하복거피막견혈맥2락도(下腹去皮膜見血脈二絡圖)·하복거피막견혈맥2락도설(下腹去皮膜見血脈二絡圖說)·위정면도(胃正面圖)·위정면도설(胃正面圖說)·위반면도(胃反面圖)·위반면도설(胃反面圖說)·하복대소장도(下腹大小腸圖)·하복대소장도설(下腹大小腸圖說)·담포도(胆胞圖)·담포도설(胆胞圖說)·혈맥2락정면도(血脈二絡正面圖)·혈맥2락정면도설(血脈二絡正面圖說)·혈맥2락배면도(血脈二絡背面圖)·혈맥2락배면도설(血脈二絡背面圖說)·소변원위도(小便源委圖)·소변원위도설(小便源委圖說)·방광외음도(膀胱外陰圖)·방광외음도설(膀胱外陰圖說)·자궁도(子宮圖)·자궁도설(子宮圖說)·남녀분별지분도(男女分別肢分圖)·남녀분별지분도

설(男女分別肢分圖說)·하복후면도(下腹後面圖)·하복후면도설(下腹後面圖說), 합계21도 21설

『인신도설』은 출판되었었다고 보아야 할 것이다. 만약 초본이라면 그림이 아주 쉽지 않았을 것이며 장(張)씨와 범(范)씨가 하나씩 가졌을 것이다. 청나라 명사 유정섭(兪正燮)도 보았다고 하면서 다음과 같이 말했다.

이 책은 중국에서 2백 년이나 되었는데 능히 읽는 사람이 없었다.
[[계사류고(癸巳類稿), 서인신도설후(書人身圖說後)]].

어쨌든 『인신설개』·『인신도설』은 필경 서양의 정세해부학과 부분적 생리학 내용을 중국에 소개해 왔다. 그들은 '뇌설'과 같이 중의의 공백을 메웠다. 그러나, 명말청초에 전도사가 번역 소개한 서양 의학서적은 다만 이 두 전문서적뿐이다.

제 3 절   교의서(教醫書) 중의 '4체액' 및 '영기' 제설

명나라 때 중국에 온 예수회사(耶蘇會士)는 모두 서양의학을 중국에 전파할 뜻이 없었다. 상술한 우연적인 경우 외에 또 알레니(艾儒略)·샬 폰 벨(湯若望) 등이 천주교의를 선전하는 동시에 서양 고전의 낡은 생리학 내용을 섞어 내놓았는데 그는 하느님이 세계를 창조하고 또 사람도 창조하여 인신의 일체는 모두 하느님이 목적 있게 배치한다는 아리스토텔레스의 '목적론'이 신학화한 후 교회가 그것으로 신도를 미혹시켜 교회에 가게 하는 것에 불과한 것이다.

(一)

알레니(艾儒略, Julio Aleni, 1582~1649)의 자(字)는 사급(思及)이고 1610년에 중국에 왔다. 그는 북경·개봉·상해·양수·섬서·항수·복건 능 여러 곳에서 전도했었다. 아이부뤠는 인물이 잘나고 말도 잘하며 교제에 능하여 위신이 높았고 모두들 그와 사귀기를 즐겼기 때문에 그의 소개로 귀화한 학자도 적지 않았다. 그의 유작(遺作)은 너무 많아 약 33종이나 되는데 종교·신학·철학류·서양사학·사회생활·교육·지리·기하 등의 내용으로 '서양 공자'라고 불리울 정도로 존대를 받았다. 그 저작 중에 『서학범(西學凡)』·『기하요법(幾何要法)』·『서양문답(西洋問答)』·『식방외기(識方外記)』·『지여도설(地輿圖說)』 등은 비신학류 작품이고, 『성학추술(性學觕述)』은 '성학(性學)'을 전문적으로 논술한 한부의 종교 신학 저작이다.

『성학추술』은 알레니가 번역하였고, 양마눠(陽瑪諾)·리닝스(黎寧石)·푸뤄왕(伏若望) 등이 함께 교정을 하고 푸판찌(傅汎際)가 검열하였는데 이 4인은 모두 예수회 교사이다. 그 뒤이 책은 강우(江右) 후학 주시형(朱時亨)이 교간하여 1646년에 간행되었다. 전서는 8권인데 1·2권에서는 영혼과 성체를, 3권에서는 생장을, 4권에서는 5종의 감각기관을, 5권에서는 지각내직(知覺內職)을, 6권에서는 각성영성(覺性靈性)을, 7권에서는 심과 꿈을, 8권에서는 요수[天壽 : 수명]를 논하였다.

소위 성학은 동물, 인류의 지각감각, 영성 내지 영혼을 가리키는 것인데 천학(天學)·인학(人學)의 총괄인 것이다. 중국에 온 전도사는 교의(敎義)를 선전할 때 불가피하면 '영혼' 및 그 학설을 언급하게 되었는데 그것은, 즉 소위 "서토 성현이 성학을 누누이 서술하였는데 그것은 인생의 최초라고 본다."라는 것이다.

알레니의 『성학추술』은 비록 추술이라 하지만 그는 명말청초에 가장 완벽하게 인류의 감성지각 및 그 지식원리를 논술한 저작이었다. 그 중 언급된 생리적 내용은 아래와 같다.

물체는 4행으로 나뉘며 그 초생의 시작도 반드시 행으로 이루어진다는 것을 알 수 있을 것이다. 그것은 사람의 기(氣)와 체(體)로서, 살아 있을 때는 반드시 화정(火情)이 있어서 그로써 온몸을 따뜻하게 하며 음식을 소화시키고, 기정(氣精)이 있어서 그로서 호흡하고 전신에 넣어 주고, 수정(水精)이 있어서 그로써 골육을 기르고, 토정(土精)이 있어서 그로써 몸을 튼튼하게 한다. 그리고, 4액은 여기에서 생긴다.

인체 내부의 구조는 4체액인데 이런 체액은 어떻게 이루어진 것인가? 그는 다음과 같이 말하고 있다.

위가 음식을 소화시키면 흰색이 되어 젖처럼 굳어져 대장에 들어가고, 장에는 많은 맥이 있어 이것을 흡수하여 간에 이르게 하고 간은 그를 4액으로 화하니 곧 간의 제 3화이다. 혈은 홍액인데 그액의 조자[粗者 : 거친 찌꺼기]는 황·백·흑 3색이니 그 황·백·흑액은 비록 몸에 쓰이나 보양은 못하고 다만 혈만이 보할 수 있다.

이어서 4액소장(四液所藏)과 4액지용(四液之用) 등에 대해 논했다.

사람의 생명의 수요는 2단에 귀결되는데, 그는 곧 원열(元熱)과 원습(元濕)이다. 육체는 화기수토지덕(火氣水土之德)을 갖고 있다. 즉 조열한습(燥熱寒濕)의 정(情)을 갖고 있는데 조(燥)와 한(寒)은 열(熱)과 습(濕)을 보조할 따름이다. 열(熱)과 습(濕)은 군(君)이 되는데 그를 얻으면 수근(水根)이 되고 못 얻으면 요근(夭根)이 된다.

인체의 쇠로는 자연현상인데 역시 4체액의 불평형으로 표현되며 이런 추세는 약물 조양도 쓸데 없는 것이라고 본다.

사람이 점점 늙어 원습(元濕)이 점차 쇠하여 비록 음식을 먹지만 소용이 없는 것이다. 즉, 사람이 죽게 되었을 때 약으로 구하는 것은 열습(熱濕)을 조정하고 약으로 부축하는 것인데 아무리 조리해도 끝내 원기를 회복할 수는 없는 것이다.

『성학추술』은 인체의 본질을 서술한 후에 인체의 생리기능과 감각계통에 대하여 하나씩 논하였는데 모두가 아리스토텔레스·갈레노스의 옛설을 따른 것으로 다음과 같이 말했다.

아리스토텔레스가 말하기를 백체(百體)의 중심은 생명의 근본인데, 심(心)은 몸의 중앙의 조금 왼쪽에 있다.

혈액운행의 원칙을 논할 때 그 작용도 역시 갈레노스의 '영기설(靈氣說)'로 해석했다.

사람의 태(胎)는 백체 중심에서 제일 먼저 나고, 죽을 때는 심(心)이 마지막에 죽는다. 온몸의 혈은 비록 처음에 간에서 생기나 후에 심에서 세분되고, 기로 되어 머리에 오르고 4지에 분포되어 지각운동을 시킨다.

심에는 2공이 있는데 혈은 먼저 우공(右孔)에 들어가 단련하고 다음에 좌공(左孔)에 들어가 또 단련하여 생활의 기가 되었고, 이 기성(氣性)이 열(熱)하여 둘로 나뉘었다. 하나는 피를 가지고 흐르고 다른 하나는 뇌에 들어가 지각의 기로 된다.

4권에서는 감각계통을 전문적으로 논술했는데 그 역시 성학의 기본 내용이었다. 『성학추술』은 인체의 지각기능을 아래와 같이 분류했다.

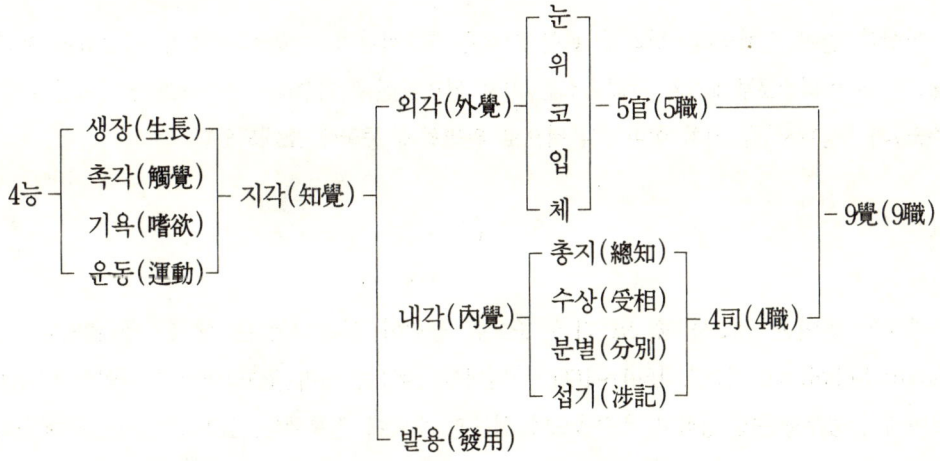

알레니(艾儒略)는 사람의 지각이 둘이라고 했는데 하나는 촉각으로 5관 5직으로 나뉘고, 또 하나는 영각인데, 즉 의리(義理)의 명오(明悟)이다. 이지(理智)·기억(記憶) 등은 모두 지각내직(知覺內職)이라 하고, 이 기능은 전문적으로 만기(萬機)를 대처하여 내단(內斷)하게 하고, 5관은 외각으로써 전문적으로 밖에서 들어오는 일체 감각을 변별하는 책임을 진다.

『성학추술』은 또 따로 시각·청각·후각·미각·촉각의 원리와 기능을 논술하고, 5관과 뇌의 관계·기억·수면과 꿈의 형성원리 해석, 호흡계통의 폐·격(膈)·기관(氣管)의 소개, 호흡과 순환관계의 토론 등을 논술했다. 예를 들면 알레니는 수면을 정상적인 생리상태라고 했다.

　　아리스토텔레스는 또, 잠은 음식이 조습한 기인데, 비위(脾胃)로부터 뇌에 올라가 근맥을 막고 지각의 기를 막으니 5관에 통하지 못하고 따라서 5관이 적용하지 못하여 점차적으로 잠이 되는 것이라 말하였다.

7권에도 크게 꿈을 논했는데 대체로 뇌의 4직에 돌렸으며 비(脾) 중 화기(火氣)가 상증(上蒸)하여 내상(內象)이 갑자기 움직이니 꿈이 된다고 했다.

기억에 관하여 5권에 논한 것은 마테오 리치와 비슷하다. 그러나, 뇌신경 지배운동의 생리에 관하여서는 다른 관점이 있다.

　　심열한 혈과 생활지세지덕(生活至細之德)이 뇌내에 이르러 더욱 세련(細煉)되어 동각(動覺)으로 변해진 것이 지세지질지덕(至細之質之德)이다[[성학서(性學書)]].
　　생활 세체(細體)의 동덕(動德)이 심(心)에서 생긴다. 심에는 2소포(小包)가 있는데 간화(肝化)한 혈이 좌우포(左右包)에 들어가 세련되어 뇌에 올라가고 뇌에서 더욱 세련되어 동각지세지동덕(動覺至細之動德)으로 된다. 그러므로, 사람의 생활은 초목 금수보다 크게 고초(高超)하고, 뇌 중에 역시 2소포가 있어 동각을 낳아 동각지세지덕한 것도 마찬가지이다([성학서]).

이상과 같이 인체생리·병리에 관한 지식은 고 희랍의 히포크라테스가 귀납하여 제련(提煉)한 후 아리스토텔레스와 갈레노스를 거쳐 완벽해진 체액생리·병리학과 영기학설이 『성학추술』과 『성학서』를 거쳐 이미 기본적으로 완벽하게 중국에 소개되었다.

(二)

중국에 들어온 전도사 중 또 다른 중요한 공헌이 있는 사람은 샬 폰 벨(湯若望 ; John Adam Schall von Bell, 1591~1666년)인데 자(字)는 도미(道未)이고 독일인이다. 1606년 로마에서 공부했는데 성적이 우수했으며 천문과 수학에 정통했다. 1610년 중국 구 예수회 회장 롱고바르디(龍華民)가 카시니(金尼閣)를 파견하여 로마에서 중국에 가는 전도사를 모집했는데 26세인 샬 폰 벨이 응모했다. 그는 1618년 다른 22명의 전도사들을 따라 포르투갈의 리스보아에서 출발하여 인도를 지나 1619년 7월 마카오에 도착했을 때는 단지 5명만 남았다. 샬 폰 벨은 마카오에서 3년 동안 중국어 공부를 한 후 중국 복장을 하고 중국 이름을 썼다. 네덜란드와 포르투갈이 마카오를 서로 차지하려고 쟁탈하는 전투에서 샬 폰 벨은 저격전에 참가하여 대포를 쏘아 네덜란드 식민자의 진공을 방어했다. 샬 폰 벨은 일정한 군사 지식을 갖고 있어서 후에 그는 이런 지식을 운용하여 명나라를 위해 20문 대포와 500문 소포를 만들었다.

1622년 말 샬 폰 벨은 마카오를 떠나 북경에 왔다. 그는 1623년 10월 8일의 월식에 대해 정확한 예측을 하였다. 당시 그는 유럽에서 많은 천문 수학서적과 천문 의기(儀器)를 가져왔는데 이 모든 것은 명나라로 하여금 그를 '새로 온 마테오 리치'라고 생각하게 했다. 1627년 말 그는 서안에 파견되었다. 테렌츠가 서거한 후 샬 폰 벨은 북경에 돌아와 역법 제작에 참가했다.

1644년 6월 7일 청나라 병사가 북경에 진입하여 모든 한인은 모두 3일 내에 즉시 황성(皇城)에서 이사가게 하고 만인 기병이 입주하게 했는데 예수회가 사는 곳도 포함된다는 영을 내렸다. 당시 경성에 남아 있는 자는 단지 샬 폰 벨과 롱고바르디 두 사람 뿐이었는데, 샬 폰 벨은 주문을 올려 자기는 중국에서 단지 전도만 하고 천문 역법만 전수하니 황제께서 우리를 원주소에 남아 있도록 허락해 주시기를 신고합니다라고 했다. 다행히도 허락을 받았다. 1644년 9월 1일 나타난 일식에 회회역관(回回曆官)보다 정확했고 경성에서의 일식 시각을 계산했을 뿐더러 전국 각 중요 도시에서의 시각도 계산해 내 청나라는 예부(禮部)에서 샬 폰 벨을 흠천감(欽天監)의 '감정(監正)'을 담당시키기로 결정하였다. 순치(順治) 임조(臨朝) 친정(親政)시 샬 폰 벨을 '마파(瑪法)'라고 칭했는데 만주어로 선생이란 뜻이다. 그는 이로써 전국의 명인으로 되어 아주 쉽게 순치(황제)를 만날 수 있게 되었고 순치도 자주 샬 폰 벨 집에 가서 일기와 조정문제를 묻기도 하여 둘 사이에는 거의 못하는 말이 없게 되었다. 1651년 9월 15일 순치는 하루 동안에 샬 폰 벨에게 3차례나 벼슬을 주었는데 '통의대부(通議大夫)'·'태부시경(太仆寺卿)'으로부터 '태상시경(太常寺卿)'에까지 가봉(加封)되어 탕신보는 5급 정품으로부터 단번에 3급 정품 관원으로 되었다. 1953년 4월 2일 청제(淸帝)는 또 '통현교사(通玄教師)'의 존호[尊號 : 강희후 '현(玄)'을 '미(微)'로 고침]를 주었고, 1657년에는 그에게 '통정사사통정사(通政使司通政使)'를 주었고, 1658년에 또 그를 '광록대부(光祿大夫)'로 봉하였다. 이리하여 샬 폰 벨은 조정의 1급 징품 대원으로 되이 머리에 회령(花翎)을 꽂고 일조의 총신(寵臣)이 되어 더 없는 영광을 누렸다. 순치가 돌아간 후 샬 폰 벨은 천길 낭떠러지에서 떨어져 악운이 그치지 않았다. 1644년 7월 청신(淸臣) 양광선(楊光先)은 상서하여 샬 폰 벨의 3가지 죄를 신고했으니 첫째는 반역을 꾀했고, 둘째는 사설로 남을 의혹했고, 셋째는 역법이 황당했다고 했다. 그리하여 능지처참하기로 했으나 다행히 능지처참은 면했다. 그러나 이 때 벌써 샬 폰 벨은 73세였고 1년 후 동당(東堂)에서 죽었다.

샬 폰 벨은 명청 교체시기의 가장 유명한 예수회 교사였는데 그의 전도로 인해 선교한 중국인이 아주 많았다. 그는 만청의 대관이며 또 순치황제의 총신(寵信)을 받음으로써 전국의 천주교 신도 수가 한때는 25만에까지 도달했었다. 그의 저작은 천문학과 종교신학 두 가지에 집중되었는데 『주교연기(主敎緣起)』·『혼천의설(渾天儀說)』·『주제군징(主制群徵)』·『성도(星圖)』·『학력소변(學歷小辨)』·『원경설(遠鏡說)』·『진주훈전(眞主訓詮)』 등이 있다. 지금은 단지 『주제군징(主制群徵)』에서만 의학 내용에 관한 것을 볼 수 있다.

『주제군징』은 철리(哲理)로 천주의 실재를 논증(論證)한 저작인데 근거는 천상·지리·사람과 동식물 및 영성을 포함한 자연계의 일체 현상들이다. 그 책은 이런 현상에 대한 물성 소개와 이성 분석을 걸쳐 하느님이 세계 만물을 창조하셨다는 위대함을 얻어낸다고 하였다. 그 상권 목록은 '향징(向徵)' 두 글자로 했는데, 예로, '이천향징(以天向徵)'·'이기향징(以氣向徵)'·'이지향징(以地向徵)'·'이해향징(以海向徵)'·'이인신향징(以人身向徵)'·'이생각용체향징(以生覺容體向徵)'·'이천행향징(以天行向徵)'·'이각류시교향징(以覺類施巧向徵)' 등이다. 하권 편목엔 '향(向)'자가 없고 '징(徵)'만 있는데 곧 증명인 것이다. 이 '향(向)'은 '목적'의 표시인데 응용한 방법이론은 곧 신학화한 아리스토텔레스의 목적론이다. 예컨대 '수이물공향징(首以物公向徵)'에서 다음과 같이 말하고 있다.

> 물지유위(物之有爲 : 사물에 행동이 있으면 방향이 있다)는 이유소향이다. 만약 방향이 없으면 곧 하나의 행동로였다. 행동 또한 반드시 어지러울 것이다. 예컨대 쏘는 데 목표를 세우지 않았으면 쏠 수 없다. 쏜다 하여도 그는 장난이지 명중할 리가 없다.

이것은 만물 존재에 모두 목적이 있다는 것이다. 일체는 지령(至靈)의 주(主)에게 돌아간다. 이것이 곧 신학 목적론이다. '이인신향징(以人身向徵)'에서는 다음과 같이 논증했다.

> 머리의 골은 이마로부터 뇌에 연결되어 있는데 그 수는 8개이다. 상악골은 12개고, 하에는 혼골(渾骨)이 하나고, 이는 32개이며, 등뼈는 34개이다. 가슴 윗쪽은 도골(刀骨)인데 3개로 나뉘었고 갈비는 24개인데 등골뼈에서 시작된다. 14환으로 가슴에 이르러 도골에 바로 접하니 심폐를 보호한다. 아래 10개는 짧아 맞지 않고 그 앞은 넓어 비위가 있는 곳이다. 손가락뼈는 대지는 둘이고 나머지는 각각 3개이며, 손과 발은 각각 20여개다.

이것은 골격 해부학이다. 현대 해부학과 큰 차이는 없다. 그러나, 그의 의도는 또 다음의 설명에 있다.

> 모든 골의 배치는 각기 본향(本向)이 있다. 방향이 각각 다르기 때문에 그 수와 힘도 같지 않을 수 밖에 없어서 혹자는 못처럼 들어가 있고 혹자는 톱처럼 옆으로 나가 있고 혹자는 함처럼 합한 것 같고 혹자는 둘러 쌓은 것 같은 여러 가지들인데 전체적으로 딱딱하나 순리롭게 움직이는 것이다.…… 오! 전능하시지 않으면 누가 이렇게 할 수 있을까!

그러나, 신학 냄새가 많이 난다 할지라도 『주제군징』은 객관적으로 서양 고전 해부학 특히 생리지식을 많이 소개하였다.

근육에 대하여 그는 이렇게 썼다.

육(肉)을 논하면 그 수는 6백으로 경계가 기이하고 그 형은 장단(長短)·관협(寬挾)·후박(厚薄)·원편(圓扁)·각혼(角渾)이 모두 다르므로 그 세는 각각 상하가 서로 같고 혹 순(順), 혹 사(斜), 혹 횡(橫)하여 각각 다른데 이는 모두 각기 본용이 있어서 본신(本身)을 따라서 모두 다르게 움직이는 것이니 이것이 그의 모든 방향이다.

혈액생성을 서술할 때 내장기관과 혈액형성의 상호관계와 생리기능을 언급하였다.

혈의 형성을 논하면 반드시 식화(食化)에 의하고 식은 우선 치도(齒刀)를 거치고 다음에 위부(胃部)를 거치고 조세(粗細)가 모두 대락(大絡)으로 간다. 세자(細者)는 간장으로 올라가 혈이 되고 조자(粗者)는 찌꺼기가 된다. 여기에서 세조를 가르는 것이 비(脾)고, 몸을 해롭게 하는 모든 것을 받는 곳이 담(胆)이고, 장(臟)에서 소화·흡수되지 않은 것을 받아 흡수하는 곳이 신장이다. 비·담·신 모두 성혈지기(成血之器)이기는 하지만 간처럼 혼자 변하지 못하고 체성지기를 생각하지 못하니 간이 귀중한 것이다.

간은 체내의 반변지량(半變之粮)을 거두어 점차 자기 힘으로 모두 혈로 만들어 혈의 정(精)은 다시 혈로 변하니 곧 소위 체성지기(體性之氣)라 한다. 이 기는 최세(最細)하여 백맥에 통할 수 있고 백규(百竅)를 열어 혈을 온몸에 보낸다.

샬 폰 벨은 인체 미세혈관과 신경을 혼동시켰다. 그래서 혈액운행을 묘사할 때 '생양지기(生養之氣)'가 단번에 '동각지기(動覺之氣)'로 변해 버린다.

또, 본혈 일부분이 대락(大絡)에서 심으로 들어가는데 먼저 우규(右竅)에 들어가고 다음에 좌규(左竅)로 옮기어 점점 세미하고 반변하여 이슬(露)과 같이 되니 소위 생양지기(生養之氣)이다. 이 기는 능히 전신의 세혈을 끌어 원열(原熱)을 남기고 또 이 이슬과 같은 것은 1, 2로 나누어 대락(大絡)으로 올라가 뇌로 들어가고, 또 변하여 더욱 가늘고 정교해져 동각(動覺)의 기(氣)가 되어 5관 4체(五官四體)에 나누어져 동각(動覺)을 하게 한다.

생양지기와 동각지기의 학설은 모두 고대 그리스철학자 에라시스트라토스(Erasistratos, B. C. 250년 무렵)의 학설을 취한 것이다. 혈액의 운행에 관하여 책에 다음과 같이 적고 있다.

혈행(血行)은 맥으로 하는데 맥에 있는 모든 것을 '락(絡)'이라 한다. 락은 간에서 나와 둘인데 1상 1하로 각각 소맥으로 나뉘어 가장 미세한 곳까지 이른다. 내부의 장부로부터 외부의 피부까지 안 간 곳이 없고 그 수는 알 수 없다. 맥의 모양은 기계실 같고, 혹은 순(順)하고 사(斜)하며 횡(橫)한다. 순자는 혈세로 인해 이도(利導)하고, 사자는 유혈(留血)하여 퇴하지 못하게 하고, 횡자는 송혈하여 들어가게 한다.

또, 뇌와 신경에 대해서도 논하고 있다.

뇌의 피는 내외층으로 나뉘어 내유하고 외견하여 본기를 보전하고 또 제근을 조시(肇始)하며, 근은 뇌에서 나온 것이 6쌍인데 단 1쌍만 목을 지나 가슴에 와서 위구(胃口) 앞으로 하수(下垂)하고 5관으로 기를 끌고가 혹은 동하게 하고 혹은 각하게 한다. 또 여수(膂髓 : 등뼈 골수)에서는 근(筋)이 30쌍이나 나와 각기 세막으로 방분하는데 피부에 미치지 않은 곳이 없고 피부와 접촉한 곳이 약간 피부처럼 변하는데 이 피부로부터 시작하여 기를 끌어 피부에 넣으니 전신에 충만되어 안 간 곳이 없다.

근의 체는 속이 안에 있고 피부가 밖에 있고 뇌와 비슷한데 뇌와 전신이 연결되는 요약이다. 즉 심과 간이 발한 맥락이 역시 그 체와 같음으로 본체의 정을 전신에 전하게 된다.

예수회사의 역저 중 『주제군징』은 비교적으로 인체구조와 생리기능을 많이 언급한 신학철학책이다.

(三)

전도 서적에서 서양의학 고전이론을 소개한 이런 책들은 적지 않다. 예로서 롱고바르디는 앞에 서술한 『인신도설』 저술에 참가하는 외에 또 『영혼도체설(靈魂導體說)』을 썼는데 책에서 아리스토텔레스의 조직학 내용을 소개하였다.

또, 이탈리아 전도사 삼비아시(畢方濟, Francisccus Sambiasi, 1582~1649)는 1623년에 그가 말로 하고 쉬광치(徐光啓)는 필로 적어 『영언려작(靈言蠡勺)』을 번역하였다. 진원(陳垣) 선생은 "천학(天學)은 처음에 모든 편 중에 포함되었는데 『영언려작』 이름이 가장 좋았다."고 말하였다. 이 책은 진원(陳垣), 마상백(馬相伯)이 모두 머리말을 썼다. 이는 철학 저작으로서 '영성설'을 논술한 것으로 아리스토텔레스의 '영기설'을 소개한 것인데 그 중에는 신경생리학 내용과 기억 절차의 분석이 언급되었다.

앞에 제기한 바뇨니(高一志)는 이탈리아인으로 자는 측성(則聖)이고 원명은 왕풍숙(王豊肅)인데 그의 저서 『공제격치(空際格致)』는 고대 희랍 4원소설 및 해부학·생리학 지식을 언급한 것으로 그 중 학질에 대한 견해는 중의와 비슷하다.

학질은 이렇게 볼 수 있는데 사람이 내화(內和)를 잃으면 일정한 시간에 한열이 나고 몇일 몇달 가도 변치않은 것은 어째서인가? 사기(邪氣)가 쌓이면 반드시 정수(定數)가 있어 만질(滿疾)하면 발적(發積)하고, 산(散)이 다하면 병이 반드시 물러간다. 혹시 그 사기가 다시 발생하면 질환이 여전히 발생한다.

그의 다른 저서 『수신서학(修身西學)』은 윤리행위학의 저작인데 사람의 행위를 논하고 행위의 의향·동기 및 덕행·4추(樞) 등의 내용을 논하였는데 그 속에 혈액 생리학을 논했다.

혈기는 심체에서 이루어져 온몸에 흘러가는 것이다. 2사(二司)는 모두 혈기를 주관하고 역할을 다 하니 같이 있지 않을 수 없다. 사욕(私欲)은 질열(質熱)하고 조금 축축하며, 사분(司忿)은 질열(質熱)하고 조금 말랐다. 각기 심체가 알맞게 나뉘어져 상칭함을 취하여 안거하고 있다.

이탈리아 전도사 마르티니(衛匡國, P. Martinus Martini, 1614~1661)의 『진주영성리증(眞主靈性理證)』은 인체 골격의 숫자 및 인체 생리기능을 논했다.

폴란드의 전도사 스모글렌스키(穆尼閣, P. Nicolas Smoglenski, 1611~1656)의 『천보진원(天步眞原)』은 하늘의 별의 변천은 인체 질병의 부위·성질·길흉 및 인체 생명을 결정할 수 있다고 썼다. 이는 성점학(星占學)에 속한다.

포르투갈 전도사 에우르타도(傅汎際, P. Franciscus Eurtado, 1587~1653)는 『환유전(寰有詮)』과 『명리탐(名理探)』에서 심장과 시각의 기능을 제기했는데, 사람과 4체액의 관계, 대뇌는 지식·기억·의지 및 기분을 제어하는 역할을 갖고 있다는 것을 논했다. 『명리탐(名理探)』에서 고대 희랍 명의 히포크라테스를 소개하고 4체액은 '질(質)'과 '모(模)'의 양쪽이 있다고 했다.

의학을 보면 그 본론은 인신의 4액에 있고, 그 4액에는 4조(調)가 있으니 그 논에는 역시 질모(質模) 양단이 있고, 4액의 조화는 질에 속한다. 질(質)로 말미암아 발생하는 것이 호시(互視)이니 모(模)에 속한다. 질은 실유(實有)이고 모는 사유(思有)이다.

'질(質)'은 4체액의 물질을 가리키는 것이고 '모(模)'는 사변의 뜻이며 체액지간의 관계, 갖고 있는 기능과 생겨난 작용 따위에 대한 것을 가리키는 것이다. 혹은 모식(模式)이라고 이해해도 된다.

그 밖에, 유명한 전도사 페르비스트(南懷仁, P. Ferdinandus Verbiest, 1623~1688)은 벨기에 사람으로 1657년에 중국에 와서 1660년 북경에 들어가 샬 폰 벨을 도와 역법을 썼고 후에 또 같이 감옥에 들어 갔으며 출옥 후 계속 강희의 중용을 받았다. 그는 전도하면서, 흠천감(欽天監)의 직에 있을 때, 또 교의신철서(教義神哲書)·의상서(儀象書) 등을 서술하였고, 듣기에 『목사도설(目司圖說)』이란 책도 있다고 하는데 안과에 관한 서적으로 지금은 실존 여부를 알 수 없다.

이상은 주로 교의 중에 섞이어 있는 의리(醫理)인데 전도사들은 중시하지 않았다. 그렇기 때문에 그들은 문예부흥 후 의학 혁신 지식을 중국에 도입하지 않았으며 또 할 수도 없었을 것이다. 중국 교우 혹은 지식분자는 당연히 다만 이런 것을 통해 서양 고전의학 지식을 얻을 수 밖에 없었는데 그 예로 방이지(方以智)·왕굉한(王宏翰) 등은 모두 교의서(教義書)에서 처음으로 서양의학을 접촉했다. 이런 내용은 중국에서는 새롭지만 유럽에선 이미 낡은 것이었다.

제 4 절 서양의약에 관한 선교사들의 단편적 기록

선교사들의 저작 중에는 서양의약에 관한 기록들이 보이곤 하는데, 그 중에는 중국 의서를 베낀 것이 적지 않으니 다음과 같은 것들이 있다.

(一)

우르시스(熊三拔, Sabbathinus de Ursis, 1575~1620)의 자(字)는 유강(有綱)이며 이탈리아인이다. 1606년에 중국 북경에 정착하고, 북경 교구 학원 원장을 맡았다. 그러나, 1917년 남경 교안(敎案) 사건과 연루되어, 마카오로 끌려가 병으로 1620년에 사망했다.

우르시스는 북경에서 서광계, 이지조와 공동으로 서양 역서를 번역했었다. 그러나, 이후 조정 역국(曆局) 감수관(監修官)의 시샘으로, 역서의 편집을 포기하고, 농정수리(農政水利) 등으로 분야를 바꾸었다. 그는 수기(水器)를 만들고, 정밀한 기계 도면을 제작하고, 『태서수법(泰西水法)』이란 저서를 남겼다. 이 책은 농업 수리에 관한 책으로, 출판 후 보는 이들을 놀라게 했을 뿐 아니라, 황제도 감탄해 마지 않았다.

『태서수법(泰西水法)』은 우르시스가 내용을 작성하고, 서광계가 글을 적고 이지조가 수정하여 1612년에 완성되었다. 『사고전서』에 자(子)부, 농가류에 있으며, 총 6권이다. 책은 취수(取水)・축수(蓄水)・용수(用水)의 방법에 관해 서술하고 있는데, 제1권은 '용미거[龍尾車 : 일명 용골차 - 목재로 만든 관개용 수차]'・강・하천의 물을 이용하는 법, 제2권은 '옥형거(玉衡車)', 부전편은 언항승거(言恒升車)・쌍승거(雙升車)・우물・샘물을 이용하는 법, 제3권은 '수고[水庫 : 저수지]', 제4권은 수법(水法) 부록으로 샘을 찾고, 우물을 만드는 법, 그리고, 병을 다스리는 물에 대해 언급하고 있고, 제5권은 '수법(水法)'으로, 물의 성질을 얘기하고, 제6권은 각종 기계의 도식으로 되어 있다.

Sabbathinus는 자연계 만물의 생존 기초를 설명할 때, 히포크라테스의 사원행설에 근거하고 있으며, 인류 신체 운동의 원리, 체액 생리학과 병리학 그리고, 사람과 자연의 관계 등을 논하고 있으며 다음과 같이 말하고 있다.

사람의 몸은 전부 4행으로 생겨나고, 이루어진다. 몸의 온도, 수분 발산, 식음과 혈기 조성은 화행(火行)이요, 몸의 맥락・출입・호흡・내외 조화는 기행(氣行)이요, 몸의 타액 장기 뼈는 수행(水行)이요, 몸과 장기가 형태를 이루고, 섭생으로 혈육을 이루는 것은 토행(土行)이다. 사람의 몸이 이와 같고, 만류(萬類) 또한 이와 같은 이치이다.

병을 다스리는 물은 물의 음용(飲用)과 치료를 위주로 소개하고 있으며, 아울러 인체 생리
와 소화 기능의 지식에 관해 기술하고 있다.

　무릇 음식(飲食)에는 3화(三化)가 있으니, 첫째는 화화(火化)로 조리하여 익게 하는 것이고, 둘
째는 구화(口化)로 잘게 씹어 삼키기 좋게 하는 것이고, 셋째는 위화(胃化)로 성질을 변화시켜 전
해 주는 것이다. 2화(二化)의 도움으로 위가 편해지는 것이니, 생 것, 찬 것, 급히 먹는 것은 위에
손상을 주게 된다. 위화(胃化)가 끝나면 비장에 전해져 유미(乳糜)로 희석된다. 그리고는 온몸으로
퍼져 나가는데, 가장 좋은 것은 기(氣)가 되어 근육으로 가고, 그 다음으로는 혈(血)이 되어 맥으
로 나가고, 골수를 채우고, 몸을 키우고, 관절을 조절한다. 여기서 말하는 좋은 음식이란 음식의 정
화(精華)를 말하는 것이다.

『태서수법』 중에는 배설 생리와 체액 생리학에 관한 내용이 있는데, 인체내에서 운화(運
化)되어지지 않고 잔류하고 있는 체액이 있는데, 이렇게 남아 있는 액들이 질병의 근원 중 하
나이다.

우르시스는 책에서 '서양약로[藥露 : 증류법으로 만든 약] 제조법'에 관해 한 절에서 전문적
으로 설명하고 있다. 먼저 약로의 기능에 관해 소개하고 있다.

　우리가 섭취하는 물은, 모두가 약의 정화(精華)라 할 수 있으니, 위화(胃化)를 거치지 않아도 비
장에서 이미 좋은 것이고, 섭취하는 즉시 근육과 맥에 퍼져 그 이로움을 크게 한다. 또한 증류하여
얻어진 것은 모든 물체에서 가장 좋은 것으로 처음의 기운을 다시 얻을 수 있으니 기세(氣勢)가 커
진다. 끓인 술의 맛이, 그 본래의 술보다 진한 것을 보지 못했다.

아울러, '약로제기도(藥露諸器圖)'를 첨가하고 있고, 제조법상 혁신적인 것도 있다.

　그 제조법은 우선 동냄비를 만드는데, 바닥은 편평하고, 위까지 그대로 올라오나, 아래가 약간 넓
고, 위는 약간 오므려…… 높이가 4, 5촌이 되게 한다. 다음은 주석으로 두변(兜弁 : 고깔모양의 뚜
껑)을 만드는데, 아연이나 은으로 만들면 훨씬 훌륭하다…… 윗쪽 손잡이가, 아래쪽 은동냄비의 윗
쪽에 맞게 냄비를 넣는다. 주석 입구 안쪽 1촌쯤 되는 곳에 주석관을 다는데, 관이 주석등과 통하도
록 한다. 그것을 약간 기울인다…… 다음으로 부뚜막을 만드는데, 그것은 일반적인 것과 같다……
로[露 : 증류해 얻은 것]를 만들려면, 우선 재료를 깨끗이 하고, 큰 것은 잘게 쪼개고, 꽃이면 화판
[蒂]과 술을 제거한다. 동냄비에 가득 채우면, 냄새가 올라가지 못하므로, 재료를 가득 채우면 안
된다…… 약한 불[文火]로 끓이는데, 벽돌이 뜨거워지면 바닥이 뜨거워져, 열기가 두변(兜弁)으로
올라와, 곧 물이 된다. 그것이 두변(兜弁)을 타고 내려가, 홈으로 들어가, 관으로 나오면 그릇으로
받는다. 두변(兜弁)의 위를 천으로 덮어 두는데, 그것을 찬물로 적셔 놓으면 증기가 올라오다 찬 데
부딪혀 물이 된다. 물은 은자기(銀瓷器)에 담아 놓고, 재료는 햇볕을 쏘여 반이 되면, 물기는 완전
히 없어져, 오래 되어도 상하지 않게 된다.

증류법과 증류기에 관한 최초의 자세한 서술이다. 약로(藥露)는 알레니(艾儒略)의 『서방문답(西方問答)』 중에도 언급되고 있다.

만약 장미로(露) 종류라면, 찌꺼기들은 버리고, 그 정화만을 취하여 약으로 쓰면, 소량으로도 신속한 효과를 보며, 비위를 상하지 않고 차츰 스며들며, 제거한다.

청초(淸初), 우동(尤侗)은 '외국죽지사영천주당(外國竹枝詞咏天主堂)'을 저작하고, 다음과 같이 주석을 붙이고 있다.

나라 안에서 장미가 가장 귀하니, 증류를 해, 로(露)를 만들면, 가히 향약(香藥)으로 쓸 만하다.

내용으로 보아, 우동은 천주당 중 서양의 장미로(露)로 약을 만든 소식을 들은 바 있었던 사람인 것 같다.

그리고, 루지에리(羅堅明, P. Michel Ruggieri, 1543~1607)은 이탈리아인으로, 자는 복초(復初)이다. 그는 『천주실의』 중 식물학에 관한 내용이 있는 부분에서 지하수와 초목, 초목과 금수의 상호관계, 과실과 오곡의 이로움, 나무의 재료, 약초의 기능 등에 관해 소개하였다. 제9장은 「논세간금수지지소용약(論世間禽獸之知所用藥)」으로 동물이 어떻게 자가치료를 하는가, 인류가 동물의 자가치료 방법을 어떻게 얻어냈는가의 경험 등에 관해 논하고 있는데 예를 들면 다음과 같다.

프랭크족(佛郞機 : 포르투갈, 스페인 지칭)의 의학에서는, 서리라자(西里羅仔)라는 풀을 사용하였는데, 이 풀의 성질은 안과에서 사용할 수 있다.

조미학(鳥尾鶴 : 학의 종류)은 바닷가의 소다수를 이용해, 장의 병[腸疾]을 고쳤는데, 프랭크족은 이것을 보고 통변을 좋게 하는 법을 알게 되었다.

16·17세기의 서양 약물은 금석(金石)을 위주로 부분적으로 가공을 거친 것이다. 초약(草藥)은 약로(藥露)로 만들어 사용한 것이 상당히 있었으나, 이 시기에 중국에 전해진 것은 많지 않다. 이것은 범행준 선생의 『명계서양전입지의학(明季西洋轉入之醫學)』 제5권에 보면 다음과 같이 분류해 놓았다.

1) 석류(石類) : 황[硫黃, 『공제격치(空際格致)』]·벽경석(酸驚石)·기공석(奇功石), 〔『본초보(本草補)』〕

2) 수류(水類) : 강수(强水), 〔조학민(趙學敏)의 『본초강목습유(拾遺 - 보충본)·오이당술(五怡堂述), 서양인의 강수 제조법』〕; 정유(精油), 〔『본초보(本草補)』〕

3) 목류(木類) : 야수실(椰樹實 : 야자), 애유략(艾儒略) (『직방외기(職方外記)』〕; 단수피(椴樹皮 : 피나무 껍질), 가알농(加空弄), 〔『본초보(本草補)』〕

4) 초류(草類) : 적리아가(的里亞加) · 아력만(阿力滿), 〔『직방외기(職方外記)』〕 ; 루유(蔞
油 : 하늘타리 기름), 〔『본초습유(本草拾遺)』〕, 향초(香草), 취초(臭草), 〔『본초보(本草
補)』〕

5) 수류(獸類) : 산이(山貍, 삵괭이), 〔『직방외기(職方外記)』〕 ; 보심석(保心石), 〔『본초보
(本草補)』〕

6) 충유(蟲類) : 미백자(未白刺) · 갈(蝎 : 전갈), 애유략(艾儒略) 〔『삼산논학기(三山論學
記)』〕 ; 흡독석(吸毒石), 〔『본초보(本草補)』〕 ; 양충(洋蟲), 〔『본초습유(本草拾遺)』〕

여기서 언급되고 있는 『본초보(本草補)』는 중국에 들어온 서양의 약물학에 관한 최초의 서
적으로 멕시코의 피누엘라(Petrus Pinuela)가 썼다. 그는 1676년 중국에 들어와 1704년 타
계하였다. 이 책은 이미 유실되었으나 조학민(趙學敏)이 『본초강목습유(本草綱目拾遺)』 중에
이 책의 약물학 명칭을 사용하였다.

위에 언급된 책에서는 열거한 약물들의 생산지, 용도 및 치료법도 소개를 해놓고 있다.

(二)

이 시기에 소개되어 들어온 서양의학 진단치료법은 거의 없고, 알레니의 『서방문답』에서만
조금 찾아볼 수 있다. 『서방문답』은 1637년 제작된 것으로 서양의 풍토, 인정, 문화역사 그
리고, 사회제도 등에 관해 언급하고 있는데, 그 중에는 서양의학은 진찰시, 진맥 이외에 유리
병에 소변을 채취해, 그 색으로 병을 진단하고, 피를 뽑고, 운동을 하는 등의 방법으로 치료
한다고 적혀 있다. 예를 들면 다음과 같다.

병은 피가 상하여 생기는 것이므로, 초기에는 맥을 열어 상한 피를 빼내는 것으로 치료를 할 수
있다. 만약 몸 안에 나쁜 패기(敗氣 : 썩은 기)가 있어 소화가 되지 않는다면, 가만히 앉아 있어서
는 안 될 것이요, 병을 물리치려면 운동을 해야 할 것이니 산보, 등산 등으로 사지를 움직이면, 소
화를 시킬 수 있다. 더불어 환약은 소량 사용하고, 큰 병을 치른 후에는 음식물의 섭취로도 보신이
충분하다.

중세 유럽에서 성행했던 점성술은, 예수회 전도사의 저서와 더불어 중국에 소개되었다. 명
말 · 청초에 번역된 책들 중, 스모글렌스키의 『천보진원(天步眞原)』은 별의 모양(星象)으로
인체의 병리와 진단방법을 설명하였다. 12궁수(宮獸)와 인체의 사지 오장육부가 서로 연관되
어 있는데, 예를 들면, 백양(白羊) 자리는 머리를, 천평(天枰) 자리는 하초(下焦) 방광과 양
옆을 주관한다. 4성(四星)은 질병과 질병 부위에 속해 있는데, 예를 들면, 토성은 우측 귀,
방광, 좌측 늑골을, 목성은 풍담(風痰)을 주관한다. 치료 원리도 마찬가지고, 사성과 질병,

환부 부위의 결합(짝짓기)사상에 따라 정해졌다.

인명(人命)은 네 개가 있으니, 용(用)·수(受)·화(化)·거(去)로, 열건(熱乾)에서 쓸 수 있는
것으로, 태양이 주관을 한다. 만약 습(濕)하면 쓸 수가 없으니, 태음(太陰)이 백양 자리에 있을 때
이니, 인마(人馬) 자리를 구하면 곧 쓸 수가 있다.

질병의 길흉생사·발병시기, 인체의 모습과 아름답고 못생김, 강약과 모자람, 넘어지고 다
치는 것 모든 것을 점성술로 계산해 낼 수 있고, 책에서는 또한 사성(四星)과 사액(四液)의
연관, 오성(五星)의 인성(人性), 화복(禍福), 질환(疾患)을 주관하는 내용도 적고 있다.

앞에서 언급하였던 책들 중에도, 몇몇 질환의 자료의 구체적 방법도 설명하고 있다. 예를
들면, 다음과 같다.

1. 신경쇠약·건망

노심초사(勞心苦思), 번뇌 걱정, 음식을 적절히 먹지 않고, 과음 과식 등에 기인한 것이니,
이로 인해 "뇌를 조절하는 기운이 혼탁해지고, 뇌로 통하는 맥을 막는다." 혹은 이로 인해 모
든 걸 잊기도 한다. 약물, 음식 조절, 섭기(涉記), 이 세 가지 방법으로 고칠 수 있다. 또한,
자고새(鷓鴣鳥)의 담(胆)을 양 이마에 붙이기, 마노(瑪瑙 : 석영의 일종)는 가늘면 향기가
신령한데 빈 속에 생강과 함께 씹기, 향물(香物)을 양손에 쥐면 섭기의 구멍이 뚫리는 등의
방법을 이용할 수 있다『성학서(性學書)』.

2. 뇌출혈

가벼운 반신불수는 안마를 이용한다『성학서(性學書)』.

3. 두통

국부방혈법(局部放血法 : 피뽑기)을 이용한다. 「태양(太陽), 인당(印堂)」『도설(圖說)』

4. 구토 반위(反胃)

작은 양으로 자주 먹고, 속을 비우지 않도록 한다『도설(圖說)』.

이외에도 『도설』 중에는 위하수·장조(臟躁 : 히스테리)도 언급되어 있다.

5. 탈항(脫肛)

부드러운 천을 사용해, 손으로 밀어 넣는다.

6. 학질

나쁜 기(氣)가 해를 입히는 것이라 생각되었고, 내화(內和)를 잃으면, 금계랍(金鷄納 : 키
니네)을 복용한다. (『직방외기(職方外記)』)

7. 목황[目黃 : 황달증]

『설개(說槪)』에서 "눈은 본시 투명 무색한데, 화병은 황색이니, 그 황색이 눈에 들어, 사
물이 황색으로 보인다."는 내용과 사행설로써 이 현상을 설명하고 있다. 실은 황달에 걸린 것

이다.

8. 근시 · 원시

샬 폰 벨(湯若望)은 『원경설(遠鏡說)』 중에서 근시와 원시의 광학원리를 해석하고 있다. 1925년에 아르마티(Solvino de Armati)가 안경을 발명했고, 1560년에 서양에선 마우롤리쿠스(Maurolycus)가 근시 · 원시원리를 발표하였다. 만력 때에는 안경이 이미 중국에 전해 들어왔고, 허대수(許大受)란 사람이 사용을 해보고 이르길 "시력이 배가 되었다."고 하였다.

9. 이농(耳聾 : 귀가 막혀서 소리가 잘 안들리는 것)

귀머거리 치료 기구가 있는데 그것은 아주 얇은 은편을 귀관(管) 모양으로 만들어, 귓바퀴를 크게 하는 것이다. 이명(耳鳴 : 귀에서 소리가 나는 것)은 4체액(四體液)이 잘 조화되지 못하여 생기는 것이라 여겼고, 벙어리는 귀머거리로 태어나면 반드시 벙어리가 되는데 그것은 귀와 입의 신경이 연결되어 있기 때문이라 했다.〔『성학추술(性學觕述)』〕

10. 유통(乳痛)

그 좌우 옆과 아래에 흡각[火罐]치료를 하면 없어진다.

11. 매독

횡골(橫骨)에서 독이 생기는 것으로, 무릇 불결한 여자와 교합을 하면, 그 골(骨)이 열을 받아, 내동(內動)하게 되어, 매독과 면화(綿花), 양매(楊梅 : 악성 매독 발진) 등의 궤양이 생기게 된다. 습기와 냉기를 받아도 이 증세가 생길 수 있다.〔『도설(圖說)』〕

12. 동질(凍疾 : 동상)

『직방외기(職方外記)』에서 모스크바는 매우 추워, 갑자기 따뜻한 곳에 들어가면, 귀와 코가 떨어지니, 먼저 몸을 물에 담가 천천히 녹인 후 들어가도록 한다.

13. 폐경(閉經)

배구대소권[杯口大小圈 : 주둥이가 크고 작은 잔]으로 혈상(穴上 : 난소 부위)을 누르고, 끈(帶)으로 조여 매면 나오게 된다.

14. 천화(天花 : 천연두)

천연두가 나기 시작할 때, 진주 가루를 약간 사용하면 피를 식히고, 독을 제거한다. 약으로 쓰기도 하는데, 조금은 제거할 수 있다.

이외에도, 치료 중 온천 요법에 대해서도 소개를 했는데, 『태서수법(泰西水法)』 중에는 온천 요법의 원리에 대해 다음과 같이 해석하고 있다.

진짜(원래) 물은 약이 될 수 없고, 약이 되려면 반드시 그 맛을 빌어야 한다.

『공제격치(空際格致)』에서는 온천의 종류는 아주 많은데, 반드시 의사의 검정을 거친 후, 치료할 수 있다고 하였다.

홍미로운 것은, 『직방외기(職方外記)』에서는 지중해에서 발생한 흑사병에 관해서 기록하고 있는데, 명의는 점술에 의지하고, 큰 불로 성을 밤새 태운 후에야, 불을 꺼서 비로소 전염균을 막을 수 있었다고 적고 있다. 이것은 아마도 유럽의 흑사병 유행과 방역법에 관한 최초의 한문(漢文) 기록일 것이다.

(三)

선교사들의 저서 중에서 서양 의사 제도에 관하여 조금씩 소개를 하고 있다.

알레니(艾儒略)의 『서학범(西學凡)』은 서구 유럽 대학의 각과의 개설 과정 요강으로, 그 과목은 크게 6과로 나눈다. 첫째 문과(Rethorica-라틴문), 둘째 이과(Philosophia-철학), 셋째 의과 (Medicina), 넷째 법과(Leges), 다섯째 종교과(Canones), 여섯째 도과(道科, Cheologia). 『서학범(西學凡)』에서는 서방 국가들의 의학 교육에 취했던 신중한 태도에 대해서 얘기하고 있다.

이것을 경시해서는 안 되고, 나라에 의학을 가르치는 학교를 세우고, 학식이 넓은 의사를 청해 이 과에 관심이 있었던 자들로 하여금 의학을 배우게 할 수 있다.

의과에서 배우는 내용은 다음과 같다.

고대 의학 경전을 해석하고, 인성의 본원을 설명하고, 외체백지(外體百肢)의 특성을 밝히고, 내장의 여러 상황, 여러 병의 원인을 실험하고, 치료약을 찾는다. 약 6년간의 수업을 하고, 그 후에 선생을 따라 진찰을 하고, 처방을 하며, 그 효과를 시험해 본 뒤에 의사로 선발한다. 그리고, 숙련되지 못한 자는 의사가 될 수 없게 한다.

『직방외기(職方外記)』에서는 이과를 익힌 후 대학에 진학할 수 있는데, 대학은 4과로 나눠지고, 의과도 그 중 하나라고 소개하고 있다.
『서방문답(西方問答)』에서도 다음과 같이 말하고 있다.

의사는 비록 문과 공부를 했더라도, 의과를 다시 공부해야 하며, 명의(名醫)들의 강의를 듣고, 반드시 시험을 거쳐야, 의사를 할 수가 있다.

1594년 마카오 성바오로 학원은 대학으로 확대되면서, 실습반을 부설했고, 신학, 철학, 라틴어를 가르쳤는데, 학교에는 도서관·관상대·약방이 있었다. 그러나, 1793년과 1835년 두 차례의 큰 불로 모든 학교와 자료를 소실했다. 그래서 이 학교의 교육 상황을 고증할 방법이 없게 되었다. 범행준 선생은 책에서 다음과 같이 기록하고 있다.

마카오 시정부 기록 중에, 파라미군(巴拉米郡) 신부가 사인을 한 질병 증서 한 장이 있는데, 어떤 이가 성바오로 학원 진료소에서, 의사의 진료를 받았다고 쓰여 있다.

이것은 이 병원에 관한 유일한 기록이다.

『직방외기(職方外記)』・『서방문답(西方問答)』・『지여도설(地輿圖說)』 중에 서방은 항해선 상 중에 의관을 임명하고, 선원들의 질병과 건강을 책임지게 했다고 적혀 있다. 『서태수법(西泰水法)』에는 약상(藥商) 관리법이 있다.

소개에 따르면, 서방의 의원은 두 가지가 있는데, 제원(濟院)과 병원이다. 이것은 당시 유럽의 의료 기관이, 구제와 진료가 혼합된, 중세기의 의원 초창기의 흔적을 갖고 있는 것이다. 제원은 5종류로 나뉘는데, 병원(3류)・육영당(育嬰堂)・여사원(旅舍院)으로, 비용은 국왕과 지방 유지 그리고, 병이 치료된 사람들의 기금으로 충당했다. 여사원은 갈 곳 없는 나그네들을 수용했는데. 방은 중하급으로 구분하여, 중하층 사람들을 접대했다. 약과 진료비는 현지인보다 비싸게 받았다. 그리고, 큰 방에는 부유한 사람들이 묵었는데 지금의 고급 병실과 비슷하다. 병원은 질병의 특징에 따라 3종류로 나누고 있는데, 보통 병원은 학질・이질・부상자들, 전염 병원은 치료가 어렵고 전염되기 쉬운 병, 불구자 병원은 불구자들을 수용했다.

『직방외기(職方外記)』 2권 「유럽총설(政羅巴總說)」에서 대도시에는 병원이 많게는 십여 개가 있다고 하고, 유럽 병원의 등급을 분류해 놓고 있는데, 중하급은 중하민을 상대하고, 큰 병원은 귀빈자를 받고 명의와 좋은 약을 쓴다고 되어 있다.

이러한 기록들로 미루어 볼 때, 명청 때 중국에 왔던 선교사들은, 결코 서방의 의료제도, 의약기구 등을 전면적으로 중국에 들여오려고 하는 의도가 아니라, 그저 이국인으로서 즉흥적인 기록을 했을 뿐이다. 그러므로, 이러한 것들은 중국인의 호기심만을 자극했고, 의학 총체적인 충격은 없었다.

제 5 절 선교사 의사의 중국에서 의술활동 시작

(一)

1557년 포르투갈 정부는 마카오를 무력 점령한 뒤 관리를 두고는 포르투갈의 영토로 삼았다. 서방의 의사, 선교사, 상인들은 마카오에 서방의 사회제도에 따라 행정기구가 설치되는 것을 기화로 의료사업을 시작하고, 의원과 의학원을 세웠다.

1569년, 마카오 주교 카르네이로(加奈羅, Melchior Carneiro)가 의원 두 곳을 세웠다. 하나는 신도를 위한 것, 하나는 일반인을 위한 것으로, 이름은 Santa Caza da Mizericordia

Hospital이다. 이것은 서양인이 중국에 세운 첫 번째 의원이다.

16세기 중엽, 마카오는 또 라파엘로 의원(St. Raphael's Hospital)을 세웠다. 마카오에 온 여행객, 상인 등의 외국인들은 대부분 이 곳에서 진료를 받았다. 1640년과 1667년 이 의원은 두 차례에 걸쳐 증축하였다. 의원 가운데 높은 벽을 쌓아 남, 여 두 부분으로 나누었고, 모두 40여 병상이 있었는데 비교도들도 이 의원에서 치료를 받을 수 있었다. 1627년 이 의원은 의사들에게 환자들에 차등 없이, 정성껏 치료하라고 지시를 내렸다. 또한 상처를 묶어 주는 조수가 약조제의 책임을 맡도록 규정했다.

대략 1579년경, 마카오에는 이미 나병 병원이 있어 나병환자를 받고, 그들을 격리시켜 전염을 막았다.『마카오 기략(紀略)』의「오번편(澳番篇)」에 다음과 같이 기록되어 있다.

> 마카오에 외국 의사 안토니가 있었는데, 외과 분야에서 이름이 나 있다.
>
> 소합유(蘇合油)·정향유(丁香油)·단향유(檀香油)·계화유(桂花油) 같은 약료(藥料)는 모두 병(瓶)으로 재고, 빙편유(冰片油)는 국자(바가지)로 잰다.
>
> 별도로 의인묘(醫人廟)는 마카오의 동쪽에 있는데, 의사는 사람을 구해 준다. 홀아비, 과부, 의탁할 곳 없는 사람, 병을 고치지 못한 자는 묘에서 받아 준다.…… 발풍사(發瘋寺 : 정신병자를 치료하는 절)가 있는데, 안에는 미친 자와 외국인이 있고, 밖에는 병사가 지키고 있고, 녹봉을 받는다.

여기서 '의인묘(醫人廟)'란 교회 의원이고, '발풍사(發瘋寺)'는 정신병원이다.

그러나, 중국 내륙에서는 선교사들의 이러한 진료활동이 아주 늦게서야 시작되었다.

(二)

선교사들의 의료활동은 17세기 말에 시작되었는데, 이는 주로 강희제의 힘을 얻어서이다. 1692년 강희제는 악성 열병에 걸렸는데, 실은 학질로, 프랑스 선교사 세르비용(P. Joan Franciscus Cerbillon, 1654~1707)과 포르투갈 선교사 페레이라(徐日升, P. Thomas Fereyra, 1645~1708) 두 사람이 정제로 강희제의 병세를 호전시켰다. 며칠 뒤 열병이 다시 도지자, 황실의 태의, 스님, 도사 등이 차례로 둘러보아도 속수무책이었다. 이 때 프랑스 선교사 퐁타네이(P. Joanes Fontaney, 1643~1710)이 인도에서 보내 온 키니네 나무 껍질을 비스들루(Mgr. Claudus de Visdelou, 1658~1737)에게 주어 조정으로 보냈다.

> 황제가 약을 드시기 전에 대신들을 파견하여 우선 학질에 걸린 자들에게 복용케 하였더니 모두 나았다. 대신들이 조금 먹어 보았으나 아무 해가 없자, 황제께 드렸더니 곧 나았다.

강희제는 서방의 약의 혜택을 입고, 이 때부터 그 약에 대한 숭배가 대단해, 키니네를 '성약'이라 했고, 약신(藥臣)에게도 "서양에는 키니네란 나무껍질이 있는데, 학질에 복용하면 바로 효험이 있다." 그는 이 약을 그의 신하들에게 하사하였는데, 1705년에 기재되어 있다.

이 키니네는 황제께서 만드신 것으로, 복용하면 아주 좋다. 이것은 열 냥(十兩)으로 제독(提督 : 최고 무관)에게 하사하신다.

키니네는 이로 인해 중국에서 널리 퍼져 나갔고, 조설근(曹雪芹)의 조부 조인(曹寅)은 강희(康熙) 51년(1712) 7월 1일에 감기 기운이 있더니 학질이 되었는데, 이후(李煦)에게 이르기를 "반드시 성약을 얻어 나를 구해 주오."라고 하였다. 강희제는 이후에게 7월 10일에 다음과 같은 글을 내렸다.

오늘 학질 치료약을 하사하나, 늦었을까 걱정이 되므로 역마(驛馬)를 하사하니 밤새 달려가라. 그러나, 학질은 아직 설사를 하지 않았다면 무방하나, 만약 설사가 시작되었다면 이 약은 먹으면 안 된다. 키니네는 전문적으로 학질을 치료하는 것으로, 2전(二錢)을 가루로 술에 섞어 먹는다. 만약 병이 가벼워지면, 다시 한 번 더 먹는다. 멎은 후에 1전(錢) 혹은 8분(分)을 연거푸 두 번 복용하면, 뿌리를 뽑을 수 있다. 만약, 학질이 아니라면, 이 약은 먹어서는 안 된다. 반드시 주의해야 한다. 만번 당부한다!

조인(曹寅)은 7월 23일 병사했다. 하사하신 키니네가 아직 도착하지 못했기 때문이다. 그러나, 강희제의 키니네의 학질 치료에 대한 확신과 약성의 이해로 보면, 이 약의 영향력을 가히 알 만하다. 사료의 기제에 의하면, 18세기 중엽 이후, 중국 내에서의 키니네 응용이 상당히 광범하여, 조학민의 『본초강목습유(本草綱目拾遺)』에도 이 약이 나와 있고, 유월(兪樾)의 『다향실총초(茶香室叢鈔)』 중에도 「키니네(金鷄納)」조(22권)가 있다.

사실, 이러한 치료과정 중, 실제로 덕을 본 것은 예수회의 선교사들이다. 그들이 강희제의 병을 성공적으로 치료해서, 서양학에 관심을 갖게 된 황제의 총애를 받아 "특별히 황성 서안문의 큰 건물을 하사받았다." 청조정이 개축을 해주어 1703년에 완공했으니 바로 서집고(西什庫)의 '북당(北堂)'이고, 구세낭이라고도 칭했다. 낭내에는 강희제와 쁘랑스 왕 루이 14세의 초상이 걸려 있고, 강희제는 친히 '만유진원(萬有眞元, 건륭 때 '元'을 '原'으로 바꿈)의 편액을 썼다. 『중국의사(中國醫史)』의 기재에 따르면 다음과 같다.

강희제는 완치된 후 얼마 안 되어, 위풍 당당히 신하들을 이끌고 말을 타고 성 밖으로 나갔는데, 특별히 일반인들도 길에서 볼 수 있도록 허락하였다…… 함께 데리고 나간 4명의 신부는, 홍약한(洪若翰), 장성(張誠), 백진(白晋), 유응(劉應)이다.

강희 48년(1709)에 다음과 같이 말했다.

예전에, 짐이 몸이 좋지 않았을 때에 그들 〔「즉, 남회인(南懷仁)·안문사(安文思)·이유사(利類思)·서일승(徐日升), 모두 프랑스 예수회 선교사이다. - 저자 주(注)」〕이 무릎을 꿇고 상소를 올리며, 서양의 좋은 포도주를 올렸는데, 나이든 이에는 좋은 보약으로, 어린아이가 젖을 먹어 힘을 기르는 것과 같다 하며 간곡하게 울며 계속 상소하며 포도주를 먹으라 하는데, 어떤 것은 도움이 된다. 짐은 그 상소를 받기로 하고, 매일 포도주를 몇 차례 마시니 느낌에 좋은 것 같더라. 이제는 매일 몇 차례씩 마시니, 짐의 몸이 아주 좋아졌다.

(三)

강희 말년에 금교(禁敎)를 선포했다. 옹정(雍正) 2년(1724) 2월 11일에 예부(禮部)에서 정식으로 금교 명령을 내렸다. 건륭연간 청대까지 금교가 계속 실시되었다. 19세기 상반기까지 약 100년동안 계속 중국은 쇄국정책을 고수하였다. 그러나, 청조정은 선교 금지를 명문화하고는 있으나, 선교사들의 서방 학문의 전달을 완전히 거절한 것은 아니었다. 이렇듯 당시 청조정에서 서방 과학기술과 예술을 전수할 수 있는 사람들은 직책을 맡으며, 계속해서 북경에 머무를 수 있었다. 또한 특별한 기술이 있는 선교사들도 여전히 유럽에서 북경으로 왔다. 이리하여 금교(禁敎) 때문에 동서문화의 교류가 완전히 중단되지는 않았다.

물론 18세기 중국에 머물렀던 선교사들의 처지는 매우 힘들었다. 어떻게 해볼 수가 없었던 상황에서, 그들은 여기저기 다니며 중국문화를 연구했다. 의학에 능한 선교사들은 의료활동을 하면서 중의와 중약을 연구하였고, 서양의학의 전수는 정체상태에 머물고 있었다.

금교시행 전후로 중국에 온 선교사들 중 기록에 남아 있는 사람들은 다음과 같다.

다 코스타(Borther Jean Joseph da Costa, 1679~1747)

자(字)는 자경(子敬)이며, 프랑스인이다. 그는 명의에게 의학과 제약, 외과학을 배운 사람으로 1705년 중국에 와서 북경에 진료소를 차리고 매일 무료로 진료를 하고 약을 처방하였는데, 주로 외과질환을 치료했다. 30여년 동안 현재의 관원과 사대부들의 존경을 받아왔는데, 그는 친히 방문치료도 하고, 가난한 백성들과도 가까이 지내고 치료도 해주었다. 그는 강희 45년(1706년) 이후 부름을 받고 궁에도 여러 번 들어갔다. 1747년 3월 1일, 그는 궤양으로 사망하였는데, 황제는 장례비로 은 이백 냥을 하사했다. 살아 있는 동안 그는 중국인에게 선교를 했고, 영아 세례도 해주었다.

루세(Etienne Rousset, 1689~1758)

자(字)는 치득(治得)이며 1719년 중국에 온 후, 강희제의 어의를 지냈는데, 강희제의 초후 몇 차례의 순례 중에, 그는 그를 수행하고 다녔다. 매일 아침 저녁, 정해진 시간에 진료소에 나와 중국인을 치료해 주니, 사람이 밀려들었으며, 자선의사라 불렸다. 1758년 독창(毒瘡)에 걸려 사망했다. 관직은 광저사원외랑(廣儲司員外郎)을 지냈다.

반계훈(1664~1703)

프랑스인 외과전문으로, 강희제의 손자가 위급할 때, 치료해 주었다.

데 마토스(Emmanuel de Mattos, 1725~1764)

자는 요동(曜東)이며 출중한 외과의사로 피로 과다로 폐결핵에 걸려 죽었다.

로드(Bernard Rhodes, 1645~1715)

자는 신재(愼齋)이며 프랑스인이다. 1699년 중국에 자원하여 왔는데, 외과전문으로 약을 잘 처방하고, 맥을 아주 잘 보았다. 마카오에 막 와서 현지 의사들이 고치지 못했던 몇몇 환자의 병을 고쳐 이 때부터 많은 사람들의 신임을 얻게 되었다. 북경에 와서는 약방을 열었는데, 강희제에게 약을 두 번 지어주었다. 한 번은 강희제의 윗입술에 종기가 생겨, 수술을 해야 되었는데, 태감이 수염을 자르는데, 한 가닥을 더 잘랐다고 강희제가 크게 화를 냈다. 한 번은 심계항진(心悸抗進)이었는데, 강희제가 태자를 폐위한 이후, 마음이 아파 심장병이 발작하여 거의 죽을 뻔 했는데, 나선덕의 진료를 받고 완쾌되었다. 이런 일이 있은 후 그는 궁정의 어의를 맡게 되었다. 강희제가 외출시 항상 옆에서 건강을 살피니, 이에 감격한 황제는 그에게 20만 프랑 정도의 금괴를 하사했다. 1715년 열하(熱河)에서 폐렴을 얻어, 북경으로 오는 중에 사망했다.

바쟁(Louis Bazin, 1712~1774)

자는 무수(懋修)이다. 그는 페르시아왕 토마스 코헨(Thomas Cohen)의 수석 어의를 맡았던 자로, 후에 인도로 건너갔다. 1765년 광주로 갔으나, 거류를 허가받지 못했다. 건륭의 다섯째 태자가 병이 나서 그가 추천되었으나 그는 이미 모리셔스섬(毛里斯島)으로 갔다. 다음해 돌아와 임명을 맡은 것을 알고, 바로 궁성에 들어가 식책을 맡았나. 이후 북경에 거주하게 되고, 7년 후 사망했다.

시보(Father Pierre Cibot, 1727~1780)

그는 의사는 아니었으나 러시아 의사와 함께 민간인들을 진료했다.

그 밖에도 각지의 선교사 중에도 분명 의학을 아는 자나 의사가 있었을 것이다. 왕학권(王學權)의 『중경당수필(重慶堂隨筆)』에 건륭 때 조국재(趙菊齋)의 모친이 병이 심했는데, 외국 의사를 만나 치료하였다라고 기록되어 있다. 성방제(聖方濟)는 1731년부터 호북성(湖北省) 북부에서 선교를 시작했는데 정규의사가 아니라, 가난한 사람들에게 약만 나누어 주었고,

1880년 키니네의 효용을 소개하였다(강희 때보다 훨씬 늦다). 중국에 온 러시아 사신단은 스웨덴 외과 의사 랑에(De Lange)을 고용해 강희제를 진찰케 하였고, 강신장양(強身壯陽)의 약도 가져왔다. 1720년 패이(貝爾) 의사가 중국에 왔으나, 그 다음해 3월에 떠났다…… 이러한 의사들의 작용과 영향은 아주 보잘 것 없다.

사실상, 황제들 역시 완전히 서양의학을 믿지는 않았다. 강희제와 교황이 파견한 선교사 가락(嘉藥)의 의사 오이달(烏爾達)이 농담을 하였다.

황제가 가락을 궁에 불러, 이것저것을 물어 보았다. 황제는 서양 내과의사 오이달에게 농담조로 "당신이 치료하다 죽은 사람이 몇 명이나 되지? 치료 중에 죽은 사람이 내가 죽인 사람보다 훨씬 많을 것이오." 하고는 크게 웃었다.

청나라 고종의 일화에서도 또한 볼 수 있다.

고종은 신하 낭세령수사화관(郞世寧修士畫館)을 총애하였는데, 어느날 그에게 말하기를 "Valentinus Chalier신부가 병이 깊어, 짐이 이미 어의를 보내어 보게 하였는데, 서양인 중에 좋은 의사가 있는가?" 랑이 대답하길 "있습니다만 너무 먼 곳에 있어 올 수가 없고, 북경에는 두 명의 외과의사만이 있는데, 그 기술이 좋다고 합니다."라고 하였다.

어쨌든 이처럼 청나라 조정에서는 뛰어난 서양 의사들은 없다고 여겼다(혹은 그렇게 알았다). 부르좌(Franciscus Bourgeois)는 서양의약을 열심히 팔았다고 한다. 프랑스 국무대신 패이단(貝爾坦)은 중국에 서양의 약을 팔자고 주장하였으나 영향은 없었다.

(四)

역사적으로 '그림자만 있고, 소리는 나지 않는' 사건이 있었는데, 여기에 한 번 써 볼만 하다. 이것은 바로 강희 황제가 선교사 백진(白晋)과 파다명(巴多明)에게 서양 인체 해부학서를 번역해 달라고 했던 적이 있다. 그러나, 방치해 둔 채 사용하지 않아 세상에는 알려지지 않았다.

보아베(P. Joach Boavet, 1656~1730)

자는 명원(明遠)이며 프랑스인이다. 1685년에 중국에 왔고, 천문측정 계산에 뛰어나 강희제를 위해 『황여전람도(皇輿全覽圖)』를 제작한 바 있고, 아울러 자주 궁에 들어가 강희제에게 천문학, 수학, 철학, 역사 등 서학의 지식을 설명하였다. 1693년 강희제의 명령을 받고 프랑스로 돌아가 프랑스왕 루이 14세를 만나 중국과 프랑스 간의 우호 관계를 맺는 데 대표가 되었다.

파르뉴(P. Dominicus Parreniu, 1665~1741)

자는 극안(克安)이며 역시 프랑스인이다. 1698년 중국에 왔다. 그는 20여 년간 강희제를 모셨고, "황제가 밖을 나설 때마다 그를 보필했다." 옹정(擁正) 때에는 어전 통역사를 했다.

강희 26년 전후로, 보아베(Boavet)와 파르뉴(Parreniu)를 시켜 인체해부학을 설명하도록 하였다. 그들은 17세기 프랑스의 유명한 해부학자 베르네이(Guichard Joseph du Verney, 1648~1703년), 디에(戴泥, Dienis)의 해부서(Deunicorn Observations Novae)와 덴마크의 해부학자 코펜하겐 대학 교수 토마스 바르톨린(Thomas Bartholin, 1616~1680)의 『새로운 보편관찰(新的普遍觀察)』등의 서적을 만주어로 번역했다. 강희제는 그들에게 강의와 그림을 잘 정리하여 책으로 만들라고 하였다. 총 9권인데, 보아베가 우선 8권을 번역해 황궁에 가지고가 황제께 보여드리고, 파르뉴는 계속해 마지막 권을 번역했다. 모두 5년이 걸렸다.

일반 의사(醫史)저작에는 파르뉴(巴多明) 역으로 되어 있으나, 사실 보아베(白晉)가 주역을 했고 파르뉴는 그 다음이다.

이 책에는 해부학·혈액순환·화학·독물학·약물학이 있다. 파르뉴는 이 책을 『혈액순환 이론과 데니스의 발견에 의거해 편성한 인체해부학』(*L'anatomie de l'homne Swivant la circulation du sang, et les nouvelles decouvertes par Dienis*)』이라 불렀다. 이 책에서 인용한 원저들은 유럽 진보학자들의 것으로 17세기 유럽 의학계의 신조류를 대표한 것이다.

강희제는 이 책을 읽으며, 그 중에서 형상이 진짜 같은 장부도(臟腑圖)와 중의와 다른 해부학설에 크게 관심을 가졌고, 이름을 『흠정격체전록(欽定格體全錄)』이라 하였다. 그러나, 동시에 그는 다음과 같이 여겼다.

이 책은 특별한 책이니, 일반 책들과 같이 취급해서는 안 되며, 일반 학식이 없고, 기술이 없는 자들이 함부로 봐서는 안 된다.

황제는 일국의 임금으로 당연히 그 신하와 백성들을 '정신오염(精神汚染)'으로부터 막아야 될 의무가 있다.

이 책은 청년에게 보여서는 안 되며, 그러므로 책의 그림은 이등 신분 이상 이외는 보여 주어선 안 된다.

그리하여 유럽 해부학 최신 발전의 성과로 이루어진 이 책을 방치해 둔 채 사용하지 않아, 출판·발행의 자격을 얻지 못했다.

이 만주어로 된 책은 당시 3본을 베꼈는데 한 본은 북경 문연각(文淵閣)에, 한 본은 창춘원(暢春園), 한 본은 피서산장(避暑山莊)에 보관했다. 이 초사본들은 아편전쟁 이후, 한 부는 영국 선교의사 더전(Dudgeon)이 소장하고, 한 부는 러시아 중국 대사관이 발견했고, 또 한

부는 사라졌다. 『중국의서(中國醫書)』의 기록에 보면, 당시 파르뉴가 손으로 쓴 원고를 프랑스 과학원으로 보냈다고 한다. 그가 과학원에 보낸 편지를 보면 다음과 같이 적고 있다.

여러분들, 머나먼 나라에서 당신들께 알지 못하는 문자로 쓰여진 해부학을 보내니, 당신들은 이상하게 생각될 것입니다. 그러나, 이것은 당신네 나라 사람들이 만주인을 위해 쓴 것이라는 것을 안다면, 이해가 될 것입니다.

범행준 선생의 기록에 보면, 두 권의 번역작이 있었는데, "비밀로 보관하고 발행을 못하게 하였다."라고 했는데, 잘못된 것일 수도 있다. 민국 때에, 포감청(鮑鑒淸)이 덴마크에서 만주문으로 된 번역본을 보았다. 최근 중국에서 발견되었는데, 보아하니 초사본이 3본이 넘었던 것 같다.

당시 유럽 최고의 권위와 선진의학 작품의 집대성과 의약학 저작은 세상에 선을 보이기도 전에, 죽임을 당한 것으로, 만주글로 번역되어 책으로 만들었지만, 중국에서는 비록 서양의학을 좋아했던 강희와 같은 황제가 있었음에도 불구하고 예교적인 이유로 궁 속에 쳐박혀 있어, 중국 지식계와 서양 의학계의 교류 기회를 또 한 번 놓치게 되었다.

(五)

명나라 때 중국에 온 선교사들은 천주교와 신학을 전파하는 것이 목적이었으나, 그들이 번역한 서양서적 중 신학·철학서 이외에도, 천문·역법·여산(輿算)·기계·역사지리·문학·교육 및 의학과 생물학 서적 등도 번역하였다. 그들 스스로는 서양 서적이 7천여 권에 이른다고 하는데, 이러한 책들은 중국과 외국 학자들이 공통으로 번역해, 중국에 전해진 것들로, 일부는 번역되지 않은 채 교회의 도서관에 보관되어 있는 것도 있다. 명조정의 이지조(李之藻)는 관을 하나 건립해 이러한 책들을 번역하자고 건의한 바 있다.

이러한 책들은 처음에 만력 28년(1600)에 지어진 북경의 남당에 보관되었고, 청조에는 계속해서 북당 서당 동당을 지어, 이 네 곳에 선교사들이 유럽에서 가지고 온 서양 서적과 그 번역본을 나누어 보관하였다. 건융(乾隆)·가경(嘉慶) 두 차례의 화재와 여러 차례의 교회 탄압사건으로, 교회내의 서적이 점차로 소실되어, 지금은 북당에 5400권이 보관되어 있다. 범행준 선생의 노력으로 의학서적의 목록을 뽑아 내었으니, 다음과 같다.

북당(北堂)보관 의서(醫書)

1) *Constantii Valorii……Anatomial, Sive de resolutione Corporis humani-libri* ⅠⅣ, Francofurti, 1591. 『인체해부(人體解剖)』 제7권, 베살리우스(維薩里)著, 1591년 플랜

코프(法蘭克福) 출판

2) *Caspari Bauheini, Basilcensis, Zhcatrum anatomicumnovis figuris*, francofunti, 1605. 『해부연습(解剖演習)』 부해부신도(附解剖新圖), 바우레이니(巴依尼), 찬(撰), 1605년 플랜코프(法蘭克福) 출판

3) *Anatome corporis humani, auctore Valverdo, Venetiis, Studio et industria junctaruns.* 1607. 『인체해부(人體解剖)』, 발베르도(瓦爾都) 著, 1607년 베네치아 출판

4) *Gabrielis Falloppii, opera genuina omnia*, Venetiis, 1606. 『팔로피(福爾匹)전집』, 1606년 베네치아 출판

5) *Thesaurns Chirugiae, continens Praestantissimorum auctorum······opera chirurgia in umum collecta per Petrum Uffenbachium*, Francofurti, 1610. 『외과집진』, 오펜바하(鳥芬白菊) 회집(匯輯) 1610년 플랜코프(法蘭克福) 출판

부록1. 페르비스트(南懷仁) 보관 의서(醫書)

페르비스트는 1685년 8월 명청 때 중국에 온 선교사들이 가지고 온 서양책들을 수집 정리하였는데, 100여 종에 이르고, 그 중 의서는 4가지인데 다음과 같다.

1) *Observations Medicales de Pierre Forest Alemariani* (Sic, Alamariani), 『의안(醫案)』, 포스트(福斯特) 著

2) *Observations et soins medicaux, de Pierre Forest*, 1602. 『의안(醫案)과 치료(治療)』, 포스트(福斯特) 著, 1602년

3) *Conseil Medicaux de Renier Solnard* 2de edition, Hanovre, 『의료고문(醫療顧問)』, 솔나르(索倫那得) 著, 하노버 출판(제2판)

4) 『해부연습(解剖演習)』, 우테이(巴依尼) 찬(撰)

부록2. 페르비스트 사망 이후 선교사들이 가져온 의서

페르비스트는 생전에 유럽외 선교사들에게 부탁해서 서저을 구입하였는데, 그가 사망한 이후, 프랑스 왕 루이 14세는 5명의 예수회를 북경에 보내 조문을 하였다. 그들은 페르비스트가 생전에 부탁했던 책들을 구입해 남, 북당에 보관하였는데, 지금은 어디 있는지 알 수 없다.

1) *Les oeuvres, d'Ambroise Paré*, Lyon, llème édition, 『앙브롸즈(安勃羅斯)』·『파레(巴累)전집』, 1562년 제11판

2) *Lazare Riviēre, Oeuvres medicales*, Lyon, 1679. 『리비에르(李維利)의서』, 1679년 리앙 출판

3) *Jacques Ollier(Hollerius), Medecin, Oeuvres Completes*, 1664. 『올리에(霍利埃)전집』, 1664년 출판

4) *Moise Charas, Pharmacopée royale de Galien et Pharmacopée Royale Chimique*, Genève, 1684. 『盖倫(갈레노스) 황제 약전』, 샤라스(消樂斯) 편집. 1684년 주네브 출판

5) D. de Stvir, Nouvelle Physiologie experimentale, Leyde, 1686. 『최신실험생리학』, 사체이(斯蒂爾) 著, 1686년 레이든(萊頓) 출판

이상의 자료에서 보면, 선교사들은 뜻이 있어, 서방의 자연과학(의학 포함) 서적을 중국에 소개하였다. 그러나, 아마도 선교에 치중하거나, 의학 전문지식을 갖춘 자가 적었거나, 또는, 이후의 금교(禁敎) 등의 이유로, 19세기 초까지도 중국에 그저 서양의학의 윤곽만을 가져다 준 셈이다. ― 이 윤곽은 대체적으로 서양 고전의학의 범주에 든다. ― 그래서 중국이 받아들인 서양의학 방면은 그저 귀한 자료들(물건들)에 불과했다.

예수회 선교활동은 여기서 한 단락을 매듭짓는다. 청대의 100여년 간의 금교에도 불구하고, 몇몇의 천주교도들은 북경·광동 등지에서 활동을 하였다. 그러나, 그들은 몰래 활동할 수밖에 없었다. 활동방식도 자선활동 위주로 바뀌었다. 예수회는 중국 역사에 찬란한 자취는 남겼으나, 선교나 의학 전수에 있어서 그저 나그네에 불과했다.

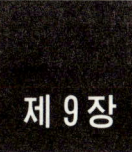

제 9 장

초기 서구의학의 수용양상(受用樣相)

파르뉴(巴多明)의 죽음(1741)은 예수회 사람들의 중국내 의학활동의 종지부라고 할 수 있다. 서양의학이 재차 활성화된 것은 60년이나 지난 후로 그 때는 이미 서양의학의 중개체는 기독교 신교로 바뀌어 있었다. 이 때의 서양의학의 전입 규모는 역사상의 어떤 때보다도 컸으며, 그 최종결과는 중국내의 구미(歐美)의학에 근접하는 근·현대 서양식 의학체계를 세웠다는 것이다. 처음 단계 때는 무역과 선교에 의해 의학이 진입되었으나 얼마 후 각색전환(주연과 조연)이 바뀌어 일어나서 의학 선교사는 서방의 선교와 무역로 개척의 선구자가 되었다.

제 l 절 서방의학이 중국에 다시 전래된 효시

(一)

19세기 전, 영국의 동인도공사는 중국에 있는 구주상인을 후원해 주고, 전적으로 초빙된 의사들이 마카오, 광주를 왕래하면서 그들의 병을 치료하고, 신체검사를 하였다. 당시 중서인사들은 직접 집촉할 기회가 직었다. 다만, 『중국동인도공사사(中國東印度公司史)』중에 몇 명의 승선한 의사가 상처 입은 중국인을 치료했다는 보고가 있다. 1735년 한 외과 의사의 조수가 보고한 바에 의하면 중국 부녀의 팔에 있는 종유(腫瘤)를 절제하는 상황을 기술하고 있다.[1]

동인도공사의 직원이 중국인에게 능히 접근할 수 있는 첩경(捷徑)을 구하려고 하였는데, 그들은 다음과 같이 표현하고 있다.

---

1) Morse, H. B. *The Chronicles of the East India Company Trading to China, 1635~1834.* Oxford : The Clarendon Press, 1926.

중국 인민들은 평상시 모두 우리를 적대시하고, ……단지 의학만은 중국인이 자못 신뢰하는 것 같다.…… 중국인은 역시 유럽 의도(醫道)의 묘수(妙手)를 신뢰한 즉 이미 긍정적으로 의(醫)에 접근하였다.[2]

이러한 의료활동은 소수의 선민(船民) 혹은 그 가족들에게 미친 바 많으나, 이로 인하여 더 많은 보고는 없다.

1803년 동인도공사 총독에게 급한 편지가 도달했는데, 영국이 인도에 보급한 종두법을 중국에 행하기를 희망하는 것이었다. 총독은 유관 위원회와 청나라 정관원 차상(磋商)에게 건의하였다. 같은 해 8월, 맹매(孟買) 총독이 한 몫의 역묘(疫苗)를 부치고, 10월경 다시 거두었다. 행상의 협조 아래 중국 아동에게 시험해 본 결과 역묘가 두 달이 지난 뒤에는 이미 효과가 없어 성공하지 못했다.

제일 먼저 성공한 사람은 영국 동인도공사의 고급 외과 의사인 피어슨(皮爾遜 ; Alexander Pearson, 1780~1874)이다. 그는 '한층 근면하고 또 동정심이 있는 친구이며, 일명 고명한 기술을 가진 의사'로 불려졌다.[3] 피어슨이 1816년 2월 18일에 '국가종두국(Board of the National Vaccine Establishment)'에 보고한 바에 의하면 살아있는 우두묘를 얻었다[活牛痘苗]는 보고가 있다.

1805년 봄, 마카오에서 장사하는 포르투갈 사람인 헤위트(許威, Hewit)씨가 말을 타고 '활우두묘'를 가져왔다. 이것은 포르투갈 황제의 특명으로 전문가가 보관했으며, 매우 온화하고, 타당하며 신중한 방법으로 남아메리카로부터 소려송(小呂宋)에 운반된 것이다.

'소려송'은 즉 필리핀이고, '대려송'은 스페인을 지칭한다. 피어슨은 『신정종두기법상실(新訂種痘奇法詳悉)』 중에서 말하고 있다.

우두는 후에 서로 전하여 대서양, 아시아, 아메리카 등의 나라에 도달하고 법에 의거하여 접종했다.…… 이 법은 계속해서 대려송에 전해지고, ……이국의 왕은 만금을 아끼지 않고 특별히 배 한 척을 띄워 영아를 싣고 본국까지 배를 저어 와서 이 종두법을 시행하였다. 선박이 순서에 따라 윤종 회반함으로 법에 의해 시행하니 매접종마다 효과가 있었다. 이후에 소려송에 알려 역시 두루 접종하였다. ……가경(嘉慶) 10년 4월내에 비도로활선(啤嘟嘮滑船)으로 소려송 영아를 싣고 이 종두를 마카오에 전하였다. 본국 의사와 마카오(澳門) 의사가 협동하여 수백 명의 아동에게 법에 따라 접종하니 모두가 역시 무병으로 온전하였다.……

최초에 피어슨은 개인 부담으로 백성의 종두업무와 비용을 대신하였다. 그가 『우두국보고(牛痘局報告)』에서 말하기를, 이러한 종두방법은 중국인의 환영을 받았고, 더욱이 1805년 겨

2) 楊家駱主編, 『中國近代文獻匯編』(아편전쟁문헌회편二), pp. 491~492.
3) Wang & Wu, *History of Chinese Medicine*, 1932 : 143.

울에서 1806년 봄까지 광동지구에서 폭발적으로 천연두가 대유행할 때에 많은 사람들이 분분히 피어슨의 종두를 요구하여 일년 중 그는 수천 사람에게 종두를 시행하였다.[4]

1806년부터 피어슨은 중국인을 고용하여 조수로 충당하였으며, 아울러 그들에게 종두의 기술을 가르쳤으니 제1기로 종두의 기술을 전수한 사람은 양휘(梁輝)·장요(張堯)·담국(譚國)과 구희(邱熺) 등이다.[5] 그 중 가장 훌륭한 조수는 남해 구희[자 호천(浩川), 1773~1851]였으며, 외국인은 그를 A. Heque라 칭하였다. 구희가 당시 종두 경과를 기술하기를

내가 마카오에서 조업할 때에 그 일이 노력하지 않아도 효과가 크다고 들었다. 마침 내가 천연두가 아직 나오지 않자 몸에 시험해 보아 결과적으로 효과를 보았다. 아내의 친척과 친구에게 시행하여 역시 효과 없는 자가 없었다.……[6] [구희(邱熺), 『인두략(引痘略)·자서(自序)』, 도광(道光) 백란당(百蘭堂) 복간(復刊), 희경(喜慶) 정축(丁丑) 경업당(敬業堂) 초간본(初刊本)]

고 하였다.

양행호선제공(洋行好善諸公) 중 가장 열정을 가진 자는 정숭겸(鄭崇謙)이었다. 그는 광주 '십삼양행(十三洋行)'의 상인이었다. 1815년 광주 길가의 행상공소에 진료소를 개설하여 우두를 파종하고 매 9일에 한 사람의 중국 종두사가 15~40명의 아동에게 종두를 행하였다. 피어슨은 감독으로 있었다. 중국인의 열정적인 도움 아래 피어슨의 종두사업은 도시에서 농촌으로 확대되어 나갔다. 피어슨이 스스로 "내가 하나의 소책자를 만들었는데, 스톤튼(斯堂東)이 말로 전한 것을 한문으로 번역하였다."라고 기술하였다. 이 책은 영국 런던 박물관에 현존하고 있으며, 전서가 7항(頁)으로 매반항은 7행(行)이며 1행은 18자이다. 황색 종이를 사용하여 겉표지를 썼다. 제1항 정면은 서명인데 『영길리국신출종두기서(嘆咭唎國新出種痘奇書)』이며, 제2항 제1행에는 표제를 『신정종두기법상실(新訂種痘奇法祥悉)』로 하였다. 이 책 말항에는 다음과 같이 써 넣었다.

영길리국공반아명래광통섭대반무역사무다림문경집(嘆咭唎國公班衙命來廣統攝大班貿易事務哆啉哎敬輯)

영길리국공반아명래광의학파신경정(嘆咭唎國公班衙命來廣醫學啵臣敬訂)

영길리국세습남작전건융오십팔년수본국사신입경조근(嘆咭唎國世襲男爵前乾隆五十八年隨本國使臣入京朝覲)

현리공반아사무사당동번역여외양회융행상인정숭겸경서(現理公班衙事務斯當東蒜譯與外洋會隆行商人鄭崇謙敬書)

가경10년6월신간(嘉慶十年六月新刊)

4) *History of Chinese Medicine*, 1932 : 144.
5) 范行準, 『中國豫防醫學思想史』, 人民衛生出版社, 1954, p. 134.
6) 위의 책, p. 148.

판식순례(板式循例)는 '파신(啵臣)'으로 위비(位卑)하고 기타 7자를 낮추었다. 그리고, '다림문(哆啉哎)'은 대반(大班)이 되었다. 이 책을 지지하여서 수위에 배열되었다. 그는 실은 의학을 이해하지 못한다. 영문명은 James Drummond다. '파신'은 즉 피어슨(Pearson)이다. '사당동(嘶噹諫)'의 이름은 후에 흔히 사당동(斯當東)으로 번역되었고, 혹은 스톤튼(斯坦頓)이다. 즉, Sir George Thomas Staunton이다. 건융 58년(1793)에 영국 사신 마알이니(馬戛)의 부사(副使)로 중국에 왔으나 2개월도 안 되어 귀국했다. 지금 고궁 박물원에는 그가 손수 쓴 중문 사은서(謝恩書)가 있는데 한문을 조금 안 것으로 보인다. 12년에 걸쳐 피어슨의 저서를 번역하였으나 문필이 중국 문인처럼 통순하지 못해 스스로 서사하기에는 곤란하였다. 이로 인하여 종두국을 경영하던 '십삼행'상인 정숭겸에게 청하여 초록케 하고, 이름 가운데 첨가하여 나열하였으며 아울러 서(序)를 쓰게 하였다. 이로써 정숭겸은 '최초로 우두법을 전파한 중국인' 중의 한 사람이 되었다.[7]

『신정종두기법상실』은 제일부에서 종우두술의 서적을 소개하였다. 그 출판 시기는 영국의 시골 의사 제너(琴納, E. Jenner)가 한 차례 우두를 시종한 시간으로부터 9년이 지나서였다. 이 책은 제너가 발명한 우두법의 과정, 종두법이 선전하는 경과를 소개하고 있는데, 종우두와 천연두의 각기 다른 특성을 과학적으로 분석하였다.

> 천연두의 증(症)은 능히 사람에 전염하나 우두의 두(痘)는 종(種)이 아니면 옮길 수 없다. 천연두의 증은 필히 발한발열(發寒發熱)하고, 대소변이 결폐불통(結閉不通)하며, 혹 혼미불성(昏迷不醒)하고, 후건설조(喉乾舌燥) 순초난화부등(脣焦亂話不等)한다. 비록 침훈약법(針薰藥法)을 사용하나 역시 무우(걱정거리가 없음)를 보장할 수 없다. 단 소종지처에 우두종이 손가락 크기 만큼만 있으면 한열각증이 상염하지 못하고, 안에 혹 미한미열(微寒微熱)이 있다. 비록 복약하지 않아도 병에 장애가 없다. 이런 영묘의법을 생각할 때 수십년 후에 상전하여……[8]

책 중에는 종두의 방법·과정, 선용한 기구 및 임상증상에 대하여 상세하게 묘술하고 있다.

> 접종하고 4일 후 발홍하고, 6일에는 소포가 일어나며, 8일에는 크고 작은 수포가 일어난다……9일에는 액체가 꽉찬다.

---

7) **寥育群**,「근대중국의 牛痘法 전파」,『中國科技史料』, 9(2), 1988, p. 37 참고.
   글 가운데 『南海縣法』 권25에 있는 정종겸(鄭宗謙)이 "상인(商人)으로 있을 때 『종두기서(種痘奇書)』 1권을 간행하고 사람들을 모집하여 가르쳤다. 동시에 배운 사람들이 수인이나 되었다."고 한 말을 인용하였는데 이것은 추호의 의문이 없다. 여기서 鄭宗謙은 바로 鄭崇謙으로 그는 우두술(牛痘術)을 소개하는 데 공이 있는 사람이다. 그러나 그는 종두법을 배우지는 않았다. 이것은 邱熺와 같지 않다.

8) George Thomas Staunton ; *Miscellaneous Notices Relating to China and our Commercial Intercourse with That Country*. Part the Second. 부록「新訂種痘法技法詳悉」

속 표지에는 도보(圖譜)가 부착되어 있는데, 종두의 방위, 진두(眞痘)형상 등이 그려져 있다. 최후로 취종(取種)과 장종(藏種)의 방법이 소개되었다. 『신정종두기법상실』1서(書)는 훗날 스톤튼의 친구가 유럽으로 전송하여 제너가 받았다. 아울러 그가 중국에서 시행한 종두의 소식에 관하여 알렸다. 제너는 이에 대하여 심히 감동을 받았다. 이 책은 중국에서 널리 퍼졌으나, 지금은 구하기 힘들다. 1848년 예현회(禮賢會)의 롭샤이드(洛布斯吉德, William Lobscheid)가 중국에 도착하여 1855년 수정을 가해서 『영국신종두법론(英國新種痘法論)』이란 이름으로 간행하고, 롭샤이드는 1862년에 독일로 귀국하였다. 『재화기독교회비망록(在華基督教會費忘錄)』에 의거하면 "『영길리국신출종두기서(暎咭唎國新出種痘奇書)』는 전서칠엽(全書七葉)이고, 독일인 예수회사 나존덕(羅存德)이 중역(重譯)하였다."라고 기재되어 있다. 이 책 역시 분실되었다. 스톤튼의 여본은 출판된 지 오래지 않아 곧 널리 퍼져 한국과 일본에 전입되었다. 한국에 전입된 것은 도광(道光) 8년(1828) 북경유리창규광재(北京琉璃廠奎光齋) 번각본이다. 정약용의 『여유당전서』 제7집 제6권 중에 수록되었는데, 애석하게도 결자가 많다. 이 책은 당시 북경에 끼친 영향이 크다. 일본에서는 먼저 이토(伊藤圭介) 장군이 피어슨의 원저에 훈(訓)과 점을 찍은 것이 있는데, 1814년 간행되었지만 영향이 크지 못했다. 도광(道光) 29년(1849)에 별도로 광뢰원공(廣瀨元恭)이 스톤튼(斯湯頓)의 한역본을 교간하여 『신정우두기법(新訂牛痘奇法)』이라 개제(改題)한 것이 있는데 거기서는 "근래 이 책을 나가사키(長崎)의 한 친구로부터 얻었다. 즉 이책은 영국인 스톤튼이 한문으로 번역한 것으로 가경(嘉慶) 10년에 그곳에서 전해진 것이다."라고 하였다. 중국에 우두법을 전파한 최고 주요 방서는 구희가 저사(著寫) 『인두략(引痘略)』인데, 가경(嘉慶) 22년(1817)에 초간된 것이다. 『인두략』 중에는 피어슨이 전한 바 있는 종우두법을 낱낱이 소개한 것 외에도 더욱이 중국 전통이론 및 출두(出痘) 후의 방약(方藥) 간호를 합하여 중국적인 특색을 갖추었다. 구희는 상비종두 부위를 정하는데, 수소양삼초경의 소삭(消爍)·정냉연(淸冷淵) 2혈로 하고, 경락으로 장부이론을 전석(詮釋)하였다. 이런 인시으로, 우두술 즉 중국인 두술 개량 후의 반전을 가능케 하였고, 이것은 중국 백성이 기초를 접수하는 데 즐겁게 하였다. 도중에 구희는 중국이론을 사용하여 전석하였고, 신임할 정도로 거듭 대대적으로 확대 발전시켰다. 피어슨은 중국에서 종두비용을 면제해 주었다. 구희는 나아가 '과금(菓金)'을 설치하여 소아에게 종두하도록 하고, 아울러 '유장양묘(留漿養苗)'하게 하였다. 이렇게 하는 것은 빈궁한 가정에 종두를 시행하기 위해서이다. 또한 역묘(疫苗)를 끊임없이 제공받기 위함이다. 이런 세 가지 소인으로 우두술은 대대적으로 중국에 전파되었다. 구희는 원래 의술을 이해하지 못했다. 중국 안에 있는 합작회사에서 일하고 있을 때 우연한 기회에 피어슨으로부터 종우두를 배우게 되었다. 후에 그는 더 나아가 피어슨 종두진료소를 인수하였다. 또한 동인(同人)회사에서 큰 도움을 받아 곧 이 사업을 할 수 있었다. 구희는 스스로 이 진료소를 경영하면서 손수 수만인을 접종하였다. 또한 종두술을 배우려고 따르는 중국인이 날로 증가하였다. 그는 항상 각지로부터 청탁을 받아서 종두를 시행하고 또 초대를 받아 '도중사전종법(都中四傳種法)'을 시행하였다. 양광 총독원에서는 원나라 먼 후손에게 종두한 후 또한 구희에게 기증한 시제가 있는데 아래와 같다.

> 아부용독류중국(阿芙蓉毒流中國), 역금유수금미전(力禁猶愁禁未全)
> 약파차단전각성(若把此丹傳各省), 초장아수보인년(稍將兒壽補人年)

구희는 만년에 체력을 지탱할 수 없어 아들 구창(邱昶)이 아버지의 산업을 계승하였다.

> 선군이……몸소 행하지 못하자 창(昶)으로 하여금 법에 의거해서 포종케 하였다. 경사에 우두를 앓는 사람이 있었을 때[9]

동치(同治) 원년은 즉 1862년이다. 구창(邱昶)은 북경에 와서 종우두를 전하였는데, 구호천(구희)의 말년으로 1851년 조금 전이다. 단지 이보다 일찍 망안선(望顔先)이 경사에 종우두를 전하였다. 도광(道光) 8년(1828)에 '인두략'이 중간(重刊)되었다. 자서 중에 그는 이 책으로 말미암아 묘법을 배우고 진료소를 설립하여 종우두를 전했음을 드러내고 있다. 이것 역시 구희가 펴낸 책의 공적이다.

우두법이 양광과 복건, 호남성 등에 일찍이 전파되었음은 당연하다. 진수암(陳授庵)이 고찰하길 요봉지(寥鳳池)는 1827년에 호남 의장(宜章)에 우두술을 전하였고, 포상인(包祥麟)은 1836년에 양주(揚州), 무호(蕪湖)에 전하였으며, 유자방(劉子堃)은 1840년에 강서에 우두를 전하였다. 요육군(寥育群)이 고찰하길[10] 1822년 이교초(李翹楚)가 호남 가화(嘉禾)에 우두를 전하고, 1823년 형양(衡陽), 청강(淸江)이 '점종통행(点種通行)'하였으며, 1828년 및 1829년에 오진유(吳珍儒)가 상담동성(湘潭桐城)에서 종두를 시행하였고, 1830~1834년에 왕신오(王新吾)가 호남 호북에 우두를 전하였으며, 1847년에 조란정(趙蘭亭)이 천태에 종두를 전하였고, 1851년에 산천에 전입하였다. 1852년 천진에 보적당(保赤堂)을 개설하여 종두하고, 1858년 태주(泰州)에 개설하여…… 모두가 이와 같다. 다만 50여 년간 우두술이 이미 중국에 크게 전해졌으니 이것은 사실이다.

그러나 이 우두술이 인두술을 완전하게 대체하였다고 오해해서는 안 된다. 양자간에는

---

9) 『醫藥衛生報』 1909년 제7기, 陳援庵 『牛痘入中國考』
10) 寥育群, 『근대중국의 우두법 전파』, 중국과학기술사, 1988년 제2기, p. 36.

하나의 소장과정(消長過程)이 있고 마보잉이 1985년 조사한 바에 의거하면[11] 19세기 말부터 20세기 초까지 인두술은 상당하게 중국 각지에 대대적으로 시행되었다. 대략 1949년 후에 정부 명령 아래 우두법을 전면적으로 확대하였다. 요약하면, 우두술은 서방의 근대의학이 중국에 진입한 제일보이며, 굉장히 견실한 일보이다.

(二)

만약, 피어슨이란 의사가 선교사가 아니었다면 무역상의 원인으로 장차 의술이 중국에 진입되었을 것이다. 그러므로 모리슨(馬禮遜)은 선교를 따라 중국에 의학을 전파한 최초의 사람이다. 일찍이 17세기 초에, 기독교 신교가 중국에 선교하는 실험을 하였으나 모두 성공하지 못했다. 겨우 18세기 말에서야 영국의 해외 세력이 확장되고 동시에 국내에 대외적으로 선교를 목적으로 하는 선교회차회 기구가 많이 성립되었다. 그 중에 유명한 것은 1792년에 성립된 침례회차회, 1795년에 성립된 런던회차회, 1796년에 성립된 스코틀란드차회, 1800년에 성립된 기독교차회이다. 이러한 차회는 일련의 교사를 훈련시켜서, 계속해서 그들을 아프리카 및 아시아의 인도, 미안마 등에 파견하여 활동하게 하였다. 아울러, 중국에 왕래하려고 준비하였다. 19세기 초, 기독교차회는 중국에 선교사를 파견하였다. 1805년 8월의 어느날, 로버트 모리슨(羅伯特·馬禮遜, Robert Morrison, 1782~1834)이라 부르는 영국 청년이 런던 성바솔로뮤병원(聖巴座羅買醫院, St. Batholomew's Hospital)에 나아가 의학을 공부하였다. 얼마 안 되어 그는 기독교 런던에 의사자격증을 허가해 줄 것을 신청하고 며칠 후 의학 선교사(Medical Missionary)의 신분이 되어 이역으로 나가 선교를 할 수 있었으나 허가를 받지는 못했다. 일년 후, 의학 선교사 자격을 획득하지 못한 모리슨 목사는 동방선교의 도정에 올랐다. 1807년 모리슨은 마카오에 도달하여 동인도 공사에 들어가 일하면서, 제일 먼저 중국 영토를 밟은 선교목사가 되었다. 중국에 온 지 오래지 않아 모리슨은 곧 한본의 영문 간행물을 주편하였는데, 이름하여 'Indo-Chinese Gleaner'[『인지수문(印支搜聞)』]라 하였다. 이 간행물은 본래 구주인에게 동방의 풍정을 소개한 잡지이다. 그 중에는 동방국가의 생활습관, 기후, 음식과 의약위생을 포괄하였다. 이 잡지는 유럽대륙에서 발행 후 그 곳의 학자로 하여금 동방의 창구를 열어 기록하게 하였다. 애정보(愛丁保)대학 교장인 베어드(貝爾, Dr. Baird) 박사는 당시 사회학의 입장에서 세계각지의 보통사람의 생활자료를 수집하도록 계획하였으며 곧 모리슨에 위탁하여 동방의 징황을 조사하도록 허였다. 영국 해크니(Hackney) 원예공사는 전

---

11) 마보잉, 「역사를 거울 삼아 흥망을 밝힌다−19세기말, 20세기초 항천연두접종회고조사」, 『上海中醫藥雜誌』1, 1991, pp. 43~47.

지구의 야생식물 분포상황을 탐구하였다. 또한 모리슨 대신 수집하여 구하도록 하였다. 이러한 요구는 모리슨으로 하여금 중국사회에 더 한층 심입(深入)하는데 촉진제가 되었다. 즉, 국사람의 생활습속, 질병분류, 의료법 및 중초약의 사용과 감별을 조사하고 탐구하여 기록하였다. 따라서 그는 중의중약에 대하여 취미를 갖게 되었다. 모리슨은 한편으로 중국의학서적을 구매하고, 뜻이 같은 동인도공사의 외과 의사 리빙스톤(李文斯敦, John Livingstone)과 공동으로 중국의약학을 탐구하였다. 다른 한편 리빙스톤에게 위탁(委托)하여 광동지구의 질병 분포와 분류상황을 조사하였다. 이것은 또한 리빙스톤을 감동시켰고, 그에게 의약과 중국질병 분포상황에 대하여 연구하는 재미를 불러일으켰다. 1820년 그들은 마카오에 진료소(Dispensary)를 설립하였는데, 진료소에는 각종 중초약을 구비하고 아울러 8백여 권의 중의학 서적을 수장(收藏)하였다. 그들은 또 마카오에서 덕망있는 노중의와 중초약 전문가를 진료소에 초빙하여 그들에게 중의중약을 강의하도록 하였다. 리빙스톤은 매우 명확하게 설득하였다. 진료소를 창설한 목적은 중국의 약물과 치료법이 어떤가(현재 서방이 장악하고 있는 인류의 고통을 경감하는 수단에 대하여 보충할 점을 만들어도 좋을까?)를 설명하는 데 있었다. 노중의는 중의약학을 강의하는 것 외에도 또한 진료소내에서 병든 가난한 중국인에게 치병시약하도록 하였다. 이로 인해 주요한 것은 중의가 구체적으로 책임을 지는 진료소에서 진치(診治)하는 일이다. 리빙스톤과 동인도공사의 선의(船醫) 피어슨은 매일 진료소에서 진찰을 하고 아울러 중의의 일을 도왔다. 말하는 바에 의하면, 이 진료소에서는 얼마 인 되어 곧 다음과 같은 것을 획득했다고 한다.

> 매우 좋은 성과, 매우 많은 환자의 고통을 경감해 주고(수백인을 치료함), 300명 이상의 환자에게 건강을 회복하게 하여서 우리들에게 심심한 감사를 표시했다.[12]

그렇지만, 이 'Dispensary' 즉, 일가진료소에 한두 명의 의사가 운영하는 문진부에는 극히 간단한 의료기계와 필요약물만이 구비되어 있었다. 이런 유형의 진료소는 이후에 상당히 긴 시간을 두고 서의학을 시행하고 선전하는 유일한 창구였다. 서의학의 전파는 곧 이 빈약한 조건 아래서 개시되었고 아울러 또 서양 기독교 선교사가 준비한 중의진료소가 일어났다. 오문에서 시작된 연후에 광주로, 최후에는 전국 각지로 퍼졌다.

모리슨은 1823년 휴가차 중국을 떠났고 1829년 다시 중국으로 건너오는 도중에 별세했다. 모리슨은 언어학 교육 의학전파 및 성격번역 종교사업 등 각 방면에서 모두 선구자적인 업적을 만들어냈고, '선교의 아버지'란 명예를 받을 만큼 문제를 잘 설명하였다. 또한 그는 본래 의학에 대해서도 특별한 흥미를 가졌다. 다만 모리슨과 공동으로 사업을 시작한 리빙스톤 의

---

12) Wang & Wu, *History of Chinese Medicine*, 1932, p. 170.

사는 자료가 희귀하여서 우리들은 그가 구체적으로 한 일에 대하여 아는 것이 매우 적다. 단지 그가 1825년에 모리슨보다 일찍 별세하였음을 알 뿐이다. 그는 본시 동인도공사의 외과의사였으나, 1812년에는 외과 조수로 연봉 1,000파운드를 받았고, 1815년이 되어서야 외과의사로 승급하여 연봉 4,167달러(1,000파운드 상당)를 받았으며, 1825년에 1,000달러의 수당이 증가하였다.[13] 그 해 그는 모리슨을 대신하여 중국의 정황을 조사하였고, 아울러, 『인지수문(印支授聞)』에 게재(揭載)하였다. 그리하여 우리들은 그가 성취한 것을 간략하게나마 알수 있다. 그는 광동지구의 노인들에 대하여 조사했는데, 그는 분석하길 중국의 궁핍한 사람의 질환에는 두 종류가 있음을 인식하였다.

결정류(潔淨類, Clean) 즉, 맹(盲 ; 눈먼 사람)・파(跛 ; 앉은뱅이)・농아(聾啞 ; 귀머거리와 벙어리) 3항을 포괄한다. 부결정류(不潔淨類, Unclean) 즉, 마풍병(麻瘋病 ; 문둥병) 등이다. 모두 병 중에 안질 발병률이 가장 높다. 그의 이런 조사와 분류는 후래의 선교 의사에게 영향을 끼쳤다. 콜레지(郭雷樞)로부터 파커(伯駕)에 이르기까지 모두 안과가 치료의 주요 대상으로 선택되었다. 의심없이 리빙스톤이 조사한 결론에 따랐다. 선교 의사들은 리빙스톤의 의료공헌을 기술시에 그가 "제일 먼저 계통적으로 중국인에게 의약구조를 한 사람"이라고 설명한다.[14] 이러한 평가는 확실치 않으나 진일보한 실증을 기대할 수 있다. 만약 그가 중의와 합작하기를 도모한 최초의 서방 의사로 불려진다면 의심할 바 없다.

(三)

리빙스톤의 진료소는 중의임상을 겸하였는데, 선교와 전의(傳醫)가 목적인 진료소로 설명하기에는 어려운 일이었다. 그러나, 이와 동시에 확실히 별도의 서의학 선교사도 중국에서 척전(拓展 ; 넓히다. 확장하다)하려는 시험을 하였다. 그 중에서 최고로 유명한 사람은 영국 의사 콜레지(郭雷樞)였다.

콜레지(郭雷樞, Thomas Richardson Colledge, 1796~1879)는 영국에서 럭비(Rugby) 학교를 졸업한 후 레스터(Leicester Infirmary)와 성 토마스(St. Thomas) 병원에서 의학을 공부하였다. 1819년 그는 하나의 우연한 사건으로 인하여 동방에 오게 되었는데, 중국에 주재하는 동인도공사 외과보조 의사가 되었다.[15] 콜레지는 중국에서 전개되는 의료근무활동의 정황을 1832년 10월에 쓴 하나의 보고서 중에 상당히 상세하게 묘술하고 있다.

---

13) Morse, *The Chronicles of the East India Company Trading to China, 1615 - 1834.* Vol. Ⅳ, p. 226.
14) Wang & Wu, *History of Chinese Medicine,* 1932 : 1691.
15) Chinese Repository. Vol. Ⅱ. p. 270, *History of Chinese Medicine,* 1932 : 171. 참고.

1827년, 나는 대부분의 시간을 의료기술에 다하도록 결정하였고, 아울러 거듭 이 직업에 많은 주의력을 집중할 것이다. 오문 및 그 부근의 허다하게 많은 빈고한 중국인 환자에 대하여 치료를 하였다. 내가 바라는 바는 각종 질병에 걸린 사람을 접수하도록 준비하는 것이다. 다만 주요한 것은 안과환자를 보는 것인데, 안과는 노동계층에게 최대한 위해를 가하는 항목이다. 유행병이 창궐할 때 중의사는 이에 대하여 무능력하여 질병을 치료하는 것을 거절한다.

그 세월에 나는 자신의 자금을 비용으로 제공하였다. 나는 조수의 조력을 직접 받지 못하거나 매우 적게 받았다. 1828년, 일년 전보다 눈에 띄게 많이 내 노력으로 성공한 친구를 얻었다. 나는 그들에게 빚을 지고 있다. 그들은 내가 비교적 정규병원을 유지하도록 도움을 표면화하였다. 이런 병원은 내가 건의하여 설립한 것이다. 그들은 입원환자가 생각하는 필요한 일체 조건을 제공하였다. 입원환자는 일상의 노동에 의지하여 생계를 유지한다. 그렇지 않으면 그들은 곧 제공된 이익을 얻기 어렵다.

이제까지 이런 양상으로 병원은 나의 수중에서 성장하였고, 아울러 외국인을 당연히 야만인 즉, 덕행을 수련하지 않은 인정미 없는 민족으로 파악하는 습관에 신임이라는 것을 만들어 냈다. 입원환자수가 너무 많아 병원 설비조건을 제한하였다.[16]

1827년, 콜레지는 동인도공사 상인의 찬조 아래 마카오에 방 두 개를 임대하여 안과병원(Ophthalmic Hospital)을 개설하였다. 이 곳은 자선기구로 가난한 환자는 단지 공사가 발급하는 면비증명만 가지면 곧 진찰할 수 있고, 정상을 참작하여 비용을 지불한다. 매일 대략 40명을 진료하고, 오문 이외에 기타 각지 향읍 백성들에게도 진료하였다. 5년 후 당 진료소를 폐업할 즈음에는 4,000여 명의 각종 질병을 치료하였다. 많은 환자가 분분히 감사의 말을 주었고 아울러 업적을 찬송하였다. 일부 부유한 중국인은 병원에 찬조금을 기부하였다.[17] 동인도공사와 중국 백성의 지지 아래 이 진료소의 영향은 날로 확대되었다.

1832년 콜레지가 이 진료소를 폐업하고 광주로 이주하여 별도의 진료소를 개설하여 광동진료소(Canton Dispensary)라 이름하였다. 진료와 치료를 받으려는 환자가 인근 시골과 도회지에 널리 퍼졌다.

이 진료소의 업적은 크지 않지만 오문에서 광주로 향한 서의(西醫) 전입의 도정을 나타내고 새로 성취한 신국면의 의미도 있다.

이 시기에 광동연해지구에서 활동하는 유럽상인은 보편적으로 한가지 걱정거리가 있었다. 상업왕래를 제외하고, 그들은 중국인과 교재, 우의를 증진할 기회가 매우 적었다. 중서방 교류의 내용을 보면 그들은 중국인과 친선관계를 의식하고 있음을 알 수 있다. 피차간에 사교왕래를 하면서 신임을 쌓았다. 또 호혜효응(互惠效應)을 낳을 수 있었다. 당시 외국인은 몇 명의 의사들이 의외의 효과를 나타내고 있었다.

---

16) Chinese Repository, Vol. Ⅱ, p. 270.
17) Wang & Wu, *History of Chinese Medicine*, 1932 : 171.

그들이 하는 의무일은 형식상 표현으로도 간단치 않으나, 환자의 가정에 깊게 들어갔다. 의사가 치료하고 아울러 그들의 심경을 안무하였다. 그들의 신체를 진치(診治)하고 환자가 반복하여 말하는 심사를 참아냈다. 질병의 고통으로 인하여 수반하는 고뇌와 우울은 동정적인 언어로 환자를 위로하고 고무한다. 의사는 생면부지의 사람도 친구처럼 신임하고 후련히 말하게 함으로써 위안을 얻게 해야 한다.[18]

의사가 구비한 이러한 우수함에 대하여 콜레지는 매우 분명하게 인식하였다.

환자에게 실제로 이익과 무관한 것을 주고 최초로 사람들을 동경하게 하는 것은 응당 국가에 알려야 한다. 우리들 문명을 가진 조국은 상인과 모험가의 특징을 인식할 뿐만 아니라, 또한 기타의 특성을 갖고 있다. 우리들은 인자하게 동포의 고난을 구제하였다. 당연히 우리들과 중국이 관계한 기타 기록이 소실된 후에는 우리들의 기억에 따라야 한다.[19]

만약, 동인도공사가 오문에서 피어슨, 리빙스톤과 콜레지의 의료사업을 도와서 공사의 영향을 확충하였다면 이것은 총명한 거사이다. 그러므로 콜레지가 1836년에 출판한 저명한 『관우임용의생작위대화전교사상각서(關于任用醫生作爲對華傳敎士商権書)』(*Suggestion with Regard to Employing Medical practitioners as Missionaries to China*)와 비교하면 시야가 좁다는 것을 드러냈다. 콜레지의 논리를 살피건대, 의사는 능히 기독교 내지 유럽문명이 중국 대륙에 인도된 것을 파악할 수 있다. 그는 중국에 파견된 선교사인 동시에 의사로 파견된 것이다.

그들이 중국에 도착하고서 제일 먼저 할 일은 언어를 배워야 하는 것이다.
대체적으로 그들은 정규적으로 계통화된 교학 및 전도를 진행하면서 그들에게 환자를 치료하게 하는 것은 당연했고 환자의 수요를 만족하게 하였다.[20]

중국에 도달한 이런 의사들의 목적은 환자의 수요를 만족하게 할 뿐만 아니라 그들은 콜레지의 수요를 만족하게 할 필요성이 있었다. 의료를 행하는 과정 중에 종교·철학·화학 등이 스며들 필요를 느꼈고, 콜레지는 도(道)를 청하지 않을 수 없었다.

의무계에서 요청한 선사들은 앞서 와 좋은 일을 함으로써 중국 인민의 신임을 듬뿍 받았다. 이로 인하여 점차적으로 그 아름답고 좋으며 흠 없는 기독교가 탄탄대로를 접하게 되었다.[21]

『관우임용의생작위대화전교사상각서(關于任用醫生作爲對華傳敎士商権書)』가 근대 종교사와

---

18) Sir. A Ljungesedt, "A Brief Account of an Ophthalmic Institution by a Philanthropist." Canton. 1834. *Chinese Repository*, Vol. Ⅱ, p. 270.
19) *Chinese Repository*, Vol. Ⅱ. p. 270.
20) 위의 책, p. 386~389.
21) 위의 책, p. 386~389.

근대 문화사상에 끼친 영향은 의학사상에 있어서는 풍랑을 일으킬 정도가 아니었다. 그러나, 비록 그것이 근대 서의의 전입에 대하여 많고 큰 영향을 끼쳤다고 말할 수는 없어도 그것은 대량으로 의학 선교사의 중국 용입이라는 결과를 가져왔다. 이로 말미암아 일종의 정세가 형성되었고, 근대 서양의학의 중국내에서의 전파 보급은 처음에는 이 사람들에 의해 이루어졌다. 그들은 투철한 선교 사명감으로 이 전파활동을 과학과 종교의 이중내용상에 융화시켰으며, 의학 선교사는 그들이 실제 부담해야 할 의무보다 많은 의무를 책임졌다. 그래서 이 전파활동은 다시금 거듭되는 모순과 문제점 속으로 빠져들어갔다.

이러한 행의(行醫) 선교사들은 중국내에서 도대체 얼마 만큼의 기독정신을 전파시켰는가? 그들의 실제행동을 관찰하면, 우리들은 여기에서 사실은 새로운 현상임을 발견할 수 있다. 이 사람들(선교사들)이 중국에 있던 기간 동안, 그들은 진료소의 일상사무에 묶여서 온종일 바쁘게 진찰 수술을 하며 많은 환자를 상대하였으므로 그들에게는 이미 한가로이 기독교 복음을 전할 시간이 없었고 심지어는 그들 자신조차도 '신'에게 기도드리는 것을 잊어버렸다.

선교 의사로 행의(行醫)하고 행선활동(行善活動)을 하도록 도와주고 꾸려준 곳은 시종 기독교 각 차회 및 이후에 성립된 '의무전도회(醫務傳道會)'였다. 교회에 대해 언급하면 선교는 최종적인 목적이었고 의학을 이해한 선교사는 중국 백성에게 접근할 수 있었다. 이런 배경은 시종 전환을 모색하였다. 그러나, 이 일을 한 선교사 본인은 동요가 일었다. 도대체 선교가 본인의 임무인데, 의료를 행하고 근대과학을 전파하는 것이 분투 노력해야 할 목표인가? 그들은 두 가지를 난처하게 여겨 심지어 고통을 견디기 어려웠다. 그들 자신은 판정하기 곤란하였다. 도대체 의학 선교사인지, 아니면 선교 의사인지? 분명한 것은 선교사가 행의하는 데 있어서 경력과 경험을 살펴보면 그들의 가치관은 편향됨을 보인다. 선교사들이 드러낸 바에 의하면, 중국이 당장에 가장 최고로 긴요한 것은 그들 수중의 치료술과 약물이지 『성경』이 아니었다. 약간의 선교사가 중국에서 서의를 개척한 신영역에 필생 심혈을 기울여 봉헌하였다.

제 2 절 의학선교활동의 확산

(一)

1834년 12월 26일 첫번째 미국 선교 의사가 광주(廣州)에 도착했는데 그가 바로 파커(伯駕, Peter Parker, 1804~1888)로서 그는 미국 공리회 국외 차회 파견으로 중국에 왔다. 반드시 설명해야 할 점은 파커가 중국에 와서 활동한 것은 콜레지(郭雷樞)의 『상각서(商榷書)』의 영향을 받은 것 때문이 아니라는 것이다. 시간 순서상으로 말해 보면 파커(伯駕)는 이 책 출판 이전에 이미 광주에 와 있었다.

콜레지(郭雷樞)는 파커의 도래는 그의 『상각서(商榷書)』에 하나의 예를 제공했다고 생각했는데 그는 다음과 같이 말하였다.

(나는) 기쁜 마음으로 미국인들도 경건 및 자선(慈善) 방면에 대해 동일한 생각을 갖고 있음을 보았다. 이것은 파커가 의사이면서 복음을 전하는 목사였던 사실에서 찾아볼 수 있다……[22]

파커(伯駕)가 중국에 온 이유는 순전히 그의 내심에서 우러나오는 열정 때문이었다. 그는 1804년 6월 18일 매사추세츠(馬薩諸塞)주의 한 빈농가정에서 출생했다. 그는 엄격한 신교도 환경 아래서 성장하였다. 20세가 되기도 전에 그는 기독교의 복음을 '기독교도들이 밟아보지 못한 땅'에 전하기를 간절히 바랐다. 이를 위해 그는 예일(耶魯)대학 신학원에 들어갔으며, 동방에 선교활동을 할 수 있게 되었다. 그는 또 의학을 배우기 시작하였고 중국 역사를 학습하였다. 1834년 3월 그는 예일(耶魯)대학 의학 박사학위를 받았으며, 2개월 후에는 장로회 목사로 임명되었다. 그의 의학 신학 그리고 중국 역사 방면에의 우수한 성적 때문에 '중국교구전문가(中國敎區專門家)'라고 받아들여졌다. 1834년 6월 4일 파커(伯駕)는 뉴욕발 중국행의 '모리슨(馬禮遜)'호에 몸을 실었다.

파커가 광주에 이른 지 얼마 안 되어, 그는 곧 싱가폴로 중국어 학습을 위해 떠났다. 동시에 그는 그 곳에다 작은 진료소를 열었는데 고도의 의술에다가 명성이 높아서 8개월에 모두 1천여 명의 환자를 치료하였다.[23] 1835년 그는 광주(廣州)로 돌아와 신두란가(新豆欄街)(Hog Lane) 풍태행 3호(豊秦行三號)의 중국 상인의 건물 한 채를 세내어서 11월 4일, '안과의국(眼科醫局, Ophthalnice Hospital)'을 개설했는데 '신두란(新豆欄)의국'이라고도 불리었다. 접대실·진찰실·수술실·관찰실(실험실)을 설치하였는데 이것은 200명의 환자를 수용할 수 있는 의국으로 그 규모는 콜레지(郭雷樞)의 광동진료소를 능가하는 것이었다.

의국이 개업한 첫날은 그리 순조롭지만은 않았다. "의국이 문을 연 첫날 와서 진료를 청하는 사람이 없었다. 둘째날에는 오직 한 명외 청광안(靑光眼)을 앓는 여지만이 외서 진료를 받았다……." 셋째날에서야 반절쯤의 환자가 찾아왔고, 상황은 호전되기 시작했다. 이후 끊이지 않고 환자들이 찾아왔고 첫번째 계절 끝에는 파커는 이미 여환자 270명, 남환자 655명을 접수 치료하였다.[24] 파커가 의국에서 시술한 첫번째 수술은 백내장 제거인데, 안질치료 이외에도 그는 환자들을 위해 농종(膿腫)·종류(腫瘤)·암(癌) 등을 절취하는 수술을 하였다.

파커는 일찍이 자신이 한 수술에 대해 다음과 같이 자세하게 묘사하였다.

---

22) *Chinese Repository*, Vol. Ⅱ. 386~389.
23) *History of Chinese Medicine*, 1932 : 177.
24) *First & Second Reports of the Medical Missionary Society in China*, 1841.

　　병예 제 446호, 12월 27일, 아제(阿齊), 여, 13세, 육류(肉瘤).

　　당시 내가 막 퇴근하려고 할 때 한 중국인이 그의 여식을 끌고 머뭇머뭇거리며 병원문으로 들어왔다. 잠깐 살펴보니 그의 여식은 마치 두 개의 머리가 있는 것 같았는데 태양혈(太陽穴)상에 거대한 육류(肉瘤)가 돌출해서 무겁게 턱까지 내려와 있었다. 아이의 얼굴은 비참하게 변형되어 있었다.[25]

　　파커는 환자 보호자에게 수술서약서에 서명날인을 하게 하였다. 그것은 만약 아이가 수술 중에 죽음을 맞게 되더라도 병원측은 어떠한 책임도 지지 않겠다는 이유 때문이다. 이후에 파커는 환자에게 수술을 해주었는데 8분 만에 직경 16인치 무게 1.25 파운드의 거대한 육류(肉瘤)를 절개해 내었다. 18일 후 아이는 건강을 회복하여 퇴원하였다.

　　외과 의사로서, 파커의 뛰어난 개도기술(開刀技術)은 의심할 여지가 없는 것이다. 그는 현지 사람들의 신임을 널리 얻었고 특히 부녀자들로부터 신뢰를 받았는데 이것은 쉬운 일이 아니다. 그가 치료를 해준 환자들 중에는 여성환자가 삼분의 일을 차지하였다. 65세 회족 여인이 쌍안백내장(雙眼白內障)을 앓았는데, 파커가 그녀에게 수술을 권유할 때에 그녀는 뜻밖에도 이렇게 대답했다.

　　만약 당신이 원한다면 그것을 모두 꺼내어서 다시 집어 넣어 주십시오.[26]

　　파커의 높은 의술과 병원의 가난한 이들을 위한 무료진료로 인해 진찰받기를 원하는 사람들이 날로 늘어났으므로 진찰실 또한 부족했다.

　　이듬해 봄날 이화행(怡和行)의 학화(郝華)가 또 다시 풍태행(豊泰行) 7호를 무료로 파커에게 빌려줘서 치료장소를 마련하게 하였다. 이 새병원은 입구에 "Pu' Ail Yuan Hospital of Universal Love"라고 적혀졌는데 이것이 바로 저명한 교회의원 — 곧 박제의원(博濟醫院) — 의 전신이다. 다만 당시의 외국인은 여전히 Ophthalmic Infirmary라고 불렀고, 이후에 'The Canton Hospital(廣東醫院)'으로 이름이 정해졌다. 병원이 처음 개업했을 때 진료업무가 상당히 과중했다. 파커 자신의 보고서에서 말한 것에 따르면 다음과 같다.

　　나는 그 중 일부 사람들이 등을 들고 새벽 2～3 시경에 집에서 출발하여 시간에 맞춰 도착하려고 애쓰는 것을 보았다. 만약 당일 접수하는 환자의 숫자를 제한한다면, 그들은 다음날 한 장의 접수증을 받아내기 위해서 하루 전날 밤에 도착하여 온밤을 기다려야만 했다.[27]

　　전하는 말에 따르면 매일 이른 새벽 사방팔방에서 마차, 가마, 관원, 시종, 마부, 가마꾼들이 함께 밀려 들어 길 전체가 완전히 마비되었다고 한다. 그들은 매일 천 명을 웃도는 환

25) W. W. Cadbury and M. H. Jones, *At the Point of a Lancet*, Shanghai, 1935 : 42～43.
26) *Report of Medical Missionary Society, Canton Abstract of its History, etc.* Macao. 1843.
27) W. W. Cadbury and M. H. Jones, *At the Point of a Lancet*, Shanghai, 1935 : 41.

자들 중에서 2백여 명의 환자를 골라내어 진료를 할 수밖에 없었다. 만성환자는 대개 5~10일을 기다려야 비로소 진찰을 받을 수 있었다. 현관(縣官)에서부터 성급사법관(省級司法官)까지 모두 평민들처럼 진찰받기를 원했다. 매주 하루는 수술전용 시간으로 정하고 절지(截肢 ; 절단수술), 유선암(乳線癌), 육류(肉瘤), 백내장, 검내번(瞼內飜 ; 쌍꺼풀), 안검하수(眼瞼下垂) 등의 수술을 하였다.

많은 환자들을 감당하기 위해서 파커는 유수작업법(流水作業法)을 발명해 냈을 뿐만 아니라 중국인을 고용해 일손을 충당하고 그 번역과 조제일을 돕게 하여 간호업무를 맡게 하였다. 1837년 파커는 한 보고서 중에 언급하기를 그가 한 의료반을 설립하여 중국 청년을 모집해 영어로 그들에게 간호지식과 처방기술을 가르쳤다고 한다.

파커는 열정적인 선교사로서 그는 결연한 의지를 가지고 모친과 이별하여 머나먼 중국에 왔다. 그러나 현존하는 자료상에는 1804년 이전에 파커가 중국인을 대상으로 선교한 어떠한 사실도 찾아볼 수 없다. 그가 원하지 않았던 것이 아니며 그 또한 분명히 전교사의 한 사람으로서 마땅히 육체의 생리질환보다 환자의 영혼을 더욱 중시해야 함을 알고 있었다. 그러나 그에게는 이렇게 할 겨를이 없었다. 1836년 5월 1일 파커는 다음과 같이 적고 있다.

나는 어쩔 수 없이 전력을 다해 환자들을 진료한다. 그들을 향해 전도할 겨를은 어디에도 없다.[28]

그도 자신이 어느 정도 그를 중국에 파견시키고 그의 일을 원조하던 전도회의 훈령(訓令)에 위배됨을 인식했으나 극도로 많은 관심을 질병으로 인해 죽음에 임박한 중국인에게 집중시켰다. 그는 스스로를 경계시켜 다음과 같이 말했다.

나는 반드시 경계하여야만 한다. 그렇지 않으면 나의 적들이 나를 정신없이 바쁘게 하여 나로 하여금 그것을 이 사람들의 영혼으로부터 구축시킬 방법이 없게 한다.[29]

곤혹과 모순의 정서도 그의 의료사업을 중지하게 할 수는 없었다. 오히려 그는 자신의 성공이 가져온 존경과 신임 그리고 선교활동에 미치는 이점을 발견하게 되었다. 그는 이러한 환자들이 "서방에서 온 사람이 좋은 사람이라는 것을 얻어 듣게 될 뿐만 아니라 장차 느끼게 될 것이고, 이러한 영향은 무형의 것이지만 그 효과는 적지 않을 것이다. 그것은 자선사업중에는 불가항력의 사람을 감동시키는 무엇이 있었기 때문이다."라고 인식하였다.[30] 1835년 11월 4일부터 1836년 11월 4일까지 병원에서 진찰받은 환자는 연인원 2,152명으로, 환

---

28) *Chinese Repository*, Vol. Ⅶ, p. 188.
29) 위와 같음.
30) 위와 같음.

자 한 사람마다의 진찰기록이 자세하게 남아 있다. 자료상 나타난 바에 따르면 일년 중 치료한 안과질환이 47가지인데 그 중 주요한 것은 사안(沙眼), 청광안(靑光眼), 그리고 백내장이고 기타 병후는 23종류로 환자 중에는 여성암 질환 불치병자도 몇 예로 있다.[31]

(二)

의료사업이 부피가 커짐에 따라 안과의국은 더 많은 의료인원과 경비를 필요로 했고 파커를 원조하던 미국 공리회는 이미 그러한 부담을 감당할 수 없게 되었다. 이를 위해 파커(伯駕), 콜레지(郭雷樞) 그리고 첫번째로 중국에 온 미국 선교사 브리지먼(裨治文, E. Coleman Bridgman, 1801~1861)이 1836년에 한 협회의 설립을 제안하고 의원활동에 협조하였다. 이것은 의원의 관리와 치료 진행과정을 계통화하여 영원히 안정된 의료장소를 이루기 위해서이다. 다만 이 선교사들이 촉급하게 협회의 설립을 결정한 데는 또 다른 원인이 있다.

> 우리들이 한 사회단체를 조직하려 하고 그 이름을 '중국의무전도회(中國醫務傳道會)'라 붙였다. 이것은 중국 안에서의 우리들의 의료활동이 이미 좋은 반응을 얻었기 때문이다.
> 우리들은 이러한 앞 배경에 대해 특별한 관심을 갖고 있다. 그것이 중국과 외국인 사이에 우호적인 사회 교제관계를 가져올 수도 있고, 유럽의 예술과 과학을 전파시키는 데도 유리한 작용을 하며 마지막으로 구세주의 복음을 사람들에게 심도있게 전해 그들 사상을 제한시키는 나약한 미신을 소멸시킬 수 있다.[32]

1838년 2월 21일 선교사들은 광주에서 제1차 회의를 열었는데 콜레지가 주관을 하고 '중국의무전도회(The Medical Missionary Society in China)'의 성립을 선포하였다. 이 대회에서 콜레지는 선거를 통해 주석으로 선발되었고(콜레지가 귀국한 후에는 파커가 전면적으로 책임 관리하였다) 파커(伯駕), 브리지먼(裨治文) 등이 부주석이 되었다. 협회설립이사회는 중국내에 거주하는 외국인 상인들로 구성되었다. 그 중 유일하게 중국 상인이 한 명 있었는데 그가 바로 파커에게 건물을 임대해 준 학화(郝華)이다. 대회를 통해 의사의 직책과 증명이 확정되었고 도서관, 박물관 및 기타사항도 토론되었다.

'중국의무전도회'는 중국에 있었을 뿐만 아니라 세계적으로 최초의 의학과 선교사업을 긴밀하게 결합시킨 사회조직이다. 의학과 종교간의 연관은 문명발전사상별로 두드러지게 나타난 바는 없었지만 인류의 정신세계를 어루만지고 생리질병을 치료하는 데 같은 목표가 있기

---

31) *Chinese Repository*, Vol. Ⅴ, p. 32.
32) *Chinese Repository*, Vol. Ⅲ, p. 82.

때문에 의학과 종교는 줄곧 네 안에 내가 있고, 내 안에 네가 있다는 식이었다. 일종의 문화현상으로 '중국의무전도회'가 보여준 기능은 전통적인 의학, 종교 2위1체(二位─體)의 특징과 별 차이가 없는 것으로 모두 의학으로 사람들에게 접근하여 나아가 종교신앙을 전파시키고자 했다.

그러나 이것은 분명 사회조직이지, 종교단체가 아니다. 이것의 확립은 일종의 공리(功利)적 필요에 의해서 더 많이 생겨났다. 대회를 통해 이 협회의 종지를 확인하고, 먼저 의무계 인사의 중국 방문을 권장하고 무료로 중국 백성을 치료해 주었다. 병원을 위해 약물, 의료인원 그리고 통상적으로 필수적인 도움을 제공하였다. 이 때문에 이 조직의 가장 주요한 첫번째 일은 자금조달과 중국의 의료조건을 개선시키는 것이었다(인력과 물력을 포함해서). 그런 후 중국 백성의 신뢰와 존중을 얻을 수 있는 대리기구를 이용하여 서방과학과 종교의 통도(通道)를 열어들이는 것이다. 하나의 사회단체로서 이것은 여기에서 교환계통의 기능을 갖추고 있다. 이것은 앞서 중국에 와 있던 세계 각국의 선교사와 의무인원을 조직연계하여 환자를 치료하고 그들의 과학기술 성과를 빛내었다. 그 다음에 비로소 그들의 종교가 있었다. 1838년 4월 파커는 1차 회의상에서 제시하기를

'환자치료[治療病人]'는 우리들의 좌우명이다. 동시에 우리들의 행동지령 및 우리들의 목표를 좌우한다.[33]

만약에 파커가 오기 전에 광동지구의 의약 선교활동이 동인도회사의 중국 무역사업과 상관이 있었다고 말한다면, '중국 의무 전도회'의 설립은 곧 전교의사들의 중국내 활동을 동인도회사의 울타리 안에서 벗어나게 하였고, 독립적인 사업을 이루었으며 전문관리 이동 배치를 하는 기구를 갖추고 비교적 안정적인 경제후원자를 얻게 하였다. 의학 선교활동은 더 이상 영국에 제한되어 있지 않고 구미 각국 각파의 기독교·천주교 수도사들이 분분히 와서 그 뱃머리를 중국 연안 도시로 향하여 환자들을 찾고 자신들의 입지점을 찾았다. 아편전쟁 발발 전야에 이미 선교사들은 단산(丹山), 싱해 등지에 있었고 심지어 요동반도에까지 상륙해서 중국 북방지구의 상황을 살폈다. '환자치료'의 원칙을 받들어 이곳저곳에서 의료활동을 하고 백성들과 접촉하여 민정(民情)을 이해했다.

그러나 의료 선교의 중심은 여전히 광동이었고 그 주관자는 파커였다. 1839년에 이르러 아편전쟁으로 인해서 중영(中英) 관계는 대치상태에 놓였다. 1840년 임측서(林則徐)는 광주(廣州)에서 아편을 불사르고 외국 상인이 아편무역에 종사하는 것을 금지시켰으며 이후에 외국인 상행(商行)과 병원을 폐쇄시키고, 대다수의 영국인과 미국인을 홍콩과 마카오로 철수시켰

---

33) *Chinese Repository*, Vol. Ⅶ, p. 32.

다. 다만 파커만은 굽힐 줄 모르고 광주에 머물러 있었다. 의원이 폐쇄된 후, 그는 집에서 환자를 받았는데 그의 보통 외과 수술량이 갑자기 증가하여 1839년 8월에서 1840년 6월 17일까지 9,000여 명의 환자를 치유시켜 주었다.

(三)

눈앞에 닥친 전쟁은 중영 양국의 관계를 일촉즉발(一觸卽發)의 위험한 경지에 이르게 하였는데 이 때에 발생된 한 사건은 의학사상 별 중요한 일은 아니지만, 그러나 근대사상에서 보면 충분히 재미가 있는 사건이라고 할 수 있다. 1839년 7월 파커는 한 환자를 받았는데 파커는 아래와 같이 보고하였다.

　임측서(林則徐), 산병(疝病), 흠차대신(欽差大臣), 전호광총독(前湖廣總督), 곧 지금의 광동·광서 두 성을 말한다. 의학상에서 보면, 이 병안(病案)은 사람들의 흥미를 끌만한 가치가 없다. 사실상 이 환자는 한 번도 본 적이 없지만 그러나 내 생각에는 이러한 저명인물과 그의 행위가 중국과 영국 같은 두 개 대국간의 관계 악화의 직접적인 원인이 되었다고 본다.
　그가 일차적으로 면담신청을 한 것은 7월 중으로 그 때는 진찰을 받기 위해서가 아니라 나에게 활달얼(滑達爾)이 지은 『각국률례(各國律例)』 중에 일단락을 번역해 달라고 부탁하기 위해서였는데, 고급(高級) 행상에 의해 전해 온 것이다. 발췌 번역한 단락은 전쟁사 및 그 부대적인 적대시책을 포함하고 있는데, 예를 들면 봉쇄(封鎖), 금운(禁運) 등이다. 이것은 붓으로 쓰여진 것이다. 그는 또한 나에게 아편에 관한 사항에 대해 사실적인 진술을 하기를 요구했으며 아울러 아편 중독자(아편으로 인해 피해를 입은 사람들)의 일반성 약성을 열거해 주기를 바랬다.……
　그는 남해현지사와 고급행상을 통해서 나에게 '그의 산병(疝病)을 치료하는 약품'을 독촉했는데 이 때는 대략 그가 일차적으로 사람을 보내 나를 찾던 시기에 즈음한다.
　그는 나에게 탈장대를 보내어 그의 고통을 덜어 줄 것을 요구했다. 그러나 중요한 것은 첫번째로 탈장대[疝氣帶]를 묶을 때는 반드시 외과 전문의가 직접 환자에게 시술해 주어야 한다는 사실이다. 이것이 바로 문제점인데 임측서는 외국인과의 어떠한 사적인 접촉도 꺼려했던 것이다. 이 때 이후 그는 곧장 호문(虎門)에 가서 일을 보다가 가을까지 미루어서야 다시 와서 진찰받기를 청했다. 이 때 그는 북경에 있을 때의 한 친구를 통했는데 이 친구는 자신이 이미 일찍이 산대를 사용한 적이 있었고, 또 완치를 보았다. 그가 와서 나에게 청하기를 흠차대신을 대신하여 산대를 하겠다고 했다.[34]

파커는 모두 세 명이 임측서를 대신해 그의 진료소에 와서 탈장대를 재촉해 구해 갔다고 기록했는데 그 세번째 사람은 자칭 '흠차대신'의 동생으로 신체가 대인과 비슷하여 "그에게 적합한 산대[疝帶, 탁대(托帶)]는 반드시 그의 형에게도 적합하다"고 하니 파커 또한 이러한 요구에 마침내 응하였다.

---

34) *Chinese Repository*, Vol. Ⅶ, pp. 624～639.

보고에 의하면 산기대(疝氣帶)를 흠차대신에게 가져간 이후에 그의 건강상태가 좋아졌는데 다만 그가 기침할 때에는 배 위의 물건이 비교적 쉽게 미끄러 떨어졌다고 한다. 그가 말한 증상을 통해 미루어 보면 그는 또 천식이 있는 것 같아서 나는 그에게 약간의 약을 보냈다. 다시 부대적인 상황을 말하자면 흠차대신은 특별히 안과병원에 관계된 상황을 하문(下問)하여, 그는 정확하게 이 병원의 상황을 보고 받았고 이 병원이 다른 국가의 병원과 유사하다는 설명을 들은 후에 그는 지지의 의사를 표명하였다.(주는 앞과 같음)

파커는 이러한 왕래를 아주 중시하였고 특별히 임측서를 위해 진료카드를 작성하였는데 진료번호는 6565번이다. 임측서는 파커의 의술에 각별한 관심을 보였고 이것은 모르는 사이에 파커에게 어느 정도의 자신감을 가져다 주었다. 파커는 몇 차례 임측서와의 만남을 시도했고, 임측서를 설복시켜 중영관계를 처리하는 방식을 전환시키기를 희망했다. 그러나 모두 거절당했고 임측서와의 만남은 이루어지지 않았다.

분명 임측서에게 한 치료는 당시의 파커의 병원을 상당한 기간 동안 유지시켜 주었지만 그 결과는 파커에게 지나친 자신을 가지게 했으며 그의 뛰어난 의술로써 중영 양국간의 긴장된 관계를 완화, 보안하게 했다. 어찌 되었든간에 개인의 매력과 능력은 결국 한계가 있는 것이라서 파커의 개인 역량으로 그의 병원과 환자를 유지시키려는 가장 기본적인 희망도 마침내 전쟁으로 인해 파괴되었다. 그의 '안과병원'은 영국군이 광주를 포위한 직후에 폐쇄되었고 그는 1840년 7월 5일 중국을 떠나 미국으로 돌아갔다.

파커는 미국으로 돌아간 후 자신이 이미 조국의 생활에 적응할 수 없음을 발견하고 오히려 친구에게 편지를 써서 말하기를 "나의 관심은 여기에 있지 않다. 오히려 중국에 있다"고 하였다. 그래서 그는 워싱턴 등의 지역과 영국 등지에서 서방인들에게 자신의 중국에서의 행의전교(行醫傳敎)의 경력을 강연하고 그 자신이 중국에서 치료한 병례(病例)와 자료그림을 전시하고[파커가 광주에서 치료활동을 하던 기간 동안 일찍이 사람을 청해서 치료하던 환자의 그림을 그리게 하였으며 이것을 공문서로 보존하였는데 그 중에는 앞에 언급한 바 있는 아제(阿齊) 치녀의 것도 있다] 그는 구미인사들에게 호소하여 협회를 원조하여 그들이 중국에서 병원을 개업하는 것을 권장하였으며 의료사업을 시작하고 중국 청년들의 구미지역으로 향한 유학을 돕도록 하였다.

파커가 강연 중에 다음과 같이 말하였다.

우리들이 협조하는 사업상에 후퇴란 없다. 협회의 사업이 중국에서 성과가 있을시에는 상제(하느님)께서 이 계획을 돕기 위해서 나아갈 길을 준비하실 것이고 그것은 수많은 중국인과 병원, 마풍(麻瘋)병원, 정신병원을 위해 나아갈 길을 준비할 것이다.[35]

---

35) *History of Chinese Medicine*, 1932 : 188.

선교사들은 그들 자신들의 열정과 근면만으로는 그들의 바램을 실현시킬 수 없으며, 또한 강력한 경제력과 사회 후원이 필요하다는 것을 이미 분명히 인식하게 되었다. 파커가 사방으로 뛰어다니며 강연한 성과가 또한 현저히 드러나 영국 '왕립외과의원(皇家外科醫院)'은 그의 의견에 대해 관심을 보였다.

　파커는 편지에서 이 학원과 현재 중국에 설립되어 있는 병원 및 설립을 계획하고 있는 병원이 합작체결을 할 것을 요구했는데 어쨌든 이 건의는 학원의 계획에 부합되는 것이다.[36]

그래서 이 계획은 곧 '황가외과의생학원'에 의해 받아들여져 6명 혹은 더 많은 중국 청년들이 런던 공립의원에서 무료로 외과 공부를 할 수 있었다. 미국 '뉴욕중국의학교회협회(紐約中國醫學敎會協會)' 또한 중국 청년들을 수용할 계획을 내놓았다.

선교 의사 개인의 노력은 초기 전입과정 중의 작용은 현저한 것인데 그들은 한편으로 자신들의 국가에서 교회나 교도들을 향해 중국내 서의(西醫)의 도입 필요성과 가행성(可行性)을 선전했고 다른 한편으로 여전히 자기 개인의 매력과 근면에 의거하여 중국내에서 질병을 치료해 주고 나아가 서의 지식을 전해 주었다. 주의할 만한 점은, 그들이 이미 중국 청년의학도의 배양과 간호사의 고용 필요성을 인식했다는 것인데 이것은 구미 의학원에 소량이지만 중국 의학생들을 수용하도록 요구한 것에서 나타난다.

(四)

설령 중국, 프랑스 '황포조약(黃浦條約)' 중의 통상항에 병원설립이 가능하다고 명문시되어 있다고 하더라도 의사와 선교 의사의 수는 별로 증가함이 없었다. 40년대를 통틀어 중국에 온 의사는 여전히 극소수였고, 그들은 개인의 역량으로써 연해지역에 소형 진료소를 개설하고 진료의 중단과 지속을 교차하였는데 그 규모를 유지하는 것은 어려운 일이었다. 50년대에 이르러 제2차 아편전쟁 전야에 조약의 보호 아래 선교된 지역에서는 약간의 진전이 있었지만 기본적으로는 여전히 개인 분투에 의한 성과 기대의 국면이었다. 이전에 서의의 전입 혹은 서의 전입으로 근대 의학사가 시작된 시기를 1840년경으로 간주한 것은 사실(史實)에 어긋나는 것이다. 이것은 1805년부터 기독교 선교 의사들이 이 방면에서 이미 힘써 개척을 하고 주목할 만한 성과를 냈기 때문만은 아니다. 더욱 문제를 설명할 수 있는 까닭은 40년대부터 50년대까지의 의약 선교활동이 그 이전보다 별로 더 나은 활약이나 큰 성과를 보이지 않았다는 것이다. 물론 역사는 제자리를 맴돌 수 없다.

---

36) 위와 같음.

파커가 1842년 11월 미국으로부터 광주로 돌아와 새롭게 병원의 문을 연 때부터 의학의 전파는 시간과 경험의 축적에 따라서 이미 점차적으로 성숙의 단계로 발걸음을 내딛었다.

이 새롭게 개원한 병원은 더 이상 안과치료에만 한정되어 있는 것이 아니라 커다란 정도에서 사람들은 이미 이곳을 종합병원으로 보게 되었다. 그 예를 들면 다음과 같다.

1842년에서 1843년에 이르기까지 병원은 한 명의 흉부상(胸部傷)을 입은 임산부를 받아들여 치료했는데 병원측은 처음으로 접생술(接生術 ; 조산술)을 시행했다. 그러나 환자는 자궁출혈로 사망했다.

1844년 파커는 두 조수들의 도움을 받아 한 환자의 우측 얼굴 그러나 부위의 8 2/3파운드에 달하는 선체류(腺體瘤)를 수술로 제거했다. 환자는 완쾌된 후에 병원의 수위가 되었다.

1844년 7월 17일 파커는 처음으로 성공적으로 35세의 환자에게 방광결석 제거수술을 해주었다.[37]

1847년[38] 파커는 광주병원에서 처음으로 을미마취법(乙醚痲醉法 ; 에틸 에테르 마취법)을 사용하였다. 파커는 상세하게 이 때의 수술을 기록해 두었다.

> 내가 연제마취를 사용한 성공적인 새 방법을 들었을 때 한 가까운 벗이 나에게 준 연제의기(研制儀器)를 이용하여, 35되된 한 환자의 좌우 어깨에 자라난 지류(脂瘤)를 제거할 때 마취를 한 후 수술하였다. 증기를 삼분쯤 흡입하게 한 후에도 환자는 여전히 의사의 물음에 분명하게 회답할 수 있었고, 동시에 종기는 빠른 속도로 제거되었다. 환자가 말하기를 그 자신이 지금 수술을 받고 있다는 사실은 알지만 수술도구(칼, 바늘)의 사용은 느낄 수 없었다고 한다.[39]

에테르 마취술은 미국의 잭슨(Dr. Jackson) 박사와 모튼(Dr. Morton) 박사에 의해 발명되었다. 에틸 에테르 마취를 이용한 첫 외과수술은 1846년 10월 16일 매사추세츠(馬薩諸塞) 보스턴 종합병원에서 이루어졌는데. 이 수술은 세계의학사상 주목할 만한 이정표를 남겼다. 파커는 1847년 중국에서 마취수술을 하였고, 이 때는 미국 의학자가 발명한 때에서 불과 1년도 안 된 때였다. 이것은 의심할 수 없는 한 가지 사실을 설명해 주는데 서의(西醫)가 중국내에 전파된 내용은 기본적으로 세계의학의 발전과 보조를 맞추었다는 것이다. 그 사이에 파커는 또 세 번에 걸쳐 마취술을 이용했는데, 1847년 10월 4일에 있었던 수술은 '중국의무전도회' 부회장인 사선납(斯善納)의 도움을 얻어 파커는 잭슨(杰克遜)이 발명한 마취의기를 얻을 수 있었고, 잭슨은 다량의 황미제(黃醚劑)를 보내주었으며 아울러 마취술을 어떻게 정확하게

---

37) *At the Point of a Lancet*, 1935 : 76.
38) 伯駕가 수술을 시행한 예의 지료는 그기 1847년에 *Chinese Repository*에 발표한 제14차례의 의료보고 중에 있는 것으로 이것은 1845년 7월 1일부터 1847년 12월 31일까지의 의료활동 보고가 포함되며 이 시기의 시간을 추산하여 보면 늦게 1847년에까지 이른다. 다른 별도의 유관한 기재에 근거하면 실제 시간은 1947년 10월 4일이다.
39) *At the Point of a Lancet*, 1935 : 79~80.

사용할 수 있는지 그 방법을 덧붙여 보내왔다. 1848년 파커는 녹방마취제(氣仿麻醉劑 ; 클로로포름)를 사용해 수술을 하였다.

50년대 중기 최선두로 중국에 온 선교사 겸 의사인 파커의 의학 생애는 그 막을 접고 있었고 정계로 그 방향을 돌려 외교관에 종사하기 시작하였다. 그는 중국어에 능통하였고 중국 사정에 밝았기 때문에 아편전쟁 후에 있었던 미국의 중국을 향한 담판의 일련의 활동에도 참가하였는데 대표단의 번역을 맡았으며 아울러 기초 문건 작성에도 참여하였다. 귀국한 기간 동안 각 곳에서 강연활동을 하였고 그로 인해 그는 점점 더 중미 외교사무에 관련되게 되었다. 더욱이 그가 미국 국무장관의 질녀와 결혼한 후에는 그의 생활은 더욱 의료활동과 정치 사이에 놓이게 되었다. 1855년 파커가 중국 주재 미국공사로 임명된 이후에 그는 정식으로 중국에서의 의료활동을 중단하였다. 파커의 정계에서의 활동은 그가 앞서 한 의학계에서의 활동에 훨씬 못 미치는 것이었고 또한 그는 많은 이들의 노여움을 샀으며 그 뜻을 제대로 펴지 못했다. 1857년 파커는 관직을 사직하고 귀국한 후 '중국의무전도회' 미국분회 회장직을 역임했는데 그것은 1888년 1월 10일 그가 죽을 때까지 이어졌다.

곧 파커 본인을 종합하여 말하면 바로 우리들이 처음에 말했던 것처럼, 열렬한 신자이자 전도자로서 일찍이 종교의 세찬 바람에 밀려 중국에 오게 되었는데 그 목적은 바로 선교활동에 있었다. 그는 선교의 길을 떠나기 전에 다음과 같이 말했다.

> 나는 나의 인생을 수많은 중국인의 육신에 필요한 의료와 의약품 공급에 쓸 수 있다. 비록 나는 이유가 있어 육신의 고통을 없애는 이 바램을 중시하지만 그러나 천백년 후(무수한 세월이 흐른 후)에도 육신의 고통은 여전히 있을 것이며 그것에 대한 효과는 아주 적을 것이다. 만약 영혼과 연결시킬 수만 있다면 곧 만세불변의 중요성을 띠게 될 것이다. 중국이 필요로 하는 것은 수많은 것이다. …… 나의 가장 큰 명예는 바로 내가 예수교의 전도사로서 중국에 가는 것이다.[40]

그렇지만 파커의 중국내에서 모든 활동은 여러 차례에 걸쳐 그가 선교사로서 적임자가 아님을 증명했다. 시작부터 그는 병원의 바쁜 일상에 매몰되어 선교일을 볼 겨를이 없었다. 그러므로 그는 마침내 미국 공리회 전도회로부터 외면을 당했다. 1845년 미국 선교부는 한 가지 결의를 공포했는데 이 결의에서 밝히기를 "파커의 업무성격을 고려해 봤는데 선교부는 더 이상 그를 지지하지 않기로 결정했다."고 하였다. 이 결의는 파커의 업무성격이 이미 선교부의 요구와는 거리가 있었음을 표명한 것이며 그가 의료사업을 선교사업보다 우선으로 생각하고 중국인의 영혼이 아니라 육체에 더욱 힘을 기울였음을 알 수 있다. 이 결정은 그로 하여금 엄청난 고통에 시달리게 했지만 그의 마음 깊은 곳에 자리잡은 사명감은 이로 인해 꺾임이 없었고 그는 종교에 헌신하려던 마음을 미국의 이익을 위해 사용하고자 했다. 그는 중국내에

---

40) W. W. Cadbury and M. H. Jones, *At the Point of a Lancet*, 1935 : 43.

서 미국인의 이익을 확장시키고자 했고 때문에 자신의 쌓아 놓은 업적과 사업을 미국의 이익에 긴밀하게 관련시켰고 모든 면에서 미국과 미국인의 이익을 옹호하고자 했다. 이러한 행동은 그가 정치계에 발을 들인 후 더욱 격화되었고, 파커 자신의 의학사업상의 성공으로 지나친 자신감을 얻어 중미 외교관계에 협조할 능력이 있다고 스스로 여겼다. 이 때문에 중국인의 이익을 해치는 일을 저질렀고 그 수는 헤아릴 수가 없다. 그는 또한 이로 인해 그 자신조차 파멸시켰다.

(五)

파커가 의무계(醫務界)를 떠난 후, 미국의 선교사 겸 의사인 글라스고(嘉約翰)가 그의 뒤를 이었다. 글라스고(嘉約翰, John Glasgow, 1824~1901)는 미국 오하이오주 출신으로 제퍼슨(費城杰佛遜) 의대를 졸업한 미국 북장로회의 선교사이다. 1853년 처와 함께 중국에 와서 광주에 머물면서 선교활동과 의료활동을 하였는데 대부분의 시간을 수술하는 데 보냈다. 파커의 병원은 제2차 아편전쟁 후에 폐쇄되고 아울러 전화로 불탔다. 1858년 1월에 개원했는데 그 이름을 '박제의원(博濟醫院)'이라고 하였다. 가약한 박사의 지휘 아래 중국 청년들의 협조에 힘입어 박제의원은 우수한 성적을 보였고 그 명성은 날로 높아져서 근대사상 가장 대표적인 자격을 갖춘 교회병원을 이루었다. 1935년 일백주년 기념으로 교회는 일찍이 『박제의원 백년사』를 특별히 출간한 적이 있는데 그 영문 이름은 *At the Point of a Lancet*(在柳葉刀刃上)으로, 백제의원의 발전과정을 기술한 것이다.

제2차 아편전쟁이 종결된 후 의학 전파활동은 조약에 지정된 바의 개방된 도시를 따라서 광동 일대의 연해도시로부터 시작되었다. 때문에 상인, 선교사, 매판자본가들은 줄을 이어 통상항으로 몰려 들어 새로운 기회를 잡으려고 하였다. 1844년 1월, 한 영국인 선교 의사가 외국 선발을 따라 주산군도(舟山群島)로부터 상해로 들어왔는데 같은 해 2월 그는 남시 부근의 한 가옥내에서 환사를 받기 시작하고 의료진찰활동을 하였다. 그가 비로 저명한 선교 의사인 로카트(雒魏林, Dr. William Lockhart 또는 낙극합특(洛克哈特)라고 번역되기도 한다. 1811~1896)이다. 북경협화 병원내에 있는 '윌리엄루(雒魏林樓)'가 바로 그를 기념하기 위해 그의 이름을 붙여 놓은 것이다. 그는 런던 개이(蓋伊) 의대를 졸업했는데 일찍이 런던 의학회 회장을 역임한 바 있다. 1839년 1월 광주에 다달아 먼저 마카오에 가서 파커를 대신해 마카오병원을 맡아 관리하고 후에 상해로 가, 상해남시에 '중국의원'을 건립하였다. 이 병원은 여러 차례에 걸쳐 확장과 이사를 하였는데 한 차례 이름을 고쳐 '산동로의원(山東路醫院)'이라 하였고 최후 '인제의원(仁濟醫院)'으로 이름을 확정하였다. 이 곳이 상해 최초의 서양식 병원이 되었다.

월리엄이 상해에서 펼친 의료활동은 그가 견뎌낼 수 있는 한도에서 보면 성공적인 것이었다. 그는 다음과 같이 적고 있다.

수많은 사람들이 매일 몰려 와 시끄럽게 떠들며 간절히 진료받기를 원했다. 진료를 원하는 환자중에는 상해 주민 뿐만 아니라 소주, 송강 및 기타 부근 도시에서 몰려 온 사람들도 있었는데 예를 들면 숭명도에서 온 환자도 있었다.[41]

로카트는 교민들의 자금협조로 기금회를 설립하고 건물을 지어 그 안에 넓은 진료실과 병실을 갖추었다. 병원의 명성은 날로 높아갔고 점점 더 많은 환자들이 찾아와 진료를 청하였다. 1847년 6월말 경에 이르러 이미 만여 명의 환자들이 진찰을 받았고, 1847년에는 15,000여 명의 환자들이 진찰을 받았다. 1849년 로카트는 가라방(哥羅仿 ; 클로로포름)을 이용해 몇 차례 수술을 시행하였고 많은 아편중독환자들을 치료해 주었다. 50년대 소도회(小刀會)가 상해를 점령했을 때 의원은 커다란 작용을 하였다. 청군과 기의군(起義軍)의 부상자들이 병원으로 실려와 치료를 받았고 병원의 작업량은 더욱 늘어나게 되었다. 로카트와 그의 조수들은 전력으로 부상병들을 응급조치하였는데 이것을 로카트는 그가 쓴 『재화의학전교사·20년 경력기사(在華醫學傳敎士·二十年經歷記事)』(*Medical Missionary in China : A Narrative of Twenty Years's Experience*) 중에, 두 장절 속에 상세하게 이 때의 일을 회고하고 있다. 여기에서 스스로 중국 행의전교의 찬란한 역정을 보여주고 있다. 그 밖에, 주산(舟山) 제일소병원 또한 그에 의해 설립된 것이다. 북경서의(北京西醫) 사업을 개창한 사람 또한 로카트이다. 1861년 9월 13일 그는 영국공사의 고급의사 신분으로 재차 중국에 와서 북경공사관에서 일하였다. 처음에 그는 공사관에서 진찰을 청하는 적은 수의 환자를 받았다. 얼마 후 그는 공사관 곁의 집 한 채를 빌려 진료소를 겸하였다. 월리엄은 정기적으로 런던회를 향해 그가 전개시킨 의료활동을 회보했는데, 첫해 그가 치료해 준 환자수가 22,144명에 달한다고 하였다. 그가 보고하기를

각 계층의 사람들과 관원들이 처와 아이들을 데리고 분분히 몰려와서 치료를 받았다. 그 중에는 또한 상인, 사장, 공인, 농민도 있었고 심지어 걸인까지 허다했다. 그들은 모두 나의 병원 안에 모여서 기쁘게 우리들의 치료에 응하였는데 이것은 정말 놀라운 일이 아닐 수 없다.[42]

라고 하였다.

41) W. Lockhart, *Medical Missionary in China. A Narrative of Twenty Years's Experience.* London, 1861 : 236.
42) *Medical Missionary in China*, 1861 : 59.

(六)

1864년 윌리엄은 귀국했는데 막 영국의 에딘버러(愛丁堡) 대학을 졸업한 의학 박사 더전 (德貞, John Dudgeon 1837~1901)이 그의 일을 인계하였고, 북경의료사업을 주관하게 되었다. 초기의 그의 의료사업은 별로 순조롭게 이루어지지 않았다.

이러한 상황은 1867년에 가서야 비로소 개선의 기미가 보였다. 이 해에 더전(德貞)은 두 명의 특수한 환자를 받았는데 한 명은 총리의 자제로서 그는 매일 환자의 집을 방문해 이 9세 아동의 부상당한 흉부를 치료해야만 했다. 아이가 건강을 회복한 후 이 아이의 부친인 대신은 두 차례씩 더전의 진료소에 와서 감사의 뜻을 표시하고 아울러 많은 귀중한 선물을 보내왔다. 그 중에는 도광제(道光帝)의 사은품도 있었다. 이외에도 그는 더전에게 '서래화완(西萊和緩)'이란 현판을 보냈는데 이것은 더전을 높여 중국 고대 명의인 의화(醫和)·의완(醫緩)의 이름을 붙인 것이다. 더욱이 더전으로 하여금 흥분되게 한 일은 "이 대신은 일찍이 결단코 반양(反洋)사상을 주장했던 사람이다. 그런데 현재는 우의가 이로 인해 생겨났다."는 것이다.[43]

그의 또 다른 특수한 환자는 내각대학사 가정이다. 1866년 가을 69세의 가정(賈楨)은 뇌진탕으로 인해 인체의 오른쪽 부분이 가벼운 반신불수상태가 되어 행보, 글쓰기, 교담과 씹기 등에 영향을 미쳤다. 1867년 더전은 그에게 치료를 시작하였는데 가정(賈楨)은 빠른 속도로 회복되어서 마음대로 쓰고, 젓가락을 사용할 수 있게 되었다. 그는 완쾌된 후 직접 더전의 진료소를 찾아 감사를 표시했을 뿐만 아니라, 더전과 카메라 환등기 등의 서방과학의기의 특성과 효능에 대해 교담을 나누기도 했다. 가정은 동치황제의 총애를 받는 중신이었으므로 더전은 런던회를 향해 이 두 의료안건을 보고할 때 자부심을 갖고 말하기를 "이 일들은(이 일의 성공은) 편견과 배척의 장애를 신속하게 해소시켰음을 증명한다."고 하였다.

북경과 기타 도시는 그 상황이 다른 바가 있다. 그것은 북경은 1~2백년 전에 이미 유럽으로부터 온 예수회 선교사들을 맞은 적이 있었고 일부의 의술을 아는 수사(修士 ; 품행이 순결한 선비)들이 황궁으로 불려가 제왕이나 귀족들에게 질병을 치료해 주고 그들의 깊은 신임을 얻었다. 이것은 근대 서의의 재차 북경전입에 튼튼한 기초가 되었고 청나라 조정 관원들은 심리상 신식 의학을 받아들일 수 있었던 것이다.

어쨌든간에 더전은 북경에서 관과 손을 잡을 수 있게 되었고 이로 인해 서의(西醫)의 전국 전파상황에도 영향을 미쳤다. 이러한 일들은 더전에게만 기쁜 일이 아니라 모든 선교 의사들에게도 즐거운 소식이어서 그들은 중국 안에서의 행의와 선교활동에 대해 더욱 자신감을 얻게

---

43) *Report of London Missionary Society*, 1867 : 103~104.

되었다.

(七)

파커가 중국에 와서 의료활동을 한 후, 콜레지(郭雷樞)의 『관우임용의생작위대화전교사상 각서(關于任用醫生作爲對華傳敎士商榷書)』발표가 서방교회에 일으킨 영향 또한 과소평가 할 수 없다. 수많은 선교사들이 줄을 이어 왔는데 종합하면 1805년부터 1860년에 이르기까지 중국에 온 선교 의사는 약 모두 30인으로 각자 14개의 다른 교회에 소속되어 있었고 32개의 진료소 및 병원을 개설하였다.

이 도표는 아래와 같다.

성 명	중국에 온 시기	敎 會	개설(근무)의원, 병원	장 소	기 간
피어슨	1805		種痘診所	廣州(廣東地區)	1805~20년대
모리슨	1807	英國런던會			
			診所	마카오	1820
리빙스톤					
콜레지	1827		眼科醫局	마카오	1827
			廣州診所	廣州	1832
神治文	1830	美國公理會	澳門診所(任)	마카오	1839
파커	1834	美國公理會	眼科醫局(新豆欄醫局)	廣州	1835~1840
					1842年重開
			마카오診所	마카오	1838~1842
로카트	1839	英國런던會	마카오診所(任)	마카오	1839. 2~1839. 9
			舟山診所	舟山	1839, 1843~1844
			中國醫院	上海	1844
戴弗	1839	美國公理會	中國醫院(任)	上海	1844
흡슨	1839	英國런던會	마카오診所(任)	마카오	1839
			홍콩醫院	홍콩	1843
			惠愛醫局	廣州(金利埠)	1843
文惠廉	1840	美國公理會	醫師(任)	마카오, 廣東	
戴爾·鮑爾	1841	美國公理會	診所	홍콩	1843
				廣州	1845~1853
德万		美國浸禮會	診所	홍콩	1844
				廣州 Lunhing街	1845
施惠廉	1846	美國長老會			

성 명	중국에 온 시기	敎　會	개설(근무)의원, 병원	장　소	기　간
艾比爾	1842	美國歸正敎	鼓浪嶼診所	廈門	1842
瑪高溫	1843	美國浸禮會	派醫院	寧波	1843
赫本尼	1844	美國長老會	廈門醫院	廈門	1844
哈巴安德	1844	美國北長老會	惠濟診所	廣州	1851
揚	1846	英國長老會	私人開業	홍콩	1846
			廈門診所	廈門	1850~1854
赫希伯爾格	1847		廈門診所	廈門	1853~1858
			香港診所(任)	홍콩	1848
懷特	1847	美國美以美會	診所	福州	1848~1851
威爾納			診所(任)	福州	1851~1854
韋爾頓(英國 王立外科學會 委員)	1850	美國聖公會	診所	福州	1850~1856
戈金		베를린敎會	診所	福州	1854~1864
鮑爾			診所	鹹蝦欄	1848
赫帕			診所	靖海門	1851
			診所	太平沙	1852
嘉約翰	1854	美國北長老會	廣州醫院(任)	廣州	1854
			惠濟診所(任)	廣州	1854
			博濟醫局	廣州	1859
			佛山診所	佛山	1860
派克	1854	英倫敦會	醫院	寧波	1855~1859
泰勤	1854	美國南方美以美會	私人開業	汕頭	1856~1859
				寧波	
菲什	1855	美國聖公會	診所	上海	1855~1858
		天主敎	中國藥房	武昌	1850或更早
		天主敎	中國藥房	衡州	1857
迪爾		外科醫官	醫療机關(任)	홍콩	1843

* 이 표는 *History of Chinese Medicine*과 *At the Point of a Lancet*의 자료 정리에 근거한 것임.

도표에서 알 수 있듯이, 이 전파활동은 주로 기독교 분회(差會)에 의해 주관되었고, 영국, 미국, 캐나다를 위주로 하여 각 국가가 일정한 영지를 점거하고 서로 조금도 양보하지 않았다. 그 중 영국 런던회가 공략한 지구와 영역이 가장 넓었고 또한 가장 빠르게 이루어졌다. 전파의 방식은 선교 의사 개인의 노력을 통해 새로운 국면을 열었고, 처음에는 단과 소진료소를 개설했다가 후에 더욱 나아가 종합병원으로 발전하였다. 동시에 설비를 늘리고 간호원과 조수들을 초빙하였다. 치료중에는 안과, 피부과 그리고 간단한 외과절개수술이 다수를 차지했고, 내과치료의 기록은 매우 적게 찾아볼 수 있다.

(八)

선교 의사의 활동범위는 주로 마카오, 홍콩, 광주, 하문(厦門), 복주, 영파, 주산(舟山) 그리고 상해 등의 통상 항구도시 및 북경 등의 내륙도시였다. 특히 수도인 북경에서는 서양의학이 막 약간의 영향을 끼치기 시작했지만 의료활동 이외에 기타활동은 말할 만한 것이 없다. 그러나 통상에 필수적인 세관에서는 오히려 조심스레 서방위생관리가 도입되어 들어왔다.

세관은 근대 중국사회의 하나의 특수한 기관으로서 외국인에 의해 세워졌고 세관율법과 규칙도 제정되었다. 아울러 외국인에 의해 일상근무가 주관되었고, 또한 그들이 외상에 대한 징수관세를 책임지고 있었다. 그러므로 이 기구는 청정부의 재정명맥을 장악하고 있었다. 당시의 세관총세무사 하트(赫德, Sir. Robert Hart, 1835~1911)는 일체의 세관사무를 장악하고 있었다. 세관은 안으로 징세부문, 선초부문(船鈔部門;춘세부문), 동문관(同文館)과 우정부문(郵政部門)의 네 개 기구로 나누어져 있었다. 세관에서는 방역과 공중위생의 책임을 겸하여 맡고 있었으므로 특별히 세관의무소를 설치하고 징세부문으로 하여금 관리하게 하였다.

세관의무소(Customs Medical Service)는 1863년에 설립되었는데 그 아래로 세관의무관(Customs Medical Officers)이 있다. 세관의무관은 세관직원의 의료보건을 책임지는 것 외에도 주로 항구를 출입하는 선박에 대해 검역을 가하고, 선박에 의사가 부족할 시에 그들은 또한 질병을 앓는 선원에게 진료와 간호를 해주었다. 당시 연해 각 항구에는 모두 세관의무소와 의무관이 설치되어 있었다. 일차적으로 각 지구에서 의무관을 담임한 사람은 다음과 같다.[44]

북경(北京)	더전(德貞)	복주(福州)	박몽특(博蒙特)
우장(牛庄)	옥삼(沃森)	나성탑〔羅星塔(복주(福州)〕	살모유이화합온 (薩姆維 和合溫)
천진(天津)	불래이(弗萊爾)	厦門(하문)	경사화미근 (琼斯和米勤)
지부(芝罘)	잡매이화매이사(卡邁爾和邁爾斯)	담수(潭水)	프랭클린(佛蘭克林)
한구(漢口)	이덕(里德)	타구(打拘)	만송(曼松)
구강(九江)	희근(希勤)	산두(汕頭)	사고특(斯庫特)
진강(鎭江)	금태이(金太爾)	광주(廣州)	황관(黃寬)
상해(上海)	파돈화가리(巴頓和加利)	황혜(黃薦)	희리타(希利打)

---

44) *Inspector General's Circular* No. 19, 1870. *History of Chinese Medicine*, 1932 : 249에서 재인용.

저파(寧波) 매다사(梅多斯)

그 중 황관(黃寬)은 유일한 중국인이었다. 그러나 1931년에 이르러 77명의 의무관원 중 이미 44명의 중국인이 있었다.

세관 의사사무의 특수성은 선교 의사들에게 각종 각양의 유행병과 전염병을 관찰할 수 있는 기회를 가져왔고, 특히 국외로부터 흘러들어온 질병이 그러한 것이다. 이 때문에 제이미슨(賈米森, Jamieson)이라는 의사가 건의하기를 세관의 특수한 환경을 이용해 재화외국인과 중국인에 관계된 질병자료를 수집하자고 하였다. 반년을 주기로 한 보고형식으로 수집하기 시작하여 본지구의 특수한 질병, 희소성의 혹은 아직 밝혀진 바 없는 질병, 또는 대규모 유행성 질환 등을 보고하자고 하였다. 이러한 건의는 하트(赫德)의 지지를 받았다. 1870년 12월 세관 시찰관아에서는 하트의 이름으로 제19호 관청장 직인의 통지서가 공포되었는데, 제이미슨(賈米森)에게 위탁하여 잡지를 책임편집하게 한 것을 선포하였다. 이 잡지에는 세관의무관이 수집하여 보고한 질병자료와 분석논문이 간행되었는데 아울러 보고의 내용에 대해 다음과 같은 규정을 내렸다.[45]

a. 이 기간내의 일반적인 건강상태를 보고한다 : 외국인의 사망률, 사망원인에 대해 최선을 다해 분석할 것
b. 유행병
c. 질병의 일반유형 : 경험한 바의 특징이나 합병증, 필요한 특수치료법
d. 질병과 ┌ 계절
        │ 이 지역 조건의 변화―예를 들면 배수(排水)계통 등 ┐ 의 관계
        └ 기후상황의 변화
e. 특수질병
f. 유행병 ┌ 유(有) 또는 (無)
        │ 원인
        │ 질병과정과 치료
        └ 사망률

이 잡지의 명칭은 『해관의보(海關醫報), *Customs Medical Reports*』이다. 20세기 이전, 여기에는 전국 범위로 전개되고 대규모 연구보도된 유행병과 전염병이 실려 있다. 60년대, 북경에서 대규모의 콜레라 유행이 있었는데, 각지 서의사(외국 국적 의사, 선교 의사와 중국 의사)들이 중국 문헌 중에 콜레라에 대한 기재와 본지구의 이 질병유행분포의 상황을 분별하고 질병의 유래에 대해 분석보도와 논증을 하였다. 70년대에 중국에서 발견된 첫예의

---

45) *History of Chinese Medicine*, 1932: 250에서 재인용.

성홍열이 보도되었다. 아울러 그것이 외국 아동에 의해 중국으로 전해졌음이 증명되었고, 원래 가설한 것처럼 중국인이 성홍열에 대해 충분히 면역을 가질 수 있는 것이 아님을 제시하고, 이 질병의 유행지구와 감염 정도에 대해 분석하였다. 90년대 광주와 홍콩에서 흑사병의 대유행이 있었다. 『해관의보』는 각지로부터 온 보고들을 실었는데 여기에는 운남과 북해 등의 변방에서 온 것도 있었다. 의사들은 흑사병의 재화유행사(在華流行史), 분포상황, 전염경로, 질병에 이를 수 있는 증후, 발병률, 사망률, 중국이 전통적으로 사용했던 치료수단 및 당시의 흑사병 유행에 대처할 방안에 대해 모두 상세하게 보도와 논술을 하였다.

『해관의보』 제1기는 1871년 8월 1일에 출판되었는데, 반년에 한집씩 내어서, 1904년 3월에 이르러서는 합계 67집이 되었다. 1911년 한 권의 소책자를 출판했는데 이것은 1904년에서 1911년까지의(제68권에서 80권까지) 합본으로 최후의 일기(一期)가 되었다. 『해관의보』는 중국의학사상 최초의 정기출판물 의학잡지로서, 서의사의 중국내에서의 질병조사보고와 가치있는 과학논문을 상세하게 보도하였고, 서의학의 중국내 발전상황을 충실하게 기록하였다. 이것은 근대 중국서의학과 유행병학연구를 이해하는 데 가장 권위있는 자료이다.

이외에도 세관의무소는 또한 적극적으로 선교 의사들이 전개하는 아편 추방운동에 협조하고 중국 공중위생사업의 설립에 힘썼다. 선교 의사들은 의료활동과 유행병의 연구조사를 하는 동시에 청정부와 세관 당국을 통해 중국 공중위생건설의 문제를 구체적으로 건의하고, 일부의 시책들을 실시하게끔 하였다. 이것은 서방 공공위생학과 위생보건관념의 중국전입과 행정방식을 통한 일부 시책의 실행 보장에 중요한 작용을 하였으며, 객관적으로 서의체제를 확립시켰다.

구체적인 시책과 행동으로는 1873년 세관 상해도태(上海道台)와 각국 영사들이 공동으로 서명제정한 상해해항조례로 해항위생조례를 포함하고 있으며 중문, 영문, 불문의 3개 국어로 공포되었다. 이것은 중국 최초의 해항검역규칙이다.

이것을 출발로 사회단체 공중위생복리의 규칙과 기구의 연속적인 출현과도 연결되었다. 1867년 항주기독학교의 여학생규정이 일제히 방족(放足 ; 전족을 그만 두다)하였다. 1874년 하문(厦門) 부녀회는 반전족협회(反纏足協會)를 조직하였다. 1877년 상해에서는 성병방지와 매춘사업의 제한에 관한 계획이 확립되었다. 1883년 상해에서는 첫번째 정수장을 건립하였는데 이홍장(李鴻章)에 의해 개막식이 이루어졌으며, 이후 천진에서도 정수장을 건립가동하였다. 1883년 홍콩에 위생처가 설립되었는데 주된 업무는 거리청소와 주거시설개설이었다. 이후 그 규모가 커져서 쥐잡기와 질병예방에까지 관여하게 되었고, 1895년 위생의관을 설치하였다. 1893년 상해공중조계위생처가 설립되었는데 그 전신은 바로 한 위생실험실이었다. 이 실험실에서 1884년 한 외국병예의 환자 대변 배설물 중에서 코흐(科赫, Koch)가 묘사한 것과 같은 대량의 콜레라균을 발견하였다. 1896년 상해에서는 파스퇴르(巴斯德)연구소〔전신은 우두묘제

배실(牛痘苗制備室)이다]를 건립하였다. 세균학, 미생물학 등 서방의학의 최신 성과들이 현저히 빠르게 모두 중국으로 전입되어 들어왔다. 1904년에 상해에 '국제적십자회'가 설립되었는데 1904년 8월 12일, 제네바 국제적십자회 회장 목북(穆北), 부회장 구제북(歐第北)의 연명으로 중국입회일사가 정식으로 청정부에 회답되었다. 중국입회의 일은 마침내 그 성과를 보였다. 1907년 청정부는 공문서를 교부하여 상해국제적십자회의 이름을 대청적십자회로 바꾸고, 회장에 상무대사 여해환(呂海寰)을 임명하였음을 알렸다. 1911년 다시 중국적십자회로 그 이름을 바꾸었다. 1902년 홍콩 서의서원(西醫書院)에서는 공중위생과를 개설하였다.

19세기말, 선교 의사들은 모든 제국들을 위한 보건사업 진행계획을 실시하기 시작하였다. 그들이 생각하기에 하나의 건강한 중국을 건설하는 일은 중국을 기독교 국가로 탈바꿈시키는 일 만큼이나 중요하다고 보았고, 건강한 중국은 재화(在華) 외국인의 생활을 위해서라도 반드시 필요한 일이었다. 이러한 전제 아래, 선교 의사들은 더욱 도시위생보건과 공중위생설비와 도시건설 등의 방면에 관심을 기울였고, 공중위생학의 제창과 보급에 힘썼으며, 적극적으로 위생예방과 관계된 일련의 일들을 전개시켰다. 이런 활동들은 대도시의 조계지에서 더욱 활발하게 이루어졌다. 이러한 일들이 위생학과 보건관념을 비교적 조기에 중국에서 확립되도록 하였다.

제3절 초창기 서양의학의 교육

(一)

일반적으로 말하면 교회진료소와 병원에서는 모두 중국 청년을 고용하여 보조적 일을 맡김과 동시에 '중국조수학회(中國助手學會)'를 조직하여 간단한 간호와 치료에 필요한 기술들을 습득하게 하였다. 피어슨(皮爾遜)의 송누진료소는 최초로 중국 청년을 조수로 채용한 곳이다. 파커(伯駕)는 안과의원을 개설한 후, 중국 조수의 필요에 따라 다음과 같은 일을 수반하게 되었다.

만일 좋은 교육을 받은 사람으로서 서양의약에 깊은 관심을 가짐과 동시에 이를 배우고자 원하는 청년이 있으면 언제나 병원에 와서 일하도록 하였다. 이는 병원의 효율성에 있어서도 대단히 유익한 것이었다.[46]

---

46) *Chinese Repository*, Vol. V, p. 32.

1836년, 파커는 매우 훌륭한 조수 한 사람을 얻었다. 그는 활발하고 책임감 있는 청년 관도 (關韜)였다. 그의 나이는 겨우 19세였지만 파커의 가르침을 받아 얼마 후 검내번(瞼內翻 : 눈 꺼풀수술), 익상노육절제수술(翼狀胬肉切除手術)과 같은 작은 수술들을 민첩하게 진행하였다. 아편전쟁 이전 파커는 병원내에 의료반을 설치하여 세 명의 수습생이 교육을 받았다. 그 중에 서도 관도가 으뜸이었다. 파커의 보고서에 의하면, 그들에게 실제로 임상치료를 하였을 뿐 아 니라, 의학의 기초이론을 영어로 교육하기도 하였다. 이와 유사한 교육은 홉슨이 운영하는 병 원에서도 있었다. 1840년 4월부터 마카오병원에서 중국 청년 두 사람을 교육시켰다. 그의 이 름은 아충(亞忠)과 아빈(阿賓)이며, 모두 19세였다. 두 사람은 홉슨의 가르침에 따라 의학기 초와 신학을 배움과 동시에 병원의 일을 도왔다.[47]

중국 청년의 서양의학에 대한 지식을 배양하려는 취지하에 설립된 '중국의무전도회' 목표는 선교 의사에 있음을 분명히 하고 있다.

교육을 받은 청년들은 중국에 널리 흩어져 그 어느 곳이든 관계치 않고 그들이 알고 있는 의학의 지식과 그 우수함을 전파할 것이다.[48]

선교사들은 이처럼 서양의학을 잘 알고 있는 중국 청년을 통하여 서양의학이 전파, 확산된 데 따른 그 영향력을 생각하고 있었다.

그들(중국 청년)의 성공은 그들을 존경받게 할 것임은 당연한 일이다. 따라서 서양의학을 습득한 청년들의 믿음성이 증가되고 전파됨으로써 환자들이 그들의 말을 들을 뿐 아니라, 우리(서양 선교 사)들까지도 서양에서 온 사람들은 좋은 사람들이라는 호감을 받게 될 것이다.

선교사들은 중국 청년의 의료행위를 통해 서양의학을 전파함으로써 중국인들이 서학(西學) 을 믿고 따르게 하려는, 하나의 경로를 찾고자 하는 데 고심하였음을 알 수 있다. 그러나, 의 학교육의 측면에서 말한다면 이 같은 의료교육은 하나의 수단이었지 목적이랄 수는 없다. 초 기의 의료교육은 선교사들의 개인적 차원에서의 노력일 뿐, 중국 청년의 의학교육에 대한 외 재여건을 충분히 갖춘 것이라고는 말할 수 없다.

50년대 이전에 진정 서양의학의 외과기술을 습득한 자로는 한 사람이 있었을 뿐이다. 그가 바로 관도(關韜)이다.

그의 생애에 관한 자료는 찾아보기 어렵다. 『중국의사(中國醫史)』의 기재에 의하면, 그는 화가의 조카이며, 일명 관아두(關亞杜)라 한다. 아두는 그의 자(字)일 가능성이 크다. 그는 파커(伯駕)에게 안과치료와 외과수술을 배워, 파커의 세 제자 가운데 가장 성공한 한 사람이

---

47) *Chinese Repository*, Vol. IX, p. 659.
48) *Chinese Repository*, Vol. VII, p. 32.

기에 그를 칭찬해 마지 않았다.

　　일명 성공한 안과, 외과 의사가 되어 그의 재능, 언변, 정직한 도덕성이 어느 정도 본국 동포에까지 신임을 얻었다. 같은 양상으로 외국 교민의 존경을 받았다.[49]

　　관도는 총명하고 근면하여서 파커의 가르침을 받자 익상노육(翼狀胬肉)·검내번(瞼內蒜)·백내장(白內障)·복강방액천자술(腹腔放液穿刺術) 등 외과술을 습득하였다. 1849년 복수를 추출해야 하는 경우가 있었는데, 그는 344파운드의 양을 추출했다. 이 외에도 관도는 종유(腫瘤)의 임상절제술을 독립시켰고, 간단한 탈구와 골절을 치료하였으며, 심지어는 치아까지도 발치하였다. 이로써 일명 우수한 안과와 외과의사가 되었다. 파커는 "관도는 타고난 재질이 뛰어나 그로 하여금 자신이 선택한 직업에서 출중하게 되었다."라고 말했다. 아편전쟁 기간에 파커가 귀국하자 병원의 사무는 곧 관도에 의해 운영되었다.

　　1856년 중영전쟁 기간에 관도는 복건성의 청군에 복역토록 파견되어 군인 의료에 임하였다. 이로 인하여 청나라는 그에게 '오품정재군의(五品頂戴軍醫)'에 명하였다. 그는 중국 제일의 서양식 군의였다. 이후에 그는 또한 사천성에 파견되어 안질을 치료하였다. 『박의회보』에 기록하길 그는 성장(省長)이 되어 백내장(白內障)을 수술했다는 보고가 있다. 이후 관도는 독립하여 개업하였다. 50~60년대의 중국에서 관도는 유일하게 외과수술을 할 수 있는 중국 의사였다.

　　1874년 6월 관도가 세상을 떠나자 '중국의무전도회(中國醫務傳道會)'는 이를 슬픈 사건으로 선포하고, 제36기 연회상에서 관도가 성취한 업적에 대하여 정중하게 평가하였다.

(二)

　　중국 청년에 대하여 서양식 교육을 해야 한다는 생각은 모리슨(馬禮遜)이 이제 막 중국 영토를 밟고 있을 때 이루어졌다. 모리슨이 세상을 떠난 후 교회에서는 그를 중국 땅에 기독교를 열게 한 걸출한 공헌을 하였다고 기념하였다. 홍콩에는 모리슨교육협회와 모리슨기념학교가 설립되었다. 모리슨기념학교는 근대 중국 제일의 서양식 학교이다. 살피건대 근대 교육체제관리, 교학을 초창기에는 영문 위주로 교육하고 서학 중의 초보지식을 보조로 배웠다. 학생은 중국 교도의 자녀와 교회에서 양육하는 고아가 대상이 되었다. 1846년 학교 교원 브라운(Samuel R. Brown)부부가 귀국할 때에 모리슨기념학교의 학생 3명이 따라갔다. 그들은 용굉(容宏)·황관(黃寬)과 황승(黃勝)이었다. 황승은 병으로 인하여 중도에 홍콩으

---

49) *History of Chinese Medicine*, 1932 : 200.

로 돌아왔다. 용굉과 황관은 해외로 유학한 근대 중국 제일의 학생이었다.

황관의 자(字)는 작경(綽經), 호(號)는 걸신(傑臣)으로 1829년 광동 향산현 동안 마을에서 태어나, 12세 때에 모리슨기념학교에 취학하였다. 18세에 중국을 떠나 미국으로 가서 맨슨학교(Manson Academy)에 다녔으며, 2년 후 문학사 학위를 받았다. 곧이어 황관은 소경행의전교회(蘇京行醫傳敎會) 장학금을 획득하여[50] 대서양을 건너 영국에 들어가 에딘버러대학에서 의학을 전공하였다. 5년간 학습을 받고 황관이 치른 졸업고시에는 5명이 합격하여[51] 영응금패(榮膺金牌)하여 의학사 모자를 받았다. 1856년부터 1857년까지 황관은 2년간 영국의 병원에서 실습하고, 병리학과 해부학을 연구하여 의학박사 학위를 얻었다.

1857년, 황관은 런던 선교 의사의 신분으로 중국으로 돌아와 홍콩 런던병원에 재직하였다. 제2년에 광주에 도착하여 합신이 광주 금리부(金利埠)에 창설한 혜애(惠愛)병원을 인계받았다. 황관이 혜애병원을 접수하여 경영한 지 얼마 안 되어 큰 힘을 쏟아 병원사업이 날로 번창하였다. 1858년 4월, 보고에 의하면 병원에서 진료한 수가 약 3,300인에 달하였다. 1859년에는 이미 80개의 병상과 430명에 이르는 의사를 갖추고 환자수가 26,030인[52]에 달하였다. 1860년에 황관은 일신상의 이유로 혜애병원의 직무를 사임하고, 광주에 스스로 진료소를 설립하여 4명의 학생을 불러 그의 진료사무를 보조토록 하였다. 한가할 때는 박재병원의 의료사무에 협력하였다. 1862년 황관은 이홍장(李鴻章)의 초대에 응하여 천진의관으로 부임하나, 공무원 생활에 적응치 못하여 6개월 후에 사직하고 광주로 돌아와 거듭 진료소를 개업하여 의료를 행하였다.

첫번째로 유학한 중국 청년 두 사람 즉, 용굉과 황관을 비교하면, 귀국 후에도 확연히 다르게 학문을 성취해 세인에게서 얻은 평가도 상당히 다르다. 용굉은 "근대 중국에서 해외로 유학한 첫번째 사람"이란 영예를 누리지만, 황관은 의학계 외에도 근대 교육사 연구에서도 그를 포괄하고 있다.

당연히 두 사람이 공부한 분야가 다른 것이 가장 직접적인 원인이다. 용굉이 공부한 것은 법률이고, 황관은 의학을 전공했다. 용굉은 그 학문으로 인하여 귀국 후에 즉시 중국 아동에게 서양식 문명을 학습하도록 고취하고 조직하도록 하였다.

황관이 공부한 것은 의학이다. 의학의 특징은 황관으로 하여금 분주한 진료, 교학과 연구에 몰두하도록 하였고 의학계에 명성을 남기게 되었다.

그러나, 학과가 다른 것이 물론 주요원인이나 학과 선택상 표출된 두 사람의 성격, 신념과

50) 王吉民,「우리나라 조기 서양유학 의학생인 黃寬의 傳略」(『中華醫史雜誌』, 1954년 제2호, p. 98.)
51) 몇 책의 기록에 의하면 황관이 졸업고시를 보았을 때 3명이 합격하였다.『醫學大百科全書・醫學史』,『中外醫學敎育史』를 참고. 여기서는 王吉民의 고증에 근거한 것임.
52) *The Chinese Reorder*, Vol. Ⅵ, p. 174.

판단력의 차별도 원인이 된다. 최종적으로 귀결(歸結)된 기점(起点)이 서로 같지 않았던 것은 그들이 배우는 과목의 선택이 서로 달랐다는 데 있었다. 용굉(容宏)은 만송학교(曼松學校)에서 공부한 후 한걸음 더 나아가 깊이 연구하여 하였으나 경비가 없었는데 브라운(布郞) 선생이 일찍부터 그를 도와 줄 생각이 있어 그에게 다음과 같이 말했다.

맹송학교(孟松學校)는 설립규정에 학생정원에게 해고수당을 주고 해고하는 규정이 있는 대학으로 부지런히 공부하는 가난한 학생들을 위하여 설립되었다. 자네가 실로 이에 생각이 있다면 꺼리지 말고 해보게.[53]

그러나 정원(定員)의 자격을 얻으려면 조건이 있어야 한다.

학교재단 관리이사들이 후원자를 요구하기 때문에 먼저 반드시 지원서를 갖추어야 하고 졸업 후에는 충실하게 전도를 하기를 원한다면 이 이익을 누릴 수 있다.[54]

장학금을 주는 전제조건이 학업을 이루고 귀국 후 필수적으로 선교사업에 투신하는 것이다. 황관은 생각 끝에 경소행의전도회장학금(京蘇行醫傳道會獎學金)을 얻어서 영국 런던으로 가서 정보대학에서 의학과목을 공부했다. 이로 인하여 황관은 귀국시의 신분이 런던의 선교 의사였다.[55] 같은 선택에 대해서 용굉의 두뇌는 비교적 맑고 깨끗하였다.

내가 비록 가난하나 진실로 자유스러움이 있다. 훗날 학문에 접하면 어떤 직업을 막론하고, 장차 중국에 이익이 되는 것을 선택해야 한다.[56]

황관은 진정 서양의학을 전공한 최초의 중국인이 되었다. 귀국 후에 의무계에서 서방 선교 의사와 같은 권익을 끌어 안았다. 그들과 마찬가지로 그도 개인 진료소를 개설하여 환자를 진료하였으며, 금리부(金利埠)의 혜애병원과 박재병원 모두가 황관의 족적(足迹)이 있었다. 이렇듯 두 병원은 황관의 협조 아래 모두 뛰어난 업적을 남겼다. 글라스고(嘉約翰)가 병으로 중국을 떠나 귀국할 때에 황관은 원장에 대리 위탁되어 병원사무를 운영했다. 이 기간에 그는 수차례의 수술을 시행하였는데 과거 어떤 일년보다 수술이 많았다.[57] 일명 외과 의사가 되어 황관은 진단에 정세하고, 수술에는 민첩하였다. 1860년 그는 배태절개술(胚胎截開術)을 시행하였다. 이것은 국내에서 제일 먼저 시작한 수술이다. 광동지구는 방광결석환자가 많아서 가약한은 당시 절석술로 이름이 있었으나 이전에 황관은 일찍이 33인을 치료하였다.[58] 황관은

53) 容宏, 『西洋東漸記』 제5장, 湖南人民出版社, 1981.
54) 위와 같은 책.
55) *Chinese Recorder*, Vol. Ⅶ, p. 174.
56) 容宏, 『西學東漸記』
57) 王吉民, 「우리나라 조기 서양유학 의학생인 황관(黃寬)의 傳略」
58) 위와 같은 책.

자신이 설립한 진료소내에 4명의 중국인 학생에게 학습하고 배양토록 하였다. 중국인 교수가 중국 학생에게 서양의학을 가르친 효시였다. 서양의학의 전파는 외국 선교 의사와 독립된 의사만이 아니다. 중국에서 제일 먼저 서의학교내에 황관은 담임교원으로 초빙되어 해부학, 생리학과 외과학을 가르쳤다. 1863년 해관의무처가 생겨 초빙된 수임 17명의 의무관 중 유일하게도 황관만이 중국인이었다. 그는 광주지구의 의료사업에 책임을 졌다. 서양의학이 중국에 전파되어 마땅한 지위를 확립하기까지 심혈을 기울였다. 오랜 일로 과로가 쌓여 질병을 얻었다. 1878년 10월 그가 목 부위에 옹저를 앓았는데 당시 중국 주재 영국영사 부인이 난산기가 있어 급진을 요구하였다. 집안사람에게 말하길, "나의 옹저가 비록 극열하나 단지 한 명을 잃을 뿐 부인이 난산하면 반드시 두 명을 죽인다. 어떻게 한 명이 애석하게 되어 두 명을 구한다면 원치 않을 수 있는가?"라고 하였다. 임산부는 출산 후에 평안해지고, 황관은 귀가 후에 목의 옹저가 돌발하여 10월 12일 병사하니 그의 나이 49세였다.

황관은 중국 의무계에 20여년간 복무하였다. 학문이 높고 깊은 데다 깊이 통달한 의술로 당시 사람들은 그를 지중해에서 동구역내 본영토 안에 있는 최초의 외과 의사 중 한 사람으로 인식하였다.[59] 그는 임상에서의 진치(診治)와 교학(敎學)에 심혈을 기울였으므로 후세에 남긴 저술이 없다. 겨우 몇몇 병원의 보고서와 해관의사보고가 있을 뿐이다.

용굉이 동학한 황관을 평술한 것을 살펴 보자.

> 황관의 재주와 학문은 마침내 동양 최고의 명성을 얻은 훌륭한 외과 의사가 되었다. 계속 사업이 번창하고 명성이 번융하였다. 광동지방을 여행할 때 서인(西人)들이 황관(黃寬)을 환영하였는데 비교적 구미사람들이 더하였고 거기서 자산을 모아 더욱 부유하게 되었다. 1878년에 세상엘 떠났는데 중서(中西)사람들이 조문을 와서 애통해 하지 않는 사람이 없었다.……[『서학동점기(西學東漸記)』]

황관의 업적은 본래 당연히 크다고 해야 할 것이다.

초기의 유학생은 모두가 교회에서 출국시킨 것이며, 황관 외에도 나타난 모든 사료에 정부 유학생은 광서 32년(1906년) 9월에 사유(賜遊)한 졸업생으로 사천보(謝天保), 서경인(徐景人) 등은 의과 진사로 임명하고, 조지근(曹志沂)·이여비(李汝泌)·부여근(傅汝勤) 등은 의과 의사에 임명하였다.

교회가 출국시켜 의학을 배운 사람은 대부분 여의사였다. 예를 들면 아래와 같다.

김운매(金韻梅, 1864~1934)는 중국에서 제일 먼저 해외로 유학한 여의사였다. 1869년 정부에 파견한 '미국장로회'의 양부모를 따라 미국에 가서, 성장 후 '뉴욕 여자' 의학원에 취학하

---

59) Yung Shang Him, "The Chinese Educational Mission and Its Inflence," *Tjen Hsia Monthly*, Vol. IX, No. 3, Oct. 1939, pp. 225~255.

였고, 우수한 성적으로 1885년에 졸업하였다. 뉴욕(紐約)·비성·워싱톤에서 의사로 일했고, 현미경 관찰에 능숙하였다. 1887년 『뉴욕의학잡지』에 '조직표본의 현미경 관찰'이란 표제로 일문을 발표하였다. 1887년 귀국하여 하문(廈門)에서 의료를 행하고, 1907년에 북양여병원 원장으로 임명을 받았다. 후에 천진에 중국 최초의 간호학교를 개설하였다. 만년에 사회활동 에 관심을 두었는데, 고아원, 실험실 등이었다. 1934년 병으로 별세하였다.

호금미(胡金美, 1865~1929)는 1834년에 미국에 가서 비성(費城) '여자의학원'을 졸업하 고, 1895년에 복주로 돌아와 교회에서 병원일을 하면서 능력있는 여의사를 배양하고 훈련하도 록 하였다. 1898년에 윤돈교가 마련한 국제부녀회의에 중국 대표로 출석하였다.

석미옥(石美玉, 1873~?)은 1892년에 도미하여 1896년에 미시건대학을 졸업하였다. 구강에 단복특(丹福特) 기념병원을 건립하였다.

감개후(甘介候, 1873~1931)은 1892년 석미옥과 동시에 도미 유학하여 1896년에 미시건대 학에서 졸업하였다. 이후에 런던에 나가 열대병학을 공부하고 1912년 남창에서 부유병원(婦 孺病院)을 설립하였다.

(三)

관도·황관은 서양의학을 학습하고 운용하는 데 성공적이었다. 중국에서 서양의학을 교육한 다는 것은 전도양양한 것이었다. 초기의 선교 의사는 번잡한 사무 중에 오히려 중국 청년에게 서양 의료법을 전수할 실마리를 단단히 파악케 하였다.(중략) 1863년 9월의 『화북매일신문』 에 한 편의 사설이 게재되었는데, 중국에서 창건된 서의학교의 목적과 가행성을 천술하였다. 그 신문은 중국 지식계가 서의학에 대하여 알려고 하는 욕구가 날로 증가하고, 아울러 "내과 ·외과 이외에 기타 과목을 강의받을 수 있는 학교를 세워줄 것을 제기하였다." 이것은 시대 에 부합하는 요구이다.

제일 먼저 성식석으로 인가받은 서의학교는 1866년 박재병원 내에 무설된 '박제의교(博濟 醫校)'인데, 가약한이 운영하였다. 이 학교에 모집된 학생은 교회의 학생과 금리부 혜애병원의 학생 및 기타 학생이었고, 여기에 개업한 중의사도 있었다. 1868년 12명의 학생을 모집하고, 1870년에 수명의 학생을 더 모집하였다. 의학교를 설립하는 것은 시세의 요구에 적응하는 것 이다. 의학교의 목적은 서의 지식의 전수를 정상궤도에 진입하게 하는 것이고, 전통 중의의 교수법을 연용하는 것이 아니다. 사대도(師帶道)의 형식을 개변하는 것이다. 비유컨대, 의학 교 건립 전에 선교 의사는 이미 의국과 진료소내에서 중국 학생에게 내·외과 기술을 전수하 여 임상지도를 얻은 상태여서 중국인은 이미 간단한 서의 진료법을 터득하고 있다. 의학교를 창건한 처음에는 의학교학을 교육규율에 따라 준수할 것을 요구한다. 따라서 기본원리와 기초지식을 배운다. 이로 인하여 선교 의사는 의학교육시 마땅히 다음과 같이 개설해야 한다.

화학·자연과학사와 자연철학 등의 과정에다 해부·생리·내과·외과를 배합하여 강의한다.

학교에서는 가약한이 약물학과 화학을 가르치도록 결정하였고, 초빙된 황관은 해부학, 생리학 그리고 외과학 과정을 담당하였으며, 관도는 중의과정을 가르치고 아울러 임상실천을 지도하도록 계획되었다. 1870년에 이르러 적잖은 학생이 이미 병원에서 혼자 외과수술을 할 수 있었다. 가약한은 이런 학생들에게 고도로 평가한 성적을 주었다.

수술 방면에서 매우 숙련되었으므로 그들은 이미 외국인의 도움을 받지 않고도 환자의 고통을 구제할 수 있는 능력을 갖추었다.[60]

교학을 배합하기 위해 의학교에서는 이미 몇 차례 해부를 하였다. 해부의 실체가 부족하면 학교에서는 병원에서 친척이나 벗이 없는 죽은 자를 찾았는데, 혹 전신, 혹 신체의 일부인 다리나 팔이다. 이 때에는 아동의 시체까지도 찾았다. 가약한은 이미 병원의 안뜰에서 아동의 시체를 해부하라고 지시하였다. 학생의 직관을 돕는 것을 인체의 결합된 구조를 해체하는 것이다. 아울러 그들이 해부학을 수립하도록 인도하는 것을 의학교육의 기초 부분으로 생각하는 것이다.

이것은 제일 먼저 생긴 서양식의 의학교이다. 따라서 교학을 전개하는 과정을 알아볼 수 있다. 60년대 말부터 70년대 초에, '박제의교(博濟醫校)'는 진정으로 근대화된 의학교라 볼 수 없고 단지 설명할 수 있는 것은 근대화된 의학교의 첫모양으로 초보단계이다. 비록 가약한, 황관이 이미 기초이론에 따라 중국 학생에게 계통적인 교육을 하였으나, 학생수가 부족하고 스승의 자질, 역량이 유한한 것이어서 교학에 필요한 설비가 결핍되었는데, 예를 들면 실험실, 교과서, 실물표본, 기본적인 교학시설이다. 이런 학교는 사대도(師帶徒)로서 근대의 학교의 과도기적 단계로 파악할 수 있다.

1879년 '박제의원'이 정식적으로 '박제의과'로 성립되었는데, '남화의학교(南華醫學校)'로 일컬어졌다. 규정학제는 3년이고, 동시에 여학생을 모집하였다. 이 학교는 중국에서 제일 먼저 여학생을 모집한 학교이다. 1886년 손중산이 '남화의학교'에 들어가 의학을 공부하였다. 1912년에 중단된 이 학교에서는 150명의 졸업생을 배출하였다. 이 학생들은 졸업 후 대다수가 화남지구에서 활동하였는데, 개업하거나 서의학교에서 담임교사로 나아가 화남지구에 서의를 전파하는 일에 영향을 끼쳤다.

1887년 8월 30일, 홍콩 앨리스 기념병원(香港愛兩思紀念病院, Alice Memorial Hospital)

<hr>

60) *History of Chinese Medicine*, 1932 : 247.

은 홍콩서의 서원을 개설하였다. 이 곳은 당시 대표적 의의를 지닌 의학교이며 홍콩대학 의학
원의 전신이다. 교장 맨슨(Manson, 1844~1922)은 교학 중에 학생들에게 과학정신, 과학연
구방법을 주입시켰으며, 그는 학습을 받고 중국 학생 스스로 의료사업과 의학과학연구에 능동
적으로 종사하길 희망하였다. 학교에서는 화학·약학·해부 등 학과를 개설하였다. 제1기 졸
업생은 두 명이었는데, 그 중 한 사람이 손중산 선생이다. 손중산 선생은 우수한 성적으로 졸
업 후 선교 의사의 협조 아래 마카오에 개업해서 중국에서 비교적 초기 서의사가 되었다.

마침 '박제의교(博濟醫校)'와 같이 사대도가 잔류한 원시교학의 흔적이 있었던 것처럼, 대
만의 타구(즉, 지금의 고웅)병원에 이와 유사한 사대도 형식의 교학이 있었다. 이 곳은 의학
교가 없었던 시절에 의학을 교육했던 곳이며, 의원교학(醫院敎學)이라 부른다. 19세기 80년
대 타구(打拘) 세관의관 마이어스(邁耶斯, W. Wykehom Myers)는 중국 청년들을 배양해
내서 진정한 서의과학을 완전히 이해하도록 하는 것이 절실히 필요함을 느꼈다. 그는 단순히
젊은이들을 의학도가 되게 하여 기술성의 훈련을 받도록 하는 것은 충분하지 않다고 생각했
다. 이상적인 방법은 그들을 구미지역에 보내어 정규교육을 받도록 하는 것이다. 그러나 사실
상 이러한 가능성은 극히 적었다. 그래서 마이어스(邁耶斯)는 다음과 같이 건의하였다.

곧 다른 하나의 교환방식을 채택할 수밖에 없다. 서약을 통한 3~4년간의 공부를 원하는 사람들
을 모집하여 그들에게 영어 및 그들이 장래에 하게 될 일과 밀접한 관계가 있는 과목을 가르치고,
동시에 모형과 도표를 이용하여 학생들로 하여금 충분한 지식을 얻게 한다. 그래서 이와같이 교육을
받은 학생들로 하여금 교육을 받은 적이 없는 사람이 통상적으로 쉽게 범할 수 있는 실수를 피할
수 있게 한다.[61]

생각한 김에 행동에 옮기게 되었다. 1880년 마이어스는 두 명의 학생을 받았고, 1883년에 홍
콩중앙학교로부터 두 명의 학생을 모집하게 되었다. 매야사는 엄격한 정규교학계획을 제정하
여 해부학, 생리학, 기초화학, 계통외과학 등을 학습시키고, 한 학기마다 한 차례의 필기시험
을 가졌다. 교학(敎學)과정 중에 그는 학생들이 학습 중에 기계적인 기술성 지식에 빠져들지
않도록 애썼으며 반대로 학생들에게 사유방법과 지혜를 갖춘 정보를 제공하려 하였다. 교학
(敎學)은 기초과학과 임상실천을 병행하였다. 매야사는 그의 친구를 통해 60파운드의 자금을
모아 한 구의 해부모형을 구입했는데, 전하는 바에 따르면 한 학생은 시체해부까지도 해보았
다고 한다.[62] 마이어스의 노력은 그 성과를 보였는데 저명한 선교 의사 가미삼은 마이어스의
학생 시험지를 본 후 평가하기를 "동시대의 영국 의학생이라 해도 반드시 이와 같은 우수한
성석을 얻을 수 있는 것은 아니다."라고 했다.[63] 1886년 5월 두 명의 중국 학생 이춘방(李春

---

61) *History of Chinese Medicine*, 1932 : 288.
62) 위와 같은 책, p. 289.
63) 위와 같은 책.

芳)과 장청계(張淸溪)가 선교 의사로 구성된 홍콩의학위원회가 주최한 의학고시에 통과하였는데 시험내용은 해부학, 생리학, 무기화학과 기초외과학이었다. 1888년, 이어서 세 명의 학생이 외과, 내과 및 산부인과 고시에 통과하여 졸업증명서를 취득하였다.

대만해협이 독특한 지리적 위치에 처해 있기 때문에 이러한 교학형식은 별로 사람들의 주목을 끌지 못했고, 계속 발전해 나가지도 못했다. 이 일은 다만 마이어스 개인의 실험에 그쳤다.

(四)

서의(西醫) 교육의 중국 대륙내 전개활동으로 또한 정부주관의 의학당 설치가 있다.

일반적으로 중국 정부주관의 서양식 의학당은 동문관(同文館)에서부터 시작되었다고 여기는데 이러한 생각은 사실 명확한 판단이라고 할 수 없다.

19세기의 중국은 서방 열강의 군사침략과 문화침투를 맞아서 청정부 중의 양무파(洋務派)가 "각국의 상황을 알고자 한다면 반드시 먼저 그 언어문자에 정통해야만이 비로소 그들로부터 기만당하지 않는다"는 생각에서 생겨나게 되었다. 이에 동치(同治) 원년(1862) 6월 11일, 북경에 동문관(同文館)이 설치되었고, 1867년 동문관에 '과학계(科學系)'가 개설되었으며, 1871년에는 생리학과 의학을 개설하여 강의하였다. 미국 선교 의사 마틴(丁違良, William Alexander Parsons Martin, 1827~1916)의 추천을 통하여 동문관 초대 생리학 교수 자리에 더전이 추대되었다. 그러나 일개 의학강좌를 하나의 의학당과 반드시 같게만 볼 수 있겠는가? 덧붙여 동문관 교학의 실제상황에 대해 더욱 많은 고찰을 바란다.

동문관(同文館)은 1867년부터 점차적으로 서방의 자연과학기술 지식을 이끌어들였는데, 1877년에는 천문과를 개설하고, 1879년에는 물리과, 이후 이어서 지리, 수학, 역사, 의학, 생리 등의 과정을 개설하였다. 이 초급 외국어학교는 이로 말미암아 중등학교 또는 고등전문학교의 성질을 띠기 시작하였다. 1876년 동문관에서는 새롭게 학제를 제정하였는데, 학업 기간을 연장하여 8년으로 하는 그 과정은 다음과 같다.

1년 : 글자 익히기와 쓰기, 간단한 단어나 구·절 독해, 간단한 책 강의 설명

2년 : 간단한 책 강의 설명, 문법연습, 짧은 글 번역

3년 : 각국사략(各國史略) 강의, 선편번역(選編飜譯)

4년 : 수리계몽대수학(代數學), 공문번역

5년 : 격물강구(格物講求), 기하원본, 평삼각(平三角), 호삼각(弧三角), 역서연습

6년 : 기기강구(機器講求), 미분적분, 항해측산, 역서연습

7년 : 화학강구(化學講求), 천문측산, 만국공법, 역서연습

8년 : 천문측산(측정), 지리금석, 부국책, 역서연습

이외에 연장자를 위한 5년제 과정이 있는데 이것은 바로 앞의 3년 언어과정을 면제한 것이다.[64]

그들의 교과과정 규정에서 분명히 알 수 있는 것은 더전이 이미 4년간이나 의학과 생리학을 강의했다고는 하지만 동문관에서는 의학과목을 정식 교과과정에 포함시키지 않았다는 사실이다. 그 원인은 어떻게 '실용(實用)'을 이해하느냐에 있다. 양무파는 이 학당이 양무(洋務)에 힘 쓸 인재를 길러내 주기를 바랬는데 그것은 대외활동을 위해 파견 이용하고자 함이다. 이른바 실용이란 것은 바로 동문관의 학생들을 피나는 학습을 통해 적절히 임용할 수 있는 것으로 많은 학생들이 재교 기간 사이에 이미 번역관이나 사신의 직책을 충당하기 시작하였다. 더 많은 수의 졸업생들은 양무파가 계획 실시하는 공장, 광산, 철로, 세무 등의 계열의 근대 실업공정에 파견되어 현대화 관리에 참여하였다. 양무활동 초기에 중서문화교류의 국면과 내용은 쌍방의 전쟁과 밀접한 관계를 맺고 있다. 중국은 패전했기 때문에 먼저 사고해야만 할 문제가 바로 서방열강전승(戰勝)은 무엇을 기반으로 가능했는가인데 그것은 견선리포(堅船利礮 ; 무기와 선박의 성능 우수)와 성광전화(聲光電化)라고 할 수 있다. 이러한 내용들을 학습하는 것은 가장 절실한 임무였다. 그러나 중의(中醫)와 서의(西醫)는 이 시기에 아직 교류가 없었고, 중의는 또한 중국 군대와 같이 철저하게 패함이 없었으므로 자연히 양무파의 흥미 범위 안에 들지 않았다. 이것 또한 '실용(實用)'의 함의(含義) 가운데 하나이다. 서의 의사의 전쟁 중의 작용을 인식한 것은 좀더 후에 일로, 80년대에 이르러 이홍장(李鴻章)에 의해 군사의학교가 비로소 설립되었다. 이것이 중국 최초의 정부설립 의학당이다.

양무를 제창한 일부의 개화된 관료들이 설령 60년대에 동문관에 천문산학 등 서방과학과정을 보증개설하고 일찍이 왜인(倭仁) 등의 보수세력과 격앙되게 서학진입의 허다한 이익을 논쟁했다고는 하지만, 의학에 그 생각이 미쳐서는 전통사대부들과 별반 다를 게 없다.

총리관아의 한 대신이 단호하게 말하기를 "사실상 나 개인적으로는 서의(西醫)를 믿지 않는다."고 하였다.[65] 그들이 생각하기에는 중국 전통의학은 강렬한 생명력을 갖추고 있기 때문에, 충분히 서의(西醫)와 동등할 수 있고, 심지어는 서의보다 우월하다고 여겼다. 동문관에서 일찍이 의학반을 설립한 적이 있었는데, 마틴(丁違良)이 그것을 확충하여 의학교로 삼자고 건의했을 때, 총리관아에서는 이 건의를 거절하였다. 당시 대다수 청정부 관원들, 양무 창시자들이건 아니면 보수 인사들이건을 따질 것 없이 모두 서의의 뛰어난 효능을 체험한 적이 없었고, 서의의 가지에 대해 분명한 인식이 있을 수가 없었다.

---

64) 朱有瓛, 『中國近代學制史料』 제1집 上冊, 華東師範大學出版社, 1983, pp. 71~73.
65) W. A. P. Martin, *A Cycle of Cathy*, Fleming H. Revell Company, 1896 : 320.

마틴(丁韙良)의 건의에 대해서 그들은 아마도 그것이 "태의원(太醫院)의 영역을 침범"할 수 있다고 생각한 듯 하였는데 이것은 "황제의 건강을 보살피고, 의학에 대해 특허권이 있었다."는 이유 때문이다.[66]

다른 점에서 보면, 의학은 하나의 분류가 세밀하고 과목이 복잡한 학과로서 반드시 상응하는 실물교구(敎具)와 실험실, 의원, 환자 등 계열적인 교학보조시설이 필요하므로 한두 사람이 감당할 수 있는 일이 아니다. 중국 최초의 서의학교로 1866년 광주에서 설립된 박제의학교는 박제의원을 기초로 한 것이고, 이홍장이 1881년 건립한 북양의학당은 총독의원 아래에 부속된 것이었다. 그래서 양무파가 의학을 정식 교과과정에 넣지 않은 이유를 설명하여 말하기를 "의학을 교과과정에 넣지 않은 것은 여러 학생들에게 반드시 필요한 것이 아니기 때문이다."라고 하였다.[67]

더전이 막 동문관에서 생리학교습을 시작하였을 때 총리관아에서 동문관 학생들에게 규정을 내리기를 "혹은 수시로 체골 등의 이론을 언급하여 학식을 넓히고, 혹은 정부교사들의 가르침에 따라 전문적으로 학습하는 것이 모두 가능하다."고 하였다.[68] 그래서 7~8명의 만한(滿漢) 학생으로 조성된 생리반을 개설하였다. 그러나 동시에 또 규정하기를 학생들의 교회의학원 실습을 금지시켰다. 인체생명과학의 교육을 의원(병원)에 가서 직접 정상 또는 병태(病態)의 신체를 접하지 않고서야 무슨 소용이 있겠는가? 지상담병(紙上淡兵 ; 탁상공론)과 다를 바가 없다. 실물과 접촉하지 않고서야 어떻게 인체생물학을 배울 수 있겠는가? 한 학생이 "구진[口津·타액(唾液)]"의 기능에 대해 회답할 때에 예를 들어 다음과 같이 말하였다.

> 서방국에 한 사람이 끈으로 해산물(海味)을 묶었는데 이것은 물을 안으로 흡수할 수 있기 때문에 개에게 그것을 먹였다. 두 개의 익힌 밀가루를 100℃의 끓인 물 안에 넣고 한쪽에는 타액을 넣고, 다른 한쪽에는 타액을 넣지 않는다.……[69]

실험의 과정은 여기에서 중요한 것이 아니다. 중요한 것은 이 실험의 예라는 것이 "서국증유……사견탄지(西國曾有……使犬吞之)"의 시험(試驗)으로 곧 이 학생은 겨우 얻어 듣거나 혹은 어떤 책에서 이 실험을 읽었을 뿐이라는 것이다. 분명한 것은 "십년광명(十年光明)이 곧 이렇게 아무 쓸데없는 것이 되었으며, 수업 중의 강의 또한 단지 문아교육(文雅敎育)에 반드시 있는 일부분 지식이 되고야 말았다……"[70]

동문관의 의학교육은 80년대에 이르러서야 비로소 새로운 단계로 들어서게 되었는데, 의학

---

66) *A Cycle of Cathy*, 1896 : 320.
67) 『中國近代學制史料』, 제1집 상책, p. 72에서 재인용.
68) 위와 같음.
69) 『中西聞見錄』 제12호.
70) H. B. Morse, *The International Relations of Chinese Empire*, Vol. Ⅲ, Appendix F. 1918 : 475.

강좌는 점차적으로 계통과 정규의 의학교육으로 대체되었다. 80년대 중기에 동문관에서는 더전 (德貞)이 번역한 『전체통고(全體通考)』(*Human Anatomy*)와 『전체공용(全體功用)』(*Physiology*)을 출판하고 교과서로 삼았다. 총리관아의 대신이 바뀐 후에 마틴(丁韙良)은 재차에 걸쳐 학생들에 병원실습을 건의했고, 마침내 총리관아의 허가를 받았다. 1886년부터 학생들은 매주 북경교회병원에 가서 Pritchard 박사의 지도 아래, 서의지식 및 그 의료방법을 학습하였다.

이 정부설립의 근대 학당은 또한 서방 각국의 명문대학들의 주목을 끌었다. 프랑스 파리의 모학원은 전문적으로 동방언어문자를 연구하는 곳으로 동문관에서 서방문화지식을 강습한다는 소식을 듣게 되자, 곧 의학을 포함한 많은 중요서적들을 붙여왔다. 이 일은 동문관의 의학교육을 한걸음 더 충실하게 하였다.

동시에 동문관에 사회적으로 명성이 높은 선교 의사 세 명이 차례로 들어왔고, 동문관의 의학교육은 더욱 그 질을 높이게 되었다. 그 중 영국 런던회 선교 의사 부셜(卜世禮, Stephen Woot Bushall)는 1884년에 동무관에 와서 생리학을 강의하였다. 그는 런던대학 의과를 졸업하였고, 1868~1899년에 주화(중)영국대사관 의사직을 담임했으며, 더전의 조수로 그의 외과수술을 도운 적이 있다. 1890년 영덕수(英德秀)가 동문관에 들어왔다. 1896년 미국북장로회 의사 콜트먼(滿樂道, Robert Coltman, Jr)가 동문관으로 들어왔으며 해부학 강의를 맡았다. 콜트먼은 처음에는 제남(濟南)에서 선교와 의료활동을 하였는데 그가 안팅병원을 주관할 때에 널리 중국 백성의 신임을 얻었고, 일년 내 접수한 환자수가 23,618명에 달했다.[71] 그는 또한 이홍장의 개인담당 의사를 한 적이 있으며, 1903년 동문관이 경사대학당에 병합되었을 때, 초빙된 극소수의 서방인 가운데 하나이다.

교육방법의 개선과 교사 자질의 보충은 동문관 교육의 기준에 상승효과를 가져왔다. 명확한 예로, 19세기 90년대 이전의 동문관 의학시험문제는 학생에게 해부학과 생리학의 기초를 시험하는 데에 그쳐 있었다. 그 예로 "대뇌 아래의 각 부위를 논하시오. 앞에서부터 뒤까지?", "위액의 성질 및 기능은 어떤 것인가?"[72] 90넌대에 이르러 시험문제는 임상외상과 지시 및 약물학 내용에까지 미치기 시작했는데 "지혈제법(止血諸法)", "접골제법(接骨諸法)", "철, 백반, 어간유(魚肝油)삼자의 기능"과 같은 것이 있다.[73] 이러한 지식들은 반드시 의학실습을 통하여 임상과 수업을 서로 보안하여 학습할 때에 비로소 완전히 습득할 수 있는 것들이다. 동문관 의학교육의 전문화 정도가 현저히 상승하였음을 알 수 있다.

안타까운 일은 동문관 근 삼십여 년의 의학교육 중에 뜻밖에도 단 한 명의 직업 의사나 의

71) *China Medical Missionary Journal*, 1897 : 86.
72) 『中國近代學制史料』 p. 87, 90, 91, 94, 95에서 재인용.
73) 위와 같은 책, pp. 99~100.

학교사를 배양해 내지 못했다는 것이다. 일부 의학강좌를 청강한 적이 있는 학생들은 졸업 후에 모두 정치에 참여해 관원이 되어서 의학과는 어떠한 관련도 없었다.[74] 1900년 팔국연합군이 북경에 들어왔을 때 동문관은 해체되었다. 1903년 동문관은 두 부분으로 나뉘어져 경사학당에 병입되었는데 곧 역학관(譯學官)과 의학실업관이다. 동문관의 의학교육은 이렇게 결렬되었다.

(五)

최초의 진정한 정부출자 설립의 독립의학당은 천진에 세워졌었는데, 이곳은 해육군 외과 의사를 배양 훈련하는 학교로, 이홍장의 북양해군 계통에 속해 있었고, 이홍장이 직접 그 규칙과 계획을 총괄하였다.

서방과학기술의 성과와 가치에 대해서 이홍장은 줄곧 분명한 견해를 가져왔고 특히, 군사과학기술과 관리 방면에 있어서 그는 양창(洋槍)·양포(洋礮)·양군관(洋軍官)과 서방의 체제를 차용해 그가 계획창설한 북양해군을 무장관리하는 일에 더욱 숙지하고 있었다. 서방군사제도를 관찰한 후에 이홍장은 "서양 각국 해군은 군의관(軍醫官)으로 기본[最要]을 삼는다."는 사실을 발견했다. 때문에 해군 창건 초기에 그는 곧 양의를 모집고용해 각 군함으로 파견하였다. 이홍장이 보기에는 서의는 군대 안에서 필수불가결한 위치에 놓여 있을 뿐만 아니라 전쟁 중 부상자의 치료에 있어서 그 갖추고 있는 능력은 중의가 따라잡을 수 없는 점이었다.

> 부상을 치료하고 고질병을 해결하는 데 서의가 더 우세한 듯한데, 그 학문이 경락을 살피고 약성을 판별하는 것으로 기초를 삼고, 장부의 운행을 살피고, 임증(臨症)의 이법을 연구하는 것으로 진보가 되니, 그 내과의 정밀함을 통찰하여 여러 학자들의 동이(同異)를 고르게 하는 데 큰 공을 하였다.[75]

여기서 우리들이 이홍장의 수박 겉핥기식의 서의지식에 대해 평가할 필요는 없다. 이것은 근대 중국에 보편적으로 존재하는 현상으로, 많은 사람들이 모두 이 수박 겉핥기식의 지식 때문에 극도로 찬탄하거나 또는 전면적으로 서의를 반대하는 것이다. 이홍장은 장기적인 양의(洋醫) 고용에 필연적으로 "비용이 많이 든다"는 사실을 깨닫고 "서의 학당을 창건하여 인재를 배양해 실제 업무를 볼 수 있도록" 제의하였다. 그는 북양해군을 총괄건립할 때에 이미 의학교육의 설계를 전개하고 있었다고 말할 수 있다.

하나의 우연한 사건이 이홍장의 이러한 구상실현을 앞당겼다. 당시 이홍장의 부인이 중병을

---

74) 高晞, 「京師同文館의 醫學講座」(『中國科技史料』, 1990, 4 : 42.)

75) 『李文忠公全書·秦稿』 78, pp. 31~32.

않고 있었는데, 많은 중의사들이 이 병에 대해 속수무책이었다. 그전에 런던회에 한 선교 의사인 매켄지(馬根濟, J. K. Mackenzie, 1870~1888)라는 사람이 있었는데 본래 한구리덕(漢口里德) 의사가 설립한 교회병원에서 근무했다가 1879년에 천진에 자신의 진료소를 열었으나 경영에 실패하고, 총독 이홍장에게 보조를 요청했으나 거절당했다. 이부인의 병환이 위독해지자 매켄지(馬根濟)와 어원(歐文, Irwin)을 다시 초빙하여 처방하고 하워드(霍華德, Howard)가 구체적으로 치료하였는데, 이부인의 병환이 빠른 속도로 호전되었다. 이 사건은 본래 서의(西醫)에 대해 호감을 갖고 있던 이홍장으로 하여금 주저없이 매켄지(馬根濟)에게 출자하여 병원을 개설하는 일을 결정짓게 하였다. 총독부관아 부근의 태왕묘(太王廟)를 기지로 하여 이홍장은 2000원(元)을 제공해 건축기금으로 삼도록 하고, 설립기금은 이홍장이 책임지고 총괄조달하였는데, 일부는 유명인들의 기부금이고 또 일부는 해군비용 중에서 조달한 것이다. 병원의 영문 이름은 Viceroy's Hospital로 곧 '총독병원' 이란 뜻이며, 1880년에 설립되었다.

1년 후 매켄지(馬根濟, Mackenzie)는 일부 미국에서 기초지식 훈련을 받은 적이 있는 중국 유학생들을 모집할 것을 제안했다. 그들에게 현대 의학교육과 임상의료훈련을 가해서 장래에 해육군의 의관으로 충당시키고자 하였다. 이 건의에 대해서 이홍장은 지지를 보냈고. 1881년 12월 15일 하나의 의학교가 정식으로 설립되었다. 이 의학교는 '양병원(養病院)'내에 부속 설치된 것으로 이름하여 '의학관(醫學館)'이다. 그 영문 이름은 Viceroy's Hospital Medical School(총독병원 부속 의학교)이다. 학제는 3년으로 일차적으로 8명의 학생을 받았는데 매켄지(馬根濟, Mackenzie)와 천진 주재 영미 해국외과 의사들이 공통으로 교학을 담당하였다. 『중국의사(中國醫史)』에 기재된 바에 따르면 의학교에서는 가끔 시체해부를 한 적이 있었지만, 정규의 해부교과과정에는 없었고 학내에 해부교학용의 뼈나 골격 그리고 프랑스제 모형 등이 첨가 배치되어 있었다.[76] 임상교과과정은 병원에서 진행되었는데 진찰실에서 매일 평균 42명의 환자가 진찰을 받았다. 학교에서는 매년 3차에 걸쳐 시험을 보았는데. 중국 의무관원과 외국 의사들이 공통으로 시험을 책임 감독하였다. 이홍상은 학교의 모든 금전관리를 책임지고 있었는데, 학교관리비, 학생들의 식비, 용돈, 병원경비 등이 포함되어 있다(학교관리비와 병원경비를 포함한 학교의 모든 금전문제를 책임지고 있었다).

상술한 8명의 학생 중에 한 명은 중도에 상업으로 전업하고, 또 다른 한 명은 다른 해군학교로 전학하여, 1885년 제1회 졸업식 때에는 6명의 학생이 청정부의 승인이 찍힌 중영문으로 된 졸업증서를 수여받았다. 졸업증서상에는 해군의관 어원(Andrews Irwin)과 미국 해군 커벨(Arthur. B. Cabell), 영국 왕립해군인 윌리엄스(Thomas Edward Herry Williams)의

---

76) *History of Chinese Medicine*, 1932 : 290.

사인이 있으며, 매켄지(Mackenzie) 또한 학교를 대표해서 증서상에 사인을 하였다. 이 학생들은 아울러 행정관 직명(직함)까지 받았는데, 최우수학생인 임연휘(林聯輝)는 수정정(水晶頂)을 받고 오품(五品)에 평정(平定)되었고, 기타 학생들은 양백정(亮白頂)을 받고 6품에 평정되었다. 임연화(林聯華)와 2등으로 졸업한 서화청(徐華淸)은 학교에 남아 후진을 양성했다. 서화청은 후에 원세개(袁世凱)의 육군 군의학당으로 자리를 옮겨 교장직을 역임했다. 그밖에 네 명의 학생은 각각 육군과 해군 부대로 파견되어 군의관이 되었는데, 그 성과(업적)는 각각 다르다.

제2회 학생들은 1883년 홍콩 사범학교로부터 선발해 온 사람들로 모두 네 명인데 1887년에 졸업하였다. 제3회 12명의 학생들은 홍콩 중심학교(Hong Kong Central School)를 졸업한 후에 건너온 사람들로 영어능력의 열세로 학습 기간을 연장하게 된 것인데, 그 중 두 명은 전보학교로 전학하였다. 『중화의학잡지(中華醫學雜誌)』,[77] 『박의회보(博醫會報)』[78]에 기재된 바에 의하면, 80년대에서 90년대에 이르는 후기에 여학생이 학교에 입학하여 의학교육을 받은 적이 있었는데, 그 중 한 명은 소채씨(蘇蔡氏)로, 하워드(霍華德, Howard) 의사에게 지도를 받고, 후에 또 그의 곁에 남아 조수생활을 하였다.

1888년 4월1일 마근제가 세상을 떠난 후, 이홍장은 병원에 대한 경제적 원조를 중단하였고, "양병원(養病院)"은 런던교회에 수매되어 로버츠(羅伯茨, Fred G. Roberts) 의사에 의해 유지되었다. "의학관(醫學館)"은 청정부에 인수되었는데 이홍장은 또 다른 기금으로 천진에 마의사기념병원(Mackenzie Memorial hospital) 설립하고 그를 기념하였다.

『북양해군장정(北洋海軍章程)』에 따라서 1889년 위해위(威海衞)와 장순구(張順口)의 수군에 각각 양병원(養病院)을 개설하였다. 이후에 이홍장은 뜻을 모아 비교적 큰 규모의 서양식 병원을 설립했는데, 천진세관 도독이 책임지고 지방 관료상인들의 기금을 모아 천진 외곽의 프랑스 조차지 40이랑(畝)를 빌려 거기에 병원을 설립하고, 천진저약시의총의원(天津儲藥施醫總醫院)이라고 칭하였다. 1893년 12월 8일 개원운영되었는데 모두 180여 칸의 내실이 시공되어 있었고, 안은 서의학당, 시의원, 저약처(儲藥處)의 세 부분으로 나뉘어져 있었다. 원래의 '의학관(醫學館)'은 '천진총의원(天津總醫院)'에 복귀되어 관할되었다. 의원의 주요업무는 약재의 구매비축을 책임지는 것과, 부상병의 치료였는데, "해군 각 군영 군함 및 각 포대방영 하급무관이 내외과의 어떤 부상과 질환이 있을 때라도 언제든지 병원에서 진료를 받을 수 있다."라고 하였다. 의원에서는 가난한 백성들에게도 진료를 해주었다. 아울러 학생들을 선발해 반을 나누어 학습시켜 학업을 마칠 즈음에는 곧 해군 각 군영과 군함에 의무관으로 충당파견

---

77) 『中華醫學雜誌』 1910 : 403.

78) *Chinese Medical Missionacy Journal*, 1896 : 18.

되었다. 학교 설립을 앞당기기 위해 1894년 6월 26일 이홍장은 『의원창립학당절(醫院創立學堂折)』을 지어 상소문을 올리고 설립을 청하였다. 그로 인해 늘어난 기금으로 78칸의 건물을 재건하고 정식으로 이름하여 북양의학당(北洋醫學堂)이라고 하였다. 임연휘를 교장으로 임명하였으며 이홍장은 또한 천진세무서의 유럽인 돈(敦)의무관을 책임감독으로 위임시켰다.

의학당의 학제는 4년으로 두 반으로 나누었으며 과(科)는 나누지 않았다. 교원은 중외 의사들을 포함하여 영국인이 다수를 차지했으며 영어로 된 교재를 채택하였다. 교육과정은 서방의학의 기준에 따랐으며 해부, 생리, 내외과, 산부인과, 피부화류과, 공공위생(公共衛生), 이비인후과, 치료화학, 세균학 및 동·식물학 등이 있었고, 기초교과과정과 임상지도실습은 병행하여 진행되었다. 병원내에 60여 개의 병상(病床)이 임상실습용으로 제공되었다. 학교관리규칙은 천진수사(天津水師)와 무비학당(武備學堂)의 선례를 따랐고, 일체의 경비는 모두 해군 방위경비 중에서 결산되었다. 1900년에는 이 학교의 교학인원 중에 3명의 중국 의사와 두 명의 외국 의사가 있었다.

같은 해에 의화단운동으로 인해 폐관되었다. 1901년 이홍장이 병사한 후 원세개가 그를 이어 직예총독직을 맡게 되었다. 1902년 원세개는 의학당을 회복시키고 '해군의학당(海軍醫學堂)'으로 그 명칭을 바꾸었다. 청말시기에 학교에는 미국, 프랑스인 교사들이 있었는데 성명을 찾을 수 있는 사람으로는 로뱅(如夢實, E. Robin), 뒤랄(杜瓦爾, A. Dural), 교장 와트(瓦特, W. T. Watt), 샬바네이스(査班尼斯, J. Chalbaneix), 시게일(西格爾, Segale), 장(張), 왕금(王金) 및 왕의사(닥터 왕) 등이 있다.

의학전파만을 말하자면, 경사동문관의 의학강좌와 북양의학당이 모두 양무운동의 산물이라고 할 수 있으며, 거기에서 교학과 관리를 책임졌던 선교 의사와 외국 국적의 의사들이 이로 인해 청정부의 고위관직자들 그리고 사회명사들과 가깝게 지낼 수 있는 기본적 조건을 갖추고 있었다고 말할 수 있다. 선교의사들은 이러한 좋은 기회를 충분히 이용했는데 더전(德貞)은 동문관에서 생리교습을 맡음과 동시에 많은 청정부 고관들에게 질병을 치료해 주어서 그들로 하여금 서의지료법에 대해 감복하게 만들었다. 그들은 더전의 의술을 "그 의술이 절묘하고 깊다,…… 곧 드물게 볼 수 있는 탄복할 만한 것이다."라고 하였다. 더전은 이로 말미암아 청정부 대신들의 존경을 받게 되었으며 또한 사회 각계각층의 인사들과 사적인 우정관계를 만들 수 있었다. 앞에 서술한 바 있는 가정(賈楨)등 뿐만 아니라 더전(德貞) 또한 장기간 증기역(曾紀譯)의 개인 담당의사를 하였는데 증기역(曾紀譯) 본인이 서의(西醫)만을 믿고 중의(中醫)는 불신하였다. 이 두 사람은 자주 밤을 지새우며 면담을 나누고는 했다. 더전은 영양(榮樣) 및 대학사 침계분(沈桂芬), 숭후(崇厚) 등과도 우의가 상당히 돈독했다. 매켄지와 그의 '의학관' 및 '마의사의원(馬大夫醫院)'은 더욱 전형적인 사례가 아닐 수 없다.

서의 재화전파의 일종 형식인 관립 서의교육(官立西醫敎育)의 출현은 전파자에게 하나의 첩경을 제공했을 뿐만 아니라 전파의 방식에도 새로운 변화를 가져왔다. 중국과 중국사회는 이 때부터 더 이상 피동적인 자세로 전파자의 전파대상만을 맡지는 않았고, 이로부터 중국 정부와 중국인 의사들은 선교 의사와 외국 국적 의사들과 함께 전파의 책임을 부담하여 중서방 의사들은 서의(西醫)의 중국내 확립과 발전을 위해서 공통으로 노력하기 시작하였다. 학업을 마치고 귀국하는 중국 유학생들의 증가로 인하여 이러한 형세는 더욱 현저해졌다.

(六)

의학과 교육은 오랜 시간 동안 줄곧 선교사들의 복음전파에 따르는 임무일 뿐이었다. 19세기, 중국에서 전개된 서양식 교육은 주로 기독교와 천주교에 의해 주관된 것이었다. 그 표출된 형식으로는 학생모집, 병원에서 교학에 종사 혹은 교회의학교에서 교과를 담당, 선교 의사들이 관립학교에서 고문을 담당, 혹은 교육함, 교도들을 해외로 파견해 유학시킴 등이 있다. 60년대에서 70년대까지 의학교육은 초기 형식의 단계에 지나지 않았다. 여전히 스승이 제자를 거느리는 형식이 잔류했고, 교육과정도 부실했으며, 입으로 전수하는 것을 위주로 했다. 80년대부터 교학설비(교사, 경비, 교학의기), 교과서, 교사 자질, 학생 교원수, 교학 수준이 모두 일정한 정도로 올라섰고, 의학교육은 점점 그 형태를 잡기 시작했다. 미국인 선교사 의사인 닐(尼爾, James Boyd Neal)이 1897년에 한 조사에 따르면, 당시 60개의 교회병원 중에 39개소에서 학생들을 받고 있었는데, 그 중 5개소는 10명을 초과한 학생이 있었고, 나머지는 2~6명 정도가 있었으며 병원마다 평균적으로 4명 정도의 생도가 있었다. 이미 졸업한 학생이 약 300명, 재학생이 250~300명 정도 있었다.[79]

1987年 尼爾의 調査表

地 點 지역 장소	醫 生 (의사)	受訓醫生總數 (학생수)	受教會顧傭數	개인 기업수	受訓男醫生(남학생수)	受訓女醫生(여학생수)	總 計	受訓年限(수업년한)
廣州	嘉約翰	79	?	?	18	6	103	3 혹은 4
天津總醫院	豪斯頓	–	–	–	26	–	26	–
蘇州	豪斯克	9	5	3	10	6	25	5
杭州	梅因	12	7	5	8	3	23	5
香港	湯姆森	7	–	7	12		19	5
福州	馬特尼	14	2	10	3	–	17	5
靑州府	沃特遜	16	8	5[80]	0	0	16	–

79) *Chinese Medical Missionary Journal*, 1897 : 89.
80) 3인 사망.

福州	馬斯特	6	2	4	—	9	15	6
沈陽	克里斯	9	2	7	6	—	15	4
濟南府[81]	尼爾	10	3	7	5	—	13	4
北京	柯蒂斯	4	2	2	9	—	13	4
保定府	阿特伯里	13	—	13	0	0	10	—
福州	戈達德	4[82]	0	0	—	6	9	6
南京	司徒雷登	4	1	2[83]	5	—	9	5
常州	發梅	3	—	3	6	—	8	5
重廣	克拉	3	3	—	5	—	8	5
小溪	奧特	4	—	4	4	—	8	5
金華	巴沙特	2	1	1	4	—	6	5
魚石(汕貫)	斯科特	3	3	—	3	—	6	4
越州府	康斯利得	—	—	—	4	—	4	5
永春	克羅斯	—	—	—	4	—	4	5
平度	蘭德	—	—	—	3	1	4	4
錦州	布蘭德	1	—	1	2	1	4	4
成都	基爾本	—	—	—	3	—	3	4
其他(共15外)		65	22	41	21	1	87	—
總計		268	61	115	161	33	462	—

20세기 전, 중국에 있던 의학교 및 의학교육을 전개했던 학교가 있다.[84]

年代	名　　　稱	地　點	敎派(或創辨人)
1866	博濟醫校	廣州	美國公理會
1872	同文館醫學講座	北京	淸迁總理衙門, 英, 美敎習
1880	打拘醫院	打拘	遇耶斯
1881	天津醫學館	天津	北洋海軍, 英, 美, 法敎習
1883	蘇州醫院醫學校	蘇州	美國美以美會
1884	廣濟醫學校	杭州	美國安立甘會
1887	西醫書院	香港	英國런던會
1889	斯密斯紀念醫院附醫學院	南京	R. C. Beebe
1890	濟南醫學校	濟南	
1891	蘇州女子醫學院	蘇州	美監理會
1896	聖約翰大學醫學院	上海	美國聖公會
1899	廣東女子醫學校	廣州	美國長老會

---

81) 기주부(沂州府) 요한슨(約翰遜) 의사를 협조하는 1반 학생이 모두 5명.
82) 4명 모두 죽다.
83) 1명 사망.
84) 이 표는 Wang & Wu의 *History of Chinese Medicine* 편례를 근거로 한 것이다.

기타 자료의 부족으로 인하여 상술한 도표 중 소수 교육사업은 정문(正文) 중에 싣지 않았음을 밝힌다. 또한 마땅히 언급해야 할 것은 '영국장로회'가 1890년에 복건성 영춘현에서 업무를 시작하였는데, 1893년에는 "성외에서 건물과 대지를 숙사 및 병원용으로 제공받았다."[85] 닐(尼爾)은 조사를 통하여 서의교육 전개의 실제상황과 보도 사이에는 차이가 있음을 발견했다. 그는 다음과 같이 생각하였다.

　　이러한 상황은 다음과 같은 사실을 표명하는 듯하다. 여러 가지 상황하에서 심지어는 의학생이 있다고 보도된 지방에서조차도 교학방식상 다만 학생들이 주관 의사들과의 일상업무 접촉 중에서 약간의 사실들을 학습하는 것을 허락할 뿐이며, 또한 일부 의서를 두서없이 산만하게 열독하는 데 그쳐 정규적이고 계통있는 교학이란 없다.

서의교육은 그 순서가 점진적인 것이라서 과도기적 형식의 교학이나 초기 규모를 갖춘 의학교나 교과과정 골자는 기본적으로 유사하다. 다만 그 정도의 깊고 얕음의 차이가 있을 뿐이다. 일반적인 의학교육 규정학제는 3년 내지 4년이었는데, 후기에 가서야 비로소 5년으로 연장되었다. 교습된 학업과정으로는 화학, 생물, 물리, 해부학, 생리학, 내과학, 외과학, 산부인과학, 소아과, 오관과(五官科), 피부과 및 약물과 등이 있다. 교과내용은 생리, 해부, 화학, 외과 및 약학에 치중되어 있었고, 여전히 실용성을 위주로 하였다. 교학언어는 영어를 위주로 하였는데, 개별학교에서는 본토어(중국어 혹은 방언)를 사용하기도 하였다. 소주(蘇州)의학교가 그 한 예이다. 교학재료(교재)는 처음에는 교사의 강의[구수(口授) ; 입을 통한 전수]나 자기가 편찬한 교재에 의거하다가 이어서는 서방 교과서를 번역한 것으로 이용하였다. 번역한 서적이 통속적인 지식보급의 구독서에서 현대 서의 경전 교과서로 발전하기까지 그 사이의 사간차는 아주 짧은 것으로 겨우 10여 년에 불과하다. 교학 중 기초지식과 임상실습을 병행하는 것은 어긋남이 없으나, 그래도 임상실습을 위주로 하였다. 필수적인 교학모형이 부족했고 해부를 통한 실습교육은 극히 적었다.

서의교육은 의학전파상의 가장 중요한 과정이며, 그 영향은 가장 크다고 할 수 있다. 중국 의학교육 초기에 드러났던 상술한 바의 특징은 19세기 상반기의 구미지역 의학원과 대학에서도 보편적으로 존재했던 것으로 중국사회에만 한정된 특수현상이 아니다. 중국의 서의교육은 초보적인 규모로 학교를 설립하고 모집배양한 학생수도 많지 않았지만, 그러나 그 교육형식과 내용 그리고 수준면에 있어서 구미의 교육수준과 그리 큰 차이가 있지는 않았다.

20세기 전 구미의 의학교육은 아직도 지금의 교학형태와 유사한 골자를 형성하고 있지 못했다. 원래의 교육과정은 질병치료를 주된 목적으로 설정된 것으로, 그 예를 들면 1867년 영

---

85) Macgillivray, D., ed. *A Century of Protestant Missions in China*(1807~1907), *Being The Centnary Conference Historical Volume*, Shanghai, 1907 : 177, 이것은 모두 하나 같지 않다.

국의학원의 필수교육과정에는 해부학, 생리학, 화학, 약물학, 응용물리학, 내과학, 외과학, 조산학과 법의학이 있었다. 해부학은 18세기 중엽에 이미 하나의 독립된 학과를 이루었지만, 생리학은 19세기 80년대 이전에도 여전히 해부학과 결합된 상태였다. 화학과 물리학의 진보에 따라서 생리학의 내용은 끊임없이 갱신되었고, 결국에는 생리학과 해부학이 분리되어 생리학은 독립된 하나의 과학학과를 이루게 되었다. 당시 유럽 대학 중에 일부 해부학을 강의하던 교수들은 원래 해부학과 생리학을 결합시켜 강의하던 사람들인데 생리학 발전의 속도를 도저히 따라잡을 수 없었으므로 차라리 권위있고 사람들의 존경을 받던 해부학쪽에 머물기를 원했다. 어떤 학자들은 심지어 생리학을 독립된 학과로 보는 것조차도 반대하였다. 영국의 과학자 혁서여(赫胥黎)는 의학원에 생리학 기초교육강의를 개설하고 19세기 80년대에 각 대학의학원을 돌아다니며 발표를 하였다. 그의 발표 중에 드러난 열의는 그의 진화론에 대한 열정에 결코 뒤지지 않았다. 요약하건대 구미 의학교육의 현대체계가 확립된 것은 20세기 이후로 그 예로서 프랑스는 1911년과 1927년에 걸친 두 차례의 교육과정계획 개편을 통한 후인 1934년에야 비로소 정식으로 의학의 교육계획을 제정하고 교학을 세 부분의 내용 즉, 이론교학, 실습과 임상교학으로 확립하였다.

20세기 이전의 중국은 교육과정에 기초학과를 편성시키는 것 외에도 중국사회에 유행되거나 중의에서 비교적 상대하기 힘든 질병을 그 교학 중점으로 삼았다. 따라서 임상교학은 피부과와 안과 그리고 소아과에 치중되어 있었다. 당시 중국에 영향을 준 것은 영미 교학체계인데 그 때의 교학체계 중에 선구적인 입장에 있던 것은 독일과 프랑스의 교육체계였다. 독일과 프랑스의 교육체계는 20세기에 이르러서야 비로소 중국에 영향을 미치기 시작하였다. 영미체계 중에서 특히 영국의 애정보(愛丁堡) 의과대학으로부터 받은 영향이 가장 크다. 애정보(愛丁堡)대학 의학원은 유럽에서 가장 권위있는 학교 중의 하나로 18세기 후기 애정보 의과대학의 교육체계는 세계로 향해, 미국과 캐나다에 그 영향을 끼쳤으며, 어떤 의미에서 보면 미국의 교육학제는 사실 애정보 체계에서 왔다고 할 수 있다. 당시 중국에 있던 많은 저명한 선교 의사늘이 바로 애성보로부터 왔는데 덕정, 바근제 등이 그러한 사람이다. 중국의 상당 부분의 유학생들이 바로 이 학교를 졸업했는데, 예를 들어 최초의 중국 학생은 황관(黃寬)이었다. 애정보의 의학체계가 중국의 의학체계 형성에 미친 영향은 지대한 것이다.

현대 의학교학의 테두리 안에서 주요한 위치를 차지하는 기초이론과목, 즉 예를 들면 조직배태학, 병리학, 세균학, 기생충, 미생물 등의 학과들은 모두 20세기 후, 의학과학이 미관영역(微觀領域)에서 파격적인 발전을 얻은 후에야 비로소 차례로 의학원의 교육과정 중에 생겨났고, 나아가 의학교육이 이전에 질병치료에 그 역점을 둔 데서, 인체연구를 기본 출발점으로 삼는 새로운 영역으로 전환하여 새로운 교육과정을 편성하게 되었다. 20세기 이후 중국 의학원의 교육 골자 또한 자연히 이를 따라 변환하게 되었다.

제 4 절 초기 서의 서적의 번역과 편찬

서적은 지식의 운반자 역할로서 중서문화교류의 중개자이자 교량으로서 서의교육사업의 중국내 확산에 따라 그 작용 또한 점점 더 돌출되기 시작하였다. 근대 서의(近代西醫)가 중국내에서 입지를 다지고 광범위하게 영향력을 미칠 수 있었던 것은 많은 이유에서 한역(漢譯)한 서의 서적의 출판과 전파 때문이라고 볼 수 있다.

(一)

최초의 서의학과 관련된 중문 번역서가 동인도회사 선의(船醫) 피어슨(皮爾遜)이 편찬한 『신정종두기법상실(新訂種痘奇法詳悉)』이라는 것은 이미 전에 서술한 바 있다.

1847년 영국인 디번(戴汶, T. T. Devan)이 지은 『초학자입문(初學者入門)』(The Beginner's First Book) 안에 해부학 명사와 질병과 약물의 대조표, 의학술어 등을 수록해 놓았는데 전서가 모두 중영문 대조로 되어 있다. 유사한 책으로 영한의학사전(英漢醫學辭典)이 있는데, 이 책은 다만 선인들의 기록에서만 찾아볼 수 있다.

한역된 서의 서적이 서의 교학의 심입(深入)에 따라 널리 퍼졌음은 분명한 사실이다. 서의 교육을 다루는 문제에서 선교사(의사)들은 시종 과학과 기술 사이를 오가는 태도를 보였다. 그들의 바쁜 의료사무와 선교책임이 그들로 하여금 중국 청년들에게 기술의 전수만을 하게 만들었는데 이것은 되도록 바쁜 시일내에 조수를 양성시켜, 의원의 부담을 경감시키고, 동시에 서의의 치료효과를 중국인에게 더욱 널리 알리기 위해서였다. 그러나 서의학에 내포된 의의는 또한 선교사들로 하여금 중국 청년들에게 기초지식을 포함한 실험수단, 임상치료 등의 서의 과학체계를 전수하도록 하였고, 이것은 순전한 기술 전수가 아니었다.

> 만약 그들이 배우는 것이 가벼운 지식이라면 곧 교학의 과정이 그들의 지식을 심도깊게 할 것이며, 배운 바를 유용하게 할 것이다.[86]

그러나 의학교육 내용을 기술 위주에서 과학으로 전환하는 데는 여전히 커다란 난관에 부딪쳤는데 그것은 당시 선교사들 사이에 일종의 편견이 존재하고 있었기 때문이다. 그들은 영문, 라틴어 혹은 기타 표음문자의 언어 외에는 중국 학생에게 과학을 학습시킬 방법이 없다고 여겼다. 그들이 보기에는 중국어에는 과학에 상용되는 명사가 결핍되어 있고, 중문을 이용한

---

86) *Chinese Repository*, Vol. XVIII, p. 505.

과학지식의 전수는 상당한 난이도가 있다고 생각했다. 일찍이 선교 의사에게 한 용감한 학생이 "본토의 지식인들이 쉽게 이해할 수 있는 필요 명사들을 만들어 내주기를" 희망한 적이 있었다.

이 때에 광동에서는 금리부(金利埠)의 혜애의국(惠愛醫局)을 주관하던 홉슨(合信) 의사가 이미 파격적인 테스트를 하였다. 홉슨(合信)은 중국 친구들의 도움 아래 새로운 도약을 하였는데, 이것이 바로 근대문화사상 가장 큰 형향을 끼친 『전체신론(全體新論)』으로 근대사상 최초로 서의 해부학과 생리학을 소개한 서적이다.

홉슨(合信, Benjamin Hobson, 1816~1873년)은 런던대학교 의과대학을 졸업하였고, 의학 석사로서 황실 외과 의학회 회원이었다. 1839년 런던회로부터 파견되어 그의 아내와 함께 중국으로 왔고, 일찍이 마카오에서는 로카트를 도와 일한 적이 있었다. 이후에는 홀로 마카오 병원을 주관하였다. 1843년 6월 홉슨은 홍콩에서 교회병원을 개업했는데 그의 중국인 조수가 심사를 거친 후에 그들이 해부학과 안과 그리고 수술치료에 정통하였음이 증명되었다. 치료(진료)와 교학과정 중에 홉슨은 중국의 질병에 대한 조사를 실시했으며 중의 이론과 중의약 치료수단을 고찰하고 연구했다. 그 중에 나타난 것을 보면 다음과 같다.

중국 본토의 의서에 기재된 골육장부경락(骨肉臟腑經絡)은 대개 그 실체와 작용을 알 수가 없어서 늘 책을 덮고 탄식하지 않을 수 없다.

그가 다음과 같이 제시하였다.

무릇 의학이란 도는 그 내용이 매우 크고 광범위하고 가볍지 않아 부위를 모르면 곧 병원(病源)을 알 수 없다. 병원(病源)을 알지 못하면 곧 치료법을 찾을 수 없다. 치료법을 모르고 평범한 약을 사용하면 큰 해는 없겠지만 만약 근거도 없는 약으로 병을 치료하려 한다면 엄청난 일이 있을 것이다. 중화대국에 능자(能者 ; 명의)가 적지는 않으나 용의(庸醫 ; 돌팔이) 또한 많아서 실리만을 구하는 자가 적지 않으니 그것이 안타까울 뿐이다.

그래서 그는 자신의 의학 학습 경로가 인체해부학에서부터 시작했음을 생각해 내었다. 따라서 그는 다음과 같은 말을 하였다.

무릇 천하의 사물은 이치가 없는 것이 없다. 오직 이치에 궁(窮)함이 없으면 아는 바가 다하지 않는다. 만약 이치를 궁구히 할 수 있다면 어떤 사람이 그것을 말해도 그것은 믿을 만한 것이다. "[홉슨(合信) : 『전체신론 · 서』, 강소상해묵해서관장판(江蘇上海默海書館藏版), 한풍(咸豊)원년 재판]

이 때부터 홉슨은 서의 기초이론과 임상치료 경험을 번역하여 소개하는 작업을 시작하였다.

그가 번역한 서적으로는 다음과 같은 것이 있다.

『전체신론(全體新論)』(*An Outline of Anatomy and Physiology*, Canton 1850.)
『박물신편(博物新編)』
『서의약론(西醫略論)』(*First Line of the Practice of Surgery in West*, Shanghai 1857.)
『부영신설(婦嬰新設)』(*Treatise on Midwifery and Diseases of Children*, Shanghai 1858.)
『내과신설(內科新設)』(*Practice of Medicine and Materia Medical*, Shanghai 1858.)
『의학신어(醫學新語)』(*Medical Vocabulary*, Shanghai 1858.)

1851년 가을에 광주에서 지은 『전체신론』은 저작 자체는 비록 서의 원저에 바탕을 두고 있지만, 홉슨이 단지 번역만 한 게 아니라 여러 종의 영문 원저를 종합하여 귀납, 상세한 해석을 했기 때문에 자칭 "서국의보(西國醫譜)를 모아 참고, 고증, 편집을 거쳐 완성한 것"이라고 하였다. 중문 처리상의 문제는 홉슨과 남해인 진수당(陳修堂)이 공동으로 협의 검토하였다. 그들은 문사의 수식에 그치지 않고 해부 부위, 명사의 확정에 대하여도 토론하였으며 아울러 '교연골절(較連骨格)'과 '지소인형(紙塑人形)'의 모형을 만들어 '형진리확(形眞理確)'의 목표를 달성하였다.

술어(述語)의 문제에서 그는 먼저 하나하나 주요한 해부 명사를 나누어 정하고, 그 개념을 표명하였다. 예를 들면 다음과 같다.

책에서 이르는 관자(管字)는 근자(筋字)와는 크게 서로 다른 것으로 근(筋)은 실(實)이요, 관(管)은 통(通)이다.
책에 분류한 뇌기근(腦氣筋)이라는 것은 그 뜻이 두 가지로, 하나는 그 근본이 뇌에서 나온 데서 취했고, 또 다른 하나는 그것이 동작과 각오(覺悟)를 주관하는 데서 취했다.
책에서 이른 혈맥관(血脈管)은 양혈관(養血管), 혹은 회관(回管)이라고도 불린다. 본래 하나의 관에 속하는데, 그 중 혈과 맥이 있는 것이 이것이다. 예를 들어 회혈관(回血管)은 회관(回管)이라고도 불리우는데 이것 또한 하나의 관에 속한다. 이것이 이끌어 피를 심장으로 돌게 한다. 남색으로 무맥이다. 미사혈관(微絲血管), 혹은 미사관(微絲管)이라고도 칭하는데 이것 또한 그렇다. 만약 혈관 두 자만을 따로 단칭한다면 이것은 3관을 통틀어 이르는 것이다.[87]

이상의 분류와 개념 정의에는 몇 가지의 분명한 특징이 있다. 먼저, 그는 전통 중의의 명명(命名)을 연용하였으나 정의를 분명하게 하여 혼란함이 없다. 두 번째로, 서의 해부학의 특징을 충분히 반영하여 분속관계(분속관계)가 명백하고 정의의 요점이 명료하다. 셋째로, 사용한 바의 술어(용어)들이 상당히 조잡하여, 현재 통용되는 중문 해부 명사만큼 정확, 적절하지는 못했다. 그 예로서, 동맥, 정맥, 신경 등의 술어는 찾아볼 수 없고, 오히려 중의 안맥(按脈)

---

87) 合信, 『全體新論·例言』, 江蘇上海墨海書館藏版, 咸豊元年에 새로 새김.

의 '맥동(脈動)'으로 요점을 삼아 혈맥관과 회혈관의 차이를 구별하였다. 또한 해부를 통해 본 바의 공(空) 또는 실(實)로써 관형구조(예를 들면 혈관), 신경, 기건(肌腱) 등의 서로 다른 속성을 구별하였다.[88]

홉슨은 고심하여 서문 중에서 상세하게 해부 명사(解剖名詞)의 속뜻을 표명했는데, 그 목적은 중의 술어와의 혼돈을 막기 위함에 있다. 여기에서 우리가 알 수 있는 것은 홉슨이 첩경을 찾았다는 점으로, 그는 '차용(借用)'의 수법을 이용해서 중의 술어를 서의 해부의 특징에 따라 분류 정의하여 한역(漢譯)한 서의 술어를 만들어 냈다는 것이다. 각기 다른 문자와 문화가 최초로 교류할 시기에 이러한 방법이 효과적인 것임은 의심할 여지가 없다. 홉슨의 역작(譯作)은 상당히 긴 시간 동안 한역의학저작(漢譯醫學著作)의 표준으로 인정되어 왔다.

홉슨의 『전체신론(全體新論)』은 그 내용이 심오하지만 알기 쉽게 표현되었으며 말은 간결하나 그 뜻은 완벽하며, 많은 도표가 삽입되어 있다. 그 소개한 내용은 서의(西醫)의 최신 지식인데, 예를 들면 제 절의 「신체약론(身體略論)」, 첫머리에 요지를 밝혀 서의 체계의 인체생리 구조와 기능에 대한 해석과 이 학문의 중요성을 개술하였다. 그 뒤로 골학(骨學)부터 시작하여 각종 동물의 골격(骨骼), 근육, 인대(靭帶)를 비교하고 이어서 뇌수(腦髓), 골수 그리고 신경계통을 묘사하였으며 각종 감각기관 및 하등동물 기관의 각종 적응성에 대해 언급하고, 각 내장기관에 대해 모두 도면과 설명을 덧붙였다. 다측면(多側面)의 시의도(示意圖 ; 설명도, 약도, 안내도)를 이용해 인체와 동물의 생리기능도 설명하였다. 그 예로 「중혈운행도(衆血運行圖)」, 「입간화생담즙도(入肝化生膽汁圖)」, 「심혈운행도(心血運行圖)」, 「소장흡액관 운행도(小腸吸液管運行圖)」 등 독자로 하여금 일목요연한 내용을 접하게 했다.

또한 심장과 혈관의 기능을 기술하였는데, 특히 순환계통에 대해 그가 말했다.

서의는 200년 전에는 맥관회혈(脈管回血)의 이치에 대해서 완벽하지 못했으나 최근에서야 분명하게 이해하기 시작하였다.

앞서 이백 년 동안, 서의 의사들은 맥관회관의 이치를 알지 못했었다. 합비(哈斐)라는 의사가 있었는데 모든 사물에 통하고 그 뛰어남이 견줄 자가 없었다. 매번 사람 시체를 해부할 때마다 늘 심방회관(心房回管), 맥관구각문(脈管口各門)을 서로 비교 실험하여, 마침내 그 이치를 깨달았다고 이른다. 사람의 팔을 끈으로 단단히 묶으면, 회관이 막히는 것을 볼 수 있는데 그것은 어째서인가? 대개 맥관은 근육 안에 깊숙이 있어서 끈의 조임을 받지 않는다. 때문에 적혈이 통류한다. 그러나 회관은 안팎으로 다 있어서 그 밖에 있는 것은 끈의 압박을 받아서 회혈이 상행할 수가 없다. 때문에 혈관이 막힌 것이 근육이 푸른 것처럼 나타난다.

---

88) 馬伯英, 「合信硏究,『全體新論』考評」(『上海醫科大學學報』(社科版), 1992, 2 : 86).

이것은 하비(哈維)의 순환이론으로 홉슨에 의해 처음으로 중국에 소개되어졌다. 동시에 그는 폐의 호흡작용에 대해 특히 혈중 적혈구의 산소 수송기능과 폐부에서의 이산화탄소 교환과정에 대해 적절한 해석을 하였다. 이러한 사실들은 모두 일찍이 없었던 일이다.

이 밖에 약간의 인종학에 대한 지식도 소개하였다. 홉슨은 책에서 자주 실험결과를 이용해 사실을 증명했는데, 사실 증명을 통해 소개한 생리기능은 모두 과학적이며 근거가 있는 내용이다. 그 예로 뇌의 해부와 생리기능에 대한 지식에 그가 비교해부학의 실험측량방법을 도입하였음(인용하였음)을 알 수 있다.

> 서국의 책에는 뇌를 측량하는 방법이 쓰여져 있는데, 90도를 비율로 한다. 그 방법은 곱자(曲尺)를 사용하는 것인데 한 끝을 이공(耳孔)에서부터 비공(鼻孔)까지의 가로의 길이를 재고, 또 한 끝은 턱뼈를 거쳐 위로 이마까지의 길이를 잰 뒤 양 끝의 거리가 얼마나 떨어져 있는가를 본다. 이마의 높이가 약 80도가 되면…… 대체적으로 그 이상이 되면 그 사람은 지혜가 있고, 그 이하가 되면 어리석으며…… 원숭이는 짐승 중에 가장 영특한 동물이다. 자로 재서 약 50도에서 60도가 되면 거의 보통사람과 같다. 개는 35도, 양은 30도, 말은 23도이다.

상술한 여러 예들은 사실 서의사(西醫史) 중의 실험의학 발달사로서 홉슨(合信)이 소개한 내용으로 또한 계몽성질을 띠고 있다. 예로 그는 다만 아홉 개의 대뇌 신경을 언급했는데 현재 우리들이 알기로는 인간에게는 모두 12 대뇌신경이 있다. 홉슨(合信)은 제 10대 미주신경(迷走神經)을 제 8대로 오인하였고, 제 8대 청신경(聽神經), 제11대 부신경(副神經), 제12대 설하신경(舌下神經)에 대해서는 아예 언급하지 않았다.

『전체신론(全體新論)』이 출판되자 원근에서 모두 그것을 칭찬하여 구매자들이 가격에 구애하지 않았다. 그것은 빠른 속도로 일본으로 전해져 날개 돋친 듯 팔려 나갔다. 『전체신론』은 또한 중국 의학계와 지식계의 커다란 관심을 끌었는데, 수년내에 여러 차례에 걸쳐 재판되었다. 양광(광동, 광서)총독 엽명침(葉名琛)은 이 책에 대해 각별한 관심을 보였는데 『전체신론』이 재판될 때에 특별히 아래와 같이 찬문을 지었다.

> 서방의 홉슨이 지은 『전체신론』은 그 삽화[繪圖]가 무척 상세하고 선명한데, 처음에는 전체를 그리고 다음으로는 각체를 그려서 모두 271 개의 그림이 있다. 광동 동부 금리부(金利埠) 혜애의국(惠愛醫局)에 석각본이 있다. 내가 원본에 따라서 8장으로 나누어 새겨 옆에 둔 것은 자주 보기 위해서이며, 또한 널리 보급하기 위해서이다. 의리(醫理)에 전심하고자 하는 사람은 내외의 감추어진 것과 드러나는 것[隱顯]의 본원을 깨달아 실로 망(望), 문(聞), 문(問), 절(切)의 (중의 진단방법)을 보충할 수 있다.

『전체신론』은 혜애의관(惠愛醫館)을 통해 출판된 것 외에도, 광주학자 반사성(潘仕成)에 그의 저서 『해산선관총서(海山仙館叢書)』 안에 수록된 것이 있다. 『전체신론』의 출판은 선교

의사들에게 중요한 정보를 제공하였고 중국 지식계는 이러한 지식을 이해하게 되었다.[89]

홉슨은 광동을 떠난 후, 상해로 가서 강령재자(재주꾼) 관무재(管茂材)와 친분을 갖게 되었는데, 두 사람은 자주 의학에 대해 토론을 나누었다. 이 때는 바로 『전체신론』이 출판된 지 얼마 안 된 때라서 중국학자들의 이에 대한 반응은 엄청났다. 홉슨(合信)은 이 때문에 『전체신론』이 다만 인체구조와 기능에 대해서만 서술했을 뿐, 서의(西醫)의 방제법과 치료법에 대해서는 소개하지 않았음을 깨닫게 되었다. 그리하여 마침내 관무재와 합심하여 임상증치(臨床證治)의 서적을 번역할 계획을 세우게 되었다. 즉, 『약론심증시치지법(略論審症施治之法)』이다. 홉슨은 이것을 다음과 같이 고려하였다.

서방 각국의 의학을 살펴서, 고찰과 실험을 통해 근거가 있고, 중국과 상호 병용할 수 있는 것을 역술하여 책으로 만들었다.〔영국 의사 홉슨(合信) 저 강녕관무재동찬(江寧管茂材同撰) ; 『서의약론(西醫略論)』「의학총론」권상, 함풍(咸豊) 7년 정사(丁巳) 가을 9월 상해인제의관(上海仁濟醫館)〕

홉슨은 이렇듯 중국 학자의 도움 아래 일계열의 저작을 역술해 내었다. 『내과신설(內科新說)』을 출판할 때에 홉슨은 다음과 같이 기록하였다.

다시 지은 『서의약론(西醫略論)』, 『부영신설(婦嬰新說)』 및 『내과신설(內科新說)』 세 책은 모두 『전체신론』에 의해 발간된 것으로 그 사용 범위가 넓다.(『내과신설・序』)

그는 여러 차례에 걸쳐 강조하기를 이 네 권의 책은 반드시 서로 참고를 해야만 하는데 그것은 그렇게 했을 때만이 전면적으로 서의과학을 파악할 수 있기 때문이라며 아울러 다음과 같이 언급하였다.

서인 중에 상해에서 무역하는 자들이 나의 저서들을 구해 천본(千本 ; 많은 숫자)을 인쇄하여 널리 전해졌다.(앞과 같음)

상술한 네 권의 책에 『박물신편(博物新編)』을 더하여 한 질로 엮어내었는데 제목은 『서의오종(西醫五種)』이라 하였다. 가장 늦게는 1861년에 출판된 것이 있는데[90] 이 때는 이미 홉슨이 중국을 떠난 후였다. 이후에 이 한 질의 총서는 여러 차례 재판되었다. 『서의오종』은 전후로 혜애의관(惠愛醫館), 상해인제의관(上海仁濟醫館), 묵해서관(墨海書館) 등에서 여러 차례에 걸쳐 인쇄되었고 민간 서점에서도 또한 몇 차례의 석인본(石印本)이 있었다. 인제의관의 목각본 중에 다음과 같이 명확히 밝히고 있다.

---

89) *Medical Missionary in China : A Narrative of Twenty Pears's Experience*, 1861 : 154.
90) 가장 일찍 제기된 이런 투의 책은 로카트(雒魏林)가 1861년에 출판한 *Medical Missionary in China ; A Narrative of Twenty Years's Experience*이다. 이 책은 여러 차례 재판되었기 때문에 이런 투의 원시판본은 찾아보기가 매우 힘들다.

함풍 원년 간행『전체신론(全體新論)』, 함풍 5년 간행『박물신편(博物新編)』, 7년 간행『서의약론(西醫略論)』, 8년 간행『부영신설(婦嬰新設)』, 속간으로『내과신설(內科新設)』이 있다. 인쇄판은 상해인제의관에 보존되어 있다. 만약 열람하고자 하는 사람이 있으면 스스로 재료를 구비하여 와서 인쇄하도록 하는데, 모든 것은 자율에 맡기며, 본관은 어떠한 금전도 요구하지 않을 것을 특별히 밝힌다.

이러한 문물가치가 있는 인쇄판은 오래 전에 이미 유실되고 없는 듯하다.

서양의학과 근대 자연과학은 동시에 부흥했기 때문에 홉슨 또한 그것을 중국에 소개해 내놓았는데,『박물신편(博物新編)』이 바로 그 저작이다. 홉슨(合信)의 이러한 책은 한 질의 완전한 서의 계몽 교과서이다. 이 책들은 중국 서의(西醫)의 초기발전 과정 중에 없어서는 안 될 중요한 작용을 했다. 후에 선교 의사들의 번역 작업은 모두 이것을 기초로 해서 한걸음 더 나아가 서의(西醫)를 소개하게 되었다.

여기에서 홉슨의 번역 작업과정 중에 동참했던 사람들을 간략하게 소개하고자 한다. 이 다섯 권의 저서에는 이렇게 서명되어 있다.『전체신론』; 영국 의사 홉슨(合信) 저, 남해 진수당(陳修堂) 동찬(同撰).『박물신편』; 동찬인의 성명이 없음. 그 나머지 세 권은 모두 영국 의사 홉슨과 강녕 관무재(管茂材)가 공동으로 저작하였다.

남해 진수당의 출생 시기는 이미 찾아볼 수가 없는데, 조박산(趙璞珊) 선생의 견해로는, 남해가 중국 의학에 통달했을 것이며 동시에 서방의학에 대해서도 각별한 관심을 가졌을 것이고, 또한 상당한 학식이 있었을 것이라고 여겼다.[91] 『전체신론』에서는 수백 장의 도회[圖繪 ; 삽화]가 삽입되어 있는데, 기록에 의하면 주학[周學, 호(號)가 여당(礪堂)]이라는 24살의 청년이 그린 것이라고 한다. 주학(周學)은 기독교를 신봉했는데, 광주교회의원에서 세례를 받고 기독교인이 되었다. "홉슨 의사가 주선생을 청해서 그가 번역한『생리교과서』의 삽화를 그리게 하였다."[92]

관무재는 이제까지 극히 드물게 언급되었는데, '무재'는 바로 '수재(秀才)'의 뜻으로 그의 본명은 관사복(管嗣復)이고 호는 소이(小異)이며 강녕(江寧 ; 지금의 남경)사람이다. 그의 부친인 관동(管同)은 동성파(桐城波)의 저명한 문인이었다. 관소이는 일찍이 상해 묵해서관에서 근무한 적이 있는데[93] 당시 이곳에서 임직한 사람으로는 중국 근대 저명학자인 이선란(李善蘭), 왕도(王韜)[94] 등이 있다. 관소이는 미국 선교사 애약슬(艾約瑟)의 소개를 통해

91) 趙璞珊,「合信의『西醫五種』및 중국의 영향」(『근대사연구』1990 : 2)

92)「中華 최초의 布道者 梁發」(『近代史資料』1979 : 2)

93) 묵해서관(墨海書館)은 영국교회가 상해에 세운 번역출판기구로 메드워스트(麥都思, W. H. Medhworst)가 주관하였다.

94) 왕도(王韜, 1823~1897)는 강소성(江蘇省) 오현(吳縣) 사람으로 18세에 고시에 합격한 수재로, 1849년에 상해 영국교회에서 운영하는 묵해서관에서 일하였으며, 1862년 뒤에는 본국으로 돌아갔다가 그 뒤 홍콩으로 왔다. 많은 선교사와 친구를 사귀어 일찍이 영국으로 가 선교사와 함께 중국경전 번역저작을 하였다. 1874년에는 홍콩에서『순환시보(循環時報)』편

흡슨과 알게 되었는데, 두 사람은 중서 의리(醫理)에 대해서 서로 연구하여 흡슨(合信)이 계속해서 서의 서적을 번역할 계획을 세웠을 때, 소이(小異)는 이 작업에 참여하게 되었다. 소이와 흡슨이 서로 협조하여 1년 동안(1856~1857) 걸려 『서의약론』과 『부영신설』을 완성하였고, 다음 해에 『내과신설』을 다시 번역해 내었다.

왕도의 일기 중에 관소이가 『서의약론』의 판행에 대해 언급한 다음과 같은 기록이 있다.

소이는 흡슨이 『전체신론』을 처음에 지었을 때 원근에서 모두 그것을 칭찬하여 구매자들이 값에 구애하지 않았다고 말하였다. 『서의약론』을 번역하여 검증과 치료의 방법을 갖추었을 때는 독자들이 오히려 별 반응이 없었다고 하는데 내가 보기에는 중서약을 모두 사용하기 때문에 아마도 방법에 따라 행하여도 별 효과가 없었을 것이다.(『왕도일기』 1859년 5월 2일 일기)

관소이가 상해에 있을 때 왕도와 각별한 관계였으므로 당시 그가 흡슨과 공동으로 한 번역작업이 친구의 비난을 받은 사실을 우리는 다행히 왕도의 일기에서 발견할 수 있는데 관소이의 당시 난처한 입장을 표명한 것이 생생히 남겨져 있다.

1859년 3월 10일, 소이가 말하기를 "……내가 흡슨(合信)의 거처에 가서 월 15금(金)의 보수를 받은 사실을 두고 한지(翰池, 소이와 왕도의 친구)가 여러 차례 질책하기를 낮은 보수를 위해 변절하여 서양인에게 부합한다고 하였다. 내가 그것에 대해 대변하기를 내가 그 곳에 가는 것은 서학을 연구하고자 함이므로 유가(儒家)를 떠나 묵가(墨家)로 들어감이 아니다. 그러므로 변절했다고 말할 수 없다. 사람의 일신은 본래 가격을 정할 수 있는 것이 아니므로 기한(飢寒)이 절박한데 불가(不可)한 것이 무엇이 있는가? 때문에 저임금[貶價]이라고 말할 수 없다. 나는 종교서적을 번역해 성인에게 위배되는 일이 종신토록 없었다. 그래서 그 마음을 물으면 부끄러운 바가 없다. 벗에 대해 서로 마찬가지이다."[95]

관소이가 '문차심이무참(問此心而無 ; 물어 마음에 부끄럼이 없다)'라고 말한 것은 분명한 사실인데 비치문(裨治文)이 관소이에게 『구약』성경의 수정과 『아묵리가지(亞墨利加志)』의 번역을 청했을 때 소이는 곧 '대패유교(大悖儒敎 ; 크게 유교에 위배되다)'라는 이유로 '경사불왕(竟辭不往 ; 거절하고 가지 않다)' 하였다.

이로써 우리들은 서의 문헌 번역과정 중에 존재했던 문제들을 재인식하지 않을 수 없다. 관소이와 같이 교회서관에 근무하여 서양인을 사귀고 중외문화를 동시에 연구하는 개명인사조차도 절대로 '현패성인(顯悖聖人 ; 성인에 위배됨이 현저히 드러나다)' 하지 않을 의사를 가지고 있었다면 당시 선교사들이 이 방면을 개척해 나가는 데 얼마나 많은 대가를 치러야 했는지 짐작할 수 있다.

집을 주관하였다. 만년에는 상해에 정착하여 살면서 격치서원(格致書院) 원장을 맡았다.
95) 方行, 湯志鈞이 정리한 『王韜日記』中華書局, 1987, p. 92.

홉슨은 『전체신론』의 번역과정 중 이러한 난점을 인식했고, 그래서 1858년 말 『의학신어 (醫學新語)』를 펴내었다. 『의학신어』는 영한의학사전으로 중의와 서의의 전문용어를 수록하고 서로 대조해석 되어 있다. 이 책은 중국 의학자들이 서의 지식을 학습 이해하는 데 적합할 뿐 아니라, 외국인 의사들이 서의를 보급하고 중의학을 이해하는 데도 한몫을 하였다. 때문에 홉슨이 중서 의학문화교류의 교량을 세웠다고 말할 수 있다.

『서의오종』과 『의학신어』는 근대 중국 제일의(최초의) 중역된 의학서적으로, 한자의 형식으로 중의사와 중국 지식계 내지 중국 사회 전체에 서의과학을 선보였다. 홉슨의 성공 또한 이 방면에 뜻이 있는 선교사들에게 자신감을 가져다 주었다.

우리들에게 익숙한 각 과제들을 중문을 이용해 영문으로 말하는 것과 같이 분명하고 뜻이 통하게 말하는 것은, 충분히 해낼 수 있는 일이다.[96]

로카트(雒魏林)가 계속해서 언급하기를

일개 번역사의 가장 절실한 희망은 바로 각 과학 분야에 대한 정확하고 고정적인 용어(전문적인 단어)를 가지고 있는 것인데, 대부분의 새로운 명사들은 중국어를 통해 충분히 만족스럽고 분명한 뜻으로 번역을 할 수 있다.[97]

고 하였다.

사실, 서학 교과서의 결핍은 의학교육에만 한정된 것이 아니었다. 1877년 상해에서 제1회 '재화전교사대회(在華傳教士大會)'가 개최되었는데 이 대회에서는 선교사의 재화선교활동 중의 몇몇 기술성 문제를 토론하였다. 그 중 교육문제가 중요한 위치를 차지하였다. 교육을 주관하는 선교사가 회의상에서 언급하기를, 학교에서의 교학과정 중 가장 큰 문제점은 서학 각 과목 교재의 부족이라고 하였다. 선교사들은 대회상에서 '학교 교과서 위원회(The School Textbook Series Committee)'의 설립을 건의하였는데, 이 위원회의 임무는 상응하는 교과서의 편집과 번역을 통괄하는 일로, 그 내용에는 자연과학, 산학(算學), 서방역사, 지리, 종교와 윤리 등이 있다. '학교 교과서 위원회'는 1890년에 있었던 제2회 '재화전교사대회'에서 상설기구로 확정되었는데, 이름하여 '중화 기독교 교육회'라고 하였다. 교육회는 학교 교과서를 편집 번역하는 일 외에는 교회 교육활동을 책임지고 있었는데, 그 직능(주요 업무 내용)으로는 ① 활용 교과서를 편집해 교회학교의 수요에 대응한다. ② 교수(교습)상의 상호협조를 도모한다. ③ 중국의 일반적인 교육문제들을 연구(탐구)하고 해결한다.

홉슨의 번역작업이 한걸음 앞선 것임이 분명히 드러난다.

---

96) *Medical Missionary in China, A Narrative of Twenty Years's Experience*, 1861 : 105.
97) 위와 같음.

홉슨은 동료들의 부러움을 샀다. 똑같이 중국 지식계와 의학계에서는 서양의학이 중국에 미친 영향을 논할 때에 거의 반드시 홉슨과 『서의오종』을 칭찬하였다. 청말의 개량지사가 변법자강(變法自强)운동을 제창하던 중에 '강종보국(强種保國)'을 제시하고, 서양 의학서를 많이 번역할 것을 주장하였다. 아울러 다음과 같이 말하였다.

> 만약 이미 번역된 서양 서적들이 있다면 대개 중요한 것들이다. 예를 들어 홉슨의 『서의오종』이 그러한데 그 학설은 비록 오랜된 것이나 전체 내과, 외과, 산부인과에 대해서 대략적으로 두루 갖추고 있다.……[98]

노신 선생이 그가 의학을 배우게 된 동기를 회고할 때에도 홉슨의 『전체신론』을 언급하였다.

> 이 수업시간에 이 교실에서 이 세상에 이른바 격치(格致), 산학, 지리, 역사, 회도(도표)와 체조 등이 있음을 비로소 나는 깨달았다. 생물은 가르치지 않았지만 그러나 우리들은 목판의 『전체신론』과 『화학위생론』 등을 보았고 ……뿐만 아니라 번역이 시작된 역사상에서 일본 유신이 대부분 서방의학에서 발단한 사실을 알게 되었다. 이러한 유신의 지식 때문에 훗날 우리들의 학적이 일본의 한 지방 의학 전문학교에도 생겨나게 되었다(일본에서 유학하게 되었다).[99]

1859년, 홉슨은 퇴직하여 귀국하였는데, 12월 18일 오후 왕도는 홉슨을 황포 강변까지 배웅하고 정중히 이별을 고하였다. "종차개범원거, 부지하일재상견의(從此開帆遠去, 不知何日再相見矣 ; 이제 배를 타고 멀리가니, 언제 다시 만나게 될 지 알 수 없구나!)." 홉슨은 본래 중국으로 다시 돌아올 계획이었는데 끝내 이루어지지 못하였다. 왕도가 다음과 같이 말하였다.

> 합군(合君 ; 즉 홉슨)은 의리에 정통하고 사람됨이 돈후하고 소박하며 성실하여 서양 의사들 중……그가 지은 저서로 『박물신편』, 『전체신론』, 『서의약론』, 『부영신설』, 『내과신설』 오종이 있는데, 문장 형식이 간결하고 강론이 세밀하여 실로 걸작이라 할 수 있다.[100]

홉슨이 중국에 있던 19년 동안에 한 일은 그가 중국 의학 과학사업의 대장을 연 공헌을 한 인물로 평가하는 데 의심의 여지가 없다. 마틴은 '선사고종(善士考終)'이란 글을 지어 말했다.

> 영국 의사 홉슨은 기황(岐黃 ; 기백과 황제)에 정통하고, 도광(道光) 중에 중국에 와 선교를 하였는데 핑주(廣州)에 살면서 진료소를 개설하고 진료를 하였으나 영리를 취하지 않았다. 여가

---

98) 何炳之, 「論中國急宜開醫智」. 王問樵主編, 『醫學叢編』, 1909.
99) 魯迅, 『吶喊』 自序.
100) 『王韜日記』, 1987, p. 55.

에는 저작을 하였으니 예를 들면 『서의약론』, 『박물신편』, 『전체신론』 및 부영(婦嬰) 2과가 모두 그 손에서 나온 것이다. 그의 책을 읽어 본 사람들은 책의 내용이 간결하여 다투어 그 책을 사려고 하였다. 함풍(咸豊) 말에는 병이 들어 집으로 가 요양을 하였다.……[101]

요컨대 홉슨이 서의 문헌 번역과 재화(중국에서의) 서의 과학 보급의 과정 중에서 한 업적은 실로 위대하다.

(二)

서의 저작 번역으로 유명한 또 다른 한 사람으로 글라스고(嘉約翰)가 있다. 그는 박제의학교를 주관할 때인 1859년부터 시작하여 서의 저작을 번역하였는데『논발열(論發熱)과 산(疝)』을 출판하였다. 재화 기간인 44년간 그는 모두 34종에 이르는 의서를 번역해 내었는데 그 중 중요한 것은 다음과 같다.

『화학초급(化學初級)』 4권 (*The Principles of Chemistry*, 1871.)

『서약약석(西藥略釋)』 4권 (*Manual of Materia Medical*, 1871.)

『과찰신편(裹扎新編)』 1권 (*Essentials of bandaging*, 1872.)

『피부신편(皮膚新編)』 1권 (*Manual of Cutaneous Diseases*, 1874.)

『내과천미(內科闡微)』 1권 (*Manual of Symplomatology*, 1874.)

『화류지미(花柳指迷)』 1권 (*Treatise of Syphilis*, 1875.)

『안과촬요(眼科撮要)』 1권 (*Manual of Eye Diseases*, 1880.)

『할증전서(割症全書)』 7권 (*Manual of Operative Surgery*, 1881.)

『염증(炎症)』 1권 (*Treatise of Inflammation*, 1881.)

『위생요지(衛生要旨)』 1권 (*Treatise of Hygiene*, 1883.)

『내과전서(內科全書)』 6권 (*Manual of Theory and Practice of Medicine*, 1883.)

『체용10장(體用十章)』 4권 (*Manual of Physiology, Huxley and Youman's*, 1884.)

글라스고(嘉約翰)는 서의 서적 번역량에서 중국 근대 제일인으로 추상된다. 위와 같은 책들의 중점은 임상의료기술의 전수에 있는데, 이 책들은 교과서로서 박제의원에서 출판되었다. 이 책들의 선택목적과 내용이 당시 박제의학교의 교학상황을 반영해 준다. 박제의학교의 초기 의학교육의 목적은 의사를 배양해 박제의원에 공급하는 것으로 이 때문에 개설한 과목(교육과정) 중에서 임상 각과의 심증치료(審症治療)에 치중하였고, 특히 광동지역에서

---

101) 『中西聞見錄』, 제10호, 1873.

자주 발견되는 유행 질병, 예로 안과, 피부과 등에 치중하였다. 기초교육과 임상을 함께 중요시하는 구조로 말미암아 교학 배치와 설계는 그리 완전한 편이 못되었고, 기본적으로는 아직도 의원식 교학에 머물러 있었다.

당시 박제의원에서 조수 의사로 근무하던 윤단모(尹端模)는 홉슨과 글라스고(嘉約翰)의 행동에서 감동을 받고 번역작업의 행렬에 동참하게 되었다. 1894년에 이르기까지『체질궁원(體質窮源)』1권, 『의리약술(醫理略述)』2권, 『병리촬요(病理撮要)』2권, 『아과촬요(兒科撮要)』2권, 『태산거요(胎産擧要)』2권 등을 번역해 냈는데 모두 5종으로 서의 문헌 번역작업에 참여한 최초의 중국 의사이다.

이외에도 박제의원에서는 『서약명목(西藥名目)』, 『할복이법(割腹理法)』, 『열병론(熱病論)』, 『화심촬요(化審撮要)』, 『병증명목(病症名目)』등을 출판하였다. 몇 년이 지난 후 이 5권의 책이 누구로부터 나왔는지 찾아볼 수가 없게 되었다.

20세기 이전 한문으로 간행된 대종의서(영문을 전역함)는 주로 상해와 북경에서 간행되었고, 대표 인물로는 잉글랜드 선교사 프라이어(傅蘭雅, John Fryer, 1839~1928)와 런던회 선교사 더전(德貞, John Dudgeon)이 있다.

프라이어(傅蘭雅)는 1861에 홍콩에 갔는데 그 때 나이는 22살이었다. 그는 일찍이 홍콩 성바오로병원(St. Paul's College) 원장을 역임했으며, 영어를 가르친 적이 있고 선교사 활동도 하였다. 또한 경사동문관(京師同文館)에서 학생들을 가르쳤다.

1865년에 상해의 강남제조국에서 편집과 번역을 담당하였다. 1865년 상해에서 설립된 강남제조국은 양무운동의 산물로서 총포와 탄약, 포차산업을 위주로 하였다. 용굉(容宏)은 미국으로부터 100대의 기계를 구매하여서 이홍장의 비준을 받아 제조국에 납품하여 이 때부터 병기제조가 시작되었다. 이것은 중국 최초의 기계를 사용한 군사공업으로 상해에서도 중국을 통틀어 유일한 근대 공업이었다. 1867년 겨울 강남제조국은 역서관(譯書館)을 설립하였고 또 다른 이름으로는 번역관(飜譯館)이라 불리었다. 동시에 광방언관(廣方言館)을 제조국에 편제시켜서 번역관과 방언관이 나란히 한 건물 안에 설치되었다. 이 때는 갑오선생(甲午戰爭) 진으로 상해에서 서양 서적을 번역 소개하는 2개의 기구 중에 하나로 또 다른 하나는 선교사들이 개설한 광학회(廣學會)이다.

강남제국 안에는 번역관이 있는데 번역 인원은 주로 두 가지 부류의 사람들로 구성되어 있었다. 한 부류는 영미학자와 선교사들이었는데 예를 들면 프라이어(傅蘭雅), 위열아력(偉熱亞力), 맥고온(麥高溫), 임낙지(林樂知), 김혜리(金楷理) 등이다. 다른 한 부류는 중국학자들로서 화형방(華蘅芳), 서수(徐壽), 조원익(趙元益), 이선란(李善蘭) 등이 있고 광방언관의 학생들 또한 일부 번역작업에 참여하였다. 번역은 대부분 서양학자들이 구술하고, 중국학자들이 그것을 받아 적는 형식이었다. 1907년에 이르러서 번역관은 모두 159종과 1075권의 서적을 번역, 출판하였다. 이러한 책들은 비교적 전면적으로 근대 과학기술을 소개하였는데 그 예로 증기기계조법, 오금야련법, 화약제조법, 총포제조법, 물리학, 화학, 천문학, 지리학, 생물학, 광물학, 농학, 공정학(工程學), 교육학 등의 많은 책들이 서학 계몽과학서로 이용되었다.

번역관에서 출판한 의학서적으로는 다음과 같은 것들이 있다.

『유문의학(儒門醫學)』 3권, 부록 1권(*Handbook of Medicine*, 1876)은 영국의 해득란(海得蘭)이 짓고, 프라이어(傅蘭雅)가 구역(口譯)하고 조원익이 옮겨 적었다.

『내과리법전편(內科理法前篇)』 6권, 『후편』 총론 6권, 「전론병증(專論病證)」 10권, 부록 1권. 영국 호백(虎伯)이 짓고, 가합(茄合)과 합래(哈來)가 수정하였고, 서고장(舒高長)이 구역하였으며, 그것을 조원익이 옮겨 적었다.

『서약대성(西藥大成)』 10권, 영국의 내납(來拉), 해득란(海得蘭)이 공동 편찬하고, 프라이어(傅蘭雅)가 구역하고, 조원익이 옮겨 적었다.

『서약대성보편(西藥大成補編)』 10권, 영국의 합래(哈來)가 짓고, 프라이어(傅蘭雅)가 그것을 번역하고, 조원익이 함께 번역에 참여하였다.

『서약대성약품중서명목표(西藥大成藥品中西名目表)』 1권, (*Vocabulary of Names of Materia Madical*, etc, 1886)

『법률의학(法律醫學)』[102] 24권, 부록 1권(*Forensie Medicine*, 1888). 영국의 해혜련(該惠連)과 불리애(弗里愛)가 공동 편찬하고 프라이어(傅蘭雅)가 구역하였다. 24권 중 전 4권은 서수(徐壽)가 옮겨 적었고, 조원익이 대조하여 기록하였고, 5권 다음으로는 모두 조원익에 의해서 옮겨 적혔다.

『제급법(濟急法)』 2권, 영국의 사백극(舍白棘)이 짓고, 수요춘(秀耀春)이 구역하고, 조원익이 받아 적었다.

『보생전명론(保生全命論)』 1권, 영국의 고란비륵(古蘭肥勒)이 짓고, 수요춘(秀耀春)이 구역하였으며, 조원익이 받아 적었다.

『현맥표론(顯脈表論)』 1권, (*Handbook of The Spliygmograph*, 1888). 프라이어(傅蘭雅)가 번역하였다.

『신체수지(身體須知)』 1권, (*Outline of Anatomy and Physiology*, 1888).

강남제조국에서 출판한 서적은 대부분이 조원익에 의해 받아 적혀진 것이다.[103]

조원익(1840~1902)의 자는 정함(靜涵)으로, 강소성 곤산(昆山) 부근의 사람이다. 1888년

---

102) 『法律醫學』 또는 『英國洗冤錄』.
103) 趙元益 및 그의 번역의서와 관계가 있음. 趙璞珊의 『趙元益과 그의 筆述醫書』(1990년, 북경, 중국과학기술사 국제학술토론회) 참고.

강남 향시에 급제하였다. 1865년 강남제조국에 번역관이 부설된 후 화형방의 초빙에 의해서 서양서적을 편집하고 번역하였는데 번역은 의학을 중심으로 하였고 기타 다른 서적들도 겸하여 다루었다. 19세기 60년대 후기부터 조원익이 별세하기 전까지 1860년 청나라 대신 설복신(薛福臣)을 따라서 영국, 프랑스, 이탈리아, 필리핀 등지의 나라로 파견된 약 3년을 제외하고는 모든 시간을 프라이어와 함께 번역작업에 투자하였다.

프라이어와 조원익이 공동으로 역술한 의서는 다음과 같다.

『유문의학(儒門醫學)』〔원명 :『의학수진(醫學袖珍)』〕, 상, 중, 하 3권으로 나뉘어진다. 상권 「논배양정신이절병원(論培養精神以絶病源 ; 정신을 배양하여 병의 근원을 끊는 것을 논함)」에서는 사람이 생활 중에 반드시 주의해야 할 '육요리(六要理)'를 주장하였는데, 광, 열, 공기, 물, 음식, 운동학으로 이 '육요리'를 정상적으로 운용하면 질병을 감소시킬 수 있다고 여겼다. 중권 「논치병지법(論治病之法)」에서는 중풍, 위(痿 ; 마비), 뇌염, 간염, 상풍, 해소, 소화불량, 장염, 변비, 통풍, 학질, 곽란토사, 구창, 백대하, 수두(水痘), 사(痧 ; 콜레라) 등의 95종 질병의 증상과 치료법을 논술하였다. 하권에서는 조제법, 약의 분류 등을 논하였는데 예로 초산, 과산, 유산, 강수, 초강수 등이고, 함유약(鹹類藥 ; 알칼리성 약)에는 칼륨, 탄소 등이 있다. 수렴약에는 백반, 아연, 연산 등이 있고, 소독약에는 수은, 요오드, 유황 등이 있으며 기타에 또 발한약, 토약, 설사약, 안신약, 보화약 등이 있다. 상술한 각종의 약물 중에 독이 있는 것은 모두 주를 달아 설명을 하고 아울러 부방을 덧붙였다.

이 책에는 부록이 있는데, '신질요언(愼疾要言)', '병증대략(病症大略)', '간이양방(簡易良方)' 등이 포함되어 있다. 그 중 '신질요언'은 질병의 예방관념을 제창하고 사람은 마땅히 스스로 자신을 보호하는 이치를 알아야 한다고 제시하였다. "병에 걸려서 의사를 청해 진료를 받는 것은 이미 소승(小乘)에 속하는 것으로 무병일 때에 삼가면 의사를 청하는 번거로움이 없다." 이런 이유 때문에 주거환경위생, 음식, 식수의 청결유지, 영양균형의 주의 등을 제창하였다. 요컨대 이것은 위생보급성 서적이다.

『내과이법전편(內科理法前編)』 6권 책머리에 다음과 같이 밝히고 있다.

　　의료행위의 가장 중요한 일은 환자를 보자마자 곧 그 병이 무슨 병인지를 아는 것이다.(『내과이법전편・서문』)

그래서 『전편』 1권에서는 「평인여병(平人與病)」을 논하고, 남녀노소 자연생명의 이치를 기술히였디. 2권에서는 「사지근원(死之根源)」을 논하고, 중병, 위병(급한 병) 및 생명의 이치를 논술하였다. 3권에서는 「전체, 공용과 병론」을 논하였다. 권4에서는 「병을 진찰할 때 특별한 병증과 조짐이 있다」는 것을 논하고, 소변, 소화, 호흡 및 맥 등의 증상을 기술하였다. 권5에서는 「보신법(保身法)」을 논하고, 6권은 「의도총론(醫道總論)」으로, 양생의 도와 약을 사용하는 원칙을 찬술하였다. 책 전체는 1,095항목으로 되어 있는데, 여기서 1항목은 하나의 문제를 다루는 것을 뜻한다. 병원과 치료법의 설명에 집중하였다.

『내과이법후편(內科理法後編)』은 총론 6권, 각종 질병만을 논한 것이 10권, 이것들은 각종 질병 및 조사, 실험, 방법을 분류해 논한 것이다.

『후편(後編)』 총론, 1권은 「신체정형(身體情形)」을 기술하였다. 2권에서는 「한계가 있는 병을 논함」이 있다〔예로 혈적취(血積聚), 유혈(流血), 수종(水腫), 피부생염(皮膚生炎) 등〕. 3권∼5권은 각종 발열병과 전염병을 논하였다. 6권에서는 불발열류의 질병을 논하였는데 예로 골연곡, 나력, 풍습, 통풍 등이 있다. 작가는 석명, 발명, 증거, 병론, 병세, 치료법, 예방법 등의 항목에 따라서 서술하였다.

각종 질병을 전문적으로 논술한 10권은 각종 병증의 특징으로 분류한 것으로 뇌수의 병(腦髓之病), 심기능병(心功用之病), 총기관의 병(總氣管之病), 구강(口腔), 기관(氣管), 식도(食道)의 병, 내신의 병(內腎之病), 오관(五官), 피부(皮膚), 부과(婦科), 아과(兒科) 등 병으로 분류되었다. 각 분류된 증후는 다시 상세히 나누어 논하는데, 예를 들면 뇌수의 병은 또 두통, 뇌염(腦炎), 뇌막염(腦膜炎), 뇌수종(腦水腫), 중풍(中風), 뇌수구연병(腦髓久延病) 등으로 나누어 설명하였다. 진찰과 치료의 순서는 총론과 비슷한데 분별, 증거, 결말(예후), 병세, 결병(決病), 근원(根源), 치법 등의 항목으로 나누어 논술하였다.

가치가 있는 것은 이들 책 가운데에는 많은 유행성병 또는 전염병의 역사자료가 포함되어 있다는 것으로 예를 들면 3권의 「시행상풍(時行傷風)」의 항목과 같은 것으로 거기에는 다음과 같은 기록이 있다.

시역(時疫)의 안(案)은 아래에 시행상풍(時行傷風)의 해를 기록하고 시역(時疫)을 분별하였는데, 1510년, 1557년, 1729년, 1733년, 1743년, 1762년, ……은 그 발원지가 동방이다. 약간 그 후에는 유럽 북부에서 출현하여 서쪽으로는 영국, 동남쪽으로는 프랑스, 스페인, 이탈리아에 이르렀고, 그 후에는 대서양을 지나 아메리카에까지 이르렀다. 그 경과 통로는 아시아의 곽란토사(藿亂吐瀉)와 같다. ……오스트레일리아에도 최근에 이러한 병이 있었는데 매번 많은 사람에게 피해를 주어 약 4분의 3, 5분의 4, 10분의 9가 피해를 입었다. 또한 많은 가축도 이러한 피해를 입었다. 따라서 죽은 사람이 매우 많다. 성내에는 이런 까닭으로 병이 들어 죽은 사람이 1844년에는 65명 ……1847년에는 572명이나 되었다. 최근 성내에는 1년에 이런 병으로 죽은 사람이 1,253명이나 된다.

여기에 기재된 '시역(時疫)'은 세계적으로 유행하였던 감모(感冒)를 가리킬 가능성이 있으며, 책 속에 기록된 유행년도, 범위, 경로와 사망 인명수 및 심지어는 가축의 희생에까지 누급된 상세하고도 사실적인 역사자료는 19세기 세계에 유행한 감모(感冒)를 연구하는 데 참고할 만한 가치가 매우 높다. 이와 유사한 기록이 책 중에는 매우 많으니 예를 들면 영국에서 1831년부터 1854년까지 유행하였던 곽란토사(콜레라)에 대하여 매우 상세하게 기술되어 있다.

『서약대성(西藥大成)』은 근대의 서약전집(西藥全集)의 제1부로, 출판년월일은 상세하지 않으며 영국 사람 합래(哈來)가 서문 중에 다음과 같이 한 말이 있다.

의사(醫士) 해득란(海得蘭), 보조 의사 래랍(來拉)이 약품서(藥品書)를 만들어 다섯 차례 증보하여 인쇄하였다. 해(海)군이 혼자서 이를 만들었는데 의학자들은 그의 재능을 칭찬하지 않을 수 없다. 지금 또 이책을 증보하고 다듬어서 다시 인쇄하니 애석하게도 이미 해군은 고인이 되었다. ……전에 이 책을 인쇄 한 것이 약 8년 전이었는데 그 때부터 지금까지 의학과 약품과 상관된 갖가지 일에 크게 재능이 있는 의사가 있어 많은 노력으로 연구를 하였다. ……이번에 약품의 효능 등 설을 증보하고 내가 시험을 하였으니 의심할 것 없이 깊게 믿을 만하다.

합래(哈來)의 서문이 1875년 12월에 지어졌으니 이로서 미루어 판단하건대 『서약대성(西藥大成)』이 나오기 전인 1867년에 1차 인쇄가 있었던 것으로, 프라이어(傅蘭雅)와 조원익(趙元益)은 제 5차에 수·개정된 판본에 근거하여 번역한 것이다.

19세기 하반경, 서양의학과 의약이 날로 새롭게 발전할 때 거의 매년 새로운 약이 발명되어 제약되었으며, 새로운 기술과 새로운 방법이 돌파되었고 따라서 『서약대성(西藥大成)』이 끊임없이 수정(修訂)되어서 새로운 성과를 거두게 되었으며 세계 의학의 노정(路程)에 적응하게 되었다. 『서약대성(西藥大成)』은 한 측면으로부터 19세기 하반기 서방 약물학의 발전상황을 반영하였다.

그러나 이 책 가운데 번역본에는 별도로 정조식(程祖植)이 1884년에 지은 서문이 있는데 그 안에는 다음과 같은 말이 있다.

서양 사람들이 약을 논할 때에는 거의 화학적으로 설명하여 실로 확대하고 보충하였으니 여러 가지 사물의 근원을 탐구할 수 있으며, 오행의 사용을 이롭게 할 수 있고, 천지의 화육(化育)을 알 수 있고, 천지의 이익을 보상(輔相)할 수 있으니 비록 그것이 신농(神農)씨의 공신(功臣)이 된다고 하더라도…… 친구인 조정함(趙靜涵)은 학문이 넓고 옛것을 좋아하며 겸하여 기황(岐黃)의 말에 통하여 상해제조국에 번역관(繙譯館)을 설치하고 서양서적을 번역할 내 정함(靜涵)이 그 일에 초빙되었으니 지금 번역한 『서약대성(西藥大成)』은 10년이 되어 누차에 거쳐 나에게 책이 이르니 이를 서문으로 한다.

이것은 『서약대성(西藥大成)』이 번역된 시기가 합래(哈來)가 서문을 쓴지 근 10년이 지난 뒤라는 것을 의미하는 것이다. 이 10년은 서양의학에 있어서는 더욱 약물학이 발전된 좋은 시기로 따라서 제5차 수정본도 반드시 서방 약물학의 최신 성취를 전부 반영할 수는 없었을 것이다. 예를 들면 첫권의 연약(揀藥) 논술, 채약(採藥), 약물의 저장방법 및 1858년 영국에서 처음으로 설립된 의학율법과 제약규범이다. 기타 각 권에서는 화학약품, 금석약품, 초목약품,

양조발효(醸造發酵), 동물약품, 약성(藥性)과 효능 등을 분별하여 논술하고 아울러 연령에 따라 약을 배합하는 비율을 부록으로 간행하였고 이 밖에 또 독약과 해독약 등이 있으며 전서에는 200여 폭의 그림이 배합되어 있어 모두 풍부한 가치가 있다.

『서약대성약품중서명목표(西藥大成藥品中西名目表)』는 찬술한 사람이 없고 책 앞에 다음과 같은 설명이 있다.

> 이 표는 영국 의사 래랍(來拉)이 지은 『서약대성(西藥大成)』 안에 실려 있는 각종 약품명목으로 화학료와 식물, 동물명은 라틴어와 영국 글자의 알파벳 순서로 배열하여 찾아보기에 편리하게 하였다. ……처음 번역할 때에는 이 책에 명목(名目)이 겸하여 만들었으며 처음 착수할 때부터 지금까지 이미 12년이 훨씬 지나 다만 시작(試作)할 뜻만 있었기 때문에 폐단을 면할 수가 없었다. …… 광서(光緒) 13년(1887) 여름 4월에 강남(江南) 제조총국(制造總局)에서 조판하여 인쇄.

『중서명목표(中西名目表)』가 조판하여 인쇄된 시기는 1887년으로 작자가 『서약대성』을 번역할 때 명목(名目)을 겸하여 만들어 넣고 "착수할 때부터 지금까지 12년이 훨씬 넘었다."고 한 것을 근거로 하면 여기에는 두 가지 문제로 설명할 수 있다. 첫째는 『중서명목표』는 『서약대성』 번역시에 편찬되었으며, 『서약대성』은 프라이어(傳蘭雅)와 조정함(趙靜涵)이 공동으로 번역한 것으로 따라서 이 표는 또한 이 두 사람이 공동으로 편찬하였을 가능성이 있는 것이고,[104] 둘째로는 『중서명목표』는 1887년에 조판되어 인쇄된 것으로 『서약대성』이 번역된 지 이미 12년이 훨씬 지난 뒤이므로 『서약대성』이 처음 번역된 시기가 약 1876년 전후로, 출판 시기는 1884년으로 미루어 판단할 수 있다는 것이다.

『중서명목표』에는 모두 3,000여 종의 약품이 수재되어 있으며 라틴어와 영문자의 알파벳 순서에 따라 배열하였으며 중서문을 대조하여 보기에 편리하게 하였는데 거기에는 모두 10만 자가 된다.

『서약대성보편(西藥大成補編)』은 확실하게 언제 편찬되었는지 그 시기를 알 수 없으나 다만 간기(刊記)에 "광서(光緒) 갑진(甲辰, 1904) 강남제조국각(江南制造局刻)"이라는 글이 있다. 소위 보편(補編)이라고 하는 것은 결코 약물 종류에서만 보충을 진행한 것이 아니라 약물학의 내용과 지식까지도 증첨(增添)한 것이니 즉, 약료(藥料)를 어떻게 저장할 것인가 하는 약물저장방법, 각종 약물의 효능, 특성, 처방에 대한 규칙 등이다. 특히 다음과 같은 지적을 하였다.

1. "처방을 낼 때에는 환자와 보호자와 상담해서는 안 된다. 처방을 쓴 뒤에는 반드시 먼저 자신

---

104) 趙璞珊은 그의 논문에서 이 표는 趙元益이 지은 것이라고 추론하였다. 魯德馨은 『新醫學文獻編輯史概要』의 한 문장 중에서 이 표를 傳蘭雅가 지은 것이라고 하였다. 자세한 것은 『中華醫史雜誌』 1 : 6, 1953을 볼 것.

  이 한 번 죽 훑어본 뒤에 환자와 상담할 것이다.

  2. 처방 위에는 반드시 환자의 이름과 주소 및 날짜를 기록하여야 한다.

  3. 서의의 처방은 반드시 라틴어로 쓸 것이다. 이 때 약자로 써서는 안 된다.

  4. 약의 복용은 의사의 지시에 따라 사용법을 지켜야 한다.

  이러한 유(類)는 의덕(醫德) 원칙의 내용과 관련된 것으로 책 중에서는 그 번잡한 것을 싫어하지 않고 상세하게 논술하였다.

  『법률의학(法律醫學)』은 1899년에 간행된 것으로 원서 제5판에 근하여 번역한 것으로 그 내용은 중국 송대 송자(宋慈)가 지은 『세원록(洗冤錄)』과 유사하며, 유럽 법의학의 발전사를 전개하였고 아울러 법의학의 기초내용을 소개한 것이다.

  총론에서는 유럽에서는 1597년부터 의학과 법률을 상호 결합시킨 저작이 출판되기 시작하였다고 하였고, 1603년에는 프랑스에서 이와 유사한 서적이 출판되었으며, 영국에서는 이보다 약간 늦게 1788년에 비로소 어떤 사람이 『의학율법초계(醫學律法初階)』를 썼고, 1801년에는 소격란(蘇格蘭)이란 의사가 의과대학에서 '법의학(法醫學)'을 강의하기 시작하였다고 하였다.

  『법률의학(法律醫學)』의 내용에는 시체검안, 시체의 연령, 성별감정, 간살(奸殺), 가모질병(假冒疾病), 전(癲), 광(狂), 진사(眞死), 졸사(猝死 ; 갑자기 죽는 것), 익사(溺死 ; 물에 빠져 죽는 것), 액사(縊死 ; 목매달아 죽는 것), 민사(悶死 ; 질식하여 죽는 것), 상해(傷害), 화분(火焚 ; 불에 타 죽는 것), 뇌격(雷擊 ; 번개에 감전되어 죽는 것), 동아(凍餓 ; 얼어서 굶어 죽는 것), 중독(中毒) 등 각종 사인(死因)의 특징이 포함되어 있고, 후권(後卷)에는 각종 약물류가 논술되어 있으며, 특별히 구급약물과 해독약물이 가장 많이 소개되어 있고, 부록으로 의안예(醫案例)와 그림 10폭이 첨부되어 있다.

  『제급법(濟急法)』은 전쟁 때에 응급처치법을 소개한 책이다. 전서는 모두 15장으로 되어 있으며, 약 5만 자로 되어 있고, 10여 폭의 그림이 배치되어 있다. 거기에서는 상변(傷便)치료법, 유혈(流血)의 원인론, 지혈법(止血法), 각종 상해와 치료법, 어혈병(瘀血病), 화상(火傷)과 탕상(燙傷), 동상(凍傷)과 중갈(中暍 ; 더위), 탈골(脫骨), 뉴상(扭傷 ; 삔 것), 골설상(骨折傷), 각종 물건으로 인후(咽喉)와 기관(氣管)이 손상된 것, 일체 해독법, 각종 질식사, 진사(眞死)의 확인, 부상자의 수송법, 행군시 의복기구의 응용, 예를 들면 졸도한 병사를 어떻게 돌볼 것인가? 하는 것 등이 소개되어 있다.

  『보생전명론(保生全命論)』은 자기 자신을 양호(養護)하는 위생 소책자로 약 3만 자로 되어 있으며 강녕(康寧), 인정(人情), 호흡(呼吸), 음식(飮食), 공부(工夫), 조환(調換), 생명력(生命力) 등과 같이 표제(標題)를 나누었으며 별도로 부록에서는 사람의 짧은 곳[人之短處], 사람의 성정(性情), 수시응변(隨時應變) 등의 조항을 논하였다.

  프라이어(傅蘭雅)와 조원익(趙元益)은 필생의 정력으로서 30여년간 번역작업에 종사하였

는데 프라이어(傅蘭雅)는 중국에 있는 선교사 중에서 번역을 가장 많이 한 사람으로 70년
대의 10년간에 34종에 가까운 번역서를 저술하였고, 9부의 공예(工藝), 6부의 수학전문서,
6부의 군사사(軍事史), 4권의 항해술(航海術), 3권의 측량공정(測量工程), 의학, 화학, 물
리 각 1권을 저술하였다. 1880년부터 1896년까지 그는 또 번역서 74권을 냈는데 그 중에는
지리, 기상, 식물, 법률, 해부와 정치, 경제학에 관한 책들도 있다. 1875년에 그는 『격치회
편(格致匯編)』을 발간하고, 1885년에는 격치서원(格致書院 ; The Chinese Scientific
Book Depot)를 창설하였으며, 1896년에 이르러는 미국에 가서 캘리포니아 대학에서 문학
을 강의하였다.

서의 번역서 중에는 많은 중국학자가 그 가운데서 번역자의 번역을 충당하였는데 이러한
일종의 중개적 역할을 아는 사람이 그리 많지 않다. 그러나 비록 그들의 빛이 번역자에 의해
가려졌다 할지라도 그들의 공적은 마멸될 수 없으며, 이러한 까닭으로 그들은 후대인에게 하
나의 중요한 사실(史實)로 남게 될 것이다. 초기의 서양 의학서의 번역에 대한 성과는 완전
히 선교 의사, 선교사 및 외국 의사에게만 귀속시킬 수 없으며 거기에는 조원익(趙元益)의
업적이 가장 현저하였으며, 그는 개인적으로 200만 자의 번역문을 완성하였다.

(三)

19세기 60년대부터는 서양의학을 번역소개하는 업무를 주로 양무파(洋務派)에 창설되어 있
는 번역기구(飜譯機構)와 교회 단체의 양쪽에서 문화사업의 일환으로 담당하여 왔다. 상해에
는 강남제조국(江南制造局)과 광학회(廣學會), 북경에는 경사동문관(京師同文館)과 기타 교
회기구가 있었다.

더전(德貞)이 번역소개한 서양의학은 북경 독령(獨領)에서 풍미(風靡)하였다. 그가 중국
에 있는 동안 많은 의학 저작을 번역하여 소개하였지만 자료가 흐트러지고 결핍하여 정확한
통계를 낼 수가 없다. 그러나 거기에는 하나의 긍정적인 면이 있다. 즉 "더전(德貞) 박사의
저작은 대다수가 중국에 있던 선교사에 의해 지어진 것이 많다"[105]는 것으로 이것은 당시 중
국에 있던 선교사가 다같이 공인한 견해이다.

현재 나타나 있는 자료는 더전이 최초에 중문으로 편찬한 의학 저작으로 1873년에 『중서
견문록(中西見聞錄)』(*Peking Magazine*)에 계속 발표한 글에 나타나 있는 것들이다. 이 잡
지는 마틴(丁韙良)의 주편(主編)으로 서양의 과학기술과 문화역사 등 서양지식을 전문적으
로 소개한 것이다. 더전(德貞)은 서의학의 기초지식을 소개하고 이것을 하나의 통속성 읽을

---

105) Thirteenth Annual Reprot of the Peking Hospital for 1874. *Chinese Recorder*, 1875, 6 :
236.

거리로 편찬하였는데 그 내용을 보면 '우두고(牛痘考)', '혈액운행통로[運血之隧道]', '혈의 기(器)를 논함', '심(心)을 논함', '맥(脈)을 논함', '하베이와 그의 발견', '안론(眼論)', '법 의학(法醫學)', '금계탑을 논함' 등이 있다. 이 하나하나의 편들은 글의 내용이 짧고, 자세하 고 치밀하며 쉬운 문장으로 중국 밖의 외국 사람들이 "이러한 매우 초보적이고 기초적 의 학지식이 더전(德貞) 박사에 의해 편찬되었는데 이것은 매우 쉽게 읽을 수 있는 의학책으 로 또한 많은 새로운 개념과 가치가 있는 지식을 제공하였다."고 칭찬하였다.[106] 이에 뒷날 이러한 단편의 짧은 문장들을 한데 모아 한 권 책으로 편집하여 『서의거우(西醫擧隅)』 (*Miscellaneous Eassays on Western Medicine*)라는 제목으로 1875년에 북경에서 출판하였 다. 이 책의 출판에 대하여 선교사들은 모두 큰 기대를 걸었다. 따라서 당시에는 중서의학 의 서로 판이하게 다른 개념 때문에 서의들은 전파과정 중에서 보수인사들의 강력한 저지를 받았으나, 선교사들은 글을 통하여 중국에 서양의학 지식을 소개하기를 바랬으므로 지식층 들은 이해하고 서의를 받아들였다. 1881년 4월 23일부터 1882년 4월 1일까지 더전(德貞)이 『만국공보(萬國公報)』에 「속서의학거우(續西醫學擧隅)」라는 글을 연재한 후 다시 결집하여 모두 100항목에 19장의 목각(木刻) 그림을 첨부하여 출판하였다. 이 작은 책자는 한 걸음 더 나아가 심(心), 폐(肺)의 해부와 생리기능, 소화계통, 혈액순환 등의 내용을 상세하게 소개하였다. 이 책은 주로 교회병원에서 서양의학을 공부하는 학생과 중의학을 공부하는 학 생을 대상으로 하여 만들어진 것이다.

더전(德貞)이 서의 저서 번역사업에 투신하면서 먼저 선택한 것은 해부학과 생리학에 대한 저서였고, 그 뒤 임상치료에 대한 저서를 택했다.

해부학 방면에서는 1875년에 더전(德貞)이 북경에서 『신체골격 부위 및 장부 혈맥전도(身 體骨骼部位及臟腑血脈全圖)』(*Anatomical Atlas*, 일찍이 『해부도보(解剖圖譜)』라 하여 번역) 라 하여 편찬 출판한 것이 있는데, 책 가운데에는 20항목의 채색 그림이 수집되어 있다. 1886년 여름에는 동문관(同文館)에서 그가 편역한 『전체통고(全體通考)』(*Human Anatomy*) 가 출판되었다. 이 책은 더전(德貞)이 당시 서양의 가장 새로운 해부학 연구논문을 정선(精 選)한 후 이를 번역하여 만든 책이다. 전서(全書)는 모두 18권으로 12책(冊)으로 나누어졌 으며, 그 가운데에는 도보(圖譜)가 3책으로 모두 356폭의 그림이 실려 있다. 목록 분류는 현 대 해부학과 거의 일치하며 다음과 같이 나누어져 있다. 골론(骨論), 골절론(骨節論), 근육 및 조막론(肌及夾膜論), 맥관론(脈管論), 회관론(回管論), 진액관론(津液管論), 뇌론(腦論), 척수. 뇌근론(脊髓·腦筋論), 오관론(五官論), 소화기론(消化器論), 흉론(胸論), 성음·호흡 론(聲音·呼吸論), 소변론(小便論), 남성생식기론(男性生殖器論), 여성생식기론(女性生殖器

---

106) 『西醫擧隅』, *Chinese Recorder*, 1875, 6 : 239~240.

論), 접와산기외과의해부론(摺窩疝氣外科之解剖論), 회음(會陰)과 좌골(坐骨)·직장(直腸)부
위의 와과적 해부이다. 그 중「골론(骨論)」의 내용은 영국의 명의 홀든(荷爾敦, Holden)의
해부학에서 뽑은 것이고, 그 나머지는 영국 해부학자 그레이(格雷, Gray)가 지은『전체골론
(全體骨論)』을 번역한 것이다.

『전체통고(全體通考)』는 인체구조의 분포를 살펴 인체구조 중 각 부위 명칭 및 기능과 각
부위와 각 계통간의 상호관계를 하나하나 구별하여 자세히 분석하여 빠짐없이 묘사하였으며
또한 세부적으로 자료에 따라 그림을 찾게 하였다. 전서를 종합적으로 살펴볼 때 물론 내용에
있어서는 질량(質量)과 편폭(篇幅)이 또한 체계적으로 분류되어 있으나 그것은 모두 하나의
완전하고 근엄한 대형의 해부 교과서로 표명되어 같은 시대의 서방 해부학과 같은 수준에 있
는 것이다.

이 책은 또 중국 정부가 북경에서 출판한 제1부 계통의 해부책인 교과서로 경성(京城) 관
리들에게 무료로 증정되었다. 이 책에는 당시 사회의 저명인사들의 서문이 실려있는데 그 중
에는 영록(榮祿), 숭후(崇厚), 담보기(譚寶琦), 광수(廣壽), 진란빈(陳蘭彬) 등이 있다. 그
들은 더전(德貞)의 번역이 "의도가 실로 깊어, 사람에게 크게 도움을 준다"는 인식에 일치하
였다.『전체통고(全體通考)』의 출판은 실로 중국 의학계의 발전에 이익이 되었으며 많은 중
국 사람들이 마침내 점차적으로 중국의학의 인체의 골격구조에 대한 해석이 국한적이라는 것
을 의식하게 되었고, "병을 고치는 것은 마치 집을 짓는 것과 같아서 먼저 기초를 하고 기둥
을 세운 후 재료를 준비하고 기술자를 모집하여야 한다. 지극한 말이다! 진실로 기초에 노력
을 하여야 한다."[107]는 것을 알았다. 따라서 광수(廣壽)는 이 책이 인체의 구조를 자세하게
설명한 서적이 되어서 "중국에서 의학을 배우는 사람들이 이것을 깨달으면 침을 놓고, 약을
쓰는데 조금도 틀리지 않을 것이다."[108]고 하였다. 그 밖에 너무나 자세하고 치밀하여 사람들
을 놀라게 한 해부도와 설명문을 칭찬하였을 뿐만 아니라 학자들로 하여금 더욱 놀라게 한
것은 "이 책이 수년 동안 연구하여 비로소 그 정묘(精妙)를 얻어 간행되었다."[109]는 것이다.
『전체통고(全體通考)』의 출판으로 모르는 사이에 일종의 새로운 의학지식이 전달하게 되었
다. 중국 의학자들은 이 책을 일컬어 '불후(不朽)의 저작'이라고 하니 이는 실로 지나친 찬
사가 아니다.

그러나 더전(德貞)의 입장에서 볼 때에는 이러한 효과는 많은 것이 아니다. 20여 년 동안
의 중국의학에 대한 연구에서 더전(德貞)은 중서의학 사이의 차이를 생각하고 따라서 자기자
신이 중국의학에 대한 독창적 견해를 가졌다. 그가 저술한『전체통고(全體通考)』는 중국의학

---

107)『全體通考·譚寶琦序』
108)『全體通考·廣壽序』
109) 위와 같음.

과 판이하게 다른 인체구조의 지식을 소개하였을 뿐만 아니라 또한 더욱 더 깊은 함축된 의미를 가지고 있으니 중국의학의 발전이 세계의학 발전의 궤도로 진입하여 서양의학과 공동으로 진보될 수 있기를 바라는 것이다.

더전(德貞)은 서양의학의 발전과정을 분석하고 수천년 동안 내려온 서양의학이 시종 옛법에 얽매어 조금도 발전하지 못하고 있다는 것을 지적하였다. 근대 사람들에 이르러 비로소 고대의 동서(東西)가 (더욱이 학문에 있어서) 오늘날의 형세와 꼭 맞을 수 없다는 것을 인식하고 "저것에 걸리면 반드시 이것에 통할 수 없다(滯于彼必不通于此)"는 이치를 알았으며 하나의 계열적 조치 즉, "의학을 익히려면 학교를 세워야 하고, 의학을 연구하려면 방법을 세우고, 의학을 시술하려면 그 기술을 얻어야 한다."는 것과 같은 것을 취하여 학교를 세워서 전통적 도제양성식의 방법을 대신하게 하였으며, 의사고시제도를 만들어 의사의 수준과 의료의 질을 확보하게 하였고, 따라서 전통적 도제교육의 틀을 깨버렸다. 의학학교는 당시에 선진적 의학의 중심지로 각파의 학자들이 여기에 운집하여 학문을 교류하고 토론과 연구를 하였으며 가능하면 학자들은 종교적 속박을 벗어나 관념적이 아닌 실천을 중시하고 냉정한 비판적 태도와 열렬한 정서로서 고전의서를 새롭게 해석하는 작업에 종사하였다. 근대 의학의 모델은 이러한 일종의 자유롭게 전개되는 학술연구의 분위기 속에 품어져 있으면서 점차 틀을 이루었으며 아울러 완전하게 되었다. 그러나 중국의학은 오랫 동안 옛법에 얽매어 이것을 고수하는 입장을 견지하면서 변통할 줄을 몰라 많은 좋은 처방들이 전해지지 않게 되었으며 중국의학은 막다른 골목으로 들어가 곤경에 빠지게 되었다. 더전(德貞)은 중국의학이 발전하는 데 참고가 되기를 바랬다.

서의학이 진정으로 대폭적인 발전을 할 수 있었던 것은 "시체를 해부하여 경락과 장부를 살펴" 기초를 세운 데에서 이룩된 것이다. 의학계 인사들의 의식은 다만 인체의 구조와 기능을 탐구하여 병의 근원을 찾아 질병을 해석할 수 있을 때 정확한 치료를 할 수 있다는 데 있었다. 16세기에 해부학이 서양에서 부흥하여 18세기에는 서양 의학계가 해부병리학을 확립하여 하나의 독립학과로 하였다. 더전(德貞)은 해부학이 서양의학을 발전시키는 데 하나의 동력이 되었다고 인식하였다. 따라서 『전체통고(全體通考)』의 제1장은 바로 더전(德貞)이 『대영백과전서(大英百科全書)』로부터 심혈을 기울여 번역한 「해부학발전사」로 서양 해부학이 발전한 배경과 과정을 소개한 것이다. 이로써 우리는 의학발전과정 중의 매우 깊은 뜻을 살펴볼 수 있다. 「해부학사」를 소개하고 아울러 그것을 일정한 위치에 놓은 것은 다만 『전체통고(全體通考)』에만 있고 기타 한역 해부학 서서 중에는 없어 더진(德貞)이 심혈을 기울여 애를 쓴 것을 알 수 있다.

그의 입장에서 살펴보면 중국에는 오랫 동안 해부학이 없어서 사람들이 시체를 해부하는 것에 대하여 오해를 하고 있었다. 그들은 시체의 해부를 잔인한 행위로 생각하였다. 이에 대해 더전(德貞)은 "장부를 알지 못하면서 죽은 사람의 입장에서 산사람을 치료한다는 것은 참을 수 없으며, 장부를 알고 시체를 빌려 산사람을 이익되게 하는 것은 도리어 참담하다고 하였으니 그 지론이 또한 잘못된 것이 아니겠는가?"[110]라고 반박하였다. 그는 아직 중국에서 부심능지(剖心凌遲 ; 형벌의 하나로 심장을 도려내고 증지처참하는 것)와 대벽[大酸 ; 체형의 하나로 육벽(肉辟)[111]이라고도 함] 등의 형법이 있어 형벌로 죽은 시체를 구덩이에 넣어 묻는데, 의학교를 세워 이러한 중범죄자의 시체를 수집하여 해부학습용으로 하여 의술의 근거로 삼게 하자는 건의를 하였다. 이러한 구상은 합신(合信)이 『전체신론(全體新論)』을 번역할 때에 이미 제기되었으나 다만 그것이 구상이었을 뿐이었다.

이와 같이 볼 때 더전(德貞)과 그 설은 하나의 새로운 지식을 소개한 것이지만 그가 중국 지식층에게 일종의 인체관념을 주입시키려고 시도했던 것만 못한 것이다.

생리학에 있어서 더전(德貞)이 동문관(同文館)에서 맡은 것은 단지 생리학 교습이다. 그러나 그는 생리학 방면의 저작에 관하여는 다음과 같은 적지 않은 저작을 가지고 있다. 80년대에 그는 일찍이 모란트(莫蘭特, Morrant), 베이커(貝克, Baker), 크리키(柯克, Krike)의 생리학 저작에 근거하여 일부의 생리학 교과서를 편역하여 제명(題名)을 『전체공용(全體功用)』(*Physiology*)이라 하고 책 가운데에 도해(圖解)를 첨부하였다. 그러나 애석하게도 저자가 다방면으로 찾아보았으나 이 책의 종적을 찾아볼 수 없었다. 다만 『서의거우(西醫擧隅)』와 『속서의거우(續西醫擧隅)』 가운데 생리학의 내용이 소개되어 있다.

1890년에 발간된 『만국공보(萬國公報)』에는 더전(德貞)의 「음식의 소화 이치를 논함」이 실려 있다. 음식과 소화는 인류생활에 있어서 가장 직접적으로 느낄 수 있는 생리활동의 하나이다. 그러나 인류는 음식의 소화가 어떠한 작용으로 이루어지는지, 인류가 어떠한 음식을 섭취하여야 몸에 이로우며 많이 섭취하고 적게 섭취할 것이 무엇인지, 소화계통은 어떻게 하여 이러한 소화활동을 진행하는지에 대한 지식을 생리학을 접촉하기 이전에는 이해하기가 어려웠다.

더전(德貞)은 "음식의 소화작용은 위에만 있는 것이 아니라 위로 들어가기 전에 이미 소화가 되고 위를 거쳐 나온 뒤에도 소화를 한다."고 말하였다. 그 뒤 그는 소화작용은 화학적 작용과 비화학적 작용(즉, 물리적 작용)에 의하여 이루어진다고 하였다. 소화는 부엌으로부터 시작되는 것으로 여기에서는 화학변화가 없으나 일단 입 안으로 들어가면 화학작용을 시작하게 된다. 먼저 입 안에서는 타액분비에 의하여 소화가 되어 식미(食糜 ; 음식물이 소화를 거쳐 풀과 같이 된 상태)가 되면 이는 식도를 통하여 위로 내려가게 된다. 위에서는 위액에 의

---

110) 『全體通考·總論』
111) 肉辟은 옛날의 형벌로 肉刑이라고도 함.

한 소화(화학적)와 위의 압력에 의한 소화(물리적)를 거쳐 3~4시간 뒤에는 반유질(半流質) 상태가 되어 소장(小腸)으로 다시 내려간다. 이 때 내려가는 동안에 또 담(膽), 이자(胰), 장(腸) 등의 즙(汁)과 융화된다. 더전(德貞)은 소화과정을 상세하게 논술한 뒤에 한 걸음 더 나아가 음식소화 과정 중의 흡수원리(吸收原理)를 논술하고 음식의 기능이 '양신(養身), 생열(生熱)'을 하는 데 있으며 음식물은 화학적 소화작용을 거쳐 당분을 이루어 피로 흡수되니, 즉 사람의 체열량과 물질구성의 근원을 이룬다고 하였다. 때문에 합리적인 음식은 매우 중요한 것이다. 그러므로 더전(德貞)은 이러한 번잡한 원리를 싫어하지 않고 사람들에게 가르쳐 먼저 무엇을 먹고, 나중에 무엇을 먹을 것인가? 소고기는 어떻게 끓여 먹어야 하고, 돼지고기는 삶는 과정에 다소 영양분이 빠져 나갈 수 있다는 등을 지도하였다.

'음식의 소화이치' 가운데에는 꼭 지적하지 않으면 안 될 한 가지 특징이 있다. 그것은 저자가 실험을 통하여 이를 근거로 소화흡수의 원리를 설명한 것으로 그는 구체적 숫자를 통하여 추상적 의학이론을 설명하였으며, 과학적 논거로서 원리의 실용성과 합리성을 증명하였다. 예를 들면 그는 쇠고기, 양고기, 돼지고기는 끓이고(煮), 삶고(炖), 굽는(烤) 것에 따라 화력(火力)이 다르고 조리방법에 따라 소화의 비율도 다르다고 상세하게 열거하면서 인체의 흡수작용과 소화작용에 대한 문제를 해석하였다. 또 그는 인체가 24시간 안에 소모하는 물질을 열거하였다. 즉, 물 1근 2양, 산소 3근, 음식물 1근 12양 등, 이러한 논증방법은 더전(德貞)의 다른 논문 가운데에서도 늘 나타난다.

분명히 더전(德貞)은 극히 근엄하게 과학적 태도로 중국인들에게 서양 의학지식을 소개한 사람이다. 사람들은 서양 의학지식을 이해하고 받아들인 동시에 또한 일종의 새로운 연구방법도 배웠다. 이와 같은 구체적으로 지식을 전입하는 사유방법과 연구방법의 동반은 지식 자체보다 더욱 중요하다.

북경에는 유명한 개업의사들이 있었는데 더전은 임상에서도 큰 성취를 하였다.

> 그가 병을 치료한 것을 보면 지체절단(肢體截斷), 종양(腫瘍) 또는 혹 절개수술, 방광결석수술 등이 있다. 특히 이것들은 중국 의사들이 보지 못한 것일 뿐만 아니라 아직 들어보지도 못한 것들이며 자주 볼 수 있는 것이 아니어서 아무도 그를 믿지 않았다.[112]

더전은 상과(傷科)와 외과(外科)에 정통하였을 뿐만 아니라 또한

> 정교하고 아름다운 것을 제약하여 주효(奏效)가 신(神)과 같았으니 치료를 받으러 찾아오는 환사들은 부귀빈천을 막론하고 치료할 중세에 따라 반드시 내외허실(內外虛實)을 판별하여 비록 병이 위험할지라도 치료하여 효과가 없는 것이 없었다.[113]

112) 『全體通考·序』
113) 『全體通考·序』

고 하였다.

더전이 쓴 임상에 관한 글은 많지 않으나 비교적 『만국공보(萬國公報)』에 집중적으로 실려 있다. 1890년 7월에 발표된 「맥리론(脈理論)」은 중국학자나 서양 의사들도 곤혹스러워 하는 맥학을 이용하여 진단하는 방법에 맞추어 편찬한 일편의 서의 맥학이론을 소개한 것이다. 저자는 분명하게 중서의학의 진맥의 원리와 근거가 서로 다르다고 다음과 같이 지적하였다.

　　중국 의사가 병을 진찰하는 근본원리는 맥리(脈理) 이외에는 진찰할 수 있는 방법이 없으며 내과와 외과 두 과도 맥과 관계가 없으나 이를 빙자하여 대강대강 무성의하게 한다. 따라서 맥리(脈理)를 참고하여 비평하는 것은 실제적으로 사람으로 하여금 그 오묘함을 예측할 수 없게 한다.[114]

중서의학의 맥리이론을 비교하여 더전은 서의 맥리이론은 심장의 박동과 혈액운행의 규율에 의거하여 판단한 것이고, 중의 맥학은 "좌, 우, 관(關), 척(尺)으로 나누어"한 것이다. 서의 맥리원칙에 의거하여 볼 때 "중국의 맥론은 단지 억지로 끌어다 맞춘 감이 있어" 확실한 증거가 없다. 때문에 꼭 서의 맥리학의 원리와 응용을 소개할 필요성이 있다. 더전은 다음과 같은 12종의 상황에 근거하여 서의 맥학의 지표(指標)를 상세히 열거하였다.

1. 연령 2. 성별 3. 부위 4. 일시 5. 안정 6. 활동 7. 음식 8. 생각 9. 기후의 한열

10. 기후의 맑고 흐림 11. 혈액의 허손과 왕성 12. 신체의 강약

1890년 9월부터 더전은 『만국공보(萬國公報)』에 단속적으로 『서의회초(西醫滙抄)』를 연재하였는데 마지막 한 편이 실린 것은 1893년 12월이었다. 전문이 수만 자에 달한다. 내용이 너무 많고 넓으며 논급한 것이 많아 임상각과를 포함하였다. 즉, 내과, 외과, 피부과, 전염병, 오관과 등으로 구체적으로는 염증(炎症), 나증(瘰症), 옹증(癰症), 반증(瘢症), 비증(鼻症), 이증(耳症), 구염증(口炎症), 아동(牙疼), 구증(口症), 유혈(流血), 수증(水症), 휴혈(虧血), 풍기(風氣), 학질(栖疾), 황열병(黃熱病), 소아열학(小兒熱栖), 열병(熱病), 열증(熱症) 등이다. 저자는 병소(病巢)로부터 시작하여 병의 원인을 분석한 연후에 처방과 아울러 예후를 지적하였다.

이러한 내용의 원본은 더전이 평상시 학생들에게 강의하면서 들려 주었던 것으로 모두가 경험한 말들이다. 그는 이것을 책으로 출판할 생각을 하지 않았다. 그런데 그의 학생들이 속심이 있어 평상시에 보잘것 없는 것들을 기록하여 그 뒤 부문별로 나누어 하나의 책모양으로 편집하였으며 아울러 그것을 비밀히 간직한 보배[秘寶]로 두고 환자를 볼 때 만일 난치병 환자를 만나면 이 책을 꺼내 보고 병을 치료하는 훈계서로 하였다. 더전은 이 책을 쓰고 살펴본 뒤 자기자신이 이 책은 "문장이 얕으나 이치는 깊고, 말은 어설프나 뜻은 뚜렷하다."고 인식

---

114) 德貞, 「脈理論」 『萬國公報』, 1890년 7월.

하였다. 정리 후 『만국공보(萬國公報)』와 교섭하여 수개월에 거쳐 연재할 것을 계획하였다. 「서의회초(西醫滙抄)」는 매월 실린 것이 아니라 어떤 때는 실리고 어떤 때는 실리지 않아 3~4년간이나 연재되었다.

「서의회초(西醫滙抄)」의 내용은 방대하여 거기에서는 비교적 전면적으로 서의학 중의 임상적 진단과 치료방법을 소개하였으며 구체적으로 상세하게 병을 고치는 방약(方藥)을 열거하였고 조제량과 복용법을 표시하였다. 또 한 가지 종류의 병에 2~3가지의 처방을 서로 배합하도록 하였다. 예를 들면 옹저(癰疽)를 치료할 때 그가 열거한 처방은 대황(大黃), 황강미서사(礦強米尼沙), 탄강회(炭強金灰), 청수(淸水), 박하유(薄荷油)인데 이들은 내복제이다. 장뇌유(樟腦油), 산초(酸醋), 초강흑수(醋強黑水), 아편주(鴉片酒) 등은 외용제로 헝겊을 다 적시어 붙이는 것이다. 19세기 말기에는 서의서약이 중국에서 일정한 지위를 얻게 되어 중국에 들어온 서양약들은 이미 당시 유럽시장에서 유행되어 사용되던 약물들과 서로 가까웠다. 「서의회초(西醫滙抄)」에서는 이러한 사실들의 정황을 반영하여 진일보 설명하였다.

1894년 3월부터 더전은 『만국공보(萬國公報)』에 「의리잡설(醫理雜說)」이란 의학전문란을 만들어 모두 7편의 글을 실었는데 마지막 편이 발표된 것은 1895년 4월이었다.

「서의거우(西醫擧隅)」로부터 「의리잡설(醫理雜說)」의 발표에 이르기까지 20여년 동안 번역되어 전수한 내용은 낮은 곳에서 깊은 곳으로 들어가고, 먼저 표상(表象 ; 해부구조)를 배우고 뒤에 이론(理論 ; 기본원리)을 배우는 것이니 통속적인 보편적 기초지식으로부터 임상진단의 경험방법에까지 이르는 것이다. 순서는 점진적인 해부학사(解剖學史)로부터 가장 선진적인 촬영, 환등기술에까지 이르렀고, 또한 체제는 참신한 교육방법으로 일명 전교의사(傳敎醫師)라고 하여 더전은 이러한 지식을 중국 지식계에 소개하였다. 이와 동시에 그는 또 중국 지식계에 일종의 새로운 연구방법과 사유관념을 고수하였다. 그가 서의지식을 전파하고 소개하는 가운데서 나온 공헌은 중국학자들의 존경을 받았다는 것이므로 『중국의사(中國醫史)』는 이에 대해 "이 시대에 중문으로 출판한 의학 저작을 논하면 더전의 공헌이 가장 현저하다."고 적당한 평가를 하였다. 그러므로 더전은 의학 선문 교과서와 의학보급 및 문장 양쪽에서 모두 공헌을 하였다고 말할 수 있다.

(四)

이외에 기타 의학서적들이 있었으며, 그것들은 많은 사람들에 의해서 분별되어 편집되었다. 그것들이 만들어진 순서에 따라 열거해 보면 다음과 같다.[115]

115) 魯德馨의 앞의 책과 같음.

『약성총고(藥性總考)』(*Contributions to Chinese Materia Medical*), 1권, 1876, F. Porten Smith.

『전체천미(全體闡微)』(*Anatomy*), 4권, 1880, 오스굿(柯爲良, D. W. Osgood).

Lost of Many Medicines in Chinese and Japanese, 1884, W. N. Whitrey.

『전체도설(全體圖說)』(*Anatomy and Physiology*), 1886, D. A. K. John Stone and Douthwaite.

Vocabulary of Diseases in English and Chinese, 1887, 광주박제의원(廣州博濟醫院).

『안과촬요(眼科撮要)』(*The Eye and its Disease*), 1887, Douthwaite.

『임증상과편람(臨症傷科便覽)』(*Instruction for the Medical Department of the British Army*), 1887.

Lessons in Physiology for the Young, 1888, Porter.

20세기에 출판된 의학문헌으로는 항주광제의국(杭州廣濟醫局)이 1903년에 출판한 『서의외과리법(西醫外科理法)』이라는 2권의 책이 있는데 이는 영국인 매등경(梅縢更)에 의해 번역되었다. 또 복주미부공회(福州美部公會)에서 1904년에 『체학신편(體學新編)』을 출판하였는데, 이는 휘트니(H. T. Whitney)에 의해 번역되었으며, 그 밖에 또 『서의산과신법(西醫産科新法)』 등이 있다.

이 기간에 한 가지 가치있게 제기된 것은 바로 오스굿(柯爲良)과 그의 『전체천미(全體闡微)』이다. 오스굿(柯爲良, D. W. Osgood)은 미국 국적의 선교 의사로 복건성(福建省)에서 10년간 의료행위를 행하였으며 그 곳 방언을 배워 중국 친구들과 교류하였다. 그는 중국어에 능통하여 중의 서적을 두루 읽었다. 그는 중의에는 과학적 인체지식이 부족할 뿐만 아니라 또한 인체구조와 기능의 이해도 매우 부족하다는 것을 통감하고 미국과 영국 등지에서 최근 새로 출판된 해부학 서적을 수집하여 『전체천미(全體闡微)』를 완성하였다.

『전체천미(全體闡微)』는 1880년에 번역을 시작한 것으로 모두 6권 4책이며 내용에는 골론(骨論), 절론(節論), 근론(筋論), 기론(肌論), 경락론(經絡論), 총흡관(總吸官), 뇌론(腦論), 장부론(臟腑論), 배론(胚論), 내외과해부할증부위(內外科解剖割症部位), 천미명목(闡微名目), 체회명목(體回名目)이 포함되어 있고, 책 중에는 모두 260폭의 삽화가 배속되어 내용과 그림을 쉽게 참고하고 대조할 수 있게 하였다.

『전체신론(全體新論)』, 『전체천미(全體闡微)』와 『전체통고(全體通考)』는 20세기 이전의 해부학의 3대 대표작으로 그 학술적 가치를 말한다면 『전체천미(全體闡微)』는 『신론(新論)』과 『통고(通考)』의 사이에 끼어 있어 『신론(新論)』보다는 높고, 『통고(通考)』에는 못미치니 그들의 분별은 해부학이 중국에 3단계를 거쳐 점차 상승적으로 소개된 것을 대표하는 것이다.

의학문자가 소개된 또 다른 일종의 형식에는 잡지가 있는데 그들은 의학류와 비의학류로 나누어진다.

중국에서 발행된 제1종의 서의약 정기간행물로 만일 『해관의보(海關醫報)』를 계산하지 않고 『서의신보(西醫新報)』를 계산한다면 이 잡지가 가장 먼저일 것이다. 이 잡지는 글라스고(嘉約翰)가 편집인이다. 제 1기는 현재 국내에는 그 장본(藏本)이 없기 때문에 잡지가 창간된 시기를 확실하게 확정하기가 어렵다. 왕길민(王吉民) 선생이 이를 찾으려고 다방면으로 헤매었으나 겨우 제 4기의 두 책밖에 발견하지 못하였다. 이 책은 일찍이 미국 선교 의사이며 박제의원(博濟醫院) 원장이었던 가혜림(嘉惠霖)의 처소에 보관되었다가 그 뒤 글라스고(嘉約翰)의 손자가 보관하다가 한 책은 중화의학회 의사박물관(中華醫學會 醫史博物館)에 증정하였다. 그러나 『서의신보(西醫新報)』가 1880년에 창간되었다는 것에는 거의 의문이 없게 되었다. 광주박제의국(廣州博濟醫局)에서 출판된 것은 연 4기가 나오고 8기에 이르러 정지되었다. 글라스고(嘉約翰)는 1880년에 '중국의무보도회'의 연도보고 중에서 『서의신보(西醫新報)』의 창간 정황을 다음과 같이 종합적으로 보고하였다.

우리들은 일찍이 중국어판 의학잡지를 발간할 것을 협의하고 그 해부터 실현하기로 하였는데 먼저 매 계절마다 한 번씩 발행하기로 하였다. 비로소 효력이 이루어져 수차례 발행되었다. 그 때 당시에는 잡지의 교환이 없어 집필자도 적었으나 참고문헌은 많아 이것을 일일이 열거하여 뚜렷하게 나타내기가 매우 어려웠다.

『중국평론(中國評論)』(China Review)은 일찍이 이 잡지의 내용과 형식을 소개하는 글을 실어 우리들로 하여금 중국에서 제일가는 이 잡지의 내용과 체제를 이해하게 하였다.

이러한 계열의 1종 의학잡지는 전적으로 중국 사람들을 위하여 만들어졌다. 지면은 모두 8면이며, 대호(大號) 잡지의 격식을 따라 전면에는 목록(目錄)이 있는데 모두 중국어로 되어 있다. 발간사는 간결한 글로 잡지의 유익성(有益性)과 의지(醫志)가 더욱 필요하다는 것을 설명하였으며 아울러 서의가 중의에 비교하여 더욱 우월하다는 것을 설명하였다. 제1호에는 아래와 같은 짧은 논문 14편이 실려 있었다.

1. 의원론(醫院論) 2. 중국행의전도회(中國行醫傳道會) 3. 내과신설(內科新設) 4. 편리한 병원상황 5. 탕상(燙傷)에 대한 치료법 6. 진품과 위조품의 키니네[金鷄納] 7. 초기의 안염(眼炎) 8. 대퇴골 절단수술 9. 상비골(上臂骨) 절단수술 10. 육유기증(肉瘤奇症)에 대한 약술(略述) 11. 혈유론(血瘤論) 12. 전광(癲狂)의 치료법 13. 내치론(內痔論) 14. 외치론(外痔論)[116]

이밖에 별도로 『의학보(醫學報)』가 있었는데 이것은 글라스고의 조수(助手) 윤단모(尹端模)가 1886년에 광주(廣州)에서 월간(月刊)으로 출판하였는데 겨우 몇 차례 발행되고 정간

---

116) *China Review*, (9) 2 : 7, 1880.

되었다. 국내에는 수장본(收藏本)이 아마 없을 것이다. 조사된 바에 의하면 영국 대영박물관 도서관에 이 잡지의 제1호가 소장되어 있어 내용을 상세하게 알 수 없다. 이 잡지는 중국인 자신들이 만든 첫번째 의학잡지가 된다.

『박의회보(博醫會報)』[117]는 영문판 의학잡지로 영문 이름이 *Chinese Medical Missionary Journal*이며 박의회(博議會)에서 회보로 발행한 것이다. 1887년 3월에 상해에서 계간으로 출판되었으며, 1905년 1월 1일부터는 격월간으로 바뀌었고, 1907년에는 *China Medical Journal*(『중국박의회보(中國博醫會報)』)로 이름을 고쳤다. 37권부터는 또 월간으로 되었으며, 1932년에 비로소 중국과학원 의학부로 귀속되어 『중화의학잡지(中華醫學雜誌)』 영문판과 합병하여 월간으로 발행되었다. 항전 기간(抗戰期間)에는 월간과 계간으로 바뀌어 상해판(上海版)과 중경판(重慶版) 및 미국판(美國版)으로 나누어 발행되다가 전쟁이 끝나서 원상상태로 회복되었다. 이 잡지는 우리 의학잡지 가운데서 역사가 가장 오래된 것으로 국제의학계에서 자못 높은 위치를 차지하고 있다.

『해관의사보(海關醫事報)』는 영문판으로 1871년 해관총서(海關總署)에서 발행하였다. 가미삼(賈米森)이 편집인이었다. 이에 대하여는 이미 앞의 2절에서 설명하였다.

의학류가 아닌 잡지로 제일 먼저 선교사 자신들이 창립하여 만든 종합잡지가 있었는데 거기에는 의학전문란(醫學專門欄)이 있어 선교사들이 중국어로 서의학과 위생상식을 『중서견문록(中西見聞錄)』, 『격치회편(格致滙編)』, 『만국공보(萬國公報)』와 같은 데 실린 「서의회초(西醫滙抄)」 등에서 뽑아 실었다. 이후 중국학자와 유학생들은 또 그들 자신이 잡지사를 만들어 서학(西學)을 소개하였는데 그 가운데는 서양의학의 간단한 치료법과 과학상식이 엉성하게 논급되었다. 예를 들면 19세기 말에 유신인사(維新人士)들이 광주에서 설립한 『지신보(知新報)』의 의학전문란에 실린 서의지식과 서의 발전상황을 소개하였다.

종합적으로 볼 때 20세기 이전에는 서의 문헌에 대한 번역소개가 활발하여 실용된 것이 하나의 특징이었다. 초기의 번역은 거의 개인 단독적으로 이루어졌는데, 이런 작업은 선교 의사들이 진료 이후의 여가를 이용하여 이루어졌으며 한두 사람의 중국학자와 함께 구술한 것을 기록하였다. 과목선택은 대부분 자기가 정통한 학과로 하였기 때문에 번역소개한 서적이 거의 몇몇 종류의 소수의 과목에 국한되었다. 비록 번역된 서적의 수량은 적지 않았지만 중복된 것이 많았다. 번역 중에 사용된 명사술어(名詞述語), 편집체제는 매번 중의와 상응된 어휘와 분류법을 참고로 하여 과학화, 표준화 정도에는 도달하지 못하였다. 항상 피차 서로 차이가 있어 통일될 수 없어 또한 당시 서의학 지식의 정체 수준을 반영할 수 없었다.

시간의 변화에 따라 실용표준(實用標準)은 점점 중국에서 서양의학의 전파와 발전의 필요

---

117)『博醫會報』의 내용은 제10장 제5절에 상세하게 있음.

때문에 과학화의 표준으로 대체되었다. 19세기 말에 이르러 서의 문헌 번역은 서양의 최신 출판저작과 경전 및 권위있는 저작에 의거하여 시의적으로 서양의학 발전의 최신정보를 소개하였다.

여하튼 서의 문헌의 번역출판 성공은 서양의학이 중국에 들어오는 데 활력소가 되었으며 아울러 서양의학 연구의 발전과 지식층의 개척을 따라 그 진지(陣地)가 끊임없이 확대되게 되었고, 서양의학이 전파되어 들어오는 하나의 새로운 단계가 되었다. 중국 사람들 앞에 나타난 서양의학은 단지 이것이 중국의학의 치료수단과 판이하게 다르다는 것에 있는 것만이 아니라 그것이 가지고 있는 완전한 과학체계, 치료수단, 병원, 교과과정 및 문자번역은 모두 서의 과학을 전파하는 매개체가 된다는 데 있다. 그러므로 우리들은 19세기말 서의학의 새로운 학술연구체계가 전체적으로 소개되어 중국에 들어왔음을 알 수 있다.

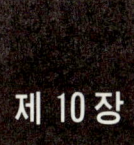

제 10 장

안채 뒤채로 갖추어진 체계

근대 서양의학은 돌풍과 같이 중국 대륙을 석권하였다. 그러나 중국에는 겨우 약간의 서양의사와 서의 진료소, 소규모 의원이 있었으며 또한 앞에 이야기한 것처럼 약간의 서양의학 번역서가 중국에 소개되어 들어왔을 뿐이었다. 그러므로 이것만으로 서양의학이 중국에 자리를 잡았다고 말하기에는 아직 부족하다.

서양의학이 중국문화 토양에서 자리를 잡게 하는 근본 해결문제는 일정하게 서양과 발걸음을 같게 하는 의학체계의 건립(의원, 진료소의 건립과 그 관리를 포함)으로 의과대학, 교육과 행정제도의 건립 및 중국에서 대량의 의과 대학생을 배양하는 데 있다. 이러한 기초가 수반되어야 비로소 안정적인 서의체계가 중국에서 중의체계와 병존할 수 있는 가능성이 생긴다.

제 1 절 중국에서 서양식 의원체계의 건립

(一)

20세기 진후로 의원(醫院)은 서양의학 중에서 가장 구체적 표현임과 동시에 가장 실제적 역할을 가지고 있는 영역이다. 19세기에는 60년대 이후로 수십 년 안에 서양식 의원이 중국 각지에 분포되었다.

대개 선교사의 흔적이 있는 곳이면 바로 서양식 진료소와 의원이 있었다. 구체적으로 고찰해 볼 수 있는 지역으로는 해남(海南)·산두(汕頭)·오경부(五徑富)·홍콩(香港)·타구(打拘)·광주(廣州)·동완(東莞)·하문(廈門)·장주(漳州)·남아(南雅)·건녕(建寧)·복녕(福寧)·천주(泉州)·소계(小溪)·복주(福州)·불산(佛山)·온주(溫州)·소무(邵武)·금화(金華)·항주(抗州)·영파(寧波)·소주(蘇州)·상해(上海)·가정(嘉定)·진강(鎭江)·남경(南

京)·육합(六合)·오주(梧州)·우지(藕池)·저주(滁州)·여주부(廬州府)·몽자(蒙自)·복청(福淸)·호주(湖州)·대주(台州)·안경(安慶)·평도(平度)·덕안부(德安府)·청강포(淸江浦)·하남(河南)·상덕(常德)·청주부(淸州府)·제남(濟南)·지부(芝罘)·보정(保定)·우장(牛莊)·태원(太原)·천진(天津)·광주(廣州)·북경(北京)·만주(滿州)·길림(吉林)·낙릉(樂陵)·심양(沈陽)·쌍성보(雙城堡)·동몽고(東夢古)·중경(重慶)·성도(成都)·한구(漢口)·무창(武昌)·구강(九江)·의창(宜昌)·노하구(老河口)·흥화(興化)·고전(古田)·제령주(濟寧州)·태곡(太谷)·북해(北海) 등지의 13개 도시와 80여 곳의 지구에 이르고 연해지역에서 내륙으로 확대되었다.

그러나 이러한 선교의사(宣敎醫師)들이 건립한 의원은 기껏해야 진료소(診療所), 숙소(宿所), 교당(敎堂)이 삼위일체(三位一體)가 된 혼합체에 불과했다. 끊임없는 전쟁은 또 그들로 하여금 의원을 개원(開院)했다 폐원(閉院)했다 하게 하여 유동성이 매우 컸다.

그러므로 이런 서양식 의료기구(醫療機構)가 실지로 중국 의료체계에 큰 충격을 주기에는 부족하였다. 영국 선교 의사(宣敎醫師)인 더전(德貞)이 북경에서 의학을 전교(傳敎)할 초기에 그는 크게 느낀 바를 말한 적이 있다.

유럽인의 관념 속에서의 '의원(醫院)'이란 단어가 뜻하는 의미가 북경인의 의식 중에는 존재하지 않는다.[1]

『중국의사(中國醫史)』가 초기 의료기구(醫療機構)를 묘사한 부분에서도 역시 어쩔 수 없는 것처럼 보인다.

우리가 당시 '의원'을 논할 때는 우리는 단지 이 단어만을 사용할 수밖에 없었다. 왜냐하면 이러한 초기 조직을 묘사할 만한 더 좋은 단어가 없기 때문이다. 그러나, 강조해야 할 것은 실제 이러한 기구가 비록 입원환자에 중요한 수술을 해서 탁월한 효과를 얻었다 할지라도 의원의 명칭을 부여하기에 매우 곤란하다는 것이다.[2]

더전(德貞)을 이처럼 당혹하게 하고 또 왕길민(王吉民)이나 오연덕(伍連德) 선생이 병원 진료소를 묘사하는 데 힘들게 한 것은 도대체 무엇 때문일까? 그들은 아래와 같이 설명하고 있다.

벽은 항상 구멍이 많이 뚫려 있고 마른 흑벽돌이며, 바닥은 진흙, 콘크리트와 벽돌로 도장(塗裝)을 했고, 창문은 초기에는 모두 종이로 붙였으며, 이러한 창문은 거의 열려 있지 않았다. 우리는 이러한 구식 의원이 통풍을 할 수 없음과 청결과 동떨어져 있음을 인정해야 한다. 병실의 가구는 너무

---

1) *Peking Union Medical College Weekly Calendar*, 11. December, 1940 : 86.
2) *History of Chinese Medicine*, 1932 : 298.

나 초라할 정도로 없었으며, 약간의 중국식 침대(목제 또는 죽제), 두세 개의 탁자와 약간의 의자를 제외하면 다른 것은 없다. 각종 물건은 환자가 가져온다. 그들은 자기의 옷과 이불과 요를 가져오고 자기의 친구들이 돌봐주거나 먹여주었다.

근대적 의미에서 병원은 응당 완비된 의료 장소여야 하고 의원은 대기실·치료실·입원실·수술식·약국·격리 병동 그리고, 일정 수의 간호원과 의료기기를 갖추어야 한다. 광동박제의원(廣東博濟醫院)은 수 차례의 수리를 통해 비로소 이같은 기본 수준을 갖추었다.

1855년 미국 선교 의사 글라스고(嘉約翰)는 파커(伯駕)를 대신해 안과를 담당했는데, 1856년 제2차 중·영전쟁(中·英戰爭) 때 이 병원은 소실되어, 1859년 1월에 글라스고는 광주 남교(廣州南郊)에서 새로운 장소를 찾아 병원을 개원하고 '박제의원'이라 이름을 고쳤다. 의원에서 함께 근무하는 사람으로는 관도(寬韜)와 황관(黃寬)이 있었는데 이 두 사람의 협조 하에 박제의원은 크게 이름을 얻었다.

박제의원의 초기 치료는 외과학에 치중했고 글라스고는 모금한 경비로 의원을 위해 외과기기를 구입하였다. 의원에서는 글라스고가 집도한 이래 1874년까지 368차례의 결석 수술을 했는데 그 중 301건은 방광결석으로 그 중 67건은 결석분쇄법(結石分碎法)을 이용하였다. 1880년 글라스고는 성공적으로 난소제거술을 시술했고, 이 밖에도 의원에서는 종양제거술을 시행했으나 외과수술 과정 중 놀랄 정도로 상처 감염으로 인한 의료사고가 발생하지 않았다. 박제의원에서는 매독과 아편의 발병률을 연구하고, 아편중독자를 받아들여 아편을 끊게 했는데 바로 1868년에 117명의 아편중독 환자를 치료한 것이 그것이다.[3]

1860년에 박제의원은 재차 확장되어 불산(佛山)과 조경(肇慶)에 진료소를 개설하였다. 1866년에는 남화의과대학(南華醫科大學)을 부설하고 전문적으로 남학생을 모집하였으며, 1897년에는 처음으로 여학생을 뽑았고, 1914년에는 부설된 간호사 학교가 정식으로 개교하였다. 의원과 의과대학에 다니는 학생들은 시체검안을 한 적은 있으나 시체를 해부할 기회는 갖지 못했다. 박제의원을 졸업한 의대생과 간호사들은 화남(華南) 각지에 분포해 일을 했다.

글라스고를 뒤이어 관약한(關約翰)·담약슬(譚約瑟)·가혜림(嘉惠霖) 등이 박제의원의 관리를 담당하였다. 글라스고는 일생을 박제의원과 함께 해 왔다. 1854년 5월 15일 그가 광주에 도착했을 때부터 1901년 8월 10일 광주에서 운명할 때까지 그가 박제의원을 담당한 시간은 거의 반세기나 되었다. 통계에 의하면 글라스고가 치료한 일반 환자는 74만 명에 이르고, 입원치료 환자는 4만 명이며, 34부의 서양의약(西洋醫藥)서적을 번역했고, 150명의 서양 의사를 배출했다.[4] 글라스고가 의학 교육과 문헌 번역상에서 공헌한 것은 이미 상세히 기술하였

---

3) *At the Point of a Lancet*, 1935 : 115~143.
4) *At the Point of a Lancet*, 1935 : 131~133.

다. 말년에는 그는 정신병 치료와 연구에 전념했고 다수의 의견을 물리치고, 1891년에는 광주에 중국 최초의 정신병 의원을 개원하였다.

일명 선교 의사로서 글라스고는 일생 동안 정력과 심혈을 기울여 중국에서 서양의학이 발전하는데 공헌하여 그 결과 탁월한 성적을 거두었다. 박제의원은 이러한 연고로 중국에 있는 교회 중 가장 이름 있는 교회가 되었고 다기능을 갖춘 의원이 되었다. 20세기에 들어서서는 그 성망(聲望)이 더욱 높아져 1949년까지 유지하였었다.

(二)

북경시의 최초의 서양식 의원은 바로 쌍기간의원(雙旗杆醫院)으로 그 의원의 건립 과정도 아주 흥미롭다.

1865년에 영국 공사관은 당초 로카트(雒魏林)가 창설한 뒤 더전이 담당한 의원을 철수시키려 하였다. 더전은 바로 별도의 새로운 부지를 물색하여 의원을 다시 지을 것을 결정하였다. 그 후 그는 온 북경을 다 돌아다녀서 합덕문(哈德門) 큰 길의 미시(米市 : 쌀 시장) 부근에 있는 불당(佛堂)을 선택하였다. 불당에 서양식 의원이 건립된 것은 더전이 처음으로 시도한 것으로 이후에는 많은 선교 의사들이 이 방법을 이용하였다.

사실 이 개축도 쉬운 것은 아니었다. 더전과 그 조수들이 부딪친 장애는 어떻게 불상(佛像)을 처리하는가였다. 그들은 불상을 옮기는 것이 불교도와 주위의 이웃사람들에게 분노를 유발시킬 것이라는 것을 알았다. 동시에 그들은 중국 정부당국의 주목을 받아서 관공서 관리들이 선교 의사에게 돈을 뺏을 기회를 제공할까봐 두려워하였다. 따라서 더전과 기타 성직자들은 인적이 없는 깊은 밤에 몰래 조심스럽게 불상을 옮긴 후 불당을 다시 세웠다. 우리는 그가 재건 과정 중 다른 불편이 있었는지 없었는지는 아직 모른다. 전해 온 사료와 사진에 의하면, 이러한 불당은 크고, 통풍과 설비를 완비한 장식이 화려한 근대화된 서양식 의원으로 바뀌어졌음을 알 수 있다.

　　건물은 5곳의 정원과 크고 통풍이 잘 되는 방으로 구성되었으며 의원문은 큰 길가에 넓고 곧바른 통로가 있고, 건물 앞의 대로상에는 두 개의 70피트 높이의 기가 세워져 있다.

　　첫 번째 정원은 여성 환자와 상류사회인사의 대기실인데 이 큰 대기실은 정원 동쪽에 있다. 의원 부설의 소규모 예배당 남면에는 작은 방과 정원이 있는데 이것은 거지를 위해 준비해 놓은 것으로 그들로 하여금 여기서 치료를 하고……

　　소규모 예배당 후편 가까이에는 3칸의 1채 건물이 있는데 치료실과 입원실로 쓰였고, 정원 북쪽에는 약방이 있고 약방 서편의 작은 정원에는 의원 주방과 조수들의 거주지가 있으며, 동쪽은 다시

두 곳의 정원이 있는데 안쪽으로는 환자를 위해 안배한 큰 병상이 있다.[5]

덕전 등에 의해 개조된 불당의원은 '경도시의원(京都施醫院)'으로 불리어졌으며 또 그 문 앞의 두 개의 깃대로 인해 '쌍기간의원'으로 바뀌어졌다. 이 병원내에는 대기실 진료실 입원실 약방과 전문적으로 여자, 지위가 높은 사람과 거지를 분리시킨 방도 있다.

더전은 이 병원을 일컬어 '북경성내에서 유일한 서양식 의원'이라 하였다. 건축 특성상으로 따지면 동아시아지역에서는 수리하여 의원으로 쓰이는, 가장 좋고 아름다운 민족 건축물의 하나이다.[6]

확실히 이것은 최초로 규모를 갖춘 서양식 의원이었다. 의원이 내포하는 의미가 중국의 사원에 이식되어 들어와 우리들로 하여금 마테오 리치가 몸에는 가사를 걸치고 손에는 성경을 든 모습을 상상하게 하니 어찌 이와 비슷하지 않겠는가? 그러나, 이런 근대화 의원의 건립은 의학과 선교의 관계가 모종의 정돈과 규정을 통해 의학이 순수하게 됨을 의미했다. 이것은 초기 진료소와 소형 의원이 주로 교회에서 출자해 유지되곤 했는데 이런 의원은 작고 초라하여 일반적으로 교회, 진료소, 거주지의 3가지 역할을 함께 하였다. 진료시간은 일주일에 2, 3회로 교회가 파견한 선교 의사가 중국에 와서 의사와 전도사의 임무를 겸했으며, 그들은 경제와 신앙에 있어 모두 교회의 구속을 받았다. 이는 그들이 전도와 의료행위를 하는 데 있어 많은 불편함을 주었다.

선교 의사가 중국에 들어와 의료행위를 하는 시간이 늘어남에 따라 그들은 점점 더 많은 시간과 정력을 의료사무에 투자했고, 점점 의료행위가 선교의 목적이 됨에 따라 이에 대한 불만을 갖게 되었다. 저명한 선교 의사 로카트는 결연히 의료행위와 선교는 필수적으로 분리되어야 한다고 강력히 주장하였다.

만약 전도와 의료행위의 직무를 함께 수행하면 좋은 외과 의사든 나쁜 외과 의사든 모두 망하게 된다. 나는 신교와 구교중 이런 상황을 본 적이 있는데 한 사람이 두 가지 일에 전념하면 항상 한 방면은 실패하고, 때로는 양 방면이 모두 실패하게 된다. 그래서 좋은 영향과 선행능력을 얻지 못할 뿐 아니라 오히려 선행능력을 상실하게 된다.[7]

이러한 정서는 보편적으로 존재하였다.

제2차 아편전쟁이 끝난 후 열강 각국의 상인, 교회 전도사들은 자유롭게 중국에서 장사하고 선교를 해서 의학선교는 더 이상 선교의 가장 좋은 방법이 아니었으므로 의료선교도 포교목적에 점점 어긋났고 의학지식 전수의 전문화가 점점 높아져 반독립적(半獨立的) 성질을 가지기

5) *PUMC Weekly Calendar* 11. December, 1940 : 88.
6) John. Z. Bowers, *Western Medicine in a Chinese Palace*, U. S. A 1972 : 6.
7) Lockhart, 앞과 같음, '序'.

시작하였다. 선교 의사들은 서양의학을 완전한 과학으로 삼아 중국에 소개하여 전파하기를 간절히 희망했다. 또 다른 방면은 직업 의사들이 연이어 중국에 와 서양의학 전파의 대열에 참가했다. 그들의 참여는 전파활동 중의 종교적 색채를 약화시켰다. 그래서 의학과 종교가 서로 결합된 배경이 점점 약해지고 근대 의학이 출현 후에는 의학과 선교의 관계가 진일보하여 정리와 규정을 이루게 되었다.

과학 개념상의 의원은 반드시 전문의사, 간호사, 기술인원, 행정관리인과 보조근무요원 등 약간의 관계자들을 준비해야 하며 한두 명의 의사나 선교와 의료행위를 겸임한 선교 의사들이 할 수 있는 것이 아니다.

그런데, 이러한 의원은 여전히 교회의원으로 불리어졌는데 그들은 또한 여전히 교회에 의해 설립되어 국내외 교회대학과 국외의 교회의원과 같았으며, 그 교회들은 교회의 사업기구에 속하여 교회에서 출자하고 성직자와 의료원들을 뽑아 학교와 의원들을 관리했기 때문이다.

예배를 보러 교회에 가고 성경을 들으러 신학교에 가는 것과 의원과 학교는 세속의 공익기관임과 동시에 순수한 학술연구기관이었다. 교회의원은 교파체계에 따라 국내외 동일파의 다른 의과대학이나 의원과 연락체계를 이룩했다. 의사는 반드시 이런 의학원을 졸업했든지 혹은 특정 의원에 차출근무차 나와야 하며 주치의는 외국 의사들이 담당했다. 따라서 이 시기의 선교 의사들은 부차적인 위치로 밀려나거나 어떠한 전도임무도 맡지 않았고, 전적으로 진료와 연구에만 종사할 수 있게 되었으며 의원사무는 완전히 의사와 위생관리원에게 맡겼다.

교회의원은 주로 외국기업, 기금회 및 국내의 유지들로부터 거출한 기부금으로 설립했고, 일상 지출, 설비교환 및 의원 수리비용은 모두 그들의 정기적 원조에 의존했다. 70년대부터 교회의원은 요금제를 시행했으며, 의료시설이 현대적으로 완비된 명의가 개업을 하는 깨끗하고 편안하며 넓고 아름다운 유명의원은 점점 고소비의 장소로 변해가 단지 북경에 근무하는 외국 교민과 높은 지위의 중국인들만을 위하여 근무하였고, 가격은 비싸져서 점점 보통인은 감히 물어보지도 못하는 장소가 되었다.

예를 들자면, 북경의 협화의원(協和醫院), 남경의 고루의원(鼓摟醫院), 상해의 광자의원(廣慈醫院), 소주의 박습의원(博習醫院) 모두 명성을 가진 의원들이다.

동시에 교회는 따로 간단한 의원을 설립해 빈곤한 일반 주민, 걸인을 받아들여 무료치료를 해주었는데, 교회의 자선사업의 일환이었다. 이렇게 해서 한편으로는 상대적으로 교회에서 독립을 해서 '의학 순화'에 나섰고 한편으로는 의원이 양극으로 나누어져 서양식 의료체제는 관료와 평민계층에 모두 자리를 잡았다.

(三)

중국에 자리잡은 이러한 정규병원은 동시에 모두 의학에 대한 과학연구의 책임을 졌다. 이로 인해 중국의 서양의학은 창립기초를 잡게 되었고 세계의학과 나란히 발전해 가는 데도 커다란 공헌을 하였다. 과학적 개념에 의해 설립된 의원은 단순한 의료장소가 아니었고 반드시 동시에 의료과학 연구에 종사할 능력이 갖추어져야 하고 또한 임상의학 연구의 실험실이 되어야 하였다. 수많은 외국 의사와 의과대학 졸업생들은 중국의 교회의원을 중국의 질병 현상을 이해하고 연구하는 실험하는 장소로 생각했다. 이러한 의료인들이 중국에 체류하는 기간은 길게는 영주하고, 짧게는 반년, 몇 개월이었다. 그들은 중국의원에서 병례를 수집하고 임상연구에 종사하며, 중국의 사회생활, 풍속, 주민들의 건강, 질병 유행상황에 대해 조사를 가해 과학적 연구의 방법에 따라 정량(定量), 정성(定性)적으로 원래 중국에 있었던 질병이나 외국에서 전해 들어온 유행병을 분석 증명하였다. 그들은 그들의 국가와 중국을 내왕하며 선진기술을 이용해 양쪽에서 동시에 연구를 시작해서 이러한 연구 결과를 세계의학의 권위지에 발표해 국제의학계에 중국에서 실시한 의료과학 연구상황과 업적을 보고했다.

이러한 활동은 서양의학이 중국에 자리잡을 수 있는 기회를 제공했고, 세계의학계에 진입할 수 있게 해 병원은 명실상부한 의학기구가 되었다.

즉, 병원에서는 질병치료, 병리연구, 새로운 진료방법 탐구, 중국 질병 분포와 유행병 특성 분석 및 대책연구를 하였다. 외국 의사들의 중국의원에서 의학과학연구 등 일련의 활동 중 하나의 성과는 역사[靑史]를 남겨놓은 것이다. 그들은 약간의 신병례를 발견했고, 더불어 신과학을 창립했다. 세계의학을 위해 찬란한 한 페이지를 더했다. 이러한 성공은 영국 의사 맨슨(曼松)이 그가 설립한 하문병원(厦門病院)에서 얻은 것이다. 맨슨(曼松, Patrick Manson, 1844~1922)은 영국 스코틀랜드 사람으로 1866년 중국 관총세무사(關總稅務司) 하트(赫德)의 초청으로 대만 타구해관(打狗海關)의 의무관(醫務官)을 역임했다.

1871년에는 하문해관으로 옮겨가 근무했다. 맨슨은 하문[복건성(福建省)동남 아모이(Amoy)섬의 항구도시]에서 미국 영사 긍백(肯伯)을 통해 약간의 토지를 얻고 병원을 개설했는데 하문사구의원(厦門社區醫院 : Community Hospital, Amoy)이라 하였다. 진료 외 한가한 틈을 내 맨슨은 '하문'의 질병분류와 사망원인을 연구했는데, '하문'에서 제일 성행하는 질병은 폐렴과 결핵이었고, 사망병인은 천연두·말라리아 및 장티푸스·콜레라·나병이었다.

하문은 국제적인 항구로 항구를 드나드는 선원과 화물이 아주 많아 외국 질병이 중국에 들어오기 쉬웠기 때문에 맨슨은 하문지역의 전염병 연구를 집중적으로 하였다. 그는 하문에서 3종의 특수형상의 음낭병례(陰囊病例)를 발견했는데, 이는 문헌상 본 적이 없는 것이었다. 그는 분석을 통해 "이것은 아마도 비전형적인 상피병(象皮病)일 가능성이 있다."고 생각하였다. 그래서 맨슨은 임상연구와 치료 중 상피병(象皮病)과 비전형적 상피병(非典型的 象皮病)— 음낭임파부종(陰囊淋巴浮腫) — 에 관심을 갖기 시작했다.

맨슨은 병례보고 중 상세하게 그가 이러한 질병에 시술한 개량수술법에 대해서 도표와 더불어 보고했다.

1874년 맨슨은 영국으로 돌아와 결혼을 하고 영국 박물관의 도서관에서 유미뇨(乳糜尿)와 상피부종에 관한 자료를 수집하여 그는 상피부종의 원인이 현미경으로만 비로소 볼 수 있는 미생물인 혈사충(血絲蟲 : Filaria Sanguins Bomiois)이라는 것을 찾아냈다. 이는 루이스(Timothy Lewis)가 인도에서 발견한 것이다. 그는 이에 대해『음낭임파종, 상피부종 및 유미개요』라는 제목의 글을 써 음낭상피종은 일종의 기생충병이라고 보고했다. 맨슨은 중국으로 돌아와 계속 이 주제로 연구했는데, 먼저 개에게 실험을 가했고, 다음에는 인체 혈액 중 혈사충에 계통적 연구를 가했다. 1879년에 그는『인혈사충과 하문사충병에 대한 진일보 고찰』이라는 논문을 발표했다. 그는 하문지방의 인구 중 이러한 기생충 전염 정도는 8분의 1에 해당하며, 아울러 환자의 연령·성별·직업에 대한 통계를 내고, 질병의 병리적 특성은 자주 열이 나고 보편적으로 피하수종을 동반하는 것이라고 보고하였다.

이러한 것들은 그를 열대병에 있어서 최고 권위자로 인정을 받게 하였다. 7년간의 연구 끝에 맨슨은 또 집모기(clex)가 상피부종을 전염시키는 매개체임을 알아냈다. 그는 인류 역사상 처음으로 흡혈곤충이 전염병을 옮기는 과정에 중요한 역할을 한다는 것을 발표함에 따라 맨슨은 사충병 병리연구에 종사하게 되었다.

1894년에 맨슨은『영국의학잡지』에「학혈중(栖血中)의 신월형체(新月形體)와 추편모체(抽鞭毛體)의 성질 및 그 의의」(On the Nature and Singnificance of the Crecented and Flagellanted Bodies in Malarial Blood)를 표제로 삼아 글을 발표했는데 '모기 - 학질설'은 학질 원충[栖原蟲]이 흡혈곤충을 빌어 그들 감염의 과정을 완성시키는 것으로 발표했다. 이러한 추론은 집모기가 상피병을 전염시킨다는 요인에서 착상을 얻은 것이다. 그러나, 이러한 가설을 확인하기 위해서는 반드시 열대지역에 가서 진일보한 연구를 해야만 했다.

1894년부터 인도의 청년 군의관 로스(Ronald Ross)는 맨슨의 지도하에 연구를 시작해 1898년 4월에 이러한 과제를 완성하고, '모기 - 학질학설'을 증명했다. 1897년 맨슨은 영국에서 그의 명저『열대병』을 출판했다. 1899년에는 런던에 열대병 전문학교가 설립되고 맨슨은 학장에 취임했다. 1907년 열대병 학회가 성립되고 1대 회장으로 추천되어 의학계에서는 맨슨을 열대병학의 아버지라 불렀다.

중국의 하문은 맨슨이 의학의 과학적 연구를 시작한 발원지였고, 그는 이 곳에서 서의과학연구의 새로운 한 페이지를 장식했다. 또한 중국의 전염병, 유행병학의 연구에 기초를 다졌다.

맨슨은 하문에서 12년간 일했고, 1833년에는 홍콩으로 건너가 근무했다. 1887년에 그는 강덕여(康德黎) 의사와 광동의 거부, 저명한 변호사 및 온건지사 하계(何啓)와 함께 '앨리스기념의원(愛麗思紀念醫院)'을 설립하고, 그가 병원위원회 주석이 되었다. 1887년 11월에는 천진(天津)으로 불리워 가 이홍장(李鴻章)의 설하농종(舌下膿腫)을 치료하였다.

1889년에는 런던으로 돌아와 계속 의학과학연구에 몰두했고, 아울러 환자치료도 하였다. 바로 이 기간에 그는 강덕여(康德黎) 의사와 함께 위험에 처한 손중산(孫中山) 선생을 구해 주었다.

또, 다른 주목할 만한 점은 맨슨의 아우인 대유 맨슨(戴維 曼松) 역시 형의 연구에 참가했으나 불행하게도 한창 때 죽음을 맞이하였고, 이로 인해 '타구의원'에서의 공헌을 참작해 이 병원은 대유맨슨 이름으로 명명하였다. 요약하면, 병원은 과학연구에 종사하였으며 의원 규모의 확대와 또한 과학연구요원의 증가에 따라 20세기 이후 이미 병원 업무의 하나의 중요한 부분이 되었다. 북경협화의원내 의학과학연구는 좋은 기풍으로 널리 퍼지고 성과도 뛰어났으며, 중국의 외국 의사들은 계속해서 연구논문을 국제 권위지에 발표했는데 예를 들면, 오영개(吳英愷)는 협화병원의 실습 기간에 외국 교수 루극사(婁克斯)와 공동으로 식도암에 대한 외과치료를 시행했는데 총 11차례의 치료 중 수술사망 3건, 장기 경과 후 사망 2건, 장기생존 6건이었다.

이러한 성과는 미국의 저명한 흉부외과 교수 갈란모(葛蘭姆)도 아직 이루지 못한 것으로 갈란모의 수술은 한 건도 환자를 살리지 못했다.

오영개(吳英愷)와 루극사(婁克斯)가 공동으로 서명한 식도암 외과치료 보고는 미국 흉부외과 잡지상에 기재되었다.[8]

확실히 병원의 연구기능은 의학 현대화의 중요 지표로 이는 중국의 서의 사업을 신속하게 세계 수준으로 끌어올리는 데 기여했다.

(四)

동시에 교회의원은 사회로 나아가 사회질환에 주목하고 의학 사회활동을 전개하였으며, 공공위생과 예방보건 사업이 중국에서 발전하도록 재촉했다. 의원은 당시 유일한 의사기구(醫事機構)였으며 그리하여 사회의 의료보건 책임을 져야만 했다. 의원은 사회 질환에 주목했고 유행병, 전염병 연구에 몰두했으며 아편금연병원을 설립하고 아편 흡입자를 받아들여 일린의 의

---

8) 오영개(吳英愷), 『의무생활 60년(1927~1987년) - 오영개(吳英愷) 회고록』, 상해과기출판사, 1990.

학 사회활동을 전개했다. 그 중 가장 보편적이나 대표적 의업무는 아편금연병원을 설립해 아편 환자를 치료한 것이다. 아편은 중국을 전쟁의 나라로 빠뜨렸고 더욱 중국 사회에 끝없는 재난을 가져왔다. 빠르게는 아편전쟁 전에 임측서(林則徐)가 파커(伯駕)에 부탁해 금연방법을 찾아 중국 농민이 금연하는 것을 도우려 했다. 파커가 이러한 노력을 했는지 안했는지 정확한 자료가 없다.

중국의사의 기재에 의하면 맥고온(麥高溫) 의사가 1845년 영파(寧波)에서 전통방법을 써서 아편 환자에 치료를 했다는 얘기가 있다.

한 달을 치료 기간으로 하였으며, 정신치료방법은 선교 의사들이 조기에 보편적으로 사용한 금연수단을 사용하였다. 60년대 이전에 선교 의사는 개설된 진료소와 의원에 모두 아편환자를 받아들였는데 흡슨(合信)은 1년된 가벼운 아편 환자들을 수용하여 치료하였으며, 7년에 이른 중증 중독자들도 아편을 끊게 하였다.

그는 『서의약론(西醫略論)·아편중독금연론(戒雅片烟癮論)』에서 또한 아래와 같이 기술하였다.

　　나는 이전에 광동성 동쪽 혜애의원(惠愛醫院)에서 아편을 끊으려는 사람들에게 반드시 아편 담뱃대[烟檢]와 아편 도구[烟具]를 넘겨받고 의원에서 숙박을 시켜 다시 피우지 못하게 하였다. 간혹 설사를 하여 몸이 불안한 사람은 황연(黃連), 계나(囃哪) 종류나 혹은 장지(樟脂), 계피(桂皮) 술과 같은 수렴성의 보약을 복용하고, 쇠고기나 양고기, 닭고기, 우유 같은 것을 먹어 정신을 보하게 하여 수개월 중독된 사람은 재발하지 않고 완전히 끊게 하였다.

19세기 50년대에 아편은 여전히 중국에 널리 퍼져 있었고, 허신은 전력을 다해 금연치료에 임해 탁월한 치료를 거뒀다. 어떤 의사들의 치료는 효과가 크지 못했고, 그들은 심지어 아편을 끊으려는 믿음을 갖지 않았으며, 수단도 또한 적었다. 그러나, 그들은 여전히 아편을 끊으려고 결심한 중국 백성을 도와주려 노력하였다. 그래서 그들은 규정을 정해서 충분히 치료가 가능한 환자만을 받았다. 이러한 금연 활동 중 영파(寧波)의 선교 의사들은 뜻을 굽히지 않고 금연활동에 참가해, 한 인도 담배제조공장 감독원이 아편을 피우면 퇴직을 선포하고 또한 그 저축금 3,000파운드를 교회에 헌금했다. 제1기 모금은 1859년에 영파에 도착하여 선교 의사들이 방을 나누어 임시수용소로 삼고, 고부(高夫) 목사의 책임 관리하에 150명의 아편중독 환자가 아편을 끊게 하는 데 성공을 거두었다.

70년대부터는 중국의 의원내에 보편적으로 아편치료소가 설립되었는데, 이는 의원이 종사하는 사회활동 중 가장 주요한 사업활동이었다. 의원의 직책 중 하나는 흡연자를 치료하는 것이고, 설비를 증가해 아편치료소를 설립하고 아편 환자를 받는 것이다.

대개 치료받는 아편 환자들은 일정 비용을 지불하고, 연령의 차이와 아편 흡연 정도에 따라 치료방법을 달리하여 혹은 정신요법을 사용하고 혹은 아편 자극제를 받기도 하면서 아편 흡연 량을 줄여나가는데 평균 치료 과정은 1개월이다. 이 밖에 의사와 민간 금연 단체와 공동으로 아편치료소를 설립했다.

1978년 2월에 더전은 자기의 자금을 들여 북경 하덕문에 위치한 한 사원에 치료소를 설립 하고 항아편제(抗雅片劑)를 만들어 환자에 나누어주고 팔았다. 선교 의사들은 계속적으로 아 편을 치료할 약물과 수단을 찾아나가는 동시에 사회에 전력으로 아편의 폐해에 대해 선전하 고, 금연을 주도하며 금연요법을 널리 소개하였다. 70년대에서 80년대까지 중국에 있는 선교 의사들은 아편 흡연죄를 열렬히 토론하기 시작했다. 한편으로는 영국 국적의 교사(教士)와 의사는 정부에 아편 무역을 중지할 것을 건의하기도 했고, 다른 한편으로는 아편 흡연이 중국 사회에 미치는 피해를 분석하고 다음으로는 아편이 미치는 윤리도덕 타락의 사회문제를 논의 하기 시작했다. 셋째는, 각자가 시행하는 금연요법과 성과를 소개하였다. 뒷 문제에 있어서는 영국 국적의 선교 의사 더전이 대량의 업무를 수행했고, 그는 치료소의 환자부터 착수해 중국 사회의 심층까지 파고들었다.

아편이 중서문화와의 충돌 중 야기한 작용, 아편을 약물로 취급해 중국에 들여와 생기는 사 회효과 등을 분석했다.

더전은 『아편과 진리』·『해관아편 흡연의 부활』·『아편문제』 등의 제목으로 글을 썼다.

다량의 실지 조사와 통계숫자를 기초로 하여 1890년에 '기독교 재중국 전도대회'에서 3만자 에 해당하는 논문 『아편사용의 위해론』을 발표했다.

논문은 중국의 흡연사(吸煙史), 중국에 분포한 아편 환자 상황을 기술한 것으로, 의원이 조 사 통계한 아편 흡연대상·연령·흡연사, 아편 환자의 사회구조·생활풍속, 흡연으로 인한 발 병 및 사망의 백분율을 공포하였고, 그런 다음 아편의 위해를 분석하여, 우선 신체에 해롭고 사람의 수명을 단축시키며, 그 다음 사람의 도덕 관념에 영향을 미친다고 제시했다. 마지막으 로는 의료치료 방법을 제시했다.

문장 중 중국인의 이편에 관한 견해를 언급히여 그는 "이직까지 이편 흡연을 지지하던지 아편 환자를 옹호하는 중국 사람을 한 번도 본 적이 없다."고 말하였다. 역사를 되돌아보며 그는 다음과 같이 말하였다.

근대 중국인이 아편을 피게 된 것은 유럽 사람이 인도, 말래카 및 중국과 무역을 진행하기 위하 여 아편을 약물로 소개해 중국에 들여와 아편의 흡연이 확산되게 된 때문이다. 그러나, 그 책임이 영국에 있는 것은 의심할 여지가 없지만 우리도 책임이 있다.[9]

---

9) John Dudgeon, *Eassay the evils the use of opium, Record of the General Conference of the Protestant Missionaries of China*, Shanghai : Amercian Presbterian Mission Press. 1890 : 332.

1840년 이전에 안과에 근무하던 파커는 아편을 마취제로 삼아 중국인의 부종을 절개수술하여 치료한 적이 있다. 이로 인해 이러한 사실이 의학사에 실리게 되었다. 그러나, 아편은 중국에서는 독약으로 유행하여 전쟁보다 더 심한 재난을 만들었다. 과거에는 전통적으로 인식하기를 초기 서양 의사의 진입은 선교사들에 의해 이루어져 아편과 더불어 열강의 중국 침략의 도구로 되었다고 인식하였다. 이상의 사실로써 전도사, 의사들은 아편이 중국에 들어오는 것을 반대했으며 의학과 아편은 동일하게 볼 수 없는 것이라고 말하였다. 어찌되었든간에 의원의 사회 공공위생 보건활동은 중국 위생을 진보시키는 데 긍정적인 작용을 하였다.

(五)

서양식 의원의 중국에 있어서의 발전은 균형적이지 못하다. 모든 의원은 대체적으로 교회의원 형식으로 존재하였으며 비교회의원(非敎會醫院)은 실제 역사기록에서 거의 찾아볼 수 없다.[10] 의원은 각 업무에 따라 영국체계·미국체계·프랑스 천주교체계로 나눌 수 있는데 그 중 가장 유명한 것은 영국 런던회가 1844년 상해에 개설한 인제병원, 1848년 광주에 설립한 혜애병원, 1865년 북경에 설립한 쌍기간의원, 1866년 한구(漢口)에 설립한 인제병원, 1881년 천진의 대부의원(大夫醫院), 1885년 무창(武昌)의 인제병원, 영국의 교회가 1880년 항주에 개설한 광제병원, 1887년 복주에 설립한 시정병원(柴井病院), 1890년 북해에 건립한 북해병원, 스코틀랜드 복음회가 1879년 설립한 보제병원(普濟病院), 1887년 심양(沈陽)에 설립한 성경시병원(盛京施病院), 성공회(聖公會)가 1887년 복건성 남대(南台)에 건립한 탑정병원(塔亭病院), 캐나다 연합회가 1894년 성도에 개설한 성도남병원(成都男病院), 장로회가 1867년 산두(汕頭)에 설립한 복음병원(福音病院), 순도공회가 1867년 한구에 설립한 보애병원(普愛病院), 미국 공리회가 1835년에 건립한 안과병원(眼科病院, 후에 박제의원이라 개칭), 장로회가 1896년에 개설한 하갈부녀자병원(夏葛婦女子病院)과 1899년에 개설한 유제병원(柔濟病院), 미국 침례회가 1881년 산두(汕頭)에 건립한 개세병원(蓋世病院), 공리회(公理會)가 1886년 통주(通州)에 설립한 통주병원(通州病院), 북장로회가 1892년 보정(保定)에 설립한 대덕생 기념병원(戴德生 紀念病院), 성공회가 1867년 상해에 건립한 동인병원(同仁病院), 침례회가 1885년 상해에 설립한 서문부인과의원(西門婦人科醫院), 감리회가 1883년에 설립한 소주박습의원(蘇州博習醫院), 미국 기독교회가 1892년에 설립한 남경고루의원(南京鼓樓醫院), 미이미회(美以美會)가 1892년에 창건한 구강생명활수의원(九江生命活水醫院), 프랑스가 1845

---

10) 『중국의사(中國醫史)』에서는 일찍이 4, 50년에 광동지구(廣東地區)에 1, 2개소의 교회가 운영하지 않는 비교회진료소가 있었는데 얼마 안 되어 문을 닫았다고 기록하고 있다.

년에 창설한 천진(天津)의 프랑스의원, 1882년 구강(九江), 1890년 남창(南昌)에 따로따로 개설한 프랑스의원들이다. 1894년에는 청도에 천주당양병원(天主堂養病院)을 설립하였으며 따로 수십 개의 진료소를 가졌다.

상술한 의원은 각 국적과 교파에 따라 체계를 이뤄 상호보완을 이루었다. 그들은 서의가 중국에 자리잡은 기지(基地)였다.

그러나, 이러한 의원의 분포와 기능은 거의 고른 수준으로, 산간 벽지의 의원과 진료소는 큰 차이가 없었다. 항상 한 사람이 여러 가지 역할을 담당해서 내과·외과·상과(傷科)·산부인과를 함께 진료했고 시설은 미비하고 방법도 원시적이었을 뿐더러 아편 흡연자까지 치료해야만 했다. 그러므로, 연해 도시와 내륙 대도시에서 요구되는 것은 설비의 구비와 의료수단의 선진화, 충분한 기술요건을 갖춘 대형 병원이었다. 이런 유명한 병원내에서는 모두 아주 빠른 속도로 근대 서의학의 가장 빠른 신발견과 발명을 받아들였으며, 더불어 임상에 사용했다. 예를 들어 '비르효브(魏爾, Rudolf Virchow, 1821~1902)'의 '세포병리학설' 및 이후 학자들의 각종 병원균에 대한 발견과 묘술, 면약학의 이론과 방법, 임상검사법(1761년 발명한 타진법), 마취술(1844)과 무균술(1876) 등 이 시기에 새로운 의사들이 중국에 옴에 따라 새로운 의원들이 중국에 진입했다. 1875년 리스터(李斯特, Joseph Lister, 1827~1912) 의사는 제일 처음으로 무균실 실험을 시행했고, 1년 후 상해의원의 중요 외과수술은 모두 무균 상황하에서 시행되었다. 이 밖에 대형 병원은 항상 서의학을 전파하고, 의학 교육을 진행하는 중요 장소로 되었다. 이러한 업무는 궁벽한 산간 벽지의 소의원이나 진료소에서는 담당할 방법이 없었다. 연해와 도시 중의 의원은 의원건제(建制)의 체계화, 정규화(正規化), 규모의 확대에 따라 더이상 초기의 서의 치료법을 소개하고 험증(驗證)함으로써 목적을 전파하는 데 도달하려는 형식이 아니었다. 그들은 더 직접적이고, 합리적으로 성과를 확대 전파할 수 있는 방법이 있었다. 일방면으로는 중국 청년과 의사들을 배양 훈련시켜 서양 의료기술을 장악하고 서의요법의 중국에서의 응용을 확대시켰으며 다른 한편으로는 학습기구를 설립하고, 필요한 기초이론 과정과 임상 지도과를 개설하고, 농시에 서석을 번역하고, 교수제제와 보조를 맞추고, 문헌 출판발행의 경로를 통해 독자를 끌어들이고 확대 전파했다.

전수방법과 형식은 의원의 규모와 보조를 맞추었다. 병원 부설학교는 의원에서 초기 의사들이 학생을 데리고 임상 실습·기술을 가르치는 기초에서부터 시작했는데 이러한 형식의 변천은 본질을 가르치고 그것이 점점 발전한 필연적 결과이다. 선교 의사는 일정 기간의 기술을 전수한 후 이러한 진료기술이 의지하는 기본 원리와 서익하이 포함하는 모든 내용을 학생들에게 전수하려고 시도했다.

객관적 조건이 성숙한 후에는 서의 교육은 시대의 요구에 부응해 생겨났으며 이로써 의학이 완성되어 독립적인 지식체계로 중국에 소개·선전·학습되었다.

중국 서의학 교육은 의원 교육의 형식에서 변화해 왔다. 이것은 중국 서의 초기 교육의 큰 특색이다. 서양식 의원은 참신한 형식으로 중국 땅에 뿌리를 내려 아주 커다란 체계를 이루었는데 이미 기본적으로는 서양의 근대 의학체계가 중국에 이식되었다고 볼 수 있다.

제 2 절 중국 건립에 있어서 서양의학의 교육체제

서양의원의 광대화와 정규화는 동시에 서양식 근대 의학 교육체제의 건립을 가져왔다. 대량의 의학교와 의과대학이 창설되어 많은 중국인을 서의(西醫)로 배양하게 되었다. 본질적으로 만약 중국인 스스로가 서의(西醫) 지식을 파악하지 못하였다면, 서의(西醫)가 중국내에서 활동하는 주요 역할을 맡거나, 중국 서의학의 발전을 추진하였더라도 서의학이 중국에서 주요한 지위에 오르고 아울러 오랜 시간 지속되는 것은 근본적으로 불가능하였을 것이다. 그러나, 다른 방면에서 본다면 서의학이 중국에서 그 교육체계를 발전시키고, 중국 의사를 배양하는 것은 당시 필연적 추세였다.

(一)

세기지교(世紀之交 : 19세기에서 20세기로 전환하는 교체기를 말함)에서 발생한 의화단운동(義和團運動) 및 팔국(八國) 연합군의 침입은 서의(西醫) 사업의 발전에 모두 엄중한 파괴뿐만이 아니라, 양인(洋人)에 대한 적대감과 분노에서 의화단의 용사(勇士)가 불만 발산의 목표로 외국 대사관, 양인이 설립한 교회의원(醫院), 진료소와 자산기구 등, 그들은 이런 양인의 활동 장소를 파괴하고 의사와 교사(敎士)를 쫓아냈다. 북경 최초의 교회의원 '쌍기간(雙旗杆) 의원'이 바로 이 때 소실되었다.

전란(戰亂) 이후, 교회와 선교 의사가 다시 서의사업을 설립했을 때는 이전의 방법을 바꾸었다. 서의사업의 발전은 중국에서 전환의 새로운 시기에 들어섰다.

20세기는 일찍이 교회의학사업이 진일보하여 발전한 시기로 일컬어지고 있다. 이 시기에 매우 발전한 것은 의학 교육이다. 현대 교육제도와 의학 교육체계가 의과대학의 설립을 통해서 확립되었다. 의과대학은 교회대학으로 설립, 혹은 교회병원 부설의 의학교 기초에서 발전되었다. 1896년에는 상해 성요한대학교에 의과가 설립되었고, 1901년 광주에 헤키트(夏葛, Heckett) 여자 의과대학이 설립되었으며, 1903년 상해에 동덕(同德)의학대학이 창립[1917 제노(濟魯) 대학교 의과대학에 병합], 1904년 영미(英美) 교회가 제남(濟南)에 공화도(共和道) 의학당 창립[1906 청주(淸州) 의학교 창립 후 공화도 의학당을 병합], 1906년 영미교회가 북경에 협화(協和) 의학당을 연합창설, 1908년 한구(漢口)에 대동(大同) 의학당을 창설, 북경에 협화 (協和) 의학원과 협화(協和) 여자의학교가 창설, 남경의 금릉(金陵) 대학에 의과가 설립, 1909년 남경에 화동협화(和東協和) 의학교가 창설, 1909년 진단(震旦) 대학에서 의학생을 모 집, 장사(長沙)에서 상아(湘雅) 의학전문학교를 창설했다.

통계에 의하면, 1915년 영미교회 학교는 23곳이 있고, 간호학교는 36곳이 있다. 1900~ 1915년 사이에 잇따라 교회 의과대학이 323개가 창설되었다. 의과대학은 몇 년내 신속하게 발전하여, 눈깜짝할 사이에 중국의 서의 교육을 정규화와 체계화의 단계까지 향상시키고, 그 전의 의원 부수적인 교학(敎學)과 비교하면, 이미 함께 논할 수 없다. 다음의 몇 개 주요 의 과대학의 상황을 통해 의학 교육에서 중국 발전의 약간의 특색을 살펴볼 수 있다.

성요한대학교 의과대학

성요한대학교의 원명(原名)은 요한 서원이고, 미국 성공회 시약슬(施若瑟) 주교에 의해 1877년 상해에 설립을 계획해서, 1879년 9월 정식 개교했다. 홍구(虹口) 동인(同仁) 의원에서 주임의사를 맡고 있는 미국 선교사 분(文恒理, H·W·Boon)이 1881년 서원(書院)에 의학 반을 구성했다. 1890년에는 학교가 대학과정을 시작하였으며, 1896년 서원(書院)은 의학전과 (醫學全科)를 설치하고, 학제를 4년으로 하였으며, 졸업증서를 교부하였으나 학위(學位)는 없 었다.

분을 학장으로 초빙하고, 링컨 의사·쿠퍼 교수를 주임교수로 임명하였다. 학제는 둘로 나 누어 첫번째, 2년은 성요한 서원에서 생활하고, 해부·생리·화학·물리·약물학·물리진단 ·현미경 검사·조직학과 병리학을 전공했다. 두 번째, 2년은 동인(同仁) 의원에서 임상을 공 부하고, 내과·외과·산과(產科) 및 기타 임상과목을 전공했다. 제일반 학생은 모두 4명으로, 1901년에 졸업했다. 그 중 소지길(蕭智吉)은 졸업 후 상해 저명 개업 의사가 되어 중국의학 회를 조직한 사람이 되었다. 1905년 성요한 서원은 성요한대학교로 개명하고 미국 콜롬비아에 등록을 신청했다. 1906년 대학은 문과(文科)·이과(理科)·의과(醫科) 및 신학(神學) 4개의 단과대학으로 나누어졌다. 의과대학과 미국 펜실베니아 의과대학은 관계를 맺고, 성요한 학원 졸업 의학생 모두 펜실베니아 의과대학증서를 취득할 수 있도록 규정했다.

의과학제를 5년으로 연장하면서 졸업 후 의학박사를 취득하고 미국 각 대학 졸업생과 같이 평등의 대우를 누리나 학생은 개업 전에 적어도 실습 1년을 요구했다. 펜실베니아와 교과과정 (커리큘럼)은 서로 같고 영어도 가르쳤다. 앞에 말한 과정 외에, 의과대학에서는 위생학·법 의학(法醫學)·열대병학·안과학·비뇨생식병·응용해부학·소아외과 붕대포찰학(小兒外科繃

帶包札學 : 붕대감는 것을 배우는 것)·피부과를 증설했다. 1902년부터 시작으로 매년 소수의 졸업학생을 계산하면, 1937년까지 역대 의과 졸업생은 모두 2백여명으로 그 중 47%는 국외로 유학을 갔고, 53%는 상해·북경·남경 등 대도시의 교회의원 혹은 개인병원에서 개업을 하였다.

성요한대학교는 1912년에 교직원이 17명으로 그 중 미국인 13명, 중국인이 4명이다. 성요한대학교 의과대학은 일군의 근현대 중국의 저명한 서의(西醫)를 배양하였다. 이를 테면, 다음과 같다.

안복경(顏福慶) : 1903년 졸업, 장사(長沙) 상아(湘雅) 의과대학 교무부장(敎務部長), 국립 상해의과대학 창시자

도신덕(刀信德) : 1903년 졸업, 핀실베니아 의과대학 피부과 교수, 임상현미경학 교수, 성요한 의과대학 교수

유봉빈(兪鳳賓) : 1907년 졸업, 남양기술연구소(南陽技術硏究所) 의사

소지길(蕭智吉) : 1901년 졸업, 개인 개업 의사

이청무(李淸武) : 1907년 졸업, 북경협화(協和) 의과대학 안외과(眼外科) 교수

고은강(古恩康) : 1909년 졸업, 미성로극(美聖盧克)의원, 전체 주임 의사

호난생(胡蘭生) : 1916년 졸업, 미국 정형외과

사원보(謝元甫) : 1914년 졸업, 북경협화 의학원 외과 교수

진종현(陳宗賢) : 1914년 졸업, 북경협화 의학원 세균학자

우혜생(牛惠生) : 1907년 졸업, 저명한 개업 의사

호선명(胡宣明) : 공중 위생학 전문가

성요한대학교 의과대학은 근대 대표적 의의(意義)의 교회 의과대학원으로서 우수한 의학생을 배양했고, 그들은 이 모든 지식을 바탕으로 중국 서의(西醫)사업을 개척하는 데 공헌을 했다. 성요한대학교 의과대학의 교과과정은 영미(英美)파에 속하여, 기초 교육을 중시했다. 20년대에 와서 학교는 점차 중국학자 관리에서 주요한 교학임무를 책임졌다. 1926년에는 중국 교수의 전강시간이 전체 시간의 5분의 3을 차지했다. 이와 같은 시기의 상해 진단(震旦) 대학교 의과대학(1909 설립)[11]은 천주교에 소속되어, 프랑스 의학유파를 대표로, 임상 교육을 주로 하였으며, 학제는 6년으로 1936년까지 약 20명의 졸업생이 배출되어, 전국 각 천주교회가 설립한 의원에 분배되어 의료활동을 했다. 성요한대학교, 진단 대학 의과대학과 동인(同仁) 의과대학은 1952년에 상해 제2의학원으로 합병하고, 현재 상해 제2의과 대학으로 개

---

11) 진단 대학(震旦大學)은 원이름이 진단 대학원(震旦大學院)으로 1903년에 애국 천주교 신자 마상백(馬相伯)이 세운 것이다. 그 후 예수회의 타격과 배척을 받았다 1905년에 마상백이 분연히 물러 나가 대학원은 마침내 교사(敎士)의 통제를 받게 되었다.

명했다.

협화의학원

1903년, '런던회', '미국 장로회' 및 '미국 공리(公理)회'가 '화북(華北)교육협회' 연합 창립 이후 '미이미회(美以美會)국외 전도회부', '안립감(安立甘)교회', '런던교회 의사협회'가 '화북(華北)교육협회'에 가입했다. 협회는 북경에 각 교파연합의원과 의학교 건립을 고려했다.

협화(協和) 의학원의 이름 중 '협화'는 영어의 Union으로 바로 '연합'의 의미이다.

쌍기간(雙旗杆)의원이 전쟁의 불길로 파괴된 후, 런던회는 계속 병원의 중건을 구상하였으며, 적극적으로 인선(人選)을 물색할 기회를 찾았다. '화북교육협회'의 계획은 곧 런던회에 의해 북경에서 기획되었다. 런던회는 선교 의사 코크레인(科克倫, Thomas Cochrane)에게 이 일을 맡겨 부탁했다.

코크레인은 스코틀랜드 사람으로, 그 특출한 조직 능력과 숙련된 외과수술에 의해서 런던회 책임자로 중임되었으며, 그들이 북경에 건립하는 연합병원과 의과대학 책임자로 임명되었다. 그 전에, 코크레인은 이미 청조 왕실과 비교적 친밀한 관계를 맺고 있었다. 그는 1901년 11월 20일에 북경에 도착해 하나의 진료소를 설립했다. 곧, 그의 의술은 명성이 높아지고 이로 인해 청조(清朝)의 중앙정부에 의해 중시되어, 궁중에 초빙되어 서태후와 도광(道光)의 다른 비(妃)의 아들 병을 치료했다.[12] 코크레인은 서태후의 병을 진료할 당시의 정황을 다음과 같이 묘사하였다.

> 그녀는 절실히 내가 그녀에게 한 한 가지 까다롭고도 힘든 수술을 시술할 것을 희망했으나 또 한 편으로는 매우 두려워했다. 그녀가 궁중에 돌아간 후 한 남자에게 그녀를 위하여 수술하는 일을 허락했고 또, 그녀를 곤란에 빠지게 했다…….
> 내가 그녀의 양자가 되는 의식을 거행한 후 나는 겨우 그녀를 위해서 수술하는 것이 가능해졌다.[13]

이런 후 그는 또 이연영(李蓮英)의 질환을 치유하였으며, 그를 설득해 서태후에게 북경에 청나라 정부(政府)가 지지(支持)하는 하나의 병원 및 부설 의학교(醫學校)를 건립하자고 건의하였다.

런던회에 기록된 자료[14]에 의하면, 서태후는 북경에 연합병원을 건립하는 데 대하여 많은

---

12) *Western Medicine in a Chinese Palace*, 1972 : 6.
13) Francesca French, Thomas Cochrane : *Pioneer and Missionary Stateman*, 1956 : 59.
14) Thomas Cochrane, 27 August, 1904, Eastern No. 3349, Arrival No. 5557, *Archives of the London Missionary Society*.

흥미를 갖고 있었으며, 이 건립을 지지할 뿐만 아니라, 은 10,000냥(합 1,400파운드)을 기부하고, 서태후의 영향 아래 청조의 중앙정부의 기타 관원(官貝)들도 잇달아 기부하여, 모두 영국 화폐로 1,600파운드에 달했는데, 이는 모두 의과대학을 건립하는 헌금으로 기부되었다. 화교 인사(人士)들도 280파운드를 기부했다. 연합병원과 의과대학이 지연되면서 창설되지 못한 중요 원인은 자금 부족이었으나, 이 문제는 1904년에 해결되었다. 건축비용은 모두 62,660냥 은자(銀子)로, 각 방면의 기부금은 학교 건립에 쓰여졌으며 모두 본관과 학생관 두 부분으로 되어 있다.

　　본관 앞에는 합덕문가(哈德門街)가 있고, 교실과 실험실 수술실 및 의원(醫院)에서 사용하는 데 제공된 방이 포함되어 있다. 본관 뒤와 본관의 직각을 이루는 건물은 학생관으로, 모두 100명의 학생 및 일부 다른 나라 국적의 교직원의 숙식용으로 쓰여졌다.[15]

이것이 북경 협화 의과대학의 초기 건립시의 정황이다. 앞의 쌍기간(雙旗杆) 의학원이 협화 의과대학의 전신이라고 하기에는 그다지 확실치 않으나 그렇다고 전혀 관계가 없는 것은 아니다.[16] 1905년에 협화 의과대학은 청(淸)정부 교육부에 등록이 되었고, 1906년 2월 13일 성대한 입학식을 거행하고, 북경 협화의과대학(Peking Union Medical College, 간칭 PUMC)의 성립을 선포했다. 입학식에는 영국 대신 쇄토이오(歐內斯特·蔭托, Ernest Swatoio), 미국 주중공사 록힐(羅克希爾, W·W·Rockhill), 해관(海關) 총독 하트(赫德)가 참가했다. 러시아 공사 이외, 기타 외국 주중공사 모두가 식에 참가했다. 총리아문(衙門) 대신 나동(那桐)은 식장에서 서태후를 대표해서 연설했고, 의과대학이 이루어진 데 대해 충심으로 축하를 표시했다. 하트(赫德)는 연설 중에 북경교회 의학사업의 창시자 로카트(雒魏林)를 높게 칭송했다. 그의 개척 정신을 기념하기 위해, 학교의 본관을 로카트의 이름으로 명명했다. 이 큰 건물내에는 실험실, 교실과 침실이 있다. 이것이 제일의 중국정부 기부금과 중국에 있는 각 교회 연합으로 창립한 의과대학이다. 하나의 진정한 '협화'의학원, 그것은 또한 제일의 중국정부 승인의 교회 의학원이다. 협화의학원의 건립은 교회와 정부의 합작을 뚜렷하게 나타내 보였으며, 중국인과 중국정부가 교회의 의학사업에 참여하기 시작하고, 서의(西醫) 사업 발전에 관심을 쏟는 것을 나타낸 것이다.

　　제1반의 학생은 약 30명으로, 그 중에는 원래 '런던회' 의료훈련반과 '미이미회(美以美會)'

---

15) 1906년에 본관 완공, 1909년에 기숙사 기용(起用). *History of Chinese Medicine* 주 912, 1932 : 386 재인용.

16) 『중국의사(中國醫史)』, 『박의회보(博醫會報)』 및 국외 학자들은 협화의원(協和醫院)의 역사를 연구할 때에 모두 쌍기간의원(雙旗杆醫院)을 그의 전신(前身)으로 보았다. 쌍기간의원이 1899년에 헐렸지만 협화의원 창건 당시의 멤버들이 계속 승계하였으므로 이 말은 결코 도리에 어긋난 것은 아니며 이 양자 사이에는 확실히 계승적 관계가 있다.

가 북경 대학에 설립한 의학부 중에서 공부하는 학생이 포함되었다. 학제는 5년으로, 1년에 9개월은 학습을 한다. 앞의 2년은 기초과목과 실험실을 공부하고, 나머지 시간은 의원에서 내·외과 및 전공과목을 공부한다. 강의는 주로 중국말로 하고, 학생은 꼭 영어를 공부해야 한다. 제1반 학생은 1909년 1월에 졸업했다. 대학은 미국, 영국, 독일, 이탈리아, 일본 의사로 구성된 국제시험위원회를 조직했고, 그들은 제1기 졸업생의 성적에 대해 상당히 만족했으며, 특히 졸업생들이 해부학과 생리학에 대한 지식이 매우 우수하였다.

1908년에는, 협화 의과대학내에 여자 의과대학을 증설하고, 훈련된 간호원을 배양했다. 또, 1911년에는 대학에 1년 과정의 예과를 증설했다

1915년에는 미국의 록펠러재단이 협화의 산업을 구매해서, '중국의사위원회'를 결성해 학교를 인수하고 의학교의 발전을 원조했다. 1919년에 의학원은 또 3동의 신축 건물을 지었다. 즉, 해부, 생리와 화학관이다.

협화 의과대학의 20년대는 황금시대(The Golden Years, 1921~1931)라 불리어진다. 학교는 정력을 교육의 질과 양, 과학연구 수준을 향상시키는 데 집중했다. 아래 열거한 교과과정 중에서 우리는 어쩌면 협화가 성공한 연유를 발견할 수 있을 것이다.

제1년 과정 : X레이·해부학·생리학·현대의학발전·생물화학

제2년 과정 : 병리학·약리학·임상병리분석·약제학·현대의학발전·외과학·기생충학·세균학.

제3년 과정 : 외과학·약제학·임상병리분석·정신병학·안과·소아과·피부과·산부인과·이과(耳科)·매독과

제4년 과정 : 임상외과·임상병리분석·의학임상·임상산부인과·임상소아·피부과·임상정형술과·정신병학·현대의학발전

제5년 과정 : 공중위생·약제학·외과·산부인과·외래환자 진찰부(문진부)·임상매독·임상수아과·임상정신병·임상피부과

이 학교의 교육의 특색은 임상교학을 중시하는 것으로, 세계의학을 적극적으로 새롭게 이룩하려는 것이다. 추천할 가치가 있는 것은 협화가 1년부터 '현대의학발전'의 과정을 개설한 것으로써 이렇게 학생들에게 의학 역사에 대한 대체적인 상황의 전공과목에 대한 이해를 할 수 있게 할 뿐만 아니라, 또한 교육내용의 끊임없는 개정은 한결같이 의학발전의 최전방에 서서 학생들에게 지식을 전수했다. 또한, 학생들에게 세계의학의 최신 발전에 적극적 관심을 쏟게 했다. 이와 같이 교과과정의 편성은 당연히 협화 학생의 기점을 다른 의학생보다 높게 하였다.

강대한 경제 배경과 우수한 과학 교육은 대학을 매우 빠르게 중국에서 가장 선진적이고 우수한 의과대학으로 만들었다. 미국 학자 바워스(鮑恩斯, John. Z. Bowers)는 협화 의과대

학의 발전사를 연구할 때, 이 단계의 협화의 상황에 대해 다음과 같이 정확한 평가를 했다.

> 선생의 자격과 학생의 수준이 적어도 가장 우수한 단계로서 필적할 만하다. 환자를 진료하는 수준
> 도 매우 높았다. 학술연구의 질량은 탁월하고, 특히 중국사회의 건강 문제의 연구를 중시하고……
> 협화 의과대학은 아시아의 새로운 의학 중심이 되었고, 유럽과 미국의 의학발전을 이끌고 나가는 의
> 학 중심과 함께 논할 수 있다.[17)

양호한 작업과 연구 환경은 세계 각지의 의사들을 매료시켜 협화로 와서 교육과 연구에 종
사하게 했다. 협화의 졸업생은 끊임없이 국외로 수송되어 진일보의 훈련을 받아들였고, 그런
후 다시 협화로 돌아와 교편을 잡고, 과학 연구활동을 전개했다. 협화 의학원은 양성순환(良
性循環)의 황금시대에 진입했다.

북경 협화 의학원은 많은 외국 국적과 중국 국적의 의사에 의해 교육을 담당했고, 대량의
우수 의사를 배양했으며, 중국의 위생보건사업을 추진하는 데 귀중한 인재자원을 제공했다.
그들은 중국의약 위생사업의 각 영역에서 모두 창업성 공헌을 했다. 예를 들어, 산부인과의
임교치(林巧稚), 흉외과의 오영개(吳英愷), 조직학자 마문소(馬文昭) 등이다.

(二)

전국 각지에 또한 '협화'로 이름을 한 학원이 잇달아 성립되었다. 예를 들면, 1909년의 한
구(漢口) 협화 의학원, 1914년의 복주(福州) 협화 의학원, 1910년의 남경 화동(南京華東)
협화 의학원 및 성도(成都) 화서(華西) 협화 의학원 등 이러한 각 교파 연합조직의 대규모
현대화에 의한 의학원은 이 때부터 북경 협화 의학원을 중심으로, 전국 교회의료와 교육사업
의 발전을 이끌어 나갔다.

상아(湘雅) 의과대학

이 학교는 저명한 내륙의 교회 의과대학이다. 20세기 전에 연해(沿海) 각 도시에는 이미
보편적으로 병원과 의과대학교가 설립되었고, 20세기 후로는 중국의 교회와 전도사는 목표를
끝없이 넓은 중국의 내륙 평원으로 겨누어, 새로운 발전을 강구하여 이렇게 교파들의 충돌을
모면할 수 있게 하였고, 또한, 하나의 신천지를 열었다. 과감히 탐험하고 어려움을 참고 견디
는 종교 정신은 뒤에 온 전도사로 하여금 중국 내륙의 폐쇄된 대문(大門)을 열고, 민중을 강

---

17) *Western Medicine in a Chinese Palace*, 1972 : 77.

대한 그들의 대오로 이끌어 내기를 갈망하였다.

내륙은 시급히 개간을 요하는 한 덩어리의 토지지만 조기(早期) 선교 의사가 연해 도시에서 선교의료에 종사하여 서로 결합한 특징과는 다르다. 내륙에서는 선교와 의학사업이 처음부터 뚜렷이 상대적 독립성을 나타내어, 비록 당시 선교 의사가 보편적으로 "의료작업은……중국의 어떠한 지방을 향해서도 종교 전파에서 가장 긍정적이고 가장 힘이 있는 수단이다."라고 찬성해도, 이 견해는 오히려 개별 선교의사에게는 '가장 큰 가능성의 실수'라는 지적을 받는다. 이것의 원인은 다음과 같다.

> 의료작업은 가장 과학적인 노선에서만이 비로소 실시될 수 있다. 우리에 대해서 말한다면, 이것은 다만 요한 체푸진스의 표준을 따르는 것을 의미한다.[18] 우리의 의료 및 기타 교육작업은 당연히 가장 강대한 교회의 영향에 의지하고, 교육, 과학연구의 최고 지식, 최고 과학의 표준에 근거하여 진행한다.[19]

위에서 이와 같이 말한 사람은 상아(湘雅) 의학교의 창시자 흄이다. 흄(胡美, Edward H. Hume, 1876~1957)은 인도에서 태어났으며, 미국 전도사의 후손으로 1900년에 잔즈 합킨즈 대학 의과대학을 졸업했고, 의학박사를 취득했으며 초기에는 인도 봄베이에서 페스트를 연구했다. 1905년 흄은 '야상전교단(耶象傳敎團)'의 요청으로 호남장사(湖南長沙)에 가서 '야누중국계획(耶魯中國計劃)[20]의 실시에 참여했는데, 이 때 흄의 임무는 의원의 건립과 의학원을 개업하는 계획을 주관하는 것이었다.

1907년에는 장사(長沙)에 아례의원(雅禮醫院)[21]이 설립되었는데, 이 의원은 호남(湖南)에서 가장 먼저 건립된 서의원이다. 민국원년(民國元年), 아례이사회(雅禮理事會)는 미국에서

---

18) 잔즈 합킨즈(約翰·霍普金斯)의 표준은 미국의 잔즈 합킨즈 의과대학에서 수립한 의학 교육형식을 가리킨다. 1876년에 세운 이 대학은 독일대학의 모양을 딴 것으로 중점은 과학연구이며 지식을 쌓는 것과 기예를 전수하는 것이다. 잔즈 합킨즈 대학의 의과대학은 1893년에 세워졌으며 당시 이 대학은 미국의 시범 의과대학으로 세워져 발달한 것으로 특징은 충분히 학교운영경비와 시설을 갖추었으며, 훌륭한 실험실을 갖추고 있는 것, 교수들은 조금도 과학연구와 교육에 게을리 하지 않는 것, 의과대학에는 임상 교육을 위한 부속 병원을 겸하며 의학 교육과 임상 교육을 함께 한다는 것, 대학에는 명확한 교육목표와 기준이 있다는 것이다.

19) Jonathan Spence, *To Change China*, Little, Brown and Company, p. 172.

20) 1899년에 의화단은 1892년에 미국 야노 대학(耶魯大學)을 졸업하고, 중국에서 선교활동을 하고 있는 피터(彼得)를 참수하여 대중에게 보였다. 이 하나의 거사운동은 그들의 동학(同學)을 19세기 말 야노교원(耶魯敎園) 안에서 발생한 대규모의 전교회복운동(傳敎回復運動)에 투입하게 하여 그들은 자금을 모집하고 교사(敎師)의 지지를 쟁취하고, 1902년까지 12,000불을 모금해서 '야노국외전교단(耶魯國外傳敎團)'을 세우고 '야노중국계획(耶魯中國計劃)'을 제정하고 '독립관리(獨立管理)', 공작비교파화(工作非敎派化)를 시행하였다. 이 단체의 목적은 중국의 종심(縱深)지역까지 기록 교육과 과학, 예술, 의학 등 여러 영역을 포함한 고등 교육을 추진하려는 데 있었다.

21) 야노회(耶魯會)는 당시에 아례(雅禮)라고 번역되었는데, 통일시키기 위하여 아래에서는 모두 아례라 하였다.

거금의 기부금을 받아 새로운 병원을 건립할 것을 구상하고 아울러 의과대학의 설립도 고려했다. 이 때는 마침 상신장(湘紳章)이 시중에서 '호남육군학회(湖南育群學會)'를 발기한 때로, 학회의 명의로서 아례(雅禮)회와 공동 경영의 협정을 맺고, 국무원회의 결정을 거쳐 입안(立案)을 비준했고, 아울러 외교·내무·교육·재무 각부는 호남성 정부에서까지 입안을 비준했다. 1914년 가을 쌍방의 협약은 각 이사 10명을 선출하고, 상아의학회는 이의 성립으로 인해 아예 의원 및 의학원을 접수하여 관리하고 이름도 상아의원으로 개명했다. 같은 해 상아의학전문학교는 의학예과를 모집하여 학제를 2년으로 하고, 생물·화학·물리 3과를 중시했으며, 실험시간은 모든 과정의 3분의 2로 했다. 1916년 가을에는 본과(本科) 모집을 시작하여, 1반에 11명씩 모집하였고, 본과 5년의 5학년은 임상 실습을 전문으로 하고, 내과·외과·산부인과·피부과·성병·소아 및 이비인후과를 중점적으로 했다. 모든 과정은 미국 의과대학 연합회가 정한 과정에 의거하였다. 이외 의과대학에서는 또한 남녀 간호원의 강습과목이 개설되었다.

학장은 안복경(顔福慶)으로, 교무부장은 흄이었으며, 교수로는 주항벽(朱恒璧)·이청양(李清亮)·고은양(高恩養)·포난기(布難奇)·복사특(福斯特) 등이었다. 상아 의학원은 전국에서 가장 저명한 학교 중 하나가 되었다. 이것은 교회와 민국정부에 의해 공동 관리를 주관하는 의학교로서, 실제 권력은 교회와 흄의 수중에 장악되고 있어 이러한 까닭으로 20년대 중국에 폭풍처럼 애국학생운동이 일어날 때, 매우 빠르게 이런 엄격하고 근엄하게 과학을 연구하는 학교로 파급됐다. 처음에는 호남학생회가 교회학생을 배척해서 일어나면서, 잇따라 상아(湘雅)의 학생이 교정에 모여든 한 줄기의 애국 열기 중에서 솟구쳐 나왔다. 상아뿐만 아니라, 모든 교회학교는 이 때 모두 미증유의 곤경 속에 빠졌으며, 교회의 저지·위협 심지어 진압은 모두 아무 쓸모없었다.

1927년에 미국 부영사는 상아의 모든 미국인을 철수시키는 명령을 내렸고, 흄도 따라서, 장사(長沙)를 떠났으며, 상아 의과대학은 이 때부터 중국인의 전권(全權)으로 관리되었다. 상아 의과대학의 변천을 살펴보면, 교회와 교육의 관계에 대해 다시 생각할 가치가 있다.

20세기 후에 중국에 들어온 교회의 세속관념은 이미 전교활동 중에 강하게 침투하여 왕왕 전문인재를 초빙해 교회의 교육사업을 주관관리케 하였는데, 그들의 교육목적은 최고 규범의 과학체제를 바탕으로 과학기술과 의학 교육을 발전시키는 것이고, 이것은 중국 학생에 대한 과학기술지식을 전수하는 의미뿐만 아니라 동시에 학생들에게 독립사고와 과감한 탐험의 과학정신을 주입시키는 것이다. 이와 같이, 교육의 결과는 필연적으로 교회를 건립한 기독교 사회의 의도와 동떨어지게 되었다. 바로 흄이 시작할 때 걱정했던 것처럼 의학과 전도의 결합은 '가장 큰 가능성의 실수'에 있는 것이다. 교회는 교육을 빌어 중국인이 곤경에서 벗어날 수 있게 도와주기를 바랐고, 동시에 서방사회를 이해하고 받아들이길 바랐으나 반대로 하나의 민족이 전쟁과 신지식의 영향 아래에서 각성한 후 장악한 지식과 경험을 근거로 하여 상대방을 잘 살펴볼 수 있어 이러한 후 스스로 각각의 필요한 내용을 선택하고 게다가 다른 사람의 강압에 의한 것을 받아들이지 않는다는 것은 고려하지 못했다. 교회는 중국인이 서방인의 관점에 의해 서방인의 이런 사실을 관찰할 수 없는 것을 직시하지 못했고, 이렇게 교회 교육은 이러한 학교경영 사고와 교육을 내포하였기 때문에 스스로 이율배반의 모순 중에 빠지게 되었다. 교회는 교육의 목적으로 중국인에게 기독교문화 및 그 사회를 받아들일 수 있게 힘썼으나, 세속의 교육체제는 오히려 중국인의 강렬한 애국주의 정신을 불러일으켰고, 뒤이어 교회의 수중에서 교육의 권리를 되찾았다. 이 때문에, 흄은 서의학이 중국에 들어갈 때 당면하는 약간의 문제를 연구하는 데 힘써, 최적의 답안을 찾아냈고 그는 서의 전입(傳入) 문제에 대해 다음과 같은 생각을 하였다.

(1) 의약이 선봉(先鋒)에 서서 어떤 진취적 수단을 채용하는데, 유효적 방법과 실패의 원인은 어디에 있는가?

(2) 의학과학이 처음으로 한 지방에 도착했을 때, 그 의학 수준은 어떠하며, 현지 인사의 여기에 대한 반응은 어떠한가?

(3) 이들 의사 또는 간호사의 성공이 현지 구의(舊醫)의 동정과 우의를 얻어서인가, 또는 우수한 의학으로 인해 사회의 환영을 얻어서인가?

(4) 소득의 효과는 의약사업에 의지해서인가, 또는 상업·문호 및 기타 관계에 의해서인가?

이러한 문제는 그의 저서인 『용감한 의사』 속에 진술되었다. 흄은 바로 그것이 의학 교육과 연구를 전개하는 경력으로 또한 『서의사, 동의사 — 중국에서 한 미국 의사의 생활(*Doctors East, Doctors West — An American Physician's Life in China*, 1946.)』·『중국식 의학(*The Chinese Way in Medicine*, 1946.)』을 썼다. 이러한 저작 중에서 흄은 중서문화 교류의 입장에 서서 해명을 찾기를 시도했고 그가 무엇 때문에 상아 의학원에서 실패로 끝나게 되었는가를 해명하고 있나. 그가 확실하게 자기가 제출한 의문을 해답했는지 아닌지는 말하기 힘들다. 그러나, 흄의 4개 문제는 대단한 가치가 있어 그것은 서의가 이 과제로 들어가는 연구 중 가장 먼저 해결하여야 할 의문이며 또한 가장 근본적 문제이다. 여러 해에 걸쳐, 그것들은 시종 연구자들을 곤혹케 했다. 근대의 연구 혹은 의학이 종교와 문화의 침략에 전입하는 문제에 대해서 분쟁을 일으키거나 일체의 사회문화 조건을 돌보지 않고 의학 범위내에서 답안을 찾아 시종 성실히 역사과학의 각도에서 이러한 문제에 대해 전면적 토론과 연구, 또는 객관적인 정확한 해석을 찾지 못했다. 이러한 까닭에 이 연구 사고는 지금에 와서 봤을 때 여전히 참고 가치가 있고 적어도 연구자가 우선적으로 이러한 문제를 해결해야 한다.

화서 협화 의과대학(華西協和醫科大學)

이 학교는 또 다른 하나의 전형적인 내륙지역 교회 의과대학이다. 이 대학은 1910년에 사천(四川) 성도(成都)에서 창설되었으며, 캐나다 위리회(衛理會)의 의료부에 의해 주요한 책임을 맡았다. 이 학교는 의과-치과[牙科]가 서로 결합한 학교이다. 의학원의 과정은 미국 의학원 연합회가 제정한 것을 미국과 캐나다의 A급 학교가 채용한 방법을 그대로 본땄다. 의학계 학제는 7년이며, 앞의 2년은 기초과학을 배우고, 마지막 1년의 과정은 캐나다의 트론트 대학과 같이 편성되어 병원에서 임상 실습을 담당하도록 편성되었다. 치과도 7년제이며, 먼저 2년은 의학계와 같은 기초과학을 공부하는데, 목적은 과학을 이해하도록 배양하고, 기술만 아는 치과 의사로 하지 않게 하기 위해서이다. 화서 협화 의과대학의 치과는 중국에서 가장 명성을 날렸다. 약제계(藥劑系)는 4년제로 기초과학을 강조했다.

선교 의사가 창설한 화서 협화 의과대학의 목적은 의과-치과대학을 통해서 의학 교육을 발전시키려는 데에 있다. 그들이 우선 고려한 것은 현대 의학지식을 전파하고 장래 중국 의과대학에서 교육작업을 할 수 있는 일군(一群)의 중국계 학생을 배양하고, 의학 전파의 바통을 이어받은 후 행정체제에서 하나의 기초 조직을 건립하고 도시를 중심으로 의료보건을 실시하게 하는 것이다. 이렇게 집중된 현대 의료시설은 마침내 점차적으로 확대되었고 아울러 또한 농촌을 향해 스며들어 농민을 위해 봉사할 수 있게 되었다.[22]

그러나, 이것은 선교 의사의 소망일 뿐으로, 그들은 하나의 기본 문제를 소홀히 하였다. 당시 중국의 현실은 직업 의사와 약제사를 다급히 요구했고, 특히 궁벽한 사천(四川) 내륙에서 절실히 요구하는 것은 기초의료 보건계통의 건립이었으며, 사회를 위해 위생보건과 의료봉사를 제공하고 사천(四川)지역의 의료 위생상황을 개선하는 것이지 의학과학 연구의 인재와 선교 의사를 기대하는 의학과학의 전파가 아니었다.

만약 사회 실제의 수요와 의과학원 배양 목적의 차이가 매우 먼 결과를 낳는다면, 이 점은 항일전쟁시기에 특히 두드러지게 나타났다. 당시 중경(重慶)은 국민당 정부의 제2의 수도였고, 장개석과 송미령은 화서 의과 대학에 매우 관심이 있었다. 1944년에 장개석은 졸업식에서 친히 학생들에게 그들이 "나라를 위해 충성을 다하라[爲國效勞]"라고 격려하였으며, 국가가 제정한 "새로 졸업한 학생의 임무는 반드시 국민을 위해 봉사하는 것"이라고 한 규정을 준수

22) O. L. 기본(其爾本), 『의치병인(醫治病人) : 중국의학 전교단(傳敎團)에 대한 호소』, 토론토 (多倫多), 1910 : 21.

하라고 호소했다.[23] 당시 화서 의과대학의 중국계 교수 호정안(胡定安) 박사는 학생에게 어떤 한 과목만을 전공하지 못하게 하고, 국가의 기초의료보건의 절실한 요구에 만족하게 지도했다.

　우리의 국가가 현단계에서 요구하는 것은 훈련된 일반 의사이다……. 그리고, 여러분들은 뛰어난 존재로서 받은 교육이 굉장히 많다. 여러분들은 전문 연구작업에 종사할 수 없는 것에 대해 낙담하지 마시오. 눈앞에 이러한 정세는 더 많은, 여러분들과 같은 직업 의사를 요구한다.[24]

　화서 협화 의학원의 창설의 목적과 그 교육형식 및 교육 결과는 의학 교육 중의 다른 하나의 모순을 반영한다. 교회 의과대학의 교육은 어떠한 지역에서는 사회의 요구에 적응할 수 없다. 화서 협화 의과대학의 역사는 하나의 문제를 충분히 설명하는데, 그것은 30·40년대에 바로 교회학교의 만기 단계에서 그것은 오직 중국 사회의 요구에 충분히 순응함으로써 비로소 생존과 발전을 할 수 있었다. 1925년부터 국내에 교육 주권을 되찾는 애국주의 운동이 일어나 30년대에 교회는 할 수 없이 분분히 국민 정부의 교육부 입안 등록에서 중국계 교수가 학장을 맡게 추천했으며, 이로부터 교회학교는 적어도 표면상으로는 국민 정부관할로 몰수됐고 이것은 교회학교의 전업화(傳業化)와 세속화(世俗化) 정도를 한층더 깊게 했다. 교회병원과 의과대학, 이 밖에 일부 외국 국적 의사, 중국 서의(西醫)와 유학생은 전국 각지에서 여전히 비교회(非敎會)의 사립의원(私立醫院), 의학교와 사립 연구소를 설립했는데, 그 중 저명한 것은 1901년에 미국인 헤키트(夏葛, Heckett)의 기부금에 의해 창설된 중국 제일의 여자 의과대학 - 헤킷 여자 의과대학(夏葛女子醫科大學)이다. 1908년에 독일인 보융(寶隆)은 상해에 동덕 의학교(同德醫學校)를 설립했고, 후에 또 공과(工科)를 설립했으며, 이름도 동제의공전문학교(同濟 工專門學校)로 정했다.

　중국 학자 진원(陳垣)은 광동에서 광화 의과대학(光華醫科大學)를 창설하는 등 1937년 교육부 통계에 전국의 공립 대학교 의과대학, 독립 의과대학, 의약, 치과대학과 전수과(專修科)는 모두 33개소로, 그 중 국립 8개소, 성립(省立) 8개소, 사립 17개소로 사립은 국립과 성립의 합계를 초과했다. 이외, 교회 의사연합회와 외국 국적 의사는 각종의 의사협회를 조직했다. 예를 들어, 내과학회·외과학회·중화간호학회 등이다. 중화간호학회는 8명의 외국 국적 간호사에 의해 발기되어, 1901년에 여산(廬山)에서 중국간호연합회를 창립해 발전해 왔고, 1914년에 상해에서 제1차 전국대회를 열었으며, 이 대회의 주요활동은 간호사에 대한 양성 교육, 번역, 교재 편찬, 간호사의 졸업 시험의 합동 처리 및 간호사 직업경영, 간호사를 위한 복지 모색, 합법적 지위 쟁취 등, 하나의 직업 종사의 보호에 대한 집단성 조직이다. 총괄적

---

　23)『중외비교 교육사(中外比較敎育史)』(캐나다) 허미덕(許美德), 상해인민출판사, 1990, p. 234.
　24)『1944년 졸업생에 대한 강연』(『화서의신(華西醫訊)』1 : 2, 1994, 6 : 93~95.)

으로 말하면, 20세기에 진입한 후 서의사업은 여러 경로에 의해 발전했고, 교회와 외국 국적의 세력은 겨우 그 중의 일부분만 차지했으며, 어떤 부분은 이미 순수하게 의료사업을 발전시켜 기타 내용에 섞이지 않았다. 반대로 교회 주관의 의사기구 중에서 점점 많은 중국인이 관리에 참여하여 20년 말부터 30년대까지 교회학교는 점점 권력을 상실하였고, 중국 정부와 학자에 의해 접수 관리되었으며, 교회는 의학 발전의 영향에 의해 쇠미해 갔다. 교회 의사의 직업화와 세속화 개인 의료기구의 대량 출현은 아울러 국립과 성립(省立)의 의료위생기구의 확립으로 모두 중국의 빠른 현대화의 의료 보건계통을 위해 노력했다.

20세기 전후는 서방 근대 의학이 현대 의학의 모형을 향해 진화하는 과도기로, 같은 시기에 중국에 전파되어 받아들여졌다. 바로, 의학위생사업이 발전하고 있는 것과 같이 이 특성을 표현하고 있으나 시간의 경간상(經間上), 중국 서의학은 근대 의학에서 현대 의학으로 향하여 넘어가는 시간이 서양 사회에 비해 대략 짧은 것이다.

(三)

중국 근대 의학사를 연구하는 데 있어서, 특히 의학 교육사일 때, 하나의 회피할 수 없는 문제가 있다. 이것은 의학 전파활동을 전개하는 것이고, 중국의학 위생보건사업을 발전시키는 데 필요한 경비와 경제원조이다. 견실한 경제 후원자가 없이는, 이 사업은 신속하고 순리적으로 중국에서 전개하기 힘들다.

과학경비의 내원(來源)에는 일반적으로 3가지 형식이 있다. 정부 지불·기금회 원조와 개인 기부이다. 중국 서의 활동 초기에 전개된 경제래원은 교회원조와 중외부상(富商)의 기부금이다. 1838년에 설립한 '중국의무전도회(中國醫務傳道會)'가 바로 얻은 경비가 많지 않은 것을 감안해, 한 전문사회단체의 힘을 빌어 중외상인, 학교, 기금회와 교도 모금 등을 향해 경비조달을 요구했다. 이 협회는 19세기에 교회의료사업을 위해 대량의 경제원조를 제공했다. 19세기 60년대 후, 서의사업(西醫事業)이 중국에서 발전하는 것을 지지하고 자금을 제공한 다른 경제래원에는 정부 지불의 국영의학당, 의학원과 의원이었다.

20세기 중국 서의사업 발전에 대해 가장 큰 경제원조를 제공한 것은 라키펠러재단이다. 미국의 라키펠러재단은 1913년 봄에 성립되었다. 라키펠러의 게이츠(盖茨, Frederick Gates)[25]는 재단에 서의가 중국에 전입하는 계획을 도울 1개의 항목을 제정할 것을 건의했고, 1914년에 재단은 하나의 위원회를 설립하기로 결정했으며, 중국 공공위생 및 의료현상에 대한 연구를 책임졌다. 이 위원회는 가더슨(賈德森, 시카고 대학의 총장, 법학박사), 콜린스(格林斯, 漢口 미국

---

25) 게이츠는 협화 의학원(協和醫學院) 제1회 졸업생들을 인솔하고 미국을 방문하였다.

영사), 피보딘(皮博迪, 하버드 대학 의학박사)으로 구성되고, 1914년 4월에 중국을 방문해 의료위생 발전상황을 조사하고, 8월에 중국을 떠나 필리핀, 마닐라로 갔다. 그들은 이 두 나라에서 모두 17개소 의학교, 97개소 의원을 시찰했고, 이 기초로 1부의 가치있는 보고를 발표해서, 중국의학 발전에 대해서 투자할 것을 독려했다.

1914년 11월 30일 라키펠러재단은 중국의사위원회(中國醫師委員會, China Medical Commissions) 설립을 결정했고, 위원회 구성원은 다음과 같다.

주석 : 라키펠러

감독지도 : 바터리커(巴特里克)

주중감독 : 콜린(格林)

비서 : 사이치(塞奇)

집행위원 : 바터리커 · 게이츠 · 커린헤이페이 · 피보딘 · 스몰 라키펠러

재단은 중국의료사업위원회가 맡은 다음의 사업을 전개할 것을 결정하였다.

(1) 의학예과 교육 개설

(2) 의사의 배양

(3) 연구 작업자, 실험실 작업, 교원 및 임상 전문가 배양

(4) 중외 개업 의사 및 교회 의사의 단기 훈련반 개설

(5) 의학연구, 특히 극동의 특유 문제 연구

(6) 수련의 교육 중심의 표준의원을 만들어 중국 의무요원들에게 이를 모방하게 하고, 개업 의사의 총본부와 공민 교육의 모델을 만듦.

(7) 중국인 사이에 현대 의학 및 공중위생지식 보급

(8) 의식형태의 개발을 통해 '직업도덕'을 배양

중국의사위원회의 직책은 중국의료와 공중위생건설의 상황을 고찰하고, 일정량의 경제원조 제공의 방향을 정하는 것이다. 그 당시 라키펠러재단의 자금을 받은 상황은 대체로 다음과 같다.

1915년 7월에 북경 협화병원의 업무를 접수하여 관리하고, 조직개편과 관리에 관한 계획을 제정하였는데, 1년 예산이 53,000원[금원제(金圓制)]이다.

1914년부터 상아 의학원에 매년 16,000원을 제공했다. 합계 5년.

미국 유학을 가는 중국 의사에게 장학금을 제공하였는데 제일군은 12명으로, 그 중에는 의사 · 간호사와 약제사가 있었다. 제노 대학 의과대학(齊魯大學 醫科大學)에 원조 제공. 처음에는 15,000은원(銀元)이었던 것이, 이후 58,000은원으로 증가되었다. '의학명사학회(醫學名詞學會)'에 5년간 경비를 제공했다.

1916년에는 '중국박의회(中國博醫會)'에 4,500원(년도)을 보조하고, 박의회의 의학서적 번

역 출판을 원조했다.

'간호학회'의 의약 간호서적의 번역 편찬을 찬조했다.

1916년에는 매년 '광주교회의학연합회'에 매년 4,500원을 5년 동안 원조하기로 결정했다.

이상 기술한 자료는 『중국의사(中國醫史)』 중에 기재된 것으로, 결코 전반적인 것은 아니며 여기에는 반드시 누락된 것이 있다. 그러나, 이러한 재료는 적어도 라키펠러재단이 중국에서 서의사업 발전을 도운 것을 대강의 상황에서 설명하고 있다. 그것은 병원·의학 교육(의과대학과 유학생)·번역 출판·의사학회 등의 영역까지 관계하고 있다.

과학경비의 조달은 과학사업 발전 중 하나의 분할할 수 없는 부분으로, 그것은 과학사업의 규모와 정도를 규정하였고, 과학발전의 과정에 영향을 주었다. 근대 중국 각지에서 널리 출현한 소형 진료소의 잦은 도산의 부분적 원인은 경비 부족으로 유지할 수 없어 생겼던 상황으로, 협화 병원 발전은 중국의 최대, 최선진의 의료 중심으로써 분명히 라키펠러재단의 지지와 분리할 수 없는 밀접한 관계에 있다.

제3절 중국 당국의 허가 및 점차적 정부체제 건립의 역정

서방의학이 중국 당국의 허가를 받지 못한다면, 그것은 다만 민간에서 떠돌 뿐, 전체적 체제로 이식될 수 없다. 이 이식과정은 처음에는 느렸으나 뒤에는 빠르게 추진되었다.

(一)

19세기 60년대에 이르러서야 청정부와 사대부(士大夫) 계층은 비로소 중국이 당면한 몇 천년 동안 만나보지 못한 새로운 상황을 진심으로 의식하게 되었다. 두 차례에 걸친 아편전쟁은 새로운 형식의 특징을 충분히 과시하여 서방군사의 우세를 중국은 미처 막아낼 수가 없었다. 따라서 중국은 돌연 사면팔방에 외래의 침입을 받는 처지에 처했다. 뿐만 아니라 중서가 뒤섞이는 정세가 한창 힘차게 발전하고 있었으나 문제는 중국인이 서방세계에 대한 지식이 하나도 없었다는 것이다. 청조 정부의 진취적인 일부 관리와 식견이 있는 사대부는 이런 변화에 적응해야 된다고 인식했다. 따라서 외국을 이해하고 시기(時機)를 파악하기 위해서는 반드시 외국 방식을 공부해야만 했다.[26] 각국의 교환조약을 조사 판명한 이래 양인(洋人)은 중국과 왕래하여 각 방면의 상황에 날로 익숙해졌다. 그러나, 외국 상황에 대해 중국은 주지(周知 : 모

---

26) 곽정이(郭廷以), 『곽숭도선생연보(郭嵩燾先生年譜)』 제2책, 대북(臺北), 1971, p. 484.

두가 알다) 할 수 없어 교섭사건 해결에 항상 사정이 어두운 것을 걱정했다.[27]

외국 방식을 공부하기 위해 양무(洋務 : 외국식에 따른 사무)를 자영했고 외국 상황을 이해하기 위해 관리를 외국에 파견했다. 청말 외국에 파견되어 유럽, 미국에 주재한 관리단은 중국인이 서방을 접촉하는 시작이다. 1866년 하트(赫德)는 총리 아문(衙門)에게 귀국하여 부모님을 문안하도록 휴가를 얻었고, 게다가 몇 명의 동문관(同文館) 학생을 데리고 유럽에 가서 고찰할 수 있도록 하였다. 총리 아문은 마침내 빈춘 부자(斌椿父子)[28]를 임명 파견하여 3명의 동문관(同文館)의 학생을 인솔하여 하트(赫德)와 유럽 방문에 동행하는 것을 결정했다. 이것은 중국 근대사상 처음으로 관리를 유럽에 파견한 것으로 빈춘은 자기 자신이 "이역에서 서방에 온 제1의 중국인이라 일컬어지는 것이 부끄럽다."라고 말하였다.

이 방문은 4개월에 걸쳐 서유럽 12개국을 유람했고, 관리단(官吏團) 임원들은 친히 서방의 생활습관을 체험하고 그들의 문화역사·정치사상·사회제도·과학기술·기계설비들을 이해하고 의료시설, 수단과 의원(醫院)체계를 고찰했다. 그런데 빈춘(斌春)이 '수시로 기록해 중국에 가지고 온' 한 권의 얇은 『승차필기(乘槎筆記)』에는 서유럽의 의원(醫院)에 대한 기재가 없어 애석하다. 수행원 중의 18세의 젊은 동문관, 영문관(英文館) 학생 장덕이(張德彝)는 마침 새로운 사물에 대해 충만(充滿)한 호기심과 쉽게 깊은 인상을 받는 나이였기 때문에 한 권의 『항해술기(航海術記)』를 기록하여, 서유럽 유람의 사소한 견문을 상세히 묘술했는데, 『승차필기』보다 훨씬 구체적이고 생동적이다. 책 내용 중에도 그의 서방의료사업에 대한 감상을 남겼고, 그 중 어느 하루에 대한 기재를 보면 아래와 같다.

　　영국은 일찍이 의원을 설립했다. 건물은 높아 후열(後列)의 6층 철난간은 의학계의 장소이다. 현지에 병을 고치는 기구를 진열하고 환자의 침대를 광대히 설치했다. 환자는 이동할 때 모두 작은 차를 밀었다. 어떤 아이는 병에 걸려 의사가 핀셋으로 입 속의 이를 꺼내자 입은 피투성이가 됐고, 곧이어 차가운 물로 씻자 통증은 곧 멈췄다.…… 보기에 바로 윗층은 남녀의 병실로 병실 모두 청결해 보였고, 사면에 낮은 침대 30여 개를 설치했고 베개는 높고 이불은 크다. 매병실에는 간호원이 미물러 모두 병자 돕기를 기꺼이 원했다.(『항해술기』 「영국일기」)

이것은 근대 중국 역사에서 고려할 만한 한편의 상세하고 진실하게 유럽 의원 상황을 묘사한 기록으로 시기는 1866년(丙寅年)이다. 장덕이가 몸소 목격한 의사의 진료과정은 다른 한 권의 유람기(遊覽記) 중에 있는데, 그는 거기서 상세히 제왕절개수술의 한 예를 기재했다.

　　프랑스의 외과 의사 다마지아유조우판(達麻戞約鄒秋帆)과 정부 보좌관이 함께 와 의원을 개설했

---

27) 『주변채무시말(籌辨債務始末)』, 동치조(同治朝), 39권, p. 1.

28) 빈춘(斌椿), 한군기인(漢軍旗人), 1864년 하트연청(赫德延請)에 의하여 세관 '총세무사(總稅務司)' 변리문안(辨理文案)을 작성하였다.

다. 한 여자를 나체로 침대 위에 눕히고 마취약으로 마취를 시켜 시체와 같은데, 배의 크기는 쟁반 같다. 의사가 작은 칼로 그 배를 가르고 집게(핀셋)로 포의(胞衣)를 꺼내고, 다음에 칼로 그 탯줄을 집어 가위로 그 포의를 자르고, 다음에 인두로 그 자른 데를 지지고, 핀셋으로 배의 12혈관을 올려 스펀지로 피의 흔적을 깨끗이 닦고 창자를 안전히 제자리로 하고, 그 배를 은선(銀線)으로 꿰메고 약을 넣자 곧 여자는 살았다.[『구미환유기(歐美環遊記)』「프랑스유기」]

이후 끊임없는 외교사절의 방문은 유럽 각국을 주마간산(走馬看山)으로 돌아보았고, 그들은 박물관, 식물원에 가 장골동(藏骨洞)을 보고, 백골루(白骨樓)에 올라가 서방세계의 현란하고 교묘한 기술을 탐색했다. 예를 들면, 현미경과 같은 것으로, 어떤 사람도 이에 대한 기술을 묘사하였다.

전기광시현미경(電氣光視顯微鏡)을 만들어 사람이 보지 못하는 것도 볼 수 있었다. 그 방법은, 면(面)을 직경 2척 정도로 가장자리는 얇고 가운데가 두꺼운 엉성한 현미경이다. 거울 뒤에 전기광이 발산된다. 사람이 거울 앞에서 보면 진열된 면이 흐릿하고 1촌(寸 : 0.0333미터) 가량의 작은 벌레도 1척 가량의 크기로 보이는 데 혹은 꿈틀꿈틀 기어가고 혹은 꿈틀꿈틀 움직인다. 대개 일체의 음식물과 끓인 물에는 모두 살아서 움직이는 것이 있는데 움직인다는 것은 그 중에 생물이 살고 있다는 것이다. 그러므로, 냉수나 끓인 물이 하루가 지나면 생물이 있어 먹을 수 없다는 것을 이를 보아 당연히 경계해야 할 사실을 더 믿게 되었다.[지강(志剛) : 『초사태서(初使泰西)』 2권]

현미경 관찰을 통해 음식물의 위생적인 지식을 알게 되었고, 서방생활 중의 위생관념은 이 일군의 서양 사절에게서 가장 일찍 나타났으며 비교적 쉽게 받아들여졌다. 이 일군의 방문사절자의 일기와 기록 중에서 서유럽생활과 중국 풍습의 서로 다른 청결위생에 대해 상세히 묘사한 것을 수시로 볼 수 있다. 그들은 빈민의원을 찾아 가서 자선기구를 시찰하였다.

의원을 설립하여 빈민의 환자를 모아 치료한다. 남녀 각각 하나의 방으로 의복과 침구, 마실 것, 약과 음식 모두 의원에서 준비한다. 노인·어린이는 도화·기구·완구로 즐긴다. 혹은 안전하게 제조한 휠체어를 다리로 하여 마음대로 다닌다. 매의원에는 병자가 천여 명이고, 의사는 5~6명이다. 일년 수백원 이상의 예산은 모두 몇몇 부자가 제공한다. 의원도 부자들의 기부로 지은 것이다. 거부가 아닌자는 곧 지방에서 돈을 갹출하였다. 도시, 지방 모두 있다. 대도회는 항상 두드러진 축에 들고 런던이 특히 많다.[유석홍(劉錫鴻) : 『영초사기(英軺私記)』]

출양(出洋) 횟수가 증가함에 따라 견문이 넓어졌다. 청조의 출양관원은 서방 사회의 생활방식과 의학과학지식이 초기 출국시보다 많이 노련해졌다. 특히, 장덕이는 이미 4차례 출국으로 서방의 인정 풍습에 대해 상당히 잘 알고 있었고 게다가 그는 영어를 알아 그런 까닭에 견문의 내용기록이 점점 지식적인 내용으로 되었다. 예를 들어, 그가 영국 의원에 대해 기록한 것을 보면 다음과 같다.

런던성을 지나면 작고 큰 의원 56개소가 설치되어 있다. 남자의 여러 가지 잡병을 치료하는 의원 16개소, 전문적으로 부녀아동을 치료하는 의원 9개소, 병자를 맡는 곳 4개소, 전문적으로 결핵을 치료하는 곳 5개소, 전광자(癲狂者 : 미친병)을 전문적으로 치료하는 곳 2개소, 전문적으로 학질을 치료하는 곳 1개소, 전문적으로 피부궤양을 치료하는 곳 1개소, 전문적으로 중풍을 치료하는 곳 1개소, 전문적으로 안과치료하는 곳 4개소, 전문적으로 피부병을 치료하는 곳 4개소, 전문적으로 역병(疫病 : 전염병)을 치료하는 곳 2개소, 천연두를 치료하는 곳 1개소, 창만(脹滿)을 치료하는 곳 3개소, 종기를 치료하는 곳 1개소, 임질을 치료하는 곳 1개소, 인후병을 치료하는 곳 1개소, 마비를 치료하는 곳 1개소, 부녀불결로 인한 병을 치료하는 곳 1개소, 남녀 치아치료하는 곳 각 1개소, 다리 치료하는 곳 1개소, 각국 선원을 치료하는 곳 1개소이다.[장덕이 : 『수사영아기(隨使英我記)』].

후기에 서양으로 가는 요원들은 영어를 알고 대략적으로 서학을 알았고, 이런 까닭에 모든 기재는 비록 사소하나 종횡으로 사회를 볼 수 있어 거시적인 고찰이 진행됐다. 세로로는 역사를 거슬러 올라가 일종의 문화의 수색을 했다. 예를 들면, 후에 서유럽의 양무관리로 간 설복성(薛福成), 증기택(曾紀澤) 등이다. 이런 까닭으로 이 일군의 일기와 필기 중에서 그들이 항상 보고들어 습관이 된, 몸소 체험한 서방 사회 생활 중의 위생관념, 질병관념, 진료치료법 후에 수시로의 변천을 발견하는 건 어렵지 않고 일부분의 사람은 믿지 않았던 서의학을 믿게 되고[29] 심지어 서의학만 믿고 중의학을 믿지 않았다.[30] 그들은 서의학 지식을 주시하기 시작했고, 유럽 각국의 의원 건설제조를 고찰하고 서의학의 이론 근거 의료체계와 서의 교육제도를 자세히 기재했다.

이것은 하나의 사실(史實)을 반영한 것이다. 19세기 중후기부터 서의학에 대한 소개는 선교 의사와 유학생에 한정할 뿐만 아니라 그 출입하는 청조 관원과 사대부에게도 무심코 전파의 사자 역할을 하게 하였고, 그들의 눈을 통한 관찰과 스스로의 체험을 통한 감상실록에 의해 서방의학의 최신의학이 성취되었다.

(二)

이러할 뿐만 아니라 만약 우리가 중국 정부의 서의(西醫) 위생사업의 인식과 접수과정을 깊이 고찰한다면 중국인이 서의에 대하여 동일시한 것을 발견할 수 있고, 사실 그것은 일종

---

29) 장덕이(張德彝)는 1866년 출양(出洋)시에서 말을 타다가 다쳤는데 오직 중의치료만 믿고, 서의치료는 받지 않았다. 『구미환유기(歐美環游記)』를 보아라. 10년 후는 그렇지 않았다. 1876년에 장덕이는 1차로 영·러시아에 사신으로 나갔었을 때나 여행을 할 때 바로 차를 타고 가 의관(醫官) 마극뢰(馬克蕾)를 찾아 뵙고 이 때는 홍해(紅海)가 뜨거우니 어떤 방법으로 막을 수 있느냐고 물었다. 『수사영아기(隨使英我記)』를 보아라.
30) 증기택(曾紀澤)은 단지 서의(西醫)만 믿고 중의(中醫)는 믿지 않았다. 청(淸)궁정(宮廷)에서 이름을 들었다.

의 관념에 대한 진전을 살며시 내포하고 있는 것이다.

양무운동의 주요 내용은 군수산업과 수도(首都) 동문관(同文館)을 창설하는 것이고 초기의 의료활동은 동문관 중의 의학강좌이다. 사실 당시의 청조 정부관원과 양무 인사(人士)는 서의사업에 대해 열의가 없었다. 서의를 받아들이든지 아니든지, 평가의 표준은 오직 하나 곧 의료효과가 영험한가이다. 다시 말해, 청조 관원의 서의의 효능에 대한 동일시는 스스로 서의에 대한 체험이 있는가이지 그들의 서의 인식에 대한 개방과 보수가 아니다. 예를 들어, 영녹(榮祿)·가정(賈槙) 등은 모두 선교 의사가 중의로 치료할 수 없는 질병을 치료해 겨우 서의 기술에 대해 입을 모아 찬양했다.[31]

양무운동 후기에 이르러 이홍장(李鴻章)은 서의의학의 인식에 대해 치료효과상에만 구속되었을 뿐만 아니라[32] 그가 북양(北洋) 의학당을 설립한 목적은 의학과 해군사업을 서로 배합하기 위해서라고 하면서, 그는 "내가 조사하기로는 서양 각국은 군인 중 의관(醫官)을 가장 중요시한다", "북양(北洋)을 해군의 기초로 창설하고 양의(洋醫)를 모집하여 구해 각 군함에 분배하는 데 돈을 아끼지 않고, 서의(西醫)학당을 창설하는 데 있어 인재양성이 가장 급선무이다."라고 하였다.[33]

이홍장은 서의에 대해 약간의 연구를 하였고 서의생(西醫生)을 이해했다. "이름이 높은 전문가라도 국가고시를 경과하지 않으면 국가가 진료의 책임을 맡길 수 없다." 이로써 국가 정부에 의해 전국의 의약 위생사업을 통합할 생각이 이미 이홍장의 의식 속에 침투하기 시작한 걸 볼 수 있다. 북양 의학당은 중국 제1의 국가가 경영하는 근대 서의학당이고, 의학당의 의학생은 엄격한 시험을 반드시 거쳐야 되고, 중국 정부당국 대표와 외국 국적 의사에 의해 감독 심사했고, 졸업증서는 공동 서명하였다. 이것은 이홍장이 서의 심사제도를 받아들였다는 것을 설명하는 것이다.

설복성(薛福成)은 원래 양무실건가(洋務實乾家 : 양무에 대한 실질적 관계자)로 "우리의 요순우탕문무주공(堯舜禹湯文武周孔)의 도를 위호하여 서양 사람들의 기수(器數 : 기계나 수학)의 학문을 취하자."고 하면서 '양(籌洋 : 서양에 대한 계책을 세움)'을 주장했다. 1890년부터 설복성은 청정부위원회에 의해 서유럽으로 외국사절로 파견되었다. 4년 동안 그는 4개국에서 식견을 넓혔다. 서방의 사회제도·정치사상·과학기술·도시 건설 및 생활풍속 등 하나도 그의 사고를 건드리지 않는 것이 없었고, 서양의 부강의 근원을 탐구했다. 그는 서방의 군민

---

31) 고희(古晞), [서의 전입과정 중의 경사동문관(京師同文館)], 『자연변증법통신(自然辨證法通訊)』1991년 제2기.

32) 선교 의사 매켄지(馬根濟)는 이홍장(李鴻章) 부인의 고질병을 고쳤다. 이것이 그가 의학 창건에 자금을 투자하는 계기가 되었다. 이홍장은 서의를 믿고 서의에 대해 일정한 인식을 갖게 된 후 비로소 선교 의사가 서의진료와 치료로 병을 고칠 수 있도록 연장하여 줄 것을 요청하였다.

33) 『이문성공전서(李文成公全書)·주고칠십팔(奏稿七十八)』

공주(君民共主 : 임금과 백성이 함께 주인이 됨)의 주장을 접수해서 귀국 후에 자산계급 개량주의(資產階級改良主義)의 선전에 헌신했다. 유럽에 있는 기간 동안 설복성은 의원을 고찰하고 유럽 의사를 향해 서의(西醫)이론의 가르침을 청하였고, 또한, 서로 연구 토론했다.

유럽, 미국 의서 및 자연과학의 여러 책에서는 모든 사람의 기억력과 오성(悟性)은 다 뇌에 있다고 말한다. 나는 매번 서양 의사를 만날 적마다 묻기를, "사람의 기성(記性)과 오성(悟性)이 뇌에 있다는 것은 무슨 증거가 있는가?" 서양 의사가 말하기를, "사람이 죽은 후에 그 뇌를 달아보면 무릇 죽은 사람이 평생 슬기로운 자일수록 그 뇌가 무겁고, 어리석은 자일수록 뇌가 가벼운데 그것을 시험해 보면 하나도 어긋남이 없다."[34]라고 하였다.

그러나, 설복성은 서의의 해석을 가볍게 여기고 믿지 않았다.

그러나, 사람이 설사 종일 기억을 숙고해도 그 분초가 결국은 머리에 있는지 없는지 마음에 있는지 없는지, 사람도 자기를 알 수 없다. 내가 서방이 말한 것을 근거로 두뇌의 사고심사 능력을 정확히 지적할 수 없고 또한 서방의 거짓을 변호로써 마음의 사고 심사 능력을 정확히 지적할 수 없다. 다만 잠시 논하지 않을 뿐이다.(앞의 인용서와 같음)

그렇지만 그는 서의학의 발전 상황 및 성취에 대해서 여전히 더 많은 관심을 더했다. 그는 일찍이 수행원 조정함(趙靜涵)·원익(元益)을 독일에 보내 세포학자 코흐(科赫)의 실험실을 고찰하게 했다. 그는 폐병치료의 요법을 공부했다.

광서(廣西) 16년(1890) 12월 20일에 쓰다. 전인 폴란드 의사 코오츠(寇赫)의 폐병치료 방법은 새롭다. 금수(金銹 : 금과 녹)로 액체 약을 제조하여 폐균을 죽이고 또한 이 균이 재생할 수 없게 했다. 각국은 모두 의관(醫官)을 보내 이 방법을 공부하게 했다. 홍문경(洪文卿) 성사(星使)가 서신을 보내 영국과 독일 두 대사관에 마땅히 각각 한 명의 의관을 보내 배워 오게 하고 아울러 한 명의 독일어 통역자를 보내어 그 말을 번역하게 하여야 한다고 하였다. 만약 그 방법을 얻어 중국에 행한다면 이 때부터 중국 안의 폐결핵 환자는 모두 회생할 수 있는 희망을 얻는 것으로 그 뜻이 매우 훌륭하다. 나는 의관 조원익(趙元益) 정함(靜涵)을 파견해 베를린으로 가게 하고 또 번역 학생 왕풍호성삼(王豊鎬省三)을 파견해 그와 함께 가도록 하였다. 아울러 그 여정 및 견문을 상세히 기록하게 하여 고찰증거의 자료로 삼게 하였다.(앞의 인용서와 같음)

비록, 이소니아지드(Isoniazid : 결핵치료약)와 스트렙토마이신(streptomycin) 발명 전의 서의는 실지 아직 결핵병을 치료할 특효약이 없어 조원익(趙元益)의 학습상황이 어떠했는지 알 방법이 없으나 여기에 중국 최초로 코흐(科赫)와의 교류의 진귀자료를 남겨 설복성 등이 서의 학습의 새로운 치료법에 대한 간절한 희망을 반영하고 있고, 적어도 당시의 사대부 계층이 서의학에 대해 이미 많은 호감을 가졌으며 접수하길 원하였다는 것을 설명하고 있다. 설복

---

34)『출사영법의비4국일기(出使英法義比四國日記)』, p. 494.

성이 유럽에 있는 기간에 중서학의 특징에 대해 사고하고 비교하여 "중서학은 저마다 얻는 바가 있다."고 하여 서의 이론의 장점은 실증실험에 있다고 제출했다. 서의 진료 기술 중 외과는 중의보다 우수하고, 내과는 실증과 난치허증에 정통하다. 이외, 서의학의 끊임없는 발전의 근원을 규명하는 것도 그의 개량사상 조성 부분의 하나다.

다만 중국의 명의는 수세기 이후 왕왕 그 원래 모습이 실전(失傳)했다. 서양의 의학자는 하나의 좋은 법을 얻으면 국가에 알리고 그 사실을 고찰 실험하여 형식적 증서를 주어서 오래도록 널리 전수되고 빠른 속도로 발전하여 절대로 폐지될 염려가 없다. 때문에 그 의학이 점점 더욱 보급되고 점점 정화되어 날로 발전할 수 있다. 기타 여러 학문이 깊이 있게 조성되는 것이 모두 이러한 좋은 방법에 의지하고 있으니 또한 의학만이 아니다.

설복성은 이 논단을 기타 학과의 발달에 이르도록 추진했다. 그는 의학이 마땅히 국가행정 관리의 범주 안으로 들어와야 하고 정부조직의 일부분으로 만들어져야 한다고 명확히 표시했다. 물론 설복성의 착안점은 중국의학 정체 발전의 입장에서이고, 그가 보기에 국가의 심사관리 운용수단은 곧 의학 발전을 추진하는 경로이다. 이러한 새로운 관념은 자본 계급 개량파 중에서는 이미 새롭지 않았다. 정관응(鄭觀應)은 이 개량사상의 대표작 『성세위언(盛世危言)』 중에서 전문적으로 '의도(醫道)' 1장을 개설하여, "서방의학의 전문과 설립…… 모두 유명한 교수로 가르침…… 학업을 이루기까지 국가가 관리하는 시험을 보고, 확실히 명확한 마음을 가지고, 졸업장을 받으면 의사로서의 사명을 스스로 다할 수 있다."를 제출하고 또한, "태의원(太醫院)에서 일률적으로 상세하게 심사를 덧붙여서 시작하고, 각 성부주현진시(省府州縣鎭市)는 자금을 모아 의원을 건립하고, 시험으로 명의를 선발하고, 원장을 충당하여 학습을 충실히 하는 모든 학생은 반드시 그 문리(文理)를 시험을 보아 입학하여 학습하도록 허가하고 전심전력으로 가르치고……, 여러 해 공부하여, 시험에 합격하면 이름뿐인 직함을 감안해 면허증을 수여하며 비로소 세상사람을 구한다."고 하였다.

『성세위언』은 일시에 개량 저작에 파문을 일으켰다. 마음은 있지만 힘이 모자라는 사대부들의 개량사상(改良思想)에 한 줄기의 사조를 형성했고, 사회와 정부의 메커니즘이 마침내 점차적으로 전환하도록 충격을 주었다.

(三)

1896년 엄복(嚴複, 1853~1921)이 역술한 『천연론(天演論)』이 출판됐다. 이 책은 영국 학자 헉슬리(赫胥黎)의 『진화론과 윤리』를 원본으로 했고, 처음은 국민에게 다윈의 진화론과 스펜서(斯賓塞)의 사회유기론(社會有機論)을 소개했다. 진화론 증명의 생물진화는 역사과정이고, 지배의 규율은 곧 생존경쟁과 자연선택이다. 사회유기론은 오히려 인류 사회는 생존경쟁법칙의 구현으로 여겨지고 일반적인 법칙은 곧 이른바 우승열태(優勝劣汰 : 우성 인자는 살아남고 열성 인자는 도태한다.)이다. 이 책은 출판 후 일시 풍미(風靡)하여 진보청년들에게 최대의 진동을 일으켜, 특히 무술유신운동(戊戌維新運動)에 커다란 촉진이 되었다. 강유위(康有爲)·양계초(梁啓超)는 책이 출판되기 전에 이미 읽었고, 그들은 중국의 '적약(積弱)' 현상의 개혁을 위하여 온갖 궁리를 다하였고 결국 여기에서 중국은 부강변법을 일으켜 곧 '약육강식'의 결론을 피할 수 없게 되었다.

유신(維新)의 지사들은 '강식(強食)'을 모면하는 하나의 방법은 보종(保種 : 종족 보존)이라 지적했고, 양계초는 이렇게 해석했다. "보종의 도를 구하지 않으면 중국이 존재할 수 없다.", "보종의 도에는 두 가지가 있는데, 첫 번째는 그 영혼의 보호로서 배우고, 두 번째는 그 체구의 보호로서 치료한다." 보종은 2가지의 단계가 있어 하나는 영혼의 건전이고 다른 하나는 육체의 건강이며, 영혼의 건전은 곧 세계관의 개조이고, 서방 자본계급 군주입헌의 이론을 접수하며, 생리건강은, 즉 국력을 보존하는 기초이며, 또한, 한나라 국민의 자질의 묘사이다. 양계초가 설명 발표하길, "모든 세계문명의 최고의 궤도에는 다만 의학만 있다. 의사는 민사(民事)에 순수하기 때문에 국민보건을 말하면 반드시 의학을 공부하는 데서 시작한다."[35] 라고 하였다. 그는 심지이 이 하나의 논점을 극단으로 밀고 갔고, 영국 자본계급혁명을 말한다면 곧 '섭생(攝生)'을 강구하는 길'이다. 엄복은 얼마 지나지 않아서 또, 『원강(原強)』이라는 보종강국의 이론을 명백히 진술하는 책을 추천했다. 보종강신(保種強身)이 비로소 중국의 관념을 보존할 수 있고, 진화론이 널리 보급됨에 따라 더욱 더 강렬해졌다. 의(醫)를 알든 모르든 서의를 이해하든 혹은 서의를 이해하지 못하든 선진 지식인은 모두 신문상으로서 몰려들어 보종구국의 일명 '진화론' 관점에 대해 말했고, 사회적 기풍으로 완전히 자신의 서의에 대한 지식의 앎의 정도는 고려하지 않았다. 당시 유신파의 간행물 『지신보(知新報)』는 전문적인 하나의 난(欄)을 개설해 서의 지식을 소개하고, 미국 선교 의사와 3년 서의를 공부한 강광인(康廣仁)에 의해서 주관되어 서의 지식을 보급하고 의학유신론을 선양했다.

구미의 의학은 날로 융성해졌다. 그들은 질병에 대한 연구 또한 자연과학에 통하였고, 약을 사용하는 것 또한 반드시 분화를 거쳤다. 때문에 위생의 도는 날로 정화되었다. 영국의 부강은 강종(強種)에서 비롯되었다. 그렇다. 이것을 들어올리는 것이 본원(本原)의 도이다.[36]

이러한 까닭으로 중국의 변법(變法)을 다음과 같이 논급한다.

---

35) 양계초(梁啓超), 『음빙실문집(飮冰室文集) 의학선회서(醫學善會叙)』
36) 『지신보(知新報)』평론, 〔중국변정(中國變政)과 아울러 무과격(無過激)을 논함.〕

천하를 다스리고자 하면 반드시 나라를 다스리는 것으로부터 시작되어야 한다. 나라를 다스리고자
하면 반드시 백성을 강하게 하는 것으로부터 시작하여야 한다. 백성을 강하게 하려고 하면 반드시
몸을 강하게 하는 것으로부터 시작하여야 한다. 몸을 강하게 하는 방법은 서양의학이 크게 창성하여
근일 빠르게 진보하고 있으니 여기에 있다.[37]

서의과학이 유신운동에서 시작한 것을 알 수 있으며 또한 부국강민의 근본이라 인식되게
됐고, 의학구국유신론은 일시의 사조였다. 1909년 왕문초(王問樵)에 의해 책임 편집된 『의학
총편(醫學叢編)』 초집(初集)에, 게재된 하병원(何炳元)의 "중국이 조급히 요구하는 의학 지
식에 논하여"의 논문에서는 다음과 같이 설명하고 있다.

강국을 원하면 반드시 강종(強種)이 우선되어야 한다. 강종을 원하면 반드시 먼저 위생을 말해야
한다. 위생을 말하려 한다면 반드시 먼저 생리에 밝아야 한다. 생리에 밝길 원하면 반드시 의학이
성행해야 한다. 의학이 성행하길 원하면 반드시 먼저 의학지식을 계몽해야 한다. 이미 번역된 의적
(醫籍)과 같은 데는 긴요함이 많이 들어 있다. 흡슨(合信)의 『서의오종(西醫五種)』은 비록 오래됐
지만 전체적으로, 내과, 외과, 부녀과는 이미 조잡하게 대략적으로 갖추어져 있다.

재미있는 것은 이러한 하나의 인식이 의학계에서만 국한되어 있지 않다는 것이다. 반대로
서의과학을 보종(保種)의 근본으로 하게 한다고 가장 먼저 제창한 사람은 바로 비의학계의
유신인사이다. 정부에게 의사위생기구 건립을 하게 하고 건립을 설계한 사람도 비의학계 사람
이다. 정치혁명가의 선전은 종종 모종 목적을 위해서이기 때문에 사실보다 과장해서 말할 수
가 있으므로 강신보종론(強身保種論)은 다만 유신지사의 선전 중의 일종 관념일 뿐이고, 변
법유신사상 선전은 서의학에 대해 현실에 부합되지 않는다는 평가가 나왔고, 바로 서의과학에
대한 모독이다. 이 평가와 같이 비록 서의의 실지 효능을 초과했지만 서의학이 이후 중국 정
부체제의 건립에 오히려 십분 유력했다.

그래서, 서의학을 받아들인 정도가 매우 큰 유신인사들의 이 학술은 그들이 이해하는 서학
의 범위에 들어서게 하기 위해 유신변법에 "과거를 폐지하고, 학당을 성행시키자."의 내용을
포함했다. 예로부터 중국인은 반드시 교육과 국가통치를 일치시켰고, 교육을 정치·사회의 개
념에 귀납시켰다.[38] 19세기 80년대 이후 중국은 곧 많지 않은 걸출인물에 의해 과거제도의 개
혁을 제출했고, 그 주장에 따라 마지막에 그것을 폐지했으며, 유럽형식의 학교를 건립했다.
이것은 중국의 지식인들이 외국의 교육을 단지 각 분야의 지식을 단순히 모은 것으로 보지
않고 오직 필요한 부분의 선택을 통해 일부분의 지식을 중국에 도입시킬 수 있다고 여기지
않았다는 것이다. 이렇게 서의 교육의 방식·체제 및 양식을 중시한 것은 외국의 교육을 국가

---

37) 『지신보(知新報)』평론, 〔부강(富強)은 위생(衛生)으로부터 시작된다.〕
38) 강유위(康有爲), 『청개학교석(請開學校析)』, 〔『강유위정론집(康有爲政論集)』上, p. 305.〕

가 수요로 하는 지식과 사상을 겸비한 인재들을 배양하는 것으로 여겼기 때문이다.

외국 교육을 참고로 한 제도는 이미 당시 국가와 사회개혁의 계획에서 빼어 놓을 수 없는 부분이 되었다.

(四)

중국인의 최초의 서방학계에 관한 기재는 빈춘(斌春)의 『승차필기』에서 나타난다.

유럽 제국은 모두 문학에 뛰어나다. 국왕은 학교를 광범위하게 설립하고, 우수한 자는 대학에 진학하는데, 4과로 분할되어 듣는 사람이 자유 선택한다. 하나는 의과로 질병을 주로 치료한다. 하나는 치과(治科)로, 정사를 주로 공부한다. 하나는 교과(敎科)로, 교법을 주로 준수한다. 하나는 도과(道科)로, 교화(敎化)를 주로 성행시킨다.

의과계열을 대학의 각과의 으뜸으로 넣은 것은 서방학제의 소개에 관한 모든 것에서의 유일한 기록이다. 1882년 왕지춘(王之春)은 『광학교편(廣學校篇)』 중에서 서방 대학을 4과로 분할해 "경학(經學)·법학·지학(智學)·의학으로 말한다. 의학자는 먼저 신체의 내외 부위에 대해 시험을 보고, 경락표리(經絡表裡)의 기능을 결정하여 논하고, 이후 병의 근원에 대해 논하고, 제약품으로 출산하게 하는 등의 일을 한다." 의학 교육내용에 대한 소개는 왕지춘이 빈춘(斌春)보다 훨씬 구체적이고 사실에 접근하고 있고, 그는 의학을 각과의 맨마지막에 배열했다. 이후의 사람들이 서의 교육의 이해에 대해 모두 이와 같이 이 설을 준수하여 말하였으며, 정관응(鄭觀應)의 『성세위언(盛世危言)·학교(學校)』, 설복성의 『출사영법의비사위일기(出使英法義比四國日記)』, 1896년 이단분(李端芬)의 『청추광학교절(請推廣學校折)』, 양계초가 입안한 『학교총론(學校總論)』, 강유위(康兪爲)가 1898년에 청황제에게 올린 『청개학교절(請開學校折)』 등이 모두 유럽 대학의 체제를 4과로 분할했고, 의학은 4과로 배열했는데 교학내용은 먼저 해부·생리를 강의하고, 후에 환자 진단치료, 약물원리 등을 논하였다.

무술년 8월 광서(光緖)는 유신파의 주장을 집수하고 경사대학당(京師大學堂)을 창립했다. 1월 후 관리대학당 대신 손가정(孫家鼐)은 아래와 같이 주청(奏請)했다.

의학일문은 모든 생명을 보전하는 까닭에 그 관계가 매우 중요하다. 옛날 사람들은 구류의 학(九流之學)을 공부하였는데 의학은 그 중 하나였다. 근대 구미 각국은 특히 의학을 중시해 도시에는 모두 의원이 있다. 현재는 농촌 광산에 균등히 요원을 특별히 보내 전문학당을 설립했다. 전례에 따라 다른 의학당을 설립하여 확충할 수 있는지 없는지, 중서의학을 깊이 고찰하여 곧 이전의 대학당에서 겸하여 관할했다.[39]

---

39) 『무술변법당안사료(戊戌變法 案史料)』, 국가당국명청당안관편(國家檔局明淸檔案館編), 중화서국(中華書局), 1958, p. 86.

광서 황제는 즉각 윤허하여 분부했다. "의학일문은 관계가 매우 중요하여 조속히 다른 의학당을 설립해야 하고 중서 의리(醫理)를 깊이 고찰하며, 대학당이 겸하여 관할하고 의학을 정진하는 목적으로 한다. 즉, 손가정의 상세한 계획방법에 충실하게 따르도록 한다." 이 때, 통치자의 눈에는 의학은 이미 중대관계의 학과로서 이는 광서 황제 본인이 서학의 영향을 받은 것과 관계가 있다. 그의 옥체의 평안과 건강에도 이미 여러 번 선교 의사의 덕을 입었고 이는 그에게 서의 가치에 대하여 비교적 객관적 평가를 할 수 있게 했다. 양계초 등의 추진도 중요했다. 양계초가 말하길 "구미의학은 한과(一科)로서, 지금 특별히 증설을 허가하니 실제는 유신정착의 하나이다"라고 했다. 손가정은 광서의 의도에 따라 상세하게 의학당을 관리할 계획의 장정(章程 : 조목별로 정한 규정)을 입안했으나 이 학당은 그렇게 빨리 창설되지 않았고 다만 의학과만 개설되어 동문관의 주임교수 만러다위(滿樂道)를 초빙해 대학당의 외과와 생리교습을 겸임하게 했다. 경사 대학당은 이후 서태후의 음위(淫威 : 함부로 쓰는 세도), 의화단(義和團)의 분노와 팔국연합군(八國聯合軍)의 폭행으로 잠시 문을 닫았다.

1902년, 경사 대학당은 회복 개설되었다. 1902년 8월 15일 "경사 대학당의 장정(章程)을 황제의 명으로 제정하다."를 공포했다. 경사 대학당에 의해 당시 전국 교육사무를 통괄했고, 이 방법은 비록 이름은 '경사 대학당의 장정'이나, 실제는 오히려 청정부제정의 전국 고등 교육 장정이다. 이 중 대학 분과의 규정은 일본 격식을 모방했고, 모두 일곱 과목이며 의과를 제7과목으로 하여 둘로 나누었는데 하나는 의학 또 하나는 약학으로 의학을 공부하는 자는 반드시 라틴어를 더 배우도록 규정했다. 1903년 동문관은 두 부분으로 나뉘어져 경사 대학에 들어갔는데 곧 역학관(譯學館)과 의학실업관(醫學實業館)이다. 특히 의학 실업관에는 따로 장정을 세우게 하도록 방법을 지시했다. 1903년 광서는 '경사 대학당 의학 실업당 장정' 성명을 주정(奏定)했다.

　　대학당 분과는 이미 의학전문이 설립되어 있고, 게다가 예비예과(豫備藝科)는 의과 학생의 기초가 된다. 지금 의학 실업관을 설치하고, 다른 방법을 정해 앞 항과 같지 않다.[40]

의학 실업관은 두 가지 항으로 입안되었다. 하나는 의학을 공부하고, 하나는 치료진료를 주관하였다. 의학 공부를 하는 곳을 습업소(習業所)라 하고, 치료진료하는 곳을 위생소(衛生所)라 하였다. 의학 실업 3년이면 졸업하는 시기이다. 의학 실업관내의 중서의학 교육은 병행해도 서로 모순되지 않았다.

1904년 1월 13일 『주정대학당장정(奏定大學堂章程)』을 반포하고, 대학당을 8과로 나누고,

---

40) 『호남관보(湖南官報)』 제401호, p. 9.

의과를 제4과로 배열했으며, 의학과 약학 2과목으로 나누었다. 의학은 29항목이 있고, 제1과목은 중의학으로써, 그 외는 서의학의 기초논리, 진단학과 전과학(專科學)으로 했다. 4학년에 졸업하는데 약물학은 17항 과목으로 3학년에 졸업하였다.

1907년 대학당은 의학관을 경사 전문의학당으로 개정하여 중서의학을 분과하여 공부했다.

(五)

청정부의 위생행정기구를 보행에 비교하면 아직 비틀거림이 많다. 그러나, 결국은 목적이 생겼다. 광서 31년(1905)에는 순경부(巡警部)가 성립되어, 경보사(警保司)가 설치되었으며 그 아래 위생과가 설치되었다. 1906년 신정(新政)을 추진해 마침내 내무부하에 위생사가 성립되었다. 이러한 기구는 다만 명의뿐이고, 실지의 권력은 여전히 태의원이 장악하고 있었다. 1908년에 이르러 광서, 서태후가 연이어 며칠 사이에 병사하자 태의원은 이런 까닭으로 죄를 얻어 구시대 의학의 상징과 관리대언기구(管理代言機構)로 되어 완전히 작용을 잃었고, 이 선고로 태의원시대는 끝났다. 또 다른 돌발적 사건도 청조정을 진동(震動)하게 했다. 1910년에서 1911년까지는 동북 및 화북지역에 페스트가 크게 유행되어 6만명의 생명을 앗아갔고, 1억원 이상의 손실을 가져왔다. 이 때의 유행병은 청정부 집권자에게 "중의는 엄중한 유행병 앞에 아무런 역할을 못한다."라는 사실을 승인하게 하지 않을 수 없었고, 이 사건은 청정부위원회가 서의 관원 오련덕(伍連德)을 봉천[沈陽]에 보내 페스트 연구회를 설립하게 하였다.

오련덕(1879~1960)의 자(字)는 성련(星聯)으로, 중국 근대의 걸출한 공중위생 전문가이며 저명한 의사학자(醫史學者)이다. 그의 본적은 광동 태산(廣東 台山)이고, 말레이시아에서 성장했으며, 1896년 영국의 케임브리지대학 이매뉴얼(Emmanuel) 콜리지에 유학하여 문학학사 · 석사와 의학학사 · 박사학위를 획득했고, 1905년 졸업하여 2년 후 귀국했다. 먼저 육군 의학당 부감독을 맡았고, 계속 동북방역처(東北防疫處) 처장, 중앙방역처 처장, 해관검역총처 처장 등의 직무를 역임했다. 그는 스스로 '페스트 투사'라 자청했고 동북 페스트의 박멸과 전국 방역 위생체제의 건립을 위해 중대한 공헌을 했다. 1911년 그는 심양(沈陽)에 국제 페스트 학술토론회를 주최 소집했고, 이것은 중국이 거행한 제1차 국제의학회의이다. 뒤이어 『1911년 국제 페스트 학술논문보고집』을 출판했다. 회의는 페스트의 병균 연구 · 격리의원 설립 · 위생중심과 중앙공중위생처 건립 등의 과제로 토론을 분별해 열었다. 회의는 세계 각지의 저명한 페스트 연구학자들을 동북에 모이도록 하였고, 코흐(科赫)의 학생, 일본 전염병의 저명한 학자 기다사토(北里柴三郎)도 포함하고 있다. 일시에 동북의 심양의 페스트 연구회는 세계 전염병 방역연구의 학술 중심지가 되었다. 이것을 계기로 정부는 북경에 방역국과 위생회를 설립하고 산해관에 해관검역소를 설립한 후 각 항구를 동시 검역했다. 두말할 것 없이 동북은 페스트의 과정이 박멸됐고, 또한, 서방 공중위생 관리체제가 중국 정부의 인정을 받는 과정을 촉진시켰다.

(六)

중국 정부는 비교적 정규적으로, 완벽한 위생관리를 했으나, 심지어 신해혁명 이후에도 상당히 천천히 발전했다. 1912년에 이수분(李樹芬)이 광동에서 위생처장으로 임명을 받았으니 중국 최초의 정부위생장관, 전국 위생행정 사무이사라고 할 수 있다. 그러나, 이 해에 곧 경질되었다. 중앙정부 내무부하에 위생사(衛生司)가 설립되고 임문경(林文慶)이 사장을 맡았다. 이 기간 동안 그들은 여러 가지 일을 했다. 예를 들면, 8가지 법정 전염병(페스트·콜레라·천연두·나병·장티푸스·디프테리아·산옥열·광견병)의 보고제도·해독제도·예방조치 등 서방을 모방하여 제도를 더했다. 1912~1913년에 제정한 『임자계축학제(壬子癸丑學制)』는 의과학제를 예과 3년, 본과 4년, 약과 3년으로 규정했다.

1912년 11월 22일 북경 의학전문학교 교장 탕이화(湯爾和)는 교육부에 상소하여 해부실행의 허가를 법안으로 제출할 것을 요구했다.[41] 1913년 11월 22일 내무부는 결국 해부규정을 공포했다(부령 제51호). 바로 이 1월에 강소(江蘇) 의학전문학교에 시체 해부식이 집행되었는데, 이는 해부 발족의 실시를 위해서였다. 내무부 반포의 해부 규칙은 모두 5조이다.

제1조 의사는 병사체에 대해 그 환부를 해부해 볼 수 있고, 병의 원인을 연구할 수 있다. 그러나, 반드시 시체 친척의 동의를 얻어야 하고, 또한 반드시 지방관에게 상신하여 설명한 후 집행을 시작한다.

제2조 경관 및 검찰관이 변사체에 대해 확실히 그 사람이 누군지 알 수 없으면 해부할 수 없고, 파견된 의사만 해부를 집행한다.

제3조 모든 형사체(刑死體) 및 감옥 중의 병사체는 친척 및 고구(故舊 : 오래 사귄 친구)가 그 유체를 거두지 않으면 해부를 실행하도록 의사에게 보내져 의학실험용으로 제공된다. 그러나, 해부 후 반드시 원체(原體) 봉합하여 반드시 매장한다.

제4조 모든 목표는 학술연구에 제공되는 것으로 유언으로서 해부의 사체로 보내지면 반드시 그 친척의 상신(上申)으로 그 허가를 얻은 후에 의사에게 보내져 해부하게 된다. 그러나, 해부 후 반드시 원체 봉합하여 친척에게 보낸다.

제5조 이 규칙은 공포한 날부터 실행한다.

비록, 조문은 간단하고 어설프나 이로써 중국은 마침내 제1의 시체 해부 규칙의 허락이 있게 되었다. 오련덕 선생은 이렇게 감탄했다. "특히 우리 나라 의학계의 전도는 밝다." 이 조

---

41) 해부규칙 및 그 실시사료에 관한 것은 조려연(曹麗娟)의 『근대 중국의 인체해부실시』[제9차 중화의사학회 학술토론회 보고, 1990, 소주(蘇州)]의 글을 참고할 것.

례는 1914년 4월 22일 『해부규칙실행세칙』을 더하여 반포하였다. 이후 1929년 5월 15일에 내정부는 또 제2의 시체 해부 규칙을 반포했다. 1933년 다시 『위생서 수정 해부시체 규칙 초안』과 『수정 해부시체 규칙』을 반포했다. 이러한 규칙은 시체를 보존하는 풍조가 성행하고 해부를 중시하지 않는 중국에서의 반포로서 의심할 바 없이 서의의 중국 지위의 공고를 대표한 것이나 사실상의 실행이 여전히 매우 어려워 성과는 미미했다. 1916년에 위생사는 연이어 당요흠(唐堯欽)·유도임(劉道任)이 사장으로 연임되나, 권한은 매우 작았다. 예를 들어, 학교위생은 교육부 관리로 되었고, 공업위생은 공업부에 속하고, 육군 군의(軍醫)는 군정부와 해군부 등으로 분산되어 속해졌다. 북양군벌정부 통치시기에는 시종 독립된 의약관리기구가 없도록 군벌이 분할했고, 지방 의약행정도 또한 이와 같았다. 1927년 4월 이후 남경 국민 정부가 처음으로 제도를 세웠다. 처음에 위생사를 설치했다가 다음 해에 위생부로 개조 설치하고, 설독필(薛篤弼)을 부장으로 했으며, 전국 위생행정을 주관했다. 부내는 총무·의정·보건·방역·통계 5사를 설치하고, 각항의 위생사무를 분담 관리했다. 또, 중앙 위생위원회를 설계 심의기구로 설치했고, 『위생부조직법』을 공포했다. 이 시기는 서방위생관리체제를 이미 전면적으로 중국에 옮겨 놓았다고 할 수 있다. 비록 1930년 하응흠(何應欽)의 제의에 의해서 위생부가 폐지되고 위생소로 바뀌었지만 전체의 전국 위생행정 기능은 이미 건립되었다. 1949년 중화인민공화국 설립으로 다시 위생부로 바뀌었고, 또한 조직이 광대하여 의정·약정·방역·지방위생·총부 6사가 설치되었다. 그리고, 또 다른 중의위원회가 설립되어 이 시기는 상당히 완벽하고 또한 현대화되었다.

　종합적으로 말하면, 서방의약 위생관리체제의 중국에의 이식은 길고 지루한 곡절의 과정이었으나 오히려 서방의학의 중국 전입은 또한 확고한 기초를 세울 수 있어 대치발전(對峙發展)하는 가장 중요한 요인의 하나가 되었다. 이 과정이 없었으면 서방의학은 오늘과 같이 중국에서 자리를 잡지 못하였을 것이다.

제4절　중국은 일본 서의의 경험을 거울로 삼다

　중국은 서의사업(西醫事業) 발전 진행과정 중에서 일정 기간 동안 일본의 경험을 통해 이익을 본 적이 있는데, 여기에서 이를 회고해 볼 필요가 있다.

(一)

　근대의 일본은 서양문화를 흡수 소화하여 기존의 중국문화를 그것으로 대체하여 새로운 근대 일본문화를 탄생시켰다. 그러나, 일본이 접촉한 서양문화는 처음에는 중국으로부터 도움을 빌린 것으로 중국이 한문으로 번역하여 인쇄한 서양문화 저작들을 통하여 서양문화를 학습하였다. 그 중 번역 인쇄되고, 준칙으로 삼아 출판된 최다수의 서적이 의학 방면의 것으로 예를 들면, 홉슨(合信)의 『전체신론(全體身論)』이 출판된 지 7년 만인 1857년에 일본에서 의사 월지(越智)씨에 의해 이 책이 번역 출판되었다. 얼마 후 이서당(二書堂)에서 다시 번역 인쇄하여 출판하였다.[42] 이 두 종의 번역판은 적어도 열 차례에 걸쳐 인쇄되었는데 이 책의 일본 내에서의 영향과 전파속도를 가히 상상할 수 있다. 홉슨의 『서의오종(西醫五種)』은 일본에서도 번역판을 찾아볼 수 있을 뿐만 아니라 거의 모두 양종 이상의 번역판이 있다. 이외에도 서양사·지리·정치·법률·경제 및 과학기술 방면 서적들을 일본에서 한역본(漢譯本)을 가지고 번역 출판하여 전면적으로 서양문화를 받아들였다.

메이지(明治) 연간에 이르러 일본 정부는 개혁유신을 시행하기 시작했는데 명치 2년(1869년)에 일본은 덕천막부 말년에 폐지한 각 학문소(學問所)를 회복시켜 '서양격물궁리 개화일신의 학문(西洋格物窮理 開花日新之學)'을 강의하게 하였다. 1871년 공학료(工學療)를 설립하고, 1874년 정부는 과학기술 교육을 추진하여 이 해에 내무성은 농사수학장(農事修學場)을 설립하였다. 1876년 제생학교(濟生學校)를 설립하고, 1877년 도쿄자혜의전(東京慈惠醫專)을 창립하였으며, 1879년 이과·의과가 설치되어 있는 오사카 전문학교를 설립하였다. 1874년 이후로 10년간 또한 도쿄 및 오사카에 위생소가 설립되었다. 1877년부터 각종과학학술연구회, 예를 들면 수학학회·도쿄 식물학회 등이 분분히 설립되었다. 일본의 최고학술기관인 - 도쿄학사원(東京學士院, Tokyo Academy, 후에 제국학사원 Imperial Academy으로 개명되었다)이 1879년에 설립되었다.

위에 말한 움직임을 제외하고도 일본 정부는 대량으로 외국 교사와 기술자를 초빙 임용하였으며, 국외로 많은 유학생을 파견시켰다. 1870년 정부는 '해외유학규칙'을 공포하고, 1875년 문부성 주최로 첫 번째로 11명의 유학생을 선발하여 미국·프랑스·독일 등지에 유학을 보냈다.[43] 1872년 일본 정부는 외국 기술자 214명을 초빙했는데 그 중에 중국인 9명이 포함되어 있었다. 1875년까지 정부 단독으로 초빙 임용한 사람이 529명에 달하며, 지방 정부와 부호상인들 또한 출자하여 외국 기술자를 청하여 지방건설과 인재배양을 돕도록 하였다.

19세기, 90년대에 이르러 중일 문화교류 관계는 역전되기 시작하였다. 비록 중국이 일본보다 일찍 서양문화를 접촉했고 당시의 선교사들이 먼저 중국에 관심을 집중시켜 중국을 향해 서양문화를 전하고, 따라서, 일본 조선 등 중국문화를 침윤받은 국가들에 영향을 미쳤으며,

---

42) 왕향영(王向榮), 『일본교습(日本教習)』, 삼련서점(三聯書店), 1988, p. 19.
43) International Society for Education Information, Inc, *Understanding Japan*. (Bulletin) No. 11 : 49.

또한 일본이 최초 접촉한 바의 서양문화가 대다수 한역(漢譯)한 서양문화 저작이라 할지라도 서양문화는 중국문화군에 융입되기 어려웠다. 그러나, 일본의 상황은 달라서 서양문화를 받아 들이는 과정 중에 일본은 주도적 위치에 서 있었고, 그들이 능동적으로 서양문화를 흡수 사용 한 것이지 선교사의 선전에 의해 피동적으로 수용한 것은 아니다. 19세기 일본 사회의 서양문 화에 대한 탈취와 수용은 적극 능동적인 것으로 이것은 일본 민족이 중국보다 더욱 빠르고 더욱 용이하게 서양문화로부터 영양을 섭취하여 새롭게 자기 특색의 문화를 창조해 낼 것을 결정지었다(운명으로 결정됨), 이것은 일본문화 형성의 일관적인 특징이다. 이것이 바로 과감 하게 적극적으로 외래문화를 흡취(吸取)하여 일본 민족문화의 특징을 만들어 내 중일문화의 지위가 19세기 말과 20세기 초에 역전되게 재촉한 것이다.

갑오전쟁의 패배는 중국인들로 하여금 커다란 놀라움을 갖게 하였다. 러일 전쟁에 일본이 러시아를 이겼다는 결과가 보고되었을 때, 중국의 지식인과 개명통치자(開明統治者)들은 상심 하고 언짢아했으나 반대로 또 일본의 이러한 갑작스러운 봉기와 강대국의 대열에 뛰어오르는 작은 섬나라에 대해 어쩔 수 없이 다시 보게 되었다. 그들은 어쩔 수 없이 메이지유신 후 강 하게 변한 새로운 적수를 직시해야만 했다. 일본을 향한 학습, 일본 양식을 모방하는 개혁의 진행은 19세기 말에서 20세기 초까지 중국에서 광풍과도 같이 발생했다.

유신인사 강유위(康有爲)·양계초(梁啓超)는 틈틈히 광서제(光緒帝)에게 글을 올려 일본 의 메이지유신을 모방해야 한다고 주장하였으며, 변법(變法)을 실행해 청정부의 흔들리는 강 산을 구함으로써 중국으로 하여금 어려운 곤경에서 벗어나 바로 잡게 하는 강한 변법(變法) 을 구상했다. 일본을 향한 학습은 강유위(康有爲)와 양계초(梁啓超)가 주력한 유신변법의 한 항목이다.

> 원컨대 황상께서는 러시아의 피터 대제의 마음으로 마음을 삼고, 일본 명치의 정치로 정법을 삼으소 서…… 일본은 러시아와 미국에 의해 서양을 본받아서 개혁하여 동방을 빛냈습니다. 양국이 시작할 때 박해받고 약한 것은 우리 나라와 같고 그 후 그 성하고 강하게 된 것은 우리나라와 다릅니다.[44]

무술변법 실패 후, 청정부는 마지못해 새로운 정책을 실시했으며 전면적으로 일본을 모방하 는 개혁을 하였다. 의학 정황에 따라 말하면, 메이지유신 이래, 서방의학은 일본에서 빠른 속 도로 통치위치를 점거하였으며 커다란 발전을 이루었다. 명치 원년(1868), 영국 외과 의사 위 리사(魏理士)는 일본 관군의 부탁을 받고 군을 따라서 치료하였는데, 일찍이 '방부요법(防腐 療法)'을 일본에 전입해 일본 의학계에 대한 공헌이 매우 크며, 그는 뒤에 동경대 병원 원장 겸 외과 의학 교수에 임명되어 의학 인재들을 배양시켰으며, 유명한 문도로는 흑충후(黑忠厚)

---

44) 『무술변법(戊戌變法)』 제2책, pp. 222~225.

와 이케다(池田謙齋) 등과 같은 사람들이 있다. 일본의학의 수준을 높이기 위해서 정부는 유신 초기에, 곧 도쿠가와(德川)시대의 의학소(醫學所)를 대학동교(大學東校)라고 개명했으며, 1871년 두 명의 독일 내과 전문가 무이요(繆爾聊)씨와 하보경(何甫景)씨를 초빙하여 그들에게 동교 교관을 맡겼으며 이것은 서방 내과 의술이 일본에 정식으로 들어온 시초이다. 이 시기에 일본의 의학은 주로 독일에게서 배웠으며 독일 국적의 교사를 초빙하여 임명한 것 외에도 또한, 유학생을 독일로 파견하여 깊이 연구하도록 하였다. 1885년 도쿄 대학 성립 후(대학동교와 도쿄 개성학교가 합쳐서 된 것임), 그 의학부 교수들 대부분이 독일 사람들이었다. 당시 유명한 파이제(帕爾玆) 박사는 1878년에 일본에서 일종의 '기생충'으로 일어나는 각혈에 대한 새로운 병리를 발표하였다. 독일에서 유학하던 학생 중에서 의학에 우수한 사람들이 배출되었으며, 그 중 제일 저명한 사람은 기다사토(北里柴三郎)이며, 1889년 그는 코흐(科赫)의 제자이었는데, 파상풍균의 배양을 완성함과 동시에 패림(貝林)과 함께 혈청치료법을 발명하였으며, 귀국 후 또 페스트균을 발견하였고, 20세기 초 일찍이 중국 동북의 만국 페스트 연구소에서 일했다.

일본의 의학사업상의 업적은 중국 청년들을 매료시켰으며, 일본에 건너가 배우려는 많은 학생들 중에 의학을 공부하려는 사람들이 대다수였다. 일본은 이로 인하여 중국이 서방의학을 공부하려는 주요 중개국 중의 하나가 되었으며, 심지어는 구미 국가들을 초월했다. 곽말약(郭沫若)도 당시 일본으로 건너가 유학할 때 바로 의과를 선택했다. 그는 국내에서 일찍이 천진 군의학교의 시험에 응시하였으나 결코 그의 마음 속에는 의학을 공부하겠다는 뜻이 없었으며, 군의시험에 응한 것은 단지 이 기회를 이용해 사천을 떠날 생각에서였다. 일본에서 곽말약이 의과를 선택한 것은 사실 그 나름대로의 생각이 있었다.

> 당시의 청소년은 대개 약간의 포부가 있는 사람으로 모두 대학의 예비생이었다. 당시에는 세 부분으로 나누어졌는데 제 일부는 이미 혐오하는 마음이 있어 배울 가치가 없다고 여겼고 문학과 철학은 실제에 보탬이 없다고 여겨져 배우기를 원하지 않았다. 이공과가 가장 절실했는데 수학이 또 두려웠기 때문에 감히 배울 수가 없었다. 그래서, 그만 의과를 선택하여 제 삼부에 응시해야만 했다. 이 때에 의과에 응시하는 것은 국내에서 군의학교에 응시하는 심리와는 완전히 다른 것이었다. 나도 처음에는 열심히 의학을 배워 와서 국가 사회에 커다란 공헌을 할 생각이었으나, 결국 학업을 마치지 못했다. 이것은 분명 유감스런 일이다.[45]

노신(魯迅) 선생이 일본으로 건너가 유학한 목적이 곽말약보다 더욱 명확하며 그는 일본유신이 대개 서방의학에서 출발했다는 사실을 인식한 데에서 비로소 일본 유학을 결정한 것이다. 그는 1930년에 쓴 자서전 중에서 이렇게 말했다.

---

45) 곽말약(郭沫若), 『학생시대』, 인민출판사, 1979, p. 10.

나는 이미 의학을 공부하기로 결정했는데 원인 중의 하나는 새로운 의학이 일본유신에 매우 큰 도움이 되었다는 것을 알았기 때문이며 나는 센다이의학전문학교(仙台醫學專門學校)에 들어갔다.[46]

(二)

중국이 일본의 경험을 빌어 서의학을 학습한 경로는 세 가지가 있다.

1) 일본으로 건너간 유학생, 2) 일어 번역판의 서의 서적을 번역, 3) 일본 국적의 교사를 초빙

양무운동(洋務運動) 후기, 관공서를 관리하는 조직은 많은 무리의 유학생을 구미 국가에 보내 유학하게 했으나, 효과는 크지 않았다. 일본의 흥기(興起)를 따라 유신인사는 먼저 일본의 경험을 본받아야 한다고 제기하고 유학생을 일본에 파견했으며, 강유위(康有爲)는 일본으로 유학을 보내는 것이 이점이 있다고 분석했다.

일본의 지세는 우리 나라와 가까우며, 정치와 풍속이 우리 나라와 같아 제일 빨리 효과를 이룰 수 있으며, 조리가 더욱 상세하여 그것을 취해 이용하면 더욱 쉽게 조치할 수 있다.[47]

양무파 후기 대표인 장지동(張之洞)은 어차피 유학을 가는 것이라면 동양국으로 가는 것이 낫다고 생각했는데 이유인즉,

1. 가까워서 경비를 줄일 수 있고, 많이 볼 수 있다.
2. 일본이 중국의 영향에서 떠난 지가 얼마 안 되어 쉽게 고찰할 수 있다.
3. 일본 글은 중문에 가까워 쉽게 깨달을 수 있다.
4. 서양 서적은 매우 많은데 대체로 서학에서 그리 절실히 필요하지 않은 것은 일본인이 이미 요약하고 고려하여 그것을 수정했다.

중국과 일본의 정세와 풍속이 비슷하여 쉽게 본받을 수 있어 일은 반으로 줄어들고 공은 배가 된다.[48]

1896년 중국이 일본에 보낸 첫 번째 한 무리의 유학생은 13명이다. 이로부터 중국 학생이 일본에 건너가 유학하는 일이 잦아지고 끊어지지 않았으며 매년마다 증가했다. 1898년 일본 국내 반관방(半官方)의 단체인 동아동문회(東亞同門會)가 성립되었으며 일본 주중 공사 야노(矢野文雄)를 통해서 청정부를 향해 일본으로 많은 청년학생을 파견해 유학시키라는 건의를 제출했는데 총리아문(관공서 : 직명)이 올린 글에 근거하면 다음과 같다.

---

46) 「노신자전(魯迅自傳)」, 『노신전집(魯迅全集)』 제20권, 1973.
47) 『무술변법(戊戌變法)』 제2책, pp. 222~225.
48) 『권학편(勸學篇)・논유학(論游學)』

본년 윤3월간을 찾아보면 일본 사신 야노(矢野文雄)가 편지에서 말하기를 "이 나라 정부는 중국과의 돈독한 우의를 준비하기 위해 중국의 재주있는 학생들을 빨리 선발하여 유학을 보내어 학문을 닦도록 하기 바라며 그 경비는 마땅히 이 나라가 지불한다.[49]라고 하였다.

이 사건은 관공서를 관리하는 곳에 넘겨져 다시 토론되었으며 완전한 동의를 얻어 더 나아가 각성(各省)에 명령을 하달하여 일본에 건너가 유학할 학생을 신중히 고르게 하였다. 1903년 12월, 먼저 관학대신 장백희(管學大臣 長百熙)에 의해 학생 31명을 선발하여 일본으로 보냈으며, 각지의 실권 있는 사람들도 잇달아 자신의 성에서 일본으로 보낼 학생들을 선발했다. 계산에 따르면, 1905년 일본에 있는 중국 유학생들의 총수는 8천~만명 정도에 달했으며,[50] 1906년에는 7,283명으로[51] 이는 1906년부터 1921년 유학한 사람이 제일 많았던 해이다.

중국이 제일 처음 일본에 의학을 공부하러 학생을 보내기 시작한 해는 1900년이다. 노신 선생은 1902년에 일본에 건너가 유학했는데, 일본의 센다이의학학교(仙台醫學學校)에서 의학을 공부했으며, 그는 비교적 일찍 일본에 건너간 유학생 중에 한 명이다. 장백희(長百熙) 선생에 의해서 보내진 31명의 유학생중에 3명의 학생이 의약학을 선택했으며, 그들은 소진동(蘇振潼), 장이증(蔣履曾), 왕증헌(王曾憲)이다. 1905년 처음으로 졸업한 중국 의학생은 모두 3명이다.

불완전한 통계에 따르면, 중국 유학생이 취학한 의과대학으로는 오카야마의과대학(岡山醫科大學)·지바의과대학(千葉醫科大學)·가나자와의과대학(金澤醫科大學)·오사카의과대학(大阪醫科大學)·아이치의과대학(愛知醫科大學)·교토부의과대학(京都婦醫科大學)·구마모토의과대학(熊本醫科大學)·도쿄여자의학전문학교(東京女子醫學專門學校)·선태의학전문학교(仙台醫學專門學校) 등이 있다. 1907년, 청정부는 일본에 사신을 보내어 일본 문부성과 담판을 짓고 '오교특약협정(五校特約協定)'을 체결하도록 하였는데, 1908년부터 이후 15년내로 선태의학전문학교(仙台醫學專門學校)는 매년 10명의 중국 학생을 받아들일 것을 규정하였다. 이 협정은 약속에 따라 3년간 실시되었다. 1907년 경사대학당(京師大學堂)이 의과를 없애고, 학생 전부를 일본으로 보냈다. 1905년부터 1939년까지 34년 동안, 일본의 23개소 고등의학교(高等醫學校)를 졸업한 중국 유학생이 414명에 달하는데 대략 같은 시기에 일본에서 유학한 중국 유학생이 졸업한 총수의 3.5%를 차지하며, 이것은 종합 대학의 의약과 계열에서 공부한 학생을 포함하지 않은 것으로서, 일본에 유학하며 의학을 공부한 학생수는 이것보다 훨씬 많다. 중국 학생은 일본 고등학교에서 먼저 1년의 예과 과정을 공부하고, 또 3년을 더 공부하고 졸업한다. 의학을 공부하는 데는 반드시 독일어를 공부해야 하는데 이는 일본의학이 독일을 모

49) 『약장성집회람(約章成集匯覽)·유학문(游學門)』 下.

50) 왕향영(王向榮), 『일본교습(日本敎習)』, p. 54에서 재인용.

51) 진학순(陳學恂), 『중국근대교육사자료회편·유학교육』, 상해교육출판사, p. 689.

체로 삼았기 때문이며, 곽말약은 기억을 되새기며 말했다.

> 일주일에 10~20시간의 독일어 수업이 있다. 이 밖에 라틴어, 영어도 또한 반드시 공부해야 한다. 과학 방면으로는 고등교학, 예를 들면 해석기하 · 고등대수 · 미분 · 적분 및 물리 · 화학 · 동식물학의 강습과 실험 등으로 모두 3년 안에 다 배워야만 했다. 때문에 수업 부담이 상당히 컸다.[52]

고등학교를 졸업하고 의과대학에 입학하면, 당시의 일본 의과대학은 4년 반 만에 졸업할 수 있었는데, 그 외 다른 과는 단지 3년의 과정으로 능히 졸업할 수 있었다. 구주제국대학(九州帝國大學)은 시작 2년에 기초과목을 공부하는데, 예로, 해부학 · 조직학 · 생리학 · 의화학 · 병리학 · 약물학 · 세균학 · 정신병리학 등을 공부한다. 나머지 2년에는 임상과목인, 내과 · 외과 · 아동과 · 부녀과 · 피부과 · 이비인후과 · 안과 · 치과 및 위생학 · 법의학 등을 공부하며 이것은 모두 필수과목이다.

노신과 곽말약 선생은 최후에 모두 각자의 이유로 인하여 의학을 저버리고 문인이 되었다. 그렇지만 그들이 선택해서 공부했던 의학과학에 대해 여전히 매우 존중하고 사랑했다. 『등야선생(藤野先生)』이라는 글은 일찍이 독자에게 매우 깊은 인상을 남겼으며 우리들로 하여금 일본 의학계의 상황과 교사의 근엄한 품격에 대해서도 이해를 시켜준다. 곽말약은 곧 자신의 학창시절을 거슬러 올라가 그리워하면서 말했다.

> 의과대학에서 시작한 2년은 매우 흥미로웠으며 그 시절에 습득한 학문은 순수한 자연과학이었다. 인체의 비밀이 눈 앞과 손 아래에서 밝혀졌다. 나는 8구의 시체를 해부해 보았으며 또 무수히 현미경을 관찰했다. 세균학의 실습, 의화학생리의 실습 모두는 사람의 마음을 끄는 것이었다. 이것은 거의 마술과도 같은 것으로 정말로 즐거운 일이었다.[53]

곽말약은 뒤에 임상과목을 공부하게 되었으나 마침내 귀가 멀어 진찰을 할 수 없게 되어 그는 의학을 저버리게 되었다. 중국에서 건너온 의학생들이 일본에서 배움을 구하는 기간에 의약학술단체가 성립되었고, 학술간행물들이 출판되었으며 소식을 전하며 학술교류를 진행했다. 1906년 일본 지바의학전문학교(千葉醫學專門學校)의 중국 유학생들로 구성된 '숭국의약학회(中國醫藥學會)'는 『의약학보』를 편집 출판하여, 간행물에 서의학(西醫學) · 의약이론(醫藥理論) · 의약기술(醫藥技術) · 의약정책(醫藥政策) · 의학사(醫學史) · 의약신문(醫藥新聞) 및 위생상식(衛生常識) 등을 소개하였다. 1907년 봄, 가나자와의전(金澤醫專)의 중국 유학생이 만든 '중국국민위생회(中國國民衛生會)'는 『위생세계(衛生世界)』를 출판했다. 신호(神戶)의 유학생 조직인 '중국정신연구회(中國精神硏究會)'는 1917년 포방주(鮑芳洲)에 의해서 주편

---

52) 곽말약(郭沫若), 『학생시대(學生時代)』
53) 곽말약(郭沫若), 『학생시대(學生時代)』

(主編)된『정신잡지(精神雜誌)』를 출판했다.

1907년[54]에 성립된 '중화약학회(中華藥學會)'는 중국 제일의 전국적인 성격을 띤 학술전문 협회이다. 이것은 도쿄약학전문학교(東京藥學專門學校)·도쿄제국대학 약학과(東京帝國大學藥學科)·지바의전 약학과(千葉醫專藥學科) 등의 학교에 있는 중국 유학생에 의해서 발기된 조직이다. 1909년 도쿄 명낙원(東京明樂園)에서 제1차 연회(年會)를 개최했으며, 회칙을 통해 왕환문(王煥文)이 회장으로 추대되었다. 협회는『일본약학잡지(日本藥學雜誌)』의 격식에 따라 제1기 약학잡지를 만들기로 결정했다. 1917년 4월 '도쿄유일중화약학회(東京留一中華藥學會)'의 명의로 왕성도(王聖陶)·시명(施明) 등에 의해서『중화약학잡지(中華藥學雜誌)』를 반년에 한 번씩 출판했다. 이 회의 주지는 서방의약학사업의 발전을 소개하며 약품성분 및 제조 연구, 각종 약학소식의 교류, 서적을 번역하는 것으로 중국 약학사업의 발전을 촉진시키는 것에 목표를 두었다. '중화약학회(中華藥學會)'는 일본에서 중국에 들어와 점차 발전하였고 중국 약학사업을 추진하고 발전시키는 공헌을 하였다. 진정한 것은 중국인에 의해서 편집 출판된 서의잡지(西醫雜誌)라는 것이며, 일본으로 건너간 학생들에게서 나왔다는 것이다. '중국의약학회'의『의약학보』는 최초이며, 이후 이와 유사한 서의학잡지가 점차 늘어났다. 일본에서 공부를 마치고 돌아오는 유학생에 의해서 학술단체가 건립되고 학술 간행물이 출판되는 것이 성행하였다. 일본에서 귀국한 학생들에게 제일 큰 영향을 준 학술단체는 탕이화(湯爾和)와 후희민(侯希民)이 1915년 8월에 창건한 '중화민국의학회(中華民國醫學會)'이며, 이 회는『중화민국 의학잡지』를 만들어 냈다.

일본에서 공부한 학생들은 일본에서 일본식의 서의계통 교육과 의료기술의 전문훈련을 받았다. 이들은 귀국 후 적극적으로 임상의료와 의약과 연구작업에 투신했으며, 많은 영역내에서 많은 공헌을 세웠고 스스로 일가를 이루었다. 그 중 어떤 사람들은 국내외에 이름이 알려진 전문학자가 되었으며 심오한 조예는 그들로 하여금 세계 의학계에 이름을 날리게 하였다. 예를 들면, 의학 교육가이면서 해부학자 장윤(張鋆, 도쿄자혜 의과대학), 공공위생학자 김보선(金寶善, 지바의전, 도쿄제대 의학계), 생리학자 후종염(侯宗嚥, 교토대학), 병리학자 양술조(楊述祖, 나고야 의과대학) 등이다.

귀국한 유학생 단체는 20세기 초 서의학을 전파시키는 직책을 맡았으며 중서의학문화를 넘나드는 중개자가 되었으며 일문(日文)의 서의 저서를 번역했다. 정부의 의료기관 시설에 영향을 주었고 구미계열의 서의유파(西醫流派)와 땅을 나누어 대적했으며, 각자의 영역을 차지했다.

---

54) 1908년의 별도의 설법이 있으니 설우(薛愚) 등의『약학통보(藥學通報)』(1986년, 3기, p. 180.)을 참고.

반청(反淸) 애국지사 추근(秋瑾)은 일본에서 유학하고 귀국한 후 청나라에 대항하는 비밀 활동에 몸을 담고서 『중국여보(中國女報)』를 창간했으며 부녀해방의 사상을 선전했다.[55] 1907년 추근(秋瑾)은 『간호학교정(看護學敎程)』을 번역해 『중국부녀보(中國婦女報)』 제1기 와 2기에 게재했는데, 이것은 원저의 절역본(節譯本)으로 다만 제1·2절만 발표하였다. 추근 (秋瑾)은 머리편에서 그 요지를 표명하였다.

자선(慈善)이라는 것은 우리의 사회에 대한 의무의 한 방면이다. 우리 나라의 여러 이치가 불분 명하여 사회에 대한 의무가 결핍된 점이 매우 많다. 다만 자선사업은 항상 조금씩 발달했다. 이전에 동부에서 동지 여러 명이 공애회(共愛會)를 결성하였는데 후에 상해의 여성계에서도 대러시아 동지 회(對俄同志會)를 설립했다는 것을 들었다. 지금은 비록 모두 이룬 바가 없지만 요컨대 우리 나라 여성 단체의 자선사업상의 선구가 됨을 인정하지 않을 수 없다. 이후에 대륙 동쪽에 사건이 있어 그 구체작업에 나와 같은 일반 여성들은 그 책임을 미룰 수 없었음을 나는 안다.

틀림없이 추근이 번역한 이 책은 그 당시에 일어난 비밀무장의거 행동과 관련이 있으며, 이 책의 목적은 주로 전쟁에 간호하는 데 쓰이는 것이며, 동시에 부녀자가 사회활동과 혁명투쟁 에 참가하라는 한 가닥의 길 — 간호하는 것(做看護) — 을 가리켰다. 추근은 여성의 본성이 "세밀하고 주도 면밀하다."라고 여기고 간호의 작업을 맡기는 것이 제일 적합하다고 여겼다. 『중국여보(中國女報)』는 현재 절강성 도서관 고적부에 보관되어 있으며, 아래의 내용은 『간호학교정(看護學敎程)』 제1장의 제1절과 2절의 표제이다.

제1장 간호법

　　제1절 일반 간호법

　　　　갑. 환자의 간호

　　　　을. 진찰시의 마음가짐

　　　　병. 병실(病室) 및 침상

　　　　정. 취욕(就褥) 및 환욕(換褥)

　　　　무. 병실온도 및 청기법(淸氣法)

　　　　기. 환자의 음식

　　제2절 각종 간호법

　　　　갑. 욕창 및 수면

　　　　을. 체온 측정

---

55) 추근(秋瑾)이 일본에 있는 동안 어학연수원에만 있었지 일찍 의학을 공부하였다는 기록은 없다.

(三)

근대 중국은 일본의 서양의학 업적을 참고 삼았는데 이를 연구하자면 필히 정복보(丁福保)를 거론해야 하고, 만일 근대 중국의 서양의학서 번역의 영향과 변천을 연구하자면 또한 정복보를 거론하게 된다. '정복보'의 최대 업적은 『정씨의학총서』에 전면 반영된 일본식 서의 지식과 의학체계가 한세대 모든 사람들에게 영향을 미쳤다고 말하기보다는 정복보 선생이 중국인의 서의문헌 번역의 새 장을 열었고, 그래서 서의문헌 번역 업무가 외국인의 독단적 체계에서 중국인에 의한 서의문헌 번역으로 진전시킨 번역가란 점에서 의미를 찾아볼 수 있다.[56] 상당히 안타까운 점은 중국의학 근대화 과정에 큰 영향을 미친 학자였는데도 불구하고 후세인들의 그에 대한 연구가 적어 그가 중국의학에 미친 업적이 부각되지 않았다는 것이다.

정복보(1874~1952)는 자(字)가 중우(仲佑) 호는 매헌(梅軒), 별호는 주은거사(疇隱居士)로, 강소성(江蘇省), 무석(無錫) 사람이다. 소년시절에는 집안의 가르침을 계승하여 구학문을 배웠으며 오치휘(吳稚暉)을 사숙(私淑)하였고, 15세 때에는 강음남청서원(江陰南菁書院)에 들어가 사장(司章)에 의거하며 시험을 치루었다. 25세에는 근대 유명한 수학자인 '화형방(華蘅芳)'으로부터 수학을 배웠고, 27세에는 상해에서 유명한 중의인 장사청(張事靑)으로부터 중의를 배우다가 후에 조원익(趙元益)을 만나 곧 그의 집으로 거처를 옮겨 그로부터 위생학을 배우면서 중서의학서를 널리 접하게 되었다. 이후 또 동오대학(東吳大學)에서 화학을 공부하고, 1901년에는 '성선회(盛宣懷)'가 상해에 동오학당(東吳學堂)을 개설해 정복보는 그 학교에서 일어와 의학을 배우게 되었다. 1903년에는 장지동(張之洞)의 요청으로 경사대학당(京師大學堂)에서 수학과 생리학을 담당하게 되고, 1909년에는 남경에서 양강총독인 서방(瑞方)이 주최한 의학고시에 응시했는데 이 고시는 중서의학 비교를 주로 했다. 예를 들면, 중약은 맛으로 구별하고 서양약은 질로 구별하는데 질과 맛은 각기 어떻게 좋은가? 모두 이러한 종류의 문제로 고시 등급은 5등급으로 나뉘어졌다. 정복보는 '최우등 내과 의사' 자격을 획득했는데 실로 처음이었다. 이러한 이유로 정복보는 청정위(淸廷委)에 의해 일본으로 파견되어 의학을 시찰하러 갔다. 조사 방향은 모든 일본 의과대학과 명치시대 초기 의학개혁과 의학당 의학원의 규정과정 분배 등에 관한 실예가 그것이다. 정복보는 일본에서 차례차례 제국의과대학·아오야마병원·뇌병원·위장병원·준덴토의원·제국도서관·기다사토(北里柴三郎)이 주관하는 전염병 연구소, 양육원과 고아원 등등을 방문했다. 그는 의원의 시설·구조를 시찰했는데 예를 들면, 해부실·X선실·내과 진찰실·전염병실·격리 연구실·세균연구실·임상기

---

56) 정복보(丁福保) 전에 진수당(陳修堂), 관무재(管茂才)와 조원익(趙元益)은 일찍이 홉슨(合信)과 프라이어(傅蘭雅)의 필술의서(筆述醫書)를 나누어서 도왔다. 그러나 독립적으로 번역하지는 않았다.

계·표본 등이다. 정복보는 심지어 의원의 전등 장치·화장실·세면실까지도 자세히 관찰했는데 의학과 유관한 설비는 하나도 빼놓지 않았다. 그 기간 동안 정복보는 의학서적과 실종된 의서에 대해서도 주의해 살폈다. 일본에서의 조사는 정복보에게는 중대한 계기로 남아 의학계의 발전을 열심히 관찰하였는데 그가 생각하기에 중국의학을 발전시키기 위해서는 일본의학을 유럽·미국의학과 비교하는 것이 첩경이라 생각했다. 정선생은 일본에서 돌아온 후 중국의학 발전에 관심있는 자들을 불러모아 1910년 상해에서 '중국의학연구회'를 설립하고 또한, 상해의학서국을 개설해 『중서의학보(中西醫學報)』를 발행하고 통신 교육뿐 아니라 중서의 서적 번역과 편찬에 참가해 서의를 알리기 시작했다. 정복보는 명확하게 인식했다.

> 근세 동서 각국의 발달은 만마(萬馬)가 달리는 것이나, 강물이 한데 모이는 것과 같이 기세가 드높고 장대하며 대서양(大西洋)의 조류를 따라 달려 황해안(黃海岸)을 건너 아세아 동쪽대륙으로 주입되어, 불초 이 못난 사람이 영웅심을 펴서 전력을 다하여 광장설(廣長舌)로 크게 진설하여 흡음(吸飮)하였으니 어찌 유쾌한 일이 아니겠는가? 그러나 우리가 비록 천수관음(千手觀音)과 같더라도 의학 각 과목을 향해 그 신비(神臂)를 펴고 순간적으로 기록할 시간이 없으며 각 학과의 형상이 기이하고 색채가 다양하여 새로운 이법(理法)을 마치 만화경(萬花鏡)이 회전 순환하는 것과 같아 사람들이 접할 겨를이 없다. 비록 5천 마디의 줄로 써서 수년동안 쌓아도 그 길이를 다 번역하기에 부족하나 의림(醫林)의 참고로 제공하고자 한다.[『정씨의학총서(丁氏醫學總序)』]

1900년 정복보는 처음으로 한 권의 통속적 서의 상식서인 『위생학문답(衛生學問答)』을 펴냈다. 1906년에는 번역협회를 조직해서 1907년 말에 이르러 일본 서의서 10종을 번역했다. 1910년부터는 정복보 자신이 편찬 편집 역술 및 번역 작업에 임하고 자기가 개설한 '상해의학서국'에서 인쇄를 하였다. 1914년에 이르러 발행한 서의서적은 약 80여 종에 이르렀는데 그 중 68종은 일본 의학서를 번역한 것이고 일부분은 다른 사람이 청에 의해 대신 수고한 것이다. 보기에도 웅장한 이 서적들을 『정씨의학총서』라 하였다. 정복보는 감격해서 말하길 "『정씨의학총서』의 방대함은 중국의학계에서는 보기 힘들다."라고 하였다. 『정씨의학총서』 중 중의서는 1/10밖에 안 되는데, 『내과난경통론(內科難經通論)』·『상한론통론(傷寒論通論)』·『역대의학서목(歷代醫學書目)』 등이 있고 많은 양의 내용이 중서 양방면의 의학지식의 서적을 융화시킨 것이다. 이 총서는 완정하게 서의학 각과의 내용을 반영했는데 정씨의 제자 진방현(陳邦賢)『중국의학사(中國醫學史)』의 분류에 따르면, 해부생리위생학에는 『신찬해부학강의(新撰解剖學講義)』·『정역생리위생교과서(丁譯生理衛生教科書)』 등이 있다. 병리학과 진단학에는『진단학대성(診斷學大成)』·『임상병리학(臨床病理學)』 등이 있으며 내과학과 외과학에는 『내과학강요(內科學綱要)』·『창상요법(創傷療法)』과 같은 것이 있고, 전염병 및 면역학에는 『전염병의 대연구(傳染病之大硏究)』·『급성전염병강의(急性傳染病講義)』·『면역학일석담(免疫學一夕談)』 등이 있으며, 폐로병학(肺癆病學)에는 『폐로병일석담(肺癆病一夕談)』·

『폐로병구호법(肺癆病救護法)』이 있고, 부산과(婦產科) 및 아학과(兒學科)에는 『근세부인과전서(近世婦人科專書)』·『산과학초보(產科學初步)』·『신찬아과서(新纂兒科書)』 등이, 약물학 및 처방학에는 『약물학강요(藥物學綱要)』·『신만국약방(新萬國藥方)』 등이 있고 기타류의 8가지 종류가 있다. 또, 피부과로는 『낙씨화류병학(諾氏花柳病學)』 『피부병학(皮膚病學)』이 있고, 오관과에는 『사씨안과학(司氏眼科學)』·『극씨이과학(克氏耳科學)』 등이, 세균학에는 『곽란신론(霍亂新論)』·『인체기생충병례(人體寄生簇病例)』 등이 있다.

정복보에 의해 선택 번역된 원저(原著) 등은 모두 당시의 저명한 의학자들의 저서이며, 충분히 제때에 세계의학 발전의 최신 성취를 소개하였으며, 20세기 초기 서의학의 수평을 반영하였다. 그 중 대표적인 것은 『독일의학총서』 3편이며, 바로 독일 당시의 저명한 의학자의 권위 있는 저작을 선택해서 편찬한 것인데, 모두 15종으로, 『안씨외과학(安氏外科學)』·『유납내과학(維納內科學)』·『진씨소아과학(眞氏小兒科學)』·『마씨정신병학(馬氏精神病學)』·『가씨피부과학(加氏皮膚科學)』 등이 있다. 『진단학대성』 중에서 소개된 진단수법은 시진(視診)·촉진(觸診)·타진(打診) 또는 고진(叩診)·청진(聽診)·체온 측정·가래 검사·대변 검사·소변 검사·세균 검사 등과 아울러 호흡·혈행·소화·비뇨·생식·신경의 검사 등으로 모든 방면을 포함하여 소개했다.

또, 1907년 독일 의학자가 발명한 매독과 나선체병을 치료하는 유효 약물인 '606'을 발명하였는데 정복보는 5년도 안 되는 시간 안에 이 신약의 소개를 중국 의학계에 『매독 606요법』라는 이름으로 소개했다.

정복보에 의해서 번역된 의서는 중국에서 유행하는 질병에 결합되기 때문에 이 총서의 임상적인 가치는 매우 높다. 당시 중국에는 폐결핵 환자들이 매우 많아서, 정복보는 바로 이 질병에 대해서 전문적으로 여러 권을 번역했고, 질병 소개에는 『폐로병학일석담(肺癆病學一夕談)』, 예방방법에는, 『폐로병 예방방법』, 진료수단에는 『폐로병 구호법』, 질환병리연구에는 『신찬폐로강의』·『노충전쟁론(癆虫戰爭論)』 등이 있으며, 콜레라·페스트 등의 전염병에 대해서는 또 특별히 저술한 『신상한론』·『곽란신설』·『전염병의 경고』 등의 서적들이 있으며, 모두가 우리에게 치료방안을 제시해 준다. 이 총서의 주제의식은 서의 지식의 소개와 중서의 회통의 추진육성이다. 정복보는 심혈을 기울려 『중외의통(中外醫通)』과 『중외의방회통(中外醫方滙通)』 등의 중서의 회통의 관점을 명백히 논술하고, 중서의회통의 방법을 찾는 저서들을 역술하였으며, 더욱이 기타 저서 중에는 아마도 그의 중서의회통을 희망하는 관념이 표현되었을 것이다. 예를 들면, 『역대명의별전(歷代名醫別傳)』 중에 단지 우리 나라의 저명한 의학가, 예로, 편작·화타·장중경·왕숙화 등의 사람들만을 수록한 것이 아니라, 유학생 황관(黃寬), 서의서적 번역가 조원익(趙元益), 혈액순환의 발명자인 영국 의사 하비(哈斐 또는 哈維, William Harvey, 1578~1657), 종두접종술의 발명자이며 영국 농촌 의사인 제너, 중국의 유명한 선교 의사 글라스고(嘉約翰), 세균학 연구 중에 탁월한 성과가 있는 독일 의학자 코흐(古弗和, 科赫, Robert Koch, 1843~1910)들을 수록했으며, 그들의 생애와 업적들도 소개되었고, 더욱이 그들의 의학 성취도로써 평가의 근거로 삼았다. 여기서 표현된 바는 일종의 초연적이고 관용적이며, 오직 과학적인 심리상태이다.

정복보는 중서의학에 매우 정통했으며 이로 인해 그의 총서 중에는 강렬한 중서의회통사상이 구현되었으며, 이는 회피할 방법이 없다. 이 문제에 있어서, 그의 태도는 전후로 약간의 변화가 있었다. 다만 그는 확실히 전면적인 서의 지식을 소개하는 것을 통하여 중의의 각성을 촉발시키려고 했는데, 이것은 그의 '중서의학연구회'와 『중서의학보』에 남김이 없이 모두 표현되었고, 그는 대량의 사실을 이용해 중의가 거듭 개진(改進)을 필요로 하는 현재 상황을 가늠해 보려 했다. 그는 『중서의학보』상의 전문에 위렴사란(威廉斯欒) 원저의 『십구세기 의학의 진보』와 노겸(虜謙)의 「일본 해부학의 역사를 논함(論日本解剖學之歷史)」으로 등재한 목적은 매우 명확한 것이다. 그는 「의학의 목적을 논함」이라는 글에서 중서의의 장단점을 평론하는 속수무책의 난제를 회피했다. 그러나, 다음과 같이 제시했다.

세상에서 의(醫)를 업(業)으로 삼는 자의 목적은 단지 세인(世人)들의 질병의 고통을 구제하는 성의에 있다.

그래서 중의과학화를 주장했다.

중의과학 후에 그 장점을 취해서 자기의 단점을 보완하고, 최소한의 한도내에서 우리 나라 신중의계는 이론방면에서 마땅히 전염병학설, 내분비학설, 비타민학을 수용해야만 하며, 치료 방면에서 각종 특수요법을 이용해야만 한다.[『국약신성(國藥新聲)』「창간호 발간사」, 1939년][57]

그는 이렇게 세인을 구제할 수 있는 것만이 비로소 국가의 문화유산의 정화를 보존하는 유일한 방법이라고 생각했다. 그리하여 배운 사람들은 정복보가 제일 먼저 중의의 과학화를 제출한 사람이라고 여겼다.[58] 『정씨의학총서』출판 이후 한때 풍미하였고, 진방현 선생은 그 책이 당시의 일본 학자들이 번역한 핀란드 의서와 함께 서의로 귀합되어 핀란드학파를 형성하였으며, 이로 인해 일본 의학계에 대변혁이 일었고, 근대화로 향한 발전의 공훈을 필적할 만하게 완성했으며, 실제로 이러한 이야기는 지나친 것이 아니다. 당시 국내 의학계가 『정씨의학총서』에 대해 한 평가는 매우 높다.

나는 『일본의학사』를 연구했고, 서양의학이 수입될 당시 번역된 각 책들은 정씨가 지은 책의 심오함에 미치지 못하고……, 정씨 이전의 서의책들은 이미 20여 종에 달하나, 만약 하나하나 정씨와

57) 조홍균(趙洪鈞), 『근대중서의논쟁사(近代中西醫論爭史)』, 안휘과기출판사, 1989, p. 180.
58) 조홍균(趙洪鈞), 『근대중서의논쟁사(近代中西醫論爭史)』, 안휘과기출판사, 1989, p. 180.

서로 비교하면 정씨의 책과 비교할 만한 책은 거의 없다. 정씨의 책은 정말로 이전의 대작이구나! 나는 안다. 후세의 의학가들이 의학계의 개량의 거인을 추론한다면 정복보를 제외한 그 누구를 이야기할 수 있겠는가?[오보진(吳葆眞)],『정씨의학총서서(丁氏醫學叢書序)』[59]

정복보는 이러한 서의에 대한 번역의 공헌으로 인해 내무부에서 표창을 수여받았고, 그는 또 영광스럽게도 남양권업회(南陽勸業會)·만국위생회(萬國衛生會)와 로마 위생새회장(衛生賽會獎)상을 받았다. 그는 첫 번째로 이러한 특별한 영예를 받은 중국 학자이다.

(四)

일반적으로 말하면, 근대 중국의 교육체제는 일본을 거울로 삼은 것이다. 이것은 두 개의 경로를 통했는데, 하나는 일본학제를 모방해서 과정을 설치하고, 일본 담임교사를 초빙해서 지식을 전수받았으며, 다른 하나는 돌아온 유학생들의 노력이다. 그러나, 여전히 의학 교육은 예외에 속한다. 일본식의 서의 교육은 결코 중국의 서의학교에 표본이 되지 않았으며, 제일 중요한 원인은 중국 근대 서의 교육이 시종일관 교회 교육이 주가 되었기 때문이며, 청정부 북양 정부 혹은 국민당 정부할 것 없이 모두 의학 교육영역에 발을 들여놓지 않았기 때문이며, 또 적은 몇 개소의 일을 처리하는 의학당이 있었기 때문이다. 예로, 북양 군의학당·강서 의학당·항주 의학당, 여기의 몇 개소 의학당 중에는 일본 양식을 받아들였으며, 일본 국적의 교사를 초빙했다. 당년 천진 북양법정학당에 담임교사였던 요시노(吉野作造)는 메이지(明治) 42년(1909)에 출판된『국가학회잡지(國家學會雜志)』제23권 제5호상에 일찍이『청국에서 일하는 일본 교사(在淸國工作的日本敎師)』라는 제목으로 발표한 적이 있으며, 그가 아는 바에 근거해 보면, 당시 중국의 5백명의 일본 교사 중에 의학 교육에 종사하는 사람이 약 50명 정도였으며, 이는 총인원수의 10분의 1을 차지한다.

1902년 11월 24일 설립된 북양 군의학당(北津軍醫學堂)은 일본식으로 된 의학당으로, 북양 후보 도서화청(道徐華淸)이 모든 것을 처리했으며, 일본 2등군의 평하정차랑(平賀精次郎)이 교무장이 되었으며, 고성매계(古城梅溪)가 부속방역 학당원장으로 임명되었다. 교원으로는 미강평길(味岡平吉)·궁천어남(宮川漁男)·아처효조(我妻孝助)·등전수태랑(藤田秀太郎), (원래 일본 문부성 의사 개업 시험위원)·고성매계(古城梅溪, 부속방역의원 의사)·서촌농태랑(西村農太郎, 교사 겸 부속방역의원 의사) 등이 있으며, 일본어로 교육을 했으며, 일본 교학 과정을 채택했다. 이후 이 의학당은 북경으로 옮겨왔다. 이 학당의 주요 교사재원은 일본에서 공부하고 돌아온 유학생이었다.

---

59) 조홍균(趙洪鈞),『근대중서의논쟁사(近代中西醫論爭史)』, 안휘과기출판사, 1989, p. 180.

  그 밖에, 한 관립 의학교가 1907년에 광주의 수영의원(隨營醫院)과 의학당에 세워졌다. 광
주총독 영춘훤(岑春烜)이 일본 대신 양추대(楊樞代)에게 일본 의학 교사 한 명을 초빙해 줄
것을 요청하여 그로써 수영군의학당(隨營軍醫學堂) 총교사 및 수영의원(隨營醫院) 진찰장을
역임하게 하였으며, 동시에 한 명의 일본 국적의 조수와 한 명의 약제사를 고용했다. 당시 초
빙된 일본인의 명단을 보면 다음과 같다. 산본삼수(山本三樹) : 의학박사, 본래 일본 금택의전
(金澤醫專) 교수, 매전욱장(梅田郁藏) : 의사, 저자삼명(猪子森明) : 약제사, 약학 교수.
  이 밖에 또 항주 의학당의 도전전지조(島田傳之助, 지바의전 졸업), 호북성무창 군의학당의
길천수차랑(吉川壽次郎, 군의 대위), 강서성 남창 의학당의 남아웅가[南雅雄佳, 장기의전(長
崎醫專)졸업], 북양육군마 의학당의 총교도관 야구차랑삼(野口次朗三, 본래 육군 군의 소좌).
  『일본교습분포표(日本敎習分布表)』의 분류통계에 따르면 일본 교사가 집도하며 가르친 학
교가 중국 군의의학당 중에는 28개소가 있으며, 의무학당(醫務學堂)에는 2개소가 있다. 분명
하게 일본 교수의 많은 수는 중국의 군의학당에서 근무했다. 북양 정부시기, 일본의 명치유신
을 모방하여 건립된 관립의학당이 7개소가 있으며, 일본인 또는 일본에서 귀국한 유학생을 초
빙해서 교사직을 맡게 하였다. 1912년 청말 정부 교육부는 국립 북경의학전문학교(현재의 북
경의과대학의 전신)를 설립했고, 1922년까지 교수 16명이 있었으며, 그 중 1명의 일본 교사
와 1명의 독일 교사를 제외하고 그 나머지는 모두 중국 교수였으나 그 중 13명은 일본에 유
학한 학생이었다. 이 학교는 중국 근대 관립의 서의 교육사업 중에 중요한 공헌을 해냈으며,
많은 저명한 의학자들을 배출해 냈다. 그 예로 저명한 기생충학자 홍식여(洪式閭)는 제1기
학생이며, 미생물학자이며 면역학자인 여하(余濱) 이비인후과학자 호변염(胡變廉)은 모두 이
학교의 졸업생이다. 신해혁명 이후 일본인은 중국 북방에 스스로 의학원과 의학당을 설립했으
며, 그 중 유명한 곳으로는 봉천남만 의학당(奉天南滿醫學堂), 북경ㆍ청도ㆍ한구(漢口)의 동
인의원이 있다. 학교는 일본 교과서를 채택해서 사용했으며, 일본어 수업을 받았고, 의원은
주로 일본 교민을 위해 운영되었다. 중국 근대 의학이 일본을 거울삼은 결과는 기이하고 특이
하다. 이러한 활동은 지식인과 개량된 사람들에 의해 최초로 제시되었기 때문에 통치당국의
인가와 보급을 얻을 수 있었고, 정부는 적극적으로 유학생을 일본으로 파견했으며, 일본 교사
를 초빙하에 청해 왔고, 정부에서 세운 의사기구 또한 이로 인해 일본 방식을 모방하고 배웠
다. 1903년 관학당(管學堂) 대신 장백희(張百熙)의 취지 『주차절흥협학당절(奏次第興協學堂
折)』중에 "동서양 각국의 학당을 고찰해 보면, 의학에 가장 치중하는 곳으로는 독일이 최고
인데, 일본의학이 독일의학에서, 많은 것을 취해 사료로 삼았다." 그래서, "의과대학에 들어
가는 준비를 하려면 반드시 독일어를 공부해야 한다."라고 하였다. 이 때문에 1922년 전까지
정부에 의해 제정된 의학교 학체제는 많은 곳에서 독일과 일본을 모방했으며 중국에서 독ㆍ
일파와 영ㆍ미파 양대 학술유파를 형성하였다. 20세기초, 중국 정부는 독ㆍ일체제 의학양식을

끌어들여, 의료사업발전의 방향을 바꿔놓았으며, 이것은 심지어 중국에 있는 구미의 의사기구(醫事機構)의 공황(恐慌)을 일으켰으며, 최후에는 그들의 중국에서의 이익을 약화시켰다.[60] 이러한 것을 볼 때 의학양식만으로 이야기하면, 일본이 중국에 미친 영향은 매우 크다고 볼 수 있다. 위기감은 중국에 있는 구미의 기구들로 하여금 의학 교육의 수정, 의원설비개진, 의원과 의학원을 설비 발전시키는 자금조성을 촉진시켰으며, 이는 중국의학사업에 대해 상득익창(相得益彰 : 서로 돕고 보충하면 쌍방의 장점을 더욱 잘 나타낼 수 있다)의 효과를 가져왔다.

일본의학 양식은 구미체계처럼 중국에 지극히 중요한 것은 아니었다. 다만 중국 서의학 발전의 추세에 여전히 적지 않은 영향을 가져왔다.

먼저, 그것이 중국 근대 의학 지식단체의 형성에 대한 이러한 공헌은 소멸될 수 없는 것이며, 많은 수의 일본에서 유학하고 돌아온 학생들이 이 단체의 가장 기초적인 부분을 구성하였다.[61] 중국 근대 의학 지식단체의 형성은 중국 신의학사업의 정식적 확립을 표명하는 것이며, 중국 서의학자와 의학 교육자들이 신의학 무대에 오른 것을 상징하고, 그들이 의학의 진보를 제창하고 중국의약 위생보건사업을 전개하는 것을 옹호하며, 여기서부터 서의과학이 아무런 논쟁도 없이 중국의약학의 하나의 조성성분이 되었으며, 중의학과 더불어 중국 의단에 우뚝 섰다. 이것은 중국의 피전파자(被傳播者)의 지위를 종결시키기 시작했다는 것을 표명하며, 이 단체는 더욱이 서의학의 전파자일 뿐만 아니라, 이 과학의 실천자이며 연구자이다. 일본에서 유학한 학생과 구미에서 유학한 학생들이 독·일파와 영·미파를 형성하고, 서의계에서 유파 분쟁의 국면이 형성되어 나타났다. 그 다음 정복보 선생이 개창한 번역 일본의학 서적은 한역된 서의 문헌의 중국내에서 보급 확산되는 신국면을 열었고, 그것의 중국인에 대한 영향은 구미 선교 의사들의 반세기에 걸친 노력보다 훨씬 더 큰 것이었다.

서의 문헌의 번역은 이 때부터 중국인 스스로 선택하고, 독립적으로 부담하게 되었다. 일본 유학생은 서의 단어들의 통일문제상에 상당한 공헌을 하였는데 문자 번역의 난관을 소통시켰다. 의심의 여지가 없이 중국이 근대에 일본을 따라 본받은 데는 서의의 중국 안에서의 지위를 공급 발전시킨 한 측면이 있다. 지식계의 정영시도(精英試圖)는 이러한 첩경을 통하여 신속하게 세계 선진의학 위생 수준에 접근하였고, 그들은 거의 성공했다고 말할 수 있다.

---

60) J. Z. Bowers, *Western Medicine in a Chinese Palace*, 1972 : 29.

61) 「의학사(醫學史) 각도에서 본 중국 근대 일본 유학 학생의 구미 유학을 한 학생」 진학순(陳學恂)의 『유학교육(留學教育)』을 참고.

제5절 중국에서의 전면적인 발전

서의학이 중국에 들어와 북경에서 입지를 세운 이후로 곧 전면적인 추진의 형세를 나타냈다. 이상의 모든 장에서 서술한 각 방면의 정황 이외에도 아래와 같은 진전도 소홀히 할 수는 없다.

(一)

먼저는 의학연구성학회(醫學硏究性學會)의 설립이다. 1838년 광주에서 설립된 '중국의무전도회(中國醫務傳道會)'는 곧 당시의 전교사업이 의약활동에서 힘을 빌려 다방면으로 전개해야 한다는 인식 및 선교 의사의 활동 역시 반드시 교회세력의 지지를 필수적으로 받을 수 있어야 한다는 것에 기초한 것이다. 그것은 의약과 선교의 이원일체이며 상부상조의 산물이다. 그러나, 일단 의학과 선교의 결합이라는 배경이 소실된 후에는 '의무전도회(醫務傳道會)'가 그 존재의 의미를 잃어버렸다. 19세기, 80년대까지 중국 대륙에는 기독교와 천주교의 모든 종파(宗派)들이 모였고, 그들은 전국 각지에서 포교활동을 하였으며 의사와 의원은 독립적으로 의료활동을 전개하였고, 각자가 일파를 형성하였으며, 땅을 점유하여 군영을 이뤘고, 서로간의 필요한 연계와 소통이 부족한 것으로 인하여 광대한 사업을 개척하는 국면에 어려움이 되었다. 광동지역에만 국한되어 있는 '의무전도회(醫務傳道會)'는 각 교파와 교회, 의원 및 선교 의사 의료활동을 연결 조직하는 책임을 완수할 능력이 이미 없었다. 그의 지리적 위치와 협회의 종지(宗旨)가 모두 서의가 중국에서 전파되는 새로운 형세에 적응할 수 없었고 그 때는 이미 역사적 사명을 완성하는 시기에 도달하였다.

19세기 80년대 초 미국 선교 의사 분(文恒里, H. W. Boone, 1836~1925)는 그리하여 *Chinese Recorder*[『교무잡지(敎務雜誌)』]에 한 개의 교회의학 연합회를 설립할 것을 제의하였으며, 전국 각지에 분산되어 있는 아주 많은 여러 교회의원과 의사조직을 연합시켜 서로 협조활동하여 영원한 통일합작을 이룩하기를 제의하였다. 이러한 건의는 전교 의사의 일체 찬동을 얻었으며, 1886년 상해에서 하나의 새로운 의사단체 '중국박의회(中國博醫會)'(Chinese Medical Missionary Association)을 성립하게 되었다. 이 학회와 '의무전도회(醫務傳道會)'의 가장 큰 구별점은 이 학회는 순수한 학술단체이며, 단지 의약종사인원만을 받아들이는 데 있는 것으로 이 학회의 종지는 다음과 같다.

"중국인들 사이에서 추진되는 의학과학의 발전은 중국에 있는 전교 의사의 경험을 서로 교류시켜

야 하며 서로가 서로를 돕게끔 추진해야 한다.", "의학과학의 진전을 추진하며 더불어 배양해야
된다."[62]

학회규정은 모든 정규 의과대학을 졸업한 사람들로 합당한 증명서를 가지고 있으며, 아울러
교회가 주관하는 단체내에서 근무한 경력이 있는 사람으로 모든 국적의 사람이 다 입회를 신
청할 수 있으며, 입회비는 1원이다. 회비는 매년 1원이다.

학회는 위원회 위원을 뽑아 관리기구를 조성하고 중국 서의사업 발전과 분포상황에 따라
몇몇 구역으로 나누어 분회를 설립하였다. 구체적으로는 아래와 같다.

주석(主席) : 글라스고(嘉約翰)

동북분회(東北分會) : 마근제(馬根濟)

상해분회(上海分會) : 분(文恒理)

무한분회(武漢分會) : 적사(迪斯)

광주분회(廣州分會) : 래이(萊爾)

복건태만분회(福建台灣分會) : 혜특니(惠特尼)

감독원(監督貝) : 아특백리[阿特伯里 : 북경(北京)]

두사위특[杜斯韋特 : 지부(芝罘)]

매인[梅因 : 항주(杭州)]

화비[華比 : 남경(南京)]

맥극리십[麥克利什 : 하문(夏門)]

온양[溫揚 : 광주(廣州)]

1890년 박의회(博醫會)는 명사위원회(名詞委員會)를 성립하였고, 1905년 편역위원회(編譯
委員會)를 설립하였는데, 이후 두 회가 서로 합쳐져서 미국인 쿠슬런드(高斯蘭德, P. B.
Cousland)에게 주편을 맡겨 운영했다. 박의회는 20세기 초 번역 출판한 책이 60여 종에 달한
다. 학회가 설립될 즈음에 학회지『박의회보(博醫會報, *Chinese Medical Missionary Journ-
al*)』를 창간했다. 간행물을 통해서 선교 의사들은 능히 자신의 의견을 발표하거나 작업현황을
보고할 수 있었다.『박의회보(博醫會報)』는 중국에 있는 선교 의사, 외국 국적 의사 및 이미
중국에서 생활하고 작업했던 적이 있으며 현재는 외국에 거주하는 의사, 학자 등이 원고를 썼
다. 간행물에 담긴 내용은 중국에서 종사하는 서의의 활동방법과 경험을 연구 토론한 것을 소
개했다. 초기의 토론 주제는 '어떤 양식의 교회의원을 설립해야 하는가? 일류 의원인가, 단지
환자에게 진료만을 제공하는 의원인가?'에 대해 집중되었다. 이것이 실질적으로는 서의가 중
국에서 발전되는 방향을 토론한 것이다. 이외에 어떻게 의학 교육을 전개할 것인가? 어떻게

---

62) *Chinese Medical Missionary Journal*, Vol. 11 : 886.

중서의(中西醫) 사용 용어들의 차이점 문제를 해결할 것인가? 어떻게 선교와 의사업무의 관계를 바로 잡을 것인가? 유행병 및 그 유행병의 원인 임상치료 효과의 성과보고(초기 많았던 것은 외과학의 내용), 세계의학 발전의 최신 동향 등의 내용이 풍부했다. 예를 들면, 맨슨(曼松)의 열대병학논문 및 열대병학과에 대한 소개는 거의 영국과 동시에 의학잡지상에 등재되었다. 이외에 의원·진료소·의학서적의 번역 출판·학회활동 등의 소식 보도, 중국의 지질·광물·식물 동물 및 식물 제공·기상학·자연지리 등에 대한 보도, 중국 의사학·중의외과학·중의치료법과 방약(方藥)·저명한 중의 및 그 대표작품의 소개도 함께 내용을 겸해서 실었다. 의학사가(醫學史家) 왕길민(王吉民) 선생은 『박의회보』에 중국 의학 발전사를 소개하는 글을 실었으며, 이것은 중국인이 영문을 이용해서 중국 의학사를 쓴 최초의 기록이다. 공중위생학과 의학사회학 활동은 80년대에서 90년대 초에 아편금연의 실행 가능성, 금연 수단과 방약, 금연 효과, 연민소질 분석(烟民素質分析), 계연소상황(戒烟素狀況) 등에 집중해서 일련의 조사, 분석, 연구, 토론을 하였다. 그 밖에 『박의회보』는 여전히 해외에 거주하는 중국인에게 일상에서 필요로 하는 의료보건에 대한 자문을 제공했다.

그리하여, 이것은 서의학이 중국에서 발전하는 상황을 보도하는 한 권의 책이며, 세계의학의 최신 발전 동향의 학술잡지이기도 하며, 한 권의 권위있는 의학잡지이다. 이 잡지는 중국에 있는 서의사에게 각종 치료경험, 질병재료와 연구방법을 제공하였을 뿐만 아니라 전국 서의사와 의원을 소통시키는 교량이 되었다. 외래 형식으로는 초기의 독자 대상은 서의사, 교회의원과 외지 인사이다. 20세기 이후 유학생들의 귀국과 중국 서의사의 출현에 따라 잡지의 작자와 독자가 중국인 사이까지 확장되면서 최종에는 중국 학자들에 의해서 장악되었다. 잡지의 보도망 구성작용은 여전히 충분한 발휘를 했다. 『박의회보』는 서의 보도와 교류의 매개체가 되었으며 이 잡지는 서의사업이 중국에서 보도되며 발전되는 것을 추진했을 뿐만 아니라 더욱이 외지 의사에게 심지어는 세계 의학계에까지 중국 의약문화를 소개시키며 추천하였다. 한 권의 학술성이 있으며 권위있는 잡지는 국제 의학계에서 매우 높은 지위를 누리고 있다.

(二)

박의회(博醫會)는 신해혁명 전 오랫동안 중국 의사가 회에 들어오는 것을 불허했다. 그러나, 중국 의사의 우익은 이미 풍부해져 하나의 독립적인 자기들의 학회를 성립하는 데에 뜻이 있었다. 1910년 오련덕(伍連德) 의사는 의견을 모집하는 내용을 게재하고, 조직하는 것을 제의했다. 1914년 5월 안복경(顔福慶)·유풍빈(兪風賓)·오련덕(伍連德)·소지길(蕭智吉)·고은강(古恩康)·황경선(黃瓊仙) 등의 의사들과 함께 일어나기 시작했으며, 1915년 1월 상해에서 집회를 준비했다. 1915년 2월 5일 중국 박의회 정기총회에 출석한 것을 기회로 오련덕(伍

連德) 등의 36명의 의사들이 상해에 모여 안복경(顔福慶)을 의장으로 추대했으며, 오련덕 의사에 의해서 중화의학회(中華醫學會, The National Medical Association of China)의 설립 요구가 제기되어 회의자와 일치되는 동일한 의견을 획득했다. 회의 선출로 안복경이 회장이 되었으며, 오련덕이 서기가 되고, 유풍빈이 서무, 조신덕(刀信德)이 회계, 소지길(蕭智吉)과 조여운(曹麗雲)이 협조원(協助員)이 되었으며, 더욱이 상해 남경로 34호에 있는 유풍빈(劉風賓)의 진료소에 중화의학회 사무소(中華醫學會 事務所)를 설치했다.[63]

　　같은 해 4월 10일 안복경(安福慶) 회장은 『중화의학회』를 발표하였고, 중화의학회의 종지(宗旨)인, "의학자간의 교의(交誼) 공고, 의덕의권(醫德醫權) 존중, 의학위생(醫學衛生) 보급, 화양의계(華洋醫界) 연락"을 선포했다. 11월 중문과 영문을 혼용해 간행된 『중화의학잡지(中華醫學雜誌)』제1권 제1호가 출판되었는데, 거기에는 중화의학회의 조목별 규정이 게재되었으며, 규정에 따라 특별회원·보통회원·명예회원등 3종으로 나눴고 당시 회원은 모두 232명이 되었다. 이 때부터 중국 서의사들이 자신의 학술조직을 갖게 되었다.

　　1916년 2월 상해에서 중화의학회 제1차 대회가 거행되었고, 학술보고와 토론을 거행했으며 많은 의학표본과 서적을 전시했고, 동시에 오련덕 의사의 건의 아래 국어를 이용하여 회무를 토론했다. 마지막으로 오련덕 의사가 신임회장이 되고, 유풍빈 의사가 부회장이 되었다. 후에는 편집부·회원부·명사부(名詞部)와 공중위생부를 설치했다. 이후에는 1년이나 2년 또는 3년마다 1차 회원대회를 개최해 1947년까지 모두 15차 대회를 열었다. 역대의 회장을 알아보면　오련덕·유풍빈·조신덕·우혜림(牛惠霖)·유서항(劉瑞恒)·임가승(林可勝)·우혜생(牛惠生)·임종양(林宗揚)·주항벽(朱恒壁)·김보선(金寶善)·심극비(沈克非)·주장경(朱章賡) 등이다. 1930년의 제8차 대회에서는 입회회원 규정자격을 "국적에는 제한이 없으나 학력에는 근거한다."고 규정하였다. 1932년 제9차 대회는 중국 박의회가 중화의학회에 병합(幷合)됨을 선포하였으며, 영문명의 호칭은 곧 Chinese Medical Association으로 바뀌었다. 실제적으로는 일찍이 1917년과 1920년에 열린 두 대회에서 쌍방은 이미 연합을 거행했다. 두 모임이 하나로 합병되는 것으로 보아 중국 서의사들의 실력이 매우 뛰어나다는 것을 알 수 있다. 중화의학회는 대량의 서의 연구·보급·교육·의료 및 공중위생 방면의 작업을 진행했다. 적극적으로 아편을 금하게 했으며, 결핵과 성병의 유행의 예방치료, 콜레라 등의 전염병 예방 및 농촌 위생작업을 추진했다. 1919년 오련덕 회장은 일찍이 상해에서 몸소 아편을 검사하고 아울러 아편 1,200상자를 소각시키는 것을 감시했다. 1937년의 제12차 대회는 피부병·결핵병·공중위생·내과·외과·의학사·안과·산부인과·의원관리·아동과·이비인후과·방사선과

---

　63) 중화의약회(中華醫藥會), 「중화의약회력대대회(中華醫藥會歷代大會)의 간단한 소개」[『중화의사잡지(中華醫史雜誌)』, 1985, (4) : 216] 참고.

등을 포함하는 학회와 연구소가 내재하는 12개 전문위원회를 설립하였으며 더욱이 의학박물관과 도서관을 창설하여 회원에게 제공하여 참관열람하도록 하였다. 1950년 후 중화의학회의 총회는 상해에서 북경으로 옮겨졌다.

(三)

중화의학회를 뒤이어 또, 중국생리학회·중국해부학회·중국미생물학회·중국세균학회, 중화간호학회 등의 많은 학회가 성립되었으며 어떤 학회는 후에 중화의학회에 합병되었다. 중화민국 의약학회도 1915년 8월에 설립되었는데, 설립자는 탕이화(湯爾和)와 후희민(候希民) 등이며, 주로 일본에서 의학을 공부하고 온 사람들에 의해서 구성되었고, 회원 중 적지않은 사람이 두 모임에 가입되어 있었다. 이 회와 중화의학회는 오랜 기간 모순의 장벽 속에 존재했으며 덕일파(德日派 : 독일과 일본에서 공부한 학파), 영미파(英美派 : 영국과 미국에서 공부한 학파)와 관련이 있다. 북양(北洋) 정부시대에는 이 회가 정부위생방침에 대한 영향이 중화의학회보다 컸다. 종합해 보면, 이러한 학술단체의 성립은 모두 중국 서의학(中國西醫學)이 발전하는 데 촉진작용을 하였다. 의학서적의 번역과 편집 출판을 예로 들면 30년대 초의 통계에 따르면 중화의학회와 박의회가 합병된 후 역대로 출판 번역, 편집된 책의 총수는 60여 종이다. 여기에는 의학사전·기초의학·약물치료학·진단학·각과용서(各科用書)·위생학·법학논리학·구급 및 간이의서·의학사강요 등이며 이러한 책들은 당시 주로 학교에서 사용했으며, 그 중 일부분은 교육부에 의해서 표준본으로 정해졌다. 『고씨의학사전(高氏醫學辭汇, *English-Chinese Medical Lexicon*)』가 바로 그 일례이다. 20세기 초기 이래로 계속해서 서문의 책을 번역하여 출판하는 하나의 커다란 문제는 여전히 의학명사(醫學名詞)에 대한 것으로, 통일되고 공인된 중문 서의학 명사의 부족은 서의 교육 수명을 높이는 데와 서의 지식을 보급하는 데에 지장을 초래했다. 어떻게 이 어려운 문제를 해결하는 방법을 찾을 것인가에 '박외회'는 1890년 전문적인 명사위원회(名詞委員會)를 설치했으며, 1905년 다시 편역위원회(編譯委員會)를 설립했고, 이후에 두 모임을 합병하여 의학서적을 번역 편집하였으며 의학명사를 자세히 조사했다. 1915년 편역위원회와 강소성교육회(江蘇省敎育會), 중화의학회(中華醫學會) 및 중화민국 의약학회(中華民國 醫藥學會)는 공동으로 '의학명사 심사위원회(醫學名詞審査委員會)'를 구성했다. 1917년 8월 27일 청말 정부의 교육부는 '의학명사 통일위원회(醫學名詞統一委員會)'를 설립하는 것을 비준하고 여장임(余暲任)이 의장이 되어 집행했다. 위원(委員)으로는 비극(比克)·유풍빈·왕총미(王寵美)·송신경(宋新慶)·호화지(胡和之)였다. 교육부는 이를 지지하고 매월 정기적으로 경비를 지급하였다.

라키펠러재단의 '중국의사위원회(中國醫事委員會)'도 매년 기금을 보냈다. 위원회 아래는 해부, 세균, 화학 등 세 조를 설치하였다. 1925년에 이르러 이 회는 이미 1만 이상의 명사(名詞)를 토론했으며, 1922~1926년에는 내과학 명사를 토론했으며 대략적으로 의학 각과에까지 미쳤다. 뒤에 '과학명사협회(科學名詞協會)'라고 이름을 바꿨다(그 안에는 의학그룹이 설치되어 있음). 1932년에 이르러 곧 번역명사를 심사하여 결정하는 문제로 10여 차례 회의를 개최했으며 이 회의에는 국내 많은 학술단체들이 참석했고, 의학명사를 심의하는 것 이외에도 물리·화학·수학·동물·식물·광물 등의 명사들도 함께 다루었으며 중문서의약명사(中文西醫藥名詞)의 번역 저술 및 통일된 작업이 대체적으로 해결되어 『중학명사회편(中學名詞匯編)』을 출판했다. 일본에서 유학하다 귀국한 의학자들은 커다란 열정을 가지고 명사를 통일시키는 작업에 참여하였으며, 탕이화(湯爾和) 등의 사람들은 해부학과 조직학의 명사 통일문제를 기본적으로 해결하였다. 그 밖에 20세기 초 서의 문헌은 일문에서 번역되어 들어온 것으로 인해 현대 한어에는 일어로부터 들어온 의약위생 어휘들이 적지 않으며 대부분이 현재까지 사용되고 있다. 예로는, 위생학(衛生學)·보건(保健)·임파(淋巴)·동맥(動脈)·정맥(靜脈) 등이 있다. 번역문제를 해결하는 동시에 많은 학문을 배워 이루고 돌아온 유학생들을 따라 중국 서의학의 발전 방향이 번역이나 소개에서 바뀌어 서의학에 대한 실험과학적인 학술연구를 진행하게 되었으며 중화의학회내에 생리학회, 해부학회 같은 전문분과회가 설치되게 되었다. 이러한 과학학술단체들은 관련서적 간행물을 출판했고 학술교류와 연구토론을 확대하였으며, 중국 서의과학의 연구를 추진하였다. 예를 들면, 인체해부학은 형태구조·비교해부학·신경해부학·체질인류학·실험배태학·조직세포학 및 미토콘드리아·골지체·인지류(磷脂類)가 유기체 조직에 미치는 작용 등의 방면에서 연구를 하였다. 생리학 방면은 1912년 중외 의사들이 합작 연구하여 우리 나라 국민의 소변·소화액·폐포기(肺泡氣) 성분·신장·체중·가슴둘레·혈압·폐활량 측정과 혈액형 등의 항목보고를 발표하였다. 1926년 생리학회가 성립된 후 그 다음 해에 『생리학잡지』가 출판되었으며, 1929년에는 채교(蔡翹) 교수의 『인류생리학』이 출판되었다. 생리학 실험연구 역시 점진적으로 전개되었는데 그 예로 피부 전기반사·지방억제 위비와 위동(胃泌와 胃動 : 위액 분비와 위의 연동운동), 간당대사(肝糖代謝), 시각중추의 빛에 대한반응, 신경근육접두생리(神經筋肉接頭生理), 연수교감중추(延髓交感中樞), 중추신경화학성전달(中樞神經化學性傳達)과 미주신경(迷走神經)과 뇌하수체 후엽반사(腦下垂體後葉反射), 홍세포취성(紅細胞脆性)과 용해기전(溶解機轉), 소장 홍분성과 운동성, 갑상선, 뇌하수체와 생식선(生殖腺) 상호관계, 갑상선 절제 후 근육경련 발생원인(甲狀腺切除後筋肉痙攣發生原因) 및 혈장 혈청의 화학연구 등이다. 생물화학 방면 연구는 단백질 변성, 항원항체의 화학성분, 혈액분석과 영양, 질소대사, 간담대사, 소년아동기의 질소·칼슘·인의 대사연구, 외두유영아(喂豆乳嬰兒)의 칼슘·인대사, 연골병인(軟骨病人)의 칼슘, 인대사, 비타민 B·C의 대사, 국민영양생화(國民營養生化)와 국민선식 성분분석(國民膳食成分分析) 연구 등이다. 약리학 방면은 20년대 일부 중약의 생약화학과 약리의 연구를 보잘것 없게 전개했으며, 1923년 진극회(陳克恢)는 마황소(麻黃素)의 약리작용을 실험하여 중약약리연구의 전개를 촉진하였으며, 그 예로 방기(防己)·패모(貝母)·상산(常山) 등이 있고, 국내에도 상당한 영향을 주었다. 기타 학과인 생물학·병리학·의학기생충학 등의 연구들도 일어나기 시작했다. 중국 서의 과학의 연구를 추진하는 과정 중에 한무리의 학술권위와 학과지도자들도 형성되었다. 예를 들면 임종양(林宗揚)·탕비범(湯飛凡)·장한민(張漢民)·여하(余賀)·사소문(謝少文)·서송명(徐誦明)·호정상(胡正祥)·양백강(梁伯强)·후보장(候寶璋)·임진강(林振綱)·종혜란(鐘惠瀾)·진요정(秦耀庭)·빙란주(憑蘭州)·백희청(白希清)·장윤(張鋆)·모수백(毛守白)·요영정(姚永政)·심극비(沈克非)·황가사(黃家駟)·장효건(張孝騫)·오영개(吳英愷)·광안방(鄺安堃)·오계평(吳階平)·임조기(林兆耆)·장안(張安)·임교치(林巧稚)·왕숙정(王淑貞)·응원악(應元岳) 등이다.

서의과학 발전과 서로 보완하는 것은 바로 의사사회단체의 연이은 설립이다. 상술한 몇몇의 단체 외에도 1929년 전국의사연합회가 설립되었고, 중국위생교육사(中國衛生教育社)는 1935년에 확립되었다. 의학과학사단(醫學科學社團)의 확립은 각 학과간의 관계 및 각과의 발전 방향과 규모를 통괄·제어하는 데 보탬이 되었는데 이것은 의학과학의 현대화를 향한 대과학의 '과학-사회'같은 형태전화(形態轉化)를 의미한다.

(四)

중국 의사의 주도로 인한 서의학의 발전은 반대로 교회의학의 우세가 상실되기 시작한 것으로 나타났다. 20세기 이후 교회세력 쇠퇴의 또다른 중요한 원인은 국제 형세에 변화가 일어났기 때문이며, 교회의 절대적 광휘감과 우월감이 떨어졌기 때문이다. 1914년에서 1918년까지 국제 무대에서 발생한 세계 제1차 대전은 전후(戰後) 세속세력이 교회에서 갑자기 일어났으며, 교회 중의 신진세력은 해외 비기독교 국가의 사회복지사업을 배려했으며, 사람들의 생활을 개선시키고 개인의 영혼을 구제하는 것을 다시 강조하지 않았다. 기독교 국가에서 교를 믿고 안 믿고는 이미 개인도덕품질의 기본 표준을 재는 것이 아니다. '이교도' 또한 하나의 구비된 특수한 의미의 명사는 아니다. 중국에서 교회단체는 또 전후 중국 신도들의 각성을 당면해야만 했으며, 그들은 제국주의를 반대하며 애국주의의 강렬한 조류에 투신하였다. 이것은 교회 구성에 매우 커다란 위협이 되었으며 로마 교황정으로 하여금 새로운 상황의 천주교 '중국화(中國化)'의 조치를 취하도록 결정하였다. 기독교 각 회는 곧 연합해서 행동을 취했으며, 더불어 연합회의 명칭 앞에 '중화'라는 직함을 첨가함으로써 교회의 '본색화(本色化)'를 표시하였다. 이른바 천주교의 '중국화'와 교회의 '본색화'운동은 바로 중국 국적의 성직자들이 중국

신도들로 하여금 책임을 부담하는 데 더 큰 작용을 하였다.

기독교회는 중국인 '자양(自養)'·'자치(自治)'와 '자전(自傳)'에 인한 것이다. 의학사업에 나타난 바로는 전도 의사들이 서방의약과 의료기술, 과학과 공중위생관념, 서방의학 교육체제의 도입을 통하여 병자들의 각종 부위 치료 등의 수단을 창설하고 중국인들 가운데 나타나는 서방과학과 종교의 연구풍토에 맞도록 시도하였다. 다른 방면으로는 교회병원과 의학원은 중외 의사와 교사들이 공동으로 관리와 작업에 참여하여 일하게 되었고 성직상에 국한하지 않은 대상을 초빙하여 임무를 맡기었다. 20세기, 20년대에 이르러 교회학교가 국민 정부에 등록하기 시작하였다. 교회의학기구 내부 발전상황에 대하여 말하자면 시종 모순의 충돌 중에 놓여 있었다. 선교단이 기독교회의 의료사업을 중국 복음을 전하는 도구의 주지로 삼아 선교 의사가 이끄는 병원발전의 방향과 계속 상호 충돌하였다. 의학 교육과 과학연구에 전념하는 선교 의사들은 중국 현대 의료보건사업의 인재를 배양하는 것을 자신의 임무로 여겼고 정규의학과학 교육을 받은 적이 있는 졸업생은 중국의약위생보건을 발전시키는 책임을 부담할 수 있다고 희망했다. 교회학교는 금기들을 깨기 시작하였는데 신도가 아니지만 전문적인 기술을 배운 중국 청년들이 학교에 가서 일하도록 하여 교회학교의 세속적인 분위기가 더하여졌다. 예를 들면, 성요한 대학의학원대원장(代院長) 예보춘(倪葆春), 진단 의학원 내과주임 광안방(鄺安堃) 모두 신도들이 아니다. 외국 국적의 간호원·의사들의 비례도 변화가 있었다. 20년대 소주박습병원(蘇朱博習病院)에는 미국 국적 의사가 4명, 중국 국적 의사가 8명, 미국 국적 간호원이 3명, 중국인 간호원 8명, 전도사 2명으로 중국 의생(醫生)들이 이미 많은 수를 차지했다. 40년대 말에 이르러서는 교회의 권리가 적어도 표면상으로는 국가 소유로 되었고, 교회학교는 교육부에서 총관리가 이루어졌다.[64]

반드시 설명하여야 할 것은 교회의학사업기구의 세속화와 우세의 상실이 결코 그 교육의 질과 과학연구 수준의 하강을 의미하는 것은 아니었고, 협화병원(協和病院)과 협화 의과대학과 같은 곳은 여전히 중국 서양의학의 최고 수준을 대표하였으며, 중국의학 위생사업의 건설을 위해 인재를 배출해 냈다.

교회지위 하강에 속도를 붙인 이유는 바로 중국인 스스로가 의과대학을 창설하여 학생들을 받으며 서방 교육체제에 따라서 의사들을 길러내었고 한어(漢語 : 중국어)로 가르쳐 교회학교와 서로 맞선 것에 있다. 그 중 가장 대표적 의의를 갖춘 것은 국립 제4 중산대학 의학원의 설립이다.

1927년 호미(胡美)가 상아 의학원(湘雅醫學院) 실패 이후로, 협화 의학원(協和醫學院) 부

---

64) 교회학교가 국가에 귀속되어 중국인이 교장 책임을 맡고 외국 국적을 가진 의사는 요직에서 물러났다. 그러나 경제와 행정권은 여전히 교회 손에 있었다.

원장직을 겸한 안복경(顔福慶)이 상아 의학원 제동인(諸同仁)을 인솔하여 상해로 와서 낙문조(樂文照)·고경랑(高鏡郎)·조운문(趙運文) 등의 사람들과 함께 중국인 자체의 의학원을 계획 설립하였다. 당시 마침 남경 정부가 '제4 중산대학(第四中山大學)'으로 개조하여 하나의 의학원을 설립하기로 결정했는데 이것은 소주(蘇州)의 강소성립의학전문학교(江蘇省立醫學專門學校)의 계승이 되었다. 안복경이 계속 중임하여 낙문조(樂文照)·고경랑(高鏡郎)·임정계(任廷桂) 등의 협조와 조치 아래 제4 중산대학 의학원은 1927년 9월에 상해 오송(吳淞)에서 정식으로 개교하였다. 학원의 교실과 실험실은 모두 전 프랑스 학교의 구숙소로 개학할 때 8명의 교사가 있었고, 교직원의 주요성원은 상아 의학원의 인원으로 조직되었고, 1·2학년이 모두 29명인데 이들 학생들의 일부분은 성요한 대학원과 상아 의학원·북경 협화 의학원 등의 학원에서 왔으며 다른 일부분은 강소의학전문학교의 철수 개조 후에 들어온 것이다. 학원이 설립한 최초의 2학년에는 전임교사인 낙문조·고경랑·임정계·채교·곡경천(曲鏡汧)·임국호(林國鎬)·탕비범(湯飛凡)·주항벽(朱恒壁)·장윤(張鋆)·손극기(孫克基)·낙전영(駱傳英)·응원악(應元岳)·조희앙(趙希昻)·백량지(白良知)·호선명(乎宣明)·등진덕(鄧辰德) 및 겸임 수업을 하는 교사 우혜생(牛惠生)·우혜림(牛惠霖)·부문수(富文壽)·예보춘(倪葆春)·사응서(謝應瑞) 등이 있었다. 1928년에서부터 1929년까지 학원에는 29명의 조교 이상의 수업을 강의하는 교사가 있었다. 1928년, 학교는 새로운 학생을 모집하기 시작했는데 학교 교육제도는 4년으로 5년째 되는 해에는 실습을 했다. 의학원을 연지 오래지 않아 중국 적십자와 협동하여 해격로[海格路, 지금의 화산로(華山路)]를 임상교학의원으로 인수, 처리하여 수리 확충 후 의학원의 임상실습의원으로 하였다. 학원 원래 예산은 25만원인데 15만원은 정부가 부담하였고, 그 나머지는 중화교육문화기금이사회와 중국 적십자회에서 돈을 지급하여 도와주었다.

의학원의 명칭은 대학교 이름에 따라 바뀌고 다시 바뀌었는데 중앙대학 의학원으로 이름이 정해졌었다. 학교의 교육의 질을 높이기 위해서는 높은 수준의 교학의원이 반드시 있어야 한다고 여기어 1931년 의학원은 사회인사들을 불러 모아 연명하여 '중산의원준비회'를 조직하여 공상희(孔祥熙)가 주석을 맡았으며, 유서항(劉瑞恒), 저민의(褚民誼), 손과(孫科)와 오철성(吳鐵城) 등 유명인사들이 만든 이사회에서 자금계획을 세워 후원했다.

1932년 중산대학 의학원은 대학부에서 탈퇴하여 '국립상해 의학원'으로 이름을 바꾸었고, 같은 해 오송학교 숙사는 일본 침략군의 포화에 훼손되어서 적십자의원 부근으로 옮겨 계속 운행되었는데, 라키벨러재난 후원의 선봉광상(先鋒廣場) 부지로 바꾸어 상해풍림교(上海楓林橋)에 다시 기숙사를 세웠다. 1936년 학교 기숙사가 준공되어 1937년 4월 '상해 의학원' 기숙사 준공 및 중산기념의원 개막식을 거행하였고, 중산기념의원, 학생실습의원[정부 및 영국경자(更子) 변상기금 신탁위원회에서 경비를 지불하였다], 약학원[중일전쟁 중 살해된 전 국제

약방총경리(前 國際 藥房總經理) 항송무(項松茂)를 기념하는], 간호사 학교[언론계 저명인사, 암살당한 사량재(史量才)선생을 기념], 공중위생연구소 등 8개 대건축물을 건립하였다. 국립 상해 의학원은 중국인이 창설한 최초의 의학원이다(1949년 후 상해 제1의학원으로 이름이 바뀌었고, 1985년에는 상해 의과대학으로 이름이 바뀌었다).

안복경 원장은 의학생들에게 '인류를 위해 일하고 공중이익을 목적으로 하여 의학을 배우도록 요구'하였으며, '공의제(公醫制)'를 강력히 제창하였다. 의학원에서 규정하길 학생들은 졸업 후에 개인으로 개업할 수 없고 반드시 국가공공 위생건설에 헌신하여 공의(公醫)제도를 발전시켜야 한다고 하였다. 이런 종지(宗旨) 아래서 확립한 교육목표는 교육 의학원과 뚜렷이 달랐다. 비록 객관적인 조건이 국립 의학원으로 하여금 아주 긴 시간 동안 교회학교와 상호대립하기 어렵다 하더라도 국립 의학원의 교사와 학생들이 중국의 의약위생보건제도를 확립하기 위해서 노력하여야 하는데 이것은 교회학교가 뜻을 이루기 어려운 목표이었다. 이후에 계속해서 몇 개의 국립의학원이 성립하였다. 예를 들면, 란주감숙학원 의학전수과(蘭州甘肅學院醫學專修科)(1932 설립, 1943 서북의학전과로 바뀌었다). 남경중앙대학 의학원(南京中央大學醫學院)과 부설 치과학교(1935 설립), 남경국립 약학전과학교[1936 설립, 1952 제로(齊魯)대학 약학과 동오(東吳)대학 약학전과와 합병하여 화동 약학원이 되어서 1956년에는 남경 약학원으로 바뀌었다.] 등이다. 위에서 말한 의학원은 국립으로 칭하여졌고, 그 외에 성립 의학원, 그리고, 교회 의학원학교는 사립기구로 칭하여졌고, 그 중에는 개인이 창설한 연구기구도 포함되었다. 이것 때문에 중국의학 교육은 자주적인 독립의 길을 걷게 되었고 중국 의료위생보건체계가 인재를 수용하는 길을 창건하게 되었다.

(五)

서양의학은 시작부터 서방 선교 의사들이 남의 도움을 받지 않고 홀로 중국에 전해 들여와 마지막에는 중국 의사가 주체가 되는 거대한 의료위생체계를 형성한 지 전후 백여 년이 넘지 않았다. 서방의학은 중국에서 공고한 지위를 얻게 되었고, 또한, 옛날에 있었던 중국의학계통의 방법을 취하여 행정 부분과 위생사무를 주관하는 역할까지 하게 되었다.

서양의학은 두 부분에서 중국의학을 받아들였다. 하나는 신해혁명 후에 중국 정치체제에 변화가 일어나 서방의학계통 중의 위생관리체제와 근대화 행정관리제도를 서로 배합하였는데 그것 때문에 정부의 관리계통으로 들어서게 되었다. 서양의학은 중의태의원(中醫太醫院)을 취하여 전국 의약위생사업을 총관리하여 실제 인도하는 지위를 획득했다. 다른 하나는 도시 안에서 병원, 자선단체, 개인진료소, 연구소, 위생방역기구를 통하여 현실생활서 서양의학 관념을 보급하여 선진의 설비, 우아하고 청결한 環境, 정밀한 의술, 심지어는 수량상의 우세로 환자들을 끌어 모았다. 중의 역사 이래 선생과 제자가 서로 가르침, 개인영업, 도시에 떠돌아 다니며 흩어지는 등의 특징으로 존재하여서 중서의학이 새로운 정세의 비교 아래에서는 중의가 열세에 처하는 것을 면하기는 어려웠다. 서양의학이 학술, 관리, 임상진료 등 서로 관련된 영역에서는 중의를 대신 취하여 중국 의단(醫壇)의 선두지위를 차지하였다.

학술지위의 바뀜은 학과 본연의 발전상태로 결정된 것으로 서양의학이 중국에서 절대성 지위를 취한 근본원인은 이 부분학과에서 근대과학의 발전요구에 맞춘 것이다. 중서의학은 20세기 초기 위치를 전환하여 근대화 사회발전이 서양의학을 청말시기에서 신해혁명 신정권 때에 국가행정관리부문으로 들어서게 하였다. 이 자체는 서양의학 중의 한 큰 특징 — 그 제도는 근대화 및 현대사회의 관리체제와 서로 배합한다는 것을 설명한다.

어떻든간에 서양의학의 중국 전파에 매우 큰 성공을 거두었다. 1949년 이후, 서양의학은 각 부분에서 전국 각지의 위에서 아래까지 모든 부문에서 새로운 우수한 성적을 취하였다. 하나의 이질적인 문화가 깊게 중국문화 토양 가운데 뿌리를 내린 것은 역사상 전례없던 것이다.

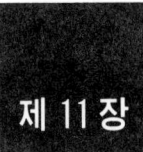

제 11 장

동서의 조화로 극복된 난제

　이상의 3장은, 명말(明末)부터 청초(淸初) 이래의 서양의학 문화가 중국으로 전래된 이후의 상황을 개괄한 것이다. 전통의 중의 문화와 외래의 서의 문화는 두 개의 커다란 진영을 이루었으며, 피차간에 대치와 인식, 격려와 합작, 이해와 융합 등의 복잡다양하게 얽힌 관계를 가졌다. 용납과 수용으로부터 저항과 논쟁에까지 이 두 다른 문화의 의학 사이의 격렬한 충돌과 파장은 근대 의학사상 가장 특수한 문화를 뛰어 넘어 전하는 분규[소용돌이]를 일으켰으며, 이 분규의 여파는 심지어 지금까지도 소멸되지 않고 있다. 무엇을 버리고 무엇을 좇을 지는 자연히 최후 역사가에 의해 결정될 것이다. 이미 지나간 역사의 일부분은 충분히 회고할 만하다. 아래의 3장은 이것을 나누어 서술하고자 한다.

　개괄하여 말하면, 중의계(中醫界)는 서양의학(구식과 신식을 막론하고)에 대해 일종의 관용과 수용의 진보적 태도를 보였고, 시종 회통의 입장을 고수하였으며, 중의를 중심으로 서의를 접목시켜 그 장점을 취하고 단점을 보충하기를 기도하였다. 서의(西醫)로 중국에 온 사람은 처음에는 중의를 배척하지 않았다. 그런데 훗날 서의의 세력이 커져 주객이 전도되어 크게는 잠식하는 기세까지 있었다. 그래서, 중서의계의 논쟁과 항쟁을 일으켰다. 1949년 후에 이르러 신정부가 신정책을 집행하여 중서의가 결합하게 되었다.

제Ⅰ절　명대 지식층의 서양의학에 대한 수용과 이해

(一)

　1981년, 미국의 화교인 저명한 학자 황인우(黃仁宇) 선생이 *1587. A Year of No Significance*라는 제목의 한 권의 책을 저작하였는데, 미국 예일대학에서 출판되었다. 다음해 이 책은 중문판 제목 『만력 15년(萬曆十五年)』으로 중화서국(中華書局)에서 출판하였다. 영문 원제의 뜻을 따른 만력 15년(1587)은 아무런 의미가 없는 것으로 역사상 아주 평범한 한 해일 뿐이다. 그러나, 바로 저자는 중문으로 된 저서 중에서 다음과 같이 말하고 있다.

　이 책의 『만력 15년』이란 뜻은 16세기 중국사회의 전통적 역사배경을 설명하는 데 있고, 또한 바로 세계 조류와 충돌하지 않은 측면 상황을 말하는 것이다. 이러한 역사의 대실패가 있었기 때문에, 충돌의 불가피와 원래의 상태로 돌아갈 수 없음이 보증된다(원래의 상태로 회복이 불가능함을 보증할 수 있다). 이 때문에 중국은 천지개변의 철저한 역사창조의 기연(機緣)을 갖게 되었다.

대실패는 대기연을 가져왔고, 중국이란 저 좌초된 거대한 용선(龍船)은 세계성의 더욱 거대한 조류의 충격과 이동을 받지 않을 수 없었다. 어떤 때는 침몰하고, 어떤 때는 새로운 항선로 가운데로 진입해 들어갔다. 이러한 하나의 역사적 중대한 인연과 기우(機遇)를 설명하는 데 있어서, 작가는 상당히 성공했다고 할 수 있다. 뜻 없는 『만력 15년』은 이로 인해 현저히 그 의의를 가지게 되었다. 이탈리아 선교사는 바로 만력조 만력 11년(1583)에 조경(肇慶)에 도착하고, 만력 29년(1601)에 입경하여 만력제(萬曆帝)를 알현하였다. 서방 선교사의 선교사업을 잠시 접어두고, 자연과학의 각도에서 말하면, 서방의 천문·역법·산학(算學)·지리·수리(水利)·기계(機械) 등의 신선한 지식과 기술은 필경 바로 들어가기 시작해서 이미 멈출 수가 없었다.

서방의학은 바로 이러한 조류에 실려 중국에 잠입했다. 이러한 조류에 직면하여 당시의 중국내 뜻있는 선비들의 태도도 매우 분명한 것으로 충분한 수용과 흡수에 있었다.

먼저 서광계(徐光啓, 1562~1633)와 이지조(李之藻, 1566~1630)를 들 수 있는데, 특히 서광계로 대표를 삼는다. 서광계는 1595년 광동 소주(蘇州) 시골에서 교편을 잡고 있었는데 우연히 성당에 들어가 서양 선교사 곽거정(郭居靜)과 만나게 됨으로써, 처음으로 서양에 대한 이야기를 들었다. 1600년 남경에서 마테오 리치(利瑪竇)를 만났는데, 그의 말을 듣고 감동하여 깊이 생각하고는 그를 이 세상 안의 모든 것에 통달한 군자라고 생각하였다. 3년 후 또 다시 남경에서 그는 곽거정(郭居靜), 나여망(羅如望)의 인도를 통해 세례를 받았다.

1604년 서광계는 진사에 합격하여 한림원(翰林院) 서길사(庶吉士)로 선발되어 한림관에 들어가 학습하였다. 이 때 마테오 리치는 예빈관(禮賓館 : 지금의 영빈관)에 머물렀는데, 서씨는 시간이 나면 곧 그리로 가 가르침을 청했으며 매번 검소한 옷에 걸어서 갔다. 마테오 리치의 거처에서 만날 때, 서로 정밀함을 강구하여, 충허(庶虛)를 공손하게 물었고 대량으로 마테오 리치가 전하는 서양학설을 전수받았다. 서광계가 세례를 받고 입교한 처음 동기는 아마도 서방 신지식에 대한 강렬한 관심에 있을 것이다. 1606년, 서광계와 마테오 리치는 함께 에우클레이데스(驅幾里得)의 『기하원본(幾何原本)』을 번역하였다. 다음 해 또 『측량법의(測量法

義)』를 번역하였는데, 마테오 리치가 입으로 전하고, 서씨가 글로 받아 쓴 것이다. 거듭 '수법 (水法)'을 가르쳐 주기를 청해서 "(수법은) 모두 의외로 기묘하고, 이전의 어떤 방법보다 앞선 것이다."라고 생각하였다. 함께 한 사람으로 이지조 등이 있다.

1608년 이지조는 마테오 리치가 입으로 전한 『원용교의(圓容較義)』를 연술(演述)해 내었다. 1610년 마테오 리치가 죽었을 때 서광계는 부모상으로 그 상기를 다 지키고 경성으로 돌아와서 선교사 우르시스(熊三拔) 등과 함께 천문의기(天文儀器)를 설계하고 공동으로 『태서수법(泰西水法)』을 편집 번역하였다. 이러한 저작품은 서광계의 서학 기초인 동시에 서방 학술이 중국에 전래된 그 기초의 확립을 명시하고 있다. 이후 서광계·이지조 등은 테렌츠(鄧玉函)·샬 폰 벨(湯若望)·나명견(羅明堅) 등의 선교사들과 잦은 왕래를 하였고, 또한 흠천 감사(欽天監司)의 일을 추천하여 맡아서 숭정력법(崇禎曆法) 제정 등의 방면에도 많은 공헌을 하였다. 서방의 과학기술은 자연히 기독교와 일체가 된 양 방면으로 중국에 전해 왔다. 그러나, 중국에 가장 큰 의의있는 작용을 한 것은 과학기술이 국민 생계에 가져온 영향 자체와 개방관념의 계발이다.

즉, 의학을 논하면, 서광계는 서학의 영향을 받지 않은 것 같다. 그의 부친 서사성(徐思誠)은 "박식하며 기억력이 좋아 음양·의술·성상(星相)·점후(占候) 등……여러 방면에 통달했다.(博覽强記, 于陰陽, 醫術, 星相, 占候等……多所通達)"고 하는 인물이었다. 서광계가 숭정 2년(1620)에 올린 『조의역법수정세차소(條議曆法修正歲差疏)』 중에 「도수방통십사(度數旁通十事)」를 언급하였다.

의사는 마땅히 운기(運氣)를 고찰해야 한다. 역수(曆數)를 안 후에, 일월오성(日月五星)의 전차 (躔次 ; 별자리)와 병체(病體 ; 환자)와의 조화와 역행을 서로 보아 관찰하여 알 수 있다. 그래서, 약석침폄(藥石針砭)은 착오가 있어서는 안 되고, 크게 백성을 이롭게 할 수 있다.

여기에서 서광계의 전통 중의약에 대한, 특히 오운육기(五運六氣) 의학이론에 대한 존경과 신뢰를 반영해 낸다. 다만, 이러한 천문기상의학은 정밀한 역법측지(曆法測知)를 필요로 하고, 그는 이 때문에 서법역상(西法曆象)으로 오운육기(五運六氣)를 교정하고 예측할 것을 주장한 것이다. 구체적인 약과 침은 중의법에서 취했다. 이것은 합리적인 방법인데, 당시 서방의 임상치료 기술과 효과는 전부 아직 중의에 미치지 못했기 때문이다. 왕중민(王重民) 선생은 이 한 단락의 말에 대해 비판하였는데, 그가 다음과 같이 생각했다.

이것은 『환유전(寰有詮)』 중에 말한 사설(四說)과 사행(四行)을 배합하고 사행과 사계(四季)를 상응시킨 것으로 모두가 본래는 성점설(星占說)에서 나온 것이다. 『환유전』에서 말한 성점성분이 더욱 많은 점으로 보아, 아마도 서양의 좋지 않은 영향을 받았을 것이다.[1]

---

1) 『서광계집(徐光啓集)』 序言, 상해고적출판사(上海古籍出版社), 1984, p. 34~35.

사실상 '성점설'의 영향이 아니라, 서광계의 서인의 장점을 취해 중의설에 회통시켜보는 그의 태도를 반영하는 것이다.

서광계는 일찍이 여러 차례 비교적 장기간에 걸쳐 병을 앓았지만, 한 번도 서방 의사에게 도움을 청한 적은 없었다. 그 예로 1606년 경성에서 병을 앓았는데, 자리에 누운 지 2개월이 되었다. 이 기간이 바로 마테오 리치와 친분이 두터울 때인데도 단 한 마디도 서양의학에 관계된 말이 없었다. 1621년 1월상 『간병장준구질걸휴소(簡兵將竣遘疾乞休疏)』 중에 "과로 후에 전에 있던 병이 재발되어 머리와 눈이 어지럽고 때때로 넘어질 것 같으며 한쪽 손가락이 마비되더니 점점 좌측 손발까지 만연되어 한쪽은 못 쓰게 되었다〔(勞勤之後, 前疾復發, 頭目昏眩, 時欲傾仆. 一指痲木, 漸次蔓延左畔二肢, 殆成偏廢)〕."라고 언급하였다. 분명히 이것은 뇌혈관 혈전형성의 중풍증이다. 3월에 이르러, 고향으로 돌아가 요양할 것을 허락받았다. 그러나, 도중에 의약을 구하여 치료하기가 불편하여 잠시 천진에 머물러 조리하였다. 이 사이에도 병을 서양 의사에게 물은 일이 없었다. 숭정 3년(1630) 『인병재신전청이완대전소(因病再申前請以完大典疏)』에 다음과 같이 적고 있다.

　(11월) 28일 관상대를 향해 가다가……불의에 사고로 우연히 실족해, 관상대 아래로 굴러 떨어져 허리와 무릎에 상처를 입었다. 그로 인해 움직일 수 없게 됐는데, 지금 의사를 불러 조치하니……만약 사신의 의약이 효과가 있으면 속히 나을 수 있다고 말을 하였다. 만약 병의 기간을 알 수 없다면, 다른 사람에게 이어 넘기는 것이 옳다……

이 때에 의사를 불러 조치한 방법도 중의였다. 1633년 10월, 『치력이유성모간기은서소(治曆已有成模懇祈恩敍疏)』에서도 다음과 같이 말하고 있다.

　미천한 신하의 병환처에서, 약효도 보지 못해 날로 쇠약해지니 아마도 일을 마치기가 어려울 듯하다. 때문에 인원을 보충할 것을 청한다.

이러한 기록에도 모두 서의에 대해서는 언급하지 않았다. 그의 병은 전부 중의약으로 치료한 것이다. 그 본인도 대략 의약을 알고 있었다. 양가면(梁家勉) 교수의 고증[2]에 의하면 『집인(集引)』·『가보·한묵고(家譜·翰墨考)』 등 가운데, 균일하게 서광계가 지은 『의방고(醫方考)』 한 권이 기록되어 있다고 한다. 『행술(行述)』에 열거된 저술들은 『의방』이라 불리며 집에 보관되어 있는데 아마도 이 책일 것이다. 다만 편찬 시기가 자세하지 않다. 1615년을 전후로 광계는 한가로이 지냈는데 부부가 모두 요양 중으로 어쩌면 이 때 이미 편집에 착수하였을 것이다. 이 책이 이와 같은 것은 서광계가 의학을 아는 것이 대략적으로 겉만 아는 데 그치지 않았기 때문이다. 1612년 8월 양정균(楊廷筠)에게 보낸 편지 중에 다음과 같이 적고

2) 양가면(梁家勉), 『서광계연보(徐光啓年譜)』, 상해고적출판사. 1981, pp. 110~111 글과 주 (3)

있다.

> 의가는 급성병은 그 표(標)를 치료하고, 만성병은 그 근본을 치료한다. 지금 병이 급한데 근본을 치료하는 것은 이미 그 표면을 치료한 사람이기 때문이다. 혹 의사가 나의 방법을 사용하기를 바란다면, 또한 아울러 치료할 수 있다(동시에 치료하는 것이 어찌 어렵겠는가?).

이것은 의경(醫經)에 깊이 통달한 말로, 다만 여기에서 이것을 이용해 국가의 군사일에 비유했다. 서공(徐公)의 명달(明達)로 알 수 있듯이 그가 중병에 걸렸을 때 만약 서의 중에 의약에 고명한 자가 있거나, 혹은 서양 의술의 고명함을 얻어들었다면, 반드시 전심전력으로 그 치도(治道)를 구했을 것이다.

다른 한 방면으로 어쩌면 서광계가 서양 선교사들이 의약서를 역술한 사실을 알고 있었다고 생각해야 할 지도 모른다. 이지조가 테렌츠를 도와 『태서인신설개(泰西人身說槪)』를 번역한 사실을 광계가 몰랐을 리 없다. 마테오 리치의 『서국기법(西國記法)』·『영언려작(靈言蠡勺)』, 우르시스(熊三拔)의 『태서수법(泰西水法)』 등이 모두 서방 고전의학이론을 다룬 것이고, 서씨는 분명 일찍이 읽은 것이 분명하다. 다만 이러한 모든 이론은 임상치료술과는 관계가 없고, 선교사 중에 진정한 임상 의사는 없었다(테렌츠는 임상 방면에서 높은 기술을 보이지 않았다). 서광계는 중의에 매우 정통하고, 서의 치료방에서 고명한 부분을 찾아보지 못했기 때문에 계속해서 중의를 고수한 것인데, 이것은 당연한 이치이다. 사실 일찍이 만력 44년(1616)에 지은 『변학장소(辨學章疏)』 중에서 곧 자신의 관점을 발표하였다.

> 무릇 사천애인(事天愛人)의 설과 격물궁리(格物窮理)의 이론, 치국평천하(治國平天下)의 방법과 아래로는 역산(曆算)·의약·농전(農田)·수리(水利) 등의 사람을 이롭게 하고 해로운 것을 제거하는 일은 하나하나 책으로 폈다. 천자와 조정의 신하가 모두 그 시비를 결정하여, 만약 삼강오륜에 위해되거나 유교 경전에 어긋나며, 사술(邪術)이거나 좌도(左道)일 때는 곧 배척하여 없애더라도 신은 앞에 사항에 해당되는 것들과 같이 그 속인 죄를 달게 받겠다.

수복할 만한 것은 서광계의 중서 학술교류에 대한 주요한 공헌인데, 서양학실을 소개했을 뿐만 아니라 더욱 중요한 것은 먼저 중의 회통의 큰 깃발을 들어 올린 것이다.

숭정 14년(1631)에 올린 『역서총목표(曆書總目表)』 중에 명확하게 제시하고 있다.

> 신들의 어리석은 생각으로는 반드시 회통을 하여야만이 초월하여 이길 수 있다고 본다. 회통 이전에 반드시 번역을 하여 저쪽(서양)의 재질(材質)을 녹여 대통(大統)의 모형에 넣는다. 비유하면 집을 짓는 사람이 규격과 치수를 히니히니 전과 같이 하며 나무·돌·기와·벽돌 등이 모두 정교하고 아름다우면 백천만년토록 반드시 무너지지 않는다. 즉, 제도를 존중하고 글을 같게 하여 양쪽의 우수한 것을 합하면 성조(聖朝)의 전적들이 멀리 백세(百世)까지 내려가 영원히 모범이 될 것이다.

그의 말 중에 이미 중체서용(中體西用)의 뜻이 다분히 내포되어 있는데, 그는 중서가 절충 [合璧]·회통(滙通)하는 데는 먼저 번역을 해야 하는데, 그것을 중국 규범내에 범주 안에서 한다면 곧 만고를 지나 영원할 것이라고 생각했다. 중화를 진흥시킬 의도가 이미 그의 표현 속에서 넘쳐나고 있다. 오직 옛것(舊制)만을 고집하는 것은 정말 고질적인 문제이다. 이러한 사상 기초를 근거로 하여 그는 입교하고 전교하였는데, 목적은 바로 "유가를 보충하고 불교를 바꾼다[補儒易佛]."에 있다. 『태서수법』서문 중에 말하고 있다.

　　　나는 일찍이 보유역불할 수 있도록 가르쳐야 한다고 말했다. 내가 서두에서 거기에는 더욱 일종의 격물궁리의 학문이 있다고 하였다. 무릇 세상 모든 사물의 이치는 탐구하면 끌리지 않는 것이 없다. 물러나 오랫 동안 생각해 보아도 그 말이 반드시 그러하며 바꿀 수 없다는 것을 더욱 알았다.

이외도, 서광계는 또한 서방 학술의 방법론 문제에도 각별한 관심을 가졌다. 그는 『기하원 본잡의(幾何原本雜議)』중에서 말하기를

옛사람들은 "군의 옷에서 원앙이 수놓아진 것을 보고 바늘과 그것을 만든 사람을 생각하는 사람은 없다."고 하니, 우리가 말하는 기하학은 이와는 다른 것이다. 따라서 그 말을 뒤집어 "바늘을 군의 옷에 사용한 것이지, 원앙을 어떤 사람에게 수놓은 것이 아니다."고 말하는 것이다. 이 책에서는 다만 바늘을 함께 생각할 뿐 아니라 사람들이 세로운 사업을 창업하여 발전시켜 레이스를 넣고 바늘을 만들게 한다. 또 사람에게 뽕나무를 가꾸고 누에를 치며 실을 뽑고 염색하는 것을 가르친다. 능히 이렇게 할 수 있는 사람이라면 원앙을 수놓건 무엇을 수놓건 간단한 일인 것이다. 그렇다면 왜 원앙을 수놓지 않는가? 말하기를 : 능히 바늘을 만들 수 있는 사람은 원앙을 수놓을 수 있지만, 쉽게 원앙이 수놓아진 옷을 구할 수 있는 사람이라면 누가 즐겨 바늘을 만들려고 하겠는가? 또 바늘을 만드는 방법을 이해하지 못하는 사람이라면 삼나무에서 실을 뽑고 대추나무의 가시를 사용하여 한가롭게 원앙을 수놓겠는가? 중요한 것은 모든 사람으로 하여금 진실로 스스로 원앙을 수놓게 할 수 있도록 하는 것이다.

서광계는 유력한 위치로, 만력 연간에 중국을 충격하는 세계 대조류의 선두에 서 있었다. 중국이란 용주(龍舟)의 출범과 직항을 이끌었다. 본인이 종사하던 서방 과학기술의 도입은 주로 중서역법의 회통귀일(滙通歸一)에 있었고, 여기서 상당한 성과를 거두어 들였다.

중서의약 방면은 그 시기가 아직 이르지 않았다. 그 예로 마테오 리치의 다른 한 친구인 왕긍당(王肯堂, 1549~1613)은 설령 저명한 명대 중의 학자라 하지만, 그도 서의 학술이 어떤 충격력을 가지고 있는지 예감하지 못했다. 왕긍당은 17세 때 모친의 병환으로 인해 마음을 굳혀 의학을 공부하여 점차 그 의술에 정통했다. 40세에 진사가 되어 한림원(翰林院)의 검토(檢討)를 받았다. 그러나, 만력 20년(1592)에 항왜상소(抗倭上疏)가 받아들여지지 않은 것을 계기로 병을 핑계로 하여 관직을 사직하고, 귀향하여 집에 거처하였으며, 재차 의도에 마음을

두고 이에 몰두하였다. 그의 저술 중 『증치준승(證治准繩)』·『의론(醫論)』·『의변(醫辨)』·
『의경(醫鏡)』 등이 모두 이 때 쓰여진 것이며, 아울러 『고금의통정맥전서(古今醫統正脈全
書)』도 편성하였다. 전후 모두 14년으로, 만력 병오(1606)년에 이르러 다시 남경 행인사부
(行人司副)로 추천 보충되었으나, 동시에 복건참정(福建參政)으로 관직에서 물러나게 되었다.
그가 1602년에 지은 『울강재필진(鬱岡齋筆塵)』 중에서 그와 마테오 리치 사이의 왕래를 언급
했는데, 그 가운데 다음과 같이 적고 있다.

> 내가 서역의 유럽 사람인 마테오 리치가 내게 보여준 중국서적(中書籍)을 보았는데 그 종이가 백
> 색으로 명주(고치)같이 얇고 튼튼하며, 양면에 모두 글자가 있는데도 서로 비치지 않는다. 나에게
> 10여 장을 주었는데 먹이 통과하지 않고 물을 묻혀도 묻지 않는 것이 매우 신기하다. 어떤 것으로
> 만들었는지 물으니 이가 말하길 "오래 된 천을 물에 넣어 찧어서 만들었다."고 하는데 채륜(蔡倫)
> 이 두들겨 어망으로 종이를 만든 이유를 알 것 같았다. 이와 같은 것일 것이다.

여기서 마테오 리치와 왕긍당(王肯堂)의 교제가 깊었으며, 긍당(肯堂)이 그 중 서적을 알
고 있었고, 또한, 종이를 증정받았다는 것을 알 수 있다. 그는 또 마테오 리치로부터 글을 증
정 받았는데 다음과 같다.

> 마테오 리치가 또 나에게 『근언(近言)』 한 편을 주었는데, 그 말은 쉽고 그 뜻은 심오하다. 그래
> 서 그 책의 몇 부분을 좌우명으로 삼았다. 사물에는 나에게 있는 것이 있고, 나에게 없는 것이 있
> 다. 욕(欲)·지(志)·면(勉)·피(避) 등은 나의 일로 모두 나에게 있고, 재(財) 작(爵)·명(名)
> ·수(壽) 등과 같은 것은 나의 일이 아닌 것으로 모두 나에게 있지 않다. 나에게 있는 것은 쉽게
> 장악하나, 나에게 있지 않은 것은 다다르기가 어렵다.

대개 인생의 윤리와 수양에 관한 내용이다. 그 밖에 다음과 같이 적고 있다.

> 서역인 마테오 리치가 태양이 지구보다 크다고 말했는데, 사람들이 놀라서 믿지 않았다. 말이 그
> 러하니 확실히 바꾸기가 어렵다. 이제 그 말을 왼쪽에 적는다…….

여기에서 왕긍당이 적극적으로 서양 신학설을 받아들였다는 것을 알 수 있다. 그러나, 전편
에 걸쳐 단 한자의 서양의학에 관한 내용을 언급한 바가 없고, 설령 뇌설(腦說)·사행(四行)
·사체액(四體液)과 같은 게 있다 해도 전부 무슨 이유가 있는 것은 아니다. 긍당은 강소 금
단(江蘇 金壇) 사람으로 남경에서 멀지 않다. 그가 마테오 리치를 만난 시기는 분명 마테오
리치가 1900년 경성을 향해 조공하러 가기 전의 일이다. 과거에 왕긍당이 최초로 서양 학설
을 받아들여, 일찍이 『역과준승(瘍科准繩)』설[3]에 서양의 골학해부(骨學解剖)를 저술하여 남

---

3) 장위풍(張慰豊), 「조기서양의학전입사략(早期西洋醫學傳入史略)」 (『중화의사잡지(中華醫史
雜誌)』 11(1) ; 5, 1981) 참고.

겼다고 여기는 사람이 있었는데, 이것은 모두 조사하면 사실 근거가 없는 억측 조작일 뿐이다. 그의 의약에 대한 견해도 서광계와 같아서 한 자의 서양 의학설도 언급하지 않았다. 이러한 사실은 적어도 당시 서양 의학설이 중국 의학자들의 주목을 그리 끌지 못했다는 것을 증명하는데, 그것은 그 선진성 및 실용가치를 찾아보지 못한 때문이다.

(二)

약간 이후로, 명말에서 청초 사이에 중서회통을 솔선적으로 제창하고 의학계에 약간의 실제적 영향력을 끼친 사람은 방이지(方以智, 1611~1671)이다. 그의 행장은 과거 의사계(醫史界)에서 드물게 소개되었고, 다만 채경봉(蔡景峰) 교수 등의 개별 문장이 있을 뿐이다. 연구가 결핍된 점이 사실 유감스럽다. 이지(以智)의 자(字)는 밀지(密之)이고 호는 만공(曼公)인데 또 다르게는 용안우자(龍眼愚者) 녹기산인(鹿起山人) 등으로 불린다. 출가 후에는 홍지(弘智), 행원(行遠)으로 개명하였고, 법호로는 무가(無可)·오로(五老)·약지(藥地)……, 약유노인(藥游老人)·무가지도인(無加智道人) 등이 있다. 방이지는 9세 때(1619) 부친이 복건장계(福建長溪)로 취임됨에 따라서, 단식 선생에게 직접 훈도를 받으니, 그 정론을 즐거워했다. 단석(壇石) 선생은 곧 웅명우(熊明愚)로 당시 첨사직(僉事職)을 담임하였다. 그는 만력 29년(1601)에 진사가 되어 일찍이 서광계와 합작으로『태서수법』을 번역하였고, 아울러 웅삼발의『표도기(表度記)』에 서문을 썼으며, 열성적으로 서학을 소개했는데, 방이지가 받은 그의 영향은 적지 않은 것으로 간접적으로 또한 우르시스가 전한 바의 서양학설을 알았을 가능성이 있다.

그러나, 만일 범행준 선생의 말처럼 웅명우가 "부친을 따라 장계에서 웅공(熊公, 三拔)을 만나 이 일을 말했다."[4]고 한 우르시스가 잘못이라고 할 수 없다.

방이지는 18세 때에 이미 문리를 캐기를 좋아하고, 그 외 상수학에도 이르렀다. 21세부터 방록(訪錄)을 고증하여 교정했는데, 1643년 5월에『물리소식(物理小識)』의 초고를 작성했다. 이 책은 그 후에도 계속해서 보안했는데, 1644년 명이 망하여 남쪽 복건성으로 내려갔을 때, 남월(南粵)의 기이한 기물과 해외 수입품을 보고 듣고는 그것을 또『물리소식』에 기록했는데, 곧 한 예가 된다. 1649년 광서 평락산(平樂山)에 은거하였고, 적력년에 초월지방을 유랑하며 얻어들은 방법을 다시『물리소식』안에 보충시켜 넣었다. 이 책은 그가 죽은 후에 그의 아들이 출간했는데 모두 12권으로, 그 중 의약류는 2권인데, 거의 서양학설과 관련되지 않았

---

4) 범행준(范行准),『명계서양전입지의학(明季西洋傳入之醫學)』2권,「방이지전(方以智傳)」을 참고.

다. 그러나, 기타 권 중에는 곧 서의의 학설을 인용한 부분이 매우 적지 않다. 특히 3권의 '인신류(人身類)'가 많다. 만약 탕약망(湯若望)이 짓고, 용화민(龍華民)이 개정한 『주제군징 (主制群徵)』(1610 간행) 중의 '뇌설(腦說)'을 인용한다면, '여모인판(如摹印板)'의 이론에 동의할 뿐만 아니라, 게다가 뇌(腦)·척수(脊髓)·뇌신경(腦神經)과 척수신경(脊髓神經)의 해부를 소개했고, "뇌산동각지기, 궐용재근(腦散動覺之氣, 厥用在筋)"을 언급했는데, 여기의 '근(筋)'은 곧 지금의 이른바 '신경(神經)'이다. 또한 인신(人身)·습열(濕熱)·영양(營養) 등에 관한 서방 사체액설을 인용 서술하였고, 아울러 중의 맥학의 "모든 증상에 의사는 반드시 3부맥의 박동하는 힘으로부터 헤아려야 한다.", "이 논은 간·심·뇌·근으로 논한 것으로 『영추』와 『소문』에서는 아직 밝히지 않았다. 그러므로, 인용하여 접하게 한다."라고 말하였다. 그의 근본사상은 바로 "수문·수결·수시·녹지, 이후일후지회통(隨聞, 隨決, 隨時, 錄之, 以侯一後之滙通)"이다. 이것은 진실로 방중통(方中通)의 '『물리소식』 편록연기(編錄緣起)' 중에 이른 바와 같다. 절충 회통하는 것이 또 어찌 스스로 다행한 일이 아니겠는가?

이러한 회통사상(會滙思想)은 방이지의 다른 한 부의 저작 『계고당 2집(稽古堂二集)』 권하(卷下)의 『의학서(醫學序)』(1638) 중에서도 일찍부터 드러나 있다.

소자 이지(以智)는……서당에서 글을 배운 나머지 물리에 잘 궁통하여 의학의 이론을 수집하여 1편의 책을 만들었다.

방이지는 아직 환자를 치료하지는 않았다. 또 그 이론 즉, 『영소(靈素)』의 조관에 궁통하였고, 『증치(證治)』의 준승(准繩)을 상세히 살펴 요점을 기록하여 『의학(醫學)』이라 하였으니 이는 애오라지 비망록이다. 앞으로 장차 이것을 인용하여 펴서 회통하면 진실로 의사에게 일조가 될 것이다.

그가 어떻게 중서의(中西醫) 회통을 진행했는지는 찾아볼 만한 자료가 없다. 현재 그의 고향인 안휘성에 『의학회통(醫學滙通)』(1651~1658 지음)의 유일본 필사본이 보관되어 있는데 그 중에 "하나는 둘에 사용되고, 둘은 곧 하나이다(一用于二, 二卽一也)."라고 말한 것은 『동서균(東西均)』(1652 지음)과 같이 명확한 '합이이일(合二而一)'의 사상이 있다. 이 하나의 사상은 바로 그의 회통이론의 기초이다. 1638년, 방이지는 일찍이 지은 『선운도(旋韻圖)』에 서양식 표음표기를 사용하였는데 또한, 그 회통의 한 예로 볼 수 있다. 그 전에 비록 선교사 김니각(金尼閣)이 『서유이목자(西儒耳目資)』(1626 간행)에서 먼저 시작하여 제창 사용하였지만, 그러나, 필경 본국인으로는 방이지가 처음이다. 방이지가 의학 공부를 시작한 것은 1637년 27세 때의 일인데, 『의학서』 중에 다음과 같이 말하고 있다.

정축(1637)년에 늙은 아버지가……치료를 잘못하여 금신자(金申子)로 풀었다. 이에 의학을 배웠다. 노부가 말씀하시기를 "운기(運氣)·경락(經絡)·맥리(脈理)·병능(病能)·약성(藥性)·의방(醫方)이 모두 상(常)과 변(變)을 통하여야 한다. 증상에 따른 경험으로 보면 천만 가지가 모두 변하는 것을 알 수 있다." 한마디로 말하면 그것은 변화라는 요점으로 귀결된다.

보아하니 주종이 된 것은 여전히 중국의 고의학이다. 1639년 황종희(黃宗羲)에게 진찰을 해주고 학질을 치료해 주었다. 그런데, 앞서 서술한 바와 같이, 『주제군징』 중의 사체액·뇌근설(腦筋說) 등에 대해서 이미 충분히 숙지하고 있었다. 그의 부친 또한 서학에 정통했었는데, 이 '일언이종(一言而終)'은 서양의학을 포괄한다고 말할 수 있다.

방이지 본인이 26세(1636) 때 남경에서 이탈리아 선교사 삼비아소(畢方濟, Francisco Sambiaso, 1582~1649, 1609 중국에 옴)를 만난 적이 있는데, 그에게서 학문을 물어 배웠다. 그는 『슬우신필(膝寓信筆)』 중에서 다음과 같이 말하였다.

> 서유(西儒) 마테오 리치는 넓고 망망한 바다와 같은 중국에 와⋯⋯저서 『천학초함(天學初函)』에서 내가 많은 책을 읽다 풀리지 않아⋯⋯남쪽에 있는 양필공(梁畢公)을 찾아가 역산(曆算)·기기(奇器)를 물었더니 상세히 가르쳐 주지 않고, 천사(天事)를 물었더니 기뻐하시며 대저 『칠극(七克)』으로서 이학(理學)을 하는 것은 어려운 일이라 하였다.

『천학초함』 중에 이편(理編)·기편(器編)을 포함하여, 선교사들이 역저한 20종이 수록되어 있는데, 그 예로 『태서수법』·『영언려작(靈言蠡勺)』 등이 모두 그 중에 포함되어 있다. 여기에서 방이지가 모두 완독하였음을 알 수 있다. 1640년을 전후로 해서 방이지는 또 독일 선교사 탕약망(道未)과 친분이 두터웠는데 『물리소식』 제7권에 탕도미가 그를 위해서 농수 제조 방법을 말해 주었다고 기록되어 있다. 방중통(方中通)의 『배시(陪詩)』 제2권에도 "서양의 탕도미 선생과 역법을 논한다."라고 되어 있다. 또 "선생이 숭정 때에 중국으로 들어왔기 때문에 간행된 역법책을 『숭정역서(崇禎曆書)』라고 이름하였다. 그대와의 교제가 두터웠으며 그대는 또한 천학(天學)에 정통하였다."라고 말하여 방이지와 탕약망이 교제한 일들을 기록하였다.

방이지는 의약에 매우 열중하였다. 청나라 병사가 국경을 넘어 들어온 후 그는 사로잡혔다가 틈을 타서 도망하여 민(閩; 地名)에서 월(粤; 地名)로 들어가 시중에서 약을 팔았다. 후에 잠시 남명(南明)에서 벼슬을 하였는데 1650년 그의 나이 40세에 이르러 청나라 병사가 계림(桂林), 평락(平樂) 등지를 함락시키자 방이지는 머리를 깎고 승복을 입고 은거하여 입산 출가하여, 조동종(曹洞宗)에 귀의하였다. 여산(廬山) 오로봉(五老峰)에서 『동서균(東西均)』을 지어 만물의 변화와 교체 및 삼교(유·불·선을 말함)가 자기의 하나로만 고집할 수 없다는 등을 논하였으며, 한가할 때는 동쪽 대문을 닫고 약을 심었다. 스스로 '약지(藥地)'라고 불렀다.

1652년말[除夕]에 고향인 안휘성 동성(桐城)으로 돌아온 후, 고좌사(高座寺)에서 나오지 않았다. 1653년에 이중재(李中梓, 1588~1655)가 와서 진찰을 청하였다. 이중재의 자(字)는

사재(士材)이고 상해인이다. 그는 의술로 이름이 높았다. 숭정 정축(丁丑)(1637년)에 『의종
필독(醫宗必讀)』을 지었다. 그 중 제1권에 '신개정내경지도(新改正內景之圖)'가 있는데, 근대
인체해부도와 매우 근사하다. 그런데 이 책과 『사재삼서(士材三書)』에는 균일하게 서양의 영
향을 찾아볼 수 없다. 이 도표는 『삼재도회(三材圖會)』[명나라 때 왕기(王圻)·왕은(王恩)
의 부자가 만력 연간에 편집하였다]의 '신체(身體)' 7권에 덧붙인 도표(이 도표는 해부학적
가치로 볼 때 『의종필독』에 뒤지지 않는다. 아울러, 매우 유사하다)보다 늦게 나왔다. 『배
시』 제1권에 두 사람이 만난 일을 기록한 시가 있다.

<blockquote>
상간하필문창상(相看何必問蒼桑)　　행유허호일월장(幸有虛壺日月長)
지한정난투약석(只恨情難投藥石)　　기여병갱입고황(其如病更入膏肓)
고인선득지인감(高人先得知人鑒)　　도세환전구세방(逃世遷傳救世方)
천지가령생초목(天地可怜生草木)　　불봉기백유수상(不逢岐伯有誰賞)
</blockquote>

두 사람의 정과 우의가 매우 돈독하였으며, 의약을 빌려 세사에 비유하여 우국애민 정신을
나타내었다.

방이지의 아들 방중통은 일찍이 모나코로부터 서학의 천문역산을 전수받았다. 1656년 방이
지는 『역(易)』 상(象)을 전수하고는, "통기귀우질측(通幾貴于質測)"을 말했으며, 서학을 교
정했다. 1659년 중통은 샬 폰 벨과 함께 역법을 토론하였다. 1665년 『물리소식』을 탈고 출판
하였는데, 중통이 적지 않게 힘을 썼다. 1671년 방이지는 재차 감옥에 구금되었고, 압송되는
도중에 공강(顋江) 황공탄(惶恐灘)에서 스스로 목숨을 던져 그 사업은 기본적으로 중통에 의
해 계승되었다.

방이지가 지은 『의학회통』을 필자는 친구의 도움을 통해서 대략의 그 개요를 알게 되었는
데, 그 중에 중서의 회통을 논거한 바는 없고, 주로 의학이론 자체의 회통에 대해 말하였다.

그러나 그가 『물리소식』에서 소개한 서양의학은 오랫동안 중의학계에 영향을 주었으며,
300년 뒤의 청대 동광(同光) 때에 조언휘(趙彥暉, 1832~1895)도 그의 저서 『존존재의화고
(存存齋醫話藁)』에서 『물리소식』의 내용을 인용하고 있다. 이 책의 상권 제 20조에 다음과
같은 내용이 있다.

뇌는 움직이고 느끼는 기운을 분포시키며 그 작용은 근육에 있다. 그러나 뇌는 체간과 분리
되어 있기 때문에 근을 수축시켜 사지관절을 움직이게 할 수는 없다. 따라서 척추와 척수와
함께 연계되어 전체에 영향을 미치게 된다. 뇌피는 내외의 층으로 나뉘며 내층은 부드럽고 외
층은 견고하여 본기를 보존할 수 있고 또한 근육의 기시점이 된다. 뇌로부터 나오는 근육은
여섯 쌍이 있는데, 그 중 한 쌍만이 목을 통하여 뇌의 아래로 나와 위구의 앞에까지 이르며
나머지는 모두 두개골 안에 존재하여 오관의 기를 전달하고 운동을 명령하기도 하며 감각을

명령하기도 한다. 또 척수로부터 나오는 근육은 40쌍으로서 각각 많은 분기(分支)를 가지고 있어서 모든 피부에까지 도달한다. 피부와 접하는 부분은 피부와 비슷하게 변형되어 있어서 여기에서 피부가 시작되며 따라서 기를 피부로 인도하여 전신을 충만하게 하고 모든 곳에 기를 도달하게 할 수 있다. 근육으로 이루어진 체간은 내부를 싸고 있고, 피부는 겉을 이루어 뇌와 연계되어 있어서 뇌와 전신을 연결해 주는 중요한 역할을 한다. 즉 심과 간에서 발생한 맥락은 심과 간이라는 본체를 가지고 있으면서 그 성질을 전신에 전달하여 주는 것이다. 대개 심과 간, 뇌 세 가지는 본체에는 정해진 한계가 있어서 반드시 근맥의 힘을 빌려야 능히 전신과 서로 연락 관통되어 그 역할을 다할 수 있는 것이다. 그렇지 않다면 7척이 되는 인체를 이 세 가지가 어떻게 전신을 영양하고 호위하여 지각하고 운동하는 신령한 작용들을 발생시킬 수 있겠는가? 무가(無可)가 주석하여 말하기를 "이 내용은 간심뇌근에 대하여 설명한 것으로서 소문과 영추에서 밝혀내지 못한 것이다. 이상의 두 가지 내용은 필사본에서 발췌한 것으로서 작자가 누구인지 알 수 없다."고 하였다.

조언휘는 결국 '무가(無可)'가 바로 방이지임을 알지 못하였고, 최근 사람인 임응추(任應秋)교수도 역시 이를 알지 못하였다. 뇌신경과 척신경에 대하여 설명한 이 내용은 방이지가 샬 폰 벨(湯若望)의 『주제군정(主制群徵)』 중에 있는 '이인신향정(以人身向徵)'이라는 부분에서 뽑아낸 내용으로서 『물리소식』의 '인신류(人身類)'에서 볼 수 있다. 말하기 좋아하는 사람들은 이 내용이 필사본에서 나온 것이라는 말을 보고 전래되어 온 또다른 의학이라고 말한다. 그러나 방이지가 "이것은 영추와 소문에서 밝혀내지 못한 것이다."고 말한 것이 바로 중의학에서 빠진 부분들을 보충하려는 하나의 회통방식이라고 할 수 있고, '기'를 말하고 '영위'를 말한 것은 중의이론으로써 서의학을 해석하려고 한 것이다.

방이지는 『물리소식』에서 『주제군정』을 인용하여 '혈이 근을 영양하는 이유'를 설명하였는데, 여기에서 다음과 같이 말하였다.

......혈은 자양하는 재료가 된다. 혈은 맥을 운행하고 맥에는 총락이 있다. 낙맥이 간으로부터 나오는 것이 두 가지가 있어서 하나는 상행하고 하나는 하행하는데, 갈수록 적은 맥으로 나뉘어져 미세한 맥에 이르게 된다. 무릇 안으로 장부, 밖으로 살갗에 이르기까지 전신을 관통하고 있다. ...... 심으로부터 나오는 것도 두 개의 대락이 있어서 하나는 상행하고 하나는 하행하여 전신으로 가늘게 나뉘어지니, 모두 간락과 같은 것이다. 차이가 있다면, 간락은 혈을 운행시키고 혈을 보존하며, 심의 대락은 열을 전도하여 기(氣)의 통로를 기르는 것을 전담하는 것이다. 심은 호흡을 통하여 새로운 기운을 들어오게 하고 묶은 기운을 내보내 진실로 전신과 결합되니, 맥이 이에 상응하여 조금이라도 반응하지 않으면 바로 한열이 발생하게 된다. 모든 질병에 의사는 삼부(三部)의 동맥이 뛰는 힘을 헤아려 진단하여야 하니, 병의 근원은 대개 여기에 있는 것이다.

이 내용은 분명히 개윤(蓋倫)(西洋人名) 등의 간혈심혈공양설(肝血心血供養說)이며 동양에는 없던 학설이다. 방이지가 이를 인용하여 중의학에서 삼부구후(三部九候)에서 질병을 진단하는 이치를 해석한 것으로서 이미 암암리에 중서의를 회통하고 있는 것이다.

서광계와 방이지로부터 중서회통의 시대적 조류는 이미 싹트고 있었다. 방이지는 진일보하여 중의학과 서의학의 장단점을 논술하고 비판하였으며, 이후 연구자들이 이를 따랐다. 그 『만우초(曼寓草)』권하『물리소식』 저서에서 그는 다음과 같이 말하였다.

> 천지간에 가득찬 것이 모두 물질이다. ……천지를 전체적으로보면 천지도 하나의 물질인 것이다. 이에 근거하여 알 수 없는 것에 대해서는 알수 있는 것으로서 미루어 알 수 있으며, 큰 것으로서 은미한 것을 알 수 있으니, 모든 것이 하나의 실체이며 이것이 만물의 실제적인 심기(深幾)인 것이다. 이러한 것들이 쌓여서 그 근원을 깊이 궁구하는 것을 통기(通幾)라고 한다. 모든 만물은 원인 있는 것이므로 이를 실제적으로 궁구하여야 한다. 크게는 원회(元會)에서 적게는 초목과 곤충에 이르기까지 그 성질을 분류하고 그 호악을 나누며 그 상변을 추지하는 것을 질측(質測)이라고 하니, 질측은 곧 통기(通幾)를 간직하고 있는 것을 말한다. ……만력 때부터 멀리 서양학이 들어와 질측에 대하여 자세하게 설명하였지만 통기에 대하여는 서투른 것이었다. 지혜로운 학자가 본다면 서양의 질측은 아직 완비되지 못한 것 같다.

방이지는 서학이 질측에는 상세하였지만, 통기에는 서투르다고 지적하였는데, 분명 그러한 구분이 있다는 것은 옳은 것이었다. 그러나 단지 서양인의 질측은 완비되지 못한 것이라고 말하고 중국의 통기도 또한 완비된 것이 아니며 상당히 현학적이다라고 말하지 않았으니, 작자가 다소 편파적인 입장에 서 있었다는 것은 분명하다. 그러나 지적할 만한 것은 이 때부터 "서학은 질측에 상세하고 통기에 서투르다"는 논점이 중서학술의 차이점을 개괄하는 데 거의 정론화되었다는 것이다. 중서의 회통을 추구했던 왕학권(王學權)의 '피리춘추(避理春秋)'에 대한 관점과 주패문(朱沛文)의 '궁리격물(窮理格物)'이론은 사실 모두 방이지의 이론을 계승한 것이었다. 회통파의 회통은 역시 이러한 이론적 기초 위에서 서로의 장점을 취하고 단점을 보완하는 실질적인 방법을 구하였다. 이렇게 그의 영향은 오랫동안 깊게 이어졌다.

어쨌든 서의학을 받아들이고 회통하려는 것은 명말 선각자들의 적극적인 태도였으며, 또한 시대적인 조류이기도 하였고, 더욱이 방이지는 중서의회통사상의 계몽자로 불리었다.

제 2 절 '뇌학설'의 중서의(中西醫)의 회통(滙通)

(一)

중서회통(會通, 또는 滙通)은 의학이론상 '뇌설'에서 시작되었다. 방이지(方以智) 조언휘

(趙彦暉)가 전한 '뇌산동각지기(腦散動覺之氣)' 학설과 '뇌주기억(腦主記憶)' 학설이 중국 의학계의 주목을 받았는데, 처음에는 받아들여졌고, 뒤에는 회통(滙通)되었다. 고대 중의학은 뇌수에 관해 인식이 없었던 것이 아니라 '기항지부(奇恒之府)'로 귀결했다. 『소문(素問)』「오장별론(五臟別論)」 중에 다음과 같이 적고 있다.

황제가 묻기를 "내가 방사(方士)들에게 듣길 어떤 이는 뇌수를 장이라 하고, 어떤 이는 대소장, 위를 장이라 하더라. 구태여 물어 보면 또 다르고 모두 자기 말이 맞다고 한다. 선생의 대답을 듣고 싶다." 기백(岐伯)이 대답하길 "뇌·수·골·맥·뇌·자궁 여섯 가지는 지기(地氣)를 받고 생겨났으며, 모두 음(陰)을 저장하고 있으며, 땅을 형상하고 있습니다. 그러므로, 저장만 하고 배설하지는 않기 때문에 기항지부라 합니다."라고 하였다.

그러나, '뇌'가 인체의 주요기관을 주재하는 것으로 여기진 않았다. 글 중 확연히 나타난다. 기능상 심장이 주재한다고 여겼다. "심장은 신(神)을 저장한다", "심장은 오장육부 중 주체가 된다" 뿐만 아니라 "심장은 생각(思)을 주관한다"는 귀절이 있다. 실제적으로 뇌의 기능에 속하는 사항을 심장의 공능으로 귀결했다. 해부학적인 면에서 뇌가 두개골내에 있다는 것을 알았다. 예로, 『영추(靈樞)』「해론(海論)」편을 보면 "뇌는 수(髓)의 바다이며, 위로 백회혈 아래로 풍부혈에 속한다."라고 하였다. 그리고, 눈에 '총계(總系) 〔안신경(眼神經)〕'가 있으며 뇌에 연결되어 있다는 것도 알았다. "근골은 혈기의정으로 싸잡아 매여서 맥과 어우러 연계되어 위로는 뇌에 속하고, 뒤로는 항중(項中)으로 나온다."고 하였다. 『영추(靈樞)』「대혹론(大惑論)」에서는 또 척수와 뇌의 관계에 대해서 "척수는 모두 뇌에 속한다" 〔『소문(素問)』「오장생성론(五藏生成論)」〕"고 기술했다. 그러나, 뇌신경 척수신경, 척추의 진짜 기능이 무엇인지 잘 몰랐다. 척수와 골수를 혼동하여 하나 인양 여겼다. "음식이 들어가면 기가 충만하고 뼈를 윤택하게 하고 뼈는 굴신(屈伸)을 주관한다. 뇌수를 설택(泄澤), 보호하고 피부를 윤택하게 하는 것은 액이다."〔『영추(靈樞)』「결기(決氣)」〕라고 하여 '골수(骨髓)'를 영양을 공급하는 근원으로 여겼다. 그러나, 뇌수는 제한적이나마 중요하게 여겼다. "사람이 태어나면 먼저 정을 생성하고 정(精)이 생성되면 뇌수가 생성된다.(『靈樞』「經脈」)"라고 하였다.

병리학적인 면에서 보면 "수해(髓海)가 유여(有餘)하면 몸이 가볍고 힘이 넘치고 장수하며, 부족하면 머리가 어지럽고 귀에서 소리가 나며 아래 다리가 저리고 현기증이 나며 눈이 잘 보이지 않고 눕고 싶어한다."〔『영추(靈樞)』「해론(海論)」〕라고 하였고, "사기(邪氣)가 목 뒤에 있으면,……깊이 들어가면 안계(眼系)를 통하여 뇌로 들어가면 머리가 어지럽고 따라서 눈이 어지럽고 도는 것 같다.〔『영추(靈樞)』「대혹론(大惑論)」〕"고 하였다. 중의학의 뇌에 관한 기술을 보면 오랫 동안 『내경』에 기술된 수준에 머물렀다. 뇌를 생명의 중추, 지각의 사령으로 본 도가들의 인식이 한층더 깊었다. 『황정경(黃庭經)』에서는, "뇌의 신, 정은 니환궁(尼丸宮)에 뿌리를 한다."라고 하였다. 『유양잡조(酉陽雜俎)』에서는 또, "뇌신(腦神)을 각원(覺元)이라 한다."고 기록하고 있다. 명대에 이르러 이시진은 도가의 이론을 받아들여 새로운 관점을 제출했다. 그가 쓴 『본초강목』「신이(辛夷)」편을 보면

비기(鼻氣)는 하늘에 통한다. 하늘은 머리다.…… 뇌는 원신지부(元神之府)이며, 코는 명문(命門)의 규(竅 ; 구멍으로 통로)가 된다. 중기(中氣)가 부족하면 청양(淸陽)이 오르지 못하고 그러면 머리가 기울고 9규(九竅)가 원활하지 못하다.

고 하였다.

뇌가 도대체 '원신지부(元神之府)'의 기능을 어떻게 발휘하는지 여전히 정확하지 못하다. 또 사상, 기억 등의 기능을 포함하지 못하고 있다. 이러한 상황에서 서양에서 온 뇌학설은 매우 독창적이었으며 의학계를 뒤흔들었다. 제일 먼저 소개한 사람은 김성(金聲)이다.

김성(金聲, 1598~1645)의 자는 정희(正希), 혹은 자준(子駿)으로, 안휘성(安徽省) 휴령(休寧) 사람이다. 숭정(崇禎) 원년(元年)에 진사가 되고 그 다음해에 감군어사(監軍御使)가 되어 청병(淸兵)을 저격하였다. 그리고, 3년 후에 병으로 인하여 퇴직하였는데 서광계가 그를 추천하여 역사책을 고쳐 쓰게 한 적이 있다. 숭정(崇禎) 8년(1635)에 산동의 첨사를 지냈고 16년에 한림이 되어 문장을 쓰게 하였다. 다음해 명조가 망하고 김성은 어머니의 상을 치렀다. 1645년 남부(南部)가 공략된 후 왕을 위하여 힘을 들여 병사를 일으켰다. 그 후 9월에 포로가 되어 10월에 죽음을 당했는데 청조를 반대하여 싸운 민족영웅이다. 김성은 서학에 정통했다. 숭정 5년(1632)에 이미 제자를 거느리고 태서(泰西)씨의 가르침을 받았고, 천주교도가 되었다. 서현호(徐玄扈 ; 서광계를 말함)에게 올린 서신에 "서방의 학자를 경복(敬服)하고 그들의 실학을 좋아한다."는 말이 있다. 그의 동향인 섭세인(葉世寅 ; 孟陬)은 『김충절전(金忠節傳)』에 다음과 같이 말했다.

내가 돌이켜 보니 세상에서 병을 고치는 사람들 중 공은 "뇌가 기억을 주한다."는 설을 알았고, 다른 사람들은 이것을 아는 사람이 적었다. 왕인암(汪訒菴)의 『본초개요(本草槪要)』와 왕훈신(王勳臣)의 『의림개착(醫林改錯)』에 모두 이들이 나왔으나 사람들에게 전해지지 않고 있다. 내가 알기로는 공이 서광계와 함께 서양인한테서 역산(力算)을 배웠다는데 거기에서 배웠으리라고 짐작된다. 충화의 뇌에 대한 인식은 공의 공덕이 아닐 수 없다.

김성의 뇌에 관한 이론은 혹은 테렌츠(鄧玉函)의 『인신설개(人身說槪)』를 보고 얻었을 수도 있다. 특히, 『인신설개(人身說槪)』중의 필공진(畢拱振)의 서론 중의 글과 김성의 이론은 같은 점이 많다. 예를 들면, 다음과 같다.

사람의 기억의 장소가 뇌라면 처음 들으면 이상한 이론이라고 생각하겠지만 사람이 생각할 때, 눈을 감고 이마를 찌푸리며 늘 위를 향해 무엇을 바라는 듯 하는 것과 동양에서 말을 기억하지 못하는 사람을 '몰뇌자(沒腦子 : 머리가 없다.)'라고 하는 것은 이 이론이 진실하다는 것을 증명할 수 있다. 이렇게 동양과 서양의 이치가 서로 부합되는 것이다.

이와 비슷한 말을 일찍이 마테오 리치가 쓴『서국기법(西國記法)』과 선교사와 유관된 책들에서 볼 수가 있다. 제8장에서 이미 인용하였다. 김성은 아마 서방에서 얻은『뇌설』을 본지방의 왕앙(汪昻, 1615~?)에게 전했을 수 있다. 왕앙(汪昻)은 자는 인암(認庵)이고 역시 안휘(安徽) 휴령(休寧) 사람이다. 명조의 제생이고 명조가 망한 후 더는 과거를 보지 않고 은퇴하였는데 의학책을 즐겼다.『본초개요(本草槪要)』·『의방집해(醫方集解)』·『탕두가결(湯頭歌訣)』은 모두 그가 쓴 책인데 의학의 보급에 특별한 공을 세웠다.『본초개요(本草槪要)』(1694 간행) 중 신이(辛夷) 조목 아래 다음과 같은 말이 있다.

나의 고향 분인 김정희(金正希) 선생은 나에게 "사람의 기억의 장소는 뇌이다. 어린이가 기억이 좋지 않은 것은 뇌가 아직 충만하지 못했기 때문이고 노인이 기억이 좋지 않은 것은 뇌가 점점 비여 가기 때문이다. 사람이 물건을 볼 때마다 그 영상이 뇌에 남기게 된다."고 말씀하셨다. 내가 보건대 사람이 옛날 일을 기억할 때마다 눈을 감거나 위로 치켜뜨고 사고하는데 이것은 신을 뇌에 모이려는 뜻이다. 사람들은 모두 습관이 되어 발견을 하지 못하고 김선생이 말을 해서야 알게 되었다. 이시진이 이르기를 "뇌는 원신지부(元神之府)가 된다."라고 하였는데 그 뜻이 이에 부합되는 것이 아닌가 한다.

이렇게 김성이 왕앙에게 전하고 왕앙이 서방의 "뇌는 기억을 주관한다."고 한 것과 이시진의 '원신지부(元神之府)'를 합하여 초보적인 교류가 있게 되었다. 김성이 그가 들은 것을 자기 고향 사람인 의학자 왕앙에게 전한 것은 이상한 일이 아니다. 김성은 의학에 본래 관심이 퍽 많았다. 그 당시 정연도(程衍道)[자는 경통(敬通), 명청 때 의가, 안휘 흡현(歙縣) 사람으로서 명의 정개(程玠)의 조카 손자이다. 명의 이중재(李中梓)에게 배운 적이 있음]가 왕도(王燾)『외대비요(外台秘要)』를 다시 쓸 때 김성이 그 서론을 썼다. 그 때는 숭정 16년(1636)이고 김성이 참좌군무흠(參左軍務欽)으로부터 산동도감찰어사(山東道監察御使)로 임명을 받은 때였다. 그는 정경통(程敬通)을 몹시 추앙하였다. 그 서론에 다음과 같이 이르고 있다.

정자경통(程子敬痛)은 진정한 유가의 학자인데 의학에 또 방통(旁通)한다. 나는 이전에 의학을 배운 적이 없으나 후에 정자(程子)에게 배웠다. 정자(程子)는 맥을 짚어 병을 말하는 것이 목무전인(目無全人 ; 매우 능함)하고, 미언고의(微言高義 ; 말이나 문장은 보는 것 없지만 그 뜻은 매우 깊다)가 부단히 나오는데 내가 들어보지 못한 것이고 다른 곳에서 들어보지 못한 해석도 들었다.

김성의 정경통(程敬通)에 대한 평가는 곧 방이지(方以智)가 말한 통기(通幾)에 정통하다는 것이다. 김성과 왕앙의 상면(相面 ; 만남)은 대략 이 서론을 쓴 후일 것이다. 그리고, 그 때 왕앙은 20세밖에 안 되었고, 명조가 망하기 전이었을 것이다. 혹은 1643년에 김성이 병으로 인하여 부모의 상사를 만나 집에 있을 때 고향에서 왕앙을 만났을 수도 있다. 그 때 나이는 약 28세이다.

왕앙의 『본초개요(本草槪要)』는 간단하고 완벽하며 통속적인 책이므로 1694년 책이 나온 후 널리 퍼져 그 독자가 매우 광범위하였다. 이로써 뇌설도 광범하게 퍼졌다. 이 책이 인용한 뇌의 이론은 왕청임(王淸任)의 『의림개착(醫林槪錯)』(1830 나옴) 중에서 큰 반응을 일으켰다. 그는 큰 열정을 가지고 『뇌설』을 선전했고 그 이론을 더 많이 발휘시켰다. 이 책의 『뇌수설』에 다음과 같이 이르고 있다.

영기기성(靈機記性)이 뇌에 있는 원인은 음식이 기혈을 만들고 기육(肌肉)을 장(長)하게 하며 정즙(精汁)의 맑은 부분이 수로 화하여 척추를 통하여 뇌에 이르러 뇌수로 되기 때문이다. 그의 윗골은 천령개(天靈蓋)라고 부른다. 두 귀는 뇌와 통하고 있어 들은 것이 뇌로 간다. 뇌의 기(氣)가 허하면 뇌가 작아지고, 뇌의 기와 귀의 기가 접하지 못하게 되어 귀가 허하게 되고 그러므로 귀가 멀게 된다. 두 눈은 뇌즙(腦汁)에서 생긴 것이고 뇌에서 자라므로 본 물건은 뇌에 이르게 된다. 눈동자의 흰 부분은 뇌즙(腦汁)이 아래로 흘러(不注)서 그런 것으로 그것을 뇌즙입목(腦汁入目)이라고 한다. 코는 뇌와 통하고 맑은 냄새는 뇌에 이른다. 뇌가 풍열(風熱)을 받으면 뇌즙(腦汁)이 코로부터 흘러나오는데 콧물이 탁(濁)하고 냄새가 난다. 이것을 뇌루(腦漏)라고 한다. 어린이가 태어날 때 뇌의 발육이 완전하지 못하여 신문(顖門)이 연하고 눈 움직임이 활발하지 못하며 귀로 들을 줄 모르고 코로 냄새 맡을 줄을 모르며 혀로 말을 할 줄 모른다. 한 살이 되어 뇌가 점차 자라 신문이 점차 자라고 귀로 약간씩 들을 줄 알며 눈움직임이 약간 활발해지고 코로 약간씩 냄새 맡을 줄을 알며 혀로 한두 단어씩 말할 줄을 알게 된다. 서너살이 되면 뇌수가 점차 가득 차서 신문이 완전히 자라고 귀로 듣고 눈으로 보며 코로 냄새를 맡고 구절을 말할 수 있게 된다. 그러므로, 어린이가 기억을 하지 못하는 것은 뇌수가 차지 않았기 때문이고 고령에 이른 후 기억이 없는 것은 뇌수가 점차 비어 가기 때문이다.

이시진은 "뇌는 원신지부(元神之府)가 된다."고 하였고, 김정희(金正希)는 "사람의 기억의 장소는 뇌에 있다."고 하였으며, 왕인암(汪認庵)은 "사람들이 회상을 할 때마다 꼭 눈을 감거나 위로 치켜 뜨고 사고한다."고 하였다. 뇌수에 한때 기가 없으면 영기가 없을 뿐만 아니라 그 때 죽게 되고, 잠깐 동안이라도 기(氣)가 없으면 반드시 순간적으로 죽게 된다. 간증(癎症 ; 지랄병, 즉 간질을 말함)을 예를 들면, 양고풍(洋羔風)이라고도 하는데, 이는 원기가 한동안 뇌수에 이르지 못한 것이다. 발작을 할 때 사람은 살았으나 뇌는 죽은 것이다. 살았다는 것은 복중(腹中)에 기가 있어 사지가 발작을 하는 것이고, 죽은 머리라는 것은 뇌수에 기가 없어 귀가 멀고 눈은 죽은 사람처럼 위로 치켜 뜨기 때문이다. 먼저 소리를 한 번 지르고 발하는 것은 뇌수에 먼저 기가 없고 머리의 기가 부지출입(不知出入)하여 밖으로 쏟아져 나오기 때문이고, 발작을 할 때 흉중(胸中)에서 녹녹(漉漉 ; 그릉그릉하는 소리) 소리가 나는 것은 그 진액(津液)이 기관지에 있는데 뇌에 영기(靈機)의

기가 부족하여 진액(津液)을 토하거나 삼키게 하지 못하여 그 진액(津液)이 기관지에 머물기 때문이다. 발작을 한 후 머리가 아프고 혼미하게 잠이 드는 것은 기가 뇌에 이르렀으나 아직 부족하기 때문이다. 어린이가 오래 병을 앓은 후 원기가 부족하여 추풍(抽風)하는 것과 성인이 갑자기 기궐(氣厥)을 하는 것은 모두 뇌에 기가 부족하기 때문이다. 고로 병인은 아무 지각이 없다. 이것을 참고로 하면 영기가 뇌에 있다는 증거가 아닐 수 없다.

청임(清任)의 이 책은 『본초비요(本草備要)』가 발행된 지 136년이 지난 후에 나온 것이다. 이 때는 이미 서방에서 선교 의사가 많이 왔고 서양인이 세운 병원도 몇이 있었다. 그러나, 왕청임(王清任)은 아마 접촉이 하나도 없었던 것 같다. 이 책은 주요하게 시체해부에서 본 것을 서술하고 일정한 곳을 바로잡았으며 새로운 활혈화어(活血化瘀)의 이론방약을 창조한 책이다. 왕청임(王清任)은 독자적으로 창신한 중국의 해부 혁신자이다. 사람들이 그를 비평하여 "의림개착(醫林改錯)은 고칠수록 더 틀린다."라고 하는 말은 그릇된 것이다. 그는 많은 전 사람들의 해부에 대한 잘못을 바로잡았다. 다만 생리적으로 설명을 가할 때 현대의 학리이론과 차이가 났을 뿐으로 이것을 잘못이라고 볼 수도 있다. 이에 관한 것은 다른 책인 『중국의학문화사』에 이미 논술했다. 그러나, 왕청임(王清任)의 '뇌수설(腦髓說)'은 간접적이나 뚜렷하게 서방의 영향을 받은 것이다. 그는 서방학설에 관한 책을 직접 읽어본 적이 없다. 두 가지 문제에 대해 이전의 학자들이 주의를 돌리지 않았는데 하나는 왕청임(王清任)의 뇌수설에 기억과 뇌신경의 감각과 운동[靈機] 두 가지 기능을 서술한 것이다. 이는 실제상 방이지(方以智)등이 전해 온 '뇌산동각기(腦散動覺氣)'와 왕앙 등이 전해 온 '뇌가 기억을 주관한다'는 두 가지 학설을 종합한 것이다. 그는 오관의 기능과 뇌의 관계에 대해 설명을 상세히 했고, 그것을 간단하게 종합하여 '영기기성재뇌(靈機記性在腦 ; 영기기성은 뇌에 있다)'라고 하였다. 뿐만 아니라 생명을 주재(主宰)하여 '일시무기(一時無氣), 필사일시(必死一時)'한다고 하였다. 다른 하나는 그가 실제상 중서이론을 융합하여 '기'와 음식, 기혈정즙(氣血精汁)과 뇌수기능의 관계를 밀접히 결합시켰으며 오관의 기능과 전간병기(癲癇病機)를 공동으로 해석했다. 소아추풍(小兒抽風)과 대인기궐(大人氣厥)도 같은 이치로 해석했다. 그의 회통(滙通)작업은 추현입리(推玄入理 ; 심원한 것을 미루어 도리에 들어간다는 뜻으로 철학적 관념을 추구하여 이치를 파악하는 것)를 표현한 것으로 '통기(通機)'를 '질측(質測)'의 기초에서 한 것이다. 위 두 가지 점으로부터 왕청임(王清任)을 중서회통파(中西滙通派)라고도 할 수 있다. 또 그가 서방의 책을 읽었으나 이점을 언급하지 않았거나 인용하지 않았을 수도 있다.

당시 『뇌설』을 여러 사람들이 분분히 말하였는데 이에 그치지 않는다. 왕학권(王學權, 1730~1810)은 『중경당수필(重慶堂隨筆)』(1808)에서 '허종(虛終)'을 논할 때 다음과 같이 말하였다.

건망은 허로(虛勞)의 시작이다. ……그러나, 태서(泰西) 등옥함(鄧玉函)은 『인신설개(人身說槪)』에서 사람은 뇌로 기억한다고 하였고, 사람들의 옛일이 생각나지 않을 때 자연적으로 손으로 뒷머리를 긁으며 그 모양이 무엇을 얻어내려는 것 같은 것은 어린이들과 마찬가지이다. 이것이 그 명확한 증명이다. 예를 들면 천태제차풍(天台齊次風) 선생은 학문이 박식하고 기억력이 뛰어났는데 후에 예부시랑(禮部侍郎)을 할 때 말에서 떨어져 머리가 터졌다. 몽고의 의사가 소의 배를 가르고 공(公)을 그 속에 눕게 하고 소의 생뇌수를 꺼내 공에게 뜨거울 때 공의 머리에 넣었다. 그러나, 공은 후에 모든 것을 잊어버리고 필을 잡을 수 없게 되었다. 이것이 바로 서방의 학설에 대한 증명인 것이다.

이것으로부터 그의 학설이 직접 『인신설개(人身說槪)』를 인용한 것임을 알 수 있다. 이것은 그의 경험 사실로 또 인정을 받았다. 제차풍[齊次風(召南)]은 건륭 때 말에서 떨어져 머리가 터졌다. 후에 목숨은 건졌으나 식물인간이 되어버린 것이다. 이런 일이 당시에 많이 기록되어 전해져 왔는데 예를 들면, 여금[余金 ; 즉, 서석린(徐錫麟)과 전영(錢英)을 말함]이 함께 편집한 『희조신어(熙朝新語)』, 무명씨(無名氏)가 쓴 『유림쇄기(儒林蔘記)』와 『청조야사대관(淸朝野史大觀)』, 요춘목(姚春木)이 장문민(張文敏)의 절비시(折臂詩) 제(題)와 진적책(眞迹冊)의 시주(詩注) 중에서 모두 언급하였다. 그러나, 왕학권(王學權)처럼 의학이론의 증명으로 인용한 것은 없다. 정광조(鄭光祖)는 자가 매헌(梅軒)이며, 강소성(江蘇省) 우산인(虞山人)으로 건륭 41년(1776)에 태어났다. 가경(嘉慶) 3년(1798)부터 『일반록(一斑錄)』을 쓰기 시작하여 도광(道光) 25년(1845)에 완성했다. 모두 5권인데 부록이 374조목이다(부록 3은 모두 의방이다). 책에 쓴 천문・역산・구고(句股)・기하・물리 등은 모두 마테오 리치의 책에서 인용한 것이고, 권3에 안경에 대해 말했는데 유리수정의 볼록・오목 원리를 이용하여 원시・근시를 교정한다고 하였다. 그 학술사상은 자서(自序) 중에서 말한 바와 같이 "두 가지 사이에서 설을 세운 것"이다. 이는 '뇌설'에서도 표현된다. 그는 '심주사(心主思), 뇌주기(腦主記)'라는 이론을 창조하며 중서방이론을 융합시켰다. 또, "사람이 잠들 때 뇌와 심(心)의 신이 서로 만나고 꿈은 이 때문에 꾸게 된다."고 하였는데 중의의 '심신상교(心腎相交)'설의 진일보의 발전이라고 할 수 있다. 그는 또 뇌의 영양과 생리기능의 관계를 중의이론으로 융합시켰다.

음식은 입으로 들어가고 위에 이르러 액(液)이 되며 전신에 퍼진다. 액(液)은 또 피가 되어 전신의 골격을 융양(融養)한다. 혈은 또 간신(肝腎)에서 또 정(精)이 되고 정(精)은 또 응(凝)하여 골수로 되어 골격 속에 차게 된다. 수는 또 뇌가 되고 한쪽은 명문(命門) 두 개의 신(腎)에서 척주를 따라 올라오고 이마(額)에 이르러 큰 덩어리로 되어 사람 신체의 가장 귀중한 보물로 된다. 뇌에서 두 가닥이 나와 신정(腎精)을 인도하여 형궁우이(形窮于耳)하여 오색을 보게 되고 또 뇌에서 두 가닥이 나와 폐정(肺精)을 인도하여 형궁우비(形窮于鼻)하여 냄새를 맡게 하며 심(心)이 코(鼻)와 통하여 왕중궁(王中宮)하는 것처럼 비(鼻)의 정(精)은 역시 뇌(腦)에 이르게 된다.

정광조(鄭光祖)의 회통(滙通)은 자기 이론을 자원기설(自圓其說)하여 억지로 맞춘 감이 없지 않으나 범행준(范行準)의 말대로 '상사지문(上駟之文)'이라고 하면 과분한 창찬이다. 또, 전단이(錢端履)의 『중론문재필록(重論文齋筆錄)』에는 가경말(嘉慶末)(1820)에 왕소담(汪蘇潭)[자는 계배(繼培)]의 다음과 같은 말이 기록되어 있다. "오래 두풍(頭風)을 앓아 뇌가 이미 고갈되면, 항차 뇌가 제일 높은 위치에 있어 약의 효과가 미치지 못하여 끝내는 일어나지 못한다."고 하였고, 또, 아울러 "이 병은 의사가 말한 것처럼 사람의 기억은 뇌가 주한다고 할 수 있다."고 하였다. 이것도 위의 이론을 계승한 것이며 점차적으로 '뇌설'로 중풍의 병리를 해석하는 의가가 있게 되었다.

납란용약(納蘭容若)의 『녹수정잡식(淥水亭雜識)』에 이르기를 약즙(藥汁)에 진주가루를 넣으면 위중한 질병을 고칠 수 있으나 기억이 나쁜 건망은 고칠 수가 없다고 하였다. 그러나, 이와 반대로 어떤 사람이 진주분으로 약을 하여 기억을 도운 적이 있으므로 기억이 뇌에 있다는 이론이 이미 학자들 사이에 퍼졌음을 알 수가 있다. '뇌설'은 서방의학이 전해 온 것 중 영향력이 가장 크고 그 접수가 가장 빨랐으며 융합이 가장 성공적인 예이다.

(二)

중국 의사로서, 전면적으로 서양학설을 이해하고 자기만의 새로운 학설을 창안한 사람이 왕굉한(王宏瀚)이다. 그는 중서의(中西醫) 회통사업의 개척자이며, 중서의 결합의 제일인자라고 말할 수 있다. 왕굉한은 명나라 말기에 태어나 1697년에서 1700년 사이에 사망한 것으로 추정된다. 자는 혜원(惠源), 호는 호연자(浩然子)이다. 그의 조상은 본래 하분(河汾)지방 사람이고, 나중에 상해 송강[松江 ; 화정(華亭)]에서 살다가 다시 강소(江蘇)의 오현(吳縣)으로 옮겨가 살았다. 그는 문중자(文中子), 왕통(王通)(584~617)의 후손이다. 왕통(王通)은 수(隨)나라 시대의 저명한 철학자이며, 그는 산서(山西)의 하진(河津) 사람이다. 그의 제자는 매우 많았고 주로 유(儒)·불(佛)·도(道) 3교의 합일론을 주장했는데 그 중에서 유교를 위주로 했다. 저서로는 『중설(中說)』[즉, 『문중자(文中子)』]가 있다. 왕굉한은 거의 많은 부분에 그의 학설을 인용한 것에 대해 영광으로 알았고, 자기자신을 격려했으며, 그것은 중서의(中西醫) 결합의 출발점이 되었다. 심종경(沈宗敬)이 말하기를 "왕자(王子)는 문중자(文中子)의 후손이며, 유학은 본래 집안 대대로 내려오는 것이다. 때문에 그는 정주(程朱)의 오묘함을 탐구하고, 태극서명(太極西銘)의 이치를 알고 유가로써 주종을 삼아 희황(義黃 ; 복희와 황제)의 학문을 연구하였으므로 마땅히 그것은 자세히 서술한 것의 정화이다."라고 하였다. [『의학원시(醫學原始)』「序」] 그러므로, 왕굉한은 확실히 유학·천문·정주(程朱)에 정통하여 특히, "격물치지(格物致知)"에 힘썼고, 그의 집안의 학문은 심오하였다. 훗날에 어머님의 병환으로 인하여 의학을 열심히 공부하여 결국에 어머님 병환을 완치시켰다. 계속해서 의술로써 세상을 구하고, 명성을 떨쳤다. 후에 천주교에 들어가 전도사의 도움으로 서학을 공부하게 되었으며, 외의(外醫)의 이론을 중의로 끌어들였다. 강희(康熙) 27년(1688)에 『의학원시(醫學原始)』 4권을 완성하였다. 그 밖의 저서로는 『고금의사(古今醫史)』·『사진맥감(四診脉鑒)』·『유과기요(幼科機要)』·『고금의적지(古今醫籍志)』·『상한찬독(傷寒纂讀)』·『병기동원(病機洞垣)』·『본초성능강목간보(本草性能綱目刊補)』·『명의지장(明醫指掌)』 등이 있으나, 애석하게도 모두 전해지지 않았다. 그러나, 저술한 책이 많고, 그 노력하는 근면함과 중의와 서의에 모두 그 기초가 단단한 의학자임을 충분히 엿볼 수 있다. 다른 한편으로는 『성원광사(性原廣嗣)』라는 한 권이 있는데 이 책은 명말 왕정작(王廷爵)의 저서로 추정되며 왕굉한에 의해서 다시 수정되었는데 이것 역시 서양학설의 영향을 받았다. 『의학원시(醫學原始)』는 모두 4권, 67편으로 되어 있으며 그 중 30편은 서양 사람들의 학설에 분명히 영향을 받았다. 예를 들면 다음 표와 같다.

편명(篇名)	인용된 서의학설 부분(所引西人西說)
원신원질설(元神元質說)	『성학추술(性學觕述)』 「영기비기(靈氣非氣)」·「변각성영성(辨覺性靈性)」편
천형지체도론(天形地體圖論)	남회인설(南懷仁說)
사원행론(四元行論) 사원행변화(四元行變化) 견상론(見象論)	『공제격치(空際格致)』
생장뢰보양론(生長賴補養論)	『성학추술(性學觕述)』 「약론생장(約論生長)」편
사액총론(四液總論)	『성학추술(性學觕述)』 「론사액(論四液)」편
홍액(紅液)·황액(黃液)·흑액(黑液)·백액(白液)·맥경지혈유심련(脈經之血由心煉)·동각지세지역덕(動覺之細之力德)	『성학서(性學書)』·『태서수법(泰西水法)』
지각외관총론(知覺外官惣論)·목지시관(目之視官)·이시청관(耳之聽官)·비지취관(鼻之嗅官)·구지미관(口之味官)·신지촉관(身之觸官)	『성학추술(性學觕述)』의 「총론지각외관(總論知覺外官)」 각 편 및 『성학서(性學書)』
지각내사총론(知覺內司總論)·총지사(總知司)·수상사(受相司)·분별사(分別司)·섭기사(涉記司)·기심법(記心法)·기심변오매론(記心辨寤寐論)·몽론(夢論)·허흡론(嘘吸論)	『성학추술(性學觕述)』 각편
주신골육수계론(周身骨肉數界論)	『주제군징(主制群徵)』

이러한 문장은 서양학설을 흡수한 것을 위주로 소개한 것으로 예를 들면, 기억·감각·기능[功能] 등은 모두 아직까지 중국에 전해지지 않은 부분이다.

그 나머지 문장들은 『내경』 이후의 중의 고전을 인용한 것을 위주로 해서 중서의의 이론을 합일시켰다. 예를 들면, '내경전도(內景全圖)'·'삼초도(三焦圖)' 등은 이중재(李仲梓)의 『의종필독(醫宗必讀)』에서 본떠 그려온 것으로 보인다. 그 밖에 내경정면도(內景正面圖)·배면도(背面圖)는 자기가 직접 그리거나 서의학설에서 참고해서 그렸으며 장부의 위치·형태가 지금의 해부도와 차이가 거의 없다. 또한 '명문도설(命門圖說)'을 예로 들면 『동인도(銅人圖)』·『내경』 및 이시진(李時珍) 오초려(吳草廬) 등의 이론이나 그림에서 인용했으나 동시에 서의학설 중 조직배태학의 지식을 응용하여 중서의의 회통을 발휘하였다. 처음에는 계란의 부화로 본 바를 설명하고 뒤에 말하기를 "배태는 하나의 혈락(血絡)과 하나의 맥락(脈絡)이 얽혀서 탯줄을 이루고 그것이 명문(命門)과……탯줄은 배(胚)와 연결되고, 입을 대신해서 어머니의 혈액의 영양분을 흡수하여 성장한다."고 말했다. 선생은 "하나의 혈락과 하나의 맥락의 근(根)이 나와서 점차 변하여 수많은 세혈락(細血絡)과 수많은 세맥락(細脈絡)을 이루며, 신체[精質之體]를 두루 돌아 통틀어 모체의 혈을 받는다. 원화(元火)로 생활 활동하는 것이 빵이 발효되는 것과 같아 열을 발하며, 연이어서 배포(胚泡)가 출현한다."고 말했다. 배포(胚泡)에 관한 절충론은 다음과 같다.

먼저 삼지(三肢)를 형성한다. 심·간·두부(머리 부분), 이것은 배태형성의 조짐이다. 심장은 모든 것의 임금으로 원화(元火)의 거처이며 생명의 근본이자 영혼의 집이다. 때문에 사장(四臟 ; 즉, 간·비·폐·신)은 모두 심장에서 다음으로 생겨나는 것이다. 그런데 심장은 척추 위 7절 옆에 위치한다. 척추를 관통하고 올라가 위로는 뇌로 통하고, 아래로는 명문(命門)과 신장과 통한다. 혼(魂)은 간에 거처하며, 진(眞)을 저장하는 곳이 된다. 간에서 사액(四液)이 생겨나며, 기가 생기는 문이다. 머리는 신체의 머리에 위치하고, 오관사사(五官四司)가 의지하는 바이며, 사지를 관리한다. 운동과 지각의 덕(德)이 된다. 두부가 이미 만들어지면 다음으로 전 신체의 여러뼈가 점점 형성되고 여러 뼈가 이미 형성되면 곧 9개의 구멍(九竅)이 생겨난다. 9규는 머리에 일곱 개, 즉, 눈·귀·코·입과 하체에 두 개, 즉, 전후변을 보는 곳이다. 여자는 자궁이 더해지는데 그것은 생육에 필요한 까닭이다. 사람의 시작은 먼저 배꼽과 명문에서이다. 때문에 명문은 12경맥의 주가 된다. 진화(眞火)·진기(眞氣)·동기(動氣)라고도 한다.

이것은 마치 중의의 명문학설과 심장과 뇌의 관계를 완벽하게 논술한 것으로 서의의 조직배태학에 기초를 튼튼히 둔 것이다. 그 중 '칠절지방, 상유소심(七節之傍, 上有小心)'이라는 말은 "심장이 이것을 통해 뇌와 연결되고 아래로는 명문과 신장에 통한다"는 것을 설명한 것인데 이것은 비해부학적 소견에 근거하여 나온 억측사상이며, 추측에 불과하다. 기타 모든 회통내용은 대략 이러하다. 또 중서회통을 하지 않은 경락학설의 경우에는 서문에서 다음과 같이 말하고 있다.

의사로서 경락을 모르면 마치 밤길을 촛불 없이 걷는 것과 같다. 이것은 하나의 장(臟)과 하나의 부(腑) 밑에서 경락(經絡)·경혈(經穴)·기지(起止) 병원(病源)을 상론(詳論)한 것이다. 매 경락을 분별하는 정측면 세부도는 내경(內景)을 밝힌 것이다.

본문의 경락도·론(論)·주병(主病)·진맥(診脈) 등은 모두 중의 침구경전을 기준으로 하고, 털끝 하나도 건드림이 없었으며 특별한 그의 견해도 없다. 수록된 장부도는 비교적 정확하며, 문자로 고찰한 것도 서술하였으나, 대부분은 『난경』을 따랐다. 여기서 왕굉한의 태도는 절대로 서의의 이론으로 중의를 거세하려는 것이 아니었다. 해부학에 대해 전에 서술한 도안, 숫자 혹은 서양학설 외에 비장(脾臟)의 도형이 있으며 위치는 장부 그림 중 왼쪽 늑골의 아래 위(胃) 밑에 붙어 있는데, 이것은 명확하게 서의에서 말한 비(脾)와 일치하는 것이다. 그러나, 단일장기도(單一臟器圖) 중에는 여전히 평평한 혀 모양의 이자[胰腺]의 형태를 그렸다. 그리하여 그 학설은 두 개로 존재한다.

비장은 2근 3량 정도의 무게로 그 두께는 3촌이다. 산고(散膏)가 있어 반 근으로 주로 피로 이루어져 있으며 오장을 따뜻하게 한다. 그 형태는 마치 말굽과 같고 안으로 위완(胃脘)을 포함하고 있다. 그것이 토형(土形)과도 같다. 또 그 형태가 도겸(刀鎌 ; 낫) 같다고도 하는데 위(胃)와 같은 막(膜)으로 위의 윗쪽 좌측에 붙어 있다.

위에서 보듯 분명하게도 '온오장(溫五臟 ; 오장을 따뜻하게 한다)'의 전 모든 구절은 『난경』에서 인용해 왔으며, '도겸형(刀鎌形)'은 하나같이 전의 그림과 동일하다. 그러나, 마제형(馬蹄形 ; 말발굽 형태)은 서의의 학설이다. 이로써 살펴보면 왕굉한은 결코 진정으로 해부된 인체를 보지 않고 다만 서의와 중의의 책에 의존해 혼동성이 있어 분별할 수 없다. 기타 해부에 관한 상황 역시 이러하다. 예를 들어, 골격은 여전히 "모든 신체의 골절은 365개이다."라고 주장한다(정확한 수는 206개이다). 근육은 또 "근육의 수는 601이라고 논했다."라는 한마디로 얼버무렸다. 이러한 설명은 그가 해부학을 중시하지 않고, 그의 주요관심은 서의 성리(생리 포함)의 사체액[四元行]을 소개하는 것이었으며, 감각운동론·기억·호흡·꿈 등이다. 그는 이러한 기초 위에서 '태극원행설(太極元行說)'·'원신원질설(元神元質說)'이 회통의 신이론이라 여기고 강조했다. 왕굉한의 회동사상의 연원은 『대학(大學)』의 「격물지지(格物致知)」에 기초를 둔 것이다. 이 이야기(학설)는 송나라의 유학자 정이(程頤)와 주희(朱熹) 등의 사람들에게서 추연(推演)할 수 있으며, 많은 부분에서 서방의 물성원리(物性原理) 추구라는 사고방식과 공통점이 있다. 왕굉한은 이처럼 송나라의 유학학설로 서방의 학설을 융합하려고 하였다. 돌이켜 말하면, 서방의 학설로 송나라 유학을 명백히 설명하려고 하였다고 말할 수 있다. 그 공통점은 곧 중서의회통(中西醫滙通)이다. 그의 저서 중에 이렇게 말했다.

학문의 근원은 반드시 격물을 알아야만 한다. 그런데 격물학을 성공하는 데는 반드시 알아야 할 것이 있다. ……위로는 천문운기의 변화를 알아야 하고, 아래로는 지리와 만물의 성질에 통달해야 하며, 가운데로는 인사(人事)와 정욕의 승극(乘克 ; 항진과 억제)을 이해하여야 한다. 거의 모든 의학의 원리가 여기에 있다. ……사람의 성품은 하늘에서 명령하는데 본래의 근원을 반드시 명확히 해야 (그 인생을) 경솔하고 헛되이 보내지 않는다. 때문에 스승을 좇아 연구하고 훌륭한 사람을 방문하며, 헌기(軒岐)·숙화(叔和)·중경(仲景)·동원(東垣)·하간(河間) 등의 여러 학자 및 천문·지여(地與)·성학(性學) 등의 책들을 모아서 자세히 고찰하면 천지조화의 이치, 오운육기의 변천, 인신기혈의 영허(盈虛), 장부경락의 병기(病機)를 모두 다 참고하여 논할 수 있다. 사람이 명을 받아 본래 가장 관건이 되는 것은……대의(大醫) 대유(大儒)로 도(道)에서는 두 가지의 이치가 없으니, 어찌 분명하지 않겠는가? 나는 생명의 학문을 모름을 개탄했는데 지금 다행히 얻어들으니 무릇 궁구하고 확실히 마음에 얻은 것은 감히 사사로이 비밀로 할 수 없다. 먼저 원신원질(元神元質)의 일설을 세워 인도(人道)의 생기(生機)를 설명하니, 상제(上帝)가 내리신 본원(本原)이 일목요연하다.

왕굉한의 회통 출발점은 '천인합일(天人合一)'학설이다.

사람은 천명의 성을 받아 음양교합을 통해 형성된다. 신체백골(身體白骨), 지각운동(知覺運動)은 천지와 합해지지 않는 것이 없다. 때문에 사람을 하나의 작은 천지라고 부른다. 그런데 대의대유(大醫大儒)는 도(道)에는 두 가지 이치가 없다고 하였다. 배워서 마땅히 격물의 이치를 궁구히 이해하고, 반드시 깨달음을 얻어야 비로소 유학을 강의하고 의학을 논할 수 있다.……의사는 사물의 본성을 알고 천인성명의 요지를 생각하고 궁구히 해서 유학의 이치를 따르고 방문(旁門 ; 이단설)을 배척하면, 사람으로 하여금 모두 회춘(回春)의 윤택함을 접촉하게 할 수 있다. 이 때 비로소 대의(大醫)라고 할 수 있다.

그가 보기에 고대 『영(靈)』·『소(素)』 등의 의학 고전은 일찍이 이미 완벽하고 훌륭했으나 "역대의 홍수나 화재로 서적들이 소실되었다. 장자(莊子)·열자(列子)·회남자(淮南子) 등의 학설은 돌출되었으며, 황당무계하다.", "송나라의 유학 이후로 도학을 가르치고 성명(性命)을 논하고 선(禪)에 이르지 못해 자주 노자(老子)의 학설로 흘러갔다. 이 모든 것은 『대학』의 명덕(明德)의 참뜻을 잃어버렸기 때문이다."라고 하였다. 그러나 그 자신은 다음과 같이 말했다.

서양학자를 만나서 하늘에 참선하고 그 성을 강구하며 그 근원을 거슬러 올라가면 요순공맹에 이르는데 그 이치는 오직 하나이다. 생명의 본을 알고, 우리 학자의 길을 알면 명량정대(明亮正大)해져 작은 길이란 있을 수 없다. ……사람의 신체인 소천지와 복재(覆載 ; 천지를 말함)의 대천지를 알고 두 가지가 서로 접합하면 원래 옆의 것이 가차되고 섞일 수가 없다.

이것은 그가 마침내 진리를 찾아 돌아온 것이다. 게다가 그는 성학(性學)·이학(理學)·초성학(超性學) 등의 명사로서 송나라 유학의 성리학과 서방 전도사의 영혼학(靈魂學)을 회통시켰으며, 이 모두에는 공통점이 있어서 유학의 이치에 합치되며, 유학의 이치와 의학의 이치는 서로 통한다. 이것으로 인해서 서방 전도 의학(전도사들이 선교활동으로 전한 서양의학) 역시 상통한다고 추론할 수 있다.

왕굉한에 의해 주장된 이론의 핵심은 바로 '원신원질설(元神元質說)'과 '태극원행론(太極元行論)'이다.

'원신원질설'은 서방의 '영성(靈性)'과 '감각(感覺)'이론을 소개한 것으로, 더 구체적으로 구분하자면 전자는 오성·지혜(悟性·智慧)를 의미하며 '기함(記含)·명오(明悟)·애욕(愛慾) 3설'을 포함한다. 후자는 오관(五官)·피부지시(皮膚之視)·촉(觸)·취(嗅)·미각(味覺) 등을 의미한다. 이러한 개념은 오랜 시간 동안 전해져 온 중의이론의 혼동스러움을 매우 명확하게 구분하였다. 그는 다음과 같이 말하였다.

고인(古人)은 항상 '각(覺)'이 곧 '영(靈)'인지 '영(靈)'이 곧 각(覺)인지를 의심했다. 각은 형질에 사용되는 것이고, 영은 의리(義理)에 이용되는 것으로 하나는 현재에 국한되는 것이고, 또 다른 하나는 끝도 없이 비추고 관철하여 이 두 가지의 성질은 너무나도 달라 세인(世人)이 분별할 방법이 없어서 섞어서 하나로 말한다.

세인이 항상 영혼은 기라고 말하는데 대개 영혼은 근본이 되는 것이고, 신(神)은 묘한 것이라서 눈으로 볼 수 없는 것이다. 기는 또한 미묘하여 목격하기가 어렵다. 그 때문에 그 근사한 것을 취하여 이름으로 삼았다. 사실 기를 초월한 위(上)에 것으로 영성(靈性)은 사실 기가 아니다.

여기에서 구분되어 나온 것이 심리학과 생리학의 범주이며 바로 역사 이래 중의학이론이 구분하지 못한 문제이다. 굉한은 중의이론에 대응하여 다음과 같이 제출하였다.

원신(元神)은 곧 영성(靈性)으로 영혼(靈魂), 영신(靈神)이라고도 한다. 곧 하늘이 명한 바가 영성이다. 원질(元質)은 곧 체질(體質)에 내포된 각성, 지각, 체혼(體魂)이라고도 한다. 각성의 근원은 원화(元火), 원기(元氣), 정혈(精血)이라고도 하는데 이것은 모태 중에서 선천적으로 받은 것이다. 무릇 사람의 질병은 모두 원질품기(元質稟氣)에 의해서나 후천적 정혈(精血)의 배양실조(培養失調) 혹은 음식노일과도(飮食勞逸過度) 혹은 시령(時令)과 지토불화(地土不和)로 인해 발생한다.

이러한 기초 위에서 그는 서방의 '사원행(四元行)'을 이용해 중국의 '오행(五行)'을 대신했으며, "만물의 생성은 오행의 금목(金木)에 의해서 일체 만들어지는 것이 아니며, ……그리하여 금목은 만물의 원행(元行)이라 할 수 없다"라고 하였다. 그러나, '수화토기(水火土氣)'가 바로 '지순지진(至純至眞)'이라고 여겼다. 그는 한 걸음 더 나아가 해명하여 '사원행(四元行)'이 음양대극(陰陽太極)과 일체가 된다고 여겼다.

모든 사물은 사원행(四元行)을 갖추고 있다. 사행(四行)은 음양(陰陽)이고, 음양은 태극이다. 오장에는 모두 사행이 있는데 곧 감(坎) 중의 양이 화(火)임을 가리키고, 오른쪽 신(腎)이 소화(少

火)라는 것을 가리킨다. 그런데 감(坎) 중의 양이라는 것은 곧 두 신(腎) 가운데의 명문진원(命門
眞元)의 기(氣)이다. 오장육부의 본(本)이며, 12경맥의 근(根)이다. 그래서 그것을 원양원화(元陽
元火)라고 할 수 있다.

이렇듯 그의 이론의 핵심은 다시 '태극음양(太極陰陽)'으로 돌아왔다. 그럼에도 불구하고
구체적 생리 병리를 그는 하나하나 사행, 사액 등으로 설명했다. 예를 들면, 소화과정·구강
소화에서 위소화·간소화까지, 간(肝)에 이르러 혈액(血)을 생성하고, 이것은 "전신에 관개
(灌漑)하며, 몸 전체에 운송되며 영양을 공급한다. 먼저 심(心)에 도달하며 심(心)에는 두
개의 공(구멍)이 있고, 두 개의 구멍에는 관이 연결되어 있으며, 각각 혈관에는 소공(小孔)
이 있다. 혈(血)은 먼저 오른쪽 구멍으로 들어가 그것을 단련하며, 곧 왼쪽 구멍으로 들어가
또 이것을 세련(細練)하여 생명의 작은 덕(德)을 이룬다. 그런 다음 다시 나뉘어져서 전신과
뇌에 보내진다. 뇌에 이르러 수(髓)가 되어 또 열을 받아 감각을 느끼는 기가 되고, 뇌의 뒤
에서 내려가 내신장으로 연결되는데 또 열을 받아 외신장으로 연결된다. 이것이 원질(原質)
의 순수한 물체이다. 뇌는 오관과 통하여 감각의 기가 된다. 간에서 4가지 액체 즉, 홍·황·
흑·백의 액체를 만들고 모두 제각기 구분되는 기능이 있다."라고 하였다.

왕굉한의 모든 설명은 전면적이기도 하며 치우침도 있다. 특별히 명확한 것은 그의 이러한
이론은 그의 마음대로 원하는 바에서 생겼으며, 중서의의 의학이론을 모두 사용하였다는 것이
다. 그러한 학설은 왜냐하면 사체액(四體液)나 음양오행설(陰陽五行說)을 떠나, 모두 거시적
인 관점에 관찰한 것을 기초로 하였고, 사색과 추측으로 이루어져 있다. 이러한 방법론은 서
로 배척되지 않으므로 회통이라 부르는데, 역시 자기 학설을 그럴 듯하게 꾸며 대는 것에 불
과하다. 이것은 초기 회통파의 공통적인 특징이다.

전하는 바에 의하면 『의학원시(醫學原始)』는 1688년에 완성되었는데 이 때에는 서방 근대
의학의 실험생리학의 기초가 되는 영국의 위대한 의학자 윌리엄 하비(威廉·哈維, William
Harvey, 1578~1657)의 『심혈운동론(心血運動論)』이 이미 세상에 알려진 때이다(1626년에
공개 발표). 만일 왕굉한이 이 책을 접하여 읽었다면 정말 회통을 어떻게 하여야 하는지를 몰
랐을 것이다. 그러나, 그는 그 책을 읽지 못했다. 명말 청초의 서양 선교사들이 들어왔을 때
는 아직 문예부흥 이후의 서방 의학의 혁명이론이 중국에 소개되지 않았을 때이다.

종합적으로 살펴보면, 왕굉한의 이러한 회통이론은 전부 생각을 이론적으로 설명한 것이지
실제 실험이나 해부학적 사실에 근거한 것이 아니다. 그 후 중서회통파는 우수한 장점과 단
점, 성적과 부족을 고르게 한몸에 감쌌다.

즉, 결점은 보완하여 회통할 수 있는 것은 회통하고 회통할 수 없는 것은 양쪽을 다 함께
보존하였다. 이론에 있어서 회통방법은 완전히 철학적 관념을 추구하여 이리로 들어가 취합하

게 하였다. 이에 중서회통의 어려움이 실마리가 나타나기 시작하였다.

（三）

이로 인하여, 조기 회통파(早期 匯通派)의 서양의학을 대하는 태도와 방법론은 바로 왕학권(王學權)의 '피리춘추(皮里春秋)'라는 한마디로 개괄할 수 있다. 그는 중서 해부생리를 평술(評述)할 때 이렇게 말했다.

　　필공진(畢拱辰)이 말하기를 서양의 일부 사람들이 그 때에 중죄를 지은 사람들을 산채로 사들여 한층 한층, 한마디 한마디 해부하여 미세한 부분까지 연구하지 않은 것이 없었으니 아주 상세했다. 참고하면 신망(新莽) 때에 왕손경(王孫慶)을 잡아 태의상방(太醫尙方)과 기술이 뛰어난 백정으로 하여금 해부하게 하여 오장을 재고, 대나무관을 이용하여 그 맥을 따라가서 그 시작과 끝을 알아, 또한 병을 고칠 수 있었다. 또, 송경력(宋慶曆)간에 대제 두기(待制 杜杞)가 호남(湖南)의 도적 구희범(歐希范)과 수령(首領) 수십 명을 잡아 모두 사람들이 많은 곳에서 처형하고 그림을 그렸으니 일이 서양 사람들이 한 것과 비슷하였다. 정밀한 연구에 이르러서는 서양 사람들이 한 일과 비교할 수 없으니 서양 사람들의 연구는 뛰어난 점이 많았다. 내가 생각하기에 사람과 동물은 모두 기가 모여서 형체를 이룬 것이다. 경에 이르기를 "기(氣)의 출입이 정지하면 신기(神機)가 없어진다. 마치 가죽부대에 물을 담지만 새지 않는 것과 같다."라고 했다. 사람이 살았을 때는 오장육부(五臟六腑)의 기능(機能)을 검사할 수 없다. 사람이 죽은 후 형체가 있는 장기는 볼 수 있으나, 형체가 없는 기능이나 작용은 눈으로 볼 수 없다. 설령 정밀히 연구하더라도 절대로 마치 『서유기(西遊記)』에서 말하는 것처럼 사람의 배에 들어가 장부경락(臟腑經絡)을 돌아보고 장부경락(臟腑經絡)의 전부를 이해한 이후에 책을 쓸 수는 없다. 그러나, 하나 하나 해부하여 이러한 기능이 있는 게 당연하다고 추측할 뿐이다. 고로 『인신설개(人身說槪)』·『인신도설(人身圖說)』 등의 책은 비록 약간의 견해가 있고 족히 옛날 중국인들이 지은 책의 부족한 부분을 보충하였지만 우물을 통해서 하늘을 보는 폐단을 면할 수는 없었으니 믿을 만한 것은 믿고 의심이 가는 부분은 믿지 않는 것이 피리춘추(皮里春秋)의 독법(讀法)이다.

이 말은 왕홍경이 지은 『중경당수필(重慶堂隨筆)』에 기재되어 있다. 말 중에 서양 사람들의 학설이 "우물을 통해 하늘을 본다"는 결점이 있다고 강조하였다. 기실 그의 학술 관점은 "중학위체, 서학위용(中學爲體, 西學爲用 ; 중국의 학문을 체로 하고, 서양의 학문을 용으로 한다)"이니 취할 만한 것은 취하고, 의심할 만한 것은 남겨 두어야 한다. 다만 생명의 기능과 시체 형질간에는 본질성의 차이가 있다고 제기하였으니 정말 고견이라 할 것이다. 또한, "살아 있는 사람의 장부기능을 검사할 수 없다."는 논점은 후세 사람들의 상상력과 추리력을 촉진시키는 통로를 열었고, 모든 장부는 마음만 먹으면 "자세히 해부하면 그 당연한 바(장부의 기능)를 추측할 수 있다"고 생각하였다.

왕학권(王學權, 약 1728~1810)의 자(字)는 병형(兼衡)이며, 절강성(浙江省) 해령(海寧) 사람으로, 청(淸)대 명의 왕사웅(王士雄)의 증조부이다. 1808년『중경당수필』을 지어 각 명의들의 명언을 모았고, 또한 자기 의술상의 심득(心得)과 체험을 기술하였으며 상한증치(傷寒證治)·본초약성(本草藥性)·맥진(脈診) 등에 대하여 두루 견해가 있었고, 더욱이 제일 먼저 여자들의 전족을 반대하였으니 그의 사상이 개방된 것을 알 수 있다.

『중경당수필』 중에는 서양학설에 대한 접수와 회통(匯通)에 대한 일부분의 기록이 있다. 예를 들면, 소금의 약성에 대하여 다음과 같이 논하였다.

소금의 맛이 제일 짜다. 『태서수법(泰西水法)』에 이르기를 "맵고, 달고, 시고, 쓴 맛은 모두 초목(草木)에 의존하지만 유독 짠 맛은 바닷물에 의존한다. 바닷물이 얼지 않는 것은 짜기 때문이다." 라고 하였다.

괴실(槐實)에 대하여 논하여 말하기를 "괴실은 전적으로 임맥(任脈)을 통하게 하고 직접 자궁에 전해지며, 능히 여자 체내에 삽입된 정액을 씻어내고, 음욕의 불을 끌 수 있다. 고로 임산부가 복용하면 낙태한다. 요추의 매창(霉瘡) 즉, 서의에서는 외신횡골(外腎橫骨)상에 발생한다고 말하고 또한 예독(穢毒 ; 나쁘고 더러운 독)이 임맥에 탁한 기가 침입한 병이라고 한다. 이(胰)장에 관하여 그는 『인신설개(人身說槪)』의 말을 취하여 이(胰)장은 음식물의 소화를 주관하며 크고 힘이 세다."라고 하였다.

이런 것은 모두 왕학권(王學權)의 '피리춘추(皮里春秋)' 독법(讀法)을 엿볼 수 있으니 첫 번째는 "믿을 만한 것은 믿고, 의심나는 것은 믿지 않는다."는 입장으로 무조건 배척하지 않았고, 방종하지도 않았다. 두 번째는 "유형체가 죽은 후 장기는 볼 수 있으나, 무형의 기능은 볼 수 없다."는 공감으로 서양인들의 형체 해부 중에 취할 만한 것을 취하고, 중의의 기화공능(氣化功能)을 추리추측하여 서양의학의 학설과 회통하여, 이로부터 신학설을 제출하였다. 그는 '뇌설(腦說)'에 관하여 실험을 통한 후에 진일보하여 논술을 펴 말하였다.

뇌(腦)는 수해(髓海)이다. 다른 이름으로는 원신지부(元神之府)라고 한다. 수(水)와 수(髓)가 충족하면 원신(元神)이 맑아서 기억력이 좋고 잘 잊어버리지 않는다. 만약 내화(內火)가 타올라 수(髓)가 마르면 원신(元神)이 점점 흐려져서 늙지도 않아 건망증이 생기고 장차 심신을 상하게 한다.

이것이 전형적인 흡수, 회통방식이다.

그러나, 왕학권(王學權)의 중서의학(中西醫學)에 대한 평론은 또한 후세에 "기화도 알지 못하면서 다만 외형만을 고집한다."는 식의 서양의학에 대하여 비평하는 학설의 기원이 되었으니, 이는 또한 이른바 "인자견인, 지자견지(仁者見仁, 智者見智 ; 어진 사람은 어진 것만 보고, 지혜로운 사람은 지혜로운 것만 본다)"이다.

왕학권(王學權)은 『중경당수필』이 완간되기 전에 죽었다. 후대에 손자 왕승(王升)[호는 대창(大昌)] 등의 주석을 거쳐 출판되었다. 왕승(王升)의 주석 일부분에 말하기를

> 인체의 경락(經絡)과 장부(臟腑)에 대하여 비록 『영추(靈樞)』와 『소문(素問)』에서 여러 가지를 얘기했지만 고대의 성인이 불인지심(不忍之心)으로 불인지정(不忍之政)을 행하였기 때문에, 책을 짓고 병을 치료하는 것도 뜻이 백성에게 은혜를 베푸는 것에 있어서 하늘이 내려 준 지혜로 그 이치를 추리한 것에 불과할 뿐이다. 그 살아있는 것을 보고 차마 죽이는 것을 보지 못하고 포주(皰廚 ; 푸줏간)까지도 멀리 하였는데 어찌 같은 인류까지 해부하여 도회작용(屠劊作用 ; 도살하여 죽여 표본을 만듦)까지 하겠는가! 신망(新莽)과 두기(杜杞)가 차마 이 일을 하고 태의(太醫)가 인체의 장기를 그리고, 쓴 것은 모두 세상에 전하지 않았고, 후에 의학자들 또한 사람을 처형하는 사람들을 경시하여 물어 보지도 않았다. 만약 서양인들의 책이 중국에 들어 오지 않았다면, 비록 높은 수준의 의학서적을 공부하지만 진정한 장부의 형태를 알지는 못하였을 것이다.

라고 말했으니 왕승(王升)의 서양의학의 해부학설을 받아들이는 태도가 그의 조부에 비하여 진일보 발전했음을 볼 수 있다. 다만 그는 서양인들의 해부학이 이미 진선진미하여 중국인들은 다만 그 서양책을 읽기만 하면 "잔인하게 사람을 해부하는 어질지 못한 일을 면하게 되어 일거양득할 수 있다"고 생각했다. 그의 생각은 과학의 발전 각도에서 본다면 천박했음을 알 수 있다. 왕승(王升)의 아들 왕사웅[맹영(孟英)] 또한 『중경당수필』에 대하여 주해를 달았다. 왕사웅은 의학 역사상 온병(溫病)의 대가로 불리어져 일반 사람들은 모두 그가 정통적인 중의의 거장이라고 알고 있다. 하지만 실제는 절대 그렇지 않다. 왕사웅은 한편으로 온병학설상 크나큰 성과를 이루어 중의 정통이론과 실천의 발전에 큰 공헌을 했지만 다른 한편으로는 서양에서 들어온 해부학과 생리학 등에 모두 개방적인 태도를 가지고 있었으며 심지어 유리초(兪理初) 등의 서양의학에 대하여 배척론을 펴는 사람들을 엄히 꾸짖기도 하였으니, 중의학계 중 과학적 태도와 진정한 지식을 갖춘 걸출한 대표라 할 수 있으며 또한 중서회통파 중 우수한 일원이라 할 것이다.

왕사웅(王士雄)은 1806년에 태어났으니 바로 증조부 왕학권(王學權)이 『중경당수필』을 편집한 해이다. 조부는 국상(國祥)이고, 아버지는 대창[大昌 ; 왕승(王升)]이고 모두 의학에 뛰어나고 또한 중서회통(中西滙通)사상을 가지고 있었으니, 이런 이유로 왕사웅은 이에 대하여 확실히 가전의 영향을 받았다고 할 것이다. 왕사웅의 이름은 맹영(孟英)이고, 별호(別號)는 잠재(潛齋), 또한 반치산인(半痴山人)이라 불리운다. 14세 때 아버지가 병으로 일어나지 못하였고, 임종에 왕맹영(王孟英)에게 분부하기를 "사람이 태어나 천지간에 생활하며 반드시 세상에 쓸모있는 사람이 되기를 바란다. 네가 이 말을 명심한다면 나는 여한이 없다."라고 하였다. 맹영(孟英)은 깊이 이 말을 명심하였다. 빈곤한 생활 중에도 한편으로 소금가게를 하면서 의학을 연구하였다. 외삼촌 유계정(兪桂庭)이 그를 독려하며 그의 서재 이름을 '잠재(潛

齋)'라 지어 주었다. 또한 서재 입구 옆에 대련의 시귀(詩句)를 지어 주었으니, 이르기를 "책을 읽어 이치를 밝히고, 열심히 공부하여 마음을 비워라(讀書明理, 好學虛心)"라고 하였다.

사람들이 모두 그를 '반치(半痴)'라 불러서, 이내 자칭 '반치선인(半痴山人)'이라 하였다. 의업을 절강호(浙江滬) 일대에서 행하였고 무수한 사람들을 치료했다. 저서에 『온열경위(溫熱經緯)』·『곽란론(霍亂論)』·『귀연록(歸硯錄)』·『회춘록(回春錄)』·『왕씨의안(王氏醫案)』 등이 있다. 『증정곽란론(增訂霍亂論)』(1862 발간) 중에서 그는 곽난발병의 환경위생에 대하여 논술하여 말하기를

상해에는 많은 사람들이 살고 있어 기후가 더 덥고 집들이 밀집되어 있어 탁기가 더 많이 발생한다. 인접된 하천에는 더러운 물건이 많이 유입되어 물이 아주 혼탁하다. 금년 여름에 내가 이곳에 와 피서를 할 때 바로 곽란(霍亂 ; 콜레라)의 취독(臭毒)·번사(番痧) 등의 병증이 성행하고 있었으니 그 중 취독(臭毒) 두 자는 정말 이곳 병의 원인과 맞는 것이다.

라고 하였다.

이 말은 왕사웅(王士雄)이 창작한 말이니 뛰어난 식견이 있다고 할 수 있다. 서양에서 곽난병의 근원과 병균에 대해 아직 발견하지 못했을 때[독일의 세균학자 Robert Koch가 1883년에 처음으로 곽란호균(霍亂弧菌)에 대하여 묘술했다] 이런 정도의 견해가 있었음은 정말 귀중하다 할 수 있다. 왕사웅(王士雄)은 대략 1890년(1866년이라는 설도 있음)에 죽었다. 그의 회통(滙通)작업은 처음 『세원록(洗冤錄)』·『의종금감(醫宗金鑑)』·『내경(內經)』 등 중의 고전 저작과 등옥함(鄧玉函)의 『인신설개(人身說槪)』 등을 근거하여 비교하였고 또한 약간의 주를 더하였다. 예를 들면,

『인신설개(人身說槪)』에 이르기를
사람 전신 뼈마디 중 큰 것은 200여 개 정도이고, 작은 것은 100여 개이다. 작은 것은 형상이 쌀알, 참깨와 비슷하여 큰 뼈가 교차하는 곳에 연결하는 데 쓰이니 같이 전체를 이룬다. 『세원록』을 살펴보면 인체의 뼈는 365마디이니 일년이 365일인 것과 부합한다. 그러나, 이곳(인신설개)에서는 다만 300여 개라고 만하고 그 정확한 수를 정하지(말하지) 않았으니 인체의 뼈마디 수가 많고 적음이 같지 않기 때문이다."라고 했고, 『금감(金鑑)』에 이르기를 "남자의 머리뼈(해골)는 틈이 뼈 3개가 교차하는 형태이고, 여자의 것은 틈이 十자 형태이니 뼈의 형태가 같지 않다(참고 : 아래에서 예로 들은 『세원록』에서 남녀 머리뼈가 같지 않다는 것과 모든 뼈엔 다소 예증이 있으나 갖추어 인용하지 않았다)."라고 하였다.

『개설』에서는 또 등뼈는 모두 34마디로 다 관축(管軸)으로 서로 연결되어 마치 문설주와 같이 이어받고 있다. 그러나, 매마디 양쪽에는 조그만 구멍이 근맥과 통하고, 척추뼈에는 골수가 있어 아래 위로 서로 통하고 있다. 이것을 『내경』에서는 24마디라 하였고,……

『개설』에서는 취골을 논하였는데 그것은 안에서 보호작용을 하고 점연하였으며 귀에서는 듣는 것, 코에서는 냄새, 목구멍에서는 호흡을 주관한다고 하였다. 또 심와(心窩)의 아래는 모두 취골로

되어 있다. 『세원록』에 의하면 심골(心骨)은 1편으로 모양이 엽전 크기와 같으니 바로 심감골(心坎骨)이다. 『금감』에서는 폐심골(蔽心骨)이라 부르는데 또 구미골(鳩尾骨)이라 부르기도 한다. 이 뼈가 손상되면 바로 죽는다.

고 하였다.

뒷면에는 또 『세원록』의 수비골(羞秘骨)과 같은 것이 있는데 서양 사람들은 잘 알지 못하며 의심하였다. 이로 미루어 보아 왕사웅이 자세하고 세밀하게 연구하였음을 알 수 있다. 그는 또 일찍이 흡슨(合信)의 『전체신론(全體新論)』을 자세히 읽고 평론하기를

최근에 혜애의관(惠愛醫館)의 『전체신론』을 살펴보니 세상에는 고금이 있고, 땅에는 중(중국)과 외(중국 이외의 다른 곳)가 있어, 사람의 형모가 각각 서로 같지 않으니 장부기능, 기혈운행에 있어서도 차이가 적지 않다고 하였다.

서양 흡슨의 최근 저서인 『전체신론』에서는 뇌는 주재(主宰)를 하고, 각오(覺悟), 동작(動作)을 주관하니 몸의 영(靈)은 뇌에 있다. 그 말은 테렌츠보다 상세하다.

『전체신론』에서는 무릇 사람이 한 번 숨을 내뱉고 한 번 들어 마시는 것을 합하여 1식(一息)이라 한다. 인신은 본래 열로서 내뱉는데 호(呼)란 탄산가스를 토하는 것이고, 흡(吸)이란 천지의 생기를 마시는 것이다. 그러므로, 잠시라도 숨이 막히면 속이 답답하고 불안하며 반드시 긴숨을 쉬어 안정하지 않으면 안 된다.

고 하였다.

이상에서 모두 왕사웅(王士雄)의 서양의학지식을 흡수하고자 하는 적극적인 태도를 볼 수 있다. 『전체신론(全體新論)』은 1850년에 간행되었는데, 그는 1852년에 이 책을 읽고 난 후에 깨달은 내용을 첨가하여 『중경당수필(重慶堂隨筆)』로 재편하였다. 여기에는 호곤(胡琨)의 '『전체신론』을 읽고'라는 글이 부록으로 실려 있으며, 다음과 같이 말하고 있다.

인체는 나무가 겨울에는 뿌리만 남아 있다가 봄이 되면 여기에서 줄기가 뻗어 나오듯이 맥락은 줄기가 되고 심은 뿌리가 된다. 심(心)이 함유하고 있는 신령한 액체는 경수(經隧)에 주입되어 큰 것은 낙맥이 되고 미세한 것은 손락이 된다. 이렇게 모든 가지와 잎에 스며들어 마치 견직물처럼 그물처럼 망사로 된 섬유처럼 이루어져 있다. …… 인간의 사고는 반드시 뇌와 관계되며, 심(心)과 신(囟)은 상하로 교류된다. 고인의 탁월한 인식은 보통사람을 뛰어넘는 것이었다. 아깝게도 황제와 기백의 방서가 이미 전해지지 않고, 『영추』의 상당수가 거짓된 것으로서 원문이 아니다. 따라서 편작으로부터 지금까지 오랜시간 동안 의학의 원류는 항상 혼탁해져 있었다. 서양의 이 책은 번거로운 것을 없애고 일일이 눈으로 보아 실제 골근과 통한다. 화타의 책들이 오히려 불타지 않고 해외로 넘어가 …… 한문은 마땅히 실제와 적용될 수 있는 것을 귀하게 여기는 것이니, 어찌 지역이 다르다고 하여 이를 구분하겠으며……

왕사웅가의 중의학에 대한 계승·개발, 서의학의 습득과 회통은 후세의가의 모범이 되었다.

그들의 '피리춘추' 독법은 서양의학을 물질적 기초로 하여 중의학의 사변적인 견해를 발휘한 것으로서 중서의 회통의 초기단계에서 두드러진 촉진작용을 하였고, 후에 중의학가의 새로운 연구를 열어 주는 작용을 하였다. 그러나 중서의학 회통의 완성에는 아직 크게 미치지 못하는 것이었다.

(四)

우리는 왕청임(王清任)을 '뇌설(腦說)'상에서는 중서회통파(中西滙通派)라고 할 수 있으나 해부학(解剖學)상에서는 독자적으로 새롭게 창조한 혁명가(革命家)라 말할 수 있다. 그의 해부학(解剖學)에는 약간의 잘못이 있다. 1844년 중서회통대가(中西滙通大家) 중의 한 사람인 진정태(陳定泰)는 이에 대해 수정 및 보충을 했다. 진정태(陳定泰)의 자(字)는 필신(弼臣), 광동(廣東)의 신회(新會) 사람이며 출생과 사망에 대해서는 자세하지 않다. 어려서 의학을 배웠으나 치료나 실험을 많이 하지 않았다. 도광(道光) 9년(1829)에 모친의 병으로 인하여 의사를 찾아 양성(羊城 ; 광주의 다른 이름)으로 가서 왕소부(王昭孚)에게서 배우고 비로소 왕청임의 『의림개착(醫林改錯)』을 보게 되었으며 진(陳)씨에 의해 저술된 『의담전진(醫談全眞)』 2권(1844 저술, 1875 간행)은 왕청임(王清任)의 해부학(解剖學)이 서방해부학(西方解剖學)에 의존한 것에 대한 평가를 서술하였다. 자서전(自敍傳)에서 말하기를

> 왕청임(王清任) 선생이 장부(臟腑)에 대해 연구한 것은 명확하나 경락(經絡)에 대해서는 정확하지 않다.

고 하였고, 친구인 호금천(胡琴川)은 말하기를

> 경락의 실재를 확증하려 하면 서양의학이 아니면 불가능하다. 서양 사람들은 가끔 죽은 사인이 불분명한 경우에는 해부를 하여 그 원인을 살펴본다.

고 하였다. 진정태(陳定泰)는 서양 문자를 이해하지 못했다. 또한 실제로 시체해부하는 것을 본 적이 없었다. 그의 주장의 근거는 서양 사람들에 의해서 만들어진 해부도이다. 앞에서 서술한 바에 따르면 1829년 전에 중국에 온 의사, 리빙스톤(李文斯敦)은 이미 1825년에 이미 고인이 되었고, 모리슨(馬禮遜)은 곧 1823년에 중국을 떠났다. 콜레지(郭雷樞)는 1827년에 중국에 와 의원을 개업했다. 그 밖에 미국의 포뇌덕복(布雷德福)도 광주에서 무료 진료소를 연 적이 있다. 파커(伯駕)는 1834년에 중국에 왔고 낙극합특(洛克哈特)과 홉슨(合信)은 1839년에 중국에 왔다. 그도 아직 홉슨(合信)의 책을 들여다보지 못했다. 그래서 이용한 것은 마땅히 원판 서양 해부도이며 더욱이 16항을 선택했다. 정밀함은 홉슨(合信)의 그림에 미

치지 못한다. 그 명사(名詞)는 모조리 왕청임(王淸任)의 『의림개착(醫林改錯)』에 따라서 정해졌으며 예로 동맥관(動脈管)을 영총관(榮總管)이라 부르며 정맥관(靜脈管)을 위총관(衞總管)등으로 불렀다. 바로 이와 같이 진정태(陳定泰)에게 보여진 서양 해부학은 『인신설개(人身說槪)』·『인신도설(人身圖說)』 등과 같지 않으며 이는 문예부흥 혁신을 한 해부학(解剖學)이다. 고로 진정태의 회통은 이미 제2차 서양의학을 접수해서 전입시킨 선도자에 속한다.

1권에서는 골(骨)·근(筋)·육(肉)·피(皮)·모(毛)·갑(甲)을 논했다. 더욱이 목(目)·이(耳)·뇌수(腦髓)·담(膽)·격막(膈膜)을 논해 회통론에 추가하였다. 2권은 설제평(薛濟平)과의 문답이다. 책중에서 말하기를

유형의 시작, 뇌수(腦髓)의 형성은 먼저 조기(祖氣)를 형성하는 것이다.

목(目)은 신(神)의 시규(視竅), 특히 이(耳)는 음(音)을 듣는 규(竅), 비(鼻)는 기(氣)를 구분하는 것, 설(舌)은 맛을 느끼는 규(竅)이다.

신(神)이라는 것은 조기(祖氣)의 영(靈)이다. 조기(祖氣)라는 것은 생기(生氣)이다. 곧 원양지화(元陽之火)이다. 부모에게서 받았기에 조기(祖氣)라 말한다. 조기(祖氣)는 머리의 뇌수(腦髓)안에 거(居)하기에 신광(神光)은 항상 목(目)에 있다.

귀가 듣는 것, 눈이 보는 것, 기(氣)를 구별하는 것, 맛을 구별하는 것 등은 모두 신(神)에 의해서 주관되어진다.

고 하였다.

여기에서 왕청임(王淸任)의 '뇌기(腦氣)'를 고쳐서 '조기(祖氣)'라 했고 아울러 진정태(陳定泰)는 '구장구규이경이락(九臟九竅二經二絡)'의 이론으로 자신의 학설을 이루었다. 그가 말하기를

구장(九臟)이라는 것은 신(腎), 심(心), 폐(肺)와 후(喉), 간(肝)과 담(膽), 비(脾)와 망고(罔膏)이며 여기에서 오장은 불결한 찌꺼기들을 접하지 않기에 이름이 오청장(五淸臟)이다. 위(胃), 소장(小腸), 대장(大腸), 방광(膀胱) 이 4가지 기관들은 불결한 찌꺼기들을 받아들이고 전달하기 때문에 이름이 사탁장(四濁臟)이다. 구규(九竅)라는 것은 양목(兩目), 양이(兩耳), 양비(兩鼻), 구내(口內)의 후(喉), 구내(口內)의 인(咽), 구내(口內)의 좌우에 있는 식문(息門)과 전신의 땀구멍·항문·요도·정관(前陰의 정도)이며 각각이 하나의 규(竅)이다. 오직 여자에게는 하나의 포장(胞腸)과 2개의 유방이 더 있어서 규(竅)가 10개이다. 2개의 경(經)은 하나의 영(榮), 하나의 위(衞)이다. 위경(衞經)이라는 것은 정기(精氣)가 모여 있는 바이며, 영경(榮經)이라는 것은 혈기(血氣)가 모여 있는 바이다. 양경(兩經)이라는 것은 혈(血)로써 하나의 락(絡)이 되며, 정(精)으로써 한 락(絡)이 된다. 혈락(血絡)은 맥(脈)의 끝에서 시작되며, 정락(精絡)은 뇌의 근(根)에서 출발한다. 정락(精絡)은 안에서 나와 밖을 둘러싸고, 혈락(血絡)은 밖에서 들어가 안을 둘러싼다. 모든 것은 식관(息管 ; 호흡기관)과 맥관(脈管)에 의존해서 성장하며, 수장(收藏)하며, 추이(推移)한다. 맥관(脈管)의 생성은 척추의 마디에 근원하며, 심장의 근원에서 기(氣)를 받는다. 식관(息

管)의 생성은 후(喉)의 좌우에 있는 기문(氣門)에서 시작되며 삼초(三焦)를 통해 온몸에 보낸다.

고 하였다.

이것에 의존해 보면, 진정태(陳定泰)는 중서의(中西醫)가 회통(滙通)되기를 원했으며, 역시 심혈(心血)을 기울여서 연구하여 높은 경지에 이르렀다. 그는 첫번째로 혈관과 신경계통에서 경락(經絡)의 본질을 추구한 연구가이며, 경락의 실질적 연구의 대가라 할 수 있다.

진씨는 『의담전진(醫談全眞)』을 저술하기 이전에 『의학총강(醫學總綱)』 1권을 저술하였으며, 이외에 더욱이 『풍월루의담(風月樓醫談)』 2권·『증치변원(證治辨原)』 4권·『의일관(醫一貫)』 1권·『본초친상(本草親嘗)』 2권 등이 있는데, 국가의 빈곤함으로 인하여 아직 출판을 못해 매우 아쉬웠다. 『의담전진(醫談全眞)』 역시 늦게 광서원년(光緖元年, 1875)에서야 발간할 수 있었다.

정태(定泰)는 또 일찍이 양성(羊城)에서 의학을 수업하고 수십 년간 현대 의학교에서 공부하였다. 그의 의술은 아들 완존(綏尊)·적존(績尊), 손자 무남(茂楠)·무오(茂梧)에게 전해졌다. 그 밖에 왕청임(王淸任)을 찬성하여 보완하고 고친 대략적 내용이 산동(山東) 요성(聊城)의 이지예[李志銳, 진항(晋恒)]·절강(浙江)의 인화(仁和) 서연석[徐然石, 아지(亞枝)] 등에게 있다. 이 두 사람은 모두 왕사웅(王士雄)의 친구로 도함(道咸) 연간의 사람들이나 원서(原書)가 아직 발견되지 않고 있으며, 겨우 『중경당수필(重慶堂隨筆)』로부터 왕사웅(王士雄)이 기록한 글을 대략 알 수 있다. 두 사람에게는 모두 "『의림개착(醫林改錯)』을 쓰다."라는 1수가 각각 있다. 거기에 일컫기를 『소(素)』·『영(靈)』 이후의 의서들이 모두 장부경락(臟腑經絡)을 말하였으나 명석(明晰)하지 못하여 와전(訛傳)되어 왔다. 이지예(李志銳)는 아울러 그 시말(始末)에 대하여 아는 것을 다음과 같이 말하였다.

> 운남(雲南) 임안군(臨安郡) 임지(臨地)로 따라 갔을 때, 가경(嘉慶) 병자(丙子, 1816)년에 이비(夷厞 ; 오랑캐 도적) 고라의(高羅依)가 반란을 일으켜 군영에서 사형을 집행한 후 장부(臟腑)를 검세(檢洗)하고 수십 사람이 검열하여 옛날의 설(說)이 잘못되었다는 것을 알았다. 도광(道光) 신묘(辛卯, 1831)년에 이르러 경도(京都)에서 왕청임(王淸任)을 만나 『개착(改錯)』의 책이 있다는 것을 알고 나의 생각을 말했다. 그러나 병은 왕청임(王淸任)이 상세히 말하는 것과 같이 현재의 형질(形質)로 음식·기혈의 운동작용을 설명할 수는 없다. 때문에 장부의 그림으로 설명하고자 스스로 나타낸 것이다.

구체적으로 어떻게 개정하였는지는 알 수 없다. 그러나 몸소 자신이 인체를 해부하고 왕청임의 잘못된 것과 비교하였으나 오직 그 책이 전해지지 않아 영향이 적게 미쳤다. 범행준(范行准) 선생의 말에 의하면 "호[胡, 곤(昆)] 이[李, 지예(志銳)] 등 여러 사람들은 모두 서양학설과 개착(改錯)을 옹호하는 사람들이라 할 수 있으니" 중서 회통(滙通)자들이다.[5] 서연석(徐然石)도 똑같이 왕청임(王淸任)의 개착(改錯)에 대해 긍정적이었으며, 동시에 또한 청임(淸任)의 "기(氣)가 통하도록 확장하지 않고 충족시킨다."는 것을 비평하고 "기화(氣化)의 각도로부터 회통을 진행하여야 한다."고 주장하였다. 또 사천(四川) 성도(成都) 화읍(華邑)사람으로 나정창(羅定昌)이 있었는데, 그의 자(字)는 무정(茂亭)이다. 그는 여러 차례 과거시험을 보았으나 낙방하여 직업을 바꾸어 종군하였다. 주역에 정통하고 또 중서의학에 겸통(兼通)하여 1887년에 지은『중서의수(中西醫粹)』3권〔또는『장부도설증치요언합박(臟腑圖說證治要言合璧)』이라고 함〕이 있다. 주로 흡슨(合信)의『전체신론(全體新論)』과『부영신설(婦嬰新說)』두 책의 그림을 취했다. 그는『변언(弁言)』에서 다음과 같이 제기하였다.

서의(西醫)의 책은 모두 석인(石印)으로 상해서국(上海書局)에 있는데 자못 구입하기가 어렵다. 나는 마음 속으로 이 책을 부러워하여 사람을 만나면 부탁을 한 지가 2년이 훨씬 지났다. 병술(丙戌, 1886) 여름에 두 책을 구입하니 마치 큰 옥[拱璧]을 얻은 것과 같다.

나정창(羅定昌)은 이로써 왕청임(王淸任)의『의림개착(醫林改錯)』을 대조하였다.

왕훈신(王勳臣)이 그린 장부도를 살펴보면 흡슨(合信)의 장부도 만큼 상세하지 않고, 흡슨(合信)이 논한 병정(病情)은 왕훈신(王勳臣)의 병정(病情) 만큼 정확지 못하다. 그러나 모두 각기 얻은 바가 있고 또한 각각 치우친 바가 있다.

나정창(羅定昌)은 "이 세상의 의사는 마땅히『내경(內經)』을 준칙(準則)으로 하여야 한다."는 지론을 펴, "서의(西醫)는 형태(形態)를 논하여, 이치를 논하는 것은 마침내 중국의 방법에 뒤떨어진다."라고 하고 하나의 단호한 '질측통기(質測通幾)'라고 인식하였다. 그의 변언(弁言 ; 머리말)과 정문(正文 ; 본문)에서는 8괘와 간지의 도시법(圖示法)으로 중서의학의 이치를 모두 포괄하여 설명하려고 주력을 다하였다. 자못 10층간법(十層看法)'으로 만상(萬象)을 포괄하는 뜻을 이루었다. 그는 자서(自序)에 다음과 같이 말하고 있다.

천지(天地)는 하나의 큰 천지(天地)이고, 내 몸은 하나의 작은 천지이다. 8괘는 천지에서 쉼없이 흐르고, 8괘는 내 몸에서 또한 쉼없이 흐른다. 사람 몸의 기혈(氣血)은 곧 천지의 해(日)와 달(月)과 같다. 오장육부가 8괘 간지(干支)에 배합되는 것은 자연히 그렇게 되는 것이니 확실히 바뀌지 않고 조금도 믿지 않을 수 없으며, 조그만 배치도 거짓이 아닌데 옛부터 지금까지 깊이 깨달은 사람이 없다.

나씨는 당연히 자신이 깨달았다고 큰소리치는 것이다. 이것은 역시 오늘날 '역학(易學)'으

---

5)『명계서양전입의 의학(明季西洋傳入之醫學)』9권 참고.

로 일체를 해석하는 것과 같으니 나씨가 그것을 처음으로 시작한 사람이다. 요약하면, 이상으로 해부학은 확실히 중서회통파(中西滙通派)가 주목한 초점의 하나로 개정 수정하려고 힘써 시도하였음을 알 수 있다. 즉 '피리춘추(皮裡春秋)'는 자못 피낭(皮囊) 속의 구조를 확실하게 밝힌 연후에 종횡으로 춘추(春秋)를 논할 수 있다.

제3절 중서의 회통(滙通)의 임상 실천

(一)

이론상의 회통은 임상에서 응용가치가 있어야 한다. 그래서 일부분의 회통대가들이 이 방면으로 실천해 본 적이 있다.

그러나 이 방면의 실천은 역시 임상이론이 위주이며, 구체적인 서약(西藥)과 서방치료법(西方治療法)을 크게 사용하지 않았다. 청대의 명의인 육이념(陸以湉)의 저작 『냉려의화(冷廬醫活)』(1858 간행) 중에서는 이보다 1년 일찍 출판된 홉슨의 『서의약론(西醫略論)』에 대하여 이렇게 평가하였다.

> 서의의사 홉슨의 『서의약론(西醫略論)』에서는 내증(內症)은 간략하게 하고 외증(外症)은 상세히 말했는데, 살을 가르고 뼈를 끊는 것은 중국 의사들이 감히 쓰지 못한 방법이며 내증의 치료도 중국과 다르다. 예를 들면, 학질(栖疾)을 치료하는 데 신석주(信石酒)를 사용하고, 곽란(霍亂)에 아편고와 장뇌곤주(樟腦滾酒)를 복용하는 것은 중의들의 방법과 아주 같지 않다.
> 진맥에서는 시계로 하는 것이 중의들이 호흡으로 가늠하는 것보다 더욱 정확하다.

임상방약은 감히 사용하지 못하는 것과 써본 적이 없는 것으로부터 어려운 정도를 알 수 있다. 또, 주패문(朱沛文)이라는 19세기 중엽의 청말의 의사가 있었다. 자는 소렴(少廉), 또는 소계(紹溪)이며 광동남해(지금의 佛山市) 사람으로서 의사 가문에서 태어났으며 부자 형제들이 모두 의사로 유명했다. 어렸을 때부터 부친에게서 의학을 배웠으며 『내경』·『난경』 등 많은 서적과 문헌을 숙독하였으며 영어에 정통하고 당시 서양에서 들어온 서의 방면의 책들도 보았다. 당시는 서의학이 재차 전입하려는 전성기에 있었기 때문에 광동(廣東)에서 아주 큰 영향을 받았다. 그는 전문적으로 서의병원에 가서 인체를 해부하는 것을 보았고 중의이론과 대조하였으며, 끝내 『화양장상약찬(貨洋臟象約纂)』〔또는, 『중서장부도상합찬(中西臟腑圖象合纂)』〕을 써 1892년에 발행하였다. 이 책은 전서 3권, 수편(首篇) 1권으로 되어 있다. 책에서는 서방의 해부생리학을 상세히 소개하였으며 서양 해부학으로 내경을 증명하면 내경의 도리가 더욱 똑똑해질 것이라는 것을 주장하였다. 주패문(朱沛文)은 송대로부터 실천정신을 가지고 있는 의사, 예를 들면, 이시진(李時珍)·오유성(吳有性) 등을 많이 추숭(推崇)하였으며 고전의학의 이론을 가진 의사들과는 같지 않은 견해를 가지고 있었다. 그의 회통정신은 그가 자서(自序)에서 말한 바와 같다.

의학은 사람의 병을 고치는 것으로서 확실한 증거가 있어야지 공담할 이론이 아니다. 만약, 장부관해(臟腑官骸)의 체용(體用)을 관찰하지 않고, 그저 한열허실로 하여 온량보사(溫凉補瀉)하는 처방으로 고쳐서는 낫는 자가 아주 적다. 패문(沛文)은 어렸을 때부터 의학을 배운 지 벌써 20여 년이 되었다. 가끔 중서의 의학서적을 읽었으며 서의병원으로 가서 진짜의 장부사용을 보았는데 중서의의 학설이 서로 같지 않았다. 대체적으로 중화 의사는 이론이 실천보다 낮고, 서방 의사는 실천이 이론보다 낮다. 중의는 장부의 생김새를 모르고 운영(運營)을 논하였기에 이론을 너무 믿고 실천에 중시하지 않았으니, 예를 들면, 오색·오성으로 오장과 연결한 것은 의학의 아주 깊은 도리이지만 이론뿐이다. 서의들은 장부의 응용을 잘 이해하지 못하고 실천만 중시하였으니 예를 들면, 오관(五官)은 오장의 문이고, 오지(五志)는 오장에 각각 속하는 것은 인간 신체의 도리이지만 서의는 이것을 추구하지 않았기에 실천으로만 아주 치우쳤다. 도리는 실천이 있어야 명확해지고 실천은 도리가 있어야만 방향을 잡을 수 있다.

이 말은 아주 들어 맞았다. 혹시 예를 들은 것이 합당치 않다고 할 수 있지만 중서의의 총체의 평가는 알맞다고 할 수 있다. 그는 먼저 형체해부학을 상세히 연구하고 동시에 또 운영(運營)의 도리를 연구하여야 한다고 여겼다. 도리와 실천을 합쳐야만 죽은 도리와 기본형체를 합쳐서 객관적인 태도로 하여 발전할 수 있다. 때문에 그의 회통방법은 먼저 아래와 같이 시작했다.

중서 장부·관해(官骸)·체용(體用)·이동(異同)의 설을 회통하여 간단하고 알기 쉬운 것을 골라 썼다. 수권(首卷)……상권(上卷)……중권(中卷)〔주역 : 臟腑(장부), 五官(오관)의 역할을 중서의에 따라 서술〕, 하권(下卷) : 혈맥(血脈)의 운행(運行), 제기(諸氣)의 운행(運行), 외신(外腎)의 체용(體用), 자궁(子宮)의 체용(體用), 태잉(胎孕)의 원위(原委), 월수(月水)의 공용(功用), 유즙(乳汁)의 공용(功用)에 따라 분별하였다. 각 편의 인용한 책은 중으로부터 서로……인용한 각 책은 먼저 『내경』·『난경』 다음 제가(諸家), 다음 서의, 즉 제설(諸說)을 인용한 후 해석한 것과 해석하지 않은 것이 있다. 원인은 원문이 도리가 알기 쉽거나 도리가 너무 깊어 틀릴까봐 한 것이다. 장부(臟腑)의 해석은 서의에서 인용하였는데 그것은 중의가 서의보다 해석이 선명하지 못하기 때문이다.

여기로부터 이것은 공자량이 많고 또 마음대로 해석해서 후세 사람에게 폐를 끼칠 것을 면할 생각이 아주 선명하고 실사구시적이라는 것을 알 수 있다. 해부학은 완전히 서의에서 인용한 것인데 태도가 아주 뚜렷하다.

주패문의 회통논문에는 아래와 같은 특점이 있다.

1. 회통은 임상검사를 표준으로 하였다. 무슨 이론이나 모두 임상실천에서의 효과를 표준으로 한다. '범례(凡例)'에서 그가 말하기를

　　이것을 쓴 목적은 인체의 장부기관의 기능을 서술하기 위한 것이며 한두 가지 병을 예로 든 것은 그 기능을 더욱 알맞게 서술하기 위해서이다.

라고 하였다.

　　실제적으로 볼 때 그는 임상실천에서의 증거로 이 책을 쓴 것이다. 그가『합찬(合纂)』을 쓸 때는 벌써 의사가 된 지 20여 년이나 되었기에 경험이 풍부하였다.『독서문경(讀書門徑)』에서 그가 말하기를

　　속담에 말하기를 왕숙화(王叔和)를 많이 보기보다 임상실천을 많이 하기가 더욱 낫다. 이말이 참으로 맞다.

라고 하였다.

　　이 말을 그는 좌우명으로 삼았다.

2. 선인들의 소홀한 점을 피하지 않았다.『장부체용설(臟腑體用說)』에서 이렇게 말했다.

　　『난경(難經)』은 낡은 책이 아니지만 왕훈신(王勛臣), 원화(元化)(營升, 일본 사람.『육경찬요(六經纂要)』를 편집)와 서의는 모두 실천의 경험과 다르다.

　　이것을 보면『난경(難經)』은 충족한 증거가 없다. 선인들은『난경(難經)』을 보물로 여기고 수십 명의 대가들이 해석한 것이 있지만 감히 반박하지 못한 것은 장부를 직접 체험한 적이 없기 때문이다. 역시 관찰한 사실을 표준으로 하고 책의 이론을 표준으로 하지 않았다.

3. 존경하는 사람의 착오를 지적하였다. 예를 들면, 왕청임(王淸任)은 해부학에서 혁신이 있다고 몇번이나 긍정하였지만『의림개착(醫林改錯)』에는 아직 많은 착오가 있었다. 주패문은 자신의 체험을 근거로 하여 이렇게 변론하였다.

　　『개착(改錯)』의 원문에 따르면 기관(氣管)·기문(氣門)·위총관(衛總管)은 서의의 혈맥관(血脈管)이고, 혈관·영총관(營總管)은 서의의 회혈관(回血管)이다. 인간이 살았을 때는 호흡을 하고 피가 혈관에서 흐르고 맥이 박동한다. 인간이 죽었을 때는 호흡이 없고 피는 회혈관에 흘러들어가서 사혈로 되어 기의 힘에 따라 혈맥관에 돌아올 수 없기에 맥관에는 피가 없고 맥이 박동할 수 없다. 훈신(勛臣)이 죽은 아이를 해부하였을 때 맥관에 피가 없는 것을 보고 회혈관을 혈관, 영총관이라 틀리게 지적하였다.

　　여기서는 틀린 점을 지적하였을 뿐만 아니라 왕청임(王淸任)의 착오의 원인을 설명하여 독자들로 하여금 탄복하게 하였다.

4. 장점을 융합하여 중의이론으로서 중서의의 인식을 종합하였다. 『뇌론(腦論)』에서 『신정주뇌수(腎精主腦髓)』이론을 제출하기를

　　서양의서의 뇌의 서술은 중국의 부족점을 보충할 수 있다. 그러나, 내신(內腎)이 뇌의 원(原)이며, 척수(脊髓)가 뇌(腦)의 본(本)인 것을 서의들은 모르고 있었다. 그래서 중서의설을 융합하면 『경(經)』에서는 "인간이 태어날 때 먼저 정(精)으로 되고 정(精)이 되면 뇌수가 생긴다."고 말했다. 정은 고환에서 생성하며 정관(精管)에 저장하며 내신(內腎)과 연락(連絡)하였다. 때문에 『경(經)』에서는 신장이 정(精)을 저장하는 부(付)라 일컬었고 정이 되면 뇌수가 생긴다는 것은 신정이 되면 뇌수가 생긴다는 것이다. 김정희(金正希)는 "인간의 사유와 기억은 모두 뇌에 있다. 소아는 정이 적어 뇌수가 차지 못하였고, 노인은 정이 허(虛)하여 뇌가 비었기에 기억력이 쇠퇴한다."라고 말했다. 이것은 뇌(腦)가 신(腎)을 원(原)으로 한다는 확실한 증거가 아니다. 오직 뇌가 신(腎)을 원(原)으로 하였기에 뇌(腦)와 신(腎)의 병이 같은 종류에 속하였다. 『경(經)』에서는 "뇌(腦)은 수(髓)의 해(海)이고 수해(髓海)가 충족하면 가볍고 힘이 세며 부족하면 귀에 소리가 나고 어지럽고 무릎이 시큰하며 눈이 잘 보이지 않고 움직임이 편리하지 못하다."고 말했다. 다른 예를 들면, 뇌(腦)에 황수(黃水)가 있으면 습두통(濕頭痛)이고, 혈수(血水)가 있으면 열두통(熱頭痛)이고, 풍(風)이 뇌(腦)에 들어가면 어지럽고, 사기(邪氣)가 뇌에 침습하면 온독전광(溫毒癲狂)으로 되며 풍담(風痰)이 뇌(腦)에 들어가면 중풍(中風)으로 죽는다. 뇌의 관계는 아주 중요하다. 의사들이 뇌(腦)를 적게 연구하는 것은 선인들이 육맥(六脈)을 오장(五臟)에 분배하였지만 뇌의 외후(外候)가 없기에 뇌를 생략하고 장(臟)을 상세하게 하였다. 이것은 뇌(腦)가 신(腎)을 원(源)으로 하고 외후(外候)가 신(腎)과 같은 것을 모르기 때문이다. 그렇기에 신수(腎水)가 휴(虧)하면 뇌(腦)가 부족하고, 왼쪽의 척맥(尺脈)이 막히며, 혈(血)이 뇌(腦)를 침습하면 척맥(尺脈)이 홍(洪)하고, 바람이 뇌(腦)를 침습하면 척맥(尺脈)이 현(弦)하고, 한(寒)이 뇌(腦)에 들어가면 척맥(尺脈)이 긴(緊)하고, 열(熱)이 뇌(腦)에 들어가면 척맥(尺脈)이 삭(數)하고, 풍담(風痰)이 뇌(腦)에 들어가면 척맥(尺脈)이 잘 나타나지 않는데 외증(外症)과 같이 보고 그대로 치료하면 효과가 훨씬 낫다.

고 하였다.

5. 여러 이론으로 하여 억시로 동하게 하시 않았나. 예를 들면, 『비장체용설(脾臟體用說)』에서는 서양의 '비(脾)가 통혈(統血)한다'는 것은 맞고 '위와 관계없다'는 것은 틀리다.

　　『경』에 말하기를 "비(脾)와 위(胃)는 막으로 연결되었으며 주로 위를 위하여 진액(津液)을 행(行)한다" 또 "비(脾)가 통혈(統血)한다"고 말했다. 또 "비(脾)는 고(孤)한 장(臟)이며 사방(四傍)을 보살핀다"고 말했다. 『내조도(內照圖)』에서는 "오곡(五穀)을 소화하고 사장(四臟)을 보살피며 기육(肌肉)을 건강하게 한다"고 말했다. 『의종필독(醫宗必讀)』에서는 "비(脾)는 소리를 듣고 움직이며 움직이면 위를 도와 소화하면 운화(運化)한다"고 말했다. 『의림개착(醫林改錯)』에서는……서의는 "비(脾)에는 좀 굵은 발맥관(發脈管)이 있으며 비(脾) 중에는 회혈관(回血管)이 위(胃)의 뒤로 간에 들어갔다. 비(脾)의 공능은 사람이 모르지만 대개 남은 혈을 모아서 동맥을 도와서 사장(四臟)을 보호하며 질이 아주 연하여 피가 많으면 크고 피가 적으면 작아진다."고 말했다. 몽

(蒙)은 『내경(內經)』에 근거하여 비(脾)와 위(胃)는 서로 표리(表裏)이며 진액(津液)을 행(行)하고 통혈(統血)하고 사방(四傍)을 보살핀다는 것이 제일 적당하고 다른 제설(諸說)은 모두 적당하지 않다고 하였다. 『개착(改錯)』의 설이 있기에 진액(津液)을 행(行)하는 도리가 똑똑하고 양의지설(洋醫之說)이 있기에 통혈(統血)의 도리가 똑똑하고 『내조도(內照圖)』・『필독(必讀)』의 설(說)이 있기에 사방(四傍)을 보살피는 도리가 똑똑하다. 오직 서의의 비(脾)의 기능은 이와 관계없다는 것이 틀리다.

패문(沛文)이 중의이론으로 융합하였기에 중의이론과 같으면 맞다 하고 같지 않으면 틀리다 하였다. 실제로 서의의 해부학과 생리학 각도로 볼 때는 확실히 위(胃)와 관계가 없다. 그러나, 비위(脾胃)의 관계가 아주 밀접하다는 것은 중의 비위(脾胃)이론의 관건이기에 패문(沛文)이 중서이론을 융합하기 위해서는 반드시 일부분 진리를 버려야 한다. 여기로부터 융합의 난도를 볼 수 있다. 그는 또 『근막체용설(筋膜體用說)』이 있는데 『내경(內經)』・『의종금감(醫宗金鑒)』 등에서 '12근이론(十二筋異論)' 학설과 유관되는 부분으로 서의의 신경학과 비교하였다.

서의가 근(筋)을 논하는 데는 두 가지 있다. 하나는 뇌기근(腦氣筋)이라 하는데 뇌(腦)에서 생기고 하얀 실 같으며 온몸에 분포되어 감각과 운동을 좌우하며 다른 하나는 육근(肉筋)이라 하며 간(肝)에 붙어 생기고 질기고 희며 온몸에 분포되었으며 육(肉)의 운동을 돕는다. 서의의 뇌기근(腦氣筋)은 중의가 말하지 않았지만 중의의 12경근(經筋)은 육(肉)에 붙어 생긴 것이며, 서의의 육근(肉筋)과 비슷하다. 그러나, 서의는 12경(經)이 없기에 억지로 합할 수는 없다.

육근[肉筋, 즉 기육근막, 기건(肌肉筋膜,肌腱)]과 『12경근(經筋)』이 말하는 근(筋)과 대체로 비슷하다. 그러나, '12경근(經筋)'은 개괄과 추상이 있으며 경락(經絡)계통의 조성 부분으로 되었으며 기혈(氣血) 유통의 이론의의가 있기에 주패문(朱沛文)의 "억지로 합할 수 없다."는 것도 맞다. 전신신경계통[腦氣筋]에 대해서 주패문(朱沛文)은 "중의는 말하지 않았다"고 직접 말하고 부족한 점을 보충할 수 있다. 주패문은 중서의 융합에 대해 많은 길을 개척하였지만 끝내 중서의의 이론계통의 뿌리를 완전히 알지 못하였기에 지도사상이 정확하다 하여도 학술상에서 큰 성과를 가져오지 못했다. 그러나, 그의 임상검증을 표준으로 한 것은 실천지도에 가치가 있다.

(二)

때문에 주패문(朱沛文) 이후에 당용천(唐容川)・장석순(張錫純) 등 중서의 융합대가들이 나타난 것도 우연한 일이 아니다. 당종해(唐宗海)(1862~1908 또는 1847~1897)의 자는 용천(容川)이며 사천(四川) 팽현(彭縣) 사람으로 어려서 글을 배우다가 뒤에 의학을 공부하여

『역경(易經)』에 정통하였다.

광서(光緖)15년(1889) 진사(進士)로 되기 전에 파촉(巴蜀)에서 이름이 있었다. 1888년에 상해에 갔으며 이후 북경·광주 등지에서 관(官)이나 의(醫)를 하였다. 그의 일생에서 제일 큰 공헌을 한 것은 중서융합이며 혈증(血證)이론과 임상에서 개척성 공헌이 있으며 자체의 하나의 체계로 되었다. 저서(著書)로는 『혈증론(血證論)』(1884)·『중서회통의경정의(中西滙通醫經精義)』(1892)·『본초문답(本草問答)』(1893)·『금궤요략천주보정(金匱要略淺注補正)』(1893)·『상한론천주보정(傷寒論淺注補正)』(1894)을 합하여 『중서회통의서오종(中西滙通醫書五種)』이 있고 또, 『의학견능(醫學見能)』(1873년) 『이증삼자결(痢症三字訣)』·『의역통론(醫易通論)』·『의역상해(醫易詳解)』(부록 『醫案類錄』)·『의병(醫柄)』·『육경방증중서통해(六經方證中西通解)』 등 저작이 많아서 대가(大家)라고 말할 수 있다. 당용천(唐容川)은 "선인을 존경하지만 맹신하지 말며 많이 배우고 장점만 배워 단점을 버려야 한다."고 말했다. 그 때는 청말로서 서의학이 조수마냥 밀려들어 왔지만 중의는 고수하고 발명하지 않았다. 당종해(唐宗海)는 이 시기에 중의계통의 이론발전에서 새로운 길을 개척하기 위하여 많은 서의이론을 접수하여 중의이론을 보충하여 『중서회통의서오종(中西滙通醫書五種)』을 써냈다. 『중서회통의경정의(中西滙通醫經精義)』는 용천(容川)학술사상의 주지를 충분히 반영했다.

지금은 세계가 한가족처럼 같은 규칙을 가지고 살고 있다. 혼돈으로부터 지금에 이르기까지 천지는 이렇게 열려 인간과 만물은 계속 살아오고 있다. 천지인 사이의 모든 문화와 수많은 민족의 문화는 고금의 역사 속에서 그 장단점을 살피고, 동서양의 차이점을 함께 고려하여야 하니, 만일 완벽한 선과 완벽한 미를 이루려고 한다면 삼황과 오제의 문화를 함께 알아야 하는 것이지 어찌 한쪽의 재주와 한쪽의 예술만이 세계 속에 창달하도록 하겠는가? 의학이란 이런 것에 비한다면 작은 것이지만, 의학 또한 어찌 한쪽 시각으로만 볼 수는 없는 것이다. 같은 사람이고 같은 마음을 가지고 있으니, 서의학에도 장점이 있는 것이고 중의학에도 단점이 없을 수 없는 것이다. 일찍이 서의학이 처음 시작되었을 때는 중의학만큼 상세하지 못하였고, 중의학은 잘못된 것을 계속 답습해오면서 많은 오류를 가지게 되었다. 따라서 『영추』·『소문』 등의 의적들을 중서의학을 겸한 관점으로 해석함으로써 영역과 관점의 차이를 없애고 하나로 절충하는 것을 연구하는 것이다(『중외의서사종합각·중서의해자서』).

서의학은 헤부를 통하여 인체 배면의 좌우와 내외의 각 층을 상세하게 분석하였지만, 각 층을 음양(陰陽)으로 분별해 내지 못하였으므로 다만 그 형체를 알았을 뿐, 그 기는 알지 못하였다. 이렇게 해부를 통하여 단지 시체의 형태만을 검사하였으니, 어찌 살아 있는 사람의 기화작용을 볼 수 있었겠는가?

서양의 천무학과 화학이 비록 중국의 오행학설과는 다르지만, 그 의미는 상통하는 부분이 있다.

단지 서양의학은 인체의 형질만을 보고 이론을 세웠기 때문에 인체의 기화작용이 바로 천지의 기화작용과 같은 체계를 이루고 있음을 알지 못하였다.

또 신이 이로 개규한다는 것에 대하여 진수원은 신에서 두부로 통하는 통로가 없으므로 신은 단지 심과 교류할 뿐이라고 말하였는데, 당용천은 이를 비판하고, 서의학에서 이도가 해부학적으로 뇌와 연계되어 있다는 것을 인용하여 근거로 삼았다. 또 뇌수가 신정에서 변화된 것이라는 이론에 대하여 융통성 있게 설명하여 다음과 같이 말하였다.

뇌수 속에 있는 기는 더욱 더 신령한 기이다. 그러므로 외부의 공기가 소리를 전하면 움직여 바로 반응이 나타나는 것이다. 또 소리를 들을 때, 거리와 청탁을 구별할 수 있는 것은 바로 뇌수중의 기에도 우열의 구별이 있음을 알 수 있는 것이다. 서의학에서는 아직 이것에 대하여 설명하지 못하고 있다.

그는 나아가 서양의학을 회통한 관점으로써 오장이 간직하고 있는 신에 대하여 설명하였다. 예를 들면, 그는 서의학의 "심이 지각을 주관하는 것이 아니라, 지각을 주관하는 것은 뇌수근이다."는 인식을 다음과 같이 비판하였다.

수는 수(水)의 정화로서 심화를 얻으면 밝게 비출 수 있게 되므로 지각작용이 생겨나는 것이다. …… 수는 달빛과 같고 심은 햇빛과 같아서 서로 비추어 주어 세상을 밝게 하는 것이니, 이것이 신(神)의 작용인 것이다.

당용천은 서의학에서 해부를 통하여 인체의 기능과 질병을 설명한 부분에 대하여 은근히 많은 비판을 하였으며, 서의학은 기화작용의 실체를 알 수 없다고 하였다. 그러나 서의학의 생리 생화 등은 역시 화학반응원리로서 생명체의 기능과 대사과정을 설명한 것으로서, 사진기가 영상을 만들어 내는 것과 같은 화학반응과 중의학의 기화작용과도 역시 같은 이치라고 하였다. 그러나 당용천은 하나는 알았지만 둘을 알지는 못하였다. 그는 단지 서양의 해부학은 알았지만, 서양의학이 실험을 통하여 이미 새로운 시대를 해석하는 단계에 이르렀음을 알지 못하였으니, 참으로 안타까운 일이라 할 수 있을 것이다. 그는 서양의학의 실험이론에 대하여 분명히 무지하였다. 『의경정의』의 "뇌가 전체의 주재자가 된다는 이론"에서 『전체신론』에 있는 한 토끼실험을 인용하여 다음과 같이 말하였다.

천지개벽하여 지금까지 아주 완미하게 하려면 반드시 고금 중서를 융합해야지 어떻게 한 사람의 힘으로 할 수 있는가, 의학의 도리가 작다고 깔볼 수 있는가. 다 같은 사람이며 마음인데 서의에는 장점이 없고 중의에는 약점이 없다고 말할 수 있는가. 서의는 금방 형성되어서 이론이 완전하지 못하지만 중의는 고대로부터 전하였기에 틀림도 많다. 때문에 『영(靈)』·『소(素)』경을 합하여 종족차별을 무시하고 중서를 융합할 것이 맞다.

당용천(唐容川)은 급속히 발전하는 세계 조류를 받아들이면서 '선무불비(善無不備 ; 선은 갖추어지지 않은 것이 없다는 뜻으로, 즉 완전한 선을 말함), 미무불진(美無不溱 ; 미는 이르지 않은 것이 없다는 뜻으로, 즉 완전한 미를 말함)'을 향하여 달렸으며, '사해(四海)가 한집안이고, 오주(五州)가 같은 궤도'라는 분명한 동일한 방향과 통일된 경향으로 문화교류를 하였다. 그러므로 의학은 중서(中西)를 막론하고 '같은 사람', '같은 마음'이지만 각각 장점이 있고, 단점이 있다. 그러나 "중서가 겸하고 있는 의의를 이로써 해석하면 이동(異同)의 견해가 있을 수 없고, 다만 절충을 찾는 것으로 귀일(歸一)하는 것이다."는 것으로 추구할 수밖에 없다. 이러한 견해는 마음에 거리낌이 없는 것이라고 할 수 있다.[6)]

세계의 발전조류를 받고 완미한 학술을 추구하기 위하여 중서를 관계하지 않고 종족차별을 무시하는 것은 가슴이 아주 넓다는 것을 보여준 것이다. 융합의 표준을 소(素)로 잘 하였다. 왜냐하면, 그의 관점은 『內經』으로부터 중경(仲景)까지는 훌륭하였지만 그후부터는 점점 진짜가 적어졌다고 여겼으며 또

　　당송(唐宋) 이후로는 가짜가 많고 금방 나온 서의도 형체를 많이 논하고 기화(氣化)를 략(略)하였기에 모두 잘못되었다고 하였다. 때문에 『영(靈)』·『소(素)』경으로 이것을 해석하여 부족한 점을 보충해 볼까 한다.

라고 하였다.

이렇게 하면 그는 중의이론을 주간으로 서의이론을 해석할 수 있다고 하였다. 그는 또 다음과 같이 말했다.

　　서의의 장부도(臟腑圖)를 『내경(內經)』으로 증명하면 형체와 기화(氣化)를 다 증명할 수 있다.

그는 왕청임(王淸任)의 장부도(臟腑圖)가 그림과 비길 수 있다고 여겼다. 그러나, "서의는 해부만 하고 경맥(經脈)을 모르고 형체를 알지만 기화(氣化)를 모른다. 중의와 서로 장·단점이 있다." 하고 특별히 말하길

　　12경맥(經脈)은 서의가 모르고 있기에 『동인도(銅人圖)』로 그 도리를 설명하고…….
　　위의 오규(五竅)와 삼초(三焦)는 중서의에 그 그림이 없다. 그러나, 지금 『내경』의 뜻대로 그것을 그려내 보자 서의의 그림과 딱 들어맞기에 서의가 형체에 능하다 하지만 아직 『내경』보다 좀 부족한 점이 있다.

고 하였다.

---

6)　『중서회통의서5종(中西滙通醫書五種)·중서회통의경정의자서(中西滙通醫經自序)』 중에는 "마음이 같다. …… 중의가 어찌 단점이 없겠는가?" 하는 등의 말이 없는데 그 글자가 바뀌었으니 그 원인을 살펴보아야 할 것이다. 혹 출판자가 고쳤는지?

당용천(唐容川)은 중국, 고대를 융합의 출발점으로 하였기에 책은 주(注)를 경(經)으로 해석하고 가운데 서의학설과 다른 이론으로 해석했다. 당용천(唐容川)의 융합은 『내경(內經)』기화(氣化)의 진지를 고수하고 그 다음 서의학설의 『기화(氣化)』의 부족한 점을 평가하였다.

서의 해부는 비록 정밀하였지만 각 부분의 음양과 기를 모르고 있기에 시체만 해부하고 생사람을 모르고 있었다.
서양의 천문학, 화학은 중국의 오행학설과 상당하였고, 형체만 알고 기화(氣化)를 모르고 있었다.

또, 신(腎)의 규(竅)가 이(耳)라는 것과같이 진수원(陳修園)은 머리에 길이 없고, 심(心)과 신(腎)이 교합한다는 말을 부정하였으며 서의 이도(耳道) 해부도 이 점을 설명하였다. 수(髓)의 기(氣)는 영기(靈氣)가 있기에 소리를 듣고 거리를 판단할 수 있다. 서의는 아직 이것을 모르고 있다. 그는 진일보하여 장(臟)에 '신(神)'을 저장하고 있다고 하였으며 서의의 '심(心)'은 감각을 모르고 감각하는 것은 뇌수근(腦髓筋)이다는 말을 부정했다.

수(髓)는 수(水)의 정(精)으로서 심화(心火)가 비추어 주면 밝아지기에 감각이 있고, 수(髓)는 달과 같고 심(心)은 해와 같아서 서로 비추어 밝다.

이 도리는 비록 억지로 끌어다 맞추었다고 할 수 있으나 이것은 중의이론으로 서의를 해석하였다고 말할 수 있다. 또 간(肝)의 혼(魂)과 폐(肺)의 백(魄)은 해부하면 보이지 않지만 실제로 존재한다고 말하였으며 '신장지(腎藏志)'는 바로 기억하는 것인데 '신정화수영뇌(腎精化髓營腦)'의 논으로 해석하였다.

오랫 동안 한 사물을 생각하면 그 사물의 형체가 나타나는데 이것은 심화(心火)가 사진기의 경두 뇌수가 사진을 남기는 약과 같아서 기억할 수 있는데……
서의는 인간의 신체에 이런 도리가 있다는 것을 모르고 있었다.

이것을 보면 당용천(唐容川)은 서의(西醫)의 해부학으로 인간의 질병을 해석한 것을 잘 모르고 있었으며 서의의 생리 생화학 등으로 신체기능과 대사과정을 설명한 것은 중의의 『기화(氣化)』와 같다는 것을 모르고 있었다. 그는 서의에 대해 무지하다고 할 수 있었다. 그의 『의경정의(醫經精義)』 중의 "뇌는 전체를 주관한다는 논"에서 『전체신론』의 한 토끼실험을 보면

서의는 토끼를 해부하여 수주(髓柱)의 전후근을 보고 전근을 건드리면 움직이는데 이는 운동의 신경이고, 후근을 건드리면 소리지르는데 아픔을 감수한다고 한다.

고 하였다.

이것은 원래 전후근의 아주 좋은 실험인데 당용천은 "서의는 감각운동은 뇌수를 통하여 진행한다고 하였지만 온몸의 껍질 하나 털 하나를 상하면 어찌 안 아플 것인가?"하고 반박하였다.

그러나, 당용천은 능력껏 알고 있는 서의지식으로 『내경』을 해석하였다는 것은 『중서회통의경정의(中西滙通醫經精義)』25편으로 새로운 체계의 『내경』을 썼다고 말할 수 있었다.

이 기초에서 그는 상한(傷寒)·금궤(金匱)·본초·경전(經典)에서 중서융합을 가져오려 하였지만 앞의 두 책은 진수원(陳修園)의 책으로 해석하였는데 이것은 그가 『소(素)』·『영(靈)』·『상한(傷寒)』·『금궤(金匱)』를 추천하는 본의이다.

　지금 나오는 서양의학, 화학, 기기(汽機) 등의 학을 보면 천지의 도리로 『내경』·중경(仲景)의 책의 정의(精義)를 설명하였다. 수원(修園)의 책은 당시에 아주 유행하였으며 중경(仲景)의 정의(精義)를 가졌다고 할 수 있다. 그는 수원(修園)의 책은…… 아직 착오가 있다. 원인은 당송 이후로부터 장부(臟腑)를 직접 목격한 사람이 없기에 『내경』의 도리를 똑똑히 알 수 없으며 이장(二張)의 도리는 깊다고 할 수 있지만 형체를 잘 알고 있지 못하였다. 서의의 기화(氣化) 방면에는 약점이 있다. 그러나, 서의의 형체로 『내경』의 기화(氣化)를 설명할 수 있다. 수원(修園), 이장(二張)의 착오는 서의의 책이 아직 나오지 않았다고 말할 수 있다. 중의가 실전(失傳)하였기에 아무리 연구하여도 잘 알 수 없다.

이 문장은 그의 중서의의 태도를 반영하였는데 앞의 책보다 공정하였으며 해부에 대해 격렬한 말도 하지 않았으며 이것은 중의가 당송 이후로부터 착실하지 않은 것이 근본원인이라 하였다. 진일보하여 말하길

　서의로서 『내경』을 해석하여 장점을 발휘하고 단점을 극복하여 중서의를 융합하여 후세 사람들에게 평탄한 길을 닦을 것을 희망하고 지방차별을 무시하여야 한다.

고 말했다.

용천(容川)의 태도는 아주 좋다고 말할 수 있다. 공정하게 평가하고 국수(國粹)를 발양하였으며 서의학설을 발전시켰다. 그러나, 일체는 모두 『내경』을 표준으로 하고 상한과 금궤를 서의로 설명하는 것은 곤란하다고 말할 수 있다. 때문에 두 책은 그저 6경(六經)체계만 해부학으로 보충하였고 다른 것은 그대로 하였다.

『본초문답(本草問答)』은 당용천(唐容川)과 그의 제자 장사양(張士驤)이 문답을 한 것인데 책에서는 본초의 이론을 설명하고 서중약의 다른 점과 장·단점을 비교하고 종합하여 논술했다. 그러나, 이것노 아주 어려운 것으로서 거의 다 경(經)으로 경(經)을 해석하고 서의학설을 흡수하거나 반대하였다. 예를 들면,

서의는 혈(血)에 철기(鐵氣)가 있다 하며 철주(鐵酒)로 혈(血)을 보하였다. 내가 고찰하건대 철에는 본래 수금(水金)의 성질이 있으며 신경(腎經)에 속한다. 혈(血)에는 철기(鐵氣)가 있는데, 즉 신수(腎水)가 화(火)와 교(交)하여 혈(血)로 되었다. 그러나, 수기(水氣)가 심(心)에서 교(交)하지만 심화(心火)가 그것을 화(化)하지 못하면 혈(血)을 생성할 수 없다. 때문에 중경(仲景)의 복맥탕(復脈湯)에서는 교지(膠地)로 자수(滋水)하고 계지(桂枝)로 심화(心火)를 도와 주었다. 순(洵)이 생혈(生血)의 법을 얻어 서약은 철수(鐵水)를 쓰는데 반드시 주(酒)로 만들어 마시는 것은 술도 양(陽)에 속하고 심화(心火)를 돕기 때문이다. 서의(西醫)는 결과를 알지만 원인을 모르고 있었다.

고 하였다.

이처럼 중국의 학설로 서방학설을 해설하였다. 또 자석·호박 등이 음양전기(陰陽電氣)가 있다는 것은 같은 기(氣)가 서로 구(求)하는 문제, 혹은 신농이 약을 맛보는 것과 서의의 시험법 등이 있다. 종합하여 말하면, 용천(容川)은 이것을 위해 아주 노력하였다. 『중서회통의서오종(中西滙通醫書五種)』에는 『혈증론(血症論)』도 포함되었다. 이 책에는 서의이론이 포함되지 않았고 『내경(內經)』과 상한(傷寒)의 내용이 포함되었다. 또 그 당시 처음으로 홉슨의 『서의5종(西醫五種)』을 읽고서 이 책을 썼기에 중서융합의 시험은 이상적이라고 말할 수 없다.

비위(脾胃)를 보호하여 입맛을 돋구는 것은 임상경험인데, 상한의 『존진액(存津液)』 3자를 근거로 하였다. 이 밖에 다른 근거가 없다. 이 책이 끝날 무렵 서양인의 『의법오종(醫法五種)』에서 위는 소화하는 곳이며 위약으로 소화한다는 것을 보았다. 또, 첨육즙(甛肉汁)과 고담즙(苦膽汁)이 장(臟)과 위(胃)에 들어가 소화하는데 즙(汁)이라는 것은 바로 진액(津液)이다. 서의가 장부(臟腑)를 논하는 데는 형체를 상세히 하고 이론을 중시하지 않았다. 이런 것은 실물을 말했지만 도리와 어긋나는 것이 없기에 이것으로 증명할 수 있었다.

위의 소화과정에 관하여 용천(容川)은 큰 취미를 가지고 소화액은 위 진액(津液)이라고 반복적으로 설명하였다.

요즘 전하는 서의법서(西醫法書)는 『내경』의 종지와 같은 점이 많다. 실제 『내경』은 이치를 중시한 것이고 서의는 형체를 중시한 것이다. 『내경』으로 보면 신화(神化)는 형체로 갈 수 있지만 서의는 그저 십분의 일이밖에 가지 못한다. 『내경』에는 비(脾)는 수곡(水穀)을 소모하고 간담(肝膽)의 기는 위(胃)에 붙어 수곡(水穀)을 소설(疏泄)한다. 서의는 곡(穀)이 위(胃)에 들어가면 첨육즙(甛肉汁)이 있어 소화하며 또 고담즙(苦膽汁)이 소장(小腸)에 들어와 소화한다. 위진(胃津)과 합쳐서 소화한다. 『내경』에서는 기(氣)로 소화한다고 하며 서의(西醫)는 즙(汁)으로 소화한다고 한다. 기(氣)가 있으면 즙(汁)이 있는 법이다. 지금 사람은 『내경』을 읽을 때 도리를 깊이 따질 줄 모르기에 형체를 거의 잊어버렸다. 오히려 서의의 즙액(汁液)으로 소화한다는 도리보다도 못하다. 그러나, 서의는 이 이론이 있기에 약이 경(經)에 맞지 않는 것은 배울 바가 없다. 나는 위즙(胃汁)을 자(滋)하는 데는 감로음(甘露飮)·청조양영탕(淸燥養營湯)·섭씨양위탕(攝氏養胃湯)을 쓰고, 비즙(脾汁)을 자(滋)하는 데는 인삼고본탕(人蔘固本湯)·자감초탕거계지가백작(炙甘草湯去桂枝加白芍)을 쓰고, 담즙(膽汁)을 자(滋)하는 데는 소시호탕거반하가화분(小柴胡湯去半夏加花粉)을 써서 생진화곡(生津化穀)을 한다. 이것으로 중서의의 의법을 적중하여 비위(脾胃)를 보양하여 동원(東垣)의 『비위(脾胃)』의 부족점을 보충할 수 있다.

때문에 용천(容川)의 『혈증론(血證論)』은 특별한 의의가 있다. 중서융합은 임상경험에서 얻어진 각자의 장단점을 깨달아 서로 상호보완할 수 있다. 『범례(凡例)』에서는 다음과 같이 말하였다.

이 책은 주로 경험으로 썼으며 발명한 점은 실사실리(實事實利)가 있고 근거와 경험이 있다. 옛 성인이나 서의에서나 얻은 것은 모두 실제 근거가 있다. 용천(容川)이 중서의의 장점을 가졌다는 것은 그가 의학을 배우고 책을 쓴 것에서 볼 수 있다. 말하자면 부친이 어렸을 때 병이 많아서 의학을 배워 고쳐주었다. 계유 6월(癸酉六月)에 피를 토하고 하혈(下血)로 전하였는데 각 의학책을 보아도 방법이 없고 고명한 의사를 청하여도 속수무책이었는데……이 때 사람들은 선배 양서산(楊西山) 선생이 쓴 『失血大法』을 추천하고 불전지비(不傳之秘)라 하였다. 제자들만 보고 보배로 여겼다. 나는 부친의 병의 이유로 그저 한 번밖에 보지 못했다. 그러나, 그 책에 말한 방약(方藥)은 아직 상세하지 못하여 효과가 적었기에 집으로 돌아왔다. 『내경』과 중경(仲景)의 책을 파고들어 마지막에 겨우 깨닫고 그 도리로 병을 고쳐보니 십분의 칠팔이 나왔다. 때는 부친이 작고하고 아내 빙씨(憑氏)가 혈질(血疾)에 걸렸는데 친히 고쳐보니 점차 나았다……책을 쓴 후 더욱 빨리 깨닫지 못하여 부친의 병을 고쳐주지 못한 것이 한이였지만 다행히도 이 책으로 천하 후세를 구할 수 있었다.

여기서부터 임상에서 사람을 구하는 마음과 기황(歧黃), 중경(仲景)을 추천하는 마음은 여기서부터라고 할 수 있다. 그는 서의의 위진(胃津)으로 소화한다는 것을 보고 더욱 더 대시호탕가석고(大柴胡湯加石膏)·화분(花粉)·인삼(人蔘)으로 "공역생진(攻逆生津), 개위진식(開胃進食), 양면구도(兩面俱到)"라고 말하고는 한탄했다.

금구(禁口)를 치료하는 데는 이 이론이 없다. 나는 이 도리를 깨닫고 마구 고함질렀다. 나는 원래 문장으로 나라에 이바지하려 하였지만 될 수 없는 일이기에 오직 이 방면으로 인민에게 이바지하려 한다.

그의 이 『오도(悟道)』는 서의의 계발에서 왔으며 임상에서 징험(徵驗)이 있기에 '어진 재상이 못되면 어진 의사가 되겠다(不爲良相則爲良醫)'라고 자칭하였다. 실제로는 책을 쓴 5년 후 진사(進士)로 되어 지방관리가 되었지만 여전히 중서융합을 위해 노력하였다. 일생사업은 이것을 영예로 여겼다. 후에 쓴 여러 중서융합의 책은 『내경』·『상한』·『금궤』·『본초』를 지도사상으로 하였지만 그의 입각점, 착안점을 여전히 임상에 두었다는 것은 아주 취할 만한 것이다.

총괄적으로 말하면, 용천(容川)은 이론 임증(臨證)·방약(方藥) 등 방면에서 융합을 위하

여 노력하였으며 중서융합파 중에서 가장 대가(大家)라는 것을 인정하여야 할 것이다. 그의
중서의학 원리 일치와 중의전통이론을 중시하고 서의지식으로 보충하며 고전경서를 추천하고
진당(晋唐) 후의 의학을 부정한 것 등은 그의 융합에 아주 유리하였다. 용천(容川)은 서의지
식이 결핍하여 비평이 맞는다고는 말할 수 없으나 이해할 수는 있다. 그의 융합은 아직 아주
성공하였다고 말할 수 없으나 이것은 시대적 제한성 때문이다. 용천(容川)이 중서의 융합역
사에서 공헌을 한 것과 혈증(血證)연구에 대한 창신은 중의학의 새로운 조류의 기치로 되었
다.

(三)

비록 중서융합대가들이 노력하였지만 진정으로 효과를 본 것은 많지 않다.

더욱이 외과(外科) 방면에서 중의계 인사들이 서의학설을 접수한 것은 아주 적다. 대체로
당용천과 같은 연대의 고사경(高思敬)이라는 사람은 중서의술을 겸했는데 외과의 중서융합의
특례라 할 수 있다.

고사경의 자는 게운(憩雲). 생졸(生卒)년대는 불명하며 징강(澄江) 사람이다. 어렸을 때
의학을 즐겼으며 조운천(趙運泉)으로부터 내과를 배웠다. 후에 양과(瘍科) 교수 이우량(李遇
良)을 스승으로 모시고 외과를 배웠다. 광서 13년(1887)에 그의 매부 양전신(楊殿臣)이 천
진에서 병원을 개설하고 그에게 외과를 주지(主持)하라 하여 천진에서 동인의사(同人醫社)를
설치하여 의사가 되었다. 1906년에 정자량(丁子良)이 창건한 의학연구회에 가입했다. 사십여
년의 의사생활에 외과병을 고친 것은 10만을 넘었다. 광서 26년(1900)에 상해로 피난하여 거
기서 책을 쓰기 시작했다.

『외과의경(外科醫鏡)』12권을 쓰고 변증을 중시하고 수술에 능했으며 서법과 중의를 합쳤
으며 『역증회록(逆證滙錄)』에는 24예의 사망 병례가 기록되어 있고, 『외과문답(外科問答)』
164문에서는 중서의 장단점을 비교하였으며, 『오장육부도설(五臟六腑圖說)』에서는 중서의의
장상(臟象)을 그려 넣었다. 이것은 다 중서의 이론으로 합쳐서 비교하거나 융합하거나 병용
한 것이다. 또, 『운기지장(運氣指掌)』(1916)・『외과삼자경(外科三字經)』(1906)・『육기감증
(六氣感證)』 등을 썼다. 후에 합쳐서 『고게운외과전서10종(高憩雲外科全書十種)』이라 하였다
(지금 있는 책은 3권이 모자람). 아들 건번(建藩)이 사업을 계승하였으며 20여 명의 제자가
있다.[7] 고게운이 외과 의사로 있을 때 참가한 동인의사(同人醫社)・의학연구회 등은 서의 조

---

7) 고게운(高憩雲)생애, 이경위(李經緯)주편 『중의인물사전(中醫人物辭典)』, 상해출판사, 1988,
　p. 528. 참고.

직이 있었지만 중의가 여전히 주요였다. 그 본인은 서의 외과를 배운 적이 없었다. 그의 서의 외과지식은 주로 서의 서적에서 왔다. 그의 매우 열심히 공부하였는데 『외과의경(外科醫鏡)』 「자서(自序)」에서 다음과 같이 적고 있다.

속담에는 "처방은 얻기를 좋아하여도 효과가 적다" 또는 "의사가 전하지 않는 것이 아니라 사람이 배우지 않는 것"이라는 말이 있다……나는 50여 년이나 의료에 종사했는데 평시에 한 처방을 보면 세심히 체험하고 실천해 보았다. 효과가 있으면 일기에 적어 넣고 효과가 없으면 고각(高閣)에 놓아두고 언제 효과를 보지 못했다는 글을 써 넣었다. 수십 년 동안 본 책은 수백 가지이며 처방을 얻은 것은 만 가지 이상인데 효과를 본 것은 백분의 삼사밖에 안 된다. 중서의 각 책에서 효과가 있는 처방이라면 수집하였다. 집에 저장한 비본(秘本)이 있으면 갖은 방법을 다하여 수집하였다. 때문에 서의의 각 처방 예를 들면, 송향(松香)·연분(鉛粉)·황연(黃連)·몰석(沒石) 등은 서의에서 나왔지만 반드시 중국에서 사야 하였기에 동도의사들에게 이 방법을 전할 수 있었다.

본 처방과 배운 것은 중서의서에서 왔다. 책의 내용도 확실하였다. 큰 수술의 기록은 없었다. 옹양농탕(癰瘍膿湯)의 천자배농(穿刺排膿)은 여전히 옛법이었다. 사용하는 칼은 서의가 쓰는 유엽도(柳葉刀)를 내놓고는 전부 이전의 도구였다. 그가 참고한 수십 가지 책 가운데서 서의와 관계가 있는 것은 『서의팔종(西醫八種)』·『중서회통(中西滙通)』·『중서합찬(中西合纂)』·『중서합해(中西合解)』·『중서팔종(中西八種)』·『만국약방(萬國藥方)』이 있다.

『오장육부도설(五臟六腑圖說)』에서는 『내경』·『서의(西醫)』·『의림개착(醫林改錯)』 3가지 내장해부도로 대조하였다. 그의 『내경』 장부도는 어디에서 온 것인지 모르지만 중국 고대의 그림이 아닌 것으로 아주 세밀하다는 (아직 서의도보다 부족함)것을 알 수 있다. 때문에 착실한 점이 없다는 것을 알 수 있다. 관점이 아주 선명하다는 것은 자서(自序)에서 말하고 있다.

우리나라에는 해부학이 없기에 장부(臟腑)의 진상이 점점 없어졌다. 옥전왕훈신(玉田王勛臣)선생으로부터 인체의 장부(臟腑)를 체험하고 그림을 그리려 노력했다. 그렇지만 증명하지 않고는 믿을 수 없었다. 서의 장부도와 훈신(勛臣)이 그린 것을 대조해 보면 고대 장부도(臟腑圖)를 꾸며내었다는 것을 알 수 있다. ……그러나, 서의는 해부실험에서 얻었기에 아주 정확하였다. 중서의 풍속습관이 다르며 중의는 시체를 아주 중히 여겼기에 오장육부의 형상을 잘 모르고 있었다. 그렇다고 다 틀리다고는 할 수 없다.

그는 서의의 해부학을 긍정하였지만 중의의 착오도 무시하였다. 외과의 치료 중에는 중의의 방법이 위주였다. 『역증회록(逆證滙錄)』 중에는 서의가 고치지 못한 병을 중의가 고친 것이 있다고 한 예가 있다. 『외과문답』에는 중서의의 방법을 비교하면서 장단점을 이용하였다고 하였다.

5문(五問) : 중의에는 서의를 숭배하거나 부정하는 사람이 있는데 누가 맞는가?

답 : 서의는 해부에 아주 능하다. 중의는 이만큼 할 수 없다. 숭배하거나 부정하지 말고 장점을 취하여 단점을 보충하는 것이 중요하다. 그렇지 않은가

8문(八問) : 중서의의 외과는 어느 것이 능하는가?

답 : 서의의 치료방법은 고정된 방법이 있다. 반드시 수술하여야 할 때는 최면술이나 마취약을 써서 환자로 하여금 혼수상태에 빠지게 한 다음 수술하였다. 서방 사람들은 의사를 아주 믿으며 그의 명령에 복종하며 죽어도 원이 없기에 의사들은 병을 고치는 데 아주 편리하였다. 그러나, 중국 사람은 의사를 믿지 않고 또 의사들은 병을 모르거나 위생을 잘 지키지 않으며 병이 급하면 약을 마음대로 먹었으며 한 의사에 효과가 없으면 다른 의사로 바꾸었다. 수술해야 할 때도 수술을 하지 않아 병을 지연시켰다. 수술하지 않으면 안 될 때는 벌써 늦은 때라 수습하기 어렵다. 세상 사람은 쩍하면 용의(庸醫)는 사람을 죽인다고 한다. 이것은 중의가 서의보다 못한 점이다.

9문(九問) : 서의는 중의보다 확실히 나은가?

답 : 서의의 해부와 장근(臟筋), 회혈관(回血管), 첨육즙(甛肉汁)을 논하는 것은 실로 천고의 기(奇)를 개벽하는 것으로 중의가 배울 바가 있다. 맥을 진단하고 형체와 색을 보는 것과 생사를 분별하는 것은 중국보다 상세하지 않다.

16문(十六問) : 서의는 가르는 데 능하고 중의는 찌르는 데 능한 데 어느 것이 좋은가?

답 : 같은 병이지만 찌르는 데는 찌르고 가르는 데는 갈라야 한다. 중의에도 고대에 가르는 법이 있는데 전해 내려오지 못하고 서의만이 이 기술에 능하였다. 찌르는 것과 변농제법(辨膿諸法)에는 장단점이 있다.

이것을 보면 고게운(高憩雲)은 서의외과의 태도에는 적극적이고 긍정적이며 융합을 위하여 능력껏 노력하였다. 애석하게도 서양 외과수술방법을 배운 적이 없기에 병안에는 이 방면의 기록이 없다. 이 때 고게운은 중국의학이 서양의학보다 낙후한 것을 비통하게 여겼다. 『외과 회답인(外科回答引)』 중에 이렇게 외쳤다.

의학은 아주 어렵다. 처방이나 병증을 보는 것은 인간의 목숨과 관계된다. 비록 작은 도리지만 책임이 아주 중하다. 중국의학은 아주 부패하였는데 외과에 더욱 심하였다. 그 원인을 보면 책을 적게 썼거나 병이 더러워 배우는 사람이 적었다. 때문에 고상한 사람은 배우지 않고 어리석은 자는 배울 수 없고 데면한 사람은 배우면 안 되고 담이 작은 사람은 감히 배우지 못하고 똑똑한 사람은 전심으로 배우지 않았다. 한두 사람이 배우는 것도 있지만 가전(家傳)이거나 생애를 유지하기 위한 것이기에 심조하는 사람이 아주 적었다. 때문에 오늘의 부패한 형세로 되었다. 이것은 우리나라 고대시기 유부(兪跗)·편작(扁鵲)·창공(倉公) 시기에 이미 이 방법이 있었고 화타(華佗)는 이 기술에 능하였다. 애석하게도 전해 내려오지 못하고 그의 제자 오보(吳普)·번아(樊阿)는 다시 전술하지 않았다. 진당(晋唐) 후에는 더욱 전해 받은 사람이 없기에 서의의 천하가 되었다.

이런 인식은 당시에 비교적 보편적이였다. 예를 들면, 1904년 중국의학회 정문(征文 ; 원고 모집한 글)에서 제1위를 한 왕번길(王樊吉)은 대답하여 말하기를

중서의는 서로 장단점이 있다. 중의는 이상(理相)에 능하고 서의는 실험에 능하다. 나의 생각으로는 내증(內證)에는 중의가 능하고 외증(外證)에는 서의가 능하다. 내과에서만 말하면 중의는 상한에서 능하고, 서의는 잡병에서 능하다.……오랜 병은 중의가 능하고, 급한 병에는 서의가 능하다. [『기유춘학과예(己酉春學課藝)』]

라고 하였다.

여기서부터 중의계는 중의임상의 특점을 이해하고 있었지만 진정으로 서의의 외과수술을 배우는 것은 아주 적었다. 고게운(高憩雲)이 서의외과 기술처방을 중의외과에 넣은 것은 아주 개명한 것이다. 이후의 고명성(高鳴盛)의 『중서합찬외과대전(中西合纂外科大全)』(1918), 여무언(余無言)의 『실용혼합외과학(實用混合外科學)』(1934), 호안방(胡安方) 『중서외과대전(中西外科大全)』(1936) 등은 이것의 뒷걸음이라 할 수 있다.

（四）

임상의 중서융합 방면에 탁월한 재능을 가진 장석순(張錫純)은 성적이 돌출하였다. 장석순(張錫純, 1860~1933)의 자(字)는 수보(壽甫)이며, 하북 염산(鹽山) 사람이다. 어렸을 때는 사서오경을 학습하고 청년시절 때부터 의학을 배워 마을에서 소문이 났다. 신해(辛亥) 후 덕주주군통령황모(德州駐軍統領黃某) 밑에서 군의로 되었다. 몇 년 후 의계로 돌아와서 심양에서 입달(立達)중의원을 개설하고 원장으로 있었으며, 직봉(直奉)전쟁 후 창현(滄縣)에서 의사로 있었다. 1928년 천진에 이사 가서 『국의함수학교(國醫函授學校)』를 세웠다. 20년대 초 그는 강소(江蘇)의 육진생(陸晋笙)・양여후(楊如候), 광동(廣東)의 유울초(劉蔚楚)와 같이 『의림사대가(醫林四大家)』로 있었으며, 자계장생보(慈溪張生甫)・가정장산뇌(嘉定張山雷)와 같이 '명의삼달(名醫三達)'로 있었다. 장씨는 임상을 중시하고 효과가 돌출하여 근대 중의임상에서 으뜸가는 대가(大家)였다.

그는 서의를 자습하여 서의의 장점으로 중의의 단점을 미봉하고 중서융합을 위하여 노력을 하였는데 임상에서는 중서이론을 참조하였으며 서약을 중의복방에 넣어 사용한 것은 처음이라 할 수 있어 의계에 영향이 컸으며 중서의융합의 걸출한 대표인물이었다. 그가 쓴 『의학충중참서록(醫學衷中參西錄)』은 모두 30권이며, 1918~1934년에 처음으로 발간하였으며 7기 7분책으로 나누었는데 후에 하나로 합쳤다. 이 책은 장석순(張錫純)의 몇 년간의 학술경험의 총결로서 안에는 약처방・약물・의논・의화(醫話)・의안(醫案)이 포괄되어 있고 80만 자로 되었는데 그 중에는 친히 전통 방약의 임상응용을 검사하였으며, 저명한 방제(方劑)를 일부분 독창(獨創)하였고 진심으로 중의를 추천하고 중의를 발양하였기에 중의에 대해 발전 공헌이 있고 서법을 참고하고 서약을 썼기에 사람들로 하여금 인상을 깊게 하였다. 때문에 『충중참서(衷中參西)』네 글자는 이 책의 학술사상을 대표하였을 뿐만 아니라 장석순(張錫純)이 친히 체험한 실천경험의 결정이다. 서의는 화학약물을 발명하기 전에는 중의보다 못하였지만 화학 약물을 발명하자 중의를 초과하는 기세가 있었다. 석순(錫純)은 이 때에 이것을 통찰하고 서약을 접수하고 중의의 이론으로 4기5미제성(四氣五味諸性)으로 귀납하였다. 석순(錫純)의 저작도 당시 중의계에서 '제일가법지서(第一可法之書)'라고 칭찬받았다.

석순(錫純)은 "의(醫)의 도리는 작지만 사람을 살리는 것이다"고 여겼다. 때문에 '꾸준히 의학을 연구'하고 명리를 추구하지 않았다. 그의 중서융합의 개혁정신도 여기에 있다. 석순(錫純)은 이전의 것을 배우고 발전시켰다. 한 방면에는 『내경』·『신농본초경(神農本草經)』 등이 '의학의 선조', '의학의 바다'이고, 장중경은 헌기신농(軒岐神農)의 공신이며 다른 방면에는 당용천(唐容川)처럼 진당(晋唐) 이후의 의학을 부정하지 않았고, 왕숙화(王叔和)·손사막(孫思邈)·왕도(王燾)·성무기(成無已)·유가언(喩嘉言) 등은 '중경지공신(仲景之功臣)'이라 여겼고, 장지총(張志聰)·서령태(徐靈胎)·황원어(黃元御)·진수원(陳修園)은 "중경으로부터 『본경(本經)』·『내경』의 바다로 통하는 것"이다 하였으며, 그들은 『의학정궤(醫學正軌)』라 하였다. 이런 역사발전 진보의 관점은 그로 하여금 서의를 배척하지 않게 하였다. 그래서, 그는 많은 고금서적을 학습하고 『본경』·『내경』·『중경(仲景)』의 책을 오랫 동안 학습하고 옛것을 꼬치꼬치 전하는 것을 반대하였으며 선인의 규칙을 이해하고 발전시킬 것을 주장하였다. 그는 선인의 기술을 발전시키지 않으면 죄로 된다고 여겼다. 여기에서 그의 중서융합의 혁신의 뒤에는 심각한 사상인식이 있다는 것을 볼 수 있다.

"서방의학을 배우고 중의를 버리지 않는 것"을 그의 학술 특점으로 하였다. 그는 다음과 같이 말했다.

어렸을 때부터 의학을 배워 청년시절에는 사람을 위해 병을 보았다. 30세 이후에는 서양의서를 보고 그 곳에서 새로운 이론을 보기를 즐겼다. 그 후의 10여 년에 의학을 깊이 연구하여 서의의 도리를 깨달았다. 고적의 말이 알기 어렵기에 후세 사람을 위해 서술하였다.

그가 1933년에 쓴 『중교중서회통의서오종서(重校中西滙通醫書五種序)』에서 이렇게 말했다.

서의 흡순(西醫合信)이 쓴 『서의오종(西醫五種)』에는 인체의 전체를 상세하게 서술하였다. 그러나, 장부(臟腑)의 성질과 전신의 기화(氣化)에 대해서는 말한 적이 없다. 때문에 중서의는 서로 약한 점이 있다. 만약 서로 융합하여 서로 모자람을 보충한다면 의학은 고봉에 오를 것이다.

중의이론으로 중서융합을 가져오려 한 것은 왕학권(王學權)·당종해(唐宗海) 등과 같았다. 그러나, 석순(錫純)의 해석은 더욱 알맞고 임상에서도 더욱 좋은 효과를 가져왔다. 그는 또 다음과 같이 말했다.

　　서양인은 인체에 혈맥관(血脈管)·미사혈관(微絲血管)·회혈관(回血管)이 있고, 혈맥은 좌상심방으로부터 좌하심방으로, 혈맥관(血脈管)으로부터 미사혈관(微絲血管)으로 온몸에 분포되었으며 온몸을 거쳐 회혈관(回血管)에 들어가 우상심방을 통하여 우하심방에 들어오며 폐를 통하여 탄산가스를 내뱉고 산소를 마시어 좌상심방에 들어오며 이렇게 순환한다고 말했다. 이것은 아주 희한한 말이다. 그러나, 이 도리는 『난경』 중에 있는 도리이다.

　　그는 중의의 '기혈주류(氣血周流), 기환무단(其環無端 ; 기혈이 전신을 흐르니 그 고리는 끝이 없다)'의 순환설과 『난경』의 "오장육부(五臟六腑)에는 종시(終始)가 있기에 촌구(寸口)를 취한다"는 도리가 대개 같다고 하며 또 이렇게 말했다.

　　중의는 사람의 신명이 심장에 있다 하고 서의는 뇌에 있다 하였다. 『내경』을 보면 중서의의 말이 다 포괄되어 있다. 『내경』「맥요정미론(脈要精微論)」에 "두자(頭者)는 정명지부(精明之府)"다. 이것은 신경이 머리에 있다고 한 것이기에 서의의 학설과 같다. 『내경』「영란비전론(靈蘭秘典論)」에는 "심(心)은 군주(君主)의 관(官)으로 신명(神明)이 나온다"고 말했다. 나온다는 것은 바로 사람의 신경이 여기서 나온다는 것이다. 이것은 중의의 신명이 심장에 있다는 학설이다. 신명의 체(體)는 머리에 있고 신명(神明)의 용(用)은 심장에서 나온 것이다.

　　서의의 도리는 모두 중의에 포괄되어 있다고 여겼으며 당용천(唐容川)도 이렇게 여겼다. 석순(錫純)은 또 후세 의가의 학설로 서의학설을 중의학설과 맞게 해석했다. 그는 이렇게 말했다.

　　서방 사람은 담즙이 십이지장에 들어가면 소장을 도와 소화한다고 말했다. 이것은 『내경』에도 말한 적이 없어 소홀히 한 것이다. 후세 사람이 말한 적이 있는지는 모른다. 오국통(吳鞠通)은 『의의병서(醫醫病書)』에서 담은 길이 없기에 소장을 빌어 나간다고 말했다. 이것은 바로 담즙이 소장에 들어간다는 것이 아닌가. 담즙의 소화에 대해서는 중의책은 벌써 설명한 적이 있다. 『신농본초경(神農本草經)』의 시호론에서 "『장위(腸胃) 중의 결기(結氣)를 없애고 낡은 것을 버리고 새 것을 가진다』"고 했다. 시호는 소양담경(少陽膽經)의 주약으로서 장위(腸胃)에서 효과를 보면 간담(肝膽)을 보살펴 담즙이 장에 들어가 소화를 하는 것이다. 서영태(徐靈胎)의 『신농본초경주(神農本草經注)』에는 "목(木)은 토(土)를 소(疏)한다"고 했다. 이것은 바로 간담은 장위(腸胃)의 소화를 도와준다고 할 수 있으며 담즙(膽汁)이 소화하는 도리도 여기에 있다.

　　이렇게 더듬어 가면서 해석하여 중서학설을 합쳤다. 뇌의 충혈과 중풍에 대해서 그는 다음과 같이 말했다.

　　중풍은 사람으로 하여금 갑자기 어지럽고 혹은 혼수상태에 빠지게 하며 심한 자는 깨어나지 못하고 경한 자는 깨어나지만 반신불수가 된다. 서의는 이것을 중풍이라 하지 않고 뇌충혈이라 한다. 이것은 중서학설이 같지 않은 점인데 '중풍(中風)'이란 말은 고대의 말이 아니라 후세사람이 지어 낸 것이다.……『내경』을 보면 서의학설과 딱 들어맞는다. 이것은 같지 않다고 할 수 없다. …… 그러나, 서인은 이것을 알지만 고치기 어렵다. 나는 건영탕방(建瓴湯方)을 보조하여 많은 사람을 구하였다. 뇌혈관(腦血管)이 심하게 파열한 자만 아니면 다 고칠 수 있다.

대궐(大闕)과 『뇌충혈(腦充血)』은 같은 말이며 뇌중풍(腦中風)이라 하여도 지금은 이렇게 여겼다. 석순(錫純)이 이러한 이치로 건영탕(建瓴湯)을 만들어 중풍환자들을 구한 것은 임상융합의 공헌이라 할 수 있다. 지금 임상에서 뇌혈관의 의의는 중의가 서의보다 능하다. 석순(錫純)은 임상치료에서 중서약은 서로 가르지 말고 합쳐서 써야 한다고 했다. 그는 중약의 작용원리를 분석하고 다음과 같이 말했다.

서약은 국부(局部)에 작용하여 병(病)의 표(標)를 고치고 중의는 원인을 따져 병의 본(本)을 고쳤다. 본(本)과 표(標)는 함께 따져야 한다. 만약 불치증에 걸리면 서약으로 그의 표(標)를 고치고 중약으로 그의 본(本)을 고치면 효과가 좋고 임증에서 파악할 수 있다.

석순(錫純)의 이 말은 아주 경전(經典)적이어서 지금 민간에서도 이렇게 인식한다. 당시 서의 세균학은 이미 발명되었지만 항균약(抗菌藥)을 발명하지 못하였기에 모두 증(症)에 의해 약을 썼으며 병원(病原)을 고칠 약이 없었다. "머리가 아프면 머리를 고치고, 발이 아프면 발을 고친다"는 말은 바로 서의의 도리를 말한 것이다. 중약의 본을 고치는 것은 균(菌)을 대한 것이 아니라 음양(陰陽)을 조절하고 저항력을 증가하는 것이다. 석순(錫純)이 이런 도리를 깨닫고 서약과 중약을 합쳐 쓴 것은 좋은 방법이라 할 수 있다. 때문에 그의 의안(醫案)과 의론(醫論)은 모두 이 도리를 발휘하고 응용한 것이다. 그는 이렇게 말했다.

서의는 피를 토하는 데 초산연(醋酸鉛)이 효과가 좋았으며 하혈(下血)에는 맥각(麥角)이 으뜸이었다. 그 도리를 따지면 혈관을 수축할 수 있기 때문이다. 병의 원인인 한열허실(寒熱虛實)에는 화어소체(化瘀消滯)의 약으로 혈관을 수축한 후 어혈이 생기지 않게 하면 고치기 어려운 혈증(血症)이 없다.

석순(錫純)은 혈증(血症)을 고치는 명가(名家)이다. 기혈울체어통(氣血杌滯瘀痛)·산후오로부진(産後惡露不盡)·부녀경폐불행(婦女經閉不行) 등에는 친히 처방을 만들거나 변화시켰다. 친히 『십전육진탕(十全育眞湯)』을 만들어 허로(虛勞)를 고치며 삼능(三稜)과 아출(莪尤)을 즐겨 썼으며 "보약에는 좌사(佐使)로 하여 어혈이 있으면 행어(行瘀)를 하고 없으면 보약의 체(滯)를 제거하여 보약의 효과가 더욱 있게 한다."고 여겼는데 아주 견해가 있다. 그가 서약과 활혈화어약(活血化瘀藥), 양열허실약(涼熱虛實藥)을 같이 쓴 것은 중서임상의 경험이 풍부하다는 것을 설명한 것이다. 그는 이렇게 말했다.

간풍(癇風)을 고치는 데는 서약의 취소(臭素)·기리취소(加里臭素)·안모독유막(安母篤溜漠)과 포수극나납아(抱水克羅拉兒)가 제일 좋았다. 그 원인은 뇌근(腦筋)을 마취시키기 때문이다. 담기(痰氣)의 병인에 대해서는 묻지 않았다. 때문에 뇌근(腦筋)이 마취되지 않으면 병이 계속 일어났다. 만약 취소(臭素), 포수(抱水) 등으로 뇌근(腦筋)을 마취시키고 중약으로 청화(淸火)·척담(滌痰)·이기(理氣)하거나 혹은 건비진간(健脾鎭肝)으로 고치면 어려운 간풍(癇風)도 없다.

이런 중서약을 같이 쓰는 처방이 많다. 석순(錫純)은 "아스피린 - 석고"의 표리쌍해(表裏雙解)의 방법에 아주 능했다. 그는 이렇게 말했다.

서약아스피린은 폐결핵을 고치는 양약이지만 발산이 지나쳐 폐음(肺陰)을 상한다. 만약 현삼(玄參), 사삼(沙蔘)으로 폐음(肺陰)을 치료하면 결핵은 쉽게 낫는다. 또 이 약은 온병(溫病)의 초득(初得)을 고치는 데 능하지만 체표(體表)에는 효과가 좋고, 청리(淸裏)에는 부족하며 온몸에 전부 땀이 나지만 이열(裏熱)이 있기에 병을 고치지 못하는 자가 많다. 만약 땀이 날 때 생석고(生石膏)를 1양 가량 끓여 마시면 땀이 많이 나올수록 열도 많이 나온다. 혹은 석고를 끓인 물로 아스피린을 복용하면 땀이 나고 병이 고쳐진다.

때문에 폐결핵의 만성발열에는 아스피린과 현삼(玄參) 사삼(沙蔘)을 같이 쓰며 온병 급성 발열에는 아스피린으로 해표(解表)하고 석고로 청리(淸裏)한다. 이런 용법은 중의이론을 심각히 깨달았기에 약처방이 간단하며 임상효과가 좋았다. 때문에 장석순(張錫純)은 서약을 중의의 도리로 분석하고 사용한 제1인이라 말한다. 애석하게도 지금 계승한 자가 적고 실험연구 하는 사람이 없다.

석순(錫純)은 아스피린과 석고를 같이 써서 많은 질병(관절염 등)을 고칠 수 있었으며 이 방법은 연구할 바가 있다.

석고의 성질은 서약의 아스피린과 병용하면 제일 좋다. 석고는 청열하는 힘이 크지만 발표하는 힘이 작다. 아스피린은 미(味)가 산(酸)하고 성(性)이 양(涼)하며 해표(解表)가 능하며 내울(內鬱) 된 열이 표(表)에서 해산되며 석고와 서로 도우면 아주 교묘하다. 외감(外感)의 열이 양명위부(陽明胃府)에 들어 가면 사람은 머리가 아프고 설태(舌苔)가 희며 표증(表證)도 아직 가지고 있다. 나는 아스피린 1편을 자당물로 녹여 마시게 하고 땀을 나게 한다. 땀이 나올 때 석고 1양 가량을 끓여 마시면 (땀이 나올 때) 표(表)의 열도 풀리고 이(裏)의 열도 땀을 따라서 풀리게 된다. 이 뿐만 아니라 반진지독(斑疹之毒)은 울(鬱)하고 발(發)하지 않은 자는 표리(表裏)가 다 열(熱)이 며 대변이 설사가 아니면 생석고 5~6돈을 끓여 아스피린 반쪽을 먹으면 땀이 조금 나고 내독(內毒)도 나오고 반진(斑疹)이 전부 나온다. 만약 장열(壯熱)이 퇴(退)하지 않으면 석고 2~3냥쯤 한 사발(내락 3~4찻잔) 끓여 아스피린 한편을 녹여 마신다. 처음에는 빨리 마시지만 열이 내리고 대변이 나오면 천천히 마시고 장열(壯熱)이 전부 없고 설사가 나지 않을 정도까지 마신다. 이렇게 하면 반진은 고치기 어려운 병증이 아니다. 석고와 아스피린을 같이 쓰거나 호상으로 쓰거나 하는 것은 도리와 사람에 달렸기에 적당히 이용하면 아주 좋은 효과를 볼 수 있다.

이것은 과대의 말이 아니다. 석순(錫純)의 융합은 여러 융합가 중에서 손꼽는 인물이다. 원인은 당시 생산력, 과학기술, 방법이론 등 연구가 다 중서학 본질의 차이를 충분히 연구하지 못하는 시대에서, 임상치료상의 회통은 가장 훌륭한 방법이며, 최대로 사람들의 동의를 얻고, 최대로 환자에 환영을 받을 수 있으며, 의사가 받아들일 수 있는 가장 좋은 방법이기 때문이다. 그 자신 또한 일찍이 다음과 같이 언급하였다.

중약과 서약을 서로 보충하면 이치에 맞다는 것을 알기 때문이다. 진실로 서로 더욱 더 이익을 얻을 수 있다. 만약 중서약품을 회통할 수 있다면, 점차적으로 중서병리도 회통할 수 있다. 지금의 의학계의 중요임무는 이것으로 첫번째를 삼아야만 한다.

이 하나의 결론은 마땅히 오늘날의 중서의 결합에 대하여도 지도의의가 될 것이다.

(五)

사실 임상상 부지런히 중서회통을 구한 자는 적지 않은 수로 결코 장석순(張錫純) 한 사람에 그치는 것은 아니다. 부유강(傅維康) 교수 연구에 따르면, 오서보(吳瑞甫) 또한 그러한 예에 속한다.[8]

오서보(吳瑞甫, 1872~1952?)의 자는 석황(錫璜)이고 복건성 동안(東安) 사람이다. 선대 6대가 의술에 종사하여 그 뜻을 배우고 계승해서 선후대로 고향에서 상해에서 마카오에서 개업하여 크게 이름을 얻었다. 현판을 '퇴보재(退補齋)'로 삼았는데 『상서(尙書)』의 "진사진충퇴사보과(進恩盡忠退恩報過 ; 나아가서는 충성을 다할 것을 생각하고, 물러서서는 허물을 보충할 것을 생각한다.)"로써 스스로를 격려했다. 1921년에 마카오로 간 후, '국의전습소(國醫傳習所)'를 설립하고, 1934년에는 또 '국의전문학교(國醫專門學校)'를 세우고 스스로 교장을 역임하였다. 집안에 모아둔 장서들을 기부하여 마카오 국의도서관을 건립하였는데 애석하게도 일본 침략자들에 의해 전화로 훼손되었다. 1938년 일본이 마카오를 점령하고 오서보(吳瑞甫)에게 회장을 역임하게 하려 했으나, 오서보는 거절하였다. 얼마 후 그는 싱가포르로 은거하여, '신가급중의학회(新加扱中醫學會)'를 조직하고, '성주중의전문학교(星州中醫專門學校)' 및 '국의연구소(國醫硏究所)' 등을 설립하여, 조국의 의학을 널리 알리는 데 그 전력을 다하였다. 일생의 저술로는, 『중서맥학강의(中西脈學講義)』·『중서내과학(中西內科學)』·『중서온열관해(中西溫熱串解)』·『위생학(衛生學)』·『진단학(診斷學)』 등 십여 종과 책임편집한 『국의순간

---

8) 이 절은 부유강(傅維康)의 「근대회통중서의(近代滙通中西醫)의 교교자오서보(佼佼者吳瑞甫)」(1990년 제9차 전국의사학술회보고)를 참고.

(國醫旬刊)』·『하문의약월간(廈門醫藥月刊)』등이 있다.

오서보(吳瑞甫)는 중서의에 대해 모두 비교적 깊은 이해를 하고 있었다. 그는 "중국에서 비교적 핵심(정화)적인 서의를 수술·절개술·위생·소독법·검사독균·주사라고 말한다. 이 것들은 모두 우리나라 의사들이 마땅히 배워야 할 일들 중에 하나이다."라고 생각하였다.

때문에 그 예로 서의 체온계와 같은 것은, 그가 특별히 글을 지어『열도표검온열표(熱度表檢溫熱法)』로 소개하였고, 아울러 열형(熱型) 등의 임상진단 가치 또한 소개하였다.『론병소이발생온열급오한지원리(論病所以發生溫熱及惡寒之原理)』중에서, 신진대사와 감염발염 및 신경중추강제원리(神經中樞控制原理)로써 체온의 변화를 설명하였다. 그는 대량으로 서양 해부 지식을 흡수하여 중의(中醫)의 옛 학설을 교정하고 중서의 이론회통을 또한 가져왔다. 그가 말하기를 "서양의 해부학을 읽어보니 그들의 뇌수에 대한 고찰은 매우 상세하며, 충분히 우리 나라 의학의 미비한 점을 보충할 수 있다."고 하였다.

서의의 병증(病症) 병인(病因) 병리(病理) 등에 대해서는 더욱 많이 흡수하여 융합시켰다. 그 예로 말하기를 "혈관운동 신경중추가 장애를 받으면 곧 혈관이 이완되고 혈액이 거의 전부 내장신경분배 아래의 하복부혈관 중에 집중하여 마침내 뇌·피부·근육 등의 빈혈(혈액 결핍)을 가져오며 허탈시에 체온이 저하되는 것 또한 이 순환장애와 밀접한 관계가 있다."고 하였다. 신경중추는 세균독이 쉽게 침투하는 곳이라 자주·두통·불안·불면·의식혼탁·섬망(譫妄) 등의 증상을 일으키며 연수의 순환호흡중추에 침해를 받아 곧 그 마비는 사실 사인 의 큰 부분을 차지한다. "열병의 신혼섬어(神昏譫語)는 가장 자주 볼 수 있는 증상이다. 이 중상에 대해서 우리나라에서는 사입심포(邪入心包)라고 말하기도 하고 양명조실(陽明燥實)이 라고도 하며, 또 사입우부(邪入于府)라고 하여서 사람을 알아보지 못하는 것을 말하기도 한 다. 그러나, 서의에서는 곧 신경장해의 증후라고 여길 뿐이다."라고 하였다.

기타 신염(腎炎)·성홍열(猩紅熱) 등에 대해서도 모두 해석을 하였다. 특히, 뇌혈관은 뜻 밖에도 편탄(偏癱)을 일으키는데 그것을 말하기를 "절괴편고증(竊怪偏枯症)은 중국에서는 중풍(中風)에 속하고 서의에서는 뇌출혈에 속한다. 왜 이렇게 차이가 큰가? ……잠시 후에 그것을 생각해 보면, 곧 중풍(中風)은 그 상(象)을 말하는 것이고, 뇌출혈은 그 병을 얻은 장소를 말하는 것이다."라고 하였다. 이 이론은 상당히 이치에 맞다.

때문에 그는 중서의를 비교하여 말하기를 "천시(天時)의 변화를 고찰하고 장부를 살피는 것 이것이 중의의 장점이다. 그러나, 가깝게는 오주(五洲)가 서로 통하고 동서양의 명의들이 서로 그 훌륭함을 다투는데 우리나라는 그 낙후됨이 여전히 옛날과 같고, 옛것을 고집함이 또 한 예전과 같아서 서양에게 경시당하는 것이 이상할 것이 없다."라고 하였다. 그는 의학계의 인사들이 중서의를 따지지 않기를 희망했는데, "설(說)에서 그 장점을 취하고, 리(理)에서 그 족함을 취하며, 방법에서는 그 본받을 것을 취한다.","배우는 데에 중서를 막론하고 오직 훌륭한 효험을 볼 수 있다면 그것이 곧 훌륭한 방제요, 훌륭한 약방이다.", "서법을 배우고 중법을 천시하기를 원하지 않으며 오로지 중의만 배우고 중의를 존중하고 서의를 배척하는 생각은 더욱 원하지 않는다. 계속해서 남의 장점을 취하고 나의 단점을 보충해야 한다."고 하였다.

오씨(吳氏) 저작 중에는 이로 인해 서약이나 서의 병명을 이용한 것이 매우 많은데 임상회통에 치중해있음을 알 수 있다. 그 예로 아스피린은 "이것은 여러 열병의 해열제이다. 모든 열병에 다 사용할 수 있다. 각종 풍습골통에 더욱 특효를 발휘한다.", "필랍미통(匹拉米董 ; 아미노피린)은 해열의 묘약"이다. 무릇 역병 발열 각종 급성열병 예를 들어, 질부사폐염(窒扶斯肺炎)·성홍열(猩紅熱)·유행성 감기 등에 모두 이 약을 이용할 수 있다. 또한 진통약으로 모든 두통·근골산통(筋骨酸痛)·늑간신경통(肋間神經痛)·좌골신경통(坐骨神經痛)·삼차신경통(三叉神經痛) 등에 다 이 약을 사용할 수 있다. 그는 어떤 병증(病症)이나 중서 양자법을 사용하는데 또는 중서중의 어떤 방법을 단용(單用)하는 데 있어서 모두 임상 실제를 근거로 하여 그것을 처리하였다. 예를 들어 말하면, "한출열유(汗出熱留)하여 영액수상(營液受傷)하면 간풍두동(肝風 動)하고 상공뇌수이두통발경(上功腦髓而頭痛發痙)하는데 서양의용갑취(西洋醫用鉀溴)·동의명취제(東醫名臭劑) 2푼을 흰설탕과 함께 물을 복용하면 특효를 볼 수 있다."라고 하였다.

금계나상(金鷄那霜)은 학질을 치료하는 특효약으로 살균하는 데 가장 큰 공능이었다. 그것을 복용해 설사가 있으면, 백약이 소용이 없고 반드시 소시호탕(小柴胡湯)을 이용해 학질을 치료해야 비로소 효과를 볼 수 있다. 곧, 살균하는 약을 완전히 믿을 수는 없는 것이다.

여기에서 또 볼 수 있듯이 그는 서약을 사용함과 동시에 중의 병리해석을 항상 더했으며, 중서약을 병용하였는데, 이것이 바로 임상에 중서회통을 진행시킨 탁월한 방법이다.

이상 중서의학교류의 일면에 대해 간략하게 서술하였다. 근대의 중서의학회통의 대가라 칭해지는 사람들 중 또한 운철초(惲鐵樵)·양칙민(楊則民) 등이 있으나, 사실상 중의학계에서는 서양의학을 공부할 기회가 있거나 양약을 사용한 사람들은 모두 크건 작건 중서의학이 회통하는 경험은 다 있을 것이다.

위에 열거한 학자들은 문헌이 증명할 뿐 아니라 그들의 공통 특징은 모두 중의로써 서양의학을 회합시켰고 중의경전의 학설을 더 넓혔으며, 서양의학으로써 신지식을 서술하는 증거로 삼았는데, 여기에 반대의견을 제기한 사람은 드물다는 것이다. 중의 기화(氣化) 진지를 고수하면서, 서양의학의 해부실험등에서 취할 바가 있다고 보았다. 그러나, 중의 경전의 근거를 지적하기에는 부족했다. 지식이 있는 사람들은 "회합은 가능하나 통하지는 않는다."라고 보았다. 더욱 깊이 있게 되었으니, 즉 새로운 영역을 연 것이며 이것은 가히 취할 만한 길이라 할 수 있다.

이외에 짚고 넘어갈 것은 주패문(朱沛文)·당용천(唐容川)·장석순(張錫純)이 취한 시대는 이미 중서의학의 논쟁에 들어간 시기로 이 의학 혁신가들은 논쟁에 직접 참여하지는 아니하였다. 그러나, 자신의 학문성과로써, 중서의학 회합의 길을 개척하여 중국의학 발전에 공헌하였으니 진실로 그 공로는 기록할 만한 가치가 있다.

제 12 장

서의(西醫)의 우위시(優位視)에 자극된 중국의학

　서양의학이 명말에서 중화민국에 이르기까지 중국에서 생성·시행되는 데는 약 300년이 걸리었다. 총체적으로 말하자면, 지식계의 태도는 수용[接納], 중의계의 태도는 회통(滙通), 보수파의 태도는 거절, 저항이고, 급진파의 태도는 대체[取代]였다. 시간 순서로 말하면, 처음은 수용, 회통이었고, 그 사이에 저항이 있었으며, 후에는 격진파(激進派)가 중의를 폐지하자고 떠들며, 반드시 전반적인 서방화로 그것을 대체시켜야 한다고 하여 이로써 항쟁이 일어났다. 한 방면은 정치상의 항쟁이고, 또 한 방면은 학술상의 논쟁이었다. 때문에 이른바 '중서의논쟁(中西醫論爭)'의 주요한 사건은 모두 20세기 상반기에 발생하였다.

　그러나, 문화전파학의 입장에서 살펴 보면, 다른 문화 사이의 반차(反差)는 필연적인 충돌을 일으킬 수 밖에 없다. 중서의(中西醫) 이 두 가지 상반되는 의학체계에 대하여, 자연히 서로 다른 평가가 있을 수 있고, 점차적으로 쌓여 선입견을 가질 수도 있다. 때문에 중서논쟁의 역사는 처음부터 말해 나갈 필요가 있다.

제 l 절　중서의의 서로 다른 견해의 충돌

(一)

　일종의 이문화(異文化)가 천만리를 건너 중국과 같은 유구한 역사전통을 가진 대국에 와서, 배척당하지 않고 오히려 선의의 수용을 받았다. 그러나 이것은 고유한 문화를 대신할 수는 없었고, 단지 미미하게 고유문화의 체계 중에 흡입될 수밖에 없었다. 따라서 '회통(滙通)'이 출현하게 되었다.

　특히, 초기 서양의학은, 곧 그 방법론이　4체액(四體液；四行)의 유형으로 중국의 음양오행과 같이 하나의 큰 계통에 속하여 충돌이 크지 않았다. 그들은 뇌설(腦說) 혹은 해부와 같은 유형으로 중의(中醫)의 근본을 동요시킬 수는 없었다. 이로 인해 '회통(匯通)'의 방법은 가장 순조롭게 행해져 제한을 받지 않았다. 때문에 논쟁이 있다면, 그것은 다만 개별적인 관점상의 차이 때문이거나, 혹은 종교 신앙상의 격렬한 태도로 인해 발생된 약간의 충돌일 뿐이다. 이러한 상황은 심지어 혁신 이후의 서의가 거듭 중국에 전해진 이후의 긴 시간 동안에도 여전히 그러했다. 그러나, 중서의의 사이에는 기본적으로 '화평공존(和平共存)'이 있었다. 물론, '화평공존(和平共存)'이 견해 차이가 없다는 것을 말하는 것은 아니다.

최초로 중서의 차이를 평한 필공진(畢拱辰, ?~1644)은, 테렌츠(鄧玉函)의 『태서인신설개(泰西人身說槪)』 2권을 윤색했는데, 발간하기 전에 그 서문을 지어 말하기를,

편중에 열거된 몇 부는 비록 완전하지는 않지만 하나하나 자세히 분석하여 세세한 데까지 관철하지 않은 것이 없다. 그 중에 피부골절과 같은 것들은, 일목요연하여 충분히 이해할 수가 있었다. 그런데, 고유(膏油)는 원화(元火)를 배양하여 외공(外功)을 억제시킬 수 있고, 살점은 모두 사백여 점으로 운동세근(運動細筋)에 분포되어 지각을 관리한다. 취골(脆骨)은 이익되는 용도가 있는데, 헌기가(軒岐家)도 일찍이 말한 적이 있지 않는가? 또 사람의 기억하는 장소가 모두 뇌에 있다고 논했는데, 잠시 듣고 난 후 틀림없는 이론이란 생각을 면할 수가 없었다. 그것은 사람이 사색을 할 때에 눈을 감고 매번 위로 향해 탐색하는 모습을 취하는 것으로 알 수 있다. 두 번째로 동방에서 기억을 하지 못하는 사람을 '몰뇌자(沒腦子 ; 뇌가 없다)'라고 말한다. 이것 또한 충분히 그 지론이 거짓말이 아님을 증명하는 것이다. 또한 동해서해의 이상에도 부합하는 것이다. 내가 일찍이 『영(靈)』·『소(素)』 등의 책을 읽었는데, 이른바 맥락(脈絡)에서 맥은 단지 유일지기(流溢之氣)를 가리키는 것으로 공허하여 부착되는 데가 없어 거리가 아주 멀다. 어디에 이책 같은 예가 있겠는가. 조리가 분명하여 많은 문제점(난점)들을 짧은 시간내에 알게 한다. 정말로 가히 『인경(人鏡)』·『난경(難經)』의 부족을 보충할 수 있겠다. 그리고, 의사들은 마땅히 그에 대해 존경을 표시해야 한다.

라고 하였다.

필공진(畢拱辰)은 곧, 골육해부(骨肉解剖)·뇌설(腦說)·혈맥(血脈) 등과 같은 중의 구학설에 없는 관점들을 제시했는데, 가히 그 관건을 잡았다고 말할 수 있다. 중의에 대해 본래 공격의 뜻은 없지만, 그러나, 좋고 나쁜 태도는 이미 분명하게 밝혔다.

다만, 명말과 청초를 통틀어 구식 서양의학이 중국에 전해진 시기에 더 많은 중의를 비판하는 말은 찾아볼 수가 없으며, 동시에 서의의 이론 또한 공격하지 않았다. 리빙스톤(李文斯敦) 등이 중국에서 진찰소를 개설했지만, 항상 중의 치료법을 학습하는 데 그 역점을 두었다.

(二)

청조의 말기 도광(道光) 계사(癸巳) 13년(1833)에 이르러 고거학자 유정섭[兪正燮,

1775～1840, 자는 리초(理初)]이 부재(付梓)로 편집된 『계사유고(癸巳類稿)』[발간 후 『계사존고(癸巳存稿)』로 재행(梓行)]가 있다. 두 원고는 15권으로 각각 편집되었는데 모두 수십만 자가 되며 모두 고거(孝據)·기사(記事) 등이었다. 『계사유고(癸巳類稿)』14권에는 "인신도설을 쓴 뒤(書『人身圖說』后)"한 편 있다. 그 내용을 요약하면 아래와 같다.

　서방의 나아곡(羅雅谷)·용화민(龍華民)·테렌츠(鄧玉函)이 그 나라의 『인신도설(人身圖說)』을 번역하여……처음 볼 때는 아주 신기하게 여겼다. 반복적으로 보고서 그의 장단점을 발견하였다. 이 책은 중국에서 200여 년이나 있었지만 읽을 수 있는 자가 없었다. 지금 이것을 합치면 중의는 폐가 6엽, 서의는 폐가 4엽, 중의는 간이 7엽, 서의는 간이 3엽, 중의는 심이 7규, 서의는 4규, 중의는 고환이 2개, 서의는 고환이 4개, 중의는 장(腸)이 2개, 서의는 장이 6개, 중의는 간이 왼쪽, 폐가 오른쪽이며, 간이 심장의 왼쪽에 있으며, 서의는 심장은 간의 왼쪽, 중의는 심장은 5계와 연결, 서의는 심장이 대이(大耳)가 2개, 소이(小耳)가 11개라 하여……사람이 같지 않았다.
　송순우(宋淳祐)『세원록(洗冤錄)』17권에는 촉루골(髑髏骨 ; 해골)이 남자는 곡두머리로부터 뇌 후까지 모두 8편이며, 채주인(蔡州人)은 9편, 부인은 6편이라고 하였다. 때문에 채주인이 같지 않다.
　『세원록』에는 남자는 늑골이 12개, 부인은 14개라고 하였다. 『집증(集證)』에는 경원부인(慶元婦人)은 12개라 하였다. 이것은 경원부인(慶元婦人)이 같지 않다. 『명사(明史)』「점성전(占城傳)」에는 국채인(國釆人)의 담을 한 용기에 담으면 중국 사람의 담이 위에 있다고 하였다. 또 중국 사람과 서방 사람의 체질이 같지 않기에 이상히 여길 필요가 없다고 하였다.
　『한서(漢書)』「원후전(元后傳)」에 왕장(王璋)이 말하기를 강(羌)은 큰아들을 죽여서 장(腸)을 씻어서 세상을 바르게 하였다. 강(羌)은 부인(婦人)의 장(腸)으로 바로 자궁이다. 강(羌)과 중국이 같지 않은데 중서가 같지 않은 것을 이상하게 여길 필요가 없다.……사람의 지각이 뇌에 있다고 말하였는데, 그는 남회인(南懷仁)으로 경희(慶熙) 때 『궁리학서(窮理學書)』에서 모든 지식은 심장에 있는 것이 아니라 두뇌에서 기억한다고 했다. 역시 이 책의 도리이다. 애석하게도 장부(臟腑)의 경락(經絡)을 아는 사람이 적다. 장부(臟腑)에 대한 인식이 같지 않기 때문에 교육내용도 같지 않다. 그 사람들은 배워주기를 즐기며 중국 사람에게 배우라고 하였다. 중국 사람들은 경락학이 있는데 어찌 천주교를 믿을 수 있는가. 만약 서양 사람이 이 도리를 알면 다른 곳으로 갈 것이다.

이것은 가경(嘉慶) 을해(乙亥)(1815)년에 쓴 것이다. 읽으면 아주 재미가 있다. 그러나, 유(兪)는 고고학자로서 이렇게 말한다. 그는 인체해부를 하지 않고 책에서 보고 끝내 중서인의 장부가 같지 않다는 새로운 도리를 깨달았다. 또 "천주교를 믿는 사람은 중국 장부가 모자라는 사람"이라는 것을 추리하였다. 이것은 정말 유씨(兪氏)의 독창이라 할 수 있다.

　유(兪)의 이런 도리는 유가들을 숭배하고 천주교를 반대하는 태도와 유관한다고 추리할 수 있다. 그는 절대적으로 경(經)을 존중하였다. 때문에 이렇게 말했다.

　『인신도설(人身圖說)』 그것은 맥락(脈絡)·혈락(血絡)·경락(經絡)으로 나누었으나 『영추(靈樞)』와 부합하지 않았다. 그들은 심장이 왼쪽, 맥은 심장의 왼쪽에서 나왔기에 좌우 12경으로 나눌 수 없다.

그는 유가를 더욱 숭배하였다. 책 전반의 절대 부분이 유가경전을 논하였다. 동시에 그는 불교를 포함한 종교에 대해 업신여기는 태도를 가졌으며, 천주교에 대해 더욱 심하였다. 『천주교론(天主敎論)』편에서는 더욱 심하게 비판하고 천주교는 불교에서 나온 나찰(羅刹)의 한 지류라 하였다.

　　정확한 분토(分土)가 언제부터 시작되었는지 알 수 없다. 오늘의 천주교는 모두 나찰(羅刹)로 역량이 부처와는 거리가 있다. 부처는 나찰의 이름으로 야차여려(夜叉屍厲)라 하였고, 서양 사람들은 교기(巧器) 또한 '귀공(鬼工)'이라 불렀으며 나찰은 이를 안정하게 하였다. 그것은 스스로 말하기를 지식은 뇌에 있는 것이지 심(心)에 있는 것이 아니라 하였는데, 대개 사람은 교묘하게 만들어져 심규(心竅)가 열리지 않는다. 저들 나라(서양)에서는 정상이지만 중국에서는 괴이한 것이다. 이로서 사람들을 잘 유인해 스스로 본사(本師)의 일 역시 근본을 구하는 것이 아니라 하였다. 그런즉 예수는 나찰에서 세상 사람들을 주지하는 것으로 다른 곳의 사람들이 그 교에 들어가면 역시 심(心)과 간(肝)이 없는 사람이다.

예수를 나찰(羅刹)의 화신이라 한 것과 천주교에 들어간 사람은 심장과 간이 없는 사람이라 한 것은 아주 심한 말이다.

(三)

　　유리초(兪理初)의 이런 말은 너무 심한 것으로 도리에 크게 어긋난다. 그러나, 숭정(崇禎) 초 서창치(徐昌治)가 편집 간행한 『성조파사집(聖朝破邪集)』, 함풍(咸豊)년간의 「천하제일상심인(天下第一傷心人 ; 세상에서 가장 마음을 상한 사람)」이라 한 『벽사기실(酸邪紀實)』[1] 등과 비길 때 유(兪)는 오히려 한계가 있다고 할 수 있다. 『성조파사집(聖朝破邪集)』은 8권으로 심확(沈確) 등 여러 사람들이 문장을 수집하였다. 명(明)나라 허대수(許大受)의 『성조좌벽(聖朝左闢)』 4권에는 서양학자의 성학설(性學說)을 비판한 것이 있다.

　　상(上)은 하(下)를 포(包)할 수 있기에 금수혼(禽獸魂)에는 초목혼(草木魂)이 섞이어 있으며 인혼(人魂)에는 금수혼(禽獸魂)이 섞이어 있고 천주혼(天主魂)은 인금목석제혼(人禽木石諸魂)이 섞이어 있다. 때문에 이것을 갈라서 말하면 틀리다.

　　유정섭(兪正燮)은 여기로부터 서인의 혼(魂)은 금수목석혼(禽獸木石魂)과 섞이어 장부(臟腑)가 중국인과 다르다고 반증(反證)하였다. 허대수(許大受)는 또 '오행(五行)'으로 '사행(四

---

1) 모든 反敎事例와 **醫學敎育**에 관계된 것은 範行準의 『明季西洋傳入之醫學』 9권을 참고할 것.

行)'을, 「누각(刻漏)」으로 '자명종(自鳴鍾)'을 비난하였다. 또, 교사(教士)가 음약(淫藥)을 써서 신자들로 하여금 종신토록 따르게 하는 것은 요언(謠言)에 가깝다. 또 그는 이렇게 말하였다.

둔한 여자를 밤에 침대에서 성유(聖油)와 성수(聖水)로 오처(五處)의 비밀한 곳에 바르면 더욱 흥분하게 한다.

다른 3권이 숭정(崇禎) 11년(1638)에 소급우(蘇及寓) 괄부(括夫)가 쓴 『사독실거(邪毒實據)』에 있는데 거기서는 아래와 같이 말하였다.

천주교는 음약(淫藥)을 저장하고 여자에게 신임을 얻은 후 교합하여 사술(邪術)로 그들을 믿게 한다.

이상으로부터 명말의 반교(反敎)가 날조되었다는 사실을 알 수 있다. 또, 예교(禮敎)로 '사교(邪敎)'를 반대하였다. 이것을 근거로 이후에 더욱 많은 반교원인이 논하여졌다. 청대 가도(嘉道) 사이의 동성요영(桐城姚瑩)(展和)의 『강유기행(康楢紀行)』에는 이렇게 적었다.

이렴강(伊㾾江)은 봉문(奉文)을 내보이면서 서양 사람들이 성당을 짓고 천주교를 믿는 것을 인정해 달라고 하였는데 그 글에 말하기를 "서양 사람이 이전부터 중국에 들어와 천주교를 믿으면서 사람들을 권유하여 믿게 하였습니다. 그러나 습교자(習敎者)들이 유음부녀(誘淫婦女)들을 시켜 사람이 죽은 뒤 눈알[眼睛]을 빼게 하였기 때문에 가경(嘉慶)에는 금지가 되었습니다. 지금은 프랑스 5곳의 교통이 좋은 상업도시에 성당을 지었으니 바라건대 중국에서 천주교의 금지령을 풀어주십시오. 만일 유음부녀가 사람의 눈을 빼면 법례에 의해 다스리겠습니다."라고 하였다.

요영(姚瑩)과 동시에 양장거(梁章巨, 1775~1849)가 쓴 『낭적총담(浪迹叢談)』(1847 간행)5권 「천주교」편에는 호북황강오덕지(湖北黃崗吳德芝)의 『천주교서사(天主敎書事)』 1편을 인용하여 다음과 같이 말하였다.

서양인의 천주교가 예전에는 없었다. 명조 때 마테오 리치(利馬竇), 샬 폰 벨(湯若望), 남회인(南懷仁)이 선후로 중국에 들어오면서 많은 사람들이 믿게 되었다. 그들은 추보상위(推步象緯 ; 천문을 연구하여 별의 운행을 살피는 것, 즉 천문학)에 그 기술이 뛰어나 그들로 하여금 역(歷)을 다스리게 하였는데 자못 기묘한 효과가 있었다. 또 기기음교(奇技淫巧 ; 특이한 기술과 지나친 재주)와 소련금은(燒煉金銀 ; 금은제련법)을 잘하여 농사일이나 길쌈을 하지 않아도 의식(衣食)이 풍부하였으며…… 서민[細民]들이 이 교(敎)를 믿기를 원하면 반드시 먼저 도끼로 조상의 신주(神主)나 오사(五祀)의 신위(神位)를 팬 뒤 신부가 받아주어야 한다.…… 질병이 있으면 일반적으로 의약을 사용하는 것이 아니라 반드시 교를 믿는 사람이 와 침과 뜸을 시술하고 부녀는 나체로 치료를 받는다. 사람이 죽었을 때는 사람을 보내 염을 할 사람을 불러오는데 이 때 죽은 사람과 친척이 되는 사람은 모두 밖으로 나가 한 사람도 그 앞에 없게 하고 문을 걸어 닫고 염(殮)을 하였다. 염이 끝나면 고약(膏藥) 종이 2장으로 시신의 눈을 가리고, 그 뒤 의포(衣布)라고 부르는 홍포낭(紅布囊)으로 싸매고 주머니 주둥이를 바늘로 꿰맨 후 관(棺)에 넣었다. 혹은 염을 한다고 하면서 사체의 눈알을 빼어 은약(銀藥)을 만든다고 하였다. 생전에 은 4냥을 주는 것이 바로 이러한 것이다. 그러므로 죽었을 때는 알아듣지 못한다. 만약 염법(殮法)을 따르지 않는 자는 반교(叛敎)라 하여 즉시 사람들을 그 집으로 모이게 하여 여러 가지 계략으로 모욕을 주었다.…… 또 물건으로 기부(肌膚)·이목(耳目)·치설(齒舌)·음규(陰竅)가 갖추어진 나체의 부녀를 만들었다. 처음에는 접으면 옷과 같은데 바람을 불어 넣으면 부드럽고 따뜻한 것이 마치 미인(美人) 같아서 성교[人道]하는 것처럼 껴안고 교접할 수가 있다. 교묘히 마음을 상하게 하는 것이 이와 같다.

이것은 오덕지(吳德芝)가 꾸며낸 말이지만 양장거(梁章鉅)는 깊게 믿었다. 옹정(雍正) 초에 이러한 일로 금교(禁敎)가 되었는데 그는 좋다고 하였다. "이제 겨우 100년이 지났는데 다시 일어나니 정말 패씸하다. 지금 옛일을 적어 주지를 알린다." 하는 전문을 반교자들이 굳게 믿었다. 『벽사기실(酸邪紀實)』 3권에는 음란 도적 등으로 천주교의 더러움을 서술하였다. 당시 전염병이 유행하였는데 이것은 교사들이 한 짓이라 하였다. 『의방집험(醫方輯驗)』에서 인용하면 다음과 같다.

영국(英吉利) 사람은 작은 유리통에 독기(毒氣)를 담아서 몰래 퍼뜨린다. 그에 접촉하면 온역(瘟疫)에 걸린다. 웅황(雄黃)·세신(細辛)·백지(白芷)·애엽(艾葉)을 주머니에 가득 담아서 가슴에 달면 면할 수 있다. 또 비전(飛剪)으로 사람의 머리카락을 자르고 혼(魂)을 잡는데 만일 잘린 사람은 가위로 다시 한 번 끊으면 된다.

또, 예를 들어 서의의 착오를 지적하였다.

청천(淸泉) 사람 증(曾)모는 눈병이 나았다는 말을 듣고 가서 치료를 받았더니 점차 나았다. 그러나 10일도 안 되어 두 눈이 실명되었다. 이것은 증(曾)모의 형님인 단(段)모가 예언한 적이 있었다.

종합적으로 반교자의 눈으로는 서사(西士)·서설(西說)이 거의 다 맞는 것이 없었다. 확실히 교사(敎士)나 입교자들 가운데에는 건달들도 많았다. 예를 들면, 천진교안(天津敎案, 1870)은 무뢰한 교민(敎民)이 사방에서 어린아이들을 유괴하고, 교사(敎士)들이 어린아이들을 학대한 데서 비롯된 것이다. 그러나, 다른 한면에는 이것은 교사가 눈을 파고 간으로 양약을 만든다고 와전(訛傳)된 것과도 관계가 있다. 국인(중국 사람)은 이 때문에 서약에 대한 믿음이 없어졌다. 때문에 유리초(兪理初)의 논리는 사회배경과 신앙원인에도 불구하고 그 지론이 오히려 온화하였다.

(四)

유정섭(兪正燮) 등의 문장을 흡슨(合信)이 읽은 적이 있을 것이다. 흡슨은 중의에 대해 나쁜 감정이 없고 중의를 비판하는 데도 악의가 없었다. 그러나, 유관된 글 가운데에는 완곡(婉曲)하게 입장을 밝힌 곳도 많았으니 사실은 반어법이 은밀히 내포하고 있는 것이다.

천하의 사물은 모두 도리가 있다. 도리는 끝이 없고 다 알 수 없다. 만약 도리와 실천이 있으면 누가 말하여도 믿을 만하다. 이것은 누구나 다 이렇게 여길 것이다. 〔함풍(咸豊)원년『전체신론(全體新論)』「자서(自序)」〕

함풍원년(咸豊元年)은 1851년으로 도광(道光) 계사(癸巳, 1833)에 유리초(兪理初)의 책이 발간된 지 18년이 되는 해이다. 함풍(咸豊) 7년(1857)의 『서의약론(西醫略論)』에는 이렇게 말했다.

인체의 장부(臟腑)·골육(骨肉)·혈맥(血脈)은 중서가 서로 같고…… 이 책은 서의의 같지 않은 책을 취하였으며 모두 내가 중국에서 친히 써보아 효과가 있어 그 이론은 진실을 취한 것이다. ……이름하여 『서의약론(西醫略論)』이라 하니 실제 현장기록이다. 〔『서의약론(西醫略論)』「서(序)」〕

서의와 중의가 같지 않다고 여기는 것은 인체의 신체는 거의 같고 병도 거의 같다는 것을 모르기 때문이다. 같지 않은 것은 기후·성질·풍토·음식에 차별이 조금 있으니 의사가 갈피를 잡아야 한다. 서약의 효과가 격렬하여 중국인의 장부에는 부적합하다고 한 것은 정확한 논리가 아니다. 하늘이 만물을 조화할 때 병이 있으면 약이 있으니 총명한 사람의 선택에 있다.〔『서의약론(西醫略論)』「의학총론(醫學總論)」〕

속에 꼭 품고 반박하려는 것도 있다. 1858년『내과신설(內科新說)』「서(序)」에는 "중서의는 화해하고 서로 허심히 배우는 것이 의학의 도리이다."고 말했다. 이것은 비록 혼자의 생각이시만 흡슨의 마음이 비교직 신량하다는 깃도 기짓이 아니다.

흡슨은 의학학술 방면에 중의에 대하여 비평한 것도 많지만 흡수한 것도 많다. 『내과신설(內科新說)』 3권 「총론병원급치법(總論病原及治法)」 일편은 사리에 합당하다.

중국에는 의서가 많아 방론(方論)이 호번(浩繁)하다. 병이 한 가지 있으면 처방은 수십 방이나 열거되어 있고, 한 처방에 약물이 10여 가지나 된다. 병증을 억측하여 치법을 함부로 하면 실로 이치에 어긋나게 된다. 한 가지 병을 논할 때는 매번 반드시 음양오행론을 들먹여 계속하여 얽매어 있고, 매번 한 가지 약물을 사용할 때에는 반드시 색(色), 향(香), 형(形), 맛[味]으로 장부에 배속한다. 다시 혹은 맥리(脈理)로 고담(高談)을 하고 신무(神巫 ; 신이나 무당)를 망령되이 섬긴다. 장부의 기능과 작용을 막연하게 잘 알지 못한다. 의학의 쇠퇴함이 심하다. 대개 중국의 풍속은 의학을 말단기술로 의사를 천공(賤工 ; 천한 기술자)으로 대우한다. 병이 발생하면 너무 믿어 책임이 너무 크다. 복약을 하여 우연히 효과가 있으면 신의(神醫)라 하고, 한 번 복용하여 효과가 없으면 이것은 의사의 잘못이라 하였다. 때문에 의사는 점점 거짓으로 기술을 장식하여 마음은 더욱 힘들고 기술은 더욱 졸렬해졌다. 수십 가지의 무해무독한 약만을 처방하여 환자에 투약하여 허물도 명예도 없기를 바랄 뿐이었다. 긍지를 가지고 특이한 효과를 내려고 약성이 강한 약을 사용하면 해가 더욱 심하였다. 종합적으로 병의 원인을 모르고 병으로 약을 시험하니 약으로 병을 치료할 수 없다.

홉슨이 말한 것은 틀린 점이 많다. 중의이론에 많은 착오적인 인식이 있고 또 그 당시 정확한 인식이 있을 수 없다. 그 후 중의를 비평하는 사람은 거의 다 홉슨과 비슷하였다.

(五)

이상으로 홉슨이 유리초(兪理初)의 이론을 직접 반박하지 않은 것을 알 수 있다. 그러나 책 가운데에는 이미 첨예하게 대한 곳이 자못 많다. 중국 사람 중에 호곤(胡琨)이 있는데 역시 도함(道咸) 때의 사람으로 이미 앞에서 제기된 왕사웅(王士雄)·이지예(李志銳)·서연석(徐然石)들과 동지이다. 『서인신도설후(書人身圖說后)』한 편이 왕학권(王學權)의 『중경당수필(重慶堂隨筆)』에 중간본(重刊本) 하권에 부록으로 있는데 거기에는 다음과 같은 말이 있다.

유(兪)선생의 『계사류고(癸巳類稿)』의 『서태서인신도설(書泰西人身圖說)』을 읽어보면 중국 사람과 서방 사람의 장부(臟腑)가 서로 같지 않다는 것을 위해 여러 예를 들어 설명하였다. 내가 처음 읽었을 때 서방 의술이 이 뿐인 줄 알았다. 후에 『인신도설(人身圖說)』을 읽고 나니 유씨(兪氏)의 문장은 제목뿐 내용은 따라가지 못하였다. 후에 잠제(潛薺)에서 빌린 『태서인신설개(泰西人身說概)』를 읽고 또 옥전(玉田) 왕청임(王淸任)의 『의림개착(醫林改錯)』을 읽고 나서 유씨(兪氏)의 틀린 점이 많다는 것을 발견하였다.

그 다음 호곤(胡琨)은 예를 들어 유씨(兪氏)의 문장을 반박하였고, 왕맹영(王孟英)·이홍장(李鴻章)도 유씨(兪氏)의 문장이 거짓이라고 꾸짖었다.

이런 쟁론은 육무수(陸懋修)에서도 보이지만 서양의학에 대한 것이 아니다. 왕청임(王淸任)의 『의림개착(醫林改錯)』을 향한 것이다. 육무수(陸懋修, 1818~1886)의 자는 구지(九芝), 소주(蘇州) 사람이며 세의(世醫)의 집안에서 태어나서 어렸을 때부터 의학을 배웠다. 중년으로부터 의학에 노력하였고, 함풍(咸豊) 연간(1851~1861) 상해(上海)로 이주해 살면서 의사로 있었다. 본래 더욱 많은 서양의학을 접촉할 수 있었지만 그는 진지(陣地)를 고수하고 『내경』을 연구하였으며 중경(仲景)을 숭배하였다. 책을 많이 썼는데 합쳐서 『세보제의서(世補齊醫書)』33권(1866)으로 간행하였다. 다른 것도 많이 썼는데 지금까지 남아 있다. 『세보제의서(世補齊醫書)』10권에서는 왕청임(王淸任)을 '광인(狂人)'·'사도(邪徒)'라고 크게 꾸짖었으며 왕청임(王淸任)이 자술한 장부를 검사한 경과에 대하여 이렇게 말했다.

의학을 사람을 죽이는 도살장에서 배웠다. 사람이 죽으면 쭈그러지고 넘어가고 기가 없는데 어찌 기문(氣門)을 찾는가? 물이 갔으면 어찌 수도(水道)를 아는가? 개가 뜯어먹은 시체와 형살 후의 시체로 어찌 완전한 것을 알 수 있는가? 심간폐(心肝肺)를 한 손에 잡아쥐면 어찌 어느 것이 위에 있는 것인지 알 수 있는? 그는 시체를 하나하나 검사할 수 있지만 산 사람을 껍질을 벗겨 하나하나 비교할 수 있는가?……

왕청임(王淸任)의 장부 방험(訪驗)과 관찰방법은 확실히 착오가 많아 산 사람의 생리를 시체에서 볼 수 없지만 육구지(陸九芝)의 진실한 의미는 시체를 해부하여 썩은 뼈를 묻어놓는 것을 반대하고 살인장에서 의도를 배울 수 없다는 데에 있다. 그의 도사(道士)를 보호하는 면목이 이러하였기에 서의의 책을 보는 체 마는 체, 들어도 못들은 척했다. 위에 말한 것은 자기대로 말하였기에 논쟁이라 말할 수는 없다.

이상은 또한 모두 자기자신의 말로 각 설이 각각 목적이 있고 아울러 정면적으로 충돌된 접촉이 없어서 '논쟁(論爭)'이라고는 할 수 없다. 유사한 정황(情況)이 선교 의사나 그들 자신의 국가에서도 발생하였다. 한 방면으로는 선교 의사들이 번역한 중의서적들이 어떤 사람은 번역이 정확하지 않고, 어떤 사람은 근본적으로 이해하지 못하였다. 이 때문에 서방에서는 반향(反響)을 일으켜 받아들이는 사람들이 실로 많지 않았다. 또 다른 방면으로는 선교사나 선교 의사가 중국과 관계된 사물이나 풍속에 대한 기술을 호기심으로 다루었다는 것이다. 실제상으로는 매우 적지만 확실히 기괴한 탄생으로 과장된 것이며 또 마치 눈을 흘기면서 떠들어대고 문틈으로 엿보면서 남을 경멸하는 것과 같이 중의를 깔보고, 업신여기며 삐뚤어지게 보았다.

따라서 불성실한 말로 비평하였는데 이 말이 퍼져나갔다. 이처럼 서양에서는 19세기 말에서 20세기 초에 비록 한쪽으로는 중의학이 그들에게 준 어떤 업적으로 누리면서도 그들 자신들은 이를 알지못하였다. 한쪽으로는 보편적으로 중의에 대해 일종의 경시(輕視)와 배척(排斥)의 태도를 취했으며 중의학의 가치를 낮게 평가하여 편파적으로 중의를 비평하였다. 그 결과 서의를 배우려는 중국 사람에게도 영향을 주어 그들의 마음에도 어두운 그림자를 씌웠으며 중의에 대해 민족 허무주의(民族虛無主義)의 태도를 취하게 하였다. 이러한 배경 아래에서 중서의 사이의 정면 접촉과 일 대 일[面對面]의 충돌은 피할 수 없었다. 당연히 이것은 당시의 정부, 정치경향과 사상조류에 밀접한 관계가 있는 것이다.

제 2 절 일본을 본따 한의학을 폐지할 것을 부르짖기 시작

(一)

중서의학의 학술상의 차이는 점차 일종의 시비 구분, 선진과 낙오의 구분, 과학과 미신의 구분으로 인식되었다. 이 한 줄기의 가려진 사조를 중서회통파의 선봉자들이 처음에는 결코 느끼거나 찾아낼 수 없었다. 중의로서 서의를 증명하거나, 혹은 서의로서 중의를 증명하는 것은 사실상 모두 서방의 의학이론이 과학의 표준이라는 것을 묵인하는 것과 같다. 바꾸어 말하면 회통의 목적은 첫째로는 중의학이 서의학과 같은 과학성을 가지고 있다는 것을 증명하는 데에 있으며, 둘째로는 중의로 하여금 서의학의 그것과 같은 과학화를 이루는 데에 있다. 그들은 중의학이 함유하고 있는 과학원리가 사실 서의학이 함유하고 있는 과학원리와 전혀 다른 체계에 속한다는 것을 이해하지 못했다. 이것은 흡사 길이를 재는 것으로 물건의 중량을 재려는 것과 무게를 재는 것으로 중량을 재려는 것과 같다. 이것에 대한 것은 분명하지 않으나, 사람들은 모두 서의학이라는 하나의 잣대가 표준이라 알고 있어서 중의학은 이론상에서 일부분이 낮은 위치로 변했다.

동시에 19세기 말에서 20세기 초, 서양의학은 그 당시 맹렬히 발전하고 있는 단계에 있었다. 방법론상에서 철저한 변화를 이루었으며, 원자론[즉 환원론(還原論)]의 방법은 서의학으로 하여금 실험의학이 되게 했고, 분석성 실험을 함으로써 신발견(新發見), 신발명(新發明), 신요법(新療法), 신약물(新藥物)을 개발했고…… 곳곳에서 꽃을 피웠다. 기초이론 뿐만 아니라 임상의학에 있어서도 모두 엄청난 진전을 보았다. 이 때의 서의는 임상치료효과 방면에서 중의를 앞섰다. 이런 거대한 차이는 당시의 지식계, 정계에 하나의 커다란 자극이 되었다. 중의계는 진정으로 다른 문화의학의 거대한 압력을 접하기 시작했다.

이는 바야흐로 세계 조류를 향하고, 사회혁명이 급속히 진행될 때, 중국의 힘은 이미 오래 전에 약해져 남에게 구타당하는 국면에 처하게 되어, 인인지사(仁人志士 ; 자애로우면서도 지조가 있는 사람)들은 혁신을 도모하였다. 이 때 서양 의학은 이미 학술문화 관점에서 중화민족의 몸에 침투하여 윤활작용을 하였을 뿐만 아니라, 또한 사회조직, 체계 등의 방면에 이식되어 중국에 들어왔다. 그 세력의 강성(強盛)은 중의로 하여금 도시에 있지 못하게 하고, 농촌으로 흩어져 피신하게끔 하였다. 중의는 본래 '여당(與黨)'의 지위를 가지지 못하였고, 이 당시의 서의는 '여당'이었다. 중의는 '재야(在野)'일 뿐만 아니라, 또한 사람들에게 '구속(舊俗)'으로 여겨졌으며, 반드시 혁명으로 그것을 제거해야 하는 예(例)로 인식했다. '폐지중의(廢止中醫)'의 구호는 조만간 사람들에 의해 반드시 제기될 것이다.

(二)

'폐지중의(廢止中醫)'는 일찍이 찾아볼 수 있는 선례가 있는데, 그것은 바로 일본의 메이지 유신 이후 한의(漢醫)의 길을 소멸시키려 했던 것이다.

일반적으로 말하면, 일본이 역사상 오랜 기간 동안 베끼고 모방한 것은 중국문화이며, 그 지위가 비록 중국에 예속되었던 국가는 아니었지만, 그러나 시종일관 그들은 섬나라의 작은 오랑캐일 뿐이며, 대국주의(大國主義)를 지닌 중국 역대 황조의 조정은 일본에 대해 매우 경시했다. 어느 사료에는 1894년에 일어난 갑오전쟁이 중국이 전쟁에 패해 국위를 실추하게 된 일례로 되어 있다. 또 10년 후 제정 러시아가 전쟁에 패하여 일본은 동방의 패자가 되었고 세계 열강 중의 하나가 되었다.

일본의 메이지유신은 1868년(메이지 원년)에 시작되었다. 메이지 6년, 문부성(文部省)은 의무국(醫務局)을 설치하고, 장여전재(長與專齋)를 국장으로 임명하였다. 그는 일찍이 메이지 4년에 구미(歐美)로 건너가 의사제도를 고찰하였기에 임명된 지 오래지 않아 신식 '의제(醫制)'를 제정하기 시작했다. 그의 말에 따르면 다음과 같다.

중고(中古) 이래로 우리나라의 의학은 부자사제(父子師弟), 즉 도제(徒弟)식의 의학전수가 이루어져 각각 학파의 학문을 계승하였으며 통일된 고시제도가 없었다. 이제 새로이 의사제도(醫事制度)를 만들어 의사고시 조례를 바르게 하여 의사의 자격을 한정시키고자 한다.

현재 전국에는 각 학파의 학문을 숭상하여 믿는 한의학자가 3만여 명이나 되는데 이들의 사상은 완고하여 마치 종교를 믿는 신도와 같아 서양 사물에 대한 것을 받아들이지 않는다. 만일 서양의 고시법을 황급하게 시행하여 구별하지 않으면 이러한 신도와 같은 무리와 업무에 해를 입게 될 것이다. 이와 같으면 반드시 국내외 의학자들의 원성(怨聲)이 비등(沸騰)해질 것이다. 또 세속의 흐름이 신앙적 한의사는 조야(朝野)에 편재하게 되고, 한의와 양의학의 다른 점이 밝혀져 마치 옛날 유학과 송대의 새로운 유학의 다른 것을 보는 것에 불과할 것이며, 혹은 의술경험이 한파의 견해로부터 나와 현실을 고려하지 않고 자기 주관대로 하며[폐문조차(閉門造車)] 성실 때문에 부정한 일을 하는 것[순사무폐(徇私舞弊)]을 면할 수 없을 것이다. 혹은 학술진리가 세월이 갈수록 스스로 밝고, 사회가 스스로 의사를 선택할 수 있는 능력이 있게 되면 행정의 관여가 없게 될 것이다. 모든 것이 이와 같으면 모두 만족할 것이다.

일반적으로 사회에서 보는 것은 이론이 분분하다. 한때 조치를 하였으나 자못 곤란하였다. 그러나 위생행정이 크게 문란하여 여러 가지 의학사업이 정착되지 못하였으니 부득이 조치를 하지 않을 수 없다. 그러므로 8년(1875) 2월에 반드시 물리, 화학, 해부, 생리, 병리, 내외과 및 약제 등의 과목의 개보고시에 합격하여야 개업증서를 준다고 하였다. 이번 고시는 먼저 관공서의 의원내에서 진행한다. 그러나 이전에 개업한 의사에게는 일률적으로 시험을 면제하고 개업증서를 준다.

문부성(文部省)에서는 이들을 동경(東京), 경도(京都), 대판(大阪) 3부(府)에 보냈다. 먼저는 이것이 의학계에서 의론이 분분하였는데 독일 의사개업고시법에 따라 엄하게 시험을 본 여러 의사들이 만일 시험을 보아 떨어지게 되면 영업을 정지당하게 된다고 하여 한때 소란이 있었다. 그런데 이 공문이 나가고 나서는 여러 사람들의 생각이 크게 달라졌다. 즉, 시험을 보아 떨어지는 사람이 거의 없어 기존의 개업의사들이 꺼릴 것이 없게 되었다. 그러므로 여러 사람들의 원망이 점차 없어졌다. 그 이듬해 1월에 내무성에서는 다시 이 공문을 부(府)와 현(縣)에 하달하여 집행하였다.[2]

이미 개업을 하고 있는 사람에게는 시험을 면제시켜 준다는 말로서 계속할 수 있다는 심리를 이용했으며, 일본의 의학시험제도는 이렇듯 간단하고 편리하게 만들어지기 시작했다. 문제의 실제를 떠나 공론만 하고, 그들의 전업권을 아직 박탈하지는 않았지만 사실상 한의(漢醫)의 번성과 생존권은 단절되었다. 3년 후인 메이지 12년(1879)에 이르러 한의(漢醫)가 위기의식을 느껴 집회를 조직하고, 청원(請願)하고, 투쟁하기 시작했으며, 의사법의 개정, 그 밖의 한의(漢醫)시험의 조례를 정하고, 한의(漢醫)에서 학교를 운영해 인재를 배양하는 것 등을 허가해 달라고 요구했으나, 이 때 이미 대세를 바꿀 수는 없었다. 더욱이 투쟁의 규모가 매우 작았을 뿐만 아니라, 또한 신문잡지에서 여론의 호응을 받지 못해 이러한 한의(漢醫)의 부르짖음은 결국 그냥 묻히고 말았다.

한의(漢醫)의 인원수는 급격히 떨어졌다. 메이지 17년(1884)에 의사 개업권을 주는 권한이 내무부에 귀속되고 법률화되었다. 통계에 따르면 메이지 20년(1887), 정부에 의해서 시험을 보지 않고 면허를 얻은 사람이 32,800명이었던 것이 메이지 30년(1897)에는 23,900명으로 감소되어 8,900명이 줄어 들었다. 그러나 이 사람들은 이미 순수한 한의가 아니라 대부분이 서의에 속하는 사람들이었다. 그 밖에 또 의과대학을 졸업한 사람, 지방학교를 졸업한 사람, 외국 의학교를 졸업한 사람들은 스스로 서의가 되는 것에 아무런 의심을 갖지 않았으며, 1,794명에서 갑자기 뛰어 올라 5,144명이 되었다.[3]

더욱이 일본 서의사들의 근대 이래의 성적도 역시 찬란하며 볼 만한 것이다. 예를 들면 전에 이미 서술한 화강청주(華岡靑州, 1760~1835)를 사람들은 여전히 서양의학의 대가로 여기고 한편으로는 대우했다. 기다사토(北里柴三郞, 1853~1931)은 1890년에 독일에서 베링(Behring)과 함께 공동으로 파상풍항독소(破傷風抗毒素 ; 테타누스항체)를 제조해냈으며, 1892년에 또 함께 연구해 백후항독소(白喉抗毒素 ; 디프테리아항체)를 개발해 냈다.

이 두 가지의 성취는 베링(貝林, Behring, 1854~1914)으로 하여금 제1회 노벨생리학상과 의학상을 획득하게 하였다(1901). 비록 그 발단의 동기 중에 하나는 기다사토(北里)가 가져

---

2) 深川晨堂(日本), 『漢洋醫學鬪爭史』, 1927년판, pp. 48~49에서 인용, 趙洪鈞, 『近代中西醫論爭史』, pp. 274~275(安徽科技出版社, 1989)에서 재인용.

3) 羅嵩翰, 「日本近世醫學教育의 沿革」, 『醫育』, 1936년 제1기. 趙洪鈞의 『近代中西醫論爭史』, p. 279, 주14에서 재인용.

간 중국의 이독공독(以毒攻毒)의 관념이지만, 그러나 기다사토(北里)는 결국 서방 의학자들의 명단 아래 놓이고 말았다. 1894년 기다사토는 또 스위스의 세균학자 엽신(葉辛, 1863~1943)과 함께 각자 서역간균(鼠疫杆菌 ; 페스트간균)을 분리해 냈다. 1897년에는 일본에서 기다사토(北里) 세균학 연구소를 창립했다. 1898년에 지하결(志賀潔, 1870~1957)은 기다사토의 건의에 따라 이질간균(痢疾杆菌 ; 지하씨균)을 분리했다. 기다사토(北里)는 마침내 1911년에 중국에서 열리는 '만국서역연구대회(萬國鼠疫硏究大會 ; 국제 페스트연구대회)'에 참석했다. 그 밖에도 진좌팔랑(秦佐八郎, 1873~1938) 같은 사람은 독일의 알리스(艾立希, Alice, 1854~1915)와 함께 매독을 치료하는 비소제제(606호)를 발명했다. 이러한 작업들은 일본 서의학계에 영광을 더해 주는 것이며, 중국 서의학계로 하여금 질시를 하게 하였고, 일본 서의학계의 빠른 진보에 대하여 경탄을 금치 못하게 하였다.

이 시기에 중국은 일본을 따라 서의를 배우려는 시기로 돌아서고 있었다. 구미로부터 학문을 배우는 것은 매우 힘들며, 언어와 문자의 차이가 매우 컸다. 일본이 설사 이미 서방으로부터 '장기(長技)'를 배웠다 하나, 중국이 다시 일본에게서 가져 오는 것은 바로 가르침을 옮겨 오는 것에 불과하다.

조정과 민간의 보편적인 생각은 일본의 양식이 중국으로 하여금 아주 빠른 속도로 강성하게 만들리라 여겼다.

(三)

제10장에서 우리들은 중국의 개량파의 내심 중에서 의학위생개량을 더욱 시급하고 절실한 것으로 인식하고 있음을 이미 제시하였다. 계몽이론가 엄복(嚴復)에 의해서 쓰여진 책에서 다음과 같이 말하고 있다.

　내개 생민(生民)의 대요(人要)에는 3가지가 있으니 강약존망(強弱存亡)에는 이를 살피지 않을 수 없다. 첫째는 혈기체력(血氣體力)의 굳셈이요, 둘째는 총명지려(聰明智慮)의 굳셈이요, 셋째는 덕행인의(德行仁義)의 굳셈이다.
　이로써 서양은 민력(民力), 민지(民智), 민덕(民德)의 3가지로 다스려 민종(民種)의 높고 낮음을 구분하지 않았다고 볼 수 있다. 아직 이 3가지가 갖추어지지 않았을 때는 민종(民種)이 우수하지 않았고, 또한 국위를 떨치지 못하였다.

그 밖에 다른 한 명의 선구자인 양계초도 말하였다.

　무릇 세계 문명의 극치는 오직 의학에 있는 것이지 다른 학문에 있는 것이 아니다.……그러므로 보민(保民)을 말할 때에는 반드시 의학으로부터 시작된다. 영국 사람들이 처음으로 정치를 변혁하였는데 먼저 섭생(攝生)의 도(道)와 치병(治病)의 법(法)을 강구하였다.……일본은 강종(強種)의 설을 주창하여 학교에서는 교과과정에 위생을 겸하게 하고 거국적으로 부인들은 모두 체조를 하게 하였다. 그러므로 그 나라 백성들은 체력이 건강하고, 의지력이 강하며, 국사에 임하여는 마치 부모의 죽음을 당한 것처럼 슬퍼하며, 전쟁을 할 때에는 마치 단엿을 먹는 것처럼 기꺼이 하여 국가가 흥성하였으니 그 이유가 대체적으로 여기에 있다.……그러므로 오늘날 중국이 보종의 도(保種之道)를 구하지 않으면 중국이 존재할 수 없게 될 것이다. 보종(保種)의 도(道)에는 2가지가 있으니 첫째는 학(學)으로 심령(心靈)을 보존하는 것이요, 둘째는 의(醫)로서 몸을 보존하는 것이다.……지금 중국에서는 의사나 치과 의사가 선비에 들어가지 못하여 지혜가 있는 사람들이 의료업을 꺼리고 있다. 제도적으로 의사에 대한 벼슬자리가 설치되어 있지 않다. 의사가 환자를 잘 치료했을 때도 상을 주지 않으며 만일 10명 중 4~5명만 잘못 치료해도 벌을 주지 않는다. 의술을 살기 위한 수단으로 하기 때문에 사람을 죽이는 것이 헤아릴 수 없이 많다.
〔『음빙실전집·의학선회서(飮冰室全集·醫學善會叙)』〕

이것은 양계초의 심중을 표현한 것으로 "강국이 되기 위해서는 반드시 종자를 강하게 하여야 하고, 종자를 강하게 하기 위해서는 먼저 신체를 강하게 하여야 하고, 신체를 강하게 하기 위해서는 반드시 먼저 의학을 강하게 하여야 한다."라는 이론을 주장한 것이다. 그 중에 영국과 일본의 예를 설명하였다. 그는 결코 중의학이 쓸모없다고는 하지 않았지만, 그러나 중국의학이 무체계, 무학교, 무상벌하여 돌팔이 의사들로 도시가 채워져 보건위생이 형편없기 때문에 질병이 도처에서 발생한다고 생각하였다. 그는 학당을 열고, 의회(醫會)를 세우며, 간행물을 출판하여 "통해내외지견문(通海內外之見聞)", "견중서법지미선(甄中西法之美善)"할 것을 주장하였는데, 이것으로 국민 체질의 증강을 노렸다. 광서제(光緖帝)가 1898년에 말하기를 "의학일문관계지중, 극응령립학당고구중서의리, 귀대학당겸할, 이기의학정진(醫學一文關系之重, 極應另立學堂考求中西醫理, 歸大學堂兼轄, 以期醫學精進)"이라 하였는데 이는 대체적으로 양계초와 관련이 있는 듯하다.

이러한 언론의 대체적인 경향은 주로 위생행정체제의 건설, 의학과 의사의 지위향상, 민중 위생관념의 개조, 양호한 의료보건업무의 실행과 같은 것들이다. 이들은 중서의에 대해 아직 깊은 비교분석을 하지는 않았다. 이 점은 정관응(鄭觀應, 1842~1920)의 『성세위언(盛世危言)』 14권 「의도(醫道)」라는 문장에서 비교적 철저하게 논했는데 그가 생각하기에 중의가 서의보다 뒤떨어진 점이 모두 다섯 가지가 있는데, 첫째는 중국의학에는 전문학교가 설립되어 있지 않고, 경험과 고찰을 통하지 않으면 깊은 학문을 얻을 수 없다는 점이고, 둘째는 중의는 장부의 형태와 상황을 알 수 없다는 것이며, 셋째는 중의는 뇌에서 사고하지 않는다고 여겼다는 것이다. 또한 강제로 양손의 맥을 촌(寸), 관(關), 척(尺)으로 나누었으며 거기에 오장을 배속시켰다. 사실 이는 이치에 맞지 않는다. 서의는 있는 사실을 실제로 증명하나, 중의는 모호한 인상인 공언(空言)을 숭상한다는 것이다. 넷째는 치료법 및 약물표제가 서의 만큼 정밀하지 않다는 것이다. 다섯째는 서의는 논증이 상세하고 기계가 정밀하며 외과는 중의보다 앞선다는 것이 그의 생각이다.

중서의학에는 장·단점이 있는데 중의는 보(補)만 하고 서의는 사(瀉)만 한다고들 한다. 중의는 효과를 과시하고, 서의는 공효를 귀하게 여긴다. 그 외치(外治) 제방(諸方)이 점점 더 가까워지고 점점 더 세밀했는데 중국은 이것이 전해지지 않았다. 은연중에 중국의 고의(古意)가 합해져 멀리 지금의 의사를 능가하니 바로 거짓으로 잘못된 것이 아니다. 그러므로 여러 의서들을 두루 연구하고 서의학을 참고하여 태의원(太醫院)으로부터 일률적으로 상세히 심사를 하기 시작했다. 내증(內證)은 주로 중의법으로하고 외증(外證)은 서의법으로 하였다. 각 성(省), 부(府), 주(州), 현(縣), 진(鎭), 시(市)에서는 자금을 모아 병원을 세우고 명의(名醫)를 선발하여 원장으로 충당하였다.……

조홍균(趙洪鈞)의 견해에 의거하면, 이 글의 문자는 1892년 이전에 씌어진 것이다.[4] 이러한 배경하에서는 곧 단순하게 서의체제 건립을 이야기하는 것은 불가능한 일이었다. 중의를 폐지하려는 극단적인 관념은 필연적으로 싹트기 시작했다. 심지어 예를 들면 유곡원(兪曲圓, 1821~1906)으로 그의 이름은 월(樾), 자는 맹보(萌甫), 절강성(浙江省) 덕청(德淸) 사람이며 장태염(章太炎)의 시험관으로서 동광(同光) 시대의 경학자이며, 그의 학리(學理)는 전통 사상에 해당되었으나, 뜻밖에 의외로 '폐의론'을 꺼리지 않았다.[5] 『유루잡찬(兪樓雜纂)』 제45권에서 찾아볼 수 있다. 모두 본의(本義), 의무(醫巫), 맥허(脈虛), 약허(藥虛), 증고(古), 거질(去疾) 등 7장으로 나누어진다. 이 글은 논리적이지 못하고, 의리가 확실하지 않으며, 더욱이 참고와 근거가 혼란스러운 가치가 없는 졸속한 문장이다. 요지는 의(醫)와 무(巫)가 동일하다는 것을 증명하는 데에 있다.

점이 폐지될 수는 있어도 의학이 폐지될 수는 없지 않은가?, 곡원(曲圓) 선생은 그래서 분연히 폐의를 의논하였다. 유곡원(兪曲圓)은 자기자신이 '의약이 전문이면서 아직 통달하지 못했다'고 인식했다.

문제는 그의 경학을 전수받은 학생도 '폐의론(廢醫論)'의 영향을 받았다는 것이다. 특별히 장태염(章太炎)의 한 학생인 여운수(余云岫)는 대략 이 글로부터 많은 영향을 받아서 일부를 고찰하고 인용하였다.

그것을 요약하면 19세기 말에서 20세기 초에 여론계의 중서의에 대한 태도는 급속하게 전환되는 과정 중에 놓여 있었다. 당시 몇몇 인사들의 여론은 역시 대표성을 가지고 있었다. 한 사람이 동성오지보(桐城吳摯甫)이며, 그는 『답하표신서(答何豹臣書)』 중에서 다음과 같이 말하고 있다.

---

4) 이 절의 내용은 앞의 책 pp. 52~67을 참고.
5) 위와 같음.

의학은 서양 사람들이 자세하고 절묘하다. 서양 의학서적을 읽고 나면 곧 우리나라의 의학이 옛부터 망설(妄說)임을 알 수 있다. ……중의가 서의만 못하니 분(賁)이니 황(肓)이니 하는 동자(童子)와 같다. ……그러므로 하간(河間), 단계(丹溪), 동원(東垣), 경악(景岳)과 같은 여러 책들은 태워버려야 한다.

또 『답왕합지서(答王合之書)』에서 다음과 같이 말하고 있다.

평소 중의가 부족하다는 것을 명확히 알면 『영추(靈樞)』, 『소문(素問)』 그러한 것을 알 수 있다. 『동인도(銅人圖)』에 이르면 근거가 더욱 부족하다. 『본초(本草)』는 약을 논하였으나 알지 못하면서 억지를 부렸다. 장부혈맥에 대한 시험이 서의만 못하고 정확한 근거가 없다.

그 밖에 주훙운(朱笏云)은 『중국급의개량의학설(中國急宜改良醫學說)』에서 말하기를[6]

지금 현세에서 가장 통탄스럽고 가장 나쁜 것은 사람을 살리는 것이 아니라 사람을 죽이는 것으로 이는 우리 중국의학이 아닌가? 우리 중국의학은 해부를 모르고, 물성(物性)을 분별하지 못하며, 생리와 병리를 잘 알지 못한다.

라고 하였다.

오지보(吳摯甫)와 주훙운(朱笏雲) 등은 완전히 한쪽으로 쏠려서, 철두철미하게 민족 허무주의를 향해 걸었다. 그 밖에 필선곡(畢宣谷)은 '중렬서우(中劣西優)'와 '중비서시(中非西是)'를 선전하였으며, 역시 이들 또한 대표성을 띤다.[7]

서양의학에서 말하는 병명, 병증, 원인, 증후, 경과, 요법은 몇몇 사람만이 실지 연구를 거쳐 상호 토론하여 아는 것이 아니라 거의 정론(定論)으로 중시되는 것이다. 어찌 중국의학이 환상에 빠져 억지를 주장하고 오랫 동안 몇 사람을 받들어 전도착란(顚倒錯亂)하게 하고 터무니없는 허황된 말을 기준으로 하여 생각을 혼란하게 하는 것인가! 이런 이유로 중의와 서의가 근본적으로 구별되어야 한다.

정복보(丁福保)는 처음으로 서의를 배운 뒤 중의를 비난하고 서의를 칭송하는 극단에 빠졌다.

우리나라 의학은 4천년 동안 잘못 전해져 오늘에 이르렀으니, 사람을 살리는 것보다 사람을 죽이는 데 알맞다. 폐는 5엽인데 6엽이라 하고, 간은 5엽인데 7엽이라 하는 등……이것은 다름이 아니라 옛날책들이 잘못되어 왔기 때문이다. 그 틀린 것을 바로 고치려면 마땅히 해부학을 배워야 한다.
신(腎)은 소변을 조절하는 기능을 하는데, 장정(藏精)을 한다 하여 장정(藏精) 이외에 따로 정

---

6) 朱笏云·畢宣谷이 李鼎蘭의 「'滙而不通', '改而不良', 中醫가 前進하는 길은 어디에 있나?」
   (제9차 의사회보고, 1990)에서 인용한 것을 재인용한 것임.
7) 위와 같음.

낭(精囊)이 있는 것을 알지 못한다. 심(心)은 피를 내보내는 곳인데 이를 군주(君主)라 하여 신명(神明)이 뇌에서 나옴을 몰랐다.…… 그 잘못을 바로 잡으려면 마땅히 생리를 배워야 한다. …… 위생학을 배워야 하고…… 약물학을 배워야 하고…… 병리학, 내과학을 배워야 한다.…… 물리학,…… 화학을 배워야 한다.

우리나라 의학이 부패된 것은 이미 극한 상황에 이르렀다.…… 서양 사람들이 동쪽으로 점차 오면서 그 여파가 진감(振感)하여 의림(醫林 ; 의학계)에까지 미치게 되었다. 이것은 또 신농(神農) 이후 4천년 이래 아직 없었던 기이한 변화이다.

이러한 말은 일찍이 과학세상에서 받는 심한 비난이 되고 그 치욕은 중의의 인격에까지 미치게 되었다.

우리나라 의학계의 부패는 사농공상(士農工商)의 폐인(廢人)에 있는 것이 아니라 이전부터 내려오는 의학에 있는 것이다. 오색(五色)·오미(五味)·오운(五運)의 터무니없는 말을 받들어 명언(名言)으로 하는 데 있다. 물리를 이해하지 못하고, 화학을 알지 못하며, 생리에 밝지 못하고, 병리에 자세하지 못하면서 오직 맥에 의지하여 진단을 하고 탕두가결(湯頭歌訣)만 외우니 모두가 황당할 뿐이며 이루 다 열거하기가 어렵다.

사실 정복보(丁福保, 1874~1952)는 비교적 복잡한 인물이다. 청년시절에 그는 중의를 공부하였으며, 1909년에 청나라 정부의 위탁을 받아 일본의학을 시찰하는 전문요원이 되었으며, 시찰 후 고국에 돌아와 중의에 대해 비평의 태도를 취함으로써 위와 같은 말을 남겼다. 그의 '중서회통'은 이미 언급된 '중의 과학화' 대신으로 취해진 것이다.

그는 심지어 제자 고명성(顧鳴盛)이 전력을 다해 중의의 부패를 공격하는 문장을 발표한 것에 대해 열렬히 지지했으며, 최종적으로는 중국의학회의 분열을 초래하게 되었으며, 그 밖에 '중서의학회(中西醫學會)'와 『중서의학보(中西醫學報)』를 설립했다. 원래의 중국의학회〔주 설초(周雪樵)가 회장, 뒤에는 채소향(蔡小香)에게 넘겨 줌. 왕문초(王問樵), 정복보(丁福保), 하렴신(何廉臣)이 부회장〕는 중국의학공회(中國醫學公會)로 개명되었으며, 『의학보』는 『의학공보(醫學公報)』로 개명되었고, 둘은 모두 불과 몇 개월도 안 돼 형체도 남기지 않고 해체되었다. 이러한 분열과정 중에 양쪽에서는 논쟁이 발생하였다. 왕문초는 『의학보』에서 한 차례 글을 모집해 변론을 조직했다. 모집한 글의 제일의 작가인 조위(趙偉)는 글 중에서 다음과 같이 말했다.

대저 사람이 사람의 밑에 있으면서도 불만하지 않으면 부족할 것이 없다. 하물며 외국 사람에 빌붙는 근성, 멸종수단, 외국인의 콧김을 숭상하고, 지기의 고국을 싫어하는 사람이 어찌 자신이 거처한 곳이 어떠한 곳인지를 알 수 있겠는가?
자국의 역사를 모르거나 망각하는[數曲忘祖] 미치광이들은 가끔 3촌의 혀와 7촌의 붓대로 새로운 이론을 고취하여 새로운 학설이라고 지나치게 과장을 한다.

이러한 종류는 비방한 글들을 수집한 것으로 쉽게 원칙에 어긋난 것을 교조적인 관점에서 비판한 것이다. 비교적 실제적인 것으로 이것은 왕문초(王問樵)가 명백하게 설득한 것이다.

오늘날 가령 어떤 사람이 예지(銳志)를 더욱 새롭게 하려는데 이것을 속박하고 달리게 하여 하루에 천리를 가기를 바란다면 그 의도가 원대하여 실로 두텁다 하지 않을 수 없다. 그러나 우리 학자들 중에 과연 새로운 학문을 하는 사람이 몇 사람이나 되는지 알 수 있겠는가? 구학문을 알면서 신학문을 아는 사람이 몇 사람이나 되는가? 구학문을 아는 사람들은 사람마다 모두 그 학문을 포기하는 것인가? 나는 아마 그 저력의 미치는 바가 일단(一端)에 그치지 않는다고 본다.

사실상 서양으로부터 들어온 의학은 선진적인 것이며, 중국은 이끌어 나가는 것과 학습을 필요로 했는데 이것은 많은 사람들의 공통된 생각이었다. 그러나 중의를 대하는 태도는 그의 실험효과와 과학성을 인정하는지의 여부 및 중국이 여전히 구의(舊醫)를 주로 하여 인민의 생명과 건강을 보호한다는 사실, 소멸의 여부는 역시 여전히 논쟁의 중심이 되었다. 그래서 양무파(洋務派)의 장지동(張之洞)이 제기한 '중학위체, 서학위용(中學爲體, 西學爲用)'은 비록 그 쓰임의 뜻이 봉건국가체제를 유지하는 것, 맹자와 공자의 도를 강조하는 것을 근본으로 삼아 서방의 장기(長技)를 취해서 그것을 이용하는 데에 있으나, 본래 의학과는 서로 다른 두 범주의 일이다. 그러나 중서의간의 힘이 비교적 강한 때에 장지동의 이러한 구호는 중의계의 유력한 무기가 되었다.

중서의 논쟁의 불화는 이것으로 인해 시작되었다. 『중서의학보』는 또 글 중에서 다음과 같이 말하고 있다.[8]

20세기의 무대에는 전쟁은 물론 ……의학계의 전쟁 또한 이에 일어난다. 중국인으로 서의를 숭배하는 사람은 중의학의 부패를 욕하고, 보수적인 중의는 또 서의학을 배우는 사람이 노예가 된다고 헐뜯는다.…… 이것은 새로운 것과 옛것이 서로 교차하여 떠들썩거리는 것이니 다툼이 극렬한 시대에는 면할 수 없는 것이다.

그럼에도 불구하고 중서의간의 이러한 작은 논쟁은 여전히 단지 서막에 불과했다. 정복보(丁福保)는 이 때에 이르러 개입하는 입장을 피하려는 방책을 취하여, 결국 그는 중의에서 물러나게 되었으나, 여전히 감정을 가지고 있었다. 중국의 마지막 황제는 왕위에서 물러나게 되었고, 중국의 의정은 필연적인 개혁을 요구하게 되었으며, 일본 방식이 중국에게 매우 효과적인 방식이라 여겨졌다.

---

8) 이상의 글은 『醫學公報』 1910년 제135, 129기를 볼 것. 『中西醫學報』 1910년 제4기. 『近代中西醫論爭史』, p. 81 참고.

제3절 당국의 행정남용과 중의계의 항쟁분기

(一)

신해혁명 이후 의학교육제도에 제일 먼저 의사 일정을 집어 넣었다. 민국원년(民國元年) 7월에 집행된 임시교육회의상에서 모든 학교령을 정립하였다. 끊임없는 공포 후에 유독 중의에 대한 내용이 없는 것을 발견하였다. 이것이 바로 근대사상에 유명한 "교육계통에서 중의 누락"이다. 고의로 누락을 시켰던 고의가 아니든간에 이것은 매우 큰 문제이다. 중의계 역시 매우 민감했으며, 제일 먼저 당혹스러움을 느꼈다. 맨 먼저 북양 정부의 의학교육 정책자들은 양주중서의학연구회(揚州中西醫學硏究會)의 창건인인 원계생(袁桂生)을 공개적으로 비판하였다.[9]

금년 교육부에서 반포한 의학전문학교 장정(章程)은 사전에 아직 여러 사람들의 의견을 모으지 않은 것이다. 아직 그 정견이 선포되지 않은 것을 경솔하게 고쳐서 반포한 것이다. 나는 그 일이 한두 사람의 일본 유학생에 의해 주지되었음을 알고 있다. 유학생의 지식으로 중국 의과교육을 주지하는데 또 어찌 이것이 중국의 국정에 합당할 수 있겠는가?……간절히 이르노니 교육총장은 이 일에 대하여 마땅히 완전한 책임을 지고, 국내외의 통인(通人 ; 사리에 밝은 통달한 사람)을 초빙하여 이 일을 의논한 후, 먼저 편찬된 서적을 입수하여 장래 새로 편찬한 책으로 전국의과대학의 강의서 및 참고서로 하면 다른 사람의 장점을 취하게 하여 국수(國粹)가 거듭 창명(昌明)해져서 일본의 전철(轉轍)을 밟지 않을 것이다.

청말 민국 초에 두 번에 걸쳐 일본의 체제를 본으로 하여 학제를 고쳤는데 거기에는 중의의 의도가 명확하게 반영되지 않았으나 결코 과거에도 '누열(漏列)' 2자가 숨겨 가려진 것은 아니다. 실제적으로 1914년에 이르러 경사의학회(京師醫學會)가 이미 대표를 파견하여 당시 교육총장 왕대섭(王大燮)과 교섭하여 중의를 의학교육 계통에 넣도록 입안(立案)할 것을 요구하였다. 왕씨는 말하기를

나는 금후 중의를 폐지하고 중약을 사용하지 않을 것을 결의하였다. 한 절의 입안을 요청하였는데 원하는 대로 허락하기가 곤란하다.

라고 하였다.

---

9) 趙洪鈞, 『近代中書醫論爭史』, p. 140 참고.

왕대섭(汪大燮)의 자(字)는 백당(伯塘)이며, 절강성(浙江省)의 전당(錢塘) 사람이다. 광서 29년(1903)에 일찍이 일본에서 유학하는 학생들을 감독하는 임무를 역임했으며, 민국이 들어서기 전에 영국과 일본에 사신으로 나갔었으며, 1913년 9월에서 1914년 2월까지 북양 정부 교육총장을 역임했다. 왕백당(汪伯塘)의 중의를 폐지하려는 의견과 중의교육입안을 불허한 것은 바로 일본의 방법을 그대로 답습한 것이다. 강서(江西) 당국도 중의 장정(章程) 32조를 단속할 것을 반포하였는데 왕요상(王遙相)도 이에 호응하였다.

이러한 상황 아래 교육부도 "대학규정"을 공포하고, 의과를 의학과 약학으로 나누었고, 50여 종의 과목을 정하였다. 또 "의학전문학교규정"과 "약학전문학교규정"을 공포하였는데 역시 여기에도 중의 의약교육의 내용은 결여되어 있었다. 당시 중화교육사(中華敎育社)는 중의를 의학계 안에 첨가시키라는 안건을 교육부에 건의하였으며 강소(江蘇), 호북(湖北), 산서(山西) 등의 중의단체는 회의를 거쳐 교육부에 건의하였으나, 결과는 비난뿐이었다. 이 일은 곧 사람들의 분노를 일으켰다. 1914년 11월 강소성(江蘇省) 중의연합회장 여덕훈[余德壎, 백도(伯陶)] 등은 상해에서 전국 19개 성의 시에 있는 중의들을 연합하여 "의약구망청원단(醫藥救亡請愿團)"을 조직하였고, 전에 국무원 및 교육부를 거친 사람들을 대표로 하여 중의 중약을 보호하는 것에 힘쓰기를 요청하였다. 대표적인 사람으로는 협진숙(犀晋叔), 유소운(劉筱雲), 진춘원(陳春圓) 등이 있다. 이 때의 청원은 문서로 작성되어 총통에게 올라갔으며, 국무원들이 서면으로 이렇게 말했다.

중국의학을 살펴보면 상고(上古)시대부터 시작하여 사람들에게 전해 내려오면서 계통이 소연하여 학술에 있어서는 진실로 이미 전과(專科)가 왕성하였으니, 즉 민생(民生)에게 또한 그 유리한 거짓말이 제공되었다. 이전에 부(部)에서 교과과정을 제정하고 전적으로 서양의학법을 채택하여 실로 기백(岐伯)의 의학(즉, 중국의학)이 이르지 못하게 되었으니 의심하건대 일에 공이 없으므로 그 급한 것을 먼저 하여야 할 것이나 겸하여 채택하기가 어렵게 되었다. 처음에는 중의를 폐기할 의사가 있었던 것이 아니다.

분명히 이것은 꾸며대는 말이다. 만약 진실로 '울위전과(蔚爲專科)'와 '자기이뢰(姿其利賴)'를 긍정한다면 결코 '기행부지(歧行不至)'와 '치난겸채(致難兼采)'란 걱정이 없을 것이다. 교육부의 지시는 또 노골적으로 중의를 '비최신학설(非最新學說)', '완전한 과학지식을 갖추지 않은' 것 등의 예로 무시하고 '일반적 의논가치가 없다'고 입안하였다.

회장 등은 연구회를 설치하고 뜻을 유지하면서 용의주도하게 하였다. 오직 현재는 세계가 대동하여 과학이 날로 정교하니 무릇 전문과학을 배워 최신학설을 기준으로 하여야 한다. 그러므로 이번 본부가 제정한 의학전문학교 과정은 각종 의과학을 구비한 것으로 원래는 해부학과 화학실험을 하도록 한 것이다. 그러므로 완전한 과학지식이 구비되지 않은 것은 여기에 넣을 수가 없다. 이 조항의 규정은 임시 교육회의 공동의결을 거쳤으며 아울러 의학전문가를 초빙하여 상세히 토론한 후 비로소 반포를 한 것이다. 본부는 의학에 대하여 다만 학술완비만을 기하여 세계의 발전하는 추세에 합할 것을 찾았으며 그러한 뒤 검역위생에 대한 행정이 아무런 장애없이 추진되기를 바랐으니 결코 중서의에 차별이 있을 수 없다.

중의계의 제1차 투쟁은 이러한 모호한 벽을 만난 이후 곧 실패하였다. 이것은 첫째 당시의 조류 때문이었으며, 혁신파 여론이 한결같고, 집행자 스스로 이렇게 하여야 한다고 여겨서 가볍게 전환시킬 수는 없었다. 둘째는 중의계 자신의 준비가 부족했으며, 특별히 이론상으로는 아직 중의의 과학성을 고수할 수가 없었고, 심리상으로는 이미 10의 3을 뒤져서, 당시의 가벼운 칭찬 몇 마디를 듣고 난 후 실질적인 문제에서는 양보하여 중의교육입안의 투쟁은 곧 실패로 돌아갔다.

그러나 국무원과 교육부의 회신은 결국 "중의를 폐지하지 않는다."는 뜻을 나타냈다. 또한 중의반학교를 금지한다는 법령도 없어졌다. 이로 인해 중의계 역시 곧 분투하여 살길을 모색했으며, 개진하는 길을 찾기 시작했다. 이론상으로는 중서회통의 보폭을 보다 빨리했으며, 이를 빌려서 서양의학과 같은 '과학'의 목표를 달성하기를 희망했다. 동시에 중의 교재의 편집에 치중하였고, 예를 들어 소흥하렴신(紹興何廉臣) 같은 사람은 중의 역시 기초의학과 응용의학 두 단계로 나눠야 한다는 의견을 제기했으며, 전문교재를 편집하고, 각과 과학의 예를 모아 편집해야 한다고 하였다. 민국 18년(1929) 7월에 이르러, 각성 의학계의 유명한 인사들이 상해에 모여 의논하여 전국 중의교재 편집위원회를 조직할 것을 결정했으며, 모든 사람들의 의견에 따라 광동중의전문학교 교장인 진임매(陳任枚)를 주석으로 추대했다. 전국 의학교의 강의를 참고하고, 위원회의 정밀한 조사를 거친 후에 29과(科)의 표준교재를 완성하였는데 이것 역시 하나의 커다란 진보이다. 이외에 단독으로 신청해 중의전문학교를 세우려는 안건들을 계속 올렸으며, 교육부는 거절을 하지 않아서 전후로 해서 몇 개의 학교들이 세워졌다. 예로 상해 중의전문학교는 1915년 정감인(丁甘仁)에 의해 부(部)에 보고되어 교육부에서는 다음과 같은 지시를 내렸다.

지금 정택주(丁澤周) 등이 학교를 세워 학사를 양성하고, 병원을 부설하고 겸하여 서의를 초빙하여 중서를 회통하고자 하니 특히 기쁘게 허락하는 바이다.

이 학교는 바로 상해중의학원의 전신이다. 사리항(謝利恒)은 제일 먼저 교장에 임명되었으며, 교사나 학생 중에 한때 걸출한 사람들이 적지 않았다. 예로 조영보(曹穎甫), 정복보(丁福保), 육연뇌(陸淵雷), 축미국(祝味菊), 정제방(丁濟方), 진존인(陳存仁), 진백미(秦伯未), 허반용(許半龍), 장찬신(張贊臣), 장차공(張次公), 정문설(程門雪), 황문동(黃文東) 등은 모두 근현대의 중의 명사들이다. 이외에 신주의약전문학교(神州醫藥專門學校, 상해), 절강중의전문학교(浙江中醫專門學校, 항주), 난계중의전문학교(蘭溪中醫專門學校, 절강 난계), 광동중의약

전문학교(廣東中醫藥專門學校), 하남중의학교(河南中醫學校), 복건중의학원(福建中醫學院) 등과 같은 학교들은 학문을 가르치는 데에 공신이 되었다. 장산뇌(張山雷) 같은 사람은 친히 교재를 편집했으며, 그 중에는 『전체신론소증(全體新論疏證)』등이 있고, 흡슨(合信)의 저작을 전부 해석해서 학생들에게 가르쳤다. 사실 이것 역시 커다란 중서의 회통이다.

이외에 이 기간에는 매우 많은 중의약학잡지들이 편집되어 출판 발행되었다. 예로 하렴신(何廉臣), 구길생(裘吉生)은 『소흥의약학보(紹興醫學學報)』(1908, 후에 『삼삼의보(三三醫報)』로 개명되었다)을 창간하였다. 여백도(余伯陶), 구길생(裘吉生)은 『신주의학학보(1931)』를 창간하였으며, 장찬신(張贊臣) 등은 『의계춘추(1926)』등을 창간하였는데, 이들은 모두 뛰어난 자들이었다.

이상의 노력을 통해 중의는 본신의 진정한 학문의 이치와 임상경험 등을 명백히 논술하고 전수할 수 있었다. 서의의 지식 역시 많은 소개와 더불어 회통되었으며, 인재 또한 배양하게 되었다. 특히 한 차례의 투쟁과 학교설립, 잡지 창간 이후 중의계의 산만했던 상황은 변화가 생겼으며, 전국에 하나의 초보적인 그물망 계통을 형성하였고, 일이 있을 때마다 바로바로 연결할 수 있게 되었다. 이상으로 중의계의 제1차 투쟁은 간접적인 여러 성과였다는 것을 알 수 있으며, 이러한 성과는 본신의 전통적인 이론과 임상의 수준을 끌어올리는 것 외에 분명히 중의내용의 과학화(중서회통)와 외부형식의 현대화(학교, 학회, 잡지 등은 모두 서양식을 모방)라는 특징으로 돌아왔다.

(二)

1924년 11월 손중산(孫中山) 선생은 단기서(段祺瑞)의 요청을 받아들여 광주(廣州)에서 북쪽으로 올라와, 상해를 거쳐 또 일본을 돌아 북경으로 건너왔다. 뜻하지 않게 여행 중에 천진에서 병이 났는데, 연말(12월 31일)에 천진에서 북경으로 건너와 치료를 하였다. 1925년 1월 20일 이전에는 별다른 특별한 증상이 없었다가 1월 23일에 황달과 간이 붓는 증상이 나타나 26일 협화의원에 입원해 그날 바로 수술에 들어갔다. 수술 지도자는 등락이(登樂爾)이라는 외과주임이며, 수술 후 간암이라는 진단을 받았다. 수술은 불가능했으며, 약도 치료방법도 없었다. 설사 당시 이미 추진 중이던 라듐방사요법이 있다 하나 이것 역시 간암에는 별다른 효과가 없는 것으로 공인되어 있었으니 요행을 바라며 실험해 볼 뿐이었다.

당시 손중산 선생 주위에서는 장정강(張靜江)을 대표로 삼아 적극적으로 중의치료를 요청했다. 그러나 서의사인 탕이화(湯爾和) 등은 결사적으로 반대했다. 협화의원의 태도는 만약 중약을 복용한다면 병원에서 나가기를 요구했다. 협화의원의 원장은 손중산의 친한 친구인 유서항(劉瑞恒)이나, 이에 대해 결코 조금도 융통성을 보이지는 않았다. 탕이화(湯爾和)는 더

욱이 "손중산의 병 상태에 대한 의문"이라는 글을 발표해서 중의치료를 시도해 보자는 일파
들에게 공개적으로 엄한 질책을 가했다.

그 중에서 다음과 같이 말하고 있다.

나는 감히 헛된 소리 한마디를 하겠는데 중의가 의리(醫理)를 말한다는 것은 완전히 성립될 수
없는 것이다. 10보(步) 양보하여 말한다 해도 현재 중의를 개업하고 있는 원생들은 실제 '논병(論
病)'할 만한 능력이 없는 것이니 '치병(治病)'을 말할 수가 없는 것이다. 왜냐하면 만일 우리들이 그
들과 함께 암(癌)의 형상, 종류, 전이 등을 토론하면 그들은 이것이 외국말인 줄 안다. 우리들은 바
로 그들에게 중의가 필수적으로 알아야 할 사정(事情)을 묻는다. 마치 심(心), 간(肝), 비(脾), 폐
(肺), 신(腎)의 위치와 같이 상화(相火)가 어떤 물건이라고 한다면 중의학에는 몇 가지 해석법이
있는가? 왕훈신(王勛臣)이 본 알 수 없는 한 층의 파막(破膜)이란 무엇인가? 심지어 그들에게 촌
(寸), 관(關), 척(尺)의 부위를 물으면 아마 놀랍게도 그들도 명확히 알지 못할 것이다. 이러한 규
칙만을 열거하고 그 본을 잊은[數曲忘祖] 친구들에게 어떻게 생명을 맡길 수 있겠는가!

당시 왕정위(王精衛)의 태도는 5년 뒤 그가 행정원장을 할 때와는 전혀 달랐다. 그는 그가
편찬한 『답탕이화선생(答湯爾和先生)』에서 다음과 같이 답변하였다.

과학사상을 가진 사람들은 모두 매우 허심(虛心)하고, 현재의 과학이 세계 만물에 대하여 아는
것이 매우 적고, 알지 못하는 것이 또한 매우 많다는 것이다. 예를 들면 암병은 오늘날 과학이 발달
되었어도 아직 특효약이 발견되지 않고 있다. 장래 발견될 수 있을지 없을지는 과학자들에 달려 있
으나 현재는 누구도 감히 발견될 수 있다고 긍정할 수는 없다. 만일 어떤 사람이 과학자가 아닌 사
람은 특효약을 발견할 수 없다고 인정하는 말을 한다면 아직 과학자가 발견하지 못한 것은 기타 일
체 인류가 발견할 가능성이 없다는 것이므로 그러면 나는 곧 탕선생의 말대로 그에게 '이름이 과학
자이지 사실은 완고파'라고 할 것이다.[10]

손중산은 서의 출신으로, 그는 1892년에 홍콩에서 서의의원을 졸업했고, 일찍이 짧은 기간
동안 의사직에 있었다. 그는 스스로 당시 의학에서 얻어진 결과에 대해 당연히 이해를 했다.
우리 민족에게 전해져 내려온 중의에 대해 거리낌없이 그 효과가 있다는 것을 깨달았다. 그러
나 그는 결국 서의사였으므로 먼저 방사선치료를 실행하기로 결정했다. 방사선 치료 후 병의
상태는 더욱 악화되어 결국 2월 18일에 병원을 나와 철사자(鐵獅子) 골목에 가서 중의치료로
바꾸었다.

치료에 참가한 중의사들은 육중안(陸仲安), 당요흠(唐堯欽), 주수분(周樹扮) 등 3명이다.
육중안(陸仲安, 1882~1949)은 북경 사람이며, 내과에 정통하였고, 북경과 상해에서 개업을
했었다. 일찍이 호적지(胡適之)와 장정강(張靜江) 등의 만성병을 치료하여 낫게 한 적이 있

---

10) 이상의 湯, 汪의 논쟁글은 먼저 『晨報』에 실렸다가 그 뒤 1925년 제2기 『民國醫學雜誌』에
전제되었다. 여기 글과 孫中山의 治病 과정은 趙洪鈞의 『近代中西醫論爭史』, pp. 105~108
을 볼 것.

다. 호적지(胡適之)처럼 적극적으로 서학을 제창하고, 구학을 반대하던 사람조차도 육중안(陸仲安)의 중의 의술에 대해서는 감히 한 마디도 하지 못했다. 몸으로 직접 체험을 했기 때문이다. 당시 그가 손중산 치료에 제일 먼저 쓴 처방은 석곡(石斛) 3돈, 인삼(人蔘) 3돈, 유육(萸肉) 3돈, 촌동(寸冬) 3돈, 생지(生地) 4돈, 사원자(沙苑子) 3돈, 사삼(沙參) 3돈, 감초(甘草) 2돈이다. 이 점은 당시의 외지 서의사들조차도 인정하였다. 그러나 중의치료를 다시 1주를 받은 2월 26일에 중약복용을 멈추고, 계속해서 서의에 의해서 이뇨작용을 시키고, 설사를 멈추게 하는 등의 증상을 따라 치료해 나갔으나 3월 12일에 별세하였다. 그 때 그의 나이는 59세(1866년생)였다. 시신은 그날 협화의원에서 유서항(劉瑞恒)에 의해서 처리되었다.

손중산의 병 위급시에 중서의를 병용하는 태도는 중국인의 보편적이며 전형적인 것으로 중서의를 대하는 태도이다. 중서의약(中西醫藥)은 뱃속에서 결합하는데, 도리어 이것은 다른 사람에게 제기될 필요가 없는 것이다. 더욱이 이것은 그런 만성병, 의난병, 불치의 증후이며, 사실상 이러한 원인을 알지 못하고 치료하기 힘든 잡병[疑難雜病]에 대해서 중의약은 확실한 효과를 발휘한다. 간암과 같은 병은 "암 중의 왕"이라 부르는 질병인데 비록 그것을 치료해서 낫게 하는 데는 미치지 못하지만, 증상을 호전시킬 수는 있으며, 기일을 연장할 수 있다는 데 가치가 있다는 것이다.

이상은 북양 정부 통치기간 중에 중서의간에 일어난 하나의 작은 삽입곡이라 할 수 있다.

(三)

민국(民國) 17년(1928)에 북벌(北伐)에 승리하게 되자 북양군벌(北洋軍閥) 정부측에서 거절당했었던 중의계는 매우 기뻐하였다. 이로 인하여 중의는 곤경에서 빠져 나올 것 같았으나, 뜻밖에도 1929년 2월 남경 정부 위생부에서 소집한 제1기 중앙위생위원 회의에서 '중자 제14호 제안(中字 第十四號 提案)'을 통과시켰다. 바로 여운수(余雲岫)가 제출한 『구의 폐지로 위생장애를 제거하는 안(廢止舊醫以掃除醫事衛生之障碍案)』이다. 동시에 타인이 제출한 『의사 등록통일처리법(統一醫士登錄辨法)』(生字, 제22호 제안), 『중의등기 연한제정(制定中醫登記年限)』(生字, 제36호), 『중의사 및 중약재의 제한규정요청처리법안(姒請規定限制中醫生及中藥材之辨法案)』(生字, 제42호), 이 4제안들을 합하여 『구의등기안 규정원칙(規定舊醫登記案原則)』이라 한다. 그 중에 다음과 같이 규정하였다.

갑 : 구의(舊醫) 등기는 민국 19년 말까지 제한한다.

을 : 구의(舊醫) 학교(설립)를 금지한다.

병 : 신문·잡지 등에 비과학적 선전을 게재, 소개하는 것 등은 모두 위생부와 협력한 상태에서만이 진행된다.

회의 참석한 사람은 위생부 부국장 유서항(劉瑞恒)을 비롯하여 모두가 서의사이며 중의사는 단 한 명도 없었다. 그러므로, 중의 폐지안은 곧장 일거에 통과되었다. 여운수가 말하기를

한 외행차장(外行次長)과 한두 명의 참사(慘事)만이 의심한 태도를 품고(이외에) 나머지 사람들은 모두 통과에 일치하였다.[11]

고 하였다. 단 한 명의 중의사도 없는 데서 알 수 있듯이 당연히 변론을 펴서 반박할 기회가 없었고 또한 거수표결할 가능성도 없었다. 여운수는 회의에 참석한 일원으로서 시책 제안을 씀에도 살기가 등등했다. 그 중에 다음과 같이 말하였다.

오늘날의 위생행정 역시 순수한 과학신의를 기초로 아울러 근대의 정치적 의미를 더하였다. 첫째, 오늘날 구의가 사용하는 음양·오행·육기·장부·경맥은 모두 근거 없이 나온 것으로 사실이 아니다. 이것은 마땅히 첫째로 폐지되어야 한다. 둘째, 임증에서 유독 요골동맥을 도리에 맞지 않게 일부분의 혈관을 촌(寸)·관(關)·척(尺) 3부분으로 나누고 이에 의하여 장부를 지배한다고 하는데, 이것은 자신을 기만하고 남도 속이는 견강부회한 것이다. 그 근원은 위후지학(緯候之學)에서 유래된 것으로 천문 분야와 같이 근거가 없는 것이 동일하다. 이것을 폐지하는 것이 좋을 것이다. 셋째, 근본이 불분명하고 진단할 방법도 없이 대개 사인을 조사하고, 질병의 종류를 정하고, 전염병을 예방하는 것은 그 임무를 할 수 없다. 이것은 민족민생의 근본대계이므로 결코 행정적으로 이용할 수 없다. 이것을 폐지하는 것이 좋을 것이다. 넷째, 인류문화의 연변……하늘의 덕을 어기고 사람과 일을 숭배하는 사람들의 허영을 없애면 좀 실제적이다. 정부측에선 미신과 우상들을 없애 민족사상을 과학화로 도모하였으나, 구의(舊醫)는 계속 요술 같은 도참과 위서의 도리로 민족을 현혹시킨다. 정부는 사회를 훈도하고 사람들에게 작은 벌레 세균 등으로 일어나는 병들의 근원을 알리려 하나 구의는 아래와 같은 말로써 병을 사람들에게 알린다. 봄엔 필히 따뜻해서 병들고, 여름엔 더위 때문에 병들고, 가을에는 해소 같은 병이며, 겨울엔 추위 때문에 병든다 한다. 천리, 하늘, 땅을 제창하고 과학화를 저해한다. 이것은 폐지하는 것이 좋을 것이다.

중요한 것은 구의가 하루라도 빨리 없어지지 않으면 민중사상도 바뀌지 않고 신의사업도 향상될 수 없으며 위생행정 또한 진전이 없을 것이다. 본 위원회는 십여 년을 걸쳐 나라에 의학혁명을 연구해 왔다. 구의에 대한 모든 것은 상세히 다 알고 있다. 민족진화 계획을 위해 민생개선 계획을 위해 절대적 수단을 피할 수 없다. 이것은 주노지견(主奴之見)처럼 사소한 것이 아니고 국가대계이다. 중요관건을 중재하는 것은 모두 오늘에 달렸으니 여러분(전문가)들의 주의를 행운이라 생각하고 이렇게 애걸한다.

여운수는 중의를 무술(巫術)과 같다고 하였다. 유곡원(兪曲圓)의 '폐의론(廢醫論)'을 그대로 계승한 것이다. 이는 역사적 관점이 모자라고 어쩌면 최소한의 주류, 지류가 구별되지 않은 것이다. 사회의 적잖은 미신 의료활동을 중의의 주류라 삼고 반대하는 것이다. 비록 타인의 이목을 쉽게 미혹시키지만 실제로는 중의의 본질을 왜곡시킨 것이다. "주노지견처럼 사소

11) 이 글은 趙洪鈞의 앞의 책, pp. 112~113에서 재인용한 것임.

한 것이 아니다."라는 말은 세인들에게 '동서의노예(東西醫奴隸)'라고 비웃는 평판을 막으려
한 것이지만 오히려 크게 비난할 것이 없다. 그가 제출한 구체적 중의(中醫) 소멸방법은 거
의 완전히 일본을 본받았다. 본질을 거론하면 노예화하려는 그의 혐의를 면할 수 없다. 대략
다음과 같다.

방법

제1조 현 구의처리.

현재 구의의 수는 너무 많으므로 개인 생계, 사회 습관 등을 참고해야 한다. 폐지 정책은
너무 빨라서는 안 된다. 천천히 진전하는 방법으로 아래 6항과 같다.

1. 구의등기를 실행하는 위생부에서 수료증을 발부해야만 영업을 허가한다.

2. 정부가 설립한 의사 위생훈련소는 위생행정상 필요한 지식을 가르치고 등기를 한 모든
   구의사는 필히 훈련소에 보충교육을 받아야 한다. 훈련을 마친 뒤 증서를 발부하며 평생
   동안 영업할 수 있는 권리를 갖게 한다. 훈련증서를 최종 발급한 해 후로는 증서가 없는
   사람은 영업을 정지해야 한다.

3. 구의등기법은 민국 19년말까지 제한한다.

4. 구의의 보충교육은 5년으로 한정하며, 민국 22년은 증서등기 최종 해이며, 이후로는 다
   시 훈련시키지 않고 이를 취소할 것이다.

5. 구의연구회등은 자유집회로 하며, 정부측에서 장려를 할 것이다. 그러나, 이것은 순수한
   학술연구 성질이어야 한다. 회원은 이를 계기로 영업할 수 없다.

6. 민국 18년까지 한해 만 50세 이상 또 국내에서 20년 이상을 영업한 구의사는 보충교육
   을 면제받으며 특종 영업허가증을 준다. 그래도 법이 정한 전염병을 진료하는 것, 사망
   진단서를 발급하는 것은 허용하지 않는다. 이 특종 영업허가증은 유효기가 15년이다. 만
   기된 것은 다시 사용할 수 없다.

제2조 반대선전을 단속한다.

안홍이열(眼紅耳熱) · 동왈화왕(動曰火旺) · 번조이노(煩躁易怒), 첩칭간기(輒稱肝氣)는 엄
격히 말하여 모두 반동에 속한다. 습관을 변화시키는 것, 사상개혁을 하는 것은 서둘러선 안
되며 큰 것부터 골라서 손을 써야 한다. 아래 3항을 신중하게 거론하였으니 금지령을 내리고
언론을 바른 추세로 향하게 해야 한다.

1. 구의를 등재(登載)하여 소개하는 것을 금지한다.

2. 신문 · 잡지 등을 검열하여 비과학의학의 선전을 금지한다.

3. 구의학교를 금지시킨다.[12]

---

12) 餘雲岫, 『餘氏醫述』, 제2집, 2권, pp. 185～188.

위의 글은 여씨가 내놓은 구체적 방법으로, 목표를 중의의 근본을 없애는 것으로 정했다. 첫째는 중의사가 늙어 죽어 자연히 사라지는 것이며, 둘째는 학교설립을 불허하여 계승할 사람이 없게 만들어 중의 개혁을 기도하는 존재와 새조류에 적응하려는 희망을 가진 사람들에게 직접적인 타격을 주려는 것이다. 여운수는 여러번 해설하길 그의 제안은 중의(中醫)를 점점 사라지게 해 50년 내에 완전 소멸시키는 것이라고 하였다.13) 위의 방법들로 계산해 보면 확실히 맞는 것이다. 이것은 바로 일본 메이지유신(明治維新) 신개각의료제도의 형식 경험을 그대로 옮긴 것이다.

여운수(餘雲岫, 1879~1954)는 이름이 암(岩)이고, 호는 백지(百之)이며 절강 진해(浙江鎭海) 사람이다. 심계학당(潯溪學堂)을 졸업한 후, 1905년에 공비(公費)로 일본에 유학을 갔으며, 1908년 오사까 의과대학 예과에 입학했다. 1911년 귀국했고, 1913년 다시 오사까로 돌아가 1916년 오사까 의과대학을 졸업했다. 귀국 후 공립상해의원 의무장, 상무인서관 편집인에 임명되고 그 후 개업을 하여 환자를 보면서 중화민국의약회 상해 분회회장, 제1기 중앙위생위원회 위원 등을 역임했다. 1934~1939년에는 『중화의학잡지』 편집을 주관하였다.14) 일생을 의학혁명을 위해 호소하고 뛰어다녔다.

그의 저서에는 『의학혁명론(醫學革命論)』[『여씨의술(餘氏醫述)』] 3집 및 『고대질병명후소의(古代疾病名候疏義)』 등이 있다.

그의 일생을 종합해 보면 그는 서의에 대한 제창, 대중위생의 선전 및 고대 질병의 연구에 힘을 아끼지 않았으며 효과 또한 탁월하였다는 것을 알리지 않을 수 없다. 중의를 환히 알고 있는 그는 중약만을 채택하여 '여씨지통소염고(余氏止痛消炎膏)'를 창제하였다. 모든 염증과 멍든   곳·폐염·늑막염·관절염·시선염(腮腺炎 ; 볼거리)·동상·화상·축상(扭傷 ; 삐는 것) 등, 신체의 모든 염증, 국부 혈액 및 임파순환개선·진통·소염, 멍든 데를 가라앉게 하는 데 효과를 봤다. 당시 선풍을 일으킨 수입약품인 '안복소종고(安福消腫膏)' 같은 외래품을 대신하는 등 실제 공헌이 컸다. 그러나, 그의 중의[그는 '구의' '위의(僞醫 ; 가짜의)'라 칭하였음]에 대한 태도가 처음엔 미신, 반동, 괴물을 보는 듯하였고 이것을 빨리 폐지, 철저히 제거하려 했다. 그는 한쪽에서 중의를 민간·민속 중의 미신, 신단의약(神壇醫藥)과 혼동했고 또 한쪽에서 서의를 지나치게 믿고 숭배했던 것이다. 특히, 일본의 '동의(東醫)'를 모판(模板)으로 하여 신봉하였다. 그 뜻은 과학의학을 제창하는 데 있었던 것이지 애국을 안한 것은 아니다. 아픈 것을 잘라내듯 힐책이 심해졌으며 너무 일방적으로 알고 있기 때문에 머지않아 곧 극단까지 가게 되었다. 특히, 중앙위생위원의 신분으로 자신이 책임을 질 줄 알아야 하지

---

13) 趙洪鈞의 앞의 책, p. 113, 109를 참고.
14) 위와 같음.

만 오히려 중의폐지안을 제출해 큰 분쟁을 조성한 그는 치욕적 천고죄인이 된 것이다. 후에 그의 태도도 변하였다. 첫째, 중국의학은 북송(北宋) 전에는 오히려 성실하였으나 금원(金元) 이후로부터 허망되었으며, 둘째, '적은 부분의 약물경험'은 오히려 연구할 만하다는 ·생각이었다. 그는 「답담차중서(答譚次仲書 ; 담차 중에 답하는 글)」에서 중의사 담차중(譚次仲)에게 모종의 선의를 표시하였다.

> 대교가 설명한 구의혁신의 의의는 나와 일치한 데가 많다. 허위를 없애고 진실되게 뚜렷하게 사용하는 것, 경험으로 실험한다는 말, 이게 바로 내 의학혁명의 주지이다. …… 귀하가 날 군자로 여긴다면 효과있는 약물의 용법을 표시해 의료안과 숫자를 표시해 부쳐준다면, 곧 임증실험이 가능하고 만약 효과가 있다 인정되면 약리부터 연구를 하고 왜 그런지 화학적으로도 연구를 해 약효가 나타난 성분을 찾아내 단서를 찾으면 그러한 것들은 실험제품으로 생산하여 많은 병원에 보내 약품사용을 권해서 보고서를 수집하고 성적을 발표하여 전국 의료계에 제공할 것이며 나아가서 세계에 반포하여 전세계 모든 사람에게 중의 중약을 연구하는 중요성을 알릴 것이다.[15]

1950년 제1기 전국위생회의에 출석한 그는 중서의 단결합작에 대해 매우 기뻐하는 태도를 보였다. 아쉬운 건 오래 살지 못했다는 것이다.[16] 1954년 불완전성 장경색으로 죽었다.

(四)

1929년 2월 26일 『구의등기안 원칙규정』이 통과되었다는 소식이 2월 24일 상해 『신문보』에 보도되었다. 당시 중의계는 무척 떠들썩했고, 상해 특별시 중의협회 상무위원 임원 하응당(夏應堂)등은 곧 남경위생부에 연락해서 결연히 반대를 표시했다. 그리고, 다음날에 이러한 내용들을 상해 『신문보』에 "전국 중의 동지들에게 알림"이란 글로 게재했다.

3월 2일 여운수가 주편한 중앙위생위원 특간 『사회의보(社會醫報)』에서 여씨의 중의폐지안을 정식 공포하였다. 이것은 불난 집에 부채질하는 것과 같은 것으로 쌍방 모두 일촉즉발의 형세에 돌입하였고 정면대립하게 되었다. 전국 각지의 중의약 단체에서 남경 정부에 띄운 편지와 전보는 부지기수이고, 각 대도시 약상단체, 전국상회연합회 등도 반대의 전보를 쳐 각계 인사, 민중 대다수가 중의약계를 지지하고 동정했다.

상해 중의협회에서 소집한 대책토론회의에서 장찬신(張贊臣)은 3월 17일 전국의약단체 대표를 소집할 것을 제안했다. 이번 대회에서는 17개 성·시, 242개 단체 281명 대표 (15개성, 131개 단체 262명이란 말도 있다)가 상해에 모여 전국의약단체 총연합회를 결성하였다.[17] 회

---

15) 『餘氏醫述』, 2집 2권, pp. 259~263.
16) 『近代中西醫論爭史』, pp. 281~287.
17) 鄭曼靑 등의 『中國醫藥學史』 및 趙洪鈞의 『近代中西醫學論爭史』를 참고할 것.

의 조직자는 채제평(蔡濟平)·장문방(蔣文芳)·장매암(張梅庵)·진존인(陳存仁)·장찬신(張贊臣)·사리항(謝利恒)·포식생(包識生)·잠지량(岑志良)·양지일(楊志一) 등이며, 구호는 "여왕(余汪)제안을 타도하는 것은 곧 제국주의를 타도하는 것이다", "중국의약을 제창하는 것은 중국문화 경제를 보존하는 것이다", "중국의약 만세" 등이다. 상해 의약계는 반일 휴업하고 모든 교통편을 제공해 전력을 기울여 대회를 지지했다. 군중들 또한 분노했다. 운동의 물결이 '오사(五四)'운동과 비슷하게 중의문제로 재연되었다.

대회에서 '3·17'을 국의날[國醫節]이라 정하고 처음으로 남경에 사리항, 장매암, 진존인, 장문방, 수한영 등 다섯 사람을 청원대표로 파견했다. 장찬신은 수행비서였다. 대표팀은 국민당 3차 전국 대표대회 기간을 맞아 남경에 도착했다. 청원서는 장문방이 초안을 써서 제출했다. 담연개(譚延闓)·섭초창(葉楚傖)·이석증(李石曾)·설독필(薛篤弼) 등이 친히 접견하였다. 벽병(薛幷)은 이에 대해 위문을 표했다. 위생부는 민정의 압박 속에서 어쩔 수 없이 대표팀을 만나 이를 허용했다. 비록 제안이 통과되었다지만 그러나, 잠시 실행하지 않기로 하였다.

장찬신(張贊臣)의 『중의폐지안 항쟁의 경과』란 책에 이 일들이 기재되어 있다.

사실상 청원대표가 돌아간 지 한달 만에 남경교육부는 곧 모든 중의학교를 '전습소(傳習所)'로 개칭했다. 얼마 안 되어 위생부에서 또 명령을 내려 중의사가 서양의학법과 양약을 참용(參用)하는 것을 금지시켰다. 교육부 통지령에 다음과 같이 말하고 있다.

각국의 통례를 보면 의사 배양 연한이 길고 필히 대학을 졸업하고 또는 전문대학 그리고, 의원에서 상당 기간 실습을 경과한 자만이 개업을 할 수 있다. 현재 있는 모든 중의학교를 조사하여 수강과 실험들이 과학을 기초로 하지 않은 이상은 학제 시스템에 포함되지 않으며 교육행정기관에 입안 상신할 필요가 없다.

사실상 중의폐지안은 형태를 바꾼 상태로 집행되었다. 중의학교는 전습소로 격을 낮추고 중의가 서양의학법과 양약을 사용하는 것을 불허한 것은 중의가 과학화하는 것을 불허하는 것과 다름없다. 목적 또한 중의에 활로를 단절시키는 것이다. 그리하여 1929년 12월 1일 중의계는 또다시 상해에서 '전국의약단체 임시 대표대회'를 소집했다. 17개성 및 남양 필리핀 등지에서 모두 223개 단체 457명의 대표가 참석했다. 기세도 전보다 높고 생각도 또한 예전보다 뚜렷하고 냉정했다. 개막선언 중에 다음과 같이 말하고 있다.

척근 6개월 중 중의약계에 대한 정치명령은 계속 내려졌고 중의학교 설립을 불허하며 먼저 교육부에선 중의신입생 모집광고 금지명령을 내리고 후에 위생부에선 중의사가 의원을 설립하는 데 불허명령을 내렸다. 학교명을 전습소로 명칭을 바꾸고 의원 또한 의실로 바꿨다. ……중의의 서양의법과 양약사용을 엄격히 금지시켰으며, 중의사가 청진기 등을 사용하는 것이 특별히 생명을 위협하진 않으나 나라의 체면을 손상하게 하는 일이라고 하였다.

시대의 흐름에 역행하는 이러한 여러 가지 일들이 중의계의 의식을 생존지위를 쟁취하게 하였고, 행정지위를 얻는 관건(關鍵)이 되었다. 따라서 5일 동안에 회의에서 나온 중요 의안 중에는 중의가 위생행정에 참여할 수 있는 요구가 명확히 제출되었으며 중의약은 모두 '국의약'으로 칭호를 바꾸고 아울러중의약사전(中醫藥詞典) 및 중의 교과서를 편집할 것을 결의하였으며, 선전을 강화해 사회 여론을 쟁취하기로 하였다. 23명의 대표를 선출해 남경에 가서 청원하기로 하였다. 각 성마다 1명의 대표를 선출하고 따로 정조지(程調之)·사리항(謝利恒)·육연뇌(陸淵雷)·장문방(張文芳) 등 4명을 선출했다. 이번 청원에는 국민 정부 주석 겸 교육부장 장개석(蔣介石)이 일찍이 이 문제에 관심을 가졌다. 문관처(文官處)에서 다음과 같이 청원에 대한 지시를 내렸다.

주석에게 중국의약을 폐지하는 법령을 철회하여 주고 중국의약을 소멸하려는 책략을 배제하여 민족을 지키고 민생을 보호하게 청원하는 안(案)을 올렸다. 훈시에서는 "교육부가 중의학교의 이름을 고쳐 전습소(傳習所)로 바꾸고, 위생부가 중의원을 의실(醫室)로 고치고, 또 중의는 서의 기계와 서양 의약품을 사용하지 못하게 하여 중국 의약사업(醫藥事業)이 발전할 수 없게 하였다." 이것은 특히 총리의 '지능(智能)은 가지고만 있는 것이 아니라 빛나고 크게 발전시켜야 한다'고 한 유훈과 어긋난다는 것이다. 행정원(行政院)에서는 "각 부에 나누어 명령을 하여 앞항의 포고를 철회할 것을 명령하고 입법원(立法院)에 올려 참고하겠다고 하겠다."고 하였다. 편지 외에도 공문서로 기록하여 참조하게 하였다. 이만 줄임.
전국의약단체 총연합회 청원대표 장매암(張梅庵) 등

청원대표는 그 법안이 통과되자 기뻐하며 돌아갔다. 그러나, 중의행정대표권 문제는 실제로 해결되지 못했다. 1930년 5월 중앙정치회의에서 담연개(譚延闓)·호한민(胡漢民)·진조영(陳肇英)·주배덕(朱培德)·소원충(邵元沖)·진립부(陳立夫)·초역당(焦易堂) 등 7명의 위원은 중앙국의관 설립안을 제의했다. 과학적인 방법으로 중의학술을 전개하고 중약연구를 시작했다. 다음해 3월에 주비(籌備)하여 8월에 성립되었다. 진립부(陳立夫)가 이사장으로, 팽양광(彭養光)이 부이사장으로, 초역당(焦易堂)이 관장, 진욱(陳郁) 시금묵(施今墨)이 부관장으로 임명되었다. 이후로 중의는 거의 정부기구에 포함되었다. 남경 정부는 재정지원을 하고 명의상 매월 5,000원을 지원하기로 했으나 그 다음달부터는 그 절반 금액밖에 지원하지 않았다. 항주의약협회에서는 3월 17일을 '국의날[國醫節]'로 할 것을 정식으로 행정원에 청원했다. 1933년에 중위석영(中委石瑛) 등을 경유하여 중앙정치회의에 제안되었다. 1930년에 '서의조례(西醫條例)'를 규정한 것과 동일하게 '국의조례(國醫條例)'도 규정할 것을 제안했다. 원칙초안(原則草案)은 10개, 조례초안(條例草案)은 36개로 국의관에서 책임을 지고 실시했다. 한편

입법부에서 심사할 것을 의결하였다. 분명히 이와 같은 것은 서의와 동등한 자리를 쟁취한 것이다. 또한 중의행정 관리계도 편하게 되었다. 입법원 토론에서는 '국의(國醫)'를 '중의(中醫)'로 바꾸는 것만이 통과되었다.

행정원에 자문하였더니 행정원 원장 왕정위(汪精衛)는 위와 같은 안을 실행하는 데 부정적일 뿐만 아니라 공개적으로 다음과 같이 규탄하였다.

국의는 음양오행을 중요하게 여기고 해부학은 중요하게 여기지 않아 과학적인 근거가 없다. 그러므로, 국의는 일률적으로 영업중지를 시킬 뿐만 아니라, 전국의 중약점 또한 영업을 정지해야 한다. 현재 국의(國醫)를 제창하는건 칼로 탱크를 막으려 하는 것과 같다.

왕정위(汪精衛)는 이미 안면을 바꾸었다. 손중산이 중의사를 초빙했을 당시와는 태도가 정반대이다. 말하는 바에 의하면 친척인 저민(褚民)의 설득에 영향을 받았다고 한다. 그는 입법원장 손과(孫科)에게 서신을 보냈다.

이 일은 사람의 목숨과 관련될 뿐만 아니라 국제적 체면도 관련되어 있으니 만약 국의에게 행정권리를 수여하면 아마 중국의 불행이 될 것이니 오직 형님께서 구제할 방법을 세우시길 바랄 뿐입니다.

그리하여 중의조례 공포는 또 저지를 받게 되었다. 이것은 또한 중의폐지를 기도하려는 엄중한 사건인 것이다. 석영(石瑛) 등의 제안에 근거하면 국의(國醫)는 국의관(國醫館)을 통하여 관리하도록 되었다. 국의와 중의는 평등하고 중의교육이 합법승인된 것은 중의계가 긴 세월 동안 분투한 희망이자 목적이다. 또한 중의를 폐지하려는 자들이 제일 싫어하는 관건(關鍵)이 있는 곳이기도 하다.

당시 행정원 제112차 회의에선 이 제안을 부결했다. 중앙정치회의에선 또 입법원 법제위원회에서 넘어온 이 안을 심의하였다. 초역당(焦易堂)은 법제위원회 위원장이므로 당연히 이 제안을 통과시키려 했다. 나중에 왕정위가 소동을 부렸다. 손과(孫科)와 같이 사직한다고 협박을 했다. 중의조례 역시 공포되지 못했다. 각지 중의단체 등에서 잇달아 질문을 했다. 1934년 1월에 국민당 4차 4중전회(四中全會)가 거행되어, 중의계는 전국 대표를 소집해 청원하기로 하였다. 중의조례를 공포할 것을 요구했다. 최후 타협한 결과 초역당(焦易堂)은 "중의조약을 채용하는 데 있어서 국민들에게 알림"을 발표했고, 흐지부지하게 국의관에서 행정권을 집행하였다. 행정원에선 눈감아 주고 침묵만을 지켰다. 같은 해에 중앙운동 지도위원회에서 행정원측에 국의관의 성질을 설명하라 할 때, 행정원은 위생서의 의견에 근거하여 역시 국의관을 학술기관이라 인정하였다. 그리고, 설명하길 만약 중의를 국의관에 속하게 하여 관리를 한다면 위생행정권은 분열할 것이라고 했다. 중의조례가 아무리 발표되었다 해도 실제의 행사

권리는 취득하지 못하였다. 1935년 11월 국민당 제5차 전국대표대회에서 빙옥상(馮玉祥)은 국내외 대표 82명과 연합하여 '정부는 중서의를 평등하게 대우하며 학술을 발전시켜 민생을 이익되게 할 것을 제의하는 안'을 요구하였다. 즉, 중의조례 공포, 국가 위생기관은 중의를 증설할 것, 중의학교 설립을 허용할 것을 요구하였다. 두 달 뒤 중앙정치회의에서는 "중의조례는 마땅히 국민 정부측에서 공포해야 한다."고 결의하였다. 그런 이유로 1936년 1월 국민 정부는 중의조례를 정식 공포하였다. 그러나, 중의 관리권을 "국의관에 귀속시킨다"는 것에서 정부에 속한다는 것으로 명확히 바꿨다. 그러므로, 국의관 역시 아무 행정권리가 없게 되었다. 그러나, 이 조례(條例)는 이미 '중의학교 졸업 후 증서를 받은 사람'은 '중의업무를 집행할 수 있다.'는 것을 승인한 것이다. 중의교육의 학교설립문제가 해결되었다. 그 외 별도로 사망진단서·전염병진단·처방을 내리고, 소독·예방 등의 모든 권리를 맡게 되었다. 서의조례의 많은 사항을 중의가 사용하는 것을 허락하였다. 처음으로 평등한 자태를 갖추게 된 것이다.

1936년 12월 전국 중의약단체는 입법원 82차 회의에서 나온 위생서 조직법 1조를 수정했고, 특연합 18개 성시대표 120여 명은 입법원 위생서에 부서장 1명을 증설할 것을 청원하였는데 중의를 잘 아는 사람에게 맡기도록 하였다. 결과는 위생서 중 한 중의위원회가 중의사무를 정리하는 것밖에 허용하지 않았다. 위생서에선 진욱(陳郁)을 주임위원으로 초빙했다. 팽양광(彭養光)·유통(劉通)·장간재(張簡齋)·수한영(隋翰英)·심중방(沈仲芳)·정제만(丁濟萬)·요봉영(鐃鳳瑛)·시일인(時逸人) 등이 위원이 되었다. 그러나, 실제로 위생서에선 중의위원회를 행정에 참여시키지 않았다. 심지어 1942년에 완성된 '의사법(醫師法)' 초안에도 중의는 들어가지 못했다. 나중에 입법원에서 수정할 때 중의조문(中醫條文)을 증가시켰다. 다음해 정부가 발부한 '의사법'을 보면 중의 자격규정이 있다. 총괄적으로 말하면 옥신각신하였지만 중의를 더 얕보았다.

또한, 중의학교도 그렇다. 1932년 10월 행정원에선 계속 1930년에 구안에 의거하여 '학사'라 칭호를 바꾸고, 1936년 중앙전회에서 중의전문대학이 교육 시스템 안에 들어가도록 다시 통과시켰다. 그러나, 교육부 의학위원회에선 그리하지 않았다. 1938년 진립부(陳立夫)가 교육부장으로 임명되면서 의학위원회를 다시 조직하여 초역당, 진욱, 요봉영을 위원으로 초빙하였다.

진욱은 7인 상임위원 중의 한 사람이다. 중의학교 과정 초안등에서도 계획이 실행될 가능성이 있는 것을 알 수 있다. 심지어 위원 중에 안복경(顔福慶)도 "중국 고유의 의약은 연구할 가치가 있다."는 새의견을 표시했다. 최소한 중의는 행정당국에 자기 의사를 말할 기회가 생겼다. 반대하는 사람들도 설명을 들어 중의를 받아들일 수 있게 하였다.

(五)

30여 년이란 긴 세월 동안의 중의생존권 투쟁은 발전을 구하려고 노력하는 격렬한 항쟁과정 속에서 비록 중의폐지안은 계속 존재했지만 대개 입법 행정 중에서 감히 공개적으로 추진되지는 못하였다. 중의는 행정 방면에서 다소나마 발언권을 얻었고, 다시는 남들 손에서 놀아나지 않게 되었다. 중의의 이미지를 변화시켜 과학과 접근하려고 노력하였다. 실제로는 서의학과 접근하는 것이다. 행정상에서는 지위를 쟁취했고, 서양의 법으로 관리하며 교육상에도 서의과정을 적용하였다. 심지어 일부 서의과정을 채워 넣기도 했다. 이로써 적어도 형식상에서 항쟁의 결과 중의는 서양화 추세, 또는 현대화라는 방향으로 갔다. 중의는 중국에서 폐지 또는 소멸할 수 없었던 것처럼 그와 반대로 중의계는 어쩔 수 없이 다른 길을 택해야 했다. 중의 자신의 약물원리, 과학성과 응용성 기술을 찾아내 서의학 원리 등을 흡수하고 때론 서로 증명하기에 노력하여 중서의를 보다 가까이 상호 이용하여야 했다. 1949년 후의 중서의의 결합은 이것을 대표하는 것이다. 세계적으로 중의학에 대한 열기가 일어나 다시 중의학 발전의 전도가 밝게 되었다.

지금 뒤돌아 생각해 보면 일본 메이지유신(明治維新)이 중의를 폐지하려는 방식이 얼마나 시야가 좁았으며 절대 본받아서는 안 된다는 것을 알 수 있다. 일본 민족성은 눈앞의 이익에만 급급하다. 자신의 문화는 본래 당송으로부터 주로 이식된 것이다.

제 4 절 중의계(中醫界)의 전대미문의 탁월한 학술논변

앞서 서술한 것과 같이 서의가 중국에 전해지자마자 곧 중서(中西) 쌍방은 서로 비교평가를 했으며 심지어는 비방하며 배척했다. 언사가 때때로 매우 격렬했다. 그러나, 만약 위생행정상으로 해결하지 않았다면, 여전히 학술논쟁의 범주에 속했을 것이다. 설령 중의폐지의 소리가 높았을 때라도 학술상의 논변은 소갈되지 않았고, 중국 의학계에는 자못 몇 명의 역량있는 사람이 출현하였다.

(一)

운철초(惲鐵樵, 1878~1935)는 이름이 수각(樹珏)이며, 강소성(江蘇省) 무진현(武進縣) 맹하(孟河) 사람이다. 부모가 일찍 돌아가셔서 외롭고 가난했다. 어려서부터 스스로 독려하고

분발하여 뜻을 세웠다. 13세 때 족인(族人)의 글방에 들어가 유교경전을 모두 읽었으며, 20
세 때 스스로 자립했다. 1903~1906년 남양공학(南洋公學)에서 공부했으며, 서학을 받아들여
지식을 도야하였다. 졸업 후 한때 장사(長沙) 모학교에서 교수를 역임했다. 1911년 상해 상
무 인서관에서 『소설월보(小說月報)』를 맡아 편찬했으며, 아울러 영문 소설을 번역해서 출판
했는데 그 이름이 임서(林紓 ; 중국의 유명한 번역가) 만큼 높았다. 특히, 동성(桐城)파의 문
풍(文風)을 좋아했다. 노신(魯迅)의 첫번째 소설은 바로 운씨(惲氏)에 의해 편집되어 세상
에 면모를 보인 것이다. 운씨는 중서 두 학문에 대해 모두 기초가 튼튼했다.

　운철초는 어려서부터 몸이 허약하고 잔병에 많이 걸렸으며 중서의로 치료를 했으나 효과를
보지 못했다. 결국 스스로 역대의 서를 연구하고 아울러 뒤이어 왕연석(汪蓮石)·정감인(丁
甘仁) 같은 명의에게 청하여 배워 많은 것을 체득하였다. 정감인은 당시의 맹하(孟河)학파의
지도자였으며, 문하에 있는 사람들이 매우 많았다. 한 문하생이 상한에 걸려 이미 구할 수가
없게 되었는데 수각이 정감인을 모시고 와서 약을 조제하여 먹이니 병이 완쾌되었다. 정감인
은 "십년 후 반드시 명성을 얻을 것이다."라는 예언을 했다. 1916년 운철초의 큰 아들이 디
프테리아에 걸려서 죽었다. 철초의 슬픔과 원통은 그로 하여금 의사공부에 더욱 매진하게 하
였다. 1920년에 그는 주편(主編)의 직책을 사임하고 개업을 하였는데 특히 소아과 치료를 전
문으로 하였다. 효과가 탁월하여 명성이 드높아졌다. 한 부호의 아들이 위급한 병에 걸렸을
때, 수각을 만나 구사일생으로 살아났으며, 곧 상해신문 광고란에 감사의 글이 실렸다. 신문
상에 "아이가 병이 들었다고 마음을 조급해 하지 말고 병을 치료하려면 응당 운철초에게 물
어라."라는 글이 실렸다. 1922년에 지어진 『군경견지록(群經見智錄)』은 중의계를 위하여 여
운수(餘雲岫)에 응전한 제1부의 대저서이며, 1923년에 쓰여진 『상한론연구(傷寒論硏究)』는
중서의학의 이치를 한 걸음 나아가 논술하고, 중서를 회통시킨 저서이다. 1925년에는 중의개
혁에 뜻을 세우고 상해에 '철초중의통신학교'를 세웠으며, 육연뇌(陸淵雷) 등을 초빙하여 그들
의 도장을 찍은 통신학습 내용을 부쳤다. 그것을 받아 공부하는 사람들이 천여 명이었으며,
육연뇌 등과 같은 일군(一群)의 명의를 육성하였다. 진료하고 남은 여가에는 저술작업에 힘
을 기울였으며, 말년에 특히 많은 저서를 썼다. 지금 『약암의학총서(藥盦醫學叢書)』, 『철초
함수의학강의(鐵樵函數醫學講義)』 20종이 남아 있다. 1935년 그는 병으로 별세했다. 장거웅
(章巨膺)의 운철초에 대한 한 평론이 있는데,

　　대개 발명한 것은 모두 실험을 하였다. 형능(形能)의 설(說)은 탁월하게 하나의 학설을 이루었
　다. 근년에 들어서 국의가 바람 앞에 등잔불[風雨飄搖]과도 같아, 모든 사람이 조류에 응해 혁신해
　야 한다는 것을 아는데 선생은 실로 그 선구자이다. 한 사람의 가난한 학자가 마침내 의학계의 일대
　종장(宗匠)이 되었으니 그 얼마나 위대한가!(『운철초 선생의 연보』)

라고 하였다.

　　운철초 선생은 실질적인 현대 의학의 권위자이며, 중서의를 회통시킨 큰 스승이고, 중의학 이론가, 임상가, 교육가이다. 동시에 그는 여운수가 중의는 잘못된 이론이라고 반대하는 것에 대해 직접적으로 반박한 용감무쌍한 장수이다. 여운수는 1916년 일본에서 중국으로 돌아온 후, 그 다음 해에 『영소상태(靈素商兌)』을 저술했으며, 그 내용은 중의를 소멸시키자는 것에 대한 것이다. "그 주요한 것이 떨어지고, 그 근본이 막혔다[墮其首都也. 塞其本源也].", 그가 말하기를 "『내경』을 없애지 않으면 절대로 그 화근이 없어지지 않는다(不殲『內經』無以絕其 禍根).", "그 주요한 것을 뽑아버리고 오히려 구의학의 이론 중에 견고한 것을 꺾어 버리면 옛부터 황당하고 터무니없는 학설은 곧 날로 몰락하고 다하여 공격하지 않아도 스스로 자멸할 것이다(攝其重要而尙爲舊醫稱說之中堅者而推之, 則前古荒唐無稽之學, 將日就淹沒而自盡, 不攻 而自破)." 그가 "영소(靈素)의 연원은 실제 무술(巫術)이다."라고 여기며 이것은 점성술과 '과학이 아닌 거짓 학문'이라 여겼다. 치료해서 병이 나았다 하여도 그것은 다만 "행운일 뿐이 요, 우연이 맞아 떨어진 것"이다. "중의에는 정확한 실험이 없으며, 견고한 근거도 없으며…… ……진상의 옳고 그름을 묻지 않으니 그것이 맞겠는가?" 이것을 종합해 보면 중의에 대해 말한 것 중에 맞아 떨어지는 것이 하나도 없다. 심지어는 '중의는 살인하는 화근'이라고 직접적으로 가리켰다. 또한 중의를 소멸시켜야 한다는 데 단호했다. "만약 중의를 소멸시키지 않으면, 민 족의 발전에 지장이 될 뿐만 아니라 백성의 생활을 개선시키는 데에도 지장이 된다."라고 생 각했으며, 더욱이 국가의 지위를 개선하는 것도 불가능하다고 여겼다. 위에서 서술한 이러한 학술상의 편견과 잘못된 견해는 바로 여운수가 중의를 폐지해야 한다는 안건의 이론을 기초로 해서 제출한 것이다.

　　당시 운철초는 여운수『영소상태』의 잘못된 논술에 대해 한 차례 반박하는 내용을 『군경견 지록』이라는 책으로 만들었다. 그러나, 운씨는 박식하고 품위있는 군자의 기풍을 가지고 있어 서 여운수와의 논쟁에서 조금도 비방하는 언사를 사용하지 않았으며, 여씨(餘氏)와 같이 칼 을 빼서 휘두르지 않았다. 운씨는 여씨(餘氏)에 대해 "상무인서관에서 수년을 같이 일했고, 비록 서로간에 친분은 없었지만, 절대 그에 대해 악의는 없다. 현재 이런 행위는 특별히 한 개인에 대한 것이 아니다……"라고 말하였다.

　　운철초의 인식에는 또 하나의 과정이 있었다. 그가 처음 여암(餘岩)의 『영소상태』를 읽고 난 후에는 일찍이 "폐연사반(廢然思返)"의 뜻이 있었는데, 여(餘)씨의 논함이 매우 웅장하고 말재주가 있어, 족히 사람들을 현혹시킬 수 있다는 것을 알 수 있었다. 그러나, 여씨는 중의 임상경험이 없었으며, 또한 그는 중의에 대해 알기를 원하지도 않았고 알 가치도 없다고 생각 하는 사람으로 그의 '실험'이라는 말은 처음 생각과 크게 위배된다. 그런데 운씨는 중의에 종 사하면서 서의로서 치료할 수 없는 많은 병을 만나면 중의로서 환자를 치료했다. 그는 장중경 의 『상한론』의 방제를 선택해서 그것을 치료했으며, 매우 효과가 있었다. 이것으로 그는 『중경』·『상한론』 등이 당연히 과학적 이치를 가지고 있다고 생각하게 되었다. 그러나, 중경의 책은 『소문』의 내용을 뽑아서 형성된 것이다. 이것에 연류하여 『소문』이 비록 읽기는 어려우나, 의학적 이치가 매우 탁월하다는 것을 생각할 수 있다. "서의의 고명한 의사는 난치병을 고칠 수 있으며, 중의의 『내경』에 정통자도 난치병을 치료할 수 있다."라고 생각한 것은 "길은 다르지만 이르는 곳이 같다."는 말이다.

이와 같이 운씨는 견실한 토대 위에 서서 여씨(餘氏)의 도전에 답한 것이다. 그는 허둥대거나 욕설을 퍼붓는 듯한 방법으로 논쟁할 필요가 없었다. 그는 학술 토론의 어조로나 그의 중의 이론에 대한 이해를 이용해서 납득되기를 희망했다. 예로, 여씨(餘氏)가 『내경』의 근원이 무술이라고 말한 것을 운씨는 『내경』이 무술이 아니라고 말하면서 반박했다. 축유는 "이정변기(移精變氣)"라는 심리학적 이론으로써 그것을 해석했다. 또 중서의 이론 및 명사개념 등이 다르다는 것을 명확히 분별해 내고, 표면상의 뜻으로 대비를 해서는 안 된다는 것을 지적했다. 예로 '심병(心病)', '신병(腎病)'의 중서의에서 가리키는 바는 같지 않다. 나아가 다시 말하면 음양오행학설은 그 자체에 정의(精義)가 있다. 중의의 '기화(氣化)'는 혼자만이 가지고 있는 장점이다. 여운수는 "의학을 다루는 데에서 해부를 이야기하지 않는다는 것은 곧 황당한 소리이다."라고 이야기했다. 운씨는 곧 대등하게 "의학을 다루는 데 사시한서(四時寒暑), 음양승복(陰陽勝復)의 이치를 이야기하지 않는다는 것은 곧 황당한 소리이다."라고 말하였다. 이것은 생태의학, 기상의학이 발전되고 있는 현재에는 더욱 쉽게 이해할 수 있는 이야기이다.

생태의학의 병기(病機) 규율은 해부학으로 설명할 수 있는 것이 아니다. 운씨는 『영소상설』에 대해서 조목조목 분석을 하였으며, 그 입지론이 기본적으로 모두 그 가치를 인정받을 수 있었다. 무슨 이유인지는 몰라도 여운수는 운철초의 『군경견지록』에 대해 시종 한 마디의 반박도 하지 않았다. 이것은 또한 피강격약(避强擊弱 ; 강한 것을 피하여 약한 것을 공격하는)의 책략이 아닌가!

운철초는 『내경』에 대해 보다 깊은 연구를 했으며, 더욱 『내경』이 폐지되어서는 안 된다고 생각했다. 그는 『내경』의 강령이 "규탁기항(揆度奇恒), 도재우일(道在于一) : 신전불회(神轉不回), 회측부전(回則不轉) 내실기기(乃失其機)"라고 지적하였다.

여기에서 첫단계로 사람과 자연, 인체 본신의 통일된 정체관 문제를 지적했으며, 더욱이 음양오행은 통일된 정체관의 모종 규율을 설명한 것이라고 깨달았다. 그는 병을 치료하고 진료하는 것의 관건은 의사가 정말로 이러한 규율을 깊이 이해하고 있느냐의 여부와 병의 정황에 따라 합당한 분석을 할 수 있느냐의 여부, 시기를 놓치지 않고 정확하게 치료하는 데에 있다고 생각하였다. 그는 또 『역경』과 사시변화 등의 도리로써 음양오행학설을 설명하였는데 독특한 견해가 무척 많았으며, 실제적으로 『내경』 본질의 연구에 접근하였다.

운철초는 또 『내경』의 기본원리와 임상경험을 근거로 해서 상한·온병·금궤·잡병·부인과·침구·약물 등을 연구하였으며, 많은 것을 발휘했다. 그는 중의 폐지론자에게 답변하거나 중의회통을 실행하기에는 "제일 중요한 것은 뜻을 알기 어려운 고서의 의학이론을 해석해서 쉽게 이해하게 하면 모든 사람들을 깨닫게 할 수 있다. 그것을 다시 바꿔서 이야기하면 방법을 강구하지 않으면 중의학을 민중화시키는 것은 불가능하다."라고 생각했다. "만약 중의를 지키려면, 마땅히 그 이해하기 어려운 부분을 이해할 수 있도록 설명해야 전 국민을 모두 이해시킬 수 있으며, 그런 후에 그 주장을 능히 펼 수 있다. 만약 그렇지 않으면, 서의는 중의를 보잘 것 없다고 여길 것이고, 중의는 스스로 펼 수 없고, 결국 말할 것이 없다.", "중국의 학은 진정한 것이지 현묘한 것은 아니고 인정과 도리에 맞는 것이고, 사람들이 모두 이해할 수 있는 것이며, 심오한 것이 아니며, 통달하기 어려운 것도 아니고, 불가사의한 것도 아니다." 그는 이렇게 굳게 믿었다.

천하는 한곳으로 귀결되나 각자가 온 길은 다르다. 서양과학은 날로 발전하는 것으로 귀함이 되나 반드시 일정한 방법이 있는 것이 아니다. 중국의 옛날 이론은 경험에 의해서 만들어진 것이며, 통하는 길이 없는 것은 아니다.

운씨는 이것에 힘써 중의와 서의가 통하는 길을 구했다. 1923년에 씌어진 『상한론연구』는 곧 '상한'의 뜻을 통달하게 하고, 중서의가 모두 그 내용을 알 수 있기를 바랬다. 그러나, 병명(病名) 같은 것은 해석하기가 어려웠다. 결국 장상한(臟傷寒)·부상한(腑傷寒)에 속하는 것들은 급성전염병의 총칭이 되어서 이미 짧은 문자로는 포괄시킬 수 있는 바가 아니다. 그는 중의 서적의 정리없이는 혁신이 이루어질 수 없다는 것을 깊이 깨달았다. 또한 정리혁신의 어려움을 깊이 알았다. 그는 『군경견지록』 중에서 이렇게 이야기했다.

중의의 문제점들은[晦盲否塞] 지금에는 이미 극에 달했다. 사물은 영원할 수 없으며, 만약 더욱 누구도 그것을 정리함이 없으면, 그 학문은 필연적으로 절멸한다. 만약 서양의 의학이 과연 그렇게 조금도 유감스런 점이 없고, 중의학이 과연 그렇게 황당하고 터무니없는 이론이라면 내가 무엇 때문에 말을 하겠는가. 다만 학문에는 영원함이 없으니, 오늘의 진리라고 보여지는 것이 내일에는 이미 아니라고 느껴지고, 혹은 지금 가치가 없다고 보여지는 것이 내일에는 생각이 바뀌어 귀하게 여겨질 수 있다. 이 중의(中醫)의 폐지 여부는 아직 고려해 봐야만 하고, 서의의 완전함의 여부 또한 아직 고려해야만 한다. 나는 국인으로서 그 고려하는 선두에 섰다. 그러므로, 나는 감히 스스로를 낮출 수 없다.

이것은 매우 역사감각과 과학철학관이 있는 정벽지론(精酸之論)이다. 그는 중서의학 사이의 관계와 일본의 중의폐지 문제에 대해서 아래와 같이 논하였다.

지금 현재 급한 것은 생리의 진리를 알고 서양학설을 채택사용하는 것이 중요한 작업 중의 하나이다. 그러나, 이것은 단지 여러 중요한 작업 중의 하나이지, 절대로 근본을 버리고 그 끝을 좇을 수는 없는 것으로 과학화를 유행으로 여겨 오로지 그 형태만을 추구하고 그 본래는 잊어버린 채 단지 과학화만 추구한다면 이것은 곧 이것도 저것도 아니어서 반드시 큰 해가 있을 것이다.

또, 일본을 배울 수는 없다. 그 나라의 현재 의학을 세계 제2의 의학이라고 말한다. 그 표면상은 과학화요, 그 내면은 곧 중국의 옛날 약을 이용하니, 중의가 서의에 동화되었다고 말할 수 있다. 만약 여기서 중의학이 서의에 용입되었다면, 중의 자체는 소멸된 것이다. 일본의 중의학은 본래 자기의 것이 아니기 때문에 자연히 그리 애석해 하지 않는다. 뿐만 아니라, 그 나라의 중의 수단은 본래 단지 한두 개의 효방을 취할 수 있지, 동방 문화의 진상을 엿볼 수는 없는 것으로 당연히 이와 같은 결과가 있다. 우리나라가 만약 일본을 배운다면 개량 중의를 언급할 것도 없이 폐지될 것이다. 다만 우리나라의 넓은 땅 안에 백성들은 생활이 궁핍하여 과학화된 서의를 사실 활용할 수 없다. 또한 약업은 전국 수천 만 사람들의 생활에 의지하는 바이다. 때문에 절대로 중의를 서의에 동화시킬 수는 없다. 다만 서의의 학리(學理)를 취해서 중의(中醫)를 보충할 수는 있다. 타산지석은 빌릴 수 있지만, 정통을 비정통에 용입시킬 수는 없다.

그의 생각은 다음과 같다.

현재에 이르러 의학개혁을 말하면 반드시 서양의학과 조화를 이루어야 한다. 이른바 서양의학과의 조화는 처음에는 자기를 버리고 남을 좇는 것을 말한 것이 아니었다. 만약 중의를 발전시킬 가치가 있다면 반드시 서의의 장점을 흡수 화합시켜 새로운 중의를 탄생시켜야 한다. 이것이 이후 중의가 나아가야 할 길이다.

중서의학의 차별에 대하여 운씨는 방법론의 각도에서 분석을 해내었고, 이것은 매우 가치있는 것이라 할 수 있다.

그는 일찍이 다음과 같이 말하였다.

내가 생각하기로는 과학은 진보하는 것이다. 어제의 옳음(是)이 오늘은 이미 그르다(非). 때문에 현재의 과학이 바로 진리라고 말할 수는 없다. 서의의 많은 의론이 사실과 부합되지 않는 점이 이것을 증명한다. 이것이 그 하나이다. 천하의 진리는 원래 오직 하나이고 다만 이 진리를 구하는 방법은 여러 가지나 길은 달라도 결과는 같다. 그러나, 방법은 하나가 아니다. 예를 들면, 수학은 수학을 이용해 그 답을 얻고 대수(代數)를 이용해서도 답을 얻는다. 그 방법은 달라도 수를 얻는다는 점은 동일할 것이다. 만약 산학의 득수가 대수의 득수가 아니라고 말한다면 이것은 분명한 이론이 아니다. 때문에 서방과학이 학술의 유일한 방법은 아닌 것이다. 동방의술은 자연히 자신의 위치가 있다. 이것이 그 둘이다.(引同上)

이상에서 살펴보면, 운철초는 확실히 중서의를 겸해 연구하고, 심층적으로 사고한 학자라고 말할 수 있다. 그는 여운수를 반격해 논쟁을 했을 뿐만 아니라 동시에 중의학리의 근본 의미 및 그 앞길 등에 대해 풍부하고 사실적인 명철한 견해를 가졌다고 할 수 있다. 때문에 중서회통파의 대스승이 되는 그는 사실 근대 중의학 발전의 인도자라고 할 수 있다.

(二)

운철초를 보좌하면서 여운수(餘雲岫)를 반박하는 논쟁에 참가한 그 밖에 한 사람의 유장 (儒將)은 양칙민(楊則民)이라 할 수 있다.

양칙민(楊則民)(1893~1948)은 일명 기현(寄玄)이라 하며, 자는 잠암(潛盦)으로 절강(浙 江) 제기(諸暨)사람이다. 절강 제일사범학교에 취학해서 진보학생운동에 참여한 것으로 인해 학교에서 제적되었다. 뒤에 지하혁명운동에 참여하여 두 번 옥살이를 하였다. 옥 중에서 중의 에 대한 연구에 힘쓰기 시작하여 『내경』·『상한론』 및 본초·방제·추나·침술에 모두 조예 가 깊었다. 출옥 후 일찍이 절강 중의전문학교에서 교수를 역임하였고, 저서로는 『내경의 철 학적 검토』·『내경강의』·『의림독견(醫林獨見)』·『의학잡기(醫學雜記)』·『방제학(方劑學)』 ·『침구집록(針灸輯錄)』 등이 있으며 20여 종에 달한다. 1948년에 피살되었다.

양칙민(楊則民)이 지은 『내경의 철학적 검토』라는 글은 맨 처음 1932년 『절강중의전문학 교교간(浙江中醫專門學校校刊)』에 발표되었으며, 뒤에 『국의공보(國醫公報)』에 연재되었고 (1935) 뒤에 또 『국의지주(國醫砥柱)』에 연재되었다가(1942), 1948년에 왕호권(汪浩權)에 의해 『중국의약론문선(中國醫藥論文選)』 중에 편집되었다.

이 글은 당시의 중의학계를 일신시킨 것으로 실제로 그것은 중의계가 마르크스주의 철학을 접수한 것이다. 그는 변증유물론과 엥겔의 자연변증법으로 『내경』을 분석한 제일인자이다.

양칙민(楊則民)은 스스로 이렇게 진술하였다.[18]

여암(余岩)의 『영소상태(靈素商兌)』가 세상에 나온 지 10여 년이 되었는데, 우리 의학계를 통틀 어 반박한 사람들 중에, 운철초가 일찍이 지은 『군경견지록(群經見智錄)』·『상한론연구(傷寒論硏 究)』 등에서 자신이 확신하는 바로 논박한 것 외에, 이것에 대등하게 논박할 만한 논문이 세상에 발 표된 적은 한 번도 없다.

비록 짧은 글로 여씨의 이론과 서로 맞서고 있지만 그것은 다 가려운 곳을 시원하게 할 수는 없 었다. 대개 여씨의 이른바 조직적이고 근거가 있는 주도면밀한 논문에 대해 간단한 말로써 그것을 반박한다는 것은 어려운 일이며(이긴다는 것은 어렵다), 그것을 반박해 낼 수 있다 해도 그것은 지 엽적인 것에 지나지 않는다. 그 논문의 전체적인 면을 반박하기에는 부족하다. 내가 분수를 모르고 짧은 식견으로 전면적인 연구를 하여 『내경』의 진정한 가치를 드러내 놓았다.

여기에서 양씨가 이러한 논쟁을 직접 목격하고, 중의 각 방면에서 열세인 것을 알고는 스스 로 운씨와 호응하며 여운수(餘雲岫)의 『영소상태(靈素商兌)』에 대적했다는 것을 알 수 있다.

---

18) 이하의 인용문은 모두 『近代中西醫論爭史』, pp. 188~195에서 재인용한 것임.

기이한 것은 여운수(餘雲岫)가 운철초와 양칙민(楊則民)의 이 두 편의 쌍벽을 이루는 작품에 대해서는 모두 무반응이었는데, 이는 여(余)씨가 철학에 대한 연구가 부족한 때문이 아니라, 실제로는 이치에 맞는 두 사람의 이론에 대해 반박할 수 없었으므로, 그리하여 침묵하는 것만 못하여 바꾸어 말하면 그 '가려운 곳을 긁지 못한' 논쟁을 하게 되었으니 그는 바로 패배자가 확실하다.

실제로 양칙민(楊則民)은 철학적 각도에서 『내경』을 평가했으며, 운철초와 함께 일부의 서양학설로서, 약간의 보통 사리의 논리상에서 추연비교(推演比校)하여 말하여, 순서상에서 한 단계를 높였으며, 방향을 또한 더욱 새롭게 하였다. 때문에 양씨(楊氏)의 운씨에 대한 일은 비단 도와서 보충한 것 뿐만 아니라, 또한 비평의 부분도 있다.

그가 말하기를

나의 『내경』에 대한 연구방법은 다른 사람과 다르다. 세인이 『내경』을 연구할 때 대개 자연과학을 본받는다(맹목적으로 믿고 외우는 자들은 제외된다). 자연과학에 근거하여 『내경』을 비교하고 진술 비판한 자들이 있는데 『영소상태(靈素商兌)』의 작가 또한 그 예에 속한다.

『내경』의 간단한 문장 의미(文章意味)만을 가지고 '피부과학(皮傅科學 ; 천박한 지식이나 식견으로 견강부회하는 과학)'으로써 과학을 증명하려는 자나, 과학화를 구하는 중의사들 또한 그런 예이다. 그러나, 그들은 두 가지 모두가 『내경』을 연구하는 정상적인 방법이 아님을 모른다. 바꿔 말하면, 모두 『내경』의 본질을 밝히기에는 부족하다.

나는 『내경』의 진정한 가치를 다루고자 하는데 마땅히 철학의 저울대로 그것을 판가름해야지, 자연과학의 견해로써 그것을 비판해서는 안 된다. 대개 『내경』의 최고 이론은 당시의 엉성했던 생리, 병리, 치료, 약물 등의 지식이 아니다. 종합하여 그 결론을 얻으면 『내경』은 작가의 천재적인 창조 이론이다……. 때문에 『내경』을 비판하려고 한다면, 마땅히 최고의 이론상에서 시작해야지 그 응용 설명의 지엽적인 문제에 뜻을 두어서는 안 된다.

그렇다면 『내경』의 최고 이론은 무엇인가? 변증법의 관찰이론이라고 말할 수 있다.

라고 하였다.

이상으로 운철초·여운수(餘雲岫) 등은 모두 『내경』을 자연과학으로 보았는데, 양칙민(楊則民)은 곧 철학변증법이론으로 간주하여 식견이 확실히 평범한 사람과는 달랐다.

또 그는 다음과 같이 말했다.

변증법은 또 호변률(互辯律)이라고도 하는데 인류사상의 진보가 어느 정도의 단계에 이르면 반드시 나타나는 것이 있는데 이것은 지극히 당연한 일이다.

모든 자연관찰자 중 선입견이 없는 자는 모두 그것을 각찰(覺察)해 낼 수 있다. 때문에 엥겔은 "자연은 변증법의 증명이 된다."라고 말하였다. "인류가 변증법이 무엇인지 모를 때에 그 사상은 이미 변증법이 된다." 우리나라의 유가의 『역(易)』, 도가의 『노자(老子)』와 『장자(莊子)』도 그 근본 사상은 모두 변증법이다.〔참고. 곽말약(郭沫若)의 『고대사회연구(古代社會研究)』, 유간원(劉侃元)

이 옮긴 『중국철학사개론(中國哲學史槪論)』, 이달(李達)이 옮긴 『현대세계사(現代世界史)』] 다만
이 방법은 독일인 헤겔(黑智儿, 즉 黑格爾, Hegel, 1770~1831)에 이르러 집대성되기 시작하였다.

양칙민(楊則民)은 '변증법(辨證法)'이란 하나의 무기를 이용하여 『내경』을 '현학(玄學)'[형
이상학(形而上學)]의 이론설법으로 보고, 음양오행을 미신으로 간주하는 설들에 대해 비판과
반박을 가했다.

　최근 사람들 중에 『내경』을 비판하는 자는 그것을 보고 현학(玄學)이라 말하고, 그 사상방법을
현학의 방법으로 간주하는데 이것은 큰 오해이다. 미국 사람 살극사(薩克思)는 "형이상학(곧, 현
학)의 사상방법은 일체의 사건, 행위를 모두 서로 관련이 없거나, 주위현상과 분리된 개체로 본 것
이다. 현학자는 외부 주위의 역량과 정세에 부주의하고, 그들은 모든 일들이 이것 아니면 저것이고
좋은 것이 아니면 나쁘고, 모든 행위가 맞는 것이 아니면 틀린 것이라고 주장한다."고 하였다[팽예
생(彭芮生)이 역한 『과학의 사회원리』]. 나에게 "『내경』 사상에 일찍이 살극사(薩克思)가 말한 것
과 같은 것이 있었는가?"라고 시험삼아 묻는다면 『내경』에서는 대립물의 편승(偏勝) 때문에 질병
이 일어난다고 보는데, 우리들이 만일 그 편승을 억제하여 평정시킬 수 있다면 곧 음양이 화합하여,
병은 절로 생겨날 수가 없다. 때문에 조절의 이론이라고 말할 수 있다.……
　자연이든 사회든간에 모두 두 개의 대립원소가 있어 서로 생성되고 소멸되며 점점 발전한다는 것
은 천고에 전하는 불멸의 진리이다. 『내경』은 음양으로 대립의 원소를 표시하고 오행으로 발전의
과정을 표시하는데 이것이 진리이다. 그러나, 시대의 한계가 있어서 과학이 아직 흥하지 않은 때라
그 설명은 유치할 수밖에 없었다.
　『내경』에서 음양을 이용해 그 사물의 변화를 다 설명할 수 없기 때문에 마침내 오행의 이론을 이
용해 상생상소(相生相消)이론으로 삼아 진보를 설명하는 법칙을 만들었다.

이상의 『내경』의 변증법을 논한 것은 모두 옳은 말로 선인이 미처 말하지 못했던 것이다.
또 다음과 같이 말했다.

　중서의의 다른 점은 생리해부, 병리실험에 있는 것이 아니라, 전체 사상계통상에 있다. 대개 중의
는 진찰시에 종합적으로 통일 관찰하는데, 이 때문에 병후(전신)를 중하게 여기고, 그 병소[病所
또 병조(病竈)라고도 부름]를 가볍게 말한다.
　서의는 분석적이고 국부적인 관찰을 하기 때문에 병소(국부)를 중히 보고 병후를 가볍게 말한다.
곧, 이것을 단지 질병진단에 이용된다고 말할 수 있다. 중의는 생물학의 방법으로 신체를 전면적으
로 보고 분할시키지 않기 때문에 국부는 또한 전신질병의 국부투시로 간주된다.
　서의는 이화학(理化學)의 방법으로 신체를 하나하나의 결합체로 보고 분할시키기 때문에 비록 전
신병이라 할지라도 그 하나의 병원(病源)이나 병조(病竈)를 찾고자 한다. 중의는 변동적이고 생기
있게 관찰하므로 그 치료법은 정한 비가 없다. 무정법(無定法)으로 다만 그때그때에 맞게 변하는데,
그 지혜로 병을 원만하게 할 수 있다(치료할 수 있다).
　서의는 정지(靜止)되고 기계적인 관찰을 한다. 때문에 그 치료법에는 준법(準法)이 분명히 정해
져 있고 규칙이 삼엄하며 그 방법으로 치료를 행한다. 중의는 자연적인 것으로, 비록 약으로(毒) 병

을 치료하는 일은 없지만, 그 치료방법을 다 사용하기도 전에 병이 치유된다. 때문에 기능을 중시하고 공독(攻毒)을 가볍게 말하며 의학을 자연의 보충으로 사용한다. 서의는 인공적인 것으로 비록 해열시키나 여전히 독약을 사용한다. 때문에 기계를 중요시하고 독을 이용해 세균을 죽인다. 그들은 의학을 자연을 정복하는 데 주로 사용한다. 중의와 서의의 다른 점은 이와 같은 것이다.…… 중의의 사상방법은 『내경』의 변증법이지만, 서의는 곧 근대의 기계론이 그 방법이 된다. 양자는 완전히 상반되는 것이다. 우리가 만약 스스로 확신한 바의 사상방법을 세우지 못한다면, 설령 고인의 성과를 들어 책을 만들고 근세과학으로 그것을 해석해 낼 수 있다 하더라도 그것은 단지 과학을 이용해 중의를 세련시킨 데에 지나지 않는다. 무엇 때문인가? 근본이 이미 폐지된 후, 그 지엽이 비록 무성하다 할지라도 그것은 소멸된 것과 똑같다. 일종의 학술이 그 기본의 이론을 스스로 세울 수 없다면, 이것은 모래 위에 탑을 쌓는 것과 같은 것이다.

상당히 긴 시간 이래로, 중서의 본질에 관한 인식과 그 상호구별을 이와 같이 분명하게 구별해 낸 사람은 오직 양칙민(楊則民)뿐이었다. 현재까지 그를 초월하는 자가 없다.

양씨는 논쟁 중 높은 입지에 서 있었으며 이론상으로 중서의 회통을 기도하였다. 그 또한 중서회통의 중요인물 중의 하나이다. 그의 중서회통·중의 과학화에 대한 구상은 바로 다음과 같다.

　만약 변증법으로 대강(大綱)을 삼는다면, 근대 생리·병리의 지식을 가져와서 대강(大綱) 아래에 두어 논증의 방법으로 사용하여야 한다. 이것은 정당한 방법이다. 중의 과학화.

확연히 이것은 다만 유토피아(烏托邦, Utopia)방식의 이상일 뿐이다. 최근 몇 년간의 중의 이론계의 동향을 살펴보면, 또한 기본상 이 테두리 안에 있다. 일종의 자연철학 성질의 의학은 철학의 각도(고도)상에서 분석을 가할 수 있으며, 아울러 약간의 현대 철학관념에 부합하는 이론원칙 인식을 얻어내었다. 이것은 이미 충분히 쉽지 않은 일이었다.

의학본질을 방치시켜 논하지 않고, 양칙민(楊則民)은 유럽의 헤겔(黑格爾), 마르크스(馬克思), 엥겔스(恩格斯) 등의 철학을 끌어들였는데, 이것 또한 사실상 이문화(異文化)의 회통이라고 할 수 있다.

(三)

중서의 사이의 이러한 논쟁 중에, 진정으로 중의이론의 과학성을 인식하고 중의학을 수호한 사람들은 운철초·양칙민(楊則民) 등의 몇 명뿐이다. 그러나, 그들은 너무도 고명하여 이해하는 사람이 적어 당시 중의계에 그들을 이해하고 따를 수 있는 자는 아주 적었다. 여운수(餘雲岫)는 그들을 논적(論敵)으로 삼아 정면공격하지 않고 오히려 한편에 내버려두고 운과 양이 전장을 확대하고 전과를 확장하지 않게 하였다. 여운수(餘雲岫)의 중의폐지안의 등장은 여론 경향조차도 다시는 학술 방면으로 기울이지 않았다. 엇갈린 투쟁의 결과는 여운수(餘雲岫)가 중의를 폐지시킬 수 없었지만, 그러나, 그의 중의이론에 대한 공격은 특히 중의 기초이론에 대한 부정은 거의 다 여론에 흡수되어져서, 이른바 '폐의존약(廢醫存藥 ; 의학이론은 폐지시키고 약만 보존시킨다)'을 거의 중의 과학화의 유일한 방법으로 인식하게 되었다. 이런 의미에서 보면, 여운수(餘雲岫)는 승리자이다.

첫번째 목표는 '오행(五行)'의 존폐(存廢)이다. 19세기 말과 20세기 초에, 엄복(嚴復), 양계초(梁后超), 장태염(章太炎) 등이 모두 음양오행에 대해 부정적인 태도를 보였다. 이것은 본래 사회철학에 대한 말이었다. 그러나 자연스레 중의학의 음양오행학설의 부정에도 영향을 미치게 되었다. 비교적 전형적인 예로 신주(神州) 의약총회 평의원인 원계생(袁桂生)은 최초로 북양 정부의 '누열중의(漏列中醫)' 교육을 비평한 사람이다. 그런데, 그는 중의항쟁을 하였으나 뜻밖에도 중의학이론 핵심의 하나인 오행설에 대해 부정적 태도를 보였다. 1915년에는 또 의안으로 삼아 신주의학총회에 제출해 토론하고 아울러 『신주의약학보(神州醫藥學報)』제26기에 게재하였다. 원씨(袁氏)는 청말 중화민국 초의 저명한 회통파 중의학자로서, 그의 관점이 자못 대표성을 갖추고 있음을 알 수 있다. 『싱가포르 북해 선생에게 드리는 글(復新加坡黎北海先生書)』중에서 그가 말하기를[19]

> 내가 오행의 폐지를 제의한 것은, 원래 의학을 제창 보급하고 국가의 정화를 보존하며 힘써 그 공허의 폐단을 경계하여 실사구시하기 위해서이다. 그러므로, 지금의 서의들처럼 주객이 전도되어 기황(歧黃)·중경(仲景) 등의 역대 명의의 책들을 전부 없애고자 함이 아니다.
> 만약 기황(歧黃)·중경(仲景)의 실학을 계발 보급하지 않는다면, 곧 『내경』·『상한론』등의 책들은 영원히 오행생극 네 자로 인해 먼지더미 속에 매몰될 것이다. ……오행을 꺼리어 말하지 않는 것은 사실에 맞지 않는 것 같지만 그러나, 단독으로 오행의 이론을 세운다면, 천하 후세 사람들에게 다시는 그 진정한 가치를 알 수 없게 할 것이므로 그 죄가 더욱 크다.
> 『상한론(傷寒論)』·『금궤요략(金匱要略)』의 전서(全書)는 모두 병리(病理)·증상(症狀)·진단(診斷)·치법(治法)·방약(方藥) 및 구오지법(救誤之法 ; 잘못 치료한 것을 구하는 법) 등을 서술했는데, 오행생극(五行生克)과는 조금도 관계가 없다.

고 하였다.

그 밖에도 주부산(朱阜山)이란 사람이 있어 그는 『신주의약학보(神州醫藥學報)』에 '폐지오행생극지평의(廢止五行生克之平義)'라는 글을 지어 실었는데, 당시에 원씨(袁氏)가 제출한 안에 대한 토론의 소결이 되었다. 그는 '오행설(五行說)' 등을 유하(儒學)의 '팔고문(八股文 ; 명·청시대에 과거의 답안용으로 채택된 특별한 문체)'과 똑같이 반대하였는데

---

19) 본절의 내용 및 인용문은 『近代中書醫論爭史』, pp. 206~212를 참고할 것.

오행생극설(五行生克說)은 유학의 팔고(八股)의 해로움과 그 정도가 같을 정도로 무척 해롭다. 팔고(八股)가 흥하면 중국에 진실한 문학인이 없게 되고, 오행생극설(五行生克說)이 지나치면 중국에 진실한 의학인이 없게 된다.

우리나라 의학계가 20세기에 생존하기를 바란다면, 점차적으로 철학을 경시하고 그 방향을 과학에 치중시켜야만 한다.

고 하였다.

이후에도 1917년에 쓴 저명한 여운수(餘雲岫)의 『영소상태(靈素商兌)』에 보면, 그의 관점이 분명하게 드러나 있는데 한번에 부정했다.

오행이라는 것은 5원질이다. ……지금은 화학을 알아, 물질을 이루는 원질이 이미 80개 있다는 것을 알게 되었는데, 그렇다면 이미 80행으로 변하여 다시는 오행의 낡은 목적을 고집할 수 없다. [『영소상태(靈素商兌)』]

음양 오행·12경락 등의 말은 모두 거짓말로서 절대적으로 사실에 부합하지 않으며 또한 근거 없는 설이다. 반드시 '참정절철지(斬釘截鐵地 ; 결단성있고 단호한)'하여 이러한 불분명한 헛것의 일체를 타개시켜야 비로소 다른 것과 같이 진리를 강구할 수 있다.[『과학의 국산약품연구의 첫걸음(科學的國產藥物研究之第一步)』]

장태염(章太炎) 선생은 1926년에 또한 '오장을 오행에 부치는 데 정설이 없다는 것을 논함(論五臟附 五行無定說)'이란 글을 썼는데, 그는 다음과 같이 생각했다.

『소문(素問)』 『81난(八十一難)』 등에서 오장(五臟)에 오행(五行)을 결부시켰는데, 그 시작은 대개 물류(物類)로써 비유하였다. 그것이 오래되자 마침내 원래 그랬던 것처럼 여기게 되었다. 그런데 오행의 설은…… 본래 진찰치료의 방법이 아니기 때문에 그 유사한 것을 따라서 모두 결부시킬 수 있다. 곧, 2가[주 : 금고문 『상서(尙書)』를 가리킴] 이외에, 다른 것은 비슷한 점이 있어서 반드시 통할 수 없는 것은 아니다. 오늘날 사람들은 한 의미에만 얽매어 여러 사람의 손을 거쳐 추연하여 장상(臟象)이나 병후(病後)를 모두 이와같이 말하여 이론을 세우나 사실은 타당하지 않으니 이는 폐지되어야 한다.

장씨(章氏)의 유추비부(類推比附)한 말은 완전히 틀린 말은 아닌데, 특히 사회학 방면에서, 오행(五行)설은 더욱 많은 폐단을 보였다. 그러나, 의학에서는 오행이 반드시 귀납(歸納)·관련·변화 등의 의미를 갖추지 않은 것은 아닌데, 그 예로 운씨·양씨의 생각 또한 그렇다.

장씨(章氏)는 여전히 "지금 오행을 말하지 않으면 중의의 실제에 어떤 손해가 있는가?"라고 하였고, 이후에 또 육사악(陸士諤), 채육선(蔡陸仙) 등이 이것에 반박하였다. 설령 장태염(章太炎)은 의학상에서 구체적으로 오행론폐지의 우세를 보이지 못했으나 그는 경학대사(經學大師 ; 경학에 통달한 대학자)의 지위로서, 또한 "한대(漢代)의 위후지담(緯候之談 ; 위서에 의하여 미래의 일을 예후하는 말)은 어리석다고 여길 수는 있어도 명철한 것이라고는 여길 수가 없다."는 이론으로 오행을 배제시켰는데 그 영향이 매우 컸다. 그는 또한 "금원(金元) 이래로는 ……육조당송(六朝唐宋)의 절실한 기술을 버리고 오행현허(五行玄虛)한 설로서 근본을 삼았다."고 여겼는데, 이것은 바로 여운수(餘雲岫)가 당송 이후의 중의학을 부정한 논점에서 나온 것이다.

오행의 부정은 당연히 오운육기설의 부정이 되는데, 이것을 심지어 육연뇌(陸淵雷) 같은 사람도 배제하려고 힘썼다. 그가 말했다.

고의 서중에 무릇 오운, 육기, 간지, 생극 등의 이론은 모두 도가의 술수(術數)에서 나온 것으로, 미신이라고 말해지는데, 진실로 이것은 억지에 속하는 것이다. 만약 여기서부터 의학을 탐구하고자 한다면, 그것은 불가능한 일이다.

오행의 여러 설은 취하지 않아야 한다. 『상한론(傷寒論)』은 본래 오행의 여러 학설이 적은 것인데 가끔 있는 것은 마땅히 논하지 말아야 한다.

더욱 심한 것은 1934년 육씨(陸氏)가 지은 『종근본상추번기화(從根本上推蒜氣化)』라는 글로 여운수(餘雲岫)가 1930년에 지은 『논육기육음(論六氣六淫 ; 육기와 육음을 논함)』이라는 글보다 더욱 심했다. 거의 중의이론의 근본을 완전히 부정하려고 했는데 그는 다음과 같이 말하였다.

육기(六氣)는 원래 오행에서 나왔는데 3양 3음(三陽三陰)을 덧붙이고자 해서 그 때문에 5에서 6으로 증가하였다. 증가한 바의 것이 어째서 화(火)인지, 3양 3음(三陽三陰)이 어째서 6기(六氣)와 이와 같이 서로 배합되는지, 음양육기주세(陰陽六氣主歲)가 어째서 이와 같이 분류되는지 모두가 근본문제가 된다. 그러나, 모두가 근거 없는 설들이다. 그러므로 나는 "육기(六氣)는 근본적으로 그 이유가 없다."고 말하는 것이다. 후세에 『소문(素問)』·『상한론(傷寒論)』의 육경과 더불어 다룬 적이 있는데, 단지 그 형식만을 보고 그 사실은 구하지 않았으니 더욱 잘못된 것이라 할 수 있다.

서양의학이 전입된 후로, 중서회통파는 '서의중형질 중의중기화(西醫重形質 中醫重氣化 ; 서의는 형질을 중요시하고, 중의는 기화를 중요시한다.)'로써 표방(標榜)을 삼았다. 육씨(陸氏)의 이론에 의거하면, '기화(氣化)'는 근본이 번복되면 중의의 우세한 것이 아무것도 남지 않는다.

때문에 또한 협고홍(犀古紅)이 지은 『중국의약혁명론(中國醫藥革命論)』에서는 "중국의약학술은 반신화시대 때 발생했는데, 불행히도 오행설의 지배를 받았다.", "신비한 사천재천설(司天在泉說), 참위(讖緯)의 오행생극설(五行生克說) 등이 모두 마땅히 폐지시켜야 할 예에 속한다. 쓸모없는 군더더기[병지(駢枝)]의 육기풍화설(六氣風火說), 이상(理想)의 12경락설 등은 또한 모두 교정해야 할 예에 속한다."고 하였고, 시일인(時逸人)이 지은 『내가 하고픈

말(我要說的話)』에서는 "중의학리(中醫學理)는 태반이 현설(玄說)과 관련되어 있는데 오히
려 중의의 면목을 상실했다. 이 항의 결점은 숨길 필요가 없다"고 하였다.

이러한 의견은, 모두 여운수(餘雲岫)의 중의폐지론과 아주 근접한 것으로 심지어는 같은
선상에 서 있다고도 말할 수 있다. 당연히 반박을 하는 사람이 었었으니 원복초(袁復初)·증
각수(曾覺叟)·오한선(吳漢仙) 등이 그런 사람이다. 그러나, 그들의 역량은 그리 크지 못해
서 형세를 바꾸어 놓을 수는 없었다.

(四)

실제적으로 당시 중앙국의관(中央國醫館)에서 설립한 학술정리위원회는 이미 중의폐지의
압력을 받고 중의 과학화의 길을 가고자 하였으므로 그 경향은 점점 서의에 가까워졌다. 특
히, 중서 병명통일의 문제상에서 이러한 경향이 나타났다. 1933년 시금묵(施今墨)의 명의로
제출한 『중앙국의관 학술정리위원회 통일병명건의서(中央國醫館學術整理委員會統一病名建議
書)』는 시씨(施氏) 및 협고홍(犀古紅), 육연뇌(陸淵雷), 곽수천(郭受天), 장인엄(張忍庵) 등
의 의견을 대표한 것이다. 그 중 건의한 제1조에 대한 이유를 다음과 같이 말했다.

왜 반드시 서의의 병명에 의거해야 하는가? 국의관은 일찍이 과학방식을 모두 이용하지 않았는
가? 국의(國醫)의 원래 병명은 줄곧 과학적이지 않아서, 일단 과학방식을 도입하고자 하면, 소수 정
리위원이 단시간 내에 이루어낼 수 있는 일이 아니다. 만약 그것을 할 수 있다고 말한다면, 천하 사
물은 오직 하나의 진리(眞是)를 가지고 있는데, 서의 병명은 이미 과학의 기초상에 세워져 있어서
지금 만약 새로 병명을 지으려 한다면, 반드시 서의와 다를 수 없고 만약 서의와 다르다면 과학적이
라고 할 수 없다.

아주 분명한 것은 서의만을 과학적이라고 인정하고, 중의는 서의에 의거해야만 비로소 과학
에 부합될 수 있다는 것이다. 이러한 논조와 병명통일법은 당연히 중의계의 반대를 받게 되었
다. 심지어 장태염(章太炎)조차도 반대입장에 섰다. 하응당(夏應堂)·왕중기(王仲奇)·진백
미(秦伯未)·심탁여(沈琢如)·갈양민(葛養民)·장행손(張杏蓀) 등이 공동으로 지은 『중앙국
의관 통일병명 건의에 대한 의견(對中央國醫館統一病名建議之意見)』에서, 정확하게 말하고 있
다.

건의서의 주장은 서의와 상합해야만 과학적이라고 했는데, 가까운 일본에서 이용한 이름을 알 수
는 없으나, 고유한 것은 구미와 다른 것이고, 구미로부터 그 뜻을 번역한 것은 같은 것이다. 그 이
름이 일본내에서는 통일되었으나 세계에서 통일된 것은 아니다. 기타 다른 나라 또한 그렇다. 그러
나, 그 모두가 과학의(科學醫)가 된다. 지금 이른바 서의에 의거한다고 하는 것은 도대체 어느 나라
에 의거한다는 것인가?

국의(國醫)의 병명이 없어지면 국의 또한 사실상 없어지는 것이다.…… 국의의 수천 년의 역사가 외부인에 의해 없어지는 것이 아니라, 국내에 의해 없어지는 것이고, 기타 단체에 의해 없어지는 것이 아니라 다만 우리들의 국의정리, 국의발양을•조석으로 바라는 국의관에 의해 없어지는 것이다.

홍콩 중화국의학회 하패유(何佩瑜) 등은 빠른 속도로 전국 의학계의 저제(抵制 ; 배척하는 것, 막아내는 것)를 호소하였는데, 그 말은 사실 무척 이치에 맞았다.

국의선철(國醫先哲)들은 대자연의 기후변천을 근거로 삼아 이름을 지었는데 이것은 병의 원인으로부터 착상한 것이다. 서의의 실질병(實質病)·전염병(傳染病)·관능병(官能病)은 해부학(解剖學)·세균학(細菌學)·생리학(生理學)으로 근거를 삼아 이름을 지은 것이다. 이것은 병을 얻은 후의 결과로부터 착상한 것이다. 원인이 있은 연후에 결과가 있듯이, 이 국의학은 분명 독특한 데가 있다. 만약 이 병명을 버린다면, 이것은 국의학술의 근본을 뒤엎는 것과 다를 바가 없다.

반대의 의견이 상해(上海)·광서(廣西)·절강(浙江) 등 전국 각지의 국의학회 및 국의분관(國醫分館)에서 분분히 날아왔다. 그 중 운철초가 지은 장편의 『통일병명 건의서에 대한 협의검토(對于統一病名建議書之商榷)』에서는 사리에 맞게 분석하여 모두 여섯 방면으로 나누었다.

1. 통일은 마땅히 중의이름을 위주로 해야 된다.
2. 그 통일병명은 마땅히 먼저 그 표준을 정해야 한다.
3. 열병 병명은 응당 따로 나누어 토론해야 한다.
4. 진균학(震菌學)의 국의 도입은 마땅히 천천이 하여야 한다.
5. 『내경』은 폐지시킬 수 없다.
6. 마땅히 백성의 마음을 좇아 행해져야 한다.

그 중에서도 양칙민(楊則民)이 절강성(浙江省) 국의분관(國醫分館)을 대신하여 제안한 『중앙국의관 통일병명 건의서(對于中央國醫館統一病名建議書)』가 가장 타당하였다.

중의는 변증(辨證)을 중시하고, 서의는 변병(辨病)을 중시한다. 변증의 목적은 비용약치(備用藥治)에 있고, 식병(識病)의 목적은 병소(病所)를 밝히는 데 있다. 중의가 병소를 찾는 것을 중요하게 여기지 않는 것이 아니고, …… 서의가 변증을 강구하지 않는 것이 아니다. 특효약을 구하여 약의 맛에 따라 귀속시키므로 부득이 병의 단위에 힘쓸 수밖에 없어 마침내 병을 아는 것으로써 중의를 압도할 수 있다. 그러므로 중의는 병을 잘 치료하면서도 병이 어떤 병인지를 알지 못하고, 서의는 병소를 잘 밝히면서도 치료법이 없는 것이다. 이것은 중의의 병명은 혼란하고 서의의 치법은 요법이 적다는 것이다.

양칙민은 이와 같이 중서를 판명하였으니 이는 확실히 핵심을 파악한 것으로 중서의학을 회통조화한 것이라 할 수 있으며 또한 각자의 장점을 발휘한 것이라 할 수 있다. 그러나 이러한 의견은 끝내 수용되지 못하고 20세기인 70년대에 이르러 중서의 결합전문가인 심자윤(沈自尹) 교수가 다시 독자적(양씨의 의견을 참고하지 않은 것 같음)으로 『병변과 변증의 상호결합(辨病與辨證相結合)』이 중서의 임상이 결합하는 가장 좋은 방법이라고 제안하였다. 그래서 양칙민, 운철초 같은 명철한 견해를 가진 의학자 이외에도 고르게 알지 못하고 느끼지 못하는 사이에 '중의과학화(中醫科學化)'의 길을 취하게 되었으며 더욱이 그것은 여운수(餘雲岫)와 같은 사람이 서의로서 중의를 개조(改造)하자는 것을 받아들인 것으로 실제적으로는 의(醫)를 폐기하자는 것이다.

그러므로 몇 이름있는 중의학자, 즉 담차중(譚次中)·육연뇌(陸淵雷)와 같은 사람은 모두 선후로 여운수(餘雲岫)의 차리를 노려 중서는 겨우 합작을 보였다.

육연뇌(陸淵雷, 1894~1955)의 이름은 팽년(彭年)으로 상해(上海) 천사(川沙) 사람이다. 빈곤한 가정에서 출생하여 독학으로 공부를 하였다. 처음에는 경학(經學)과 소학(小學)을 연구하고, 한편으로 천문(天文)·역산(曆算)을 연구하여 한때 기남대학(暨南大學)에서 교직을 가졌었다. 그 후 운철초의 초청에 응해 그의 중의함수(中醫函授 ; 중의통신강좌)를 도와 바로 醫學의 길로 들어서게 되었다. 1919~1925년에는 또 상해국의전수관(上海國醫專修館)과 지지대학(持志大學) 등에서 교수생활을 하였다. 강의 이외의 남은 시간에는 중의학술을 연마하는 데 노력하였으며, 아울러 운철초에게서 학문을 배웠고, 깊은 조예(造詣)를 얻게 되었으며 또한 새로운 지식을 융회(融會)하고 고의(古義)를 발양하는 데 주력하였다. 또 장차공(章次公)·서형지(徐衡之)와 함께 상해 중국의학원에서 일하면서 상해중의전문학교, 중국의학원, 상해국의학교 등의 학과업무를 맡아서 하였다. 또한 일찍이 운수각(惲樹珏)을 도와 통신 강의 업무를 하였으며, 한때 국내를 편력하면서 의학을 의논하기도 하였다. 그는 자신의 진료소를 개설하고, 여가가 있을 때는 저술에 종사하였으며, 중앙국의관업무에도 매우 적극적으로 참여하였다. 그의 저서에는 『상한금석(傷寒今釋)』(1930), 『금궤금석(金匱今釋)』(1934)이 있는데 이 두 책은 그의 대표작이며, 이 밖에 『생리보증(生理補證)』, 『병리보증(病理補證)』, 『진단치료(診斷治療)』, 『세균학보증(細菌學補證)』 등이 있는데 이들은 그가 중의의 과학화를 제창한 것들이다. 그는 아래와 같이 이해하였다.

국의(國醫)에는 실제적 효과가 들어 있는데, 과학은 바로 실리(實理)이다. 이 세상에는 실리(實理)가 실효(實效)에 부합하지 않는 것이 없으나 국의의 이론은 실리에 부합하지 않는다.

국의가 서의보다 우수한 것은 치료에 있는 것이지 이론에 있는 것이 아니다. 『소(素)』, 『영(靈)』, 『81난(八十一難)』 등의 이론서는 모두가 고인들의 어림짐작에서 나온 것으로 생리 해부 병리와 부합하지 않는다. 이를 받들어 의학의 기초로 하는 것은 물의(物議)를 자초(自招)하여 중의폐지의 위기를 불러일으키는 것이다. 이는 크게 지혜롭지 못하다.

이처럼 서로 전하여 내려와 근대에 이르렀으니 말로만 그럴 듯하고 글로만 능하여 다시 따라서 추파조란(推波助瀾 ; 파란을 더 크게 하는 즉 부채질하는)하고 고담웅변(高談雄辯 ; 공리공론, 즉 탁상공론만 말하는 것)으로 그 근본이 잘못된 것을 알지 못하니 중의학이 세계 의학과 부합할 수 없는 것은 이와같기 때문이다.

이와 같이 육연뇌(陸淵雷)는 중의 고전이론에 대한 부정적 태도를 반영하였다. 그는 중앙국의 학술정화위원회를 대신하여 '국의약학술정리대강초안(國醫藥學術整理大綱草案)'을 쓴 뒤 여운수(余雲岫)에게 적극적으로 가르침을 청하였다. 여운수는 그에 대하여 "사상견해가 당시 사람들보다 뛰어나고……이런 문서로 계속 좇아 나가면 거짓된 것이 제거되고 옳은 것만이 남게 될 것이며 실리에 맞지 않는 것은 축출되고 시대에 맞는 것만 찾게 되어 우리나라 의약학의 과학화는 비로소 기준에 순서가 있게 될 것이다."라고 찬양을 하였으며 동시에 약간의 수정을 하였다. 뒤에 나온 통일병명 등은 모두가 초안중애서 제의되어 이루어진 것이다. 초안 제2장 제6조의 '설명' 가운데 다음과 같이 제기되었다.

국의 과학화의 목소리는 10년 전부터 일어났다. 당시 국의계는 자못 반대하는 사람들의 논조를 견지할 수 있었다. 그러나 지금은 반대하는 사람이 100명 중에 한두 사람도 없다.

이로써 시대적 조류의 방향이 크게 변하는 것을 알 수 있다. 사실, 서의의 '과학화'는 이미 중의학의 변화에 많은 영향을 주었다. 제6조는 바로 이에 해당하는 말이다.

제6조, 중의학 방법을 부분적으로 과학과 부합되는 이름으로 설명하여야 한다. 그 목적의 첫단계는 이후의 의학을 연구하는 학자들이 점차 과학화를 이룰 수 있게 하는 데 있고, 제2단계는 세계의 학계에 국의학의 진가를 명료하게 해보자는 데에 있으며, 제3단계는 국의학이 세계 의학과 융합하여 일종의 새로운 의학(新醫學)을 만들어 내게 하여 더욱 완전하게 하자는 것이다.

구체적 방법으로는 첫째, 서의의 모든 과정(課程)을 넣는 것이고(제7조), 둘째, 국의학의 명론부(名論部)는 반드시 일부분만을 밝히고 일부분은 빼버린다. 즉, 음양(陰陽)·허실(虛實)·표리(表裏)·사정(邪正) 등은 반드시 밝히자는 것이고, 오행생극(五行生克)·육기표본(六氣標本)·사천재천(司天在泉)과 같은 것은 반드시 없애버려야 한다는 것이며(제8조), 셋째는 고금(古今)의 의학서적을 살피고 조사하자는 것이다(제9조). 이것은 송원(宋元) 이후에 실제 사용하여 성방(成方)으로 보유된 처방 이외의 나머지에 대하여도 실사(實査)하자는 것을 말한다. 대체적으로 중앙국의관 규정의 중의과학화방법은 이에 기준하여 시행되었다. 이것은 1930년의 일이다.

(五)

'신의학(新醫學)' 창립을 제시한 데는 그 연유가 있다. 일찍이 1910년에 원계생(哀桂生)이 제의했다.[20]

만약 중국 고금 이래의 고유한 의학과 금일 동서양의 의학을 뒤섞어 공통으로 단련시켜, 그 정화를 취하고 그 쓸데없는 것을 버려 실사구시(實事求是 ; 사실에 토대하여 진리를 탐구하다)하고 예지도존(銳志圖存 ; 마음을 단단히 먹고 생존을 꾀하다)하면 우리 중국의 의학이 어찌 동서양을 앞설 수 없겠는가!

1926년에 왕일인(王一仁)도 다음과 같이 말했다.[21]

내가 감히 이 말에 책임을 지는데, 중의는 반드시 외래 의학의 우수한 점을 받아들여 세계 의학이 되는 일이 있을 것이다.…… 전날의 발전(進化)은 이후에 반드시 그 목적을 이룰 수 있음을 증명한다.

같은 해 왕신헌(王愼軒)은 또한 말했다.[22]

중중경서(重中輕西 ; 중의를 중시여기고 서의를 경시하는)는 진실로 불가한 일이며 중서경중(重西輕中 ; 서의를 중시여기고 중의를 경시여기는) 도 또한 불가한 것이다. 반드시 공통으로 섞어 연마하여 그 정화는 취하고 그 찌꺼기는 버려야만 세계에서 가장 완전한 의학을 이룰 수 있다.

때문에 육연뇌(陸淵雷)는 또한 당시 조류의 결론을 따랐다. 그러나, 이 중의 개량은 또한 필수불가결한 것이다. 사리항(謝利恒)이 일찍이 다음과 같이 제시하였다.[23]

20세기 과학창명(昌明) 시대에 이르러 구미의 의학발달은 날로 새로워졌다. 그 노력의 큼이 전세계를 돌았는데 어떤 이는 중의를 개량할 필요가 없으며 서로 병존할 수 있다고 말하는데 그것은 그릇된 말이다. 또 어떤이는 중의를 개량할 가치가 없는 것으로 보고 반드시 모두 버려야 한다고 말하는데 이것은 더욱 그릇된 말이다.

중앙국의관(中央國醫館)의 일은 주로 '중의 과학화' 방면에 힘쓰는 것으로 중의계는 항상 신의학의 창조를 바라고 있다.

1936년 협격천(犀格泉)이 다음과 같이 말했다.[24]

20) 哀桂生,「醫學扶輪報發刊辭」,『醫學扶輪報』, 1910년 제1기.
21) 王一仁,『中國醫藥問題』, 1927년판, p. 34.
22) 王愼軒,「中西醫의 平議」,『醫界春秋』, 1926년 제1기.
23) 謝利恒改作,「關于中醫改良聲中之四大問題」,『醫界春秋』, 1927년 제10기.
24) 犀格泉,「'近世內科國藥處方集' 소개」『中醫革命』, 1936년 제9기.

중서의학계의 격막을 트기 위해서는 중의는 옛것을 고수하지 말아야 하며, 서의를 맹목적으로 좇아서도 안 된다. 과학원리에 의거하여 과거를 연구하고 현재를 파악한 후에 중국 본위의 신의학의 창조를 꿈꿔야 한다.

1940년에 시일인(時逸人)과 1949년에 양의아(楊醫亞) 등이 모두 '제3의학 창조(創造第三者之醫學)', '이상적 새로운 의학결합(合乎理想之新中國醫學)' 등을 논한 바가 있다.

상술한 것을 종합해 보면, 중서의 논쟁의 최후 결과로, '중의 과학화(中醫科學化)'의 길을 유출해 내었고, 최종목표는 중의학을 세계 의학에 융합시켜 일종의 신의학을 탄생시키는 것이었다. 이러한 길과 이러한 목표에 대해서 대개 모든 중의계는 동의를 표시했고 운철초와 양칙민(楊則民)도 이에 포함된다. 서의계 또한 동의를 표시했는데 여운수(餘雲岫)도 포함된다. 구체적 방법과 관점에는 여전히 차이가 있지만 이것은 또한 해결해 낼 수 있는 문제이다. 양내진(梁乃津)은 "장래가 어떨 것인지는, 우리의 노력과 정부의 정책이 결정할 문제이다. ……중화민족의 역량은 위대한 것이며 세계 의학의 앞길과 우리의 관계는 실로 큰 것이다."라는 말을하여 좋은 반응을 얻었다.[25]

사실상 서의계 중에, 여운수(餘雲岫)와 같이 결연한 태도로 중의폐지를 주장한 사람은 소수에 속한다. 그 예로 1922년 중화위생학회의 서의사들이 조직한 '화타대(華佗隊)'를 들 수 있는데, 대장은 조신덕으로, 그들이 화타(華佗)로써 영예를 삼았음이 드러난다. 일찍이 여운수(餘雲岫)와 함께 중의를 공격했던 서의사 호정안(胡定安)은 1934년 후부터 사상에 변화가 있어 오히려 중의 발전을 중시해 의정학원(醫政學院)내에 전후로 중의진수반(中醫進修班) 두 학기를 개설하고 개업 중의사를 모집하였다. 학원위생행정과는 곧 동시에 서의학원과 중의학원의 졸업생을 모집하여, 졸업 후 동일하게 일자리를 분배해 주었다. 조씨는 1948년에 구미에 파견되어 그 곳 의학교육을 시찰하고 그 뒤 거기에 머물어 살다가 1965년에 미국에서 병으로 죽었다. 그 사이에 그는 구미를 향해 중의를 전파시켰는데, 여기서 서의계의 중의에 대한 인식이 또한 논쟁을 통한 이후에 발전이 있었음을 알 수 있다.

어쩌면 상술한 결론에 대한 양계의 동일한 인식 때문에 아니면 끊임없는 내전과 일제의 침략 때문에 의학계는 이미 앉아서 학술논쟁을 할 수가 없었는지도 모른다. 오랜 시간을 끌던 한판의 중서의 논쟁은 이렇게 점점 소리없이 사라져갔다.

그러나, 역사에는 가끔 사람을 놀라게 하는 유사와 반복이 있을 수 있는데, 이러한 오래된 문제가 항상 새로운 시기에 새로운 얼굴로 나타난다. 중의학이 진정으로 세계 의학이 되기 전에는 이러한 상황은 여전히 역사의 무대 위에 출현할 것이다.

---

25) 梁乃津, 「中西醫의 特質과 中西匯合略論」, 『廣東醫藥旬刊』, 1943년 제5~7기.)

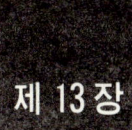

제 13 장

중서의결합(中西醫結合)은 원대한 과제

계속된 반세기의 중서의학 논쟁에서 중의학이 비록 한자리를 얻었다고는 하나 겨우 숨이 붙어 있는 지경에 불과하다. 서양의학은 방대한 세력 사이에 끼여서 이미 중국의학위생사업의 주요기반을 점했으며, 그들에게는 이미 불필요하게 논쟁에 참여하는 것을 아무런 가치가 없는 하찮은 것으로 여겨졌다. 본질상으로 보면 서양의학측에서는 행정권, 공제권의 다툼이며, 중국 의학측면에서는 생존과 발전을 강구하는 다툼이다. 이러한 의의에서 보면 서양의학은 승리한 것이며, 중의는 자생자멸의 길에 놓인 것이다.

그러나, 중의학에는 수천 년의 경험이 누적되어 있고, 풍부한 과학을 함유하고, 강하고 질긴 생명력을 가지고 있다. 농촌에서나 또는 가난한 벽지에서 심지어는 도시의 한쪽 모퉁이에서 여전히 중의사가 대환영을 받고 있다. 서의의 영향이 미치지 못하는 곳, 특히 서의가 속수무책의 질병에 맞닿았을 때 중의학의 치료는 더욱 눈부신 광채를 발하게 된다. 이러한 사실은 사람들로 하여금 사고(思考)를 촉발시킨다. 중의가 병 치료에 효과적인 이유는 무엇인가? 지금과 후의 중의학 발전의 길은 무엇인가? 중서 다른 두 종류의 의학이 결국에 합쳐지는 길은 있으며, 또한 공존이 가능하며, 서로 번영할 수 있을 것인가? 긴 세월의 실천과정 중에서 인간은 마침내 한 가닥 중서결합의 길을 모색해 내었다.

제 1 절 모택동 자신의 체험으로부터 시작

(一)

일찍이 공산당의 영수인 홍군(紅軍)이 정강산(井崗山)에서 투쟁한 시기는 국공 분열에 의해서 반복된 대토벌이었다. 홍군부대 내에는 의약품이 매우 부족했다. 모택동은 1928년 11월

25일에 중공중앙에 올린 보고 중에 이미 말한 바 있다.[1]

전쟁에 한번 임하면 바로 많은 병사들이 부상당한다. 영양부족 동상과 기타 원인으로 인해서 병이
든 병사들이 매우 많다. 의원은 산에 설치되어 있고 중서의학을 이용하여 치료하고 있으며, 의사와
약품이 모두 부족하다. 현재 의원에는 800명 이상의 환자들이 있다. 호남성위원회에서 보내겠다고
응답한 약은 지금까지 도착하지 않았다. 여전히 나는 중앙과 양성위원회에 몇 명의 서양 의사와 약
품을 나에게 보내 주기를 원한다.

여기에서 언급한 "중서의학을 이용하여 치료하고 있으며"와 뒤에서 강조한 "초의[草醫;
herb doctor로, 즉 민간요법 의사를 말함]와 초약[草藥;민간약]이 필요하다."는 주의할 만
한 가치가 있다. 적어도 당시의 어려움을 반영했으며 서양의학과 서양 의약품의 부족으로 홍
군 중의 부상당한 병사들은 중의 중약과 초의초약(草醫草藥)에 의존해서 치료했으며 더욱이
실행 중에는 중서 두 가지 방법을 병행하거나 작업을 서로 나눠서 했다.

1935년 홍군의 긴 장정은 섬서성 북쪽에 다다른 후에 모택동이 대장정에서 얻은 관절염이
재발하여 서양 의약품을 오랜 시간 복용했으나 효과가 없었다. 1941년에 이정명(李鼎銘) 선
생(1881~1947)이 정병간정(精兵簡政;군대의 정예화와 행정의 간소화)의 건의를 하고 아울
러 이 때부터 섬서성, 감숙성, 영하성지역 참의회 부회장으로 선발되었다. 그는 모택동이 병
든 사실을 알게 되었다. 이정명 자신 또한 한 사람의 중의사로 미지현(米脂縣) 일대에서는
명성이 자자했으며, 시달리는 공무에도 불구하고도 여전히 백성들의 병을 보아주고는 했다.
어느날 바로 모택동의 집으로 가서 병세를 보고 네 첩의 약을 지어 주었다. 그 당시 보건위생
을 책임지고 있는 사람이 중약의 복용을 동의하지 않았는데, 모택동은 "그래도 한번 실험해
보자"라고 말했다. 그리하여 중약을 복용했는데 병은 오래지 않아서 나았다. 이후부터 모택동
은 병이 있으면 항상 이정명 선생에게 부탁해서 치료하고 약을 먹게 되었다. 때로는 안마도
곁들여 받으면서 치료를 했다. 효과는 모두 대만족이었다. 한 번은 모택동이 이정명 선생에게
물었다. "지금 연안(延安)에서는 많은 서의들이 중의를 업신여기는데 선생은 변구[邊區;중
국의 국공내전·항일전쟁 시기에 중국 공산당이 몇 개의 성에 세웠던 혁명 근거지]의 의약과
위생이 어떻게 발전하리라 보십니까?" 이에 이정명 선생의 대답은 "중서의학 모두 장점이 있
지요, 그러나, 결합하여야만 비로소 진보가 있으리라 봅니다." 모택동은 이에 대해 "당신의
방법은 매우 좋습니다. 이후의 중서의학은 반드시 결합해야 합니다"라고 이야기했다.

이러한 일이 있은 후 모택동은 많은 회의석상에서 중의와 중약의 좋은 점을 이야기하였으
며, 이정명 선생의 의술이 높다는 것을 칭찬하였다. 그는 모든 사람들이 중의를 존중하며, 중
의를 계속 이어나가기를 요구했으며, 서의가 중의에서 배워야 한다고 주장하였다. 당시 연안

---

1) 『정강산(井崗山)의 투쟁』, 『모택동선집(毛澤東選集)』 제1권 p. 64, 인민위생출판사, 1966.

의 노지준(魯之俊)·주련(朱璉) 등의 서의사들은 앞을 다투어 중의를 공부하였는데 특히 침구술을 공부해 나중에는 그에 대해 상당히 조예가 깊었다. 모택동은 또 이정명에게 주은래(朱恩來)·주덕(朱德)·임백거(林伯渠)·사각재(謝覺哉)·왕가상(王家祥) 등을 소개해 병을 보게 했는데 모두 만족할 만한 효과를 얻게 되었다. 임백거가 이 때 변구 정부[邊區政府 ; 혁명정부] 주석을 담임했을 때의 일이다. 변구 정부(邊區政府) 제63차 회의상에서 전문적으로 위생작업문제를 토론했다. 중의 중약에 대한 연구를 강화해야 한다는 결정을 하고 더불어 중의 중약의 우수한 부분을 점차 과학화시켜야 한다는 것을 제기했다.

1944년 10월, 변구에서 문교업무회의(文敎工作會議)를 개최했다. 모택동은 회의석상에서 신구(新舊) 의학의 관계에 대해 다음과 같이 말했다.

> 섬서(陝西)·감숙(甘肅)·영하성(寧夏省) 변구(邊區)의 사람들과 가축의 사망률이 상당히 높으며 많은 사람들이 무신(巫神)을 믿는다. 이러한 상황에서 다만 신의(新醫)에 의존한다는 것은 문제를 해결할 수 없다. 새로운 의사는 당연히 구의사(舊醫)보다 고명하나 새로운 의사가 만약 인민의 고통에 관심이 없거나, 인민을 위해 의사를 훈련시키지 않거나, 변구에 현재 있는 1천명 이상의 구의사와 구식 수의사를 연합시키지 않으면서 그들의 진보를 돕는다면 그것은 곧 실제로는 무신(巫神)을 돕는 것이며, 두 눈을 멀쩡히 뜬 채로 사람과 가축들의 죽음을 지켜보는 것이다.[2]

모택동은 여기서 주로 섬서·감숙·영하성 변구의 구체적 정황을 근거로 하여 이야기한 것이며, 중의가 결국에는 무의(巫醫)에 비해서 좋은 점이 많다는 것을 제기한 것이다. 그러나, 동시에 또 "신의(新醫)는 당연히 구의(舊醫)에 비해서 고명하다"고 생각하였다. 중서의학은 단결되어서 합작해야 하며, 이것은 당시 형세의 필수불가결한 것이다.

이 회의석상에서 이정명은 입을 열어 과거 중서의학이 합작하지 않은 것, 이것은 구사회에 의해서 이어져 내려온 것이라고 제기했다. 오늘날 혁명 정부의 신민주주의 사회 속에는 대부분의 사람들이 분파의 선입관을 부수려 하고 중서의학이 많은 접촉을 하며, 공동으로 혁명 정부 인민을 위해 봉사할 수 있는 방법에 대해 많은 연구를 하고 있다. 그는 각급 정부가 위생업무를 중시하고, 의약위생사업 발전에 노력하며, 중서의학 결합을 실행하기를 요구하였다. 또 그는 비방(秘方)을 공개할 것을 주장하였으며 이것이 정부에 의해서 수집되고 인쇄되어서 각 지역에 배포되고 채택되어 사용되어야 하며 선조들의 비방으로 많은 대중을 위해 봉사해야 한다고 주장했다. 회의자들은 이에 대해 열렬히 소리치며 응답하였고 자주(子洲)의 중의사 마여림(馬汝林)은 현장에서 두 개의 비방을 내놓았는데 이는 중서의학 합작의 효시가 되었다. 이정명의 연설은 연안(延安)의 1944년 11월 14일자 『해방일보』에 게재되었다.

---

2) 1959년1월 25일자 「인민일보(人民日報)」 사설 「인진관철당(認眞貫撤黨)의 중의정책」에서 재인용.

회의 후에 이부춘(李富春) · 임백거(林伯渠) 등이 관련된 분야의 사람들을 소집한 후 나누어 일을 관철시켰고, 아울러 "중의의 과학화, 서의의 중국화 필요"의 구호를 제시하였다. 1948년 3월 변구에서는 중서의약연구회가 설립되어 이정명이 회장으로 임명되었다. 또 국의연구회(國醫硏究會)가 설립되었다. 임상에 임해서는 중서의가 서로 가르쳐 주고 서로 배우는 행동을 전개하며, 의사가 또 중의의 맥진을 알 뿐만 아니라 서의의 청진기 사용법에 대해 알려고 하였으며, 환자에 대해서는 항상 중서의 회의에 의해 진료에 대한 처리를 시행하게 하였다. 이정명 선생은 이후에도 또 여러 차례의 담화를 발표하고, 중서의학 합작실행을 호소하였으며, 모두 병을 치료하고 사람을 구하는 입장에 서서 그 인재양왕(人財兩旺)의 목적을 달성하자고 촉구했다.

모택동과 이정명의 이러한 교류는 그가 훗날 중서의 결합사상의 선구적 발언을 한 것이라고 할 수 있으며, 그 중점은 단결합작에 있다.[3]

(二)

1949년 이후 중화인민공화국 정부의 위생작업 방침은 연안(延安)시대 위생방침의 연속이다. 중서의 단결의 제출은 실제상 전국 중의사들의 지위를 올려 놓기 시작했다. 이것은 구세대나 혹은 구정부에서는 아직 없었던 것이며 이로부터 서의가 중국에 전파된 이후에 중서의 관계사상에서 일차적으로 대전환점을 형성하게 된 것이다.

1950년 8월, 모택동 주석이 "젊고 늙은 중서 각 부분 의약위생 조사원들의 단결과 공고(鞏固)한 통일전선조성(統一戰線組成) 및 위대한 인민위생사업 분투전개"를 제1회 전국 위생회의의 주제로 삼았다. 1954년 2월 25일 정무원(政務院) 제206차 정무회의에서 비준된 것은 『제3차 전국위생행정 결의』 중에서 제기된 위생사업 4대방침(衛生事業四大方針)이며, 내용은 노동자 · 농민 · 군인을 위한 예방 위주, 중서의 단결, 위생사업과 군중운동 서로간의 결합이다.

상술한 바에서 볼 수 있듯이 중서의간의 관계는 전국적으로 매우 긴장된 상태를 나타냈었다. 가장 중요한 문제는 여전히 단결합작을 제창하는 데 있었다. 당시의 많은 서의들은 중의가 비과학적이라 여기며 많은 위생행정 지도자들도 중의를 경시하고, 심지어는 중의를 부정하며, 중의를 배척했다. 많은 도시의 큰 병원에서 중의는 설 자리가 없었다. 개인적으로 지방행

---

3) 이상은 웅우량(熊宇良), 이경겸(李敬謙)의 「애국적, 민주적 개명(開明)신사 이정명(李鼎銘) 선생」, 『섬서문사자료(陝西文史資料)』 1984년 제14집 pp. 204~205)를 참고할 것. 마보잉의 「중서의결합구호(中西醫結合口號)의 역사형성(歷史形成) 및 그 객관적 진리에 대한 시론」, 『중의연구원통신(中醫硏究院通信)』 1980년 제16기.

정지도자들은 중의의 이론을 폐지시켜야 한다는 방향으로 발표했다. 이러한 정황들은 바로 모택동 주석에게 반영되었다. 1953년 제1차 정치국회의상에서 모택동 주석은 중의의 역사적 공헌과 중약의 현상황에 대해 심층분석을 했다. 그는 중국이 세계에 크게 공한 바가 있는데, 그 중 중의가 한 몫을 차지한다고 생각했다. 당시의 전국적 국면은 새로운 의사인 서의사들이 소수의 사람들을 위해 활동하였으며 많은 국민, 특히 농민들은 주로 중의에 의존하여 병을 치료했다. 이로 인해 반드시 단결과 쟁취는 중의사가 최선을 다하여야 할 작업이었다. 그는 중의에 대해 반드시 전면적이고 정확한 인식이 필요하다고 말하였고, 아울러 비판적 자세로 그 유산을 받아들여 그 일체의 적극적인 요소를 보존 발휘해야만 한다고 제시하였다. 모택동은 특별히 선견지명을 가지고 강조하여 말했다.

　　장래에는 오직 하나의 의학이 존재한다. 그것은, 즉 유물변증법이 지침이 되는 하나의 의학이지 두 개의 의학이 아니다.

이렇게 중서의가 장차 융합되어 하나의 의학이 되는 초보적 사상이 이미 제시되었다.

회의상에서 모택동은 또한 중의를 경시하는 것은 잘못된 것이라고 지적하였다. 그러나, 중의의 학설을 모두 옳거나 지나치게 높게 평가하는 것 또한 잘못된 것이며, 서의 또한 유심론(唯心論)이 있다고 말하였다. 그는 중서의가 반드시 단결해야 하며, 서의는 반드시 종파주의에서 탈피해야만 한다고 강조하고, 아울러 중의 실험의원을 각지에서 시행할 수 있다고 여겼다. 모택동의 이러한 말은 중서의 논쟁시기 양서폄중[揚西貶中 : 서의를 치켜세우고 중의를 헐뜯는]의 사조를 반대하고, 중서의(中西醫)의 장단우열에 대해 새롭게 평가했으며 아울러 현재 이후의 발전방향을 제시하였다. 그러므로, 그 의의가 무척 크다고 할 수 있다.

(三)

1954년 7월 모택동은 재차 중서의 문제를 거론하며 중서의가 중국의 역사 발전과정 중에서의 공헌과 전망을 제기하였으며 전대미문의 일로서 제1차로 "우선 서의가 중의를 배우는 것이지 중의가 서의를 배우는 것이 아니다."라고 제기하였다. 사실상 역사와 당시 상황으로 분석해 보면, 중의가 중국 인민에 공헌한 바는 매우 크다. 중국에는 6억 인구가 있으며 이는 세계에서 인구가 가장 많은 국가이다. 중국인민이 번식할 수 있고 나날이 흥성하는 것은 당연히 많은 이유가 있으나 위생보건사업이 그 중 가장 중요한 일 중에 하나이다. 이 방면에서는 먼저 당연히 중의에 공을 돌리는 것이 당연하다.

그는 한 걸음 더 나아가 제기하면서 중서의학을 비교하기 시작했다. 중의는 몇천 년의 역사가 있으나 서의는 중국에 들어온 지 백십 년에 불과하다. 끝내 당시의 중의로 질병을 고치는 전국 인민은 여전히 5억 이상을 점했다. 서의에 의존하는 사람은 곧 수천 명이며 더욱이 이들 대부분은 대도시 사람들이다. 그래서 이것은 중국이 역사가 시작된 이후의 위생보건사업으로 볼 때 중의의 공헌과 공로는 매우 크며 상대적으로 서의의 공헌과 공로는 하찮은 것에 불과하다.

모택동은 진리의 표준은 실천이라는 한결같은 주장을 했다. 중의는 비록 많은 이치를 설명함에도 명백하지 않으며, 합당하지 못하다. 그러나, 그것을 행하면 효과가 있다. 이것이 바로 진리라 할 수 있다. 중의를 중시하며 중의를 공부하는 것은 우리 조국이 전인류에 대해 공헌한 위대한 사업 중의 하나이다.

우리 의학유산은 얼마간 널리 보급됨이 없었을 뿐만 아니라 사람들로부터 경시와 배척을 받았다. 중의시험에 대한 예를 보면, 시험내용에 생리나 병리 등의 과정이 있으며 시험에 통과를 못하면 곧 졸업장을 받을 수 없다. 그 외에 중의조례상에 중의는 병원에 들어갈 수 없다는 것 등이 있다. 중앙에 중서의 단결에 대한 지시가 아직 관철되지 않았으며 중서의의 진정한 단결 또한 아직 해결되지 않았는데 이것은 잘못된 것이다. 이러한 문제는 반드시 해결되어야 하며 틀린 것에는 반드시 수정이 있어야 한다. 먼저 각급 위생행정부문들의 생각들을 바꿔야만 한다.

모택동은 이후 제일 중요한 것이 먼저 서의가 중의를 공부하는 것이지 중의가 서의를 공부하는 것은 아니라고 특별히 제의했다.

(1) 각 의과대학 또는 의학원 졸업생 중에 백명 내지 이백 명에 달하는 사람을 선발하여 유명한 중의사에게 의탁하여 임상경험을 공부시켜야 하며 학습시에는 매우 허심탄회한 태도를 가져야만 한다. 중의를 공부하기 위해서는 비교적 수준있는 중의기구가 결성되어야 하며, 명성있는 중의사들의 참여 외에도 또 기초가 있는 서의사들이 같이 참여하여 나아가야 한다. 서의가 중의를 공부하는 것은 아주 유용한 일이다. 그것은 학습을 통한 발전으로 중서의의 경계를 없애서 중국 안에 통일된 의학을 만듦으로 해서 전세계에 공헌할 수 있기 때문이다.

(2) 각 의원은 중의사를 초빙해서 진료하며 회진하는 계획을 만들어야 하며, 입원해 있는 환자에게 중약을 쓸 수 있도록 허가하여야 하며, 더욱이 중의를 옹호하는 각종제도를 제정해야 하며, 제도적으로 보장해 줘야 하고, 중의사로 하여금 병원내 진료시에 곤란함을 느끼지 못하게 하고 배려해야 한다.

(3) 중약은 응당 좋은 보호와 발전을 받아야 한다. 우리나라 중약에는 몇천 년의 역사가 있으며 이는 조국의 매우 고귀한 유산이다. 각 성에서 생산되는 약재에 대한 조사를 강화해서 보호해야 하며, 생산을 권장하고, 운송을 편리하게 하고, 판매를 촉진시켜야 한다. 중약연구는 광학·화학 분석만으로는 불충분하며, 약리실험과 임상실험 등을 함께 행해야 하며, 특별히 중약 배합작용에 대해 응당히 더 많은 주의를 기울여야 한다.

(4) 중의 서적은 응당 정리작업을 실시해야 한다. 과거에는 이해하기 어려워서 중서하지도 않았으며 정리한 사람도 없었다. 중의 서적은 만약에 정리하지 않으면 절판될 것이다. 마땅히 학문이 있는 중의학자들을 조직하여 계획적이며 중점적으로 먼저 일부의 유용한 것을 고문에서 현대문으로 번역시켜야 한다. 시기가 성숙되면 그들은 자신의 경험을 한 계통의 중의 서적으로 편찬해 낼 것이다. 이상의 각종 작업을 실현시키기 위해서는 먼저 각 계급의 개인주의나 종파주의 사상을 고쳐야 한다. 단지 사상상의 변화만으로도 위에서 상술한 작업이 관철될 수 있다. 이후에 어느 한 위생행정부문에서 이 작업을 처리하지 못하면 곧 해직될 것이다.

이상의 총체적 정책분석 결정을 기초로 하여 1954년 『인민일보』는 「중의에 대응하는 정확한 정책관철」이라는 제목의 사론(社論 : 논설)을 발표했다.[4] 이 사론(社論)은 당시의 의학계에 지대한 영향을 미쳤다. "중국공산당과 인민 정부는 줄곧 우리 조국의 문화유산을 중시했으며, 당과 인민 정부는 중의의 정책에 대해 줄곧 명확했다. 당은 일관적으로 중서의학이 단결 합작을 하여 현대 의학과 의료수준을 높여서 보다 나은 인민들을 위한 봉사를 목표로 서로 협조하고 서로 노력해야 한다고 주장했다. 또한 조국의 의학유산을 함께 공부하고 연구하여 그로 하여금 부단한 발전이 있게 하여야 하며 보다 많은 작용을 발휘하게끔 해야 한다. 그러나, 근래에 와서 위생부 행정지도자 부문에서 계속 당과 인민 정부의 이러한 정책에 대해 열성적으로 집행하지 않았으며, 중서의의 단결에 대한 일관적인 정책에 대해서도 절실하게 생각하지 않았다.……발촉하고 조직하는 중에 서의와 공통적으로 우리나라 의학유산을 연구하고 알리는 것이 없고 풍부한 현대 의학 방면에서도 유효한 방법을 채택하지 않았다.……중의에 대해 차별 경시와 배척의 태도를 취했으며 여러 가지 제한적 방법을 택해서 중의사업의 적극성을 공격하였으며, 위생사업 간부와 서의사가 중의 중약을 경시하는 잘못된 심리를 조장하였다." 사론(社論)은 또 "먼저 반드시 위생행정지도부문과 기타 관련있는 방면에서 조국 의학유산을 경시하는 것과 중의약이 우리나라 인민에 대한 보건의 잘못을 소홀히하는 것을 단호히 고쳐야 하며, 서의가 중의학을 연구·학습하는 것을 열성적으로 호소하고 조직해야 한다. 이것이 목전에 직면한 문제를 해결할 수 있는 관건이다.……우리나라 의학유산의 어렵고 큰 임무를 발양시키면 중서의학의 장기적인 합작을 통해서 점차적으로 완성될 수 있다. 중의 중약의 부인할 수 없는 치료효과는 중의학이 가지고 있는 합리적인 것과 유용한 실제 내용을 증명하나 그의 최대 약점은 바로 체계적 과학이론의 결핍, 또는 화학실험과 과학적 검사방법에 의한 확실한 파악이 없다는 것이며, 이러한 점은 곧 그의 발전과 진보를 크게 제한한다. 그래서 우리나라 의학유산을 발양시키는 기본문제는 바로 어떻게 적극적인 학습 연구 그리고, 실천을 통해서 점차적으로 그것과 현대 과학이론을 서로 결합시킬 수 있는가의 문제이다. 또한

4) 「인민일보(人民日報)」, 1954년 10월 20일자 참고.

이것은 바로 현대 과학이론을 근거로 해야만 하고, 과학방법을 이용해 중의학의 학설과 그것의 임상경험의 종결을 정리하며, 그것의 정화를 취하고, 그것의 쓸모없는 부분을 제거시켜 그것을 점차적으로 현대 의학과학에 합류시켜 현대 의학과학의 중요 구성성분이 되게 하는 것이다.……조국 의학유산이 일반 서의에 의해 중시와 이해를 받지 못하는 지금에 서의가 중의학을 연구하고 학습하는 중요성을 강조하는 것은 더욱 특별하고 중대한 실제적 의의를 가진다. 서의는 다만 조국 의학유산에 대한 학습과 연구를 통해서야 비로소 현대 의학과학지식이 유산을 정리하고 발양시키는 작용을 발휘할 수 있다.……곧, 서의 개인 입장에서 보면, 과학방법을 이용해 중의학을 학습, 연구하는 것은 자신의 본래 지닌 의학지식과 의료기능에 손해볼 것이 없을 뿐만 아니라 오히려 이러한 지식과 기능을 더욱 풍부하게 하고 발전시킬 수 있다. 1954년 10월 21일 인민일보 제3판에 위생부 부부장 부연장(傅連暲)이 "문제의 관건은 서의가 중의를 학습하는 것에 있다"라는 글을 게재했으며, 다시 한번 "서의가 중의를 학습해야만 비로소 진정으로 중의와 서의 양자 관통을 이룰 수 있으며 최후 하나의 의학으로 발전될 수 있다. 이 하나의 의학은 바로 현대 자연과학의 기초를 구비하고 있으며 고금 중외의 모든 의학의 성과인 중국 신의학을 흡수하고 있다."는 것을 강조했다.

최고 결정권층은 재차에 걸쳐 거듭 서의가 중의를 공부해야 하는 것을 강조하고, 중의를 경시하는 사상을 비판했는데, 이것은 경시할 만한 것이 아니다. 중서의의 양자 관통을 제시해서 최후 중국의 신의학으로 발전시키는 이 개념은 분명 논쟁시대 말의 어느 '신의학' 개념과 같을 수는 없다. 본질의 구별점은 중의학 이론과 실천적 과학성을 승인하고 깊이있게 인식했다는 데 있고, 또한 중의에는 서의가 미치지 못한 많은 부분이 있다고 여기는 데에 있다. 서의의 임무는 그저 그것을 이용하는 데에 있는 것이 아니라, 어떻게 그것을 개발해 내느냐에 있다. 분명, 이것은 시대를 가르는 의의를 가진 또 한 차례의 중대한 전환점이다.

제2절 서의의 중의학습 열풍

(一)

최고지도자의 정책결정이 재차 호되게 내려진 이후에 위생행정지도 부문은 과거 중의를 무시하고 소홀히 하던 잘못된 생각을 비판하고 당과 정부의 중서의 단결방침을 성실히 관철시켰다. 그리하여 1955년 말 전국 각개 의학원과 북경의 여러 의원에서 발탁된 76명의 서의로 구성된 유사 이래 처음인 '서의이직학습 중의연구반(西醫離職學習中醫研究班)'이 개학식을 북경 중의연구원에서 개최했다. 오랜 기간 중서의 결합에 대한 열의는 풍부한 중의 이론지식과 의술이 높은 많은 유명한 중의사들을 구비했다. 예로 악미중(岳美中)·주안(朱顔)·축심여(祝 諶予) 등은 모두 당시 연구반의 선생들이다. 이 연구반은 2년 반 동안의 이론학습과 임상실습 을 거친 뒤 1958년 9월 졸업했으며, 모든 졸업생들이 1편의 논문을 선택해서 써냈다. 학생과 선생이 모여 평가한 바에 의하면 여유백(呂維柏) 등 3명이 일등, 7명이 2등, 15명이 3등으로 결정되었으며, 성적은 보통 우수한 편이며, 이들은 중서의 두 가지 방법으로 병을 치료할 수 있었다. 위생부는 그 밖에 무한(武漢) 등지에 다섯 개의 이직학습 중의반을 중점적으로 조성 했으며, 인원수는 300명에 달하였다. 또한 일부 의학원과 의원에 재직하는 서의들이 중의를 학습하였다. 주은래 총리는 저명한 내과 전문의 장효건(張孝騫)과 부인과 전문의 우재기(于 載驥) 등이 중의를 공부하는 것에 대해 격려하여 일시에 서의의 중의학습 열기가 일어났다.[5]

1955년 12월 19일 성립된 위생부의 중의연구원은 서의가 중의를 학습하는 조직을 작업하는 성적이 탁월했다. 이 연구원은 전국 각지의 저명한 중의사 30여 명을 새로이 초빙하여 다른 한편으로는 또 중의지식을 서의사에게 전수시키는 것이 유리하게 되었다. 중의연구반에서는 중의사가 선생이며 서의가 학생이다. 학생의 임무는 '중의 내용을 전부 전수받아서 선진과학 이론과 합쳐 정리해서 이용'하는 것이다.[6]

당시 중의가 이룬 몇 개의 업적은 이미 충분히 사람들의 이목을 이끌었는데, 예로 석가장시 (石家庄市)는 유행성 B형 간염의 치료, 중경시(重慶市)는 치질을 치료, 절강성(浙江省)은 혈흡충병(血吸蟲病)의 '복수초(腹水草)'를 발견 치료, 당산시(唐山市)의 기공치료법 등이다. 이러한 것들은 모두 과거 서의에서는 속수무책으로 방치해 두었던 것이었는데 점점 중의에 의 해서 해결되기 시작했다. 이러한 성적은 위생부등 지도부의 많은 인정을 받았으며, 이것은 또 중의 인식을 바꾸는 근본원인 중의 하나가 되었다. 사천(四川)에서 북경으로 배정받아 온 중 의사 포보주(蒲輔周)는 주은래 총리의 많은 찬양을 받았다. 그와 그의 제자 고휘원(高輝遠) 등은 또 더욱 심층적인 결론을 내렸다. 중의연구원의 중약연구소와 내과·외과·의사(醫史) 등의 연구부문은 이론상으로 그 계통이나 원리를 밝혀내는 책임을 맡았다. 중앙의 호소 아래 북경 상해 천진 등 대도시의 대의원은 또 중의사들을 초빙하여 진료하기 시작했다. 협화의학 원 부속의원과 북경의원은 특별히 축심여(祝諶予) 등을 초빙하여 중의 자문을 구해 기관지· 고혈압·신경쇠약 등 만성병과 의문의 난치병에 대한 치료를 해서 매우 좋은 효과를 거뒀으 며, 많은 서의사들은 중의학습에 대한 흥미를 갖게 되었다. 이 두 개의 의원은 또 특별히 중 의사를 초빙해서 치료를 진행하였으며 특별히 내과 의사를 지정해서 중의사에게 자문을 구하 고 깨달은 바를 즉시 의원지도지에게 보고하였으며 매주 1차례의 학술보고회를 가졌다. 중앙

---

5) 고휘원(高輝遠),『의문신록(醫門新錄)』, 인민군의출판사(人民軍醫出版社), 1991, p. 198.
6)「인민일보」 1955년 12월 20일 사설 참고.

인민의원, 북경시 인민 정부 공공위생국의 제1아동의원과 제2아동의원 등의 8개 의원 또한 중의사들을 초빙해서 치료를 진행했다.

제1아동의원은 침술을 이용해서 어린이 소화불량, 야뇨증, 소아마비 등의 질병을 치료하였으며 매우 좋은 효과를 얻어냈다.[7] 1955년 북경·상해·광주·남경·중경 등은 연이어 중의원을 건립했으며, 일부 서의의원은 중의 문진부를 설립했다. 각 의과, 약학대학에서는 중의약 연구작업을 실시하고 연구에서 얻은 성과로 교재를 만들었다.[8]

1956년 8월 24일 모택동 주석은 근대 과학의 지식과 방법으로 우리나라의 오랜 중의와 중약을 연구 정리하고 중의 중약의 지식과 서의 서약의 결합, 중국의 통일된 신의학을 창조하기 위해서 서의를 공부하는 사람 중 일부분은 반드시 중의를 공부해야 한다고 재차 강조했다.

이 때에 이르러서 모택동은 이미 '중서의 결합'이라는 이 슬로건을 구체적이며 완전히 정리되게 제기하기 시작했다. '중국의 통일된 신의학, 신약학 창조'는 바로 중서의 결합의 근본목표이며 앞길이다.

1958년 10월 11일 모택동은 위생부 당조직이 9월 25일에 올린 '서의가 직무를 떠나 중의를 공부하는 학습반 조직에 관한 결산보고'를 비준하여 간략하게 "이후부터 서의가 직무를 떠나 중의를 공부하는 학습반의 관리는 각성, 시, 자치구당위원 지도자에 의해서 책임지고 처리한다.", "내가 보기에는 만약 1958년에 매성, 시, 자치구가 70~80명으로 구성된 1개의 서의 이직(離職) 학습반을 운영한다면, 2년을 1기(期)로 잡아 1960년 겨울이나 1961년 봄에 이르게 되면 우리는 대략 2,000명의 중서결합이 된 고급의사가 있게 되고, 그 중에 몇 명의 훌륭한 이론가를 배출할 가능성이 있다. 이것은 대사건이며 가볍게 보아서는 안 된다. 중국 의약학은 하나의 위대한 보고이며, 마땅히 노력해서 발굴해야 하며 한층 끌어올려야 한다."고 말했다. 비준이 인민일보에 발표된 후 전국 각지는 서의가 직무를 떠나 중의를 공부하는 학습반이 마치 우후죽순처럼 생겨나 서의가 중의를 공부하는 열기가 형성되었다.

(二)

아니나 다를까, 서의학 중에서 대량으로 안팎에 이름을 날리는 중서의 결합 전문가들을 배출하였다. 그들의 성공에는 많은 주관적인 요소가 있기는 하지만 그 중 제일 중요한 것은 당시 각고의 노력으로 중의를 공부한 때문에 이로 인해 이후의 중서의 결합작업이 견실한 기초를 닦았다. 그러나, 이를 이해하는 것은 어렵지 않다. 그들이 학습을 시작할 때는 서의사들이

---

7) 1954년 10월 21일 『인민일보』 사설 참고.
8) 1955년 6월 12일 『인민일보』 사설 참고.

서의학 학교를 졸업했기 때문에 머리 속에는 중의의 이론지식이 부족했으며 더욱이 중서의 결합이라는 생각이 없었다. 이 때문에 그들은 뽑혀서 중의를 공부하러 갔으며 대부분의 사람들은 단지 조직결정에 복종하기 위해서이며 당이 준 임무를 완성하기 위해서였다.[9] 요가정(寥家楨)이 당시의 심정을 회상하여 "마음 속에는 내가 서의를 5년이나 공부해 이미 의학원 부속의원에 남아서 일하고 있어 매우 좋았는데 지금 다시 머리를 돌려서 2,000년 전의 골동품과 교류를 가져야 한다니 정말 재미없다고 생각했다.…… 나는 '이미 그렇게 된 바에야 그것을 받아들이자.' 이러한 인연은 이미 조직에서 감당한다. 그러면 천천히 흥미를 가져보자! 그래서 마음을 가다듬어 중의를 공부하겠다고 생각했다."고 하였다.[10] 학습 중에 조국 서적의 풍부한 내용과 여러 고명한 선생님들의 가르침이 배우는 사람들로 하여금 중국의학의 보고인 넓은 해양 가운데로 점차적으로 빠져들게 하였다. 임상진료학습을 인도하는 고명한 선생님의 뛰어난 의술, 탁월한 효험, 치유결과 등은 배우는 사람들로 하여금 감탄해 마지 않게 하였다. 그리하여 그들 학습의 자각성, 적극성은 계속해서 진보하였다. 진가기(陳可冀)는 당시 명의 염설봉(冉雪峰)의 문호 제자였다. 우리나라에는 원래 남염설봉(南冉雪峰) 북장석순(北張錫純)이라는 말이 있다. 그는 남염 선생을 따라서 2년 반 동안 진료에 따라 처방전을 썼다. 남선생은 진료한 나머지 시간에 진가기에게 계통적으로 『상한론』·『내경』·『난경』·『금궤요략』 등의 고전서적을 학습하는 것을 지도했다. 남염 선생은 옛것을 인용해 현재 것을 항상 청산유수와도 같이 암송할 수 있었다. 그의 몸에서 진가기는 늙은 한세대의 중의가 학술상에서 수적석천(水滴石穿 ; 한 방울 한 방울 떨어지는 물이 돌을 뚫는다), 이유극강(以柔克剛 ; 부드러운 것으로 강한 것을 제어한다)하는 견고한 정신을 보았으며, 더욱이 그는 학습의 적극성을 격려하였다. 많은 수의 중의 서적을 읽고 나서 그의 학업은 매우 진보가 빨랐다. 1957년 초 진가기는 북경시 재직서의 학습중의 중에서 일등상을 획득했다. 그는 또한 남염 선생을 따라서 자음해표법(滋陰解表法)을 이용해 진의원수(陳毅元帥)의 외감병을 치료했으며, 기를 보양해서 중초가 막히는 것을 막고 기를 다스려 정기가 손상되지 않게 하는 사마음(四磨飮)으로 진의원수(陳毅元帥)의 부친의 체증을 치료했는데 모두 좋은 효과를 얻었다. 이러한 것은 곧 그로 하여금 더욱 중의를 사랑하게 되었다.[11] 진가기는 1991년에 중의과학원에 의해 선택되어 중의와 중서의 결합작업에 종사하는 유일한 사람이 되었다. 위북해(危北海)는 중의 경전을 공부할 때 문자가 너무 어렵고 심오해서 글자의 뜻을 알지 못해 자전을 찾아 고증을 해야 했으며 열심히 묻고 많은 고민을 하는 등의 많은 노력을 해서 이해했다. 그는 많은 방제와 고전

---

9) 심자윤(沈自尹), 「도노만장(道路漫長), 시지불이(矢志不移)」, 『中西醫結合雜誌』 6(특집), 1986, p. 30.
10) 위와 같은 책, p. 28.
11) 진가기(陳可冀), 「도(道)는 전통의학 창명(昌明)에 있다.─중의, 중서의결합 삼십년 역정(歷程)의 회고」, 『中西醫結合雜誌』 6(특집), 1986, p. 24.

경문에 대해 곧 정통해서 청산유수와도 같이 외웠다. 매일 초등학생처럼 아침 일찍 일어나 늦게 자며 글자 하나하나와 구절구절을 소리내어 열심히 읽었다. 3년의 전면적인 계통학습을 통했고, 또 노중의(老中醫) 관유파(關幼波) 선생을 따라 다니며 1년 동안 공부해 실천과 이론에 모두 능통하게 되었다. 그는 또 변증론치 규율을 파악해 그의 중의의 일에 흥미와 신심을 제고하는 데 이익이 되었을 뿐만 아니라 이후의 간병(肝病)연구의 견실한 임상기초를 다지는 데에도 이익이 되었다. 북경시에서 주관하는 제1기 서의가 중의를 학습하는 반에서 졸업시 위생부에서 중의의 성적이 뛰어난 사람에게 주는 일등상을 수상했다.[12] 심자윤(沈自尹)의 중의 선생은 우리나라에서 고명한 중의 전문가 강춘화(姜春華)이다. 강선생의 몸은 뚱뚱하며 더위를 무서워했다. 매번 무더운 오후, 나무로 만든 단층의 중의 사무실의 열기는 그를 괴롭혔다. 강선생은 이럴 때 찬물을 머리에 한 번 끼었고는 다시 앉아 책을 읽었다. 무너뜨리기 힘들고 어려운 고문(古文)의 관문(關門)을 위해 매일 새벽에 심자윤(沈自尹)은 화원에서 『고문관지(古文觀止)』를 낭독했다. 『상한론』·『금궤요략』·『내경』·『본초경』을 이해하고 그에 정통했다. 또 스스로 『외대비요』·『천금방』을 공부해 매종(每種)의 증상에 어떻게 약을 가미해야 하는지를 과학적으로 귀납시켰으며, 출현 빈도가 제일 많은 방제 중에서 실제의 효과를 구했다. 선생의 가르침이 매우 진지했고, 학생은 각고의 노력을 하여 1959년 2월, 선생과 학생은 모두 위생부에서 주는 금질장장(金質獎章)을 받았다.[13]

제 3 절   중서의결합에서 처음 본 성과

(一)

서의가 중의를 공부해야 한다고 제창한 결과는 전국 각지에서 수천 명의 고급 중서의 결합 의사를 배양시켜 단체를 이루었다. 중서의결합은 사람들의 마음 속으로 깊이 파고들었다.

1959년 초 심자윤은 하나의 문제를 인식했다. 서의에서는 서로 다른 과에 속해 다른 방법으로 병을 치료하는 6종류의 질병, 예로 기능성 자궁출혈·기관지 천식·홍반랑창(紅斑狼瘡)·관심병(冠心病) 등이 어떤 단계에서 모두 같이 신허(腎虛)증상을 보인다. 이들은 모두 보신(補腎)·음양조정(陰陽調整)의 방법을 이용해서 치료의 효과를 높일 수 있다. 비록 다른 병일지라도 같은 방법으로 치료할 수 있다. 이렇게 다른 질병간에도 반드시 같은 물질기초가

---

12) 위북해(危北海),「내가 걸어온 중서의 결합의 길」,『中西醫結合雜誌』6(특집), 1986, p. 39.
13) 앞과 같음.

있다. 장상(臟象) 학설에서 '신(腎)'은 선천지본(先天之本)이다. 신양(腎陽)은 몸 전체 장기의 양(陽)을 따뜻하게 하며, 신음(腎陰)은 몸 전체 장기의 음(陰)을 자양(滋養)하며, 마치 인체 각 장기의 조절 중심과도 같다. 이것은 그가 '신의 본질'을 연구하여 얻은 생각으로 이 돌파구를 통해 중의이론을 연구하는 길을 개척해 냈다. 통일된 중의변증을 위해 전형적 신허(腎虛) 환자를 선택 연구하는 데 유리하게 하여 많은 명의들이 예를 들면, 강춘화(姜春華)·하중방(夏仲方)·황문동(黃文東)·장요경(張躍卿)과 같은 사람들이 함께 토론해서 신허(腎虛) 표준을 결정해 내었다. 생화학교 연구실의 고천작(顧天爵) 교수 등의 열정적인 후원 아래 장상전제연구조(臟象專題研究組)를 구성했다. 선출된 수십 명의 신허(腎虛) 환자들의 열성적인 협조, 많은 양의 지표를 통한 선별로 신양허(腎陽虛) 환자 중 단지 요 17 히드록실기 피질류고형(皮質類固醇)이 보편적으로 매우 낮게 측정되고 일정한 규칙성이 있음을 발견했다. 이러한 측정은 내분비 중요 선체신상성피질(線體腎上性皮質)의 기능을 반영한다. 이병동치(異病同治)라는 이러한 연구경로를 통해 그는 신양허의 초보 물질기초를 찾아내었다. 1960년 전국 중서의결합 경험교류 회의상에서 신양허는 공통물질(요 17 수산기 저하) 기초를 구비하고 있다는 내용의 논문을 발표한 후 전국에 있는 7개 성시(省市)는 이와 동일한 변증 기준을 따라 실험실에서 히드록실기의 실험을 진행해 모두 같은 결과를 얻어내었다. 바로 멀리 일본의 이국병원에서 『신(腎)의 연구』 중에 기재된 연구방법에 근거해서 17명의 신허 환자의 실험실지표측정 중에도 이와 같은 결론을 얻어냈다. 1962년 '조정(調整)·공고(鞏固)·충실(充實)·제고(提高)'라는 방침 아래, 중서의결합 작업은 곡절이 있었다. 장상(臟象) 연구의 교연실(敎研室)은 10개에서 4개로 줄었다. 그러나, 그들은 계속해서 서로 협조하여 난관을 뚫고 나가려고 노력했다. 신양허 본질에 대한 탐구를 하여 근본을 좇고 원류를 거슬러 올라가는 과학연구 설계를 진행하여 먼저는 뇌하수체의 기능이 저하되는 것을 발견하고 더 나아가서는 하구뇌(下丘腦) 기능문란을 발견했다. 결과는 신양허 환자가 하구뇌(下丘腦)-수체(垂體)-신상선(腎上腺) 피질 축상이 일환이 아닌데 그 같지 않다는 정도의 기능이 혼란스럽다는 초보적 결론을 얻어내었다. 이러한 지표는 60년대 세계 조류 중에서 선진 수준에 속한다.

50년대 후반 부산과(婦産科) 영역의 중서의결합 작업도 사람들로 하여금 주목하게 했다. 1958년 상해 제일 의학원 부산과 의원은 먼저 중의 장부학설 중에서 신이 위로는 뇌로 통하고 아래로는 충맥(衝脈), 임맥(任脈)에 연결되어 포궁(胞宮)에 속하며 여자 일생의 생식생리 활동을 조절하는 신(腎)이 생식을 주관한다는 논술과 관련있다고 여겼다. 현대 의학의 생식생리기능과 이것은 중추신경-하구뇌-수체-난소축(卵巢軸)의 빈궤(反饋 ; 되먹임)에 의해서 조절된다는 유사한 점이었으며, 신을 보호하는 방법을 위주로 하여 치료하는 방법은 곧 생식기능장애성 질병에 대해 계통관찰을 진행하는 것이다. 1962년 이래로 강서·북경 등지에서도 연이어 이 방면의 작업을 전개하였으며, 신이 생식을 주관한다는 연구가 더욱 광범위해 지고 깊어졌다. 1958년 이초형(李超荊) 등은 신이 생식을 주관한다는 이론을 응용하여 100례의 무배란형 기능성 자궁출혈에 대해 신을 보호하는 치료와 중의 전통의 인혈귀비치붕루(引血歸脾治崩漏)의 방법을 사용하여 대조 관찰을 하여 성공을 취했다.[14] 지금까지 전국 각지에서 모두 보신치료공혈(補腎治療功血)의 보도가 있었으며 효율은 70~90%이다.

80년대 이래로 신(腎) 연구가 새로운 단계로 들어섰다. 이론연구는 이미 신양허증(腎陽虛證)의 연구에서 더욱 깊어져 '증' 본질의 연구에까지 도달하였으며 아울러 노쇠이론의 연구까지 다루었다. 심자윤 교수 등은 한 걸음 나아가 갑상선축과 성선축의 기능에 대한 연구에 힘을 기울였으며 신양허증(腎陽虛證)의 외부 표현은 하구뇌(下丘腦) - 수체(垂體) 및 어느 파선축(靶腺軸)에서 일정한 정도의 늙고 안늙고를 의미한다는 것을 증명하였다.

부신약은 신양허증 환자의 신경 내분비계통상의 쇠퇴표현을 개선시켰을 뿐만 아니라 부신약은 생리성 신허 노인에 대해서도 노쇠를 지연시키는 작용을 구비하고 있다. 심자윤(沈自尹) 등은 이에 대해 한발 앞선 연구를 해서 부신약이 성샘축에 대해 노쇠를 지연시키는 작용이 있다는 것을 얻어냈고, 아울러 노인의 T세포 면역기능을 높인다는 결론을 얻어내었다. 이렇게 1980년 Everitt는 "노화의 시계는 바로 하구뇌(下丘腦)에 있다."라는 이러한 가설을 제출해서 중서의결합 연구결과의 검증을 얻어내었다.

1963년 광안방(鄺安堃) 교수 등은 많은 조제량의 코티손(cortisone)으로 구성된 세계 최초 양허동물 모형을 보고했다. 이것은 그들이 일상생활 중에서 대량의 조제량 신상선피질(腎上腺皮質) 호르몬을 계속해서 상당한 시간을 사용한 후 유기체에 뚜렷한 고갈현상이 출현함을 발견하였다. 어떻게 이러한 고갈현상의 발생을 방지하는가는 이론상으로나 실천상 중요한 의의가 있다. 그들은 내동능력(耐凍能力)의 강함과 약함을 시험지표로 삼았다. 결과는 동물들이 대량의 제조량 신상선피질(腎上腺皮質) 호르몬을 사용한 후 고갈현상을 나타내며 그 내동(耐凍) 시간은 뚜렷하게 짧아지는 것을 관찰했다.

조양약[助陽藥 ; 양을 도와주는 약, 부자(附子)・육계(肉桂)・담종용(淡蓰蓉)・仙靈脾(선영비)]과 신상선피질(腎上腺皮質) 호르몬을 함께 사용할 때에 족히 호르몬으로 인해 발생되는 고갈작용에 대항하며 표현은 내동시간의 연장에 있다. 그러나, 서로 같은 용량의 조양약(助陽藥)이라도 정상동물에게는 유기체 저항력작용을 높이는 작용이 발생되지 않는다.[15] 광안방 등이 만든 이 양허동물 모형과 조양약이 양허동물의 고갈작용을 막는다는 연구는 실험연구의 시험적 의의를 가지고 있다.

1984년 광안방 교수 등은 고혈압 발병 병리병기가 다른 혈관성 고혈압의 음허(陰虛) 모형

---

14) 심자윤(沈自尹), 이기형(李起荊) 등, 『신(腎)의 연구』, 상해과학기술출판사, 1962, p. 35.
15) 광안방 등, 「약간의 조양약(助陽藥)이 대량피질소에 대한 모갈(耗竭)현상」, 『중화내과잡지(中華內科雜誌)』 11(2), 1963, p. 113.

과 신상선(腎上腺) 재생성 고혈압 양허(陽虛) 모형을 만들었다.

1987년 광(鄺)씨 등은 쥐의 양쪽 갑상선을 절개하여 저갑(低甲) 모형을 만들어 인류와 유사한 갑감(甲減) 표현의 양허형을 발견했다. 이러한 동물실험결과는 음양학설의 대립규율에 부합되며 그러한 까닭으로 조양과 자음 약물은 마땅히 구분하여 인류 갑감(甲感)과 갑항(甲亢)을 치료해야 한다. 갑항(甲亢)중 CAMP가 증가하면 CGMP는 떨어지게 되고 CAMP/CGMP 수치는 증가한다. 갑감은 이와 반대이다. 이것은 또 하나의 공성(共性) 모순이다. 이상의 임상연구 치료효과의 현저함에서 알 수 있듯이 노년의 갑감과 갑감반심장병(甲減伴心臟病) 환자 및 갑상선편내약성(甲狀腺片耐藥性)의 사람 혹은 부작용이 있는 사람에게 가장 그 사용이 알맞으며 충분히 갑상선편부족을 보충하는 효과를 볼 수 있다. 광안방 교수 등의 연구결과로 또 발견한 점은 이러한 비내분비질병(非內分泌疾病), 발병기제가 아직 불분명한 관심병(冠心病), 원발성 고혈압(原發性高血壓)과 같은 병에 대해서 서의는 단지 그 표면적인 것을 치료할 수밖에 없지만 중의는 음양을 조절하여 전신의 조직을 개선할 수 있어서 자주 만족스런 치료효과를 얻을 수 있고, 그 근본을 치료할 수 있다는 것이다.

(二)

임상 방면에 있어서 중서의학의 결합은 세계의 주목을 받는 중대한 성과를 얻었는데 그것은 바로 침자마취술(針刺痲醉術)의 첫성공 예(例)이다.

1958년 8월 30일 상해시 제일인민의원(第一人民醫院) 이비인후과의 윤혜주(尹惠珠) 의사는 침구학습에서 통증을 멈추는 방법을 공부한 후 우연히 편도선 제거술을 시용(試用)하였는데 의외의 성공을 거두었다.

거의 동시에 1958년 12월 5일에는 서안(西安) 제4인민병원(第四人民病院)의 이비인후과 주치의인 맹경록(孟慶祿)도 한 차례의 침자마취하에서 편도선 제거수술을 성공적으로 하였다.

이전에 그는 상해(上海)『해방일보(解放日報)』9월 5일자의 '윤혜주(尹惠珠) 침자마취수술의 성공에 관한 보도'를 전혀 보지 못하였었다.

그들은 모두 침술 후에 통증이 멈추는 효과가 있는 사실을 깨달아 약속이나 한듯이 침자마취술을 시행(試行)하였다.

윤혜주(尹惠珠)는 8월 30일에서 9월 18일까지 모두 47차례의 수술을 하였는데 약물마취 대신 침마취 성공률이 80%에 달했다.

1958년 12월에는 또한 산서(山西) 운성(運城) 지구의원(地區醫院), 무한의과대학(武漢醫科大學)에서도 침마취수술을 진행하여 성공을 거두었다.

무한(武漢)에서 이용한 것은 전침마취(電針痲醉 ; 침에 전류를 넣어 마취시키는 것)이었고,

운성지구병원(運城地區病院)은 다음해 8월 말까지 이미 40여 종의 수술을 발전시켜 환자 누계가 469명에 달하였다. 1959년 초, 남경의과대학(南京醫科大學) 옹영(翁瀛) 의사는 서주(徐州) 신기(新圻)에 내려가 농민들을 치료하였는데 상해 침마취의 성공경험을 계발하여 0.5%의 프로카인을 국부혈위(穴位)에 주사하여 마취시킴으로써 3명의 환자의 편도선을 제거하였다.[16]

1959년 말에 이르러서는 전국의 12종의 중의 공개의학잡지에 이미 30여 편에 다다른 침자마취(針刺麻醉)에 관한 학술논문이 발표되었고, 10여 개 성시(省市)에서 이 항목(項目)의 마취수술이 발전되어 90여 종 중, 소형수술까지 미치었다.

그 중 광서성(廣西省) 결핵병원 외과 의사 고영파(高永波)는 여러 차례 실패를 격은 후 마침내 1959년 3월 30일 결핵환자 1명을 침마취하에서 왼쪽 폐 윗쪽을 제거하였고 그 후 12차례나 시술하였으나 안타깝게도 그 후 그는 견지(堅持)하지 못하였다.

고영파(高永波)의 논문, 즉 '12번의 침마취하의 폐절개수술의 성공경험에 관한 내용'이 산동(山東) 청도(靑島)에서 거행된 전국 외과 학술회의에 의해 소개되었고 당시 상해 제일 결핵 예방치료원 흉부외과 주임 구덕무(裘德懋)의 흥미를 끌었다.

그는 상해(上海)로 돌아온 이후 중의당(中醫堂)의 보평(步平) 의사와 공동으로 침마취 폐절개수술의 혈위(穴位) 선택·침자방법(針刺方法)·적용증 등을 열심히 연구하여 1963년에 그들은 40여 건의 침마취(針麻醉)의 폐절개수술을 완성하였다. 1965년 구덕무(裘德懋) 의사의 침자마취의 폐절개수술 응용은 국가과학기술위원회 중의 중약조설립대회에서 낭독되어 전국 의학계를 놀라게 하였다.

이후에 북경 결핵병 연구소는 효과있는 혈을 찾아내어 단지 몇 개의 침 또는 한 혈에 한 개 침으로 침마취 폐절개수술을 완성시켰을 뿐 아니라 수술 중 기공술 응용으로 호흡곤란의 환자를 완만히 치료했으며 또한 침마취 조작과정을 간편하게 하였다.

북경에서는 모두 20여 차례 침마취 학습반이 개설되어 침마취술 보급에 큰 바람을 불러일으켰다.

1966년 초 전국 침마취공작회의(全國針麻醉工作會議)가 개최되었는데 6개 기관에서 침마취의 새로운 발전을 보고하였고, 이 때부터 침마취 연구작업은 국가 중대 과학연구 항목(項目)으로 되었으며, 이 때 회의는 전국 침마취작업의 매우 큰 추진작용을 하여 발전하기 시작했다.

1965년 11월 상해(上海) 의과대학 화산(華山)의원 신경외과 진공백(陣公白) 의사와 그의 동료들은 처음으로 침마취하에서 두뇌(정수리) 절개수술에 성공하였고, 환자 1명의 흉부 종양

---

16) 장인(張仁), 『中國針刺麻醉發展史』, 상해과학기술문헌출판사, 1989.

을 제거하였다. 1966년 2월까지 모두 28차례 시술하였는데 모두 성공하였다.

1966년 10월부터 상해시 흉부과의원 원장 고개시(顧愷時) 교수가 마취과, 흉부외과와 같이 상해시 침 마취연구소 협조 아래 모두 12명의 이첨판 협착증(二尖瓣狹窄證) 환자에게 침마취술하에 심장수술을 하여 양호한 성과를 거두었다.

이 기간내 제4군의대학 범근지(范瑾之)등이 솔선하여 침마취의 동물실험을 전개하여 침마취 원리를 탐색하였다,

하북대학교(河北大學校)에서도 유관한 연구를 하였다. 상해시 위생측은 일련의 전문교수팀을 조직하여 과제의 연구를 진행도록 하였으며, 또 1965년 7월에는 상해시 침마취협조팀을 조직하여 임상팀 조장의 구덕무(裴德懋)를 조장으로, 기제(機制)팀 조장에 서풍언(徐豊彦), 부조장에 장향동(張香桐)을 두었다.

기제팀은 전기생리방법을 응용하여 처음으로 구뇌속방핵[丘腦束旁核 ; 시상속(視上束)방핵]이 중추신경계통의 통각을 처리하는 정보일 가능성이라는 것을 보고하였다.

북경의학원 한제생(韓濟生) 등은 내막 및 부근 조직과 진통이 관계있음을 관찰하였다.

1966년 초 상해 중의학원의 증조린(曾兆麟) 등은 침술마취 수술의 동물모형을 성공적으로 만들어 침술 진통치료와 혈의 위치와의 연관성을 증명하였고, 아울러 심리요소의 작용이 아니라는 것을 증명하였다.

1966년 초에 이르러 이미 전국 14개 성시에서 침술마취가 전개되었으며 8734예의 수술을 완성했다(기록에 보존된 것은 4197예).

국가는 이런 성과를 매우 중시하여 연구계획 강령을 제정하였고 원리를 한층더 발전시켜 원리를 천명할 준비를 하여 효과를 끌어올렸다.

이런 종류의 침술치료의 병례가 수술시 통증을 확실히 대폭 경감시켰기 때문에 사람들로 하여금 깊게 침술 진통치료의 원리를 연구하게 만들었다.

또한, 침술치료가 외과수술시 발생하는 생리기능의 방해를 경감시킨다는 것을 발견하였으므로 창구(創口)의 유합(愈合)과 유기체의 회복을 촉진시키고 사람들로 하여금 침술치료의 심장혈관기능 조절과 면역기능 구조에 대한 연구를 촉진시키게 하였다.

이런 연구작업은 중국의 신경생물학과 통각(痛覺)생리연구를 세계 최고의 수준으로 이끌어올렸다.

1972년 봄, 인민일보는 침술마취가 각종 외과수술에 응용되고 있다고 발표하였다.

이런 소식은 국내뿐만 아니라 국외에서도 강렬한 반응을 일으켜서 30여 국기에서 앞을 다투어 많은 사람들이 와서 침술마취를 참관하고 연구했다.

닉슨(尼克松)이 중국 방문시 수행했던 헤이그(黑格) 장군은 침술마취 수술을 참관하고 정말 불가사의한 일이라고 감탄했다.

1973년 겨울 위생부 전신충(錢信忠) 부장의 주체로 서안에서 전국 침술마취 연구자 회의가 개최되었다. 여기에서 이전의 경험을 총괄하고 침술마취 연구를 한층 발전시키기 위해 방침을 제정하였다.

뇌·턱·구강·귀·코·인후·갑상선·폐절제·위절제·나팔관결찰수술·개복출산·자궁 절제·맹장절제·탈장 및 골외과 등의 침술마취 협력팀을 설립하였다.

또한, 회의상 침술마취 효과의 평정표준(評定標準)을 입안하여 전국 범위내 침술마취 연구의 길을 터놓기 시작했다.[17]

주총리는 침술마취가 단순히 수술하는 데만 머물러서는 안 되며 원리연구가 필요하다고 지시하였다. 그래서 침술 진통치료 원리의 연구과제가 기초의학 연구자의 당면문제가 되었다. 북경의과대학 교수 한제생(韓濟生)은 이 영역에서 하나의 길을 개척하였다. 거슬러 올라가면 그는 이미 1965년에 침술 진통치료 원리에 투신했다.

어느날 그가 학교 당위원회 부서기 팽서총(彭瑞聰)의 소개와 건의로 차를 타고 북경 외곽 통현(通縣)의 결핵연구소에 도착하여 침술마취를 사용한 폐엽 절제수술을 보게 되었다. 수술의 순조로운 성과는 한제생(韓濟生)이 모든 역량을 침술 진통치료 연구에 쏟는 것은 대단히 필요한 일이라고 생각하게 만들었다. 침술치료가 확실히 진통작용을 하는지를 정확히 알기 위해서 그는 생리학 시간을 빌어 의학생을 동원하여 실험을 계속 진행하였다. 2개의 실험실의 8개의 침대에서 동시에 8명의 실험대상 환자에게 침술치료가 인체 피부통증 감각계에 미치는 영향에 대한 실험을 진행하였다.

결과를 표명하면 침술치료를 합곡(合谷) 혈위에 했을 때 30분 내에 통증이 나타나는 시점이 점점 상승하였고 대략 2/3 실험대상 환자의 통증 감각시점이 2배 이상 상승하였다.

그러나, 심리작용이 미치는 영향이나 안정제 효과를 피할 수 없기 때문에, 그들은 각종대로 실험을 행하였다. 결과에 의하면 통증을 느끼는 경계의 상승과 하락에는 특정한 시간경로가 있음이 발견되었다. 다른 조의 실험대상자의 혈위에 침술치료를 했을 경우[합곡(合谷)·태충(太衝)·족삼리(足三里) 등] 통증을 느끼는 경계의 상승 폭에 커다란 차이가 있었다. 그러나, 침술 시술 후에 통증을 느끼는 경계[痛覺地點]의 회복 속도는 놀랄 만한 유사점이 있었다. 그것을 반대수지(半對數紙)에 그렸을 때 경사율이 일치하며, 반수기(半壽期, half period)는 모두 15~17분 내에 있었다. 이것은 일반적인 '안정제 효능'으로는 설명하기 어려운 결과이다. 1966년 2월 상해에서 열린 제2차 침술마취 학술대회에서, 한제생(韓濟生) 교수는 이 결과를 보고하여 참석자의 커다란 관심을 불러일으켰다. 1966년에 큰 난관에 봉착하여 이 연구를 보류하게 되었으나, 주총리의 관할하에 한교수는 다시 새롭게 분발하기 시작했다. 1972년 5월

---

17) 신육령(辛育齡),「침자마취의 임상효과 및 그 적응증」,『中西醫結合雜誌』8(특2집), 1988, p. 77.

이후에 장장 1백여 일 밤낮으로 그와 범소광(范少光)·탕건(湯健)·주중복(周仲福) 등은 원래의 주체정위의(主體定位義), 소량의 주사기 등의 설비를 이용하여 집토끼 뇌실관류(腦實灌流) 실험을 진행하여, 침술치료가 확실히 뇌 속에서 진통물질을 방출하게 한다는 것을 발견하였다. 당시 세계 보건기구(WHO)에서 일하던 주장경(朱章庚) 교수의 협조 아래 발전된 실험결과를 표명하였고, 쥐든 토끼든 뇌 속에 5-NH₂OH(히드록실아민) 함량을 낮추었을 때 침술효과는 명확하게 감쇠되었으며, 5-NH₂OH 전체를 제공했을 때는 침술효과가 강하게 나타났다. 이런 증명은 모두 같은 결론에 도달했으며, 침술치료를 중추 5-NH₂OH에 했을 때 진통효과는 발휘되었다. 70년대 초, 미국과 스웨덴의 약간의 과학자들이 우리나라 생물화학자 추강(鄒岡)의 논문을 기초로 하여, 실험을 통해 몰핀 흡수체의 체내 존재를 한층더 증명시켰다. 또한 체내의 내원성 몰핀형 물질의 존재가능성을 제출하였다. 1975년 영국학자가 돼지의 뇌에서 뇌배태(腦啡呔, Enkephalin)를 발견했으며, 미국학자는 날록손(納洛酮, Naloxone)이 인체 침술 진통치료를 저지할 수 있다는 것을 발견했다. 한제상(韓濟生) 등은 각기 다른 매개변수의 전기침술치료와 각기 다른 양의 날록손을 시험사용하여 저주파(2Hz) 전기침술에 의한 진통효과를 저지시키기 위해서는 0.5mg/kg의 날록손이 필요하며, 고주파(100Hz) 전기침술의 작용을 저지시키기 위해서는 20mg/kg의 날록손이 필요하다는 것을 밝혀냈다. 큰 쥐의 척수거미줄막의 강동(腔洞)에 계속적으로 물을 유입시키고, 방사면역법을 이용하여 유입액 중의 뇌배태(Enkephalin)와 강배태를 측정하였으며, 저주파 전기침술치료는 뇌배태(Enkephalin)의 방출을 일으키고, 또한 고주파 전기침술치료는 강배태의 방출을 야기시킨다는 것을 발견했다. 이런 결과를 한제생(韓濟生)등의 연구원은 게시하였고, 침구의원은 같은 혈위에 각기 다른 침술법을 운영하여[예를 들어, 소산화(燒山火)·투천량(透天涼)] 각기 다른 치료를 얻을 수 있다고 제출하였다. 임상에서 침술마취는 매번 모두 성공을 거둔 것은 아니다. 동물실험 결과를 보면 전기침술이 무효한 쥐는 전기침술을 받은 후, 뇌내에 5-경색안(烴色胺)과 갑유뇌배태(甲硫腦啡呔)의 함량이 높아지지 않았으며, 척수 중의 갑유뇌배태 또는 강배태(強啡呔)의 방출 역시 증가하지 않았다. 전기침술치료가 중추 5-경색안(5HT)과 몰핀물질 계통을 활성화시키지 못했거나, 활성화 정도가 미약했다는 것을 증명하였다. 저주파 침술치료가 무효했던 쥐(뇌배태와 내배태의 방출작용을 거친)에게 고주파 침술치료를 했을 경우에는 여전히 효과가 있었다. 이처럼 각기 다른 침술의 매계변수 또는 저주파, 고주파를 바꿔 사용한(2-100Hz) 침술치료가 아마 전기침술의 무효한 것을 유효한 것으로 변화시킨 과정일 것이다.[18] 침술메커니즘연구 중 한 그룹의 정형한 서양의 전문가, 예를 들어 장향동(張

---

18) 한제생(韓濟生), 「침자진통연구성과는 세계적인 과학의 재산이다」, 『中西醫結合雜誌』, 6(특집), 1986, p. 62.

香桐), 후종렴(候宗廉), 조소정(曹小定) 등이 모두 이 방면에 투신하기 시작하였고, 게다가 커다란 공헌을 하여 국내외에서 중요한 표창을 여러 차례 받았다.

(三)

중의와 서의가 결합하여 임상 방면의 초보성과를 보편적 외과(특히 급성 복통 증상), 골상과 등의 치료에 반영하였다. 1958년 천진 의학원 부속의원의 오함중(吳咸中) 등 저명한 의사들이 남경 중의학원이 펴낸 『중의학 개론』을 열심히 숙독하여, 중의를 공부하였으며, 게다가 외과에서 작은 조직 감염을 중약으로 치료하기 시작했다. 동시에 외과병상에서 기성처방을 이용하여 급성 맹장염을 치료하였다. 1959년 초 그들은 또한 천진시 제2차 서의가 직장을 떠나 중의를 공부하는 반[西醫離職學習中醫班]에 참가하여 전면적·계통적으로 중의이론을 공부하였고, 각 방면의 학술과 명저를 연구하였다. 1962년 가을 오함중(吳咸中)이 천진의학원 부속의원 외과에서 지속적으로 부분의(약간의) 의사와 공동으로 중의와 양의의 결합작업을 실시하였다. 첫번째로 외과의 간호사 한 사람이 급성 장폐색증으로 인하여 입원하게 되었다. 그녀는 이전에 이미 3차례에 걸친 복부수술을 받았다. 당시 당직 의사가 그녀를 위해 이미 수술준비를 마친 상태였다. 이 간호사의 남편 역시 의사였는데 그는 안절부절하면서 문 밖에 서서 그녀가 4번째로 수술실에 들어가기를 기다리고 있었다. 그러나, 환자는 다시 수술을 받을 용기가 정말 없었다. 그래서 오함중(吳咸中)의 도움을 요청했다. 그는 세밀히 환자의 전신상황을 검사하였고, 수술하지 않고 치료할 수 있는 가능성이 있다고 판단했다. 그는 변증(辨證)에 근거하여 한실장결병(寒實腸結病)에 속한다고 판단했으며 환자의 체질이 허약하고 맥박이 침세(沉細)하며 힘이 없어, 정허사실증(正虛邪實證)에 속한다 하였다. 급히 삼부승기탕(參附承氣湯)을 위관(胃管)을 통하여 주입했다. 몇 시간이 지난 후 장에 가스가 빠지고 대변과 쌓였던 가스가 배출되었으며, 복통이 순식간에 사라졌다. 이후에도 그들은 또 다른 유형의 급성 장폐색증 환자를 치료했다. 일련의 병례에 대한 성공은 다른 외과 의사의 중시를 받게 되었으며, 중의와 서의의 결합 국면이 천진의학원 부속의원 외과에서도 시작되었다.

1963년 초, 천진시 지도자(시장)는 남개병원(南開病院)을 중서의결합 임상기지병원으로 바꾸기로 결정하여서 일단의 중의를 공부하는 서의사들과 기타 각 부분의 전문요원을 투입했다. 1964년 12월 오함중(吳咸中)이 남개병원의 원장 및 외과주임으로 임명되었다. 이 때부터 남개병원은 급성 복부계통의 치료로 널리 이름을 떨치는 중의 서의 결합병원이 되었다.[19]

19) 오함중(吳咸中), 「과학의 길은 탄탄하지 않다」, 『中西醫結合雜誌』, 6(특집), 1986, p. 12.

골상과(骨傷科)는 우리나라 의학보고 중 중요한 구성 부분이다. 중의 서의 모두 일련의 중서의결합의 골절치료방법을 가지고 있지만, 또한 모두 결점과 장점이 있다. 많은 임상실험과 반복 총괄을 거쳐 일련의 손으로 바르게 복구하고, 국부에 작은 부목을 고정시키고 효과적 단련과 내외용약을 위주로 하는 일련의 중서의결합의 골절치료방법이 이미 초보적 단계로 형성되었다. 90% 이상의 골절이 이런 방법을 통해 치료되고 있으며, 골절 유합시간이 이전의 단순한 서양의 치료방법보다 1/3 정도로 단축되었고, 전 치료과정도 1/2 단축되었다. 95%의 병례의 회복효과는 만족할 수준이며, 환자의 고통도 적어졌고 골절병의 발생도 아주 적어졌으며, 골절의 불유합률도 이전의 평균 5~7%에서 0.04%로 하락했다. 중국 중의연구원 골상과 연구소 상천유(尙天裕) 등은 '동정결합(動靜結合 ; 고정과 운동의 상호 결합)', '근골병중(筋骨幷重 ; 골절유합과 효과적 회복이 동시에 진행됨)', '내외겸치(內外兼治 ; 국부와 전체 치료를 같이 함)', '의환배합(醫患配合 ; 의료시설과 환자의 주관적 능동성의 밀접한 배합)' 등을 제출하여 그 때부터 서의의 '넓고 크게 고정, 완전 휴식'이라는 전통관념을 타파했다. 1963년 로마에서 열린 제20회 국제외과연회에서 상천유는 작은 부목을 고정하여 팔뚝의 골절을 치료한 논문을 발표하여 국외학자의 깊은 관심을 불러일으켰다. 1964년 국가과학 기술위원회는 전국 중서의 전문가를 조직하여 조약을 체결하였으며 이것은 하나의 중요한 과학연구 성과로 인식하여 광범위한 보급을 건의하였다. 현재 소형부목고정을 이용한 팔뚝 골절치료법은 이미 전국 기층의 의료 종사원들이 보편적으로 이용하고 있다. 1966년 인민위생출판사는 『중서의결합 골절치료』라는 책을 출판했으며, 1970년에 재판 발행했을 뿐 아니라 독어·일어로 번역되어 국외에 발행되었다.[20]

신의(新醫)의 접골치료법은 현대 과학지식과 방법을 정리하고 정통의학의 접골경험을 끌어올린 일종의 신치료법이다. 그것은 많은 사람들이 흔히 보게 되고 자주 발생하는 목·어깨·허리·다리통증 등의 질병을 치료하기 위해 개척한 하나의 즐겁고 절약되는 경로이다.

이 요법의 창시자인 빙천유(馮天有) 의사는 1966년 제4군 의과대학을 졸업한 서의사이다.

그가 '신의접골치료법'을 창조한 이유는 완전히 한 분의 늙은 아주머니에게 접골술을 배웠기 때문에 생겨난 결과이다. 이 분은 적지않은 진지한 얘기를 가지고 있다.

그녀는 하남성 개풍지구의 대대로 전통 민간골절법을 행하는 의사의 집에서 태어났다. 조부, 조모 모두 접골을 할 수 있었으며 그녀는 아주 어렸을 때부터 그들에게서 접골기술을 배웠다.

16살 때 마을에서 한 여자가 소의 머리에 받쳐서 치골이 부서졌는데 그녀는 그 여자의 부

20) 상천유(尙天裕), 「중서의결합치료골절과 관절손상의 성취」, 『中西醫結合雜誌』 8(특집), 1988, p. 51.

서진 뼈를 재빠르게 제자리에 맞추었다. 3개월도 채 안 되어 그 여자는 땅에서 노동을 할 수 있게 되었으며, 2년째에는 남자아이까지 출산하였다. 이 때부터 사방팔방의 환자들이 모두 그녀에게 치료를 받으러 왔다. 신중국(新中國)이 성립된 후 그녀의 남편은 홍군(紅軍)이었는데 그녀를 북경 교외의 삼간방대대(三間房大隊)에 머무르게 하였다. 사람들은 단지 그녀의 성이 나(羅)라는 것밖에 알지 못했으므로 모두 그녀를 나대마(羅大媽)·나나나(羅奶奶)라고 불렀다. 어떤 사람들은 삼간방대대가 북경시 조양구 쌍교공사(朝陽區 橋公司)에 있었기 때문에 쌍교노태태(雙橋老太太)라고 부르기도 했다. 후에 그녀의 의술이 높았기 때문에 사람들은 다시 그녀를 나유명(羅有名)이라고 불렀다.

졸업 후에 빙천유는 공군병원에서 일하게 되었다.

어느날 비행간부가 요통이 발생하여 비행을 할 수 없어서 병원에 입원했지만 반 개월이 지나도 차도가 없었다. 그는 병원치료에 대한 믿음이 없어져서 쌍교노태태의 대대위생원에서 치료받기를 요구했다. 이 때 빙천유는 의혹의 태도를 가지고 그 비행간부와 함께 쌍교노태태의 병원에 도착했다. 문을 들어서자 마자 보게 된 것은 병원 안에 적지 않은 벗겨진 석고붕대, 작은 좌석의 천막 안에 가득찬 먼 곳에도 불구하고 찾아온 환자들이었다. 노태태(老太太)가 이쪽 저쪽 어루만지면 정말 희한한 것은 허리를 구부리고 들어온 환자가 허리를 꼿꼿이 펴고 나가는 것이었다. 골절환자는 엎드려서 기부스를 부목으로 교환했다. 이 비행간부도 그녀가 어루만지자 정말 허리가 똑바로 펴졌다. 그래서 빙천유의 의혹은 탄복으로 바뀌었고, 조국 의학의 이런 보고(寶庫)를 발굴하고 끌어올려야 하며, 고인(古人) 저작의 연구탐독 외에 노중의(老中醫)를 배우고, 민간의술을 배우는 것 또한 중요한 면이라고 마음 속 깊이 느꼈다. 저 늙은 마님은 나이가 70세가 넘었으며, 문맹자이지만 그녀의 의술은 조국의 전래의술이며, 게다가 오랫 동안에 걸쳐 풍부한 경험이 더해져서, 사람들의 환영을 받았다. 그래서 빙천유는 당위원회에 보고서를 써서 그녀를 스승으로 삼고 싶다고 요구했다. 부대 당위원회는 그의 요구를 받아들여, 1969년 직장을 떠나 반년 동안 공부했다.

학습 중에 나유명은 빙천유가 군관이면서도 관료 같지 않고, 대학생처럼 허세를 부리지 않고, 남들한테 무시당했던 문맹(일자무식)의 그녀를 무척 존중한다는 것을 느꼈고, 공손하게 공부하는 것을 보고, 스스로 원해서 모든 경험을 그에게 전수했다. 예를 들면, 허리추간연골이 돌출하는 병(디스크)은 추간연골의 골수핵이 돌출하여 신경을 압박하여 허리, 다리의 통증을 일으키거나 좌골신경통을 일으키는 자주 보고, 발생하는 병의 일종이다. 국내외에서 안마·추나(推拿)·견인(牽引)·수술 등의 치료방법을 이용하는데 치료 도중 여전히 많은 사람들이 많은 고통을 당하고, 게다가 재발하기 쉽다. 늙은 마님(老太太)은 "이런 병은 두 개의 엄지로 촉진하는 방법을 사용하면 바로 환자의 척추극돌기(脊推棘突起)가 한쪽으로 비스듬한 것을 알 수 있어서, 그것을 바로 잡아주기만 하면 증상은 경감하거나 소실된다."고 하였다.

빙천유는 여기서 이것의 시사성을 얻었고, 디스크와 극돌(棘突)의 변화가 반드시 관계가 있다는 것을 알게 되었다.

많은 임상실험을 거쳐서 척추간의 힘평형이 깨지는 것이 척추극돌의 위치변화를 야기시킨다는 것을 발견하게 되었다. 또 극돌기(棘突起)가 한쪽으로 기우는 것은 단일 질병이 아니라 다시 요추후관절문란증(腰椎後關節紊亂症)·요추간판돌출증(腰椎間板突出症)·요추협부파열(腰椎狹部破裂) 등으로 분리되는 것을 알게 되었다. 척추간(脊椎間)의 힘평형(力平衡)을 운용하여 척추선전복위법(脊椎旋轉復位法 ; 척추회전으로 위치를 복귀시키는 법)을 창조하였다. 치료시에도 환자는 통증을 느끼지 않으며 치료효과를 높였으며 재발병률도 낮아졌다. 허리, 다리 통증치료에서 얻는 기본경험에서 빙천유는 다시 경부환추추반탈위(頸部環樞椎半脫位)·경추병(頸椎病)·견부(肩部)·요둔부연조직손상(腰臀部軟組織損傷)을 위해 새로운 진단과 치료방법을 제출하였다. 1976년 2월 빙천유는 특수사명을 맡게 되어 중화인민공화국 외교부, 위생부의 파견으로 서남 아라비아 반도 남부의 모 인민공화국 총통의 질병을 치료하러 가게 되었다. 총통은 통증으로 인해 피로와 정신이 없음을 알 수 있었다. 병세에 대한 질문과 세밀한 검사를 통해 경추병(神經根型)임을 확진하게 되었고 병세는 비교적 중한 상태였고 수일 동안 단지 2시간 정도의 일을 할 수밖에 없었으며 근육도 다소 위축되었고, 잘 먹지도 못했으며 잠도 잘 이루지 못하여 이미 매일 고통의 시간 속에서 지내고 있었다. 빙천유가 경추병에 대한 새로운 치료법[경추병정골신요법(頸椎病正骨新療法)]을 이용하자 총통의 고통은 빠르게 경감되었고 17일 후에는 건강을 회복하였다. 총통은 고별연회에서 한껏 격정적이었다. 후에 위생부는 신속하게 학습반을 만들었고 전국에 보급하여, 신의접골요법(新醫接骨治療法)은 중서의결합의 전형이 되었다.

(四)

중서의 내과 임상결합으로 해결하기 어려운 병등을 치료했으며 50년대 말 이래 이미 많은 보도가 있었다. 전염성 간염·간경화복수·부종·위십이지장궤양·재생불량성 빈혈·고혈압·가흥씨병·나병·세균성 이질·아메바 이질·폐농양·당뇨병·기관지 확장증·기관지 천식 등은 중서약 병치방법(幷治方法)으로 비교적 좋은 효과를 얻었다.

심자윤(沈自尹)은 1969년 '조국 의약탐색대'에 참가하여, 사천(四川) 금강현(黔江縣)에서 의사로 봉직하였다. 그는 우연히 횡달출혈성 구단나선체병(黃疸出血性鉤端螺旋體病)·유행성 백일해·급성 취장염·상소화관출혈·폐렴 등 각종 병례를 접하게 되었다. 그와 함께 간 의사들은 즉시 진단하고 중서약을 함께 사용하여 환자들을 구하고 치료하여 좋은 효과를 얻었다. 이 때 그는 임상에서 중서약결합의 사유모식(思維模式) 문제에 대해 생각하기 시작했다.

상해의과대학 중서의 결합병동으로 돌아와 일한 후 마침내 그는 하나의 새로운 구상을 제출하였다. 그는 중서의결합의 초보과정은 '변병(辨病)과 변증(辨證)이 상호결합하는 것'이라고 생각했다. '변증은 중의의 증(證), 변병(辨病)은 서의의 병(病)'이라고 여겼다. "변병과 변증이 같이 결합했을 때 가장 흔히 볼 수 있는 방법은 무슨 병인지 진단한 후 변증분형(辨證分型)하는 것으로 형(型)에 따라 치료를 나누어 치료효과를 높이는 것이다." 그러나, '변증을 버리고 변병을 따르거나' 또는 '변병을 버리고 변증을 따르는' 선택이 반드시 필요하다. 그는 또한 5가지 중서의결합의 임상 사고방법(臨床思考方法)에 대해서도 제출했다. 즉, 1. 병의 상황에 따라 부분단계적 결합, 2. 중의이론을 위주로 하는 결합, 3. 서의이론을 위주로 하는 결합, 4. 방식에 따른 중·서양의 결합, 5. 약성(藥性)에 따른 중서의결합 등이 그것이다.[21]

이 같은 글의 발표 이후 의학계에서 좋은 반응을 얻었으며, 많은 새로운 중서의결합을 시도하려는 초보자에게 많은 이익을 주었다. 후에 그는 다시 임상실험을 한층더 총괄하여 『변병과 변증의 결합의 발전적 토론』이라는 문집을 편찬하였다.[22]

현대 과학기술의 새로운 방법, 새로운 실험기구의 도입에 따라 설진(舌診)의 연구가 객관화되었다. 어떤 사람들은 이미 표준색열(標準色列), 비색판(比色板)으로 설진변색(舌診辨色)에 객관된 지표를 이용하였고, 홍색·녹색·남색의 3가지 스팩트럼 반사의 에너지를 이용하여 각종 설상(舌上)의 다른 색깔을 측정하였다.

후에는 설색기를 이용하여 설색을 측정하였다. 300 예의 임상검증을 통해 부합률은 94%에 달하였다. 이 방면에서 상해의과대학 진택림(陳澤霖) 교수 등의 성적은 현저했다. 그들은 미순환 현미경을 이용하여 유두돌기 모양의 설균의 미세한 순환을 관찰하였으며, 유두돌기 모양의 설균의 숫자의 증가 혹은 감소를 발견하였으며, 형태의 팽창과 축소와 연령, 중의의 허실, 한열변증에는 일정한 상응관계가 있어서 변증을 협조하고 약의 사용을 지도하였다.

온도차 전동탐두(Sonde)·항류전원·직류숫자 전압표 3부분으로 구성된 실험기를 이용해 설표천혈유량(舌表淺血流量)을 측정하였다. 설인편(舌印片)의 떨어진 세포검사와 떨어진 설태, 평평한 혀, 두꺼운 설태, 더러운 설태 등 설형의 설피세포의 갱신 속도율과 세포 변성의 계속적인 파열 등이 확실히 실용 가치가 있음을 관찰하였다. 이외에 생화학 측정과 전경(電鏡) 등으로 설상 상관성을 연구하였다. 최근 십수 년 이래 혈액동력학, 혈액유변학을 운용하여 혈어증(血瘀症)에 대해 계속 연구하여 커다란 발전을 얻었다. 중국 의학과학원 수려연(修麗娟) 교수 등은 중약으로 미순환 창구(搶救) 중독성 쇼크를 개선하고 중국 마취연구의 기본을 이용하여 미국 연수 중에 수씨이론(修氏理論)을 제출하였다. 이론에서는 심장박혈의 역량

---

21) 심자윤(沈自尹), 「내과영역에서 중서의결합의 초보적 연구」, 『新醫藥學雜誌』 4, 1973, p. 2.
22) 이 글은 『新醫藥學雜誌』 7, 1977, p. 7에 실렸음.

이 부족하면 혈액을 미세혈관으로 통과시키고 미세혈관 본래의 자율수축으로 도식충격(濤式衝擊)을 일으키게 되면 동맥혈이 미세한 순환(微循環)을 통해 정맥의 기본운동 장소로 진입하게 된다고 인식하였다. 이 이론은 하비(Harvey), 말피기(Malpighi) 이래 혈액순환이론에 커다란 공헌을 하였다.

상해의과대학 양자균(梁子鈞) 교수 등은 많은 혈액유변학 실험기구를 만들어 혈어증(血瘀證) 연구가 보다 객관적이고 과학적으로 이루어지도록 하였다. 최근 연구에서 다시 표명하가를 많은 만성 완고성 질병은 혈어(血瘀)와 관계가 있다고 화산의원의 진건민(陳健民) 교수 등이 보고했으며 악성종양 환자의 경우 혈액점성도의 상승과 혈액운동학 방면의 변화가 현저하게 나타난다고 보고했다. 임상작업 중 활혈화어약(活血化瘀藥)의 응용 역시 많은 탐색작업을 거쳤다.

70년대 초 한 중의사가 활혈화어법으로 관상동맥 경화증 협심증을 치료했으며 천궁, 단삼, 홍화, 적작약, 강진향의 응용법을 제출하여 북경지구의 그것을 관심Ⅱ호(冠心Ⅱ號)로 부르게 되었다. 많은 의원이 서양의학의 사용에서도 좋은 효과를 얻었다. 중국 의학과학원 기초의학 연구소 약리학 교수 김음창(金蔭昌)은 70년대부터 임상학자와 공동작업을 시작하여 관심Ⅱ호(冠心Ⅱ號)가 혈소판 집결작용을 억제한다는 것을 발견했으며, 게다가 관심Ⅴ호(冠心Ⅴ號)는 혈소판의 CAMP의 증가 후에 집결작용을 억제한다는 것을 실증하였다.

1971년에 북경의 관심Ⅱ호의 제조방법이 상해에 전해졌을 당시 상해 의학계에서는 사용법 습득의 열풍이 몰아쳤다. 상해 제9제약공장의 진위(陳偉)가 심장혈관 전문가 유국서(兪國瑞) 교수를 방문하여 관상동맥 경화증의 특효중약에 대해 질문했을 때 유교수는 직업병 예방치료조(防治組)에 있었을 때 단삼이 뇌파 방해와 화학 기체가 일으키는 신경증상에 반영되었을 때 분명한 치료효과가 있었던 것을 생각하여, 거기에 연계하여 단삼 한 가지 약물로 사물탕 중 4가지 약물의 약효(단삼일미의 효능이 사물과 같음)가 날 수 있기 때문에 바로 단삼주사약을 만들었다는 것을 애기했다.

그래서, 진위(陳偉)는 복방 단삼주사약(단삼, 강진향)을 만들었다.

주사약을 만든 후에 열원(熱源)과 용혈(溶血) 시험을 했으며 어떤 다른 반응도 없는 것을 증명했다. 유국서 교수는 먼저 스스로 자기 몸에 정맥주사를 놓아 심전도 · 혈압 · 맥박의 현저한 변화가 없음을 관찰하였다. 다시 관상동맥 경화증 환자인 한 간호사에게 정맥주사를 놓았는데 단삼주사 후 8시간 내에 심전 도중 T파가 좋게 변했고, 병자의 흉민(胸悶)도 좋은 상태로 놀아온 것을 발견했다. 그래서 10명의 관상동맥 경화증 · 협심증 환자에 대한 치료로 발전하여 같은 효과를 얻었다. 상해시 심장혈관소조(心臟血管小組)에서 소개를 하여 마침내 상해의 위생국에서 복용 단삼(지용성 부분)과 정맥 근육주사의 복방 단삼액(수용성 부분) 연구소조를 구성하였고, 2년의 임상실험을 거쳐 2가지가 협심증에 확실한 효과가 있음을 반복 증명하였다.

더 발전된 실험은 단삼이 산소결핍 혹은 산중독 상황일 때도 여전히 적혈구가 유동상태를 유지하게 한다는 것을 표명했으며, 그것은 작은 미세혈관을 통과할 때 변형하도록 하고 또 유지 혹은 흐르는 속도를 빠르게 만들고 조직에 들어가는 것을 보증한다.

산소결핍 조건에서 단삼을 주사한 작은 흰쥐를 보면 심장 근육을 손상시키는 미세한 조직에 분명하고 현저한 감소가 있었으며 단삼이 흰쥐의 심근 산소결핍을 견디게 하는 보호작용이 있음을 증명하였다. 이 때부터 단삼은 중의, 서의, 중서의결합 의료업무에서 관상동맥 경화증·협심증을 치료하는 의사들에게 중요한 약물의 하나로 자리 매김하게 되었다.

이외에 천궁진이 혈맥 결핍성 뇌혈관 병을 치료하였고 활혈화어 중약 위주로 자궁외 임신 1호, 자궁외 임신 2호 등 각종 자궁외 임신을 치료하였으며, 혈관을 통해 전신경화 피부병과 혈전이 막히는 혈관염을 치료했으며, 대황순제편으로 각종 원인으로 발생하는 소화기 출혈 등을 치료하였고, 균일하게 현저한 효과를 얻었다. 상해·호북·섬서 등지에서 활혈화어약을 이용해 만성 간염·간경화 환자를 치료했으며, 병세의 개선이나 간기능 회복에 대해서도 확실한 도움을 주었다. 활혈화어치측기리(活血化瘀治則機理 ; 활혈화어의 치료기전)의 연구를 통해 대량의 확실한 과학 근거를 얻었으며, 명확한 지표에 따라 측정할 수 있게 되었다.

진가기(陳可冀) 교수는 노인의학에 대해 특별히 관심이 있었다. 70년대 중반 조선(북한)의 대표단이 2년 연속 서원의원을 방문하였는데 내방자들이 특히 관심을 기울인 것은 노인들의 건강장수 비결방법의 교류였다(역자주 : 이후 북한에서는 김일성 건강을 위한 장수연구소가 개설되었다). 노중의(老中醫) 악미중(岳美中)·전백선(錢伯宣) 교수는 분별하여 그들과 좌담했다.

악미중은 노년보전에 종사한 경험이 풍부하여 생동감있는 이야기로 내방자들로 하여금 깊은 흥미를 갖게 했다. 1977년 진가기 교수에 의해 정리된 『악미중(岳美中)의 노인병 치료경험』이라는 책이 과학기술문헌출판사에서 출판되었으며, 일본에서는 전부 번역 소개했다. 이 책은 현대 중의 노인병학의 오래된 명저이다. 당시 악미중은 섭검영(葉劍英) 원수의 병을 자주 치료했다. 그래서, 이 책의 출판 전에 악미중의 부탁으로 '화섭수 『팔십서회』 원운(和葉帥 『八十書懷』 原韻)'이라는 한편의 시가 책의 시작 부분에 실렸는데, 시에서 말하기를

의정과연희창흥(醫政科硏喜倡興)·승선계후유다인(承先啓後有多人)·내경세로혐미로(『內經』歲露嫌迷路)·송대국방대세진(宋代局方待世塵)·신학리당근급취(新學理當勤汲取)·유유거가임연륜(遺猷詎可任湮淪)·석양막탄황혼근(夕陽莫嘆黃昏近)·만재풍광분외명(晚齋風光分外明)

이라 하였다. 이 시는 악미중이 전통 의약학과 현대 의약학 사이에서의 과학적인 태도를 반영한 것이다.

  1980년 여름 진가기 등은 고궁박물관에 있는 청대 궁정맥안(宮廷脈案) 내무부초건(內務部抄件), 황제와 관계있는 각종 의약에 대한 '주필로 쓴 비평[朱批]'·궁중 경사·공문서 및 황상의 일상생활 등에 대한 정리연구를 계속했다. 공문서 자료 중에서 부의(溥儀)의 유년시절 진단에 대한 것이 적지 않았다. 신유년(辛酉年) 이른 봄, 진가기는 그 공문서를 가지고 부의의 부인 이숙현(李淑賢) 여사를 방문하였는데, 그녀는 책(문서)을 읽은 뒤 말하기를 부의는 일생 동안 거의 매일 감기와 소화불량에 시달렸으며, 나와 그가 같이 생활하는 동안 거의 매일 감기에 걸렸고, 매일 3번 식사 후 꼭 대산사환(大山査丸)을 복용했다. 하루가 이처럼 끊임없었다. 신체 체질과 현존 청대 진단은 '일치하며 관계가 있는' 것이었으며 공문서 자료는 상세하고, 확실한 것이어서 믿을 만한 것이라는 것이었다. 수년 이래 진가기 등은 청대『대내비방(對內秘方)』에 대해 계속적인 약간의 임상과 실험연구를 진행했다. 청궁(淸宮)의 수도환(壽桃丸)은 원명이 증수반도환(增壽蟠桃丸)이며 89세 장수의 자후(自詡)가 고희천자를 위해 만든 것으로 건륭황제가 만년에 상용하던 의약 중의 하나이다. 청궁 팔선고(八仙膏)는 원래 서태후[慈禧太后]가 습용하던 의약이며 색, 맛 등을 모두 훌륭하게 갖추었고 노인이나 어린이 모두에게 적당하다. 청조 화장(세수 비누) 공문서와 요원 화공공장의 합작연구로 제조된 자금성(紫禁城) 노인 비누가 노인의 피부 가려움증에 대한 162차례의 실험증명을 통해 현저한 효과가 53%에 달했으며 효과율은 62%에 달했다. 지능감퇴는 노인들에게서 흔히 볼 수 있는 질병이다. 어떤 사람은 신장을 보양하고 뇌를 건강하게 하고 기를 주고 피를 활기차게 하는 지보삼편환(至寶三鞭丸)을 이용하여 노년 초기의 뇌기능 저하자를 치료하였으며 결과를 표명하면 이 약은 뇌의 감각사유와 운동능력을 개선시키며 유기체의 저항력 면역성과 성기능을 증가시키고 이 구조는 아마 뇌하수체 호르몬 분비를 조절하고 뇌대사를 개선하여 그로 인해 뇌단백질 합성을 촉진한다. 청궁장춘단(淸宮長春丹)은 노년지능에 대하여도 역시 현저한 개선작용이 있다. 고대 문헌 기록에 의하면 '연년익수(延年益壽)' 작용을 하는 약물이 100여 가지가 넘는다고 하며 최근의 실험과 임상연구를 거쳐 증명하기를 그 중 적지 않은 약물이 정도는 다르지만 확실히 노쇠를 늦추는 작용이 있었다. 국내에 약간의 노쇠를 막고 장수를 하게 하는 전통약물이 있는데 예로, 구령집(龜齡集), 새로 창조한 환정전(還精煎) 등은 확실히 현저하게 노쇠를 늦추는 작용이 있으며, 쥐의 생존 시간을 연장시켰으며 사육벌의 평균 생존율을 확실히 높였다. 동물의 면역 내분비와 대사기능이 균일하게 현저한 개선작용이 있음이 실험증명되었다. 이런 연구의 결과를 보면 우리의 중서의결합 노인의학 연구가 이미 상당한 규모로 발전했으며 게다가 상당한 수준을 가지고 있다고 볼 수 있다. 내과 급진외 중서의결합 연구도 비교적 신속하게 진전했다. 황성원(黃星垣)은 이 영역의 창시자 중 한 사람이다. 예를 들어 해열해독 중약을 정맥주입하여 고열 감염을 치료하였는데 퇴열률은 67.85%에 이르렀으며 게다가 무균균 실조 이중 감염과 내약성 발생에 대비했다.

서약의 항생살균억균과 중약의 해열해독·항독해독으로 균독병치(菌毒幷治)의 중서의결합
이론을 형성하였다. 중경에서 연구 제조한 삼맥침(三麥針)과 항체를 이기는 혈관활성 양약을
서로 비교하여 131예의 통계를 근거로 보면 삼맥침(三麥針) 조에서는 쇼크를 규정하는 데 평
균 25시간이 걸렸고, 양약은 평균 41시간이 소요되었다. 천진 급구의학연구소 왕금달(王今達)
등은 임상에서 대다수의 성인 ARDS 환자는 복부팽만·변비·장명감약(腸鳴減掠) 등의 증상
을 갖고 있는 것을 관찰했다. 중의변증에서 담탁옹폐(痰濁壅肺)·부결저폐(腑結阻肺)·폐실
선강(肺實宣降)은 실천(實喘)에 속한다. 그의 연구는 조직과 세포의 수평상에서 '폐와 대장
은 서로 표리(肺與大腸相表裏)'의 내재 관계를 모색했다. 이러한 근거에 의해 그것을 선별하
여 장기열을 없애 주는 약을 만들었고 내독소를 누르고 또한 앞에서 열거한 환소(環素)와 혈
전소(血栓素)의 비례 불균형을 방지하고 ARDS 예방치료 중 치료율을 73.8%까지 올렸다.
왕금달은 먼저 중한 창상이 야기하는 중병 DIC(미만성 혈관내 응혈성출혈)치료에 활혈화어
법(活血化瘀法) 사용을 주창하였고, 게다가 성공을 획득하였다. 그 이후 많은 병례의 적립을
통하여 중의학 분석방법을 운용하여 DIC를 열독울혈증(熱毒盃血證)·혈허어혈증(血虛瘀血
證)과 기허어혈증(氣虛瘀血證)으로 분리했다. 이런 치료법칙은 현대 의학의 치료의 기본상
필요하게 되었으며(수술제거 병인), 혈부축어탕(血腑逐瘀湯)을 주요방법으로 분리형태에 의
거하여 약물 종류의 증감을 계속하였다. 각종 형태의 DIC 400여 예를 치료하여 치료율이
92%에 달하였으며, 혈부축어탕을 응혈기능 무질서의 다른 정도에 따라 설명하면 응결이 높거
나 낮거나 용해항진 정도에 모두 효과가 있다. 발병의 원인이 있는 상황에서 조기에 약을 사
용했을 경우 명확한 발병 예방작용이 있었다. 이 중의 활혈화어법과 현대 의학의 DIC치료방
법을 서로 비교해 보면 중의 약이 명확한 우세를 나타낸다.

악성종양에 관한 중서의 결합치료는 오랫동안 결단을 내리지 못하고 힘든 탐색을 거쳐 마
침내 중의를 '부정배본(扶正培本)'으로 하는 치료원칙을 세웠다. 많은 임상관찰과 많은 학과의
실험연구를 통해 이미 부정배본 중약이 악성종양의 치료에 독특한 지위를 갖고 있는 것이 증
명되었다. 건비보신법(健脾補腎法), 예를 들면, 비신방(脾腎方)과 승혈탕(升血湯)은 말기 위
암수술 후 화학치료시에 감독효과가 나타났다. 항종양 치료원칙 중 '온화부정(溫化扶正)'은 일
종의 새로운 시험인데 약리연구를 통해 복방삼생(複方三生)이 암을 부하한 쥐의 복강 거식세
포의 탐색기능에 대하여 일정한 보호작용이 있다고 천명하였다. 따라서 화학 치료약물과 질소
갓 등의 항암효과가 현저하게 올라갔다. 어떤 사람은 중약 중심으로 하는 황기(黃芪)·여정
자수제액(女貞子水提液)이 체외에서 임파세포의 증식에 대해 촉진작용이 있음을 관찰했으며
정상인 임파세포는 확실한 분열촉진 효과가 있었다. 그리고, 어떤 사람은 비허모형(脾虛模型)
의 생쥐에서 건비리기법(健脾理氣法)으로 치료한 결과 NK세포의 활성이 정상범위까지 회복
되어서 건비리기약은 NK세포의 증강제 역할을 한다고 제시했다.

최근 들어 항종양 활성작용을 가졌으며 또한 동시에 부정작용(扶正作用)을 하는 약간의 약물을 찾았고, 유기체 면역기능을 증강시키는 중약초와 처방으로 인해 환자의 건강회복 수준을 끌어올렸다. 이미 발견된 저령다당(猪苓多糖)·복령다당(茯苓多糖)·백산운지(白山雲芝)·향고다당(香菇多糖)·자오가(刺五加)·갑어분(甲魚粉)·동충하초(冬蟲夏草)와 복방의 삼기주사액(參芪注射液)·정기부정충제(貞芪扶正庶劑)·건비익신충제(健脾益腎庶劑) 등이 다방면에서 작용하고 있다. 기타 사군자탕(四君子湯)·팔진탕(八珍湯)·십전대보탕(十全大補湯)·보중익기탕(補中益氣湯) 등 몸을 보양하고 건강하게 하는 작용이 있는 약물도 있다. 개선된 종양 환자들의 일반적인 상황은 면역기능이 증가되었고 유기체내의 환경의 안정, 유지보호를 하려는 의지가 강해진다. 면역학의 연구에서 중서의결합 연구는 지금 힘차게 발전하고 있는 하나의 과제이며 앞으로의 길은 확실히 밝다.

그 외에 중약연구 중 청호소(青蒿素)의 발견은 비교적 두드러지는 것이다. 문화대혁명 시기에 광서(廣西)·유주(柳州)와 북경 중의연구원 중약연구소 등의 단위에서 이미 어떤 사람이 응용하고 연구한 바 있는 청호항학(青蒿抗栖)을 계속 연구하기 시작했다. 중약 상산(常山)·청호(青蒿)로 말라리아를 치료한 것은 고대 중의 서적에서 반복적으로 제기된 것이다. 상산(常山)의 항말라리아 원리는 서양약의 녹규(氯喹, Chloroquinine)와 같은 종류이다. 사실 세계 대다수의 항말라리아 약물의 기본조직은 모두 퀴놀린 고리(Quinolin Chain)와 떨어질 수 없다. 중약연구소 연구원 도유유(屠呦呦) 등은 청호가 볶거나 삶은 후에는 항말라리아 작용이 없는 것을 발견했다. 후에 번역한 진대 갈홍(葛洪)의 『주후방(肘後方)』에서 발견한 기록의 원문을 보면 '청호일악, 이수이승적, 교취즙, 진복지(青蒿一握, 以水二升漬, 絞取汁, 盡服之；청호 한 웅큼을 물 2되에 담가 적신 후 짜서 즙을 내 이것을 다 복용하여라)'라고 하여 생즙을 이용해야지 익혀서 먹어서는 안 된다고 적혀 있다. 위의 것을 받아 계발하여 그들은 청호 생즙에서 청호소를 빼냈다. 반복적인 조약체결과 실험증명을 거쳐 이것은 하나의 완전히 새로운 것이며, 퀴놀린 고리조직의 항말라리아 약과 다르면서도 항퀴놀린의 뇌형태 말라리아 치료에 비교적 우수한 것으로 밝혀졌으며 주요하게 적혈구내 말라리아 원충을 살멸한다. 이 성과는 WHO의 굉장한 관심을 일으켰다. 또한 대황을 연구하여 복용 정맥주사 등을 할 수 있다고 증명하였으며 요독증 치료에 이용되었다. 병독성 심근염에 대해 서양의학은 속수무책이었는데 상해의과대학 중산의원연구소는 황기가 좋은 치료효과를 가지고 있다고 증명하였다. 이처럼 중서의결합의 연구성과는 계속적으로 나오고 있으며 게다가 현재 깊이있게 발전하고 있는 중이다.

제 14 장

서양으로 전파된 뛰어난 중국의학

대개 서양의학이 중국에 전래된 때와 그 시기를 같이 하여 중의이론(中醫理論)·중약(中藥)·침구(鍼灸)·중의 서적(中醫書籍) 등도 잇달아 서방으로 전해졌다. 중국의 중서의(中西醫)가 서로 논쟁을 그치지 않을 때, 서방인들은 그것에 별로 관심을 갖지 않았다. 그 이유는 그들 중에 중의(中醫)에 대해 비판한 사람이 없었던 것이 아니라 더 많은 사람들이 중의(中醫)의 좋은 점만을 선택하여 이용했기 때문이다.

제 1 절   명대에 서방으로 전래된 중의약 정보

(一)

마테오 리치(利瑪竇)가 비록 중국인에게 서양의학을 소개하는 데 전력을 다하지는 않았으나 그것이 그가 중국의학 상황에 대해서 관찰한 바가 없다고 말할 수는 없다. 그는 심지어 최초의 중국의학을 비교적 정확하게 서방에 전한 사람이라고 말할 수 있다. 『마테오 리치 중국찰기(利瑪竇 中國札記)』중에는 다음과 같은 말이 있다.

중국의 의료기술방법은 우리들의 관습과는 아주 다르다. 그들의 안맥(按脈) 방법은 우리들과 같고, 질병치료도 상당히 성공적이다. 일반적으로 말하면, 그들이 사용하는 약물은 매우 간단한 것으로 예를 들면, 약초(藥草) 또는 근경(根莖)과 같은 것들을 말한다. 사실상, 중국의 의술 전부는 우리들 자체에서 초약(草藥) 사용시에 준수해야 할 규칙 안에 포함되어 있다. 이곳에는 의학을 가르치는 공립학교는 없고, 의학을 공부하려는 사람은 모두 의학에 정통한 사람을 찾아 전수받는다. 양경(兩京) (남경과 북경)에서는 모두 시험[태의원 시험의 통과를 가리킴]을 통해 의학학위를 취득할 수 있는데, 이것은 단지 일종의 형식일 뿐이고, 실질적인 쓰임은 없다. 학위가 있는 사람이 학위가 없는 사람에 비해서 더 많은 권위와 사람들의 각광을 받는 것은 아니다. 그것은 모든 사람들이 그들의 의학에 대한 정통 여부와는 상관없이 환자에게 치료활동을 할 수 있기 때문이다.

　여기에서, 모든 사람들이 분명히 알 수 있는 것은 무릇 철학 영역에서 이름이 나기를 희망하는 자는(저자주 : 과거를 통해 관직을 얻는다는 것을 가리킴) 수학이나 의학 방면에 전력을 기울여 연구하기를 바라는 자가 없다. 결과는 수학이나 의학 방면에 몸을 바쳐 연구하는 사람이 거의 없고, 가계나 재주의 평범한 문제가 아닌 바에는 더욱 고차원적으로 여겨지는 연구에 전념할 수 없다. 수학과 이학의 연구는 사람들의 존중을 그리 받지 못했는데, 그것은 그것들이 철학연구 만큼의 영예적인 격려를 받지 못했기 때문이다. 학생들은 과거로 인해 얻을 수 있는 영예와 금전을 희망하고 또 거기에 끌렸다.[1]

　마테오 리치는 의학연구에 전념하거나 헌신할 사람이 없다고 말했는데 그것은 잘못된 생각이다. 그가 중국에 들어 온 때를 같이 해서 바로 대의학자 이시진(李時珍, 약 1518~1593)이 있어 의학연구에 헌신하였으며, 필생의 역량을 다하여 『본초강목(本草綱目)』을 저작하였다. 여기에는 30년이 소요되었으며, 1578년에 원고를 마치고 1593년에 출판하였다[금릉판(金陵版)]. 마테오 리치는 이와 같은 사실을 몰랐으니 가히 견문이 좁다고 말할 수 있다. 마테오 리치 자신이 직접 사귄 친구로 왕긍당(王肯堂, 1549~1613)이란 사람이 있는데, 그는 관직을 사직하고 집에서 진료와 저작활동을 하며 『육과증치준승(六科證治準繩)』 등을 편찬하고, 의학대백과전서를 편성하였다.

　"만약 훌륭한 재상이 될 수 없으면 곧 훌륭한 의사가 되겠다."고 하고 의사가 된 전형적인 유의(儒醫)의 대표적 인물이다.

　마테오 리치는 그와 의학에 대해 토론한 적이 없는 듯한데, 이것은 좋은 기회를 놓친 것이다. 그의 중의에 대한 인식은 대략 다른 한 명의 왕씨성의 친구로부터 얻어들은 것으로 이 사람도 의사로서 의술이 높았다. 그는 관원 중에서 의료활동으로 이름이 나 총독의 총애를 받았다. 이 분이 왕계루(王繼樓) 의사의 예속된 신분인 것을 마테오 리치는 중국 의사의 대표로 오인하였다.

　어쨌든 마테오 리치는 중의의 의술을 높게 평가하였고, 또한 이것을 그의 일기를 통해 유럽지역에 전하였다. 1610년 5월 그는 과로로 인해 쓰러졌는데, 처음에는 이지조(李之藻)가 자신의 담당 의사를 보내 그를 보살폈으나 며칠 후 신부들이 북경 안의 가장 권위있는 여섯 명의 의사를 데려와 진찰하게 했지만, 그들의 의견은 일치되지 않았다. 모두 세 종류의 약을 처방해 주었는데, 신부들은 어떤 것을 사용해야 할지 몰랐다. 이후 그 중의 하나를 사용했는데 효과를 보지 못했다. 그러나 마테오 리치 본인은 만족스러워 하였고 그는 이미 자신의 임종을 예견하고 있었다. 그는 발병한 지 7일만에 (5월 9일)임종의식을 치루고, 홀연히 세상을 떠났

---

1) 이마두(利瑪竇), 금니각저(金尼閣著), 『이마두중국찰기(利瑪竇中國札記)』, 중국서국(中國書局), 1983, p. 39.

다.

중국의약에 고찰과 연구를 한 또 한 명의 사람으로 선교사 테렌츠(鄧玉函)가 있다. 그는 본래 의사였으며, 또한 박물학자였다.

1618년에 포르투갈의 리스보아를 떠나서, 여정 도중에 인도 월남 중국의 동·식·광물의 표본을 수집하여 고찰하였으며, 동시에 기후와 인종학(人種學)을 연구하였다. 그는 여정 중에 보고 들은 바를 한 권의 노트에 기록하였는데 『제경경물략(帝京景物略)』에 일찍이 기록되어 있다.

테렌츠(鄧玉函)는 중의(中醫)에 능하여 그 중의 처방을 말하였는데, 초목을 증기를 쐬어 그 액을 내었다. 사람의 세세한 부분까지 치료하는 것을 언급하였다. 중국의 초근(草根)을 관찰할 때는 잎의 형태, 꽃의 색깔, 줄기, 열매, 향기, 맛 등을 살펴보고 두루 관찰해 그 진액을 취하였다. 그 경험을 바탕으로 책을 썼다. 그러나, 미완성이다.

그가 지은 *Plinius Indicus* 두 권은 중문으로 번역되지 않았는데, 이로 인해 '미완성(未完成)'이라고 하였다. 그러나, 테렌츠는 그 책들을 본국으로 부쳤고, 이것은 서방인의 중국 박물학 연구의 시작이 되었다. 이른바 "옥함격구중국본초80여종(玉函格究中國本草80餘種 ; 테렌츠의 중국 본초 80여 종에 대한 표준연구, 일설에는 8,000종으로 잘못 전해짐)은 어쩌면 이 두 권의 책 안에서 발췌한 것일 것이다.[2] 테렌츠는 아울러 실력있는 화가인데, 그가 듣고 본 바의 자료들은 대부분 자료그림을 갖추고 있다.

(二)

만청(滿淸)이 중원(中原)에서 실권을 잡은 초기에, 후명 황실은 강남 양월(兩 ; 광동성·광서성)로 밀려갔다. 영력황제(永歷皇帝) 주유랑(朱由榔, 1646~1661 재위)은 조경(肇慶)에서 정권을 수립하였다. 당시의 대신 구식려(瞿式耜)·초련(焦璉)·방천수(龐天壽) 등이 모두 천주교를 믿었다. 이탈리아 선교사 삼비아소(畢方濟, Francisco Sambiaso, 1582~1649, 1613 입경)는 방천수(龐天壽)를 따라서 이동하여, 광주(廣州)·광서(廣西) 등에서 선교활동을 하였다. 함께 한 사람으로는 선교사 카플러(瞿安德, Fr. Andre Xavier Kaffler), 폴란드 선교사 보임(卜彌格, Michel-Pierre Boym, 1612~1659) 등이 있다. 카플러(瞿安德)는 황태후·황후·태자 및 궁내 후궁·대신 등 백여 명에게 세례를 주었다. 또 영력황제 등은 궁중에 소당(小堂)을 설치하고 예수를 봉헌하였다.

보임(卜彌格)은 원래 폴란드 왕 지기스몬드(Sigismond)의 수석어의(御醫)였는데, 후에

---

2) 『명계서양전입지의학(明季西洋傳入之醫學)』 1권 「테렌츠전(鄧玉函傳)」을 참고.

예수회에 입회하여, 1647년에 해남도를 거쳐 1650년에 마카오에 도착했는데 얼마 후 명을 받아 광서(廣西)에서 직무를 맡아 영력제(永歷帝) 아래의 선교사가 되었다. 선교사들의 종용하에 방천수가 착안하여 황태후가 그에게 서명을 해준 조경(肇慶)으로부터 교황 알렉산더 10세와 예수회 회장을 향한 통지문서를 카플러(瞿安德) · 보임(卜彌格)이 라틴어로 번역한 후, 보임(卜彌格)을 사신으로 하여 1650년 11월에 조경(肇慶)으로부터 출발시켰다. 1652년 12월 초에 베네치아에 도착하였다. 19살의 중국 교도 진안덕(秦安德, Andre Chin)이 수행하였다. 로마 교황청은 보임(卜彌格)의 사자 신분을 의심하여 접견을 거절했는데, 1655년 12월 18일에 이르러서야 비로소 보임(卜彌格)은 새로운 교황 알렉산더 7세의 접견과 답신을 받을 수 있었다. 다음해에 리스본으로부터 중국으로 돌아왔는데, 미얀마를 통해 들어왔다. 이 때는 이미 1658년으로 청군은 영력제를 좇고 있었고, 때문에 그는 계림으로 돌아갈 수가 없었다. 다음해 8월 22일에 그는 광서 백색(白色)에서 병사하였다. 보임이 1652년에 이탈리아에 도착한 후 체류 기간 동안 『중국식물지(中國植物志)』(*Flora Sinensis*)를 저작한 듯한데, 이 책은 헝가리 왕 레오폴두스(利奧波爾, Leopoldus Ignatius)에게 바친 것으로 모두 75쪽이며, 라틴어로 쓰여졌다. 책 내용 중에는 중국 이름의 꽃(名花)이 약 20종이 기록되었으며, 아울러 진기동물도 소개되어 있다. 삽화(揷畫) 또한 23폭이 삽입되어 있다. 그러나, 인쇄상태가 조잡하다.

이 책은 테렌츠(鄧玉函)의 책과 함께 중국 식물연구의 기풍을 최초로 열었지만 그러나, 이 두 권의 책은 모두 진정한 중의학 연구와 소개를 한 단계는 아니다.

진정 전면적 중의 중약을 소개한 책은 『의약(醫鑰, Clavis Medica ad Chinarum Doctrinam de Pulsibus)』, 전역하면 『중국맥리의약(中國脈理醫鑰)』이다. 이 책은 크게 여섯 부분으로 나누어지는데, 왕숙화(王叔和)의 『맥경(脈經)』, 설진(舌診) · 기색진병(氣色診病) 등의 의학이론 및 중약명(中藥名) 289조항이 번역되어 있다. 방호(方豪) 선생은 이 책이 보임(卜彌格)이 로마 교황청으로 파견되어 중국으로 돌아오는 도중에 역술되었다고 생각한다.[3] 쿠플레(柏應理, P. Philippus Couplet, 1624~1692년, 벨기에 선교사, 1659년 보임을 따라 중국에 들어옴)는 1658년 이 책을 파도바(巴達維亞)의 예수회 사람에게 건네주었는데 네덜란드 인도회사와 예수회의 불화로 인하여 이 책은 몰수되었다. 지은이 이름 또한 삭제되었는데, 1682년 이 회사 의사장(醫師長)인 클라이어(格勒耶, A. Cleyer 식물학자)가 자신의 책으로 사칭하여 독일 프랑크푸르트에서 간행하였으며, 또한 그 책 이름을 *Specimen Medicinae Sinicae*[『중의시례(中醫示例)』, 또는 역하여 『중국의법거례(中國醫法擧例)』]로 바꾸었다.

---

3) 『중서교통사(中西交通史)』하책(下冊) p. 816 및 801 참고.
　　마감온(馬堪溫)의 「구미(歐美)의 중의약 연구 및 근년상황에 대한 간단한 소개」, 내부자료, 1978 참고.

책 내용 중에 포함된 맥학(脈學)과 설진(舌診) 등의 역술을 제외하고도 경락과 장부에 관한 목판화 143장, 동판화 30장 등이 덧붙여져 있는데, 섬세하고 아름답기 그지없다. 289종의 중약은 모두 중의개념에 따라서 간략하게 요약하여 서술하였고, 그 사이에 서방학명을 덧붙였다. 아울러 포르투갈어를 사용해 그 역음을 표기하였다.

후에 쿠플레는 이 책의 저작권으로 다투었는데, 1686년 보임의 이름으로, 라틴어를 사용해 뉴른보(細倫堡)에서 출판되었다. 또한 책명도 『의약(醫鑰)』으로 회복되었다.

그러나, 일찍이 1671년에 프랑스 그르노블(Grenoble)시에서 이미 프랑스어판의 『중의비전(中醫秘傳)』이 출판되었는데 이것은 대개 프랑스인 아르비엠(哈爾文, R. P. Harvien)이 보임의 원고 중 맥학에 관련된 부분을 전역하여 출판한 것이다. 이것은 한 명의 프랑스인에 의해 광주에서 부쳐진 원고이다. 그 밖에도 1676년 보임의 책은 이탈리아어로 번역되어 미란(米蘭)에서 출판되었고, 1699, 1758, 1813년 등으로 나누어 여러 차례 다양한 프랑스어판으로 출판되었다. 저명한 영국 의사 플로이어(弗洛伊爾, Sir John Floyer)는 유럽 최초의 맥박계수기(脈搏計數器)를 발명한 사람이자 맥박계수와 호흡으로 질병을 진단하는 것을 제창한 사람인데 바로 그가 보임의 중의맥학에 관한 역술을 영문으로 옮겨서 자신의 저작과 함께 『의생진맥의표(醫生診脈的表)』로 엮어서 1707년 런던에서 출판하였다. 이 책은 모두 3편으로 이루어져 있는데, 제3편이 곧 중의맥학에서 영향을 받았음을 인정하고 있다. 이상으로 보임의 저서내용이 유럽에서 광범위하게 퍼져 그 영향력이 상당히 컸음을 알 수 있다.

보임이 영력태후(永歷太后)의 명을 받들어 편찬한 *Briesve Relation*의 출판자 부록에 따르면, 보임이 간행하지 않은 원고로 또 *Medicus Sinensis*(『중국의가(中國醫家)』)라는 것이 있다고 하는데, 그 원고의 존류(存留) 여부는 알 수 없다. 분명한 것은 보임 본인은 서의(西醫)의 한 사람인 동시에 중의(中醫)를 서방에 열성적으로 소개한 장본인이다. 천연 약물연구소에서도 그것을 수정편찬한 적이 있는데 그것이 간행 배포된 후 더욱 크게 영향을 미쳤다. 그러나, 프랑스의 저명한 비평가 베일(拜耳, Bayle)은 중국 의도(醫道)의 원리가 불분명하다고 평하였으며, 특히, 안맥진병(按脈診病 ; 맥을 보아 병을 진찰하는 것)에 대해서는 더욱 경시하는 태도를 나타내었다. 아울러 중의의 약점이 바로 인체해부를 모르는 것에 있다고 여겼다. 이것은 어쩌면 서방인의 중의경시의 시작이라고 할 수 있다.

어쨌든 중의학(中醫學)은 처음 서방에 전해져 '비전(秘傳)'이라 불리었고, 또한 '의약'으로 높이 칭호되었으며 반복되어 편찬간행되고 널리 그 내용이 배포되었다. 이것은 중의학이 서방에서 충분히 매력직인 학문이었음을 설명히고 또한 다른 문화의 토양상에 중의학을 심어 놓았다.

제 2 절 인두(人痘)·침구(針灸)·『본초강목(本草綱目)』이 구미지역에 미친 영향

(一)

침구학이 유럽에 전해진 것은 제일 먼저 네덜란드인 부스호프(布紹夫, H. Busschof)에 의해서이다.[4] 그는 본래 네덜란드 동인도회사 직원이었는데, 관절염을 앓은 지 14년 만에 우연한 기회로 인도네시아에서 쑥뜸을 이용해 치유하였다. 그로 인해 그는 네덜란드어로 뜸술(灸術)을 전문적으로 소개하는 글을 썼다. 이 글은 후에 영문으로 번역되어 『통풍논문집(痛風論文集)』이라고 하였는데, 1676년에 런던에서 출판되었다. 같은 해에 또 독일인 가일푸지우스(吉爾西斯, R. W. Geilfusius)가 독일어로 『구술(灸術)』이란 책을 썼는데 독일의 마얼보(馬 堡)에서 출판되었다. 1683년에 독일인 게헤마(哥荷馬, Gehema J. A.)가 또한 한보(漢堡)에서 『용중국구술치료통풍(用中國灸術治療痛風)』이란 책을 출판하였는데, 뜸을 이용한 통풍치료가 가장 빠르고, 안전한 치료법이라고 하였다. 1677년에는 외교가 템플(坦蒲耳, W. Temple)이 네덜란드 네이메겐(奈美根, Nijmegen)의 국제회의에 참가했을 때, 통풍증의 발작으로 뜸을 이용해 치료하였는데, 훗날 그도 또한 글을 써서 뜸법[灸術]으로 통풍(痛風)을 치료한 경험을 기록하였다.

유럽인들은 통풍을 많이 앓는 편인데, 그 때문에 뜸술을 이용한 통풍치료가 중국 침구술의 서방 전래의 계기가 되었다. 침술은 비록 처음에는 그리 많이 사용되지 않았지만 뜸술과 동시에 소개는 되었다. 프랑스에서 17세기 경 천주교인 엘브(Du. Helbe)는 이미 침구술을 전면적으로 소개하였다. 프랑스 대모양(戴謨讓)이 지은 『중국침구의학연구(中國鍼灸醫學硏究)』중에 일찍이 말하기를

천주교인들은 17세기에 이미 일찍이 대우 훌륭한 중국의 침구의학을 소개하였으며, 아울러 각 혈도(穴道)가 그려진 도표를 만들었다.

고 하였다.

1683년에는 네덜란드 동인도회사 의사인 텐린(瑞尼, William Ten Rhyne)은 라틴어로 『논침자술(論針刺術)』이란 책을 썼는데, 런던에서 출판되었다. 다음해 네덜란드인 블랑카르트

---

4) 본절의 내용은 마감온(馬堪溫)의 「침구서전사략(鍼灸西傳史略)」, 『중화의사잡지(中華醫史雜誌)』 13(2) : 93~99)를 참고할 것. 사영광(謝永光)의 『중국침구전해외(中國鍼灸傳海外)』, 향항(香港 ; 홍콩)성화도서공사(星華圖書公司), 1970 참고.

(布蘭卡特, S. Blankart)가 지은 『통풍전론(痛風專論)』 가운데 이미 텐린의 책에 대하여 인용하였다.

그러나, 텐린의 침구술은 주로 일본으로부터 배워 온 것이다. 1673년 그는 자바(爪哇)에서 일본 나가사키현에 도착하여 일본 의사의 침구를 이용한 질병치료 효과의 현저함을 보고, 크게 감탄했다. 1674~1676년에 그는 전력으로 중영문(中英文) 자료를 수집하였고, 아울러 한 일본 의사를 청하여 중문을 일문으로 번역하고, 다시 그 글을 한 일본 번역가로 하여금 네덜란드 글로 번역하게 했으며, 텐린이 또 그 네덜란드어를 당시 학계에 통용되던 라틴어로 번역하였다. 이렇게 여러 차례에 걸친 번역 끝에 이 책이 완성되었으니 분명 쉽지 않은 일이었을 것이다. 이 책은 전 50쪽으로 3장의 삽화가 덧붙여 들어 있다.

첫부분은 서론과 침구혈위도(針灸穴位圖) 및 역문으로 나누어진다.

두 번째 부분에는 유럽 외과와 동방침술을 비교한 논술이 있고, 아울러 침의도형(圖形) 및 용법 해석을 덧붙였다.

세 번째 부분은 발어(跋語)와 부록으로 나누어진다. 책에서는 침구요법에 긍정적인 평가를 하였고, 아울러 중의 개념과 히포크라테스(希波克拉底, Hippokrates)의 이론이 서로 실증되었으며, 더불어 4체액(四體液)과 중의음양평형이론(中醫陰陽平衡理論)의 일치성이 언급되었다. 또한, 침구동인(針灸銅人)까지 언급하였다.

침구치료를 통해 효과를 볼 수 있는 질병을 열거하면 두통(頭痛)·현훈(眩暈 ; 어지러움)·백내장(白內障)·경련(痙攣)·전간(癲癎)·카타르(Catarrh)·류마티즘(Rheumatism)·우울증(憂鬱症)·장기생충병(腸寄生蟲病)·설사(泄瀉)·이질(痢疾)·곽란(霍亂) 등이다. 그 밖에도 침구는 장교통(腸絞痛), '풍(風)'에 의한 장질환(腸疾患)·허약(虛弱)·고환종창(睾丸腫脹)·관절염 및 임증(淋症)에 그 효과가 더욱 크다. 텐린은 또한 발어(跋語)에서 서방에서는 마땅히 침구에 대한 연구에 주의를 하여야 한다는 건의를 하였다.

유사한 상황은 두 명의 독일 의사에게서도 찾아볼 수 있는데 그들 또한 먼저 일본인에게서 침구를 배운 후 책을 써서 서방에 그것을 소개하였다. 그 중 한 명은 엥겔베르트 캄퍼(凱弗, Engelbert Kampfer)란 네덜란드 동인도회사 의사로서 1690년에 나가사키(長崎)에 파견되어 일본 의사로부터 침구를 배웠다. 1692년 유럽으로 돌아와 『해외진문록(海外珍聞錄)』(1712 출판)을 지었는데, 그 가운데 일본에서의 체험과 황궁내 상황 그리고, 중국의 침구기술 등에 대해 묘사하였다. 특별히 '쑥[艾]'에 대해 소개하였는데 그는 쑥을 가장 좋은 뜸술재료로 생각하였다. 이 책은 1727년 영문으로 번역되어 런던에서 출판되었고, 1729년에서 1732년 사이에는 네덜란드어와 프랑스어로 또 번역되었다.

당연히 보임의 책에도 침구 내용은 있고, 14경락의 기술 또한 포함되어 있다. 응당, 17세기 유럽은 중국 침구술에 대해 이미 비교적 많은 지식을 갖고 있었고, 아울러 임상치료 중에 그 실증을 얻었다. 그러나, 영향력은 그리 크지 않았다. 특히, 영국을 그 예로 들면, 비록 영문으로 번역된 판이 있었지만 널리 알려지지는 않았다. 이것은 아마도 당시 '영국 히포크라테스'라고 불리운 임상 의학자 시드넘(西頓納姆, T. Sydenham, 1624~1689)의 반대 태도와 관계가 있는 듯하다. 그는 통풍병을 언급할 때에 뜸술을 이용한 치료에 찬성하지 않았고 또한 침자요법(針刺療法)을 이용한 수종(水腫) 치료에도 반대의사를 표명하였다.

그러나, 침구는 필경 서방인에게 불멸의 영향을 남겼다. 중국의학이 서방에서 뿌리가 굵고 가지가 튼튼하며 잎이 무성하다고 말할 수 있는 가장 먼저 토착화된 중의는 바로 침구이다.

(二)

두 번째 그루[株]는 박물학 지식인데 특히 『본초강목』의 영향으로 다윈의 '진화론' 탄생을 직접적으로 지지하였다.

당시 중국에 거주하던 선교사들은 자연히 동시에 유럽과 밀접한 관계를 유지하였는데, 그 예로 백진(白晋)은 1697년에서 1702년까지 독일의 저명한 과학자 라이프니츠(萊布尼茨, Leibniz, 1646~1716)와 긴밀하게 서신교류를 가졌는데 그 서신은 현재 하노버(Hanover) 도서관에 보관되어 있다. 라이프니츠는 이원산술(二元算術)을 발견했는데, 바로 현재 컴퓨터에 사용되는 이진제(二進制)이다. 백진은 『역경(易經)』에 관심이 있었는데 일찍이 64괘가 그려진 두 장의 도표를 라이프니츠에게 부쳐서 양효(陽爻)는 1을 대표하고 음효(陰爻)는 0을 대표하는 것과 같은 숫자를 해석할 수 있는 다른 하나의 서법(序法)을 제시하였다. 라이프니츠는 1716년에 쓴 한 통의 긴 편지의 결말에서도 일찍이 언급하였는데, 그 제4절 표제가 바로 "중국제국을 창조한 복희씨가 추연(推演)한 8괘 중에서 일찍이 이원산술(二元算術)을 이용하였다."고 하였다.[5]

똑같은 경우로 선교사들이 중국에서의 견문을 유럽으로 전했는데, 그 중 중국의약에 관한 내용이 매우 적지 않다. 그 중 *Memoires Concernant L'Histoire, les Sciences, les Arts, les Moeurs, les Usages, etc. des Chinois*라는 대서적은 『중국인의 역사·과학·예술·풍속·습관 등에 관한 회고록』(혹은 『중국사물집록(中國事物輯錄)』으로 번역할 수 있는데, 전부 15권으로 되어 있다. 현재 상해도서관 서가회장서루(徐家匯藏書樓)에 보관되어 있다. 이 책의 고증한 바에 근거하면 바로 다윈(Darwin, 1809~1882)이 지은 『동물과 식물의 재가(在家) 양육시의 변이』(1868년 간행) 제2권에 써 있다.[6]

5) 니덤(李約瑟), 『중국의 과학과 문명』, 중역본 대만판 제2책 대만상무인서관(臺灣商務印書館), 1973, p. 560 참고.
6) 오덕탁(吳德鐸), 『과기사문집(科技史文集)』, 「다윈과 中國」, 상해삼련서점(上海三聯書店), 1991, pp. 89~112 참고.

앞 1세기 때 예수회가 출판한 그 서적은 주로 중국 고대 백과전서로부터 편집한 것으로 위대한 작품이다.

이 책의 각권 출판 날짜는 서로 다른데 다윈이 인용한 부분은 주로 5권과 11권이다. 동시에 그는 당시 마카오 주재 영국영사 스윈호(斯元赫, Swinhoe), 상해 목사겸 의사인 로카트(洛克哈特, Lockhart), 화북지방에 있던 팰러스(巾白拉斯, Pallas) 및 인도에 주재하던 블라이스(勃里斯, Blyth)의 "가치있는 도움"을 항상 받았다.

사실상 책의 제1권은 중국 예수회 사람들의 편지로 편찬된 것으로, 1797년 파리에서 출판되었다. 제3권에는 한국영(韓國英)이 편지로 쓴 녹혈(鹿血)에 관한 내용이 실려 있다. 제4권에서는 천화(天花) 및 『세원록(洗冤錄)』에 실린 형옥검험법(刑獄檢驗法), 아울러 도사의 '쿵후(功夫, Cong-fou)', 행기(行氣)·태식(胎息)·도인(導引) 등이 논술되어 있으며, 삽화 20장은 매우 자세하다. 제5권(1780년 출판)은 역사상의 명인화상(名人畫像)을 위주로 하여 뒤에 각각 성격이 다른 단문을 덧붙였다. 다윈은 여기에서 덧붙여진 제6편 '행(杏)'을 인용하였다. 제2편도 중국 과수(果樹)에 관한 내용인데 다윈이 이용하지 않은 것은 '행(杏)'편 중에 "중국인은 원리를 선택하여 과수에 이용한다."는 내용을 다루었기 때문이다. 제6권에는 남자궁형(男子宮刑)을 기록하였는데, 태감에게 행해지는 거세는 그리 위험한 것이 아니라고 말하였다. 그 수술을 받은 백인(百人) 중 죽은 사람은 겨우 한 사람이며 또 거기에는 반드시 그 원인이 있다. 아울러 이러한 수술은 사람에게 시술하는 편이 다른 동물에게 하는 것보다 쉽다고 말하였다. 그것은 치료방법이 있기 때문이며, 궁중에서 후비(后妃)를 시봉하는 사람에게만 이것을 시술했는데 전국에 6,000명이 넘지 않았다. 제11권은 1786년에 출판하였는데, 그 내용은 여러 방면으로 두루 섞어 기록한 것이다. 다윈이 그 제2편을 인용하여 '중국모용축(中國毛用畜)'이라고 제목하였다. 다윈은 중국이 이미 인공선택으로 면양품종을 개량하였다고 여기고 자신의 문장에 그 원문을 따랐다. 그 밖에 한국영이 지은 황패모(黃貝母)·황반(黃礬)·진사(辰砂) 또는 영사(靈砂) 등의 내용이 있다.

이 책을 다윈은 『종의 기원(起源)』(1859), 『인류의 유래 및 성 선택(人類的 由來及性選擇)』(1871) 등의 책에서도 일찍이 반복하여 언급하였는데, 사실상 이 책은 선교사들이 중국 고서 내용을 편집기록하여 유럽에 전하여 준 것이다. 그 밖에도 다윈은 덧붙여 "일부 고대 중국백과전서 중에 이미 선택(選擇)에 관한 명확한 기술이 있었다."라고 하며 『종의 기원』이라고 특별히 제시하였는데 이것은 바로 이시진(李時珍)의 『본초강목』을 가리키는 것이다.

『중국 고대 백과전서(中國古代百科全書, An Ancient Chinese Encyclopedia)』는 다윈이 생물진화이론을 창조해 내는 데 영향력있는 근거를 제공했다. 다윈은 『동식물의 재가사육시의 변이』 제7장 「가계(家鷄)」 중에서 다음과 같이 말했다.

영국 박물관의 버치(倍契, Samuel Birch, 1813~1885)는 나를 위해서 1609년 출판된 『중국백과전서(中國百科全書)』(*Chinese Encyclopedia*)의 일부분을 번역하였다(다만 이 책은 더욱 오래된 문헌을 모아 편성한 것에 지나지 않는다). 여기에서 말하는 닭은 서방의 동물(저자 주 : 닭은 팔괘(八卦) 가운데 손(巽)에 속한다. 손은 또한 서남방을 가리킨다)인데 기원전 1,400년경, 어느 왕조 때에 동방(중국)으로 들여온 것이라고 말한다(저자 주 : 복희씨가 팔괘를 만들었다고 하는데 이것은 역자의 오해이다). 이러한 고대에 대해서 어떤 생각을 가지고 있든지 우리들은 중국인이 과거로부터 인도지나와 인도를 닭의 원산지로 보았다는 것을 알고 있다(저자 주 : 이것 또한 현저한 오해이다).

다윈이 또 말하기를

버치 선생이 나에게 알려주기를,…… 1596년에 출판된 『중국백과전서(中國百科全書)』중에 일찍이 7가지 품종을 언급했는데 그 가운데는 현재 우리들이 도계(跳鷄 ; 경주용 닭), 곧 파계(爬鷄)라고 부르는 품종을 포함해서 검은 깃털·검은 뼈·검은 살을 갖춘 닭까지 다루고 있다. 사실 이러한 자료는 여전히 더욱 오래된 각종 서적 중에서 수집되어 온 것이다.

1596년은 바로 이시진의 『본초강목』을 그가 서세(逝世)한 후 그의 아들 이건원(李建元)이 황제에게 헌납한 해이다. 48권 중에 확실히 7가지 품종의 닭이 있는데 시진이 말하기를 "오골계(烏骨鷄)에는 백모오골계(白毛烏骨鷄)·흑모오골계(黑毛烏骨鷄)·반모오골계(斑毛烏骨鷄)가 있고 골육(骨肉)이 모두 검은 것도 있다."는 등의 말이 실려 있다. 1609년의 것은 다른 판본에 해당된다.

이 밖에도 다윈은 제12장 '금어(金魚)' 중에 메이어스(邁耶斯, W. F. Mayers)가 조사한 『중국고대의 백과전서』 자료를 언급하고, 거기에서 송(宋)대 이래의 금붕어 사육을 읽었다고 하는데 이것은 바로 『본초강목(本草綱目)』 44권에 이시진이 말한 "송대부터 기르기 시작한 것이 지금은 집집마다 길러 즐긴다." 등의 내용과 같다.

이상의 내용은 『본초강목』이 『중국고대의 백과전서』로서 여러 종의 판본이 선교사에 의해 서방으로 전해졌을 뿐만 아니라, 다윈이나 메이어스 등의 저명한 학자들의 이론 창조에도 영향을 주었다.

사실상, 방호 선생이 기록한 바에 의하면 일찍이 두혁덕(杜赫德)의 『중국전지(中國全志)』 제3책 가운데 『본초강목』이 번역되어 있다고 한다. 권두에 『중의진맥도(中醫診脈圖)』와 『중국의술(中國醫術)』에 관한 문장이 실려 있다. 그 밖에도 『맥결(脈訣)』·『본초(本草)』 제1권·『신농본초(神農本草)』·『명의별록(名醫別錄)』, 도홍경(陶弘景)의 『본초(本草)』·『의약회록(醫藥匯錄)』 등의 책이 번역되어 있다. 또한, 아교(阿膠)·오배자(五倍子)·소오배자(小五倍子)를 위주로 한 의약품과 오백수근(烏柏樹根)의 성질 및 효력, 오백수(烏柏樹)의 성질 및

효력, 중국 이질치료약, 장생술 등이 소개되어 있다.[7]

이외에도, 1812년에 프랑스 학자 근장살(勤壯薩)은 『본초강목(本草綱目)』을 주요대상으로 한 중국의약을 논술한 논문을 발표하여, 의학박사 학위를 취득하였다. 이후에도 많은 서방학자들이 『본초강목』을 소개했는데, 이것으로 본초강목이 큰 영향을 미쳤음을 알 수 있다. 물론, 다윈은 주로 그 자산의 실제적인 세계 각지 동식물의 변이의 관찰을 통해서 '진화(進化)'라는 규율의 결론을 얻어내었다. 그러나, 중국고대백과전서인 『본초강목』에 기록된 내용이 그의 진화론사상 생성에 계발과 지지작용을 하였음은 의심할 여지가 없으며 또한 지울 수 없는 사실이다.

(三)

중국의학이 세계 근·현대 의학발전에 기여한 커다란 공헌사항으로 중국 의사가 발명한 항천화전염인두접종술(抗天花傳染人痘接種術)을 들 수 있다. 이 관점에 대해서 역사 이래로 세계 의학사와 세계 의학계에서는 모두 객관적이고, 공정한 평가가 결여되었으며 중국인의 이 대발명에 대해 시종 암담한 태도를 보였다. 제6장에서 이미 인두술(人痘術)이 실크 로드를 통해 포장마차로 아랍국가에 전해진 사실을 소개하였는데, 그 후 인두술은 빠른 속도로 유럽에 전해졌다. 다음은 선교사들이 기술한 내용이다.

저명한 선교사이자 의사인 볼(Dyel Ball)은 『중국풍토사물기(中國風土事物記)』에서 다음과 같이 제시한 적이 있었다.

말하기에도 이상하지만, 기타 허다한 사물들처럼 종두술(種痘術)도 마치 중국에서 서방으로 전래된 듯 하다. 종두술은 약 800년 전인 중국 송대에 이미 응용되었고, 1721년 콘스탄티노플의 영국공사 부인인 몬태규(蒙拉格, Mary Worntley Montagu, 1689~1762)에 의해 최초로 영국에 소개되었다.

또, 다른 저명한 선교 의사의 한 사람인 더전(德貞, John Dudgeon, 1837~1901)도 다음과 같이 말하였다.

강희(康熙) 56년(1717)부터, 영국공사가 일찍이 터키 수도에 주재한 적이 있는데 터키 의사가 대사 부인에게 종두를 하였다. 뒤이어 영국대사 부인이 그 의술을 본국에 전하였는데, 이로써 그 방법이 유럽내에 성행하게 되었다[『중서문견록(中西聞見錄)』].

---

7) 『중서교통사(中西交通史)』 하책 p. 817 참고.

이상에서 알 수 있듯이, 서방 선교 의사인 그는 공공연히 중국의 인두술이 먼저 터키를 통해 영국으로 전달되었음을 인정했다. 터키로부터 영국으로 전파된 자세한 경로는 프랑스 백과 전서학자 볼테르(伏爾泰, Voltaire 1694~1778)의 저명한 『철학통신(哲學通信)』(*Lettres Philosophiques*) 중에 묘사되어 있다. 이 책은 그가 1726~1730년에 바스티유 감옥에서 석방된 후 국외로 쫓겨나 영국에 거주할 때에 준비되어 씌어진 서간체 저작으로 이름하여 『영국통신(英國通信)』(*Lettres Anglaises*)이라고도 하는데, 영문판으로는 1733년에 출판되었다. 이 일에 대한 이해는 마땅히 직접적이고 정확한 것이라고 말할 수 있다. 그는 '제11번째의 편지 종두에 대해 말함'에서 다음과 같이 말하였다.

> 내가 이 문제상에서 말하려고 하는 것은 바로 조지마찰스 1세 시대 초기에 원틀리 몬태규(溫特萊·孟代滬) 부인(저자 주 : 바로 전인용문 중의 '蒙拉格')이다. 또는 '蒙塔古'라고도 번역된다. 영문 전명은 Mary Worntley Montague이다)이었는데 그녀는 지혜와 용기를 갖춘 영국 부인으로 그의 남편을 따라 콘스탄티노플로 가서 조금의 주저함도 없이 대담하게 그녀가 그 곳에서 낳은 한 아이에게 종두를 접종시켰다. 그녀의 목사는 헛되이 그녀에게 말하기를 "이런 종류의 일은 기독교의 것이 아니어서 다만 비기독교도들의 신체에서만 효과가 있다."고 하였다. 그러나 원틀리(溫特萊) 부인의 아들에게 한 접종은 좋은 성과를 보았다. 때문에 이 부인은 런던으로 돌아온 후 자신의 경험을 현재의 여왕인 당시의 가리사(加里斯) 공주에게 알려주었다.…… 공주는 천성적으로 일체의 기예를 격려하기를 즐겼고, 또 사람들을 위해 좋은 일을 하는 것을 좋아했다. 정말이지 왕위에 앉아 있는 한 분의 훌륭한 철학자이다. 그녀는 학습의 기회와 아낌없이 은혜를 베풀 기회를 그냥 지나친 적이' 한 번도 없었다.…… 그녀는 종두에 관한 말을 듣고는 곧 명령을 내려 네 명의 사형수에게 시험해 보게 하였다. 이로 말미암아 그녀는 이 네 명의 사형수의 목숨을 두 번 구해 준 셈이다. 그것은 그녀가 그들을 교수대로부터 구해주었을 뿐만 아니라, 인공종두로 인한 좋은 면으로 그들을 천화의 감염으로부터도 구해 내었다. 그렇지 않았다면 그들은 어쩌면 천화(天花)에 감염되어 죽었을지도 모른다.
>
> 공주는 이 실험의 효과로써 확신을 가져 곧 자신의 아이들에게도 종두를 접종시키게 하였다. 이로써 전 영국이 그녀를 본보기로 따르게 되었다. 이 때부터 적어도 1억에 달하는 가정의 아동들이 여왕과 원틀리 몬태규 부인으로 인해 구함을 얻게 된 것이다. 아가씨들도 여왕과 원틀리 몬태규 부인이 그녀들의 미모를 유지시켜 주었다고 자랑하였다.

확실히 제6장에서 제시했던 것처럼 볼테르는 인두술(人痘術)의 기원과 어떠한 경로를 통해 터키로 전해졌는지에 대해 심층적인 탐색을 가지지 않았다. 다만 그는 중국이 일찍이 인두술을 발명하였고, 발원지일 가능성을 암시하였다. 그런데, 니덤(李約瑟) 박사가 이 점을 이미 증명하였다. 때문에 영국인의 종인두(種人痘)는 간접적으로 중국의 은혜를 받았다고 할 수 있다.[8]

---

8) Joseph Needham, *China and the Origin of Immunology.* 중국어 번역본은 마보잉이 번역한 「중국과 면역학의 원리」, 『중의약학보(中醫藥學報)』, 1983년 제4-5기 참고.

사실상 러시아 정부는 최초로 사람을 중국으로 파견해 두의(痘醫)를 배우게 하였다. 이 때가 바로 강희황제가 강력하게 종두를 제창한 지 얼마 되지 않은 시기이다. 유정섭(兪正燮)은 『계사존고(癸巳存稿)』 9권에서 다음과 같이 말하였다.

강희 때 러시아는 사람을 파견해 중국에서 두의(痘醫)를 배우게 했는데 아문(衙門 ; 관아)에서 아문으로 옮겨 그들을 관리하였고, 그들은 경성에서 학업을 마쳤다.

이렇게 러시아에서 사람을 파견해 두의[치두(治痘)와 종두(種痘)를 포함]를 배우게 한 때는 강희 28년(1689) 중에 조약을 체결해 유학생의 파견을 허가한 이후이다. 이 해는 강희황제가 종두사(種痘師)를 소집한지 8년째로 바야흐로 인두술의 강력한 보급 시기라고 할 수 있다. 러시아인이 인두술(人痘術)을 그들의 식민지인 실레지아시(錫爾憂西)에 전하였다는 것은 매우 가능하고 용이한 일이다. 뿐만 아니라 러시아에서 튀니지(突尼斯, Tunisie)로 전해지고, 따라서 또 전 아프리카에 이르렀다. 이 때는 흑인매매가 흥성(興盛)한 때로 인두술은 매매되는 흑인 노예가 천연두에 감염되지 않도록 보증할 수 있었다. 이렇게 심지어 미국인도 영국인보다 일찍 종인두법(種人痘法)을 알게 되었다. 그들은 흑인매매를 통해 이 비밀을 발견하게 되었다. 1721년 보스턴에 천화가 유행하였는데, 매더(Cotton Mather) 목사의 통계에 의하면 인두접종자가 천화를 앓을 확률은 극히 적은 것으로 증명되었다. 이것으로 인두술 접종이 이미 1721년 전에 미국에서 시행되었음을 알 수 있다. 같은 해에 또 팔시뚱(波爾斯東)이라는 의사가 자신의 아들과 두 명의 노예에게 종두를 하였다. 후에 워싱턴(華盛頓)이 그의 가정과 그의 군인들에게 모두 종두를 하도록 명령하였다. 저명한 과학자 프랭클린(富蘭克林, Franklin, 1706~1790)은 그의 아들을 천화로 인해 잃은 후 강력하게 종두의 보급을 부르짖었다. 위에서 알 수 있는 것처럼 18세기 초엽에 서방국가들은 앞다투어 인두접종을 배웠다. 일본과 조선의 두 이웃나라는 오히려 18세기 중엽에야 비로소 시행되었음을 알 수 있다.

여기서 알 수 있는 것은 서방국가들은 일종의 효과적인 방법에 대해서 그들 자신의 검증을 거친 후에는 특히 그것을 받아들이고 보급하는 속도가 극도로 빠르다는 것이다. 이러한 사실 또한 이상할 것이 없는데 런던대학 의과대학 졸업생인 제너(琴納, Edward Jenner, 1749~1823)는 또한 버클리에서 의료활동을 하며 아울러 자신의 고향 부근의 장원(莊園)에서 인두를 접종하는 종두사(種痘師)의 역할을 겸하였다. 기이하게도 그가 인두를 접종하는 실천과정 중에서 한 소녀가 그에게 자기는 이미 우천화(牛天花 ; 소의 천연두 병)를 앓아서 다시 인두를 접종할 필요가 없다고 말할 때 그의 머리 속에서 거대한 빛이 섬뜩 튀어나오면서 곧 사람의 천연두인 인두(人痘) 대신 소의 천연두인 우두(牛痘)를 사용할 수 있다는 생각이 번뜩 들었다. 제너는 실험을 통해서 1798년에 그가 관찰한 결과를 공포하였다. 이후 우두술(牛痘術)은 인두술(人痘術)을 대신해 전세계에 보급되었다. 우두묘(牛痘苗)는 정제되었고, 종두술은 끊임없이 개선되어 천연두 예방의 효과가 탁월하였다. 그러므로, 마침내 1979년에는 세계보건기구(WHO)에서 전지구상에서의 천화소멸을 선포하게 되었다. 1980년, 제33차 세계보건대회에서는 전세계적으로 종두를 중단할 것을 제시하였다. 인류는 최초로 기적을 창조하였다. 인공의 방법을 이용해 일종의 유행성, 역사가 긴 악성전염병인 천연두를 소멸시켰다.

동시에 역묘원리(疫苗原理)의 연구과정 중 현대 면역학(現代免疫學)이 생겨났고, 이것을 더욱 넓은 영역으로 심층 발전시켜 세계인들의 건강보호에 더욱 커다란 공헌을 하였다.

인두를 일종의 유행성 질병으로 보는 견해가 있어, 인두술은 인공적으로 천화를 퍼뜨리는 것과 같아서 위험성이 크고, 사망률이 높으며 후유증이 크다고 생각하였다. 이것은 사실 다른 사람의 말을 들은 것이거나 만들어낸 와전이다. 볼테르는 바로 인두술의 현증인이다. 그는 위와 같은 책가운데서 말하기를

세계적으로 100명 가운데 적어도 60명은 천화에 걸릴 가능성이 있고, 이 60명 중 가장 운좋은 연대라 해도 20명은 이 병 때문에 죽게 된다. 또 다른 20명은 평생 흉한 흔적을 가지게 된다. 그러므로, 약 5분의 1의 인류는 반드시 이병으로 인해 죽거나 그 흔적을 남기게 된다. 터키와 영국에서 종두를 접종한 모든 사람들 중에 만약 예외적으로 고질병이나 사형선고를 받은 일이 없다면, 천연두로 사망에 이르거나 아마 자국을 가지게 되는 사람은 없다. 또한 만약 종두가 완벽하게 되었다면, 천연두에 재감염되는 사람은 한 사람도 없다.

고 하였다.

이것으로 인두(人痘)는 천화와 다르다는 것을 알 수 있다. 인두는 사망률을 낮추었을 뿐만 아니라 마마자국과 같은 심한 흉터자국(후유증) 또한 없어지게 하였다. 그는 실레지아시(錫爾戞西)사람들이 종두를 하는 원인을 언급했는데 그 중에 중요한 한 조항에서 알 수 있듯이 이 지방에서는 미녀를 배출하는 사업을 하는데 이 사업이 천화의 유행으로 중단되었다. 그러나, 인두술은 천화로부터 그녀들을 구해 사망이나 마마자국의 후유증을 찾아볼 수 없게 하였다.

중국 역대의 인두술에 관계된 방법 서적 가운데 기록된 상황도 유사하다. 천화 유행시의 자연사망률은 최고 80~90%에까지 이르는데 치료를 통해 20~30% 정도로 낮출 수 있다. 그런데 인두를 접종했을 때에는 사망률이 1% 이하로 떨어졌다. 중국 청대의 강희황제 때 이후 특히 건륭 때에는 인구가 급증하여 1억선을 돌파하였다. 이것은 분명 영아출생률과 사망률과의 관계에 있다. 당시의 영아사망률의 하강은 인두술의 성공적인 보급이 당연히 그 원인 중의 하나이다. 필자는 1985년도에 1차적으로 인두와 우두접종의 회고성(回顧性) 조사와 비교를 하였다. 조사결과는 65세 이상 연령층의 노인 653예에서 그 중 우두를 접종한 사람은 511명으로, 성공률이 96.9%이었고, 인두를 접종한 사람은 115명으로, 성공률이 97.4%로 나타났

다. 양자를 비교하면 현저한 차이를 발견할 수 없다(P > 0.05). 총효율은 97%이다. 그런데 27건의 미종우두 또는 인두자에게서 25예가 훗날 천화를 앓아서(89% 점유) 마마자국 등의 후유증을 남긴 사실을 발견했다. 이것은 종두자와 비교할 때 현저한 차이이다(P < 0.01).[9]

청대 명의가 말한 종두 실패원인은 "종묘(백신)가 좋지 않은 것이지 방법이 나쁜 것은 아니다."라는 말이 옳은 것이다. 중국에서 인두술이 발견된 초기에는 두의법(痘衣法)과 두장법(痘漿法)이 있었다. 『의종금감(醫宗金鑑)』에서 다음과 같이 제시하고 있다.

> 두의(痘衣)는 대개 효과가 없고 두장(痘漿)은 너무 잔인하다.
> 두의 두장의 방법은 절대로 따라서는 안 된다.

서방에서는 중국의 두장법(痘漿法)만을 배워갔는데, 천연적으로 천화를 앓는 사람의 포장(疱漿) 중의 진물[漿]을 채취해서 건강한 아이의 팔 피부를 절개하여 접종한다. 이 방법을 이용해 접종하면 더욱 높은 성공률을 거둘 수 있으니 사실 만족할 만한 것이다.

중국은 일찍이 한묘법(旱苗法) 또는 수묘법(水苗法)으로 바꾸었다. 특히, "수묘를 첫째로 삼아서(水苗爲上)" 솜으로 두가(痘痂)를 싸서 코 안에 집어넣는다. 서방 의사는 이러한 개선을 이해하지 못하고 여전히 마른 딱지(乾痂)를 코에 불어넣는 한묘법(旱苗法)을 전한다. 중국 의사들은 자연 천화 환자의 두장(痘漿) 또는 두가(痘痂) ['패묘(敗苗)'라고 부른다]의 사용을 반대하였는데, 『금감』에서는 "두장(痘漿)을 뜯어서 그것을 취해 종묘로서 삼으면 그 원기를 해치고 독도 해독시킬 수 없다. 이것은 잔인하고 부도덕적인 일이다. 그러므로, 같은 생각을 하는 사람들은 반드시 그것을 멀리 하고 그런 일들을 중단해야만 한다."고 하였다. 이렇게 환자에 대한 직접적인 상해를 피했고, 동시에 독성분이 강한 두장(痘漿)이 일으키는 심한 전염을 또한 피할 수 있게 되었다.

중국 의사의 인두묘종은 반드시 "연종 7차 정가선련(連種七次 精加選煉; 일곱 차례 계속 접종하여 순수하게 된 것을 골라 정제한다.)"의 숙묘이다. 그들은 다음과 같이 생각하였다.

> 그 인두묘종을 이어서 종두하는 것이 오랠수록 약효력의 제현은 더욱 정제된다. 인공적인 선택과 정제가 충분할수록 화독은 없어지고 정기만 남게 된다. 그래서 완전하고 무해하다[『종두심법(種痘心法)』].

이것은 현대의 역묘전대배양(疫苗傳代培養; 백신의 전대배양)과 같은 것으로 감독작용(減毒作用)을 갖추고 있다. 이러한 묘종을 이용해 접종하면 그 안전과 신뢰도를 크게 끌어올릴

---

9) 마보잉(馬伯英), 「역사를 거울로 삼아 흥망과 성쇠를 밝힌다―19세기 말부터 20세기 초에 이르는 항천연두 예방접종 회고조사」, 『상해중의약잡지(上海中醫藥雜誌)』(1), 1991, pp. 43~46 참고.

수 있다. 중국 의사들의 묘종선택과 묘종저장 등의 과정 또한 매우 주도면밀한 것으로 질이 낮은 패묘(敗苗)의 혼입(섞임)을 방지시킨다. 이외에도 의사들은 동시에 '희두방(稀痘方)' 등을 처방하여 아이에게 복용시켰는데, 이것은 치두방법(治痘方法)과 결합되어서 소아의 접종후 있을 수 있는 과민반응이나 뜻밖의 재난을 방지시킨다. 이것 또한 서방 종두 의사들이 습득하지 못한 점이다. 그 밖에 니덤(李約瑟) 박사는 다음과 같이 인식하였다.

역묘(疫苗)는 체온(37℃)이나 조금 낮은 온도에서는 1개월간 보존되는데, 이로 인해 당연히 80%의 살아 있는 병독소가 열로 효능을 상실시킬 수 있다. 그런데 이러한 죽은 단백질의 존재로 인해서 인체 접종시에 그것은 항체를 생산하는 것과 같이 강렬하게 자극하여 간요소(干擾素, inference factor) 생산을 촉발시킨다(주는 앞과 같음).

이런 간요소(干擾素)는 아마도 일부(약간의) 독성분을 감소시키는 작용을 하는 듯하다.

요컨대, 중국 인두술이 훗날 가진 완전성 정도나 과학성은 모두 처음 서방에 전달될 때와 비교해 더욱 뛰어나다고 말할 수 있다. 아마도 서방에서 배워간 것이 가장 합당한 방법이 아닌 까닭에 우두(牛痘)로써 인두(人痘)의 발명을 대신한 듯하다. 때문에 어떤 일에도 진실로 예측할 수 없는 바가 있다. 새옹(塞翁)이 말을 잃은 것이 어찌 복이 복이 아닌 줄 알겠는가?

중국 명대에도 어쩌면 우두법이 발명되었는지도 모른다. 담륜〔談倫, 담야옹(談野翁)〕의 『의가변람(醫家便覽)』에는 다음과 같은 말이 있다.

백수우슬(白水牛蝨) 1매를 이용해 분말과 섞어 알약을 만들어 아이에게 주어 공복시에 그것을 복용하게 한다. 이후 나쁜 변을 보게 되면 평생 천연두의 위험에서 벗어나게 된다.

이 단락은 『본초강목』 권40에서 인용한 것이다. 이 '백수우슬'은 실지상 소의 천연두 헌데 딱지일 것이다. 만약 아니라면 소의 몸에서 기생하는 이로 그 크기가 콩알만 한데 어쩌면 또한 천연두의 독을 이미 흡입했을지도 모른다. 애석하게도 담야옹(談野翁)은 이 방법을 자세하게 연구하지 않았고, 또 나아가 실험 사용을 하지도 않았는데, 이것은 중국 우두술 발명의 좋은 기회를 놓친 것이라고 할 수 있다.

이상에서와 같이 18세기 이전의 중의학은 기이한 것만을 골라 서방에 소개하였고, 또 예상 외로 세계적인 영향을 생성시켜서 중대한 성과를 거둬들였다. 이러한 축적된 큰 성과를 세인들은 심지어 아직까지도 그것이 문화전통사(文化傳通史)에서 어떤 의의를 갖고 있는지 인식하지 못하고 있다.

제 3 절 구미인의 중의학에 대한 흥미와 그 연구

상술한 이유로 말미암아 19세기에서 20세기 중엽에 이르기까지 서방은 잇달아 엽기식(獵奇式 ; 기이한 것만 찾아 사냥하는 것)으로 심지어는 맹목적으로 중의를 소개하였다. 어떤 것은 정치나 경제적인 이익 때문이었다. 그들 중의 대다수는 중의를 부정적으로 보지는 않았지만 그렇다고 중의학을 인류에 큰 공헌을 한 하나의 과학으로 인식하지도 않았다. 믿건 안믿건간에 상관없이 종합해 말하면, 중의를 소개하는 문헌은 점점 더 증가하였다.

(一)

마감온(馬堪溫) 교수의 통계에 의하면 17세기 서방에서는 중의약에 관계된 서적을 약 10여종(맥학 3종 · 침구 5종 · 약물 1종 · 통론 1종)을 모두 출판하였다.[10) 1700~1840년 사이에는 모두 약 60여 종〔침구 47종 · 맥학 5종 · 임상 2종 · 약학 1종 · 의사(醫史) 2종, 모두 8개 국가에서 출판되었다〕이었고, 1840~1949년 사이에 출판된 서적은 약 120여 종〔침구 9종 · 약학 34종 · 임상 7종 · 맥학 2종 · 위생 9종 · 기타 내용으로 전기(傳記) · 법의(法醫) · 연단(煉丹) · 중의전적(中醫典籍)역문 등 32종, 미국에서 출판된 여러 종류의 서적도 포함되었다.〕이 있다. 출판서적물의 종류와 숫자가 증가(논문은 포함하지 않음)하고 있음을 알 수 있고, 또한 후기 서방에서의 중약에 대한 흥미가 점차적으로 농후해짐을 알 수 있다.

프랑스의 뒤자르댕(杜賈爾丁, F. Dujardin)은 『외과학사(外科學史)』(1774) 1권 가운데 제 95~98쪽에서 정식으로 침자술을 소개하였다. 당시의 프랑스 일부 큰 병원에서는 예를 들면, 성루이 병원 등에서는 모두 침자술(針刺術)을 치료방법의 하나로 이용하였다.

라크롸(拉克羅斯, A. Lacroix)는 1825년에 『파리시립대병원 침자치료병력집(巴黎市立大病院鍼刺治療病歷集)』을 편찬했는데, 그런 사실을 여기에서도 찾아볼 수 있다. 살랑디에르(薩朗愛要, Sarlandiere)는 첫번째로 전침술(電針術)을 응용하였다. 클로퓨트(葛勞盖, J. Clopuet) 교수는 침술연구에 심혈을 기울였는데, 그의 허다한 병력과 경험은 당튀(T. M. Dantu)에 의해 수집 발표되었고, 매우 큰 영향을 끼쳤다.

중국 주새 프랑스영사 다브리(達布理, P. Dabry)는 1863년에 『중국의학대전(中國醫學大全)』을 편찬하였는데 모두 580쪽으로 중의약 · 침구 · 수의 등의 내용을 포함하고 있다. 침구

---

10) 앞과 같음.

중에 양계주(楊繼州)의 『침구대성(針灸大成)』 부분자료를 역술하였다. 그런데, 작가가 의사가 아닌 관계로 그 중 많은 부분을 번역자의 손을 빌려 썼기 때문에 많은 관점표현이 유치하고 잘못되었으며 그 내용이 모호하여 실용성이 없다. 또한 어느 정도는 오히려 좋지 않은 영향을 가져왔다(그러나, 당시에는 침구학습자가 갖춰야 할 필수서적이 되었다). 1929년에 이르러서야 술리에 드 모랑(粟理·德·摩朗, G. Soulie de Morant 1878~1955)이 중국으로부터 정통 침구술을 배워 돌아와 프랑스 침구학의 국면을 개선시켰다. 술리에는 이로 인해 유럽인들에게 침구학 보급의 시조로 보여졌다. 술리에의 저작으로는 『진정한 중국침자술』(1934)·『중국침구학(中國針灸學)』(1955)·『중국침자술과 근대반사요법』(1929)·『중국의 침술과 뜸술』(1930) 등이 있다. 그는 20세에 프랑스 륵이더 은행(勒伊德銀行)으로부터 파견되어 중국으로 왔는데, 후에 대사관 직원인 영사가 되었다. 중국에 머문 20년(1907~1927) 동안에 중문에 정통하였다. 경자년(庚子年)에 북경에 곽란(霍亂 ; 콜레라)이 돌아서 직접 서의치료로는 백명 중에 겨우 십여 명이 완쾌되는 것을 보았는데 프랑스 천주교회 비대사관 구역의 콜레라 병원내에서 중국 침구법을 이용한 치료 환자 중 60%가 치유효과를 보았다. 때문에 그는 더욱 나아가 중국 침구 의사를 사귀어서 침구를 배웠다. 후에도 광동(廣東) 곤명(昆明) 상해(上海) 등지를 돌며 침구 의사를 따라 학습했다. 그는 일찍이 중의침구를 프랑스어로 번역하여 『실용의학과학』이라는 잡지에 발표하였다. 또 1928년에 프랑스의 『상업보(商業報)』에 중국 맥진을 소개하였다. 귀국 후 친구(의사)를 도와 침자술을 이용해 효천(哮喘 ; 천식)을 치료하여 놀라운 성과를 얻었다. 이 때부터 이름이 높아져 병원에 초빙되어 침술치료를 하였다. 그는 또 성안토니오 병원에서 1예의 반신불수를 치유시켰다. 이 때부터 시작하여 침구 논문과 서적을 썼다. 아울러 외교부 아시아 부분 사장직을 사직하였다. 그의 제자 중의 하나인 드 라 퓌(德勒夫, De La Fuye)는 1913년 일본에 가서, 한편으로 군의교관생활을 하고 다른 한편으로는 침구를 배웠는데 1933년에는 이미 완전히 배웠다. 귀국 후 또 술리에로부터 배웠는데, 빠른 시간내에 하나의 학파를 형성시켰고, 또한 프랑스 침술의 최고권위자가 되었다. 그는 순세요법(順勢療法 ; 동종요법)과 침구학설(針灸學說)을 결합하여 '중국식 순세요법(中國式順勢療法)'(L' Homoeo Siniatrie Diatihermique)을 제시해 내었다. 이 방법에는 Weihe씨 압통점(壓痛點)이 179개라고 되어 있는데 그 중 105개가 중국 경혈 부위에 부합한다. 순세요법(Homeopathic)을 이용한 약물을 침 끝에 적시거나 혹은 고주파 전류침체를 통하여 들어가게 하는데, 사용된 약제량이 적고 방법이 간편하다. 그러나, 이것은 충분히 신체 항병작용을 불러일으킬 수 있다[以毒攻毒(이독공독) ; 독으로써 독을 다스린다]. 그는 또한 혈위(穴位)를 보혈(補血)과 사혈(瀉血)의 양종으로 나누고 보혈에는 금침을 이용하고, 사혈에는 은침을 사용하였다. 일설에 따르면 효과가 아주 좋다고 한다.

드 라 퓌는 1943년 프랑스 침구학회를 발기하여 창립하였고, 1945년에는 프랑스 침구연구소를 발족시켰으며, 1947년까지 끊임없이 국제침구학술연구토론회를 발기거행하여 적극적으로 널리 침구를 알렸다. 그 저작으로 『침자술전론(鍼刺術專論)』(1947)이 있는데, 상 하권을 합쳐서 모두 529쪽으로 되어 있고, 삽화도 125장이 덧붙여져 있다. 프랑스에서는 이로 인해 침구가 크게 성행하여 분파가 분분히 생겨났다.

독일에서는 반대로 쇠퇴하는 형세를 보였다. 저명한 외과학자 하이스터(赫斯特, Lorenz Heister, 1683~1758)가 1718년에 지은 『외과학』 중에 침자문제를 다루었는데, 이 책은 6개 국어로 번역되었으며 20차례 재판되었다. 침구의 유럽내 전파에 자연히 그 영향을 미쳤다. 그런데, 당시 유럽 의학계는 인두[熨斗]를 불에 벌겋게 달구어 지지는 일종의 치료방법을 반대하는 중이었고, 그래서 뜸술이 통풍을 치료하는 것까지도 진부한 치료법으로 여겨졌다. 1823년에 파리나(法理納, Farina)는 침구치료가 신경통에 효과가 있다는 것을 기술하였고, 1823년에 베른슈타인(伯恩斯坦, Bernstein)과 로마이어(勞赫梅爾, Lohmayer)는 침구를 이용한 풍습병 치료에 효과가 있음을 보고하였다. 19세기 중엽에는 또한 중국매화침양침술(中國梅花針樣針術)이 유행하였는데, 바운샤이디스(鮑希脫, Baunscheidismus)씨 법이라고 불리었다. 그런데, 약 30개의 침을 한꺼번에 통 안에 넣고 일차적으로 피부에 압자한 후에 다시 상처 위에 송절유(松節油 ; 소나무 옹지기름)나 파두유(巴豆油 ; 파두 기름)를 바르면 상처 부위가 화농될 수 있는데 이것은 마치 뜸쑥으로 태워 화농시키는 것과 같은 방법이다. 후에는 폐지되어 사용하지 않았다. 상황을 종합하면, 독일 의학계의 침구에 대한 관심은 그리 높지 않았고, 개인 개업자가 혹 그것을 이용하였다. 그러나, 근세에 이르러서는 어쩌면 프랑스의 영향 때문일지도 모르는데 침구술이 독일에서 날로 성행하여 전후로 50여 개의 침구학회가 생겨났고, 종사인원도 약 천 명에 가까웠다. 1952년에 본(波恩大學, Bonn대학)의 바흐만(巴哈曼, G. Bachmann)을 중심으로 하여 드 라 퓌 박사의 건의와 격려 아래 국제침구학회 독일분회를 조직하였다. 투평근(透平根) 대학에서는 아울러 침구치료 심장병의 연구를 진행하였다. 부회장 슐리미트(赫爾見特·許米特, Heribert Schlimidt) 박사는 일본으로 건너가 침구술과 중국 방제학을 연구학습한 후 귀국해 그것을 널리 전수시켰다. 바흐만씨는 샤이트(Scheidt)의 전도학설을 이용한 침자작용원리의 해석을 제시하였고, 아울러 피부전기저항 변화를 언급하였는데 침구전기학 원리연구의 효시(嚆矢)가 되었다. 바흐만 박사는 또 『독일침구잡지』를 주관 편집하였는데 1952년에 발행되기 시작하였다. 영국에서는 1775년에 중국 상인 왕아동(王阿東, Whan Atong)이 혈도가 표시된 인체모형을 가지고 들어왔는데, 이것은 오행이 서양으로 전헤진 첫번째 사례이다. 1802년에 콜리(考雷, Coley)는 침술치료를 이용해 한 영아의 기창(氣脹)에 천자술을 행하였는데 후에 또 서니제(瑞尼第)의 기술(記述)을 참조하여 이 병에 침술치료를 하였다.

1821년과 1828년에 처칠(邱吉爾, J. M. Churchill)이 지은 『침자술논집(針刺術論集)』에

침술이 소개되어 있으며 덧붙여 많은 질병사례를 썼는데 그 예로 풍습(風濕)·요배통(腰背痛)·좌골신경통(坐骨神經痛)·근육피로손상(筋肉疲勞損傷) 등을 치료하면 신속한 효과를 볼 수 있다고 하였다. 덧붙여 런던의 외과 의사인 죽스(Edward Jukes)가 그에 앞서 일찍이 침술치료를 이용해 지속성 고통증(持續性股痛症 ; 지속성으로 나타나는 다리통증) 치료에 성공을 거두었음을 기술하였다. 처칠은 마(麻)·창(脹) 등 병중의 '득기(得氣)'작용을 관찰하여 1828년 판 책에 또 다음과 같이 언급하였다.

사람들은 줄곧 신경은 일종의 중개역할을 하며, 체액은 전류처럼 신경을 통해 순행하거나 조직의 말초까지 전달된다는 것을 생각하지 못했다.…… 침자의 작용으로 말미암아 이와 같이 빠르게 사람들로 하여금 자연스레 침자의 작용과 신경중개(神經仲介) 혹은 전기의 원리 등과의 관계를 생각하게 하였다.

그 밖에, 19세기 40년대의 리즈병원(利玆病院, Leeds Hospital)은 당시 영국의료기술의 중심이었는데 이 병원에서는 침자요법을 채택해 만성 풍습병을 치료하여 그 이름을 날렸다. 19세기 중엽에 일부 의사들은 침술을 외과에 이용해 교착성장산(交窄性腸疝)·동맥류(動脈瘤)·수종(水腫)·수낭(水囊)[적액(積液)]·건초낭종(腱墅囊腫)·정맥곡장(靜脈曲張)·각막혼탁(角膜混濁) 등을 치료하고 아울러 전류를 결합해 종양을 치료하였다. 외과 의사들은 침을 일종의 외과기계로 여기기 시작하여 실험적으로 사용하였는데 이것은 근대 근전도측정술(筋電圖測定術)과 미전극식입신경(微電極植入神經)의 전기생리연구에 어떤 촉매작용을 한 것이 분명하다. 루어케하터(洛克哈特)는 1892년에 지은 글에서 그가 중국에서 본 바를 소개하였다.

중국인이 침술을 다루는 것은 정말이지 기묘하다. 이것으로 충분히 풍습병, 체내 심부의 뉴상성 통증(扭傷性痛症)·관절종창(關節腫脹) 등의 병을 치료할 수 있다.

이외도 굴든(高爾登, E. A. Goulden) 같은 사람도 글을 지어 전침(電針)의 좌골신경통 치료를 소개하였다. 그러나, 중국에 정통한 영국 황실 사람인 아시아학회회원 볼(德爾·包爾, D. Dyer Ball) 같은 사람은 한편으로는 항상 '악마를 쫓는 수단'으로 병용되었다고 말하였다. 그 『중국풍토사물기(中國風土事物記)』(1903년판, 1925 수정)는 권위있는 저작이기 때문에 또한 시비를 분간할 수 없게 하고 오해를 일으킨다. 이후에 영국 침구술은 다시 또 발전하였다.

미국이 최초로 중의와 접촉한 시기는 19세기 초이다. 그 당시에 약 600명의 미국인이 파리에서 의술을 공부했는데, 유럽 의사들이 침구를 임상에 응용해 질병을 치료하는 것을 보고 그들은 더욱 관심을 갖게 되었다. 1820년 이후로 미국의 의학잡지에는 유럽 침자경험 및 학술보고가 선정 기재되기 시작했다. 1825년에 저명한 화학자 겸 의사인 바슈(Franklin Bache)가 프랑스어로 된 모랑(Morand)의 『침자술연구보고』를 번역 출판하였는데 중의가 이로 말미암아 유럽 의학문헌을 통해 미국에 전해졌다. 바슈 의사는 비성(費城)에서 적극적으로 침자치료를 실험사용하였다. 기타 의사들 또한 침자의 신경통 풍습 및 기타 병증에 대한 효과를 보고하였다. 1839년 덩리슨(Dunglison)은 『신치료술』 중에 침자술을 서술하였다. 그런데, 총체적으로 살펴보면 이 시기의 미국인들은 그리 적극적으로 침구를 받아들인 것은 아니다. 1853년 드리트(R. Dritt)는 『근대외과학원리와 실시』 중에서 침자의 일부 신경통에 대한 긍정적인 효과를 서술하고 아울러 수종(水腫)·건초낭종(腱墅囊腫)·흉막적수(胸膜積水)와 복수(腹水)치료에 효과가 있음을 언급했다. 1886년에 비들(比德爾, J. B. Biddle)은 『약물학과치료학』 중에서 침술이 일종의 풍습병 신경통 안면신경마비 등의 치료에 효과적인 방법이라고 말하였다. 더욱이 캐나다의 저명한 의학자 오슬러(奧斯勒, William Osler)는 『내과학교정(內科學敎程)』 중에서 좌골신경통과 요통치료에 침치료를 이용할 것을 추천하였다. 그가 말하기를

 침자는 급성 요통치료에 가장 효과적인 치료법이다. 길이 3~4인치의 침을 이용해 요부근육통점에 찌르고, 5~10분간을 지속한 후 침을 밀어낸다. 허다한 병례 중에서도 바로 지통(止痛)효과를 볼 수 있다.

고 하였다.

 유감스럽게도 오슬러는 설탕업계의 대왕인 몽트리어(蒙特利爾)의 만성 요통에 침자치료를 실험사용했는데 별효과를 보지 못했다. 이외에 브래드쇼우(布瑞德紹夫, H. V. Bradshaw)는 그가 중국에 거주했던 여러 해 동안 이 지식을 통해서 침구치병의 이론 근거를 논하여 '내장문란(內臟紊亂)'이라고 하였다. 선교 의사 제프리스(杰弗里, W. H. Jefferys)와 맥스웰(馬克斯韋爾, J. L. Maxwell)은 그들이 공저한 『화인병증편(華人病症篇)』에서 침구에 대해 말하면서 침자(鍼刺)는 의료직업상의 시달림[折磨]으로 '치명적 침'이라고 하였다. 맥스웰은 일찍이 1901년에 중국에 와서 성요한대학 외과 교수직 및 『중화의학잡지』의 영문판 편집을 담당하였다. 맥스웰은 1865년에 중국에 와서 일찍이 '중화의학전교회 연구위원회' 주석을 담임하였다. 그들의 발언은 유럽과 미주지역에 좋지 않은 영향을 자아냈다. 그러나, 본세기 중엽에 이르러 다른 면모를 보였다. 1947년에 필즈(A. Fields)는 미국 캘리포니아주 의학간행물에 침구를 소개했다. 같은 해 6월 어틀란타에서 열린 전미의약연합회의상에서 침구임상의 치료효과에 대해 전문적으로 토론하였다. 이해 5월 20일 미국 캉나얼(康納爾)대학교 의과대학 교수인 트웨이랄(特維拉爾), 푸랄(布勃) 두 박사가 실험생물학회연합회에 제출한 보고서를 회부하였는데, 그 안에 중국 2천 년에 걸친 침술의 뉴상(扭傷 ; 손, 발이 삐는 것)치료는 이미 의학상의 증명을 얻었다고 제시하였다. 그러나, 그 원리는 아직 명확하지 않다. 시카고대학 의학부에서는 이러한 침치료법을 '지통특효요법'이라고 불렀다. 이 의과대학의 비프(I. L. I.

Za. Veiph) 교수는 지금도 일본에서 대량의 출판된 침구문헌을 수집하고 있다. 이 대학의학부의 버스(Verth) 여사는 『황제내경』을 번역하여 전국에 판매하였다. 미국에서는 유럽 혈통의 의사들이 대다수 침구술에 대해 관심을 보였다. 이민간 중국인(화교)들과 그들의 의사들은 더욱 중의 중약과 침구술을 신뢰하고 성실히 실행하였다. 그들의 대다수는 1848년부터 광산을 캐기 위해 광동에서 샌프란시스코에 오기 시작한 사람들로 그 중에는 일찍이 중의약에 종사하였던 사람도 있는데, 이민생활 중에서도 약을 매매하고 의료활동을 하였다.

(二)

18세기가 시작되면서 적지 않은 유럽 국가들이 선교사나 기타 인원을 통해 중국의 약물, 특히 식물약을 실지 조사하고 수집하였다. 예를 들면, 영국 정부는 1793년에 매카트니(George Macartney)를 대표로 하는 내화사절단(來華使節團)을 파견하였다. 그들은 일찍이 식물표본 몇 백 종을 채집하였는데, 그 중 많은 수가 식물약이다. 프랑스 선교사 파르뉴(巴多明, Dominicus Parenniu, 1665~1741), 자르투(杜德美, Petrus Jartoux, 1668~1720), 딩카르빌(D'Incarvill, 1706~1757), 로우레이로(Juan de Loureiro, 1715~1794?) 및 스웨덴, 러시아 등의 선교사들이 모두 일찍이 중국의 약물에 대해 주목하고 아울러 수집활동을 하였다.[11]

이것은 한 방면으로 침략의 성질을 띠고 있고, 다른 한 방면으로는 중국 본초학 영향의 유럽지역에서의 확산 정도를 설명한다. 제정러시아 시기에(특히, 중국 중의약에 대해 각별한 관심을 보였다. 그들의 중국주재 대사관에는 의사들도 따라와 있었는데 그들은 주로 중의약을 연구했다.) 1845년 동정교(東正敎) 선교사 의사인 기락부(基洛夫)는 일찍이 45종의 중약을 페체르부르그(彼得堡)의 약사에게 보내어 연구하도록 했다. 대사관 의관인 탑탑리락부(塔塔里諾夫)는 일찍이 중·러 '북경조약'·'천진조약' 등을 체결할 때 번역을 하였는데, 후에 외교부에서 근무하고 러시아로 돌아온 후 중의약의 '권위(權威)자'가 되었다. 저서로 그가 중국에 있을 때 중의약을 수집한 소견을 소개한 글이 있다.

다른 한 사람은 대사관 의관인 백열사나덕(伯列士奈德)으로 '원동식물학권위(遠東植物學權威)'라고 불리었는데, 중국 식물학 및 고대 문헌에 대해 많은 연구를 하였다. 그의 『중국식물집지(中國植物集志)』는 『본초강목(本草綱目)』의 식물 부분을 선택해 주역(注譯)한 것이다. 아울러 일찍이 직접 중약방[中藥鋪]에 가서 실제로 조사하고 그 표본을 채집하였다.

18세기 네덜란드인 룸프트(George Eberhard Rumpt)는 금릉판 『본초강목』 한 부를 독

---

11) 마감온(馬堪溫), 「구미의 중의약사 연구 및 근년상황에 대한 간단한 소개」, (내부자료) 1978. 중의연구원 참고.

일로 가져갔는데, 베를린국립도서관의 희귀소장품[稀世珍藏]이 되었다. 이것은 또한 독일인의 중약연구에 대한 관심을 불러일으켰다. 1899년 독일의 이모크(怡默克) 제약회사는 중국의 당귀(當歸)를 유침연고(流浸膏)로 만들었는데 그 상품명은 '오이메놀(優美露, Eumenol)이며 또 다시 캡슐(알약)로 고쳐 만들어 세계 각지에 팔려나가 산부인과병을 치료하여 크게 영리를 보았다. 1870년 독일인 브레치나이더(畢施奈德, Emic Bretschneider)은 오기선(吳其濬)의 『식물명실도고(植物名實圖考)』를 『중국식물학문헌(中國植物學文獻)』이란 이름으로 번역하여 출판했는데, 이 책의 도형(그림)이 매우 정밀하여, 그 (식물의) 과(科)와 속(屬)을 감정해 낼 수 있다고 한다. 또 후보터(許寶德, F. Hubotter)씨는 일찍이 베를린대학 의학사 부교수를 10여년간 담임하고, 아울러 일본으로 가서 고찰도 하였다. 그는 1927년 중국에 와서 호남성 익양(益陽)·청도(靑島) 등에서 의료활동을 하였다. 독일로 돌아간 후 『중국약물학(中國藥物學)』 등을 짓고, 아울러 『내경』·『난경』과 『맥결』·『빈호맥학(瀕湖脈學)』을 단락으로 나누어 번역하여 『중화의학(中華醫學)』이란 하나의 책으로 집성시켰으며, 그 밖에 또 『수세편(壽世編)』을 번역하였다. 독일의 기타 학자들의 역저로는 『장기맥학(張機脈學)』(殺斯麥爾)·『중국의학의 기초(素問-中國醫學的基礎)』(道森)·『본초강목』(道里茨, 羅斯節譯) 등이 있어 출판되었다.

프랑스 선교사 소백리은(蘇伯里恩)과 달포리(達布里)는 『중국약물(中國藥物)』(1847)을 저작하였고, 주리은(朱利恩)은 『3세기경 중국에서 사용된 마취약물(公元三世紀 中國所采用的麻醉藥物)』(1849)을 출판하고, 중의약을 소개하였다. 영국인으로 중약연구에 가장 많은 심혈을 기울인 사람은 리드(伊博恩, B. H. Read)이다. 그는 1909년 중국에 와서 협화의학원 생리화학의 교원직을 담임하였고, 또한 상해 뇌사덕(雷士德) 의학연구소에서 중약을 연구했으며, 1946년에는 소장을 역임하였다. 1920년부터 쓰기 시작하여 수십 편의 중의약 효용논문을 발표하였고, 『본초강목』·『본초신주』·『구황본초(救荒本草)』 등을 역술 연구하였으며, 중국의학전교회의 중약연구위원회에서 재직한 적이 있으며, 아울러 1930년 중화약전편찬에 참여하였다. 그는 서방에서는 비교적 일찍 분석화학빙법을 이용해 본초 중의 무기약물(無機藥物)을 연구한 사람이다. 그 외에 영국 선교사 겸 의사인 맥스웰(馬克斯韋爾)은 성이 유(劉)씨인 중국인의 협조하에 『달생편(達生篇)』 및 『산육보경집(産育寶慶集)』을 선택하여 번역하였다. 본상(本桑)은 『향항식물(香港植物)』(1861)을 출판하였고, 한백뇌(漢伯雷)는 『중국약물주해(中國藥物注解)』(1862)·『과학논문(科學論文)-주로 약물학과 식물학을 논함』(1876) 등을 집필하였는데, 이러한 책들은 독일어로 번역출판되었다. 더전(德貞)은 『포생팔전(逋生八箋)』을 절역(節譯)하여 『쿵후(功夫), 도교의 의료체조』로 만들었는데 그 영향이 매우 컸다.

미국 교회 의사들은 이 때 대량으로 중국 경제작물(적지않은 것이 식물약재이다) 정보를 수집했는데, 윌리엄스(S. M. Williams), 맥고원(馬高汪, MacGowen) 등과 같은 사람으로 그 중에는 세관원도 있었다. 그 예로 중약 마황을, 1887년 일본인 장정장의(長淨長義)가 마황검(麻黃石僉)으로 정제하였다. 1923년 진극회(陳克恢)가 마황이 심혈관(心血管)에 대해 신상선소(腎上腺素)와 같은 작용을 한다고 보고하였다. 1927년 이박은(伊博恩)의 보고에 근거해서, 천진에서만 수출된 것이 4275섬[担]에 달하며, 약탈성 수매가 진행되었다. 1920년부터 미국인 낙극(洛克)은 네 차례에 걸쳐 탐사조를 이끌고 중국에 와서 중초약을 수집하였다. 그들 또한 중의를 소개하였다. 예를 들면, 맥고원은 『위생요지(衛生要旨)』를 『중국의 운동요법(中國的運動療法)』(1885)으로 번역하였다. 선교사 겸 의사인 흄(胡美, E. H. Hume)은 1905년 중국에 와서, 상아의학원(湘雅醫學院)을 창립하였으며, 1940년에는 『중의의도(中醫醫道)』를 출판하였고, 1946년 또 『동의와 서의』를 집필했으며, 중의약의 임상치료효과를 소개하고 찬양하였다. 그는 몸소 관찰과 경험을 거쳤다. 그가 한번은 한 여자 환자를 진단했는데 반드시 유산하게 되어 있었다. 그런데, 그녀의 남편과 함께 중의병원에 가서 진찰한 후 곧 태아의 생명을 살렸다. 6개월 후 산모는 건강한 영아를 출산하였다. 이 일은 그에게 깊은 인상을 주었다. 그는 중의(中醫)에 허다한 귀중한 것들이 있고, 많은 문제들은 저명한 임상의학자 오슬러(奧斯勒, William Osler, 1849~1919)조차도 분명히 파악하지 못한 것이며, 허다한 중약은 중의에 채택 사용되어 침대성(針對性) 치료를 하는데, 그 효과가 탁월하다고 생각하였다. 그런데, 흄(胡美)과는 상반되게 광동(廣東), 연주(連州)에서 의료활동을 하던 미국 의사 브래드쇼(布瑞德紹夫, H. V. Bradshaw)는 1929년 발표한 문장에서 중의학을 낮게 평가하고, 그 공헌이 매우 적다고 여겼으며, 심지어는 중의에 '출두지일(出頭之日 ; 그의 무지와 잘못된 생각을 드러낸다)'이 있기는 어렵다고 생각하였다. 이것은 분명히 무지하고 잘못된 견해로, 그의 침구에 대한 지론(持論)과도 어긋나는 것이다.

이외에도 18세기와 19세기 및 그 후에 우리나라(中國)의 법의학(法醫學) 연단술 및 의학사를 번역 소개한 저술이 급속하게 증가하였다. 『세원록(洗冤錄)』은 1779년에 프랑스어로 절역(節譯)되었다. 1863년에는 네덜란드어로 번역되었고 후에는 또 독일어로 전역되었다. 1873년 영국의 저명한 동방학자인 케임브리지대학의 길즈(蓋爾斯, H. A. Giles)는 중국에서 영사가 되었다. 영파에서 관청검시에 『세원록』을 휴대하는 것을 보고, 관심을 가지고, 번역하여 『중국평론』(1875) 및 『영국왕립학회학보』(1924)상에 기재하였으며, 아울러 단행본으로 출판하였다. 연단술은 과거에는 대개 아랍문헌으로 전술되었는데, 1809년 독일학자 클라프로트(克拉普羅特 ; H. Julius Klaproth)가 러시아의 페체르부르그(彼得堡)과학원 학술회의상에서 한 편의 중국 고대 화학 지식논문을 낭독하였다. 그 이듬해 프랑스어로 『페체르부르그과학원원간(彼得堡科學院院刊)』에 발표되었다. 근거가 된 것은 당대의 초사본 『평용론(平龍論)』이다. 1855년, 영국인 선교사 에드킨즈(愛德金, J. Edkins)이 『중국의 종교』를 지어 갈홍(葛洪)의 『포박자(抱朴子)』의 연단술 내용을 소개하였다. 영국인 와일리(維里, Alexander Wylie)의

『중국문헌을 논함(論中國文獻)』(1867) 중에 위백양(魏伯陽)의 『주역참동계(周易參同契)』가 세계 최초의 연단술 저작임을 언급하였다. 미국 선교사 마틴(丁韙良, W. A. P. Martin)이 지은 『중화고도(中華古道)』(뉴욕, 1910)에서 개별장[專章]으로 중국 연단술을 토론하였는데, 그는 연단술의 기원이 매우 오래되고, 후에 아랍으로 전해져서 근대 화학의 최초 근원이 되었다고 생각하였다. 1928년, 미국 선교사 존슨(約翰生, O. S. Johnson)은 『중국연단술고(中國煙丹術考)』를 써서, 유럽의 연단술이 곧 중국으로부터 전해져 왔다고 주장하였다. 오래지 않아 미국의 데이비스(戴維斯, T. L. Davis)는 중국 화학 분야 근무자의 도움 아래, 많은 중문 연단술에 관한 문헌을 영문으로 번역하여서, 중국 연단술의 세계 화학사(世界化學史) 상의 위치가 더욱 확고해졌다.

중국 의학사(中國醫學史)를 소개한 저작으로는, 예를 들어, 프랑스 페트르갱(Petreguin)의 『전침사(電針史)』(리앙, 1853), 프티(Petit)의 『금침요법(金針療法)의 기원 및 그 치료방법』(파리, 1878), 러시아 칼니야프스키(柯爾尼耶夫斯基)의 『중국의학사료(中國醫學史料)』(1926) 등과 허보덕(許寶德)이 독일어로 번역한 『창공화타전(倉公華陀傳)』 등이 모두 포함된다.

(三)

20세기 중엽부터, 유럽 미주 등 각국에서 중의약에 관한 서적이 소개되기 시작했고, 무려 수백여 부에 이르게 되었다. 이 시기의 특색은 계속 번역 소개하거나 혹은 중의 고전 저작을 주로 번역하는 것외에도, 중의침구 임상에 있어 실제적인 체험에 관한 책들이 적지 않게 나왔으며, 침구원리, 중의약 이론 등을 연구하여 참고할 만한 가치가 있는 이론 가설들이 제기되기도 했다.

이외에도 각국에 침구학회의 성립, 침구 및 중의약 잡지의 발간, 침구학교의 설립 등, 중의와 침구가 서방에 뿌리내릴 수 있는 기초가 마련되었다. 이는 동시에 중의학이 서방에 전파되고 발전하는 데에 큰 추동력이 되었다.

무엇보다도 먼저 제기할 만한 것은 프랑스에서의 이침요법(耳針療法)의 발명이다. 우연히, 어떤 사람이 귀에 상처를 입고는 상처를 치료하는 법을 발견하였다. 한 프랑스 침구사에게 중국의 침구로 치료할 방법이 있는지 없는지를 물었으나, 이 침구사는 대답을 하지 못했다. 그러나, 그는 귀의 상처치료가 침구의 경락(經絡)원리와 상통한다고 믿고, 연구를 시작했다. 1952년 리앙(里昴)의학원의 노지어(諾濟, P. M. Nogier) 교수가 정식으로 이침요법(耳鍼療法)을 응용하기 시작했다. 수년간의 임상관찰과 연구를 거쳐서, 귀의 바깥 부분은 완만한 연골일 뿐만 아니라, 이곽(耳廓)에 내장기관의 질환과 관계있는 반응점이 분포되어 있으며, 그 위치와 연결선은 마치 거꾸로 놓여 구부리고 있는 태아와 같다고 생각하였다(대뇌피층운동과 감각 구분의 특징은 서로 비슷하다).

1956년 그는 마르세이유에서 열린 침구학술회의에서 자신의 임상경험을 소개하였으며 금침, 은침과 이혈(耳穴) 측정기의 사용을 추천하였다. 같은 해, 독일에서도 발표를 하여 참가자들의 흥미를 일으켰고, 이침요법은 이에 따라 독일에 소개되었다. 1969년 파리에서 열린 제2차 국제 침구학회에서 노지어 교수와 기타 몇 명의 의사가 이침요법을 소개하였고, 동시에 그 자리에서 시범을 보였다. 『프랑스 이침요법』 제1권이 1972년 출판되었으며, 이침요법은 이로부터 전세계에 널리 알려졌다. 이침요법은 의심할 것도 없이, 프랑스 의사가 중국 침구 경락학설의 기초 위에 만들어낸 위대한 업적이다.

침자요법 작용기전에 관한 연구도 이 시기에 눈에 띄게 발전하였다. 프랑스에서는 푸이(福逸), 니보에(尼伯耶) 등이 전기로 혈위(穴位)를 측정하였다. 모사테(莫薩特)는 혈위와 전자취초선(電磁聚焦線)이 밀접하게 관련있음을 제기했다. 이외에도 전세(電勢)·중추재극화·신경원(神經元) 혹은 체액(體液)·경락(經絡)·생명력장(生命力場) 등 여러 가지 학설이 있다. 독일에서는 데레(德勒) 의사의 적극적인 추진하에 연구가 진행되었다. 임상관찰은 경락선상의 피진(皮疹 ; 경락민감현상)을 증명하였다. 파혁만(巴赫曼)은 소의 피부에 생긴 버즘을 치료하여 피부병 치료에 수확을 얻었고, 『침자치료법칙』(1957)을 펴냈다. 사특화(史特華)는 『침자술-신경성요법』(1953)을 썼고, 랭(蘭格, W. Lang)은 『침자술과 신경계통』(1957)을 저술하여 해부와 전기신경 생리방법이 간뇌(間腦)·시구(視丘)·척골수 등과 침자요법의 관계에 자신의 가설을 제기했다.

이외에 하일덕(夏逸德)의 '전도론(傳導論)', 격용(格龍)과 카무피그(卡姆皮克) 등의 '반사론(反射論)' 등, 모두 신경의 각도에서 비교적 비중을 두어 침자의 원리를 연구했다. 또 일단의 의사들은 임상에서 중의 허실변증에 의거하여 침자를 이용, 병을 치료하여 더욱 만족할 만한 효과를 얻었다.

기타 유럽 국가 즉, 이탈리아·스웨덴·오스트리아 등에서도 침자의 원리에 대하여 각자 연구를 진행하였다. 특히, 오스트리아의 비시코(彼什闊, J. Bischko) 의사는 원래 외과 전문의였는데, 1951년 침구를 접촉한 뒤, 오스트리아 침구학회, 오스트리아 침구연구소 등을 설립하였다. 그들은 침이 신경계통을 통과하는 경우(작용이 가장 빠르다), 체액을 통과하는 경우(작용이 비교적 느림), 망상내외계통을 통과하는 경우(가장 느림)의 세 가지를 종합하여 비교적 면역력을 올릴 수 있는 문제로 소급해 올라갈 수 있다고 생각했다. 당시 소련을 선두로 하는 사회주의 국가는 중국과의 특수적인 관계로 인하여 끊임없이 사람들을 파견하여 침구를 배워갔다. 그렇게 하여 자기 국가 안에 연구소와 학회 등을 설립하여 임상연구와 치료를 진행하였다. 영국의 상황은 다소 특수하다. 당시 침치료법이 유럽 각국을 풍미하고 있었고 피카소

(畢加素, Pablo Picasso)도 마침 프랑스에서 침으로 완고성 신경통을 치료하였는데, 영국에 서는 오히려 이를 신임하지 않고 법률상으로 침구를 승인하지 않았다. 그러나, 워슬리(沃斯 利, Jack R. Worsley) 같은 사람들은 확신을 가지고, 1945년부터 침구로 사람을 치료하기 시작했다. 뿐만 아니라 '중의침구학원'을 설립하였는데, 한 명의 침구사를 양성하는 데에 10년 이상이 걸린다고 하였다. 그는 어려서부터 부친의 지도하에 중국 철학 및 도가 등의 저작들을 공부하였는데, 거기다 또 중의를 수년간 공부하였다. 1973년 미국 보스턴에서 중의침구에 관 한 강연을 하기도 했고, 『침구가 당신에게 적합한가?』(1973)라는 책들을 출간하기도 했다. 그 외에도, 케임브리지대학을 졸업한 만(菲利克 曼, Felix Mann) 박사는 여자 친구가 침을 삼리혈(三里穴)에 놓아 15분 만에 맹장염을 치료한 것에 깊은 인상을 받고 침구를 연구하기 로 결정, 오스트리아, 프랑스 등에 가서 침구를 배우고, 1963년에는 중국에 와서 답사하기도 했다. 그는 영국의 병원에서 침구치료법을 사용하여, 영국에서는 처음으로 의학학위를 가진 침구 의사(1960)가 되었다. 그는 몇 권의 침구관련책을 저술하고, 영국침구학회를 조직하여 회장을 역임하기도 했다. 그의 첫번째 저작 『침술 - 오래된 중국의 치료기술』(1962)은 영국의 유명한 학자인 헉슬리(赫胥黎, Aldous Huxley)가 서문을 썼는데, 헉슬리는 그 서문에서 다 음과 같이 지적하였다.

현재의 사실은 허다한 병에 침을 사용하는 것이 효과가 아주 좋다는 것이다. 환자는 당연히 병이 빨리 완쾌되기를 바란다. 현대에 공인되고 있는 생리학 이론은 사실을 다 해석해 내지 못한다. 사람 들은 눈을 감고 이 사실을 보지 않으려 한다. 왜냐하면 이런 해석할 수 없는 신기한 사실들을 받아 들일 경우, 정밀한 기계로 중의 경락의 지금까지의 성과를 탐색, 연구하는 동시에 일종의 '현상유지' 방식으로 현재의 이론을 고쳐야 하기 때문이다. 이런 관점은 객관적이고 과학적이다. 만은 침의 작 용원리에 대하여 '신비생명류(神秘生命流 ; 신비한 생명의 흐름)'로 대하다가 신경생리학의 각도로 연구 방향을 바꾸어 진행하였다.

중국의 침마취의 성공은 서방의 침임상과 원리연구에 커다란 자극을 가져다 주었다. 처음에 는 경시와 의심의 눈길로 '최면술'의 정도로만 생각하고는 사람들로 하여금 반드시 가장 좋은 상태의 심리적 안정성을 가지도록 강조하였다. 1972년 4월에 올리브 길(吉, Olive Gile)이라 는 영국인이 침마취로 치아를 교정하고 『성기일태오사보(星期日泰晤士報)』에 글을 기고하기 를

침마취는 모택동사상에 의해 인내성을 증강한 중국인에게 효과가 있으며, 또한 순수한 영국인에게 도 같은 효과가 있다.

고 하였으며, 『영국의학잡지』 1973년 6월호 사설에서는

일단의 침들이 통증을 멈추는 시범에서 사람들의 놀랍고 기이한 의심이 조롱을 대신한다. 얼마나

많은 영국 환자들이 한편으로는 중국차를 마시고, 한편으로는 옆 사람들과 한담을 나누면서, 흉부를 여는 수술 후에도 다른 사람의 도움없이 수술대에서 내려오는지…… 침술은 중국에서 이미 3000년의 역사를 지니고 있다.…… 침마취에 관한 보고서들이 침이 연구할 만한 가치가 있음을 끊임없이 증명해 주고 있다.…… 또한, 신경생리학자와 마취학자가 진일보 연구할 만한 가치가 있다. 만약 침술이 정통적이지 않다는 이유로 영국에서 그것에 대해 진일보 연구하지 않는다면 그것은 정말 안타까운 일이다.

고 하였다.

이후, 영국 '정통'의학계에서 입에 오르내리지도 않던 침구가 심지어는 영국 정통의학계의 대아지당(大雅之堂 ; 고상한 자리)에 오르게 되었다. 권위있는 간행물들, 특히, 『영국왕립의학회학보(英國皇家醫學會學報)』 등에서 1973년 펄로우(W. B. Perlow)의 『침술이론과 일반응용』이란 문장을 실어서 중의 침구이론을 소개하고, 영국 각지에서 치료한 천여 종 병례의 결과를 종결하였다.

미국의 상황도 이와 비슷하다. 침구가 원래 전혀 행해지지 않았을 때 침마취의 소식은 다만 의심만을 불러일으켰다. 1971년 12월 미국의 의사 화이트(懷特, Paul Dudley White)와 다이어몬드(戴蒙德, E. Grey Diamond)가 중화 의학계의 요청으로 중국을 방문하여, 북경 광주 등지에서 침마취수술을 참관하고 의견을 나누었다. 귀국한 뒤, 다이어몬드는 미국의 권위있는 잡지인 『미국의학회잡지』에 '침마취-서방의학과 전통적인 중국의학'이란 제목으로 중국에서 보고 들은 것과 자신의 견해를 소개하여, 미국 의학계의 주목을 받았다.

1972년에 닉슨 대통령이 중국을 방문했을 때, 수행 의사인 새치(塔卡, Walter R. Thach)도 침마취수술을 참관하였으며, 또 다른 『뉴욕 타임즈』의 수행기자 레스튼(雷斯通, James Reston)은 자기 몸에 직접 침구실험을 하였다. 새치는 그날 밤 자기가 본 것을 닉슨 대통령에게 말했고, 대통령은 깊은 관심을 나타내었다. 사실상, 그 해 케네디 대통령은 침으로 완고성(頑固性) 신경통을 치료하는 경험을 했다. 일찍이 얻어보지 못한 답안이라 중요한 의료수단이라고 생각하고, 서방 의학계도 반드시 이에 대해 연구를 진행해야 한다고 생각하였다. 그는 말하기를 "나는 그 안에 중요한 무엇이 존재한다고 믿는다. 이것은 우리가 반드시 중시해야 할 것이며, 또한 임상에서도 그것을 응용해야 한다."고 말하였다. 레스튼은 신문에 대대적으로 침술의 효과를 선전하였다. 이후로 미국에서는 '중의열', '침구열'이 온나라를 덮었다.

일단의 저명한 의학잡지와 신문들이 자주 침구와 중의에 관련된 문장을 실었다. 일단의 의과대학, 병원과 연구기관들도 모두 중의연구에 눈을 돌리기 시작하였다. 특히, 법률상으로 인정을 받은 지방에서는 사립의 침구진료소·학교·학회-연구회 등이 우후죽순으로 생겨났다.

기타 주에서는 이 때문에 많은 충돌이 일기도 하였다. 관건은 의학학위가 없는 사람이 침구사의 자격으로서 일을 할 수 있는지의 여부에 있었다. 그러나, 대세는 침구가 이미 사람들의 마음 속에 신임을 얻었음을 보여주고 있었다. 임상은 효과를 보았다는 보고가 이미 많아져서 대중들은 보편적으로 받아들였다. 침마취는 정식의원에서 실시되었고, 비교적 만족할 만한 결과를 얻었다. 침마취기전[針麻機理] 연구도 일어나기 시작했으며 '갑문학설(閘門學說, theory of valve)' 등을 제기하였다. 이외에도, 『미주중국의학잡지』·『미국침구잡지』·『동서양잡지』·『중국의학학보』 등 잡지도 창간되었으며, 각종 침구·한약에 관한 서적들도 연속적으로 출판되었다. 이제 미국은 서방에서 중의침구를 가장 많이 연구하는 국가 중의 하나로 자리잡고 있다.

이상의 침구경락에 관한 연구를 주로 서방에서 현대 의학의 이론과 실험연구를 이용해서 그를 해석하려 하고, 그 기전을 밝히려고 시도했다. 중약의 연구도 대체적으로 이러한 방식인 분석화학의 방식으로 모종의 유효성분을 추출했다. 기본적인 사고방향은 모두 오래된 침구와 중약을 현대 의학의 테두리에 귀납시키는 것이다. 그러나, 중의이론에 관한 연구는 곧 중의고전이론의 입장으로 비교적 편향되었다. 예로, 음양학설, 1973년에 골드버그(N. D. Goldberg)는 생물제어의 '음양학설'을 제출했다. 그는 당시 한국에서 출판된 한의학서(漢醫學書)에서 음양팔괘도를 보고 여기에서 계시를 얻어, 곧 1957년 Sutherland가 발명한 cAMP와 1963년 프라이스(Price) 등이 발견한 cGMP 등을 음양과 연결시켜 이는 세포막에서 제2신호를 일으키는 작용을 하는 물질로 여겼다. 이것을 바로 한쌍의 '음양대(陰陽對)'라고 하였다. 음양은 이러한 물질로써 재체(載體)되어 생명활동과 질병과정을 제어한다. 이 학설이 중국에 전해지자 중서의결합 학자에게 커다란 계시를 주었다. 인체내에 존재하여 분자 수준 및 공능작용 방면에서 유사하여 매우 많은 '음양대(陰陽對)'를 찾아내었다. 이외에 예로 캐넌(坎農, W. B. Cannon)의 항상성[內穩態, homeostasis]이론으로 음양평형원리를 밝혀낼 수 있다. 호르몬(激素, hormone)의 조절과 제어 등의 원리는 오행의 생극승제(生克承制)로 증명할 수 있으며…… 한마디로 말해서 이러한 연구는 중의고전이론이 현대 의학이론의 추세를 포용한 데 근거한 것으로 대표된다.

위에서 상술한 것 외에 시빙은 한 무리의 적지않은 학자들이 문헌학, 역사학과 인류학 등의 각도에서 중의를 연구하는 데 노력하고 있으며, 아울러 어떤 이는 이미 결실을 얻었거나, 어떤 이는 얻으려 하고 있다. 독일의 포르커트(Marnfred Porkert)와 운슐트(Paul U. Unschuld)와 같은 이들은 많은 종류의 중의에 관한 저서들을 이미 출판했으며, 지금은 특히 중의문헌에 대한 번역연구에 힘쓰고 있다. 특별히 서방 독자들에게 중의술어를 정확하게 이해하고 사용하게끔 한 권의 중의술어사전을 편찬하는 데 힘쓰고 있다. 프랑스 파리 제7대학의 데쀠(Catherline Despeux) 교수 역시 중국침구 기공 등에 대해 열심히 소개하고 있으며, 아울러 중국학자와 교환교수 주면생(朱勉生) 여사의 합작 아래 강좌를 열어 학생들을 지도했다. 미국의 북 잡라래랍(卡羅來納) 대학의 파콰(馮珠娣, Judith Farquhar) 교수와 캘리포니아대학의 브레이(白馥蘭, Francesca Bray) 교수는 인류학의 각도에서 중의를 연구했다. 특히, 펜실베니아대학의 중국과학기술 사학자 시빈(席文, Nathan Sivin) 교수는 중국의학에 대해 탁월한 식견을 가지고, 그가 가지고 있는 기(氣)와 혈(血)에 대한 관점을 여러 편의 논문으로 서술하여 발표했다. 아울러 『임상중의학개요』(1988)라는 책을 번역했다.

중국과학기술사 연구가이며 영국 케임브리지대학의 니덤(李約瑟, Joseph Needham)은 더욱 사람들에게 존경을 받았다. 중국은 그에 대한 존경과 감사의 표시로 남경 천문대에서 발견한 한 행성(行星)에 그의 이름을 따라서 명명했다. 그와 노계진(魯桂珍) 박사 등은 합작연구를 해서 중의학 영역에서 이미 많은 종류의 저서와 논문을 발표했다. 이러한 작업은 『중국과학기술사(中國科學技術史)』 제6권에 집대성되어 여러 권으로 나뉘어 출판되었다. 마보잉(馬伯英)은 그 책의 합작자이다. 제6권의 제7~10분책(分冊)에는 다음과 같은 내용을 포함하고 있다. 중국의 의정(醫政) 시설과 기구, 해부학과 생리학 약물학 침구학 무술(巫術)에서 의술(醫術)까지, 중국 고대 질병기록, 위생과 예방의학, 중국과 면역학의 기원, 중국 중고(中古) 시대의 내분비학, 의원과 의학시험, 법의학 등, 위에서 상술한 것을 종합해 보면 현재 세계 각국에 중의를 공부하는 사람이나 중의를 연구하는 사람들이 있으며 더욱이 많거나 적거나간에 성과를 거두었다. 또한 많은 젊은 학자들이 중문(中文)에 능통하든 능통하지 않든 천리를 멀다 하지 않고 중국에 와서 중의 침구반의 학습에 참가한 후 직접 자신에게 실험해 보던가 아니면 한 발 앞선 연구를 한다. 중국에서 개혁개방정책을 실행한 이후, 또한 많은 학문적 성과가 있는 중의 혹은 중서의를 결합해 학습한 사람들이 외국을 방문하고, 교류 혹은 거류, 개업, 연구를 하여서, 오래된 것과 현대의 중의 정보를 밖으로 알렸다. 이러한 상황은 과거의 단지 소수 선교사 의사 혹은 기타 엽기자들이 중국에 와서 중의를 이해한 것과는 다른 것이다.

바꾸어 말하면, 하나의 세계적 경향의 중의연구 체류(替流)는 이미 용솟음치고, 그 역량을 비축하고 있는 중이다. 내일을 향해서거나, 혹은 몇 십년, 몇 백년 이후에 있어, 중의학은 신시대 새로운 사람들에 의해서 그 참신한 면모를 세계인 앞에 드러낼 것이다. 중의학은 이미 중화민족의 특색있는 의학인 동시에, 바로 전세계 인류문명이 공동으로 향수하는 의학이다. 그것은 바로 중외의 문화를 뛰어넘고 통하는 아름다운 결정이다.

맺는 말

우수한 문화에는 국경이 없다.

(一)

인류의 다른 문화권의 이질문화 사이에는 상용성(相容性)과 불상용성(不相容性)의 두 가지 성질이 존재한다. 불상용성은 차이를 조성하고 구별을 형성하게 되며, 상용성은 전통(傳通 ; 전해져 통하는 것)을 야기하고, 교류를 이끌게 한다. 교류의 결과도 받아들여져 융합되고, 어떤 것은 항거하여 배척되며, 또 어떤 것은 한편으로 받아들여지고, 한편으로는 배척되어 접수와 배척의 과정에 있어서 전통문화정보는 변이와 개조를 발생시켜 마지막에는 본문화 주체에 들어와서 융합된다. 의학은 과학문화의 일종으로 전세계 인류의 공동적 재산이며, 일반적으로 다른 문화권 사이에서 과학문화(의학문화를 포함하여)에 대한 상용성이 불상용성보다 크다. 따라서, 전통과 교류는 역사상 많은 부분이 자발적인 것과 우연적인 특징을 가지고 있다. 먼 옛날로 가면 갈수록 출발점에 있어서 한층더 이와 같다. 현재와 다르게 목적이 있는 전파가 많다. 바꾸어 말하면 다른 문화권과 접촉하거나 다른 문화권에서 들어온 사람은 이미 '문화사절'이라 할 수 있다. 주(周)나라 목왕(穆王)이 서쪽을 순찰하고, 서복(徐福)이 봉래선약(蓬萊仙藥)을 구하고, 장건(張騫)이 서의사절로 나가고, 일본으로 파견된 당나라 사신, 중국이 조선과 일본에 파견한 의관(醫官) 등은 정부나 국가의 문화사절이라 이를 수 있다. 그러한 떠돌아다니는 선비, 상인, 이민, 승려, 전쟁포로 등은 곧 민간의 사절이라 말할 수 있다. 특히, 변경지대에 살고 있는 민족과 거류인들은 왕왕 2개의 다른 문화권 사이에서 정보를 전수(傳輸)하는 중개역할을 하고 있다. 이러한 '사절(使節)'은 그들 각자의 어떤 목적이 있을 수 있으나 그들 자체가 '문화를 실은 몸[載體]'이 된다. 이로 인해 그들은 무의식 중에 본 문화권의 어떠한 문화정보를 전수하여 나가게 된다. 예를 들어 서복은 그의 목적이 봉래에 가서 선약을 구하는 것인데, 선약은 구하지 못하고 오히려 진문화(秦文化)·진의약(秦醫藥)을 가지고 일본에 이르게 되었다. 두환(杜環)은 지중해 해변에서 10년을 살았는데 "대진 사람들은 뇌를 수술해 고(蠱)를 빼내고, 눈과 이질병을 잘 치료한다."는 정보를 중국에 전회(傳回)하였다. 그들이 '문화를 실은 몸'이라고 하는 깃은 동시에 또 다른 문화를 식별히는 것이다. 이런 까닭으로 의약문화의 신선한 정보는 먼저 그들로부터 전해 나오거나 혹은 접수되는 것이다. 이것이 정보교환의 하나의 지극히 자연스러운 과정이다. 그러나, 이러한 교환과정 중에는 두 방향의 선택이 있다. 이런 선택의 표준은 대개 두 가지이다. 하나는 수요(需要)이고, 다른 하나는 신선(新鮮)함이다. 신선한 정보의 이질 정도는 높고, 자극성은 크며 순간적인 흡수율도 높다. 그러나, 반드시 진정으로 학습되고 보존되는 것은 아니다. 두환(杜環)의 정보가 바로 그 예가 된다. 또 예로 회족 사람들이 제작한 미이라[木乃伊], 밀시작약[蜜尸作藥 ; 미이라를 만드는 약] 역시 패사[稗史 ; 연의체(演義體) 또는 전기체(傳記體)의 역사. 소설같이 쓰는 역사]에서만 볼 수 있는데 중국인이 모방하여 제작, 사용할 수는 없었다.

'수요'는 가장 근본적인 것이다. 중국인은 장생불로(長生不老)를 추구함으로써 장생불로약(長生不老藥)은 그들에게 있어서는 가장 환영받는 약이었다. 그러므로, 대대로 끊임없이 쉬지 않고 이를 추구하여 찾았다. 진정한 장생불로약을 시종 찾아내지는 못했어도 중의학에 하나의 연년익수 계통을 건립하기 시작했다. '수요'와 '접촉'은 실제로 정보근원의 중요한 표지이다. 사람이 필요로 하는 정보는 사람이 느끼는 신선한 정보가 많을수록 이 정보근원의 작용 역시 커진다. 고대 중국이 바로 조선·일본, 심지어는 아랍국가에 대해서 곧 이런 정보원(情報源)이다. 이것은 중국 본체 의학문명의 높은 수준의 발육과 관계가 있다. 조선과 일본은 중국문화의 제2의 문화권이라 말할 수 있다. 이로 인해 정보가 흐르는 방향, 통상적으로 중국에서 가까운 이웃으로 도달하게 된다. 그러나, 근대에 들어서 형세는 역전되었다. 서양 의학문화가 동아시아에 대량 흘러 들어와 중국은 받는 입장이 되었다. 일본에서 네덜란드 의학이 발달하기 시작하여 의학문화를 중국에 전수하는 정보원으로 변하였다. 이렇게 주와 객의 자리가 바뀐 것은 바로 중국이 근대에 와서 문화가 지체되고 낙후되었다는 것을 설명하는 것이다. 의약은 모든 사람이 모두 필요로 하는 것으로 사람들은 당연히 가장 효과 있고, 가장 간결하고, 가장 저렴한 종류를 선택하는데 근·현대 서의약이 바로 이러한 우위를 구비하고 있다.

(二)

일종의 의학문화는 다른 한 문화권에 전파되면서, 그것이 어떤 곳에 내리느냐의 여부에 따라 온고성(穩固性)을 갖는데 이것은 물론 그 문화권의 수요 여부와 관계 있다. 그러나, 다른 하나의 요인도 매우 중요한데 그것은 바로 정체성(整體性)이 있느냐 없느냐 하는 의학문화형식으로 관념과 체제를 포함하여 안으로 수입하는 것이다. 이것을 제식(制式) 의학문화라 이를 수 있다. 이것은 또 많은 조건에 따라 결정이 취해진다. 중국 주위의 국가들은 거의가 아주 빨리 게다가 전반적으로 중국 의약문화를 받아들였는데 그 예가 한반도이다.

일본을 예로 들면, 하나의 해양을 사이에 두고 가깝기도 하고 멀기도 한 나라이다. 그러나, 일본은 본체의학이 일찍이 발육된 적이 없었기 때문에 의학체제가 없다고 말할 수 있다. 그들은 한당문화(漢唐文化)를 받아들였으며 이 때 전체 체제도 옮겨가게 되어 일본의 한의가 성황한 것은 역사적으로 천년 이상이나 된다. 인도 불교의학이 중국에 전해진 것은 적지 않다. 그러나, 중국은 자체 고유의 의학체계가 있어서 인도의학의 이론체계가 대치될 수 없었다. 제도도 중국에 대해 단지 보수하는 작용만을 하였다. 그것은 중국의학에 도움을 주었으나 오히려(단지 티베트지역에서만 진정으로 우위를 보였다) 중국의 전국 땅에 자리잡을 수는 없었다.

서방 근·현대 의학이 중국에 들어와 자리잡게 되므로 그 이론의 선진성과 임상효과는 이미 중국 전통의약의 세력을 충분히 능가하게 되었다. 더 중요한 것은 의원을 운영하고 학교를 세우기 시작하면서부터 정부의 위생체제가 서양화되는 동안에 관념도 중국에 스며들었다는 것이다. 이런 대치는 결코 외국인에게 전체 모든 것을 떠맡길 수만은 없는 것이다. 일본 중국을 막론하고 이러한 대처는 각 해당 국가의 내부 인재교육을 통해서 이루어진 것이다. 그 결정적 작용의 요인은 바로 통치자나 정부기구의 태도에 있다. 정부가 받아들이는 태도를 취하면 체제는 옮겨지게 되고 인재는 배양되게 된다. 그러므로, 정부의 역량이 결국 거대한 것이다. 중국이 현재 크게 육성시키고 있는 중의 또한 중서의가 결합하여 한 대오로 발전해 왔는데 그 관건성(關鍵性)의 작용은 아마 정부에서 제창한 것일 것이다. 이것은 낡은 사회, 낡은 정부와는 완전히 함께 논할 수 없는 것이다.

그러므로, 여기에는 하나의 주동성 문제가 있다. 역사상에서 볼 때, 일본은 외래문화의 흡수에 있어서 총체적으로 비교적 주동적인 태도를 취하였다. 그것은 중국 의약문화에 대한 흡수가 역사상 하나의 우여곡절을 나타낸 것이다. 당대(唐代)에는 고조되었다가 당말에는 이미 저조한 경향을 나타냈다. 일본의 보원(保元), 평치전란(平治戰亂 ; 전쟁이 평정된 시기, 1156~1159)에서 가마쿠라시대(鎌倉時代, 1192~1159)까지 시기에는 무사도(武士道)가 성행하였고, 관문(關門)을 닫고 쇄국을 하여서 모체문화(母體文化 ; 본체문화)가 개원되는 자양분을 상실하게 되었다. 본래 일본에는 이미 기초가 되는 3대 의서([『대동유취방(大同類聚方)』·『금란방(金蘭方)』·『의심방(醫心方)』])가 엮어져 원래 일본 자체의 의학 종자(씨앗)가 싹이 트는 토양이 있었으나 거름 기운과 관개수(灌漑水) 즉, 영양공급원을 잃어서 결국 싹틀 수 없었다. 후에 다시 나라의 문을 열었는데 일본의학은 또 상승추세를 나타내었고 새로운 기초를 다지게 되었다. 네덜란드의학이 일본에 전해져 일본은 기본상 적극적이고 주동적으로 이를 흡수하여 받아들이는 태도를 취하게 되었다. 일본에 대해 덧붙여 말하면 한의가 원래 외래의학에 속해서 그들이 서양 의학문화를 받아들이는 데 대한 자유의 폭도 역시 컸다.

네덜란드의학의 자극으로 일본 한의학 중에 한난절충파(漢蘭折衷派)가 형성되었다. 이 학파는 달리 상당히 큰 창조성을 가지고 있어서 일본 본체의학 혁명성의 대표라 일컫는다. 애석하게 서양의학이 크게 왕성하여 결국 그 후 일본의학은 전반적으로 서양화되었다. 상대적으로 말해서 조선은 외래문화를 흡수하는 주동성이 일본과는 달리 그들의 동의(東醫)가 속국이라는 지위로 반주동적(半主動的)으로 받아들여진 것이다. 베트남은 주동성 없이 흡수되었고, 중국의 피동적 수입도 그다지 받아들여지지 않아서 발전이 비교적 늦어졌다. 중의문화와 모듬 중화민족문화의 특징이 서로 일치하여 전체적으로 비교적 쉽게 드러나지 않게 침묵하여 겉으로 드러나지 않는다. 중화민족의 주체인 한족(漢族)은 역사상 거의 다른 사람들을 침략하지 않았다. 중국 전통의학의 주체로 생각되는 한족의학은 역사상 지금까지 그것을 주동적으로 외국으로 내보내고 확산하려는 노력이 거의 없었다. 동시에 또한 주동적으로 외래문화를 흡수하지도 않았으며 다만 피동적으로 취하였다. 일본인·아랍인·서방인들은 바다를 건너 만리를 멀다 여기지 않고 중국에 와서 처음에는 중국의 문화를 주동적으로 흡수하였고 뒤이어 중국에 그들의 문화를 전파하였다. 아랍문화, 유럽문화 내지 일본문화에 이르기까지 상대적으로 말하면 비교적 양강기식(陽剛氣息), 양성적 기풍이 풍부하고 외침 특징이 있다. 설령 그들 문명이 중국문명에 비해 상대적으로 비교적 나약하고 시기적으로 낙후하였을지라도 그들은 여전히 각종 방식을 통해 중국을 향해 사방으로 그들의 영향을 투사하였고 이용할 수 있는 것은 모두 이용하여 중국문화의 틀 속에서 그들의 위치를 찾았다.

경교도(景敎徒)·야소회사(耶蘇會士 ; 예수회 선교사)가 중국에 들어온 것이 그 예가 된다. 종교의 역량 역시 과소평가할 수 없는 것이다. 불교가 중국에 전해 들어오면서 인도의약 방기(方技 ; 의약처방과 기술)가 같이 들어와 더욱 큰 정도 위에서 백성일지라도 그들에게 불교문화의 영향은 여전히 천천히 침투되었다. 일본은 중국 의약문화를 역시 불교의 승려를 통하여 아주 크게 받아들였다. 아랍의 무슬림[穆斯林 ; 아랍어의 음역], 유럽의 기독교도 똑같이 서방문화를 중국에 전해 들여온 주역들이다. 종교는 개체 및 집체의 신앙변화를 통해 작용하였는데 이것은 본질상 서로 다른 문화권을 격리시킨 울타리를 해체시켜 근본적으로 상대방을 변화시켰다. 중국은 진정한 의미에서 주체적 종교가 없었다. 외래종교는 곧 외래문화인데 중국은 주체적 종교역량으로 그것을 저항해내지 못했다. 종교가 전해지는데 성공했을 뿐만 아니라 외래문화가 중국에 전해지는 것 역시 반은 성공한 것이다. 근대 서의가 중국에서 비교적 빨리 자리를 잡고 기반을 확대시킨 것도 하나의 중요한 원인이다.

그러나, 제시할 만한 가치는 중국은 필경 거대한 대국으로 몇 천 년의 문화유산을 가지고 있고 의학은 이론체계를 스스로 성립하고 있으며 아울러 견실한 임상치료효과를 기초로 하고 있기 때문에 설령 외래문화나 외래의학의 영향력이 아주 커서 중국 고유의 의약문화를 비난, 배척하고 자신의 입지를 크게 키우려고 기도한다 하더라도 그것은 거의 불가능한 일이라는 것이다. 중국문화의 음유(陰柔)한 성질과 대국의 기풍은 중국으로 하여금 외래문화에 대해 대개 배척하지 않는 태도를 취하게 하지만 외래문화의 지나친 행위에 대해서 특별히 본체문화 생존안전에 위협을 느꼈을 경우에는 배척과 항쟁은 불가피한 일이다. 이러한 배척과 항쟁도 어떤 때는 주권문제에 속하고 어떤 때는 이문화간(異文化間)의 상호 이해의 일종의 형식이 된다. 이러한 상호 이해는 학술상의 교류이해로 그 사이에는 반드시 어떤 부분은 버리고 어떤 부분은 보류시키는 과정이 있었을 것이고 가장 큰 가능성은 상대방을 개조함과 동시에 또한 자신을 개조하는 것이다. 정보가 변이하고 수체[受體 ; 받아들인 본체]도 조정될 때, 비교적 견고한 결합 내지 융합이 이루어질 수 있다. 중서의(中西醫)의 회통에서 결합까지는 거의 이러한 과정의 반영이다. 그 결과로 주권을 쟁취했으며 또한 의학의 새로운 형식과 갈 길[방안(方案)]을 창조해 내었다. 그러므로, 논쟁은 반드시 나쁜 일만은 아니라는 것을 알 수 있다.

(三)

서로 다른 문화간의 의학교류에서 제일 이상적인 결합은 당연히 융합이다. 융합은 이문화의학(異文化醫學)을 전적으로 완전히 흡수하는 것은 아니다. 그것은 단지 본체의학문화를 주로 하여 다른 문화의학에 대한 정보의 정합(整合)이다. 정보는 전해지는 과정 중에서 대량으로 분실되거나 진실을 잃어버릴 수 있으며, 완전무결을 요구하는 것은 비현실적이다. 정보의 변이와 개조는 곧 하나의 창조과정 또는 일종의 새로운 형식의 창조이다. 이것은 의학을 진보시키는 추진력의 일종의 형식이다. 정보가 진실을 잃어버린 본보기로는 대황(大黃)이 대표적인 전형이다. 그 결과 대황은 서방(西方)의 중요한 약품이지만 집에서 자주 먹는 하나의 식품이 되었다. 중국인의 종두기술이 서방에 전해지는 과정에서도 진상과 엇갈리게 변조되었으며 어떤 이는 적어도 중국이 종두기술을 완전히 이해하지 못한 상태에서 전해주었다고 말하는 사람도 있다. 그러나, 이처럼 불완전하거나 진상과 엇갈린 기술정보는 제너(琴納, Jenner)에 의해서 반대되는 사상효과를 생산해냈다. 한쪽에서는 당연히 항천연두 면역작용(抗天然痘 免疫作用)을 취해 흡수하였으며, 다른 한쪽에서는 그 독의 부작용을 줄이기 위해서 사람의 천연두 대신에 소의 천연두를 이용한 실험에 성공하여 마침내 세계 의학에 큰 공헌을 했다. 정보가 진상과 엇갈리는 것[失眞]은 하나가 전해져 열이 되거나, 열이 백으로 전해지는 중에 부풀어지거나 거대해지기 때문이다. 이것은 곧 중국이나 동양문화에 대한 신비성(神秘性)일 뿐이며, 분명한 것은 정보를 가진 자들에 의해서 과장된다. 이로 말미암아 서방인들은 동방의 황금보고를 찾는 몽상을 이끌어내어, 전세계 모험을 시작한다. 중국의 연단술(煉丹術)인 "단사(丹砂)가 모여서 황금으로 변한다."는 것은 서방에서 연금술(煉金術)로 변했으며, 그 후 약물화학이 발전할 수 있는 큰 길을 열었다.

다른 문화정보의 제일 큰 창조기능은 '열쇠반응[鑰匙效應]'이며, 어떤 이는 계통(系統)작용이라 한다. 그 계통작용은 연쇄적인 방대한 기전(機轉)이다. 그 예로 중국의 마등(馬蹬)이 유럽 중세의 기사시대를 열었고, 3대 발명은 유럽 문예부흥을 가져왔으며, 인두술(人痘術)은 의학의 면역시대를 열었다.

마찬가지로 인도의 시바(耆婆)[기백(岐伯)] 전설은 『황제내경(黃帝內經)』이 만들어지는 것에 영향을 주었으며 때문에 중국의학 기초이론체계의 성숙을 촉진시켰다. 시바(耆婆)·의방(醫方) 등의 대복방(大複方)은 『천금방』 중에서 널리 유포되었으며, 당대(唐代) 이후의 일대 의풍에 변화를 일으키게 하였으며, 향료약이 대량으로 중국에 수입되어 중국 송대 이후 조열(燥熱)한 약의 광범위한 남용을 조성하는 의풍으로도 변하였다. 금침백내장술(金針白內障術)은 중국 안과의 발전을 촉진시켰다.

어느 정도의 선상에서 정보는 약간의 실진[失眞 ; 진상과 엇갈림]이 실진(失眞)이 없는 완전한 것보다 나으며, 정보의 어느 정도 모호함이 완전히 정확, 명확한 것보다 친밀하다.

고대 과학기술의 조건에서 의학기술, 방약(方藥) 등은 그 본신의 정밀도가 유한적이다. 이로 인하여 약간의 실진이 있으나 결코 대세에는 영향을 주지 않았다. 그와 반대로 이러한 실진(失眞)은 다른 문화 중에서 창조의 불꽃을 점화시킬 수 없다. 본체(本體)문화 중에는 정보의 실체 보관율이 높고, 사유정세(思惟定勢) 등의 원인으로 인해서 하나의 정보창조기능은 제한을 받는다. 다른 문화 중에서 정보 본신(本身)은 일종의 다른 새로운 자극이며, 실진은 두 번째의 자극이 된다. 이와 같이 그러한 '열쇠반응'인 방대기제[放大機制 ; 확대 메커니즘]의 시동은 보다 나은 효과를 얻을 수 있다. 현대 의학문화의 전파는 기술의 발달로 인하여 정보의 보진율이 높다. 이러한 종류의 외래정보의 개발 의의는 주로 접수자(받아들이는 사람)의 구이사유[求異思惟 ; 다른 것을 구하려는 생각], 역향사유[逆向思惟 ; 반대로 향하려는 생각], 발산사유[發散思惟 ; 발산하려는 생각] 등의 사유능력의 발휘에 의거하여 창조, 발휘되었다는 것이다.

중외의학교류사를 통해 회고해 보면 많은 문화가 교류하는 데에는 규율성이라는 특징이 구비되어야 한다는 것으로 종결되며 이상의 것은 대략적인 것이다. 이상의 것을 모두 종합해 보면 의학의 문화적 교류는 역사상이나 현실상을 불문하고 전하는 자나 전달받는 자 쌍방으로 하여금 모두 이익을 얻을 수 있다는 것이 명백한 사실이다. 찬란한 중국 의학문화는 이미 세계 의학문화보고의 중요한 구성성분 중의 하나이며 또한 그 자체가(중국 의학문화) 세계 각국의 기타 의학문화의 참여로 합성된 것이다. 중국 의학문화의 거대한 매력은 많은 의미에서 (정도상에서) 여기에 있다고 할 수 있다.

후　기

　　내가 의학사를 연구한 것은, 1978년 이후에 처음으로 연구생을 뽑기 시작하면서부터이다. 정말 하늘이 나로 하여금 이 분야에 들어가도록 해주었다. 이를 위한 연구가 쌓이면서 마음 속으로 3부로 된 책을 써야겠다는 계획이 생겨났다. 의욕과 현행의 의학사 저작 출판은 같지 않았다.

　　1988년 말 영국 케임브리지대학에서 돌아와 인류학, 문화학 연구 등 방면에서 더욱 더 근본을 느끼게 되었다. 마침 상해인민출판사 편집인 장지국(張志國) 선생과 서로 알게 되어 『중국의학문화사』를 편찬하기로 약속이 되었다. 그래서 1990년 8월에 초고(草稿)를 잡기 시작하여 1991년 5월에 간신히 원고를 넘겼다. 중간의 강의, 회의 및 기타 일들에 소소한 시간을 제외하면 장장 반년여년의 시간에 걸쳐 70여만자의 책을 써낸 것이다. 이것이 제1부이다.

　　지국(志國) 선생이 미국에 가는 바람에 책의 편집작업은 전부 나상(羅湘) 여사에 의해 완성되었는데, 작업에 대한 성의와 세밀함은 정말 나를 감동하게 하였다. 이 기간에 문회출판사(文匯出版社)의 편집인 여명방(呂明方) 선생이 와서 원고를 부탁했는데, 이것은 상해 중의학원(中醫學院) 하유민(何裕民) 교수가 나를 그 저자로 추천해서 이루어진 것이었다. 후에 한 회의석상에서 명방형과 만났는데 얘기하자마자 곧 마음이 잘 맞게 되었다. 이리하여 『중국의학문화사』 원고를 넘긴 지 얼마 안 되어 곧 '제2부'를 시작하게 되었는데, 그 책이 바로 『중외의학문화교류사』이다.

　　『중국의학문화사』 중 자연히 중외 의학문화사 교류에 관한 내용이 빠질 수는 없다. 이전의 각종 중국 의학사 저작들은 애석하게도 사료가 너무 적어서 다만 언급만 했을 뿐이다. 또 모두 부기지론(附驥之論)을 지은 것이 있다. 나는 이 책에서 최대한 광범위하게 써내려고 애를 썼지만 기회와 한계는 어쩔 수가 없었다. 그러나 중복을 피하기 위해, 『중국의학문화사』 중 상세히 설명한 것은 본서에서는 최대한 간략하게 썼으며 심지어는 언급만 하고 넘어 갔다. 아주 긴요하게 연관성이 있는 것이 아니면 다시 말하지 않았다. 그래서 이 책의 대부분의 내용은 사실상 이전에는 발표하지 않은 것들이다. 『중국의학문화사』를 참고하여 같이 읽는다면 아마 더욱더 완벽한 내용이 될 것이다.

　　본서는 전부 15장으로 50여만자이다. 그 중 제8·9·10장은 서양의학의 전파와 관계된 것으로, 특별히 고희(高晞) 여사를 청하여 찬술에 참여하게 하였다. 제13장의 중서의학의 결합부분은 홍중립(洪中立) 원장이 크게 느낀 바가 있고 상당한 권위자이므로 그를 청하여 부탁

하였다. 제4장은 몇 부분 외에 주로 이들 두 분이 쓴 것이다. 마지막의 수정과 보충 및 정리
는 나의 몫이었다.

『중외의학문화교류사(中外醫學文化交流史)』가 전문서적이 된 것은 이전에 없던 일이며, 그
중 이론문제는 처음이라 할 수 있다, 따라서 어쩔 수 없이 많은 문제점이 있을 것이다. 부디
여러 선생님들과, 동도(同道)들의 많은 지도와 질책을 바란다. 나를 도와주고 관심을 가져준
여러 친구들, 선생님들에게 진심으로 감사를 표한다.

현재 남아 있는 제3부는 『중서비교의학사(中西比較醫學史)』이다. 이것은 내가 1985년 영국
에 가기 이전에 상해과기출판사(上海科技出版社) 편집인 고일총(高一聰) 선생과 상의하여 제
목을 정한 것이다. 그는 지금 그 출판사의 부총편집인으로서 아주 바쁘다. 출판사의 경제성에
대한 고려로 인해, 3년여 동안 미루어 오다 결국 지금까지 손을 대지 못하고 있다. 현재 나는
또 케임브리지대학에 가서 니덤 박사와 얼마 동안 같이 협조하여 그의 『중국의 과학과 문명』
중 의학 부분의 저술을 위해 약간의 힘을 보탤 예정이다. 이 기회를 빌어 국외에서 자료를 수
집, 정리하고 생각을 정리할 것이며, 어쩌면 『비교사』의 질을 높이는 데 다소의 도움이 될지
도 모르겠다.

3부의 책을 위해 풍부한 예지력을 지닌 편집인을 만난 것은 나의 학문과정 중의 행운이다.
진심으로 그들에게 감사를 드린다.

상해의과대학(上海醫科大學)에서

마보잉(馬伯英)

1993. 1. 28

부　록

중외의학문화교류대사기(中外醫學文化交流大事記)

기원전

2297~2179 　요(堯)의 신하 예(羿)가 '서왕모(西王母)'에게 불사약을 청함. 메소포타미아 문명. 신명희(申命羲)가 남교(南交 ; 지금의 베트남)에 이주.

2171 　순(舜)·우씨(虞氏) 9년에 서왕모 조정에 옴.

1500~600 　인도 베다시대. 인도의학 '4베다서', 3원질론(三原質論)

11세기 　기자(箕子)를 조선에 봉(封)함.

960 　주목왕(周穆王) 17년에 서쪽 곤륜(崑崙)을 정복하고 서왕모 만남.

7세기 　인도 브라만교 형성.

6세기 　인도 의성(醫聖) 단문대서(丹聞台瑞) 출생. 『아유르베다(Ayur-Veda)』는 이와 유관. 일찍이 세상에서 '장생불사약' 얻음. 아울러 학교 경영. 제자에 담식씨(嗽食氏) 묘문씨(妙聞氏, 蘇斯拉他 /Susrata) 등이 있음. 담식의 제자에는 6명이 있는데 그 중 여화(如火)는 『야유르베다』에 근거하여 『담식씨전집』을 지음. 묘문씨는 『묘문전집』을 지음.

600~400 　인도 열국시대. 브라만과 대항하여 사문사조(沙門思潮)가 나옴. '96외도' 출현. 그 중 유명한 사람은 '6사(六師)', 그 중 한 사람이 '4대학설(四大學說)' 제창.

565~485 　석가모니 탄생. 불교 창립.

550~330 　고대 페르시아시기. 대하(大夏 ; 토화라[吐火羅])가 한때 그의 판도에 있었음. 『여씨춘추』에 '대하의 소금(大夏之鹽)'이 기록되어 있음.

5세기 　명의 지바(耆波) 탄생, 석가모니와 동시대.

460~377 　고대 그리스의 명의 히포크라테스 탄생. 4체액설 주장.

4세기 　서방서적 중에 Seres(사국 /絲國)의 명칭 나타남.

336~323 　알렉산더대왕 재위. 알렉산더 제국의 영토가 아시아·유럽·아프리카 3대주를 넘어감.

324~187 　인도 공작왕조(孔雀王朝).

273~232 　아육왕(阿育王) 재위. 승려 4명을 홍법(弘法)을 위해 파견.

3세기 중엽 안식(安息 ; 페르시아 왕국) 건국.

221 진(秦) 6국 합병, 백성을 베트남 등 여러 곳으로 이민시킴.

219~220 서복(徐福) 바다를 건너 일본으로 감.

206 진(秦) 멸망·연(燕)나라 사람 위만(衛滿)이 조선에 위씨정권 건립. 한(漢)나라 고
    조(高祖)가 조타(趙佗)를 베트남 왕으로 세움.

165 대월씨(大月氏) 사람들이 서쪽으로 옮겨 감.

146 로마가 그리스를 정복.

140~87 한무제(漢武帝)가 임금에 오름. 인도 공물(貢物)을 얻음.

138~120 장건(張騫)이 서역 정벌.

119~115 장건이 2차로 서역 정벌.

116 남월(南越)을 병합하여 9군으로 하고, 그 중 하나를 교지군(交趾郡)이라 함.

98 한무제가 서국왕(西國王) 사신에게 모(牡)·계(桂)·건강(乾姜) 등을 하사.

90 서호월지국(西胡月支國)이 한무제에게 향약(香藥)을 헌납하여 전염병을 막게 함.

73~49 한 선제(漢·宣帝)가 인도의 공물(貢物)을 지님.

1세기 가구중(瑕丘仲)이 부여국(扶餘國)을 세움. 서양에서는 기독교 출현.

37 부여왕(扶餘王) 주몽(朱蒙)이 고구려(高句麗) 건립.

기원 후

1세기 초 대월씨(大月氏)가 귀상왕국(貴霜王國) 건립 대승불교가 일어남, 북쪽으로 전하
    여 불교의 정통이 됨. 인도 명의 차라카(闍羅迦, Charaka)가 『차라카전집(闍
    羅迦全集, Charaka Samhyta)』을 지음.

40~44 마원(馬援)이 교지(交趾) 정벌. 이 때 천연두가 중국에 들어옴. 마원이 교지의 의
    이(薏苡 ; 율무)를 가지고 중국으로 들어옴.

57 왜노국(倭奴國)이 한나라에 조공을 바치고, 한나라는 '한위노국왕인(漢委奴國王印)'을
    하사함.

65 동한명제(東漢明帝) 영평(永平) 8년에 불교가 중국으로 들어옴.

129~200 로마 명의 갈레노스(盖崙) 출생. 166년 대진(大秦 ; 서로마) 왕 안토니우스(安
    敦)이 사신을 파견하여 한나라 환제(桓帝)와 통함.

160~218 장중경(張仲景) 출생. 저서 『금궤요략(金匱要略)』 중에 '하여륵환(詞黎勒丸)'이
    있음. 페르시아로부터 전래된 것으로 보임.

2세기말 동봉(董奉)이 베트남에서 태수(太守)의 독병(毒病)을 치료하여 낫게 함.

220~265 위(魏)나라 때 고려 사람이 침으로 머리카락을 관통시킴. 『대반리반경(大般理
    槃經)』이 중국에 전래. 8권 중에 '금곤결(金棍決)', 즉 금침으로 백내장을 치료

하는 법이 있음.

226 사산(薩珊) 페르시아가 안식(安息)을 멸망하고 나라를 세움.

238 일본 여왕 비미호(卑彌呼)가 위(魏)에 조공을 바치고 '친위왜왕(親委倭王 ; 친히 왜왕으로 위촉됨)'의 작위를 받음. 아울러 견직공과 『논어』 등을 구하여 얻음.

283 진시황 5세손 궁월군(弓月君)이 진나라 사람 20현의 백성을 거느리고 일본으로 이주함.

289 한나라 영제(靈帝) 3·4세손 아지사(阿知使)가 한나라 사람 17현의 백성들을 거느리고 일본으로 이주함.

313 로마황제 콘스탄티누스(君士坦丁)가 기독교가 '이교도'가 아니라고 승인한 후 점차 국교가 됨.

317~420 동진(東晋) 때 지법존(支法存)·앙도사(仰道士) 등이 각기 (脚氣)를 치료하는 데 유명하였음. 고려노사방(高麗老師方).

319~350 후조(後趙) 때 '다선(茶禪)'이 일어남.

320~540 인도 굽타왕조(380~412년 일본의 왕권다툼 시기).

372 고구려가 중국을 모방하여 '태학(太學)'을 설치하고 유교경전을 가르침.

399~412 법현(法顯, 338~423)이 프랑스 유람.

4세기 인도 철학자이며 약학자인 용수(龍樹)가 출생, 『묘문집』 수정.

414 조선의 의사 김무(金武)[김파진(金波鎭)]이 일본으로 건너감.

431 기독교가 분열하여 섭사탈리(聶思脫里) 동방교회가 이단으로 선포됨.

459 조선 명의 덕래(德來) 일본으로 건너감.

463 백제 대방군(帶方郡)에 있던 한나라 사람 대량이 일본으로 옮겨감.

476 서로마제국 멸망.

482 남제(南齊) 태자 등이 이에 앞서 6질관(六疾館)을 세움. 후에 비전원(悲田院) 복전원(福田院) 등과 같은 것으로 이는 불교에서 나온 것임.

5세기 페르시아에 견직업 출현.

5~6세기 인도 벌팔타(伐八他)가 『팔지집(八支集)』을 지음. 의과를 8과로 나눔. 수당의 8분과가 이와 같음.

6세기 고려의 연금술, 인삼 등이 도홍경(陶弘景)의 저서에 보임. 도씨는 그의 저작에 인도의학의 '사대'와 '배일(百一)' 등의 개념을 인용하여 넣었음.

513~54 백제왕의 청에 응하여 중국 오경박사(五經博士)·공장(工匠)·의사 등이 백제로 감.

552 양원제(梁元帝)가 『침경(針經)』 1부를 일본에 증정함.

561 오(吳)나라 사람 지총(知聰)이 본초·명당(明堂)·맥경 등 164권의 책을 가지고 고
구려로 가 정착.

562 지총(知聰)이 조선에 온 일본 군사가 돌아갈 때 그들을 좇아 일본으로 건너감.

575 북제(北齊) 용문석굴(龍門石窟)의 약방동(藥方洞) 개착(開鑿).

581~618 수조(隋朝). 양지정치(楊技淨齒;버드나무 가지로 이를 닦는 것)가 중국에 들
어옴. 『소씨병원(巢氏病源)』에 '사대(四大)'설이 있음.

606~647 계일왕(戒日王)이 북인도를 다시 새로이 통일함.

608 일본이 1차 수(隋)나라에 파견하였던 사신이 일본으로 돌아감. 소야말자(小野妹子)
가 『사해유취방(四海類聚方)』 1부를 가지고 돌아감.

614 혜일(惠日)이 제3차 수나라 파견사신을 따라 중국에 들어옴. 9년 머물면서 의학을 배
운 후, 623년에 일본으로 돌아감. 그 후 다시 당(唐)에 파견되어 중국으로 옴.

618~626 도선(道宣)이 종남산(終南山)에 은거하면서 손사막(孫思邈)과 상교함.

622 이슬람교 정식으로 창립. 당태종이 유전필발방(乳煎蓽撥方;필발을 젖으로 다리는 처
방)을 얻어 치질을 치료하였는데 이 처방은 대진(大秦)·페르시아의 패산탕(悖散湯)
일 가능성이 있으며 『천금요방(千金要方)』에 실려 있음.

629~645 현장(玄奘, 602~664) 천축국(天竺國)에 가서 불경을 가져옴.

635 경교(景教)가 처음으로 장안(長安)에 전해짐.

642 일본 사람들이 신라에 와서 침과 뜸을 배움. 아랍제국 우마야드(倭馬亞) 왕조 「백의
대식(白衣大食)」이 사산 페르시아를 멸망시킨 후 건립됨. 끊임없이 사신을 당에 파견
함.

645 일본이 크게 제도를 개편함. 천황(天皇)은 지총(知聰)의 아들에게 '화약사주(和藥使
主)' 칭호를 내림.

652~682 손사막(孫思邈)의 『천금방』에는 인도 의약의 내용과 불교의 금주(禁呪), 좌선
(坐禪), 유가술(瑜伽術) 등이 실려 있는데 더욱이 지바(耆婆) 의방이 매우 많
음.

667 불림(拂菻)은 사신을 보내어 저야가(底也迦)를 헌납함.

671~695 의정(義淨, 635~713)은 인도 등지에 가서 불경을 구함. 이 시기에는 '신라법사
방(新羅法師方)'이 있었으며 아위(阿魏)·안식향(安息香)·눈치료방(페르시아
·불림) 등이 전해들어 옴. 천연두를 치료하는 처방 중에는 페르시아의 청대(靑
黛) 등이 있음.

684~703 불경고사의 영향을 받은 '할고요친(割股療親)'의 예가 처음으로 나타남. 진장기
(陳藏器)는 그 영향을 받아 『본초습유(本草拾遺)』(739 완성)에 '인육치영질(人

肉治嬴疾 ; 사람고기는 영양실조를 치료한다)을 기록함.

692 무칙천(武則天)이 신라에 의학박사 2인을 책봉하여 그들로 하여금 중의전적(中醫典籍)을 학생들에게 가르치게 함.

700전후 아랍에 장생불로약과 연단술이 전해졌는데 이것은 이전에 중국으로부터 간 것임. 아랍상인들이 장안에서 단약매매상을 경영함.

701 일본이 『대보율령(大寶律令)』 반포, 의학은 당의 제도를 모방.

702 일본에서 당나라에 들어간 진변정(秦辨正)과 716년에 당에 들어간 우율고마려(羽栗古麻呂) 등이 고루 중국 사람과 결혼. 태어난 이들이 일본에 돌아와 명의가 됨.

710~794 차(茶)가 1차로 일본에 전해짐.

712~756 당 현종(玄宗) 즉위. 천축의(天竺醫) 위자장(韋玆藏)이 '약왕(藥王)' 칭호를 받음.

717 당은 신라에 의학박사 1인을 재차 배치함. 대량의 의학서적이 조선에 전입됨.

740 경교승려 숭일(崇一)이 사람의 병을 치료하여 효과를 거둠.

742 장안(長安)에 청진대사(淸眞大寺)를 세움.

751 아랍제국 아발사(阿拔斯) 왕조「흑의대식(黑衣大食)」세움(1258 멸망). 당나라 장군 고선지(高仙芝)가 일찍이 이들과 싸워 두환(杜環) 및 기술자들과 함께 포로가 됨. 제지술(製紙術)이 아랍에 전해짐. 두환(杜環)은 지중해 연안에 10년(751~762)간 살면서 '개뇌출고(開腦出蟲 ; 뇌를 수술하여 그 속에서 벌레를 끌어냄)'를 봄.

752 『외대비요(外台秘要)』가 완성됨. 그 안에는 천축안론(天竺眼論)과 인도약방(印度藥方) 등이 수록되어 있음.

753 감진(鑑眞, 688~763)이 일본에 건너감. 8세기 상·중엽 『월왕약진(月王藥診)』이 완성됨. 약간 뒤 『4부의전(四部醫典)』이 완성됨(712~783).

755~797 티베트(西藏)에서 인도와 한나라 승려간의 싸움이 일어남.

786 당 정원(貞元) 2년에 어떤 사람이 신라 승려로부터 위령선(威靈仙)으로 다리가 위축된 병[足躄]을 치료하는 처방을 받음.

8~9세기 힌두교가 창립됨. 점차 인도 본토의 불교를 대신하여 그 자리를 차지함.

808 일본 『대동유취방(大同類聚方)』 완성.

812 이마사(李摩詞) 파고지(破古紙)·보골지(補骨脂) 방 헌납.

838 일본의 관원미성(菅原梶成)이 당에 들어와 의경경의(醫經經義)를 청하여 물음. 등원상사(藤原常嗣)가 향약(香藥)을 사가지고 일본으로 돌아감.

845 당 무종(武宗) 경교, 회교, 배화교 등을 포함하여 불교를 핍박 인도자(閭道者)들 양자강 서쪽 의춘(宜春)으로 들어가 은거함. 그 뒤 농촌 사람들의 골절을 치료하였으며

아울러 그들의 약방이 세상에 전해 옴.

866   일본 『금란방(金蘭方)』 완성.

875~880   아발사합리발(阿拔斯哈里發) 가족상인 아고비(雅庫比)가 중국에 와 중국의 사
향에 대해 기술.

869~887   양주술사(楊州術士)가 뇌수술을 시행함.

893   신라 사신이 『광리방(廣利方)』 1부를 구함, 유우석(劉禹錫)이 이에 대한 글을 지음.
당말에 두광정(杜光庭)이 『옥함경(玉函經)』에 서방 12궁설(十二宮說)을 인용하여
넣음.

9세기   아랍인이 빈고맥발(賓庫麥拔)에 의거하여 '중국근(中國根 ; 토복령)'을 기술.

905   일본 『연희식(延喜式)』을 제정하여 발행.

10세기   페르시아학자 만소이(曼蘇爾)가 『약물학대강(藥物學大綱)』에 중국 대황 등을 기
술.

932   라지(拉齊)가 만년에 바그다드(巴格達)에서 한 중국학자와 만나 회견하고 구술을 받
아 적어 개론(盖論)을 저작함.

947   오대(五代) 승려 장수(長秀)가 일본으로 가 의료활동을 하면서 방(方)을 편찬함.

950전후   이븐 세라피온(伊本·塞拉皮翁)이 『약성론(藥性論)』에 중국 광부(廣府 : 廣州)의
장뇌(樟腦) 등을 기술함.

951~960   후주(後周)시대 사람 쌍기(雙冀)가 고려에 살면서 당을 모방하여 의학행정기구
를 설립하게 함. 아울러 의학고시를 실행하게 하였는데 당의 제도와 같음. 오대
시(五代時)에 장미수(薔薇水)가 전입됨. 얼마 안 되어 광주 등지에서 이미 이
를 모방하여 제조, 이현(李玹)이 향약(香藥)을 경영. 이순(李珣)이 『해약본초
(海藥本草)』를 지음.

980~1037   아비케나(阿維森納) 출생. 『의전(醫典)』 중에 중국 맥학 등의 내용이 있음.
송태종이 향약 등의 금권(禁權) 또는 통행의 자유에 대한 명령을 내림. 그 때
많은 향약이 중국에 들어왔음. 『태평성혜방(太平聖惠方)』에는 두진(痘疹)이
소아병이라 하였는데 아랍의 영향을 받았을 가능성이 있음.

984   일본의 『의심방(醫心方)』이 완성됨.

10세기   금은박의법(金銀箔衣法)이 중국에 전입됨. 회흘(回紇)의 글 『금약시(金鑰匙)』에
사체액설(四體液說)이 전해짐.

1016~1021   송진종(眞宗)은 두 차례에 걸쳐 『태평성혜방』을 고려에 보냄.

1030   고려는 원현(元顯) 등 192인을 보내 송나라에 와서 약학의를 헌납함.

1056   고려 정부는 중국의 유가·의가의 제전적을 각 서원(書院)에 보냄.

1058~1059 조선 충주목(忠州牧)에서는 많은 의서(醫書)를 번각함.

1069 아길보(阿吉甫)의 『복락지혜(福樂智慧)』가 완성됨. 그 안에는 4원소설이 있음. 조금 앞서 그와 동학인 각집(喀什) 명의인 이마지정(伊麻地丁)은 라지, 아유삼납 등의 저서를 번역하여 넣었으며, 터키와 의학교류를 함.

1072 송의관 왕유(王愈)·서선(徐先)이 고려에 부임하였고, 아울러 의적 1질을 증정함.

1074 송의관 마세안(馬世安) 등이 고려에 부임함.

1078 송의관 형개(邢愷) 등이 고려에 부임함. 그 때 귀중한 약 100종을 가지고 가 고려왕 휘(徽)의 중풍을 치료함.

1086~1100 송나라 철종 때 고려가 『영추(靈樞)』(針經)을 포함하여 중국에서 가져간 실종된 고의적 다수를 헌납함.

1101 송휘종(徽宗)은 『신의보구방(神醫普求方)』·『태평어람(太平御覽)』 등을 조선사신에게 증정함.

1103 송의관 모개(牟介) 등이 고려에 부임함.

1115 고려에서는 자제들을 송나라로 보내 국자감(國子監)에 입학시켜 공부하게 함.

1118 송의관 양종립(楊宗立)·남줄(藍茁) 등이 고려에 부임 1122년부터 그 후 수년간 계속 파견함.

1146~1166 조선의 『제중입효방(濟衆立効方)』이 완성됨.

1168 일본의 승려 영서(榮西)가 중국에 들어와 차종자(茶種)를 가지고 돌아가므로 일본에서 차문화가 흥성하기 시작.

12세기 개라걸출(開羅杰出) 의사 이븐 가미(伊本·賈未)가 지은 『대황고(大黃考)』에 중국 대황이 상세히 기술되었음.

12~13세기 기독교의 이단 박해로 중세 암흑기를 이룸.

1226~1308 아이셰(愛薛) 의사가 원나라 정부에서 직책을 맡음.

1232~1298 주밀(周密)이 회회(回回)의 압불로(押不蘆)를 기술함.

1236~1251 조선에서 『향약구급방(鄕藥救急方)』을 완성함.

1241 원몽군이 아랍을 정복하고 쿠블라이한(忽必烈汗)이 이슬람교도를 중용함.

1248 이븐 알 바이타르(伊本·巴伊塔爾)의 『약초지(藥草志)』에 대량의 중국 약물 대황(大黃)·오두(烏頭)·장뇌(樟腦)·계피(桂皮)·생강(生薑)·우황(牛黃) 등이 기술됨.

1268 야리가온마설(也離可溫馬薛)이 칭기스한(成吉思汗)에게 사리파[舍里八 ; 시럽]를 봉정한 후 중국에서는 대량의 당장제(糖漿劑)가 제조됨.

1268~1270 원나라에서 광혜사(廣惠司)를 설치.

1271~1292 마르코 폴로(馬可波羅, 1259~1324)가 중국에 옴.

1292 원나라에서 회회약물원(回回藥物院) 설치.

1294 요한(約翰)·몽특(夢特)·과유낙(科維諾)이 중국에 와 천주교당을 세움.

1303 일본의 『돈의초(頓醫招)』가 완성됨. 계속해서 『만안방(萬安方)』·『복전방(福田方)』
      등 완성.

1304 중국 의사가 이리한(伊利汗) 왕 합찬(合贊)의 병을 치료함.

1313 『이리한의 중국과학보장(伊爾汗的中國科學寶藏)』이 완성.

1321 『영류금방(永類鈐方)』이 완성. 그 중에 왕숙화(王叔和)의 『맥학(脈學)』 등이 기술
      되어 있음. 그 안에는 골상치법(骨傷治法)·항루괘선요법(肛瘻挂線療法) 등이 기록
      되어 있는데 자못 서방의학에서 서술한 바 (예를 들면, 『히포크라테스전집』)와 같
      음.

1327전 『서죽당경험방(瑞竹堂經驗方)』이 완성됨.

1330 홀사혜(忽思慧)의 『음선정요(飮膳正要)』가 완성됨.

1337 위역림(危亦林)의 『세의득효방(世醫得效方)』이 완성됨.

1341 추경(鄒庚)은 월왕(越王) 진유종(陳裕宗)의 어의(御醫)가 됨.

1367 도종의(陶宗儀)의 『철경록(輟耕錄)』에 회회(回回)의 미이라(木乃伊)가 기록되어
      있음.

1368전후 『회회약방(回回藥方)』이 완성됨.

1369 일본의 다케다(竹田昌庚)가 명나라에 들어갔다 돌아올 때 침구동인(鍼灸銅人) 1구
      (具)를 가져감.

1399 조선의 『향약제생집성방(鄕藥濟生集成方)』이 완성됨.

14~16세기 유럽의 르네상스.

1405~1433 정화(鄭和) 7번째 서양에 감.

1406 명나라 성조(成祖)가 두 차례에 걸쳐 조선에 약을 증정함.

1415 조선의 사신이 명나라 태의원(太醫院)에서 『침구동인앙복채도(鍼灸銅人仰伏彩圖)』
      를 구하여 돌아감.

1417~1418 조선의 사신이 두 차례에 걸쳐 중국에 와 의복(醫卜)을 학습하고 아울러 의
      서를 가지고 돌아감.

1421~1423 조선의 사신이 두 차례에 걸쳐 중국에 와 약을 구하고 아울러 감별법을 배워
      감.

1425 명나라 태의 왕현(王賢)이 조선에 들어가 궁정(宮廷)의 병을 치료함.

1431 장본립(張本立)이 2번째 조선에 감.

1433 명나라 태의 모염(毛琰)이 조선에 들어가 의학 교수가 됨. 『향약집성방(鄕藥集成方)』이 완성됨.

1448 조선의 『의방유취(醫方類聚)』가 완성됨.

1452 일본의 승려 월호(月湖)가 전당(錢塘)에 우거(寓居)하면서 『전9집(全九集)』을 지음.

1453 동로마가 멸망하여 터키 오스만제국의 관할로 들어감.

1487 일본의 전대삼희(田代三喜)가 중국에 와 의학을 배움. 귀국 후 이주의학(李朱醫學)이 일본에서 일어남.

1492~1500 일본의 판정운(坂淨運)이 중국에 와 의학을 배움.

1492 콜롬부스가 신대륙 발견.

15~16세기 유럽 종교개혁.

1504~1520 일본의 화기명(和氣明)이 중국에 와 의학을 배움.

1514 포르투갈 사람이 광동 돈문도(屯門島)에 도착하여, 1553년에 마카오(奧門)에 처음으로 발을 들여놓음.

1519~1522 마젤란(麥哲倫)이 배로 지구를 돔.

1532~1554 일본의 금지중홍(金持重弘)이 명나라에 들어와 침구학을 배움.

1539 일본의 길전종계(吉田宗桂)가 명나라에 들어와 의학을 배움.

1540 기독교 예수회(耶蘇會) 창립.

1552 스페인 선교사 하비에르(沙勿略)가 광동 상천도(上川島)에 도착.

1569 마카오에 서양의 소의원 둘이 설립됨.

1583 마테오 리치(1552~1610)가 광동 조경(肇慶)에 도착, 1601년 북경에 들어옴.

1595 마테오 리치의 『서국기법(西國記法)』이 남창(南昌)에서 간행됨.

1597 용화민(龍華民, 1559~1654년) 중국에 옴.

1598 반종(潘縱) 등이 조선에 들어가 의학 교수가 됨.

1600 서광계(徐光啓, 1562~1633)가 남경에서 처음으로 마테오 리치와 면담

1606 우르시스(熊三拔, 1575~1620)가 중국에 옴.

1607 『본초강목』 강서본(江西本)이 일본에 전해짐. 그 뒤 또 금릉본(金陵本)이 일본에 전해짐.

1610 알레니(艾儒略, 1583~1649)가 중국에 옴.

1610 이후 『서국기법』이 재차 산서(山西)에서 간행됨.

1611 조선의 『동의보감』 완성.

1611~1671 방이지(方以智) 출생. 저서에 『물리소식(物理小識)』 등이 있음.

1612 『태서수법(泰西水法)』완성.

1617 조선의 최순립(崔順立) 등이 명나라에 와서 의학의 의난(疑難)을 가르쳐 줄 것을 요청함.

1819 진원빈(陳元贇)이 일본에 가 권법(拳法)을 전함. 유도(柔道)가 시작됨. 아담 샬 폰 벨(湯若望, 1581~1666)이 중국에 옴. 1622년에 광주에 도착.

1621 테렌츠(鄧玉函, 1576~1630)가 중국에 옴.

1622 로(羅雅谷, 1593~1655)가 중국에 옴. 테렌츠(鄧玉函)의 『인신설개(人身說槪)』초 (草)가 이 때를 전후하여 이루어짐.

1626 명나라가 조선에 의서를 증정함.

1628~1644 숭정제(崇禎帝)가 왕위에 오름. 숭정초에 『성조파사집(聖朝破邪集)』이 있었 는데 서설(西說)을 혹평하여 교를 반대함.

1638 『인신도설(人身圖說)』이 이 때를 전후하여 완성됨. 『주제군징(主制群徵)』이 간행 됨.

1643 테렌츠의 『인신설개(人身說槪)』간행.

1646 『성학추술(性學觕述)』간행.

1647 보임(卜彌格, 1612~1659)이 중국에 옴. 서양에 중의학 소개.

1653 대만공(戴曼公)이 일본에 가서 두과(痘科)를 전함. 이중재(李中梓)가 방이지(方以 智)에게 의학을 물음.

1676 석택록(石鐸琭, ?~1704)이 중국에 옴. 그의 저서 『본초보(本草補)』에 서양약물 소 개. 포소부(布紹夫)가 서양에 침구 소개.

17세기 중 중국의 인두술(人痘術)이 아랍·터키·러시아 등으로 전해짐.

1688 왕굉한(王宏翰)이 『의학원시(醫學原始)』완성.

1692 선교사가 금계납피(金鷄納皮 ; 키니네나무 껍질)를 이용하여 강희제(康喜帝)의 학질 을 치료함.

1694 왕묘(汪昴)의 『본초비요(本草備要)』가 간행됨. 서양의 '뇌설(腦說)'이 제기됨.

1698 파르뉴(巴多明, 1665~1741) 중국에 옴.

1699 로즈(羅德先, 1645~1715) 중국에 옴.

1715 다 코스타(羅懷忠, 1679~1747) 중국에 옴.

1717~1721 인두술(人痘術)이 영국에 들어감.

1719 안태(安泰, 1689~1758) 중국에 옴.

1744 이인산(李仁山)이 일본에 가 인두술(人痘術)을 전함.

1763 조선에서 인두접종(人痘接種)하는 방법을 알고, 그 후 이것을 시험함.

18세기 중 베트남의 『해상의종심령(海上 宗心領)』이 완성됨.

1765 바쟁(巴新 ; 1712~1774) 중국에 옴.

1790 『의종금감(醫宗金鑒)』이 조선에 전해짐.

1800 조선 이종인(李鐘仁)의 『시종근편(時種近編)』이 완성됨. 그 뒤 인두술(人痘術)이 널리 확산됨.

1805 피어슨(皮爾遜)이 우두(牛痘)를 중국에 전함. 아울러 『신정종두기법상실(新訂種痘奇法詳悉)』을 지음.

1807 모리슨(馬禮遜)이 중국에 옴.

1808 왕학권(王學權)이 『중경당수필(重慶堂隨筆)』 편찬 시작.

1812~1815 리빙스톤(李文斯敦)이 중국에 옴. 1820년에 마카오(澳門)에 중의(中醫) 위주의 중서합작 진료소 개원.

1815 유정섭(兪正燮)이 『서인신도설후(書人身圖說後)』를 지어 서의학을 비판하고 『계사유고(癸巳類稿)』(1833)를 간행.

1817 구희(邱禧, 1772~1851)가 『인두략(人痘略)』을 편찬하여 간행함. 같은 해 즉시 일본으로 전해짐.

1821~1906 유곡원(兪曲圓) 출생. 『폐의론(廢醫論)』을 지음.

1827 콜레지(郭雷樞)가 중국으로 옴과 아울러 마카오에 안과의원 개설. 1832년에 광주로 옮김. 1836년에 『관우임용의생작위대화전교사상권서(關于任用醫生作爲對華傳敎士商權書)』를 발표.

1830 비치문(裨治文)이 중국에 와 마카오에 진료소 개설. 왕청임(王淸任)의 『의림개착(醫林改錯)』 간행.

1834 파커(伯駕)가 중국에 옴. 그 이듬해 광주(廣州)에서 신두란(新豆欄) 안과의국(眼科醫局) 개설.

1836년 중국 조수 관도(關韜)를 데리고 가르쳐 외과 의사가 됨.

1838 중국의무전도회(中國醫務傳道會) 설립.

1839 로카트(雒魏林)가 중국에 옴. 흡슨(合信)이 중국에 옴. 임측서(林則徐)가 파커(伯駕)에게 문병(問病)을 부탁함.

1840 제1차 아편전쟁이 일어남. 8월에 파커 미국으로 돌아감. 흡슨이 마카오의원에서 아충(阿忠) 아빈(阿璸)을 교육시킴.

1842 11월에 파커가 2차 중국에 옴. 광주에서 다시 의원개설(외과 위주의 종합의원)

1844 로카트 상해에서 중국의원[즉, 인제의원(仁濟醫院)] 개설

1845 정광조(鄭光祖)의 『일반록(一斑錄)』이 완성.

1846 황관(黃寬)과 용굉(容宏) 등 3인이 미국 유학. 황관은 1853년에 영국 에딘버러(愛丁堡)대학으로 가서 의학을 배움. 중국에서 제일 첫번째 의사가 됨.

1847 파커가 처음으로 에테르마취수술 실시. 대유(戴維)가 『초학자입문(初學者入門)』(의학명사 대조용책)을 지음.

1848 광주혜애의국(廣州惠愛醫局) 개설.

1850~1861 홉슨이 서양의학서 5종, 영한사전 1종을 지음.

1854 글라스고(嘉約翰)가 중국에 옴.

1857 박제의원(博濟醫院) 개원.

1859 다윈(達爾文)의 『종의 기원(起源)』 출판. 이 책과 그의 다른 책에서는 여러 곳에서 '중국고대백과전서'가 제기되었고, 아울러, 『본초강목』을 인용하였음.

1859~1898 글라스고가 의서 34종을 번역함.

1861 프라이(傅蘭雅)가 중국에 옴. 그 후 조원익(趙元益)과 공동으로 여러 의학서를 번역함.

1862 왕사웅(王士雄)의 『증정곽락론(增訂霍亂論)』이 간행됨.

1863 해관의무소(海關醫務所)를 건설하여 검역(檢疫)을 대행함.

1864 더전(德亭)이 중국에 옴.

1865 더전(德亭)이 북경에 '쌍기간의원(雙旗杆醫院)'(京都施醫院)을 개설.

1866 박제의학교(博濟醫學校) 개교. 맨슨(曼松, 1844~1922) 중국에 옴. 육구지(陸九芝, 1818~1886)가 『세보재의서(世補齋醫書)』를 간행하여 왕청임의 해부를 비평.

1867~1907 강남제조국(江南制造局)에서 관역서(館譯書) 159종을 번역. 그 중 의학서적 10여종. 조원익이 주관.

1868 일본 메이지 원년, 메이지유신(明治維新).

1869 김운매(金韻梅) 미국 유학. 첫번째 유학 여의사.

1871 맨슨이 하문(廈門)에 옴. 이 때부터 사충병(絲蟲病)과 학질에 대한 연구를 시작하여 큰 성과를 거두어 '열대병학의 아버지(熱帶病學之父)'라는 명예를 얻음. 아울러 1887년에 향항의과대학(香港醫科大學)학장으로 부임. 손중산(孫中山)이 1회 졸업생. 1896년에 손중산은 런던에서 어려움을 무릅쓰고 맨슨을 도왔음.

1872 더전(德亭)은 동문관(同文館)의 생리학 연구자리를 맡음.

1873~1882 더전은 『서의거우(西醫擧隅)』·『속서의거우(續西醫擧隅)』 편찬을 시작.

1875 진정태(陳定泰) 『의담전집(醫談全集)』 발간(1884년에 이미 탈고하였으나 경제적 여건으로 발간하지 못하였음). 일본은 의학고시조례(醫學考試條例)를 반포하고 한의(漢醫) 폐지 시작.

1879 박제의원 부설 남화의학교(南華醫學校) 처음으로 여학생 모집.

1880 매켄지(馬根濟) 천진(天津)에서 총독의원(總督醫院)개설. 글라스고(柯約翰)주편의 『서의신보(西醫新報)』발간. 가위량(可爲良)『전체천미(全體闡微)』간행.

1881 총독의원부설 의학교 개교. 나정창(羅定昌)『중서의수(中西醫粹)』완성.

1884~1894 당용천(唐容川, 1862~1980?) 중서회통(中西匯通) 의서 5종 편찬.

1885 임연휘(林聯輝) 총독의원의학교 졸업, 수정정(水晶頂), 5품(五品)벼슬을 받음.

1886 더전(德亭)이 그레이(Gray)의 『전체통고(全體通考)』를 번역출판. 박의회(博醫會) 설립. 윤단모(尹端模) 주편의『의학보(醫學報)』발행.

1887 박의회보(博醫會報)(영문) 창간.

1890~1895 더전(德亭)『서의회초(西醫匯招)』·『의리잡설(醫理雜說)』편찬.

1892 주패문(朱沛文)『화양장상약찬(華洋臟象約纂)』간행.

1894 북양의학당(北洋醫學堂) 개원. 임연휘(林聯輝)교장 취임.

1896 상해 성요한대학 의과대학 설립. 엄복(嚴復)『천연론(天演論)』번역 출판.

1900 청나라 정부 일본에 유학생을 파견하여 의학 공부 시작. 정복보(丁福保)『위생학문 답(衛生學問答)』편역.

1901 조선『동의수세보원(東醫壽世保元)』완성.

1902 북양군의학당(北洋軍醫學堂) 개교.

1905 흄(胡美, 1876~1957) 중국에 옴, 1907년에 아례의원(雅禮醫院) 개설.

1906 협화의과대학 설립.

1907 중화약학회 일본에 설립.

1909 정복보(丁福保, 1874~1952) 일본에 건너가 의료계 시찰.

1910 화서협화의과대학(華西協和醫科大學) 설립. 정복보 '상해의학서국(上海醫學書局)'설 립. 1914년에 이르기까지 서의서(西醫書) 80여 종 공동편역, 그 중 68종은 일본어 판 번역.

1911 국제서역학술연구회(國際鼠疫學術硏究會)를 심양(沈陽)에서 개최

1912 상아의과대학(湘雅醫科大學) 설립. 북양정부교육회(北洋政府敎育會) '누열중의(瘟列 中醫)'를 원계생(袁桂生)이 비평(批評).

1913 라키펠러기금회 설립. 이듬해에 '중국의사위원회(中國醫師委員會)' 건립.

1915 협화의원(協和醫院) 접수하여 관리. 제1차 해부조례(解剖條例) 공포.

1914 북양정부교육총장(北洋政府敎育總長) 왕대섭(汪大爕)이 '중의폐지결의'를 주장. 서백 도(徐伯陶)등 '의약구망청원단(醫藥救亡請願團)' 조직.

1915 중화의학회(中華醫學會) 설립.

1916 '전염병관리법조례' 공포. 중화공공위생교육연합회(中華公共衞生聯合會) 설립.

1917 의학명사통일위원회(醫學名詞統一委員會) 건립. 여운수(余雲岫, 1879~1954)『영소상태(靈素商兌)』를 발표하여 중의를 비판.

1948~1934 장석순(張錫純, 1860~1933)『의학충중참서록(醫學衷中參西錄)』지음.

1919 중앙방역처(中央防疫處) 설립.

1922 운철초(惲鐵樵, 1878~1935)『군경견지록(群經見智錄)』을 지어 여운수를 반박.

1925 손중산 간암으로 병이 위독할 때 중의의 진찰을 받음.

1926 장태염(章太炎) 글을 써서 오행을 폐지할 것을 주장.

1927 제4중산대학 의과대학(상해의과대학) 설립.

1929 여운수 중의 폐지안 제출. 전국적으로 중의 반대 풍조가 일어남.

1930 해항검역처(海港檢疫處) 설립.

1931 중앙위생설시실험처(中央衞生設施實驗處) 설립. 중앙국의관(中央國醫館) 설립, 중의 과학화 추구.

1932 양측민(楊則民, 1893~1948)『내경의 철학적 검토(內經之哲學的 檢討)』를 발표하여 『영소상태(靈素商兌)』를 반박.

1933 중의조례가 왕정위(汪精衞)의 배척을 받음. 왕정위 중의이론 폐지를 거듭 주장.

1934 육연뢰(陸淵雷, 1894~1955) 근본적으로 '기화(氣化)'를 뒤집어 엎을 것을 주장. 육씨 『상한론금석(傷寒論今釋)』·『금궤요략금석(金匱要略今釋)』등을 지어 이서증중(以西症中), 회통중서(滙通中西)함.

1936 중의조례 공포.

1937~1942 홍군장정(紅軍長征)이 섬북(陝北)에 도달하였을 때 모택동(毛澤東) 관절염을 앓아서 중의 이정명(李鼎銘)이 치료하여 고침.

1944 이부춘(李富春)·임백거(林伯渠)가 연안(延安)에서 '중의과학화(中醫科學化), 서의중국화(西醫中國化)' 구호 제출.

1945 섬감령(陝甘零) 변구(边區)에 중서의약연구회(中西醫學硏究會)와 국의연구회(國醫硏究會) 설립.

1950 모택동이 중서의단결합작(中西醫團結合作) 호소.

1952 프랑스 라지(諾濟)교수 이침법(耳針法) 발명.

1954 모택동이 서의(西醫)는 중의(中醫)를 학습할 것을 제안.

1955 위생부 1차 서의탈산학중의연구반(西醫脫產學中醫硏究班) 개설.

1958 8월, 상해 윤혜주(尹惠珠) 의사 침술마취수술 1예 성공. 10월, 모택동이 서학중반결업(西學中班結業)에 대한 보고지시에서 '중서결합한 우수한 의사'를 배출할 것을 제

기.

1959   상해 심자윤(沈自尹) 등 '신(腎)'의 본질 연구 시작.

1960   유주(柳州) 침 마취하에 폐 절제수술 성공.

1963   상해 광안방(鄺安堃) 양허동물(陽虛動物)모형 만듦.

60~70년대   한제생(韓濟生)·장향동(張香桐)·조소정(曹小定) 등이 침술마취를 연구하여
           현저한 성과를 거둠.

1970   심자윤 '변병(辨病)과 변증(辨證) 상호결합'이 중서의 임상을 결합하는 가장 좋은
       방법이라고 제기.

1991   진가기(陳可冀) [중서의결합 전문연구자] 중국과학원 학부위원 당선, 중의계 유일한
       학부위원임.

찾아보기

〈인명〉

[ㄱ]

가겐 92
가광 316
가네야스 97, 103
가더슨 496
가라구타 159
가라월가 192
가마력정 312
가마쿠라 86
가미삼 427
가발마 151
가섭 159, 187
가아이나오히사 111
가이바라에키켄 110, 125
가전연 159
가지와라쇼겐 91, 92, 93
가쯔키규잔 98, 124
가타오카모토치카 111
가합 452
가혜림 473
가하 394
간무천황 107
간진 107
갈란모 479
갈레노스 307, 315, 320, 323, 357, 358,
  361, 365
갈양민 644
갈치천 99
갈홍 41, 46, 57, 142, 143, 145, 155,
  256, 284, 285, 704

감개후 425
감진 72, 73, 74, 78, 170, 202, 269, 273
강갈륵장친왕 341
강광인 505
강덕여 479
강명길 62
강우 364
강유위 505, 507, 513, 515
강주 107
강희제 380, 381, 384
개정옹 121
객십갈리 312
객즙 286
거월전복정 107
건륭 356
걸불리 307
걸포적서 236
게이츠 496
게헤마 686
겐사쿠 112, 118, 123, 124, 126
겐칸 126
겐큐 87
겟슈 113
견립언 79, 80
경릉왕 174, 224
경세민 310
경순도 55
경태 148
경포자자 238
경포통주 238
계의충찬 80
고가산키 121
고가시바라천황 95
고게운 588, 589

고경랑 535
고닌 86
고도쿠천황 68
고란비록 452
고레무네노도모토시 91, 92
고명성 589, 615
고문중 55
고벤 88
고병 147
고부 480
고사경 586
고서 34
고선지 244
고성매계 524
고아 347
고안무 65
고양자 49
고염무 127
고영파 666
고요제이 107
고은강 486, 529
고은양 492
고이시겐슌 135
고증자 203
고지 100
고천기 102
고칸 135
고칸쇼스이 135
고켄천황 74
고토콘잔간산 128
고휘원 659
곡경천 535
공경선찬 80
공상희 535
공신 59, 60
공자 182
공자진 226
공정현 59, 101, 115, 117

공조 238
곽거정 540
곽귀곡 35
곽말약 514, 517
곽무종 78
곽수천 644
곽원 52
곽의 335
곽자의 235, 328
관도 420, 473
관무재 445, 446
관소이 446
관약한 473
관중 169
관휴화상 215
괄부 603
광뢰원공 393
광무제 139
광서 507, 508, 509, 579, 586
광서제 513, 612
광수 460
광안방 533, 534, 664
광환 240
교센 75
구길생 620
구니겐테이 97, 98
구덕무 666
구라집주 79
구로가와도유 97
구로마로 68
구로이 127, 129
구마라십 200
구법조 292
구식려 683
구제북 419
구죠다네미치 108
구창 394
구첩미 192

구카이 83
구회 103, 391, 393
군이 145, 146
굴든 700
궁월군 64
궁천어남 524
권근 57
권채 57
규기 176
규잔 125
그레이 460
근장살 691
글라스고 411, 423, 450, 467, 473, 474, 523, 528
금섬 22
금성공주 232
금정덕산 126
금택의전 525
급주잡경 238
긍백 477
기겐 도겐 92
기노미야 69, 77, 85, 90
기노미야야스히코 69
기노시다미치 92
기다사토 509, 610
기백 193
기역 192, 193
기에 63
기자 43
기키오마로 68
기타야마미치나가 102
기파 176, 192, 198
기네스 29
긴모치시게히로 106
김니각 547
김득굉 54
김무 67
김보선 518, 530

김순의 59
김양감 52
김영석 56
김예몽 58
김운매 424
김유지 59
김응탁 59
김제 47
김파진 66
김해리 451

[ㄴ]

나가다도쿠혼 125, 126
나가사와도쥬 117, 124
나가토미도쿠쇼안 131, 134, 135
나겸보 60
나고야 126
나라연사파매 170
나라조 86
나미카와텐민 128
나시미 65
나와스쿠네 82
나와야스요리 81, 83, 84
나왈경 151
나카가미긴케이 135
나카에토쥬 127
낙문조 535
닉송갈와 238
낙전영 535
낙하건 122
낙환 246
난가이 130
난가이가 129
난죠소칸 103
난헌 95
날록손 669
남줄 50, 54
남회인 382

납시덕승상 343
낭왕 225
낭원방 92
낭일송찬 237
내납 452
네스토리우스 309
노가일다 224
노겸 523
노단 52
노백노극 343
노부오쵸켄 97
노사나불 74
노생 34
노신 147, 228, 449
노영 201
노자 638
노중례 55, 57
노지어 705
노타라 150
노합 340, 341
뇌 310
누와이리 274
능철호정 341
니간타나타푸트라 159
니덤 34, 263, 275, 315, 323, 688, 692, 696
니와 85, 92
니와기사이 91
니와나가모토 91
니와노리모토 91
니와도모야스 91
니와마사다 91
니와마사타다 85, 100
니와야스요리 91, 103, 107
니와요리모토 91
니와유키나가 91, 92
니칸더 315
닉슨 667

닌나 85
닌나천황 83, 86
닌안 87
닐 436, 438

[ㄷ]

다 코스타 382
다끼겐도쿠 85
다끼겐켄 85
다마지아유조우판 499
다무라란스이 110
다브리 697
다시로산키 95, 117, 121
다윈 689, 690
다이고천황 84
다이마가모쯔구 81
다이찌켄리쯔 135
다쯔노가주오 129
다치바나난케이 135
다카무코노구로마로 69
다카하시에이젠 111
다케다쇼케이 96, 104, 106, 111
다쿠이치 106
다키겐도쿠 112
다키겐칸 99, 136
다키겐코 112
다키씨가족 132
다타아가타 190
단계 60, 118, 121, 123
단기서 620
단뢰피 137
단반타리 161, 162
단석 546
단양이 65
단증팽착 236
단지 143
달간환 97
달마곽알 237

달마상 150
달포리 703
담국 391
담야옹 696
담약슬 473
담연개 627
담윤법사 224
담차중 626, 646
답탑갈달 190
당무덕 179
당요흠 511, 621
당용천 578, 582, 583, 590, 591, 597
당종해 172, 578, 590
당카르빌 702
당튀 697
대도일 93
대립 101
대만공 97, 101
대모양 686
대밀미 233
대원례 121
대천화상 237
더전 386, 413, 430, 435, 451, 459, 461,
    472, 474, 475, 481
덕래 67
덕정상 80
덩리슨 701
데 마토스 383
덴도가쿠 129
도가사주 64
도공정 148
도광 487
도량 97
도모이 85
도미고우지히로사네 92
도미니코 346
도사 124, 335
도산 109, 117, 118, 121, 123, 129

도서화청 524
도선 178, 210, 219
· 도센 72
도시우리 65
도신덕 486
도영충 86
도요토미히데요시 96, 106, 126
도은거 99, 225
도종의 288, 290, 341
도쥬 117
도쿠가와 112, 126
도쿠가와이에야스 108
도쿠가와쯔나요시 106
도쿠가와히데타다 126
도쿠혼 125, 126
도홍경 46, 79, 142, 153, 284, 690
동방삭 35
동봉 145, 146
동성오지보 613
동송갈와 239
동원 60, 121, 123
동진 169
동진주 80
동한 22
두광정 321
두상공 51
두섭 145
두순하 53
두혁덕 690
두환 248
두후 146
뒤랄 435
뒤자르댕 697
드 모랑 698
등락이 620
등문부 149
등문영 149
등사제 49

등손 156
등전수태랑 524
등진덕 535
디번 440
따씨이짠런 349

[ㄹ]

라지 255, 266, 268, 284, 285, 286, 322, 323
라크롸 697
라키펠러 497
랑에 384
래이 528
랭 706
레오폴두스 684
렌키 92
로드 383
로물루스 308
로뱅 435
로버츠 434
로우레이로 702
로카트 411, 441, 448, 474, 475, 488, 689
로펠 287
로욜라 346, 347
록힐 488
롬바르두스 342
롭샤이드 393
롱고바르디 359, 360, 366, 367, 370
료호 103
루극사 479
루세 382
루이스 478
루지에리 374
루터 345
루쫑허 352
룸프트 702
뤄밍찌안 348

리닝스 364
리빙스톤 396, 397, 399
리스터 483
링컨 485

[ㅁ]

마감온 323, 697
마근제 528
마나세겐사쿠 109, 117
마나세도산 111, 121, 125
마나세마사주미 124
마나세세이쵸 117
마르코 폴로 342
마르크스 640
마르티니 371
마문소 490
마보잉 395
마복파 143
마사모리 121
마사요시 121, 122, 123
마살화 302
마설리길사 339
마세안 53
마쇄아 302
마숙모 177
마영우 97
마완찬 80
마원 144, 145, 146
마이어스 427
마지마 103
마쯔나가단 122
마쯔다시게야스 110
마쯔바라잇칸사이 128
마쯔오카쬬안 109
마쯔이세이자이 111
마천영 252
마키무라보쿠쥬 128
마테오 리치 348, 350, 351, 353, 359,

475, 542, 545, 603, 681, 682
마틴 428, 429, 449, 458, 705
마하가섭 168
마하연 234, 238
마합파라 239
마황후 104
막부 98, 111, 127
만러다워 508
만레키 96
만전 143
말가여 159
말피기 675
매더 693
매등경 466
매전욱장 525
매켄지 433, 434, 502
맥경 123
맥고온 451, 480, 704
맥스웰 701
맨슨 427, 477, 478, 479, 529
맹매 390
맹자 123
메이랴쿠 105
메이오 95
명공 147
명당도 51
명정명사 352
모개 53
모노노베노히로이즈미 81
모란트 462
모랑 700
모리도하쿠 125
모리슨 395, 396, 397, 421
모수백 533
모염 55
모치즈키로쿠몬 132
모택동 652, 655
모튼 409

모하메드 251
목북 419
목천자 24
몬무천황 69
몽분재 107
묘안요사이 87
무 67
무덕 51
무명씨 149
무붕역 313
무슬림 244
무이요 514
무일헌 148
무제 38, 41
무칙천 50, 184
무평부 149
무하마드 322
무호 394
문림왕 68
문중 142
문희공 316
미강평길 524
미나모토노사네토모 88
미소노이사이 107
미시마야스이치 106
미야시타사부로 83
미요시슈리 122
민보화 58

[ㅂ]

바그다타 167
바뇨니 350, 351, 352, 370
바라지자 159
바바도쿠히로 126
바슈 700
바워스 489
바쟁 383
바터리커 497

박능양 61
박여언 51
박윤덕 58
박제가 61
박환 55
반계훈 383
반량풍 67
반문태 149
반종 55
발리그나니 348
발베르도 387
방난향 228
방원영 276
방이지 371, 546, 547, 549, 551
방작 317
방중통 548
방천수 683
방호 36, 41, 169, 243, 308, 358
배문청 68
백가신 53
백거이 200
백공 63
백낭자 28
백량지 535
백수이 295
백진 381
백희청 533
버치 690
번부선 148
번숙 246
번작 147
범대용 149
범백복 149
범세영 148
범지개 53
범행준 68, 141, 143, 257, 298, 354,
    356, 358, 378, 386, 546
법라비 286

법진 73, 75
법현 169, 220
법호 168
베르네이 385
베른슈타인 699
베링 610
베살리우스 357, 361, 387
베이커 462
벽병 627
변정 76
별길태후 338
보광도인 204
보아베 384, 385
보융 495
복사특 492
본진 118
볼 691, 700
볼테르 692
봉다치바나씨 101
봉연 214
부난나 159
부르좌 384
부문수 535
부스호프 686
부안 74
부여근 424
부유강 594
부인우 208
부셜 431
분 485, 527, 528
분지 87
불리애 452
붓다 167, 182
브라운 421, 423
브래드쇼 704
브레치나이더 703
브리지먼 404
블랑카르트 686

비길무걸 236
비노 238
비라제자 159
비르효브 483
비문사 149
비스들루 380
비시코 706
비예산 100
비합성택 236
빈공 294
빈비사라 167
빈춘 507
빙란주 533
빙옥상 629
삐궁천 354, 355, 356

[ㅅ]

사각재 653
사도인 181, 202
사도홍 228
사량재 536
사령운 213
사를랑디에르 697
사리항 627, 628, 648
사문보리조 80
사문행구 225
사백극 452
사선납 409
사세근 68, 83
사소문 533
사원보 486
사응서 535
사이치 497
사이텐쇼겐 122
사인 151
사조 174
사천보 424
사체이 388

사카시부츠 95, 111
사카조슈 95
사카죠스이 111
사카죠운 95, 111
사쿠겐슈료 108
사현태찬 80
산본삼수 525
산사야 159
산키 118, 121, 129
살마원단공포 240
삼비아소 548
삼비아시 370
삼장현장 187
상갈라 160
상신장 492
상언 73
상원즐장 251
상지균 293
샬 폰 벨 354, 355, 359, 363, 366, 367,
    369, 377, 549, 550, 603
서가회 356
서경인 424
서고장 452
서광계 349, 356, 372, 540, 542, 551
서긍 50, 54
서대춘 195
서문백 79
서복 29, 30, 63, 66
서상 323
서선 53
서송명 533
서수 451, 452
서씨 30, 32
서언순 118
서연석 606
서영태 590
서왕모 22
서유렴 323

서유여 30
서일승 382
서촌농태랑 524
서촌보 186, 337
서태후 487, 488, 509
석가모니 159, 160
석계홍 152, 181
석담란 225
석대부 80
석도홍 225
석미옥 425
석생 34
석승심 224
석응거 174
석장용 278
선문고 34
선염부연 234
선왕 33
선제 41
선조 59
설개 101
설경성 54
설독필 627
설리길사 338
설복성 264, 501, 502, 503, 504, 507
설복신 453
섭몽득 277
섭적찬보 233
섭초창 627
성건 55
성노역 343
성련 509
성무기 590
성사 503
성상 54
성조 148
세겐사쿠 123
세르비용 380

세오쇼타쿠 133
세이와천황 68, 81
세종 55
센케미치다카 99
소격란 457
소공 48
소급우 603
소례 298
소색 224
소송 282, 317
소수문 225
소식 330
소연 174
소왕 33
소원방 80, 176
소자량 174
소자유 330
소주 110
소지길 485, 486, 529
소진동 516
소청 28
소코 103
소풍 147
소화급 53
손가정 507, 508
손과 535
손극기 535
손반령 177
손사막 154, 177, 192, 210, 230, 284,
  296, 314, 334, 590
손인우타 240
손일규 172
손일정 107
손조전 94
손종달 108
손중산 427, 479, 620, 629
손중오 146, 147
송간찬포 231

송무기   34
송미령   494
송소홍   147
송순우   601
송시열   60
송신경   531
송이료   152
송자   457
송찬간포   237
쇄토이오   488
쇼도쿠태자   72
쇼무천황   74
쇼요대사   92
쇼이츠   75
쇼케이   104
쇼헤이   103
수려연   674
수목질아   341
수스라타   161, 162, 166
수양제   177, 213
수요춘   452
수잔   101
수지고재   121
숙종   189
숙화   124
순사쿠   102
순왕   23
순우곤   72
순우의   257
순치   367
술리에   698
쉬팡무   350
슈도쿠   129
슐레겔   29
스가와라노 미치자네   75
스가와라노미네쯔구   81
스가와라오나리   76
스기야마와이치   106

스모글렌스키   371, 375
스윈호   689
스이코천황   66, 69, 72
스톤튼   393
스펜서   504
승에이부츠   92
승요사이   91
승우   224
승의   225
시게일   435
시금묵   644
시드넘   688
시뢰치   339
시명   518
시보   383
시일인   649
시호   169
신   146
신광손   146, 147
신농   27, 28, 192
신명희   139
신사조   127
신에쯔코츄   98
신요   236
실명의   149
심공   225
심극비   530, 533
심병성   30
심복위   252
심사   225
심신   53
심약   174
심자윤   662, 673
심전기   147
심탁어   644
쌍기   51
씨타이리   350

[ㅇ]

아가타 190
아거특 272
아그리베사 162
아극손 343
아기다 시사홈파라 158, 163
아길보 312, 320
아노정 335
아노혼 343
아라본 327
아란 187
아르놀트 341
아르비엠 685
아리스토텔레스 357, 363, 365, 366, 368
아묵리가지 447
아문 499
아미타불 187
아베노나카마로 76
아베노마나 80
아베노테루토 110
아부자이드 330
아빈 302, 420
아사다 고레쓰네 67
아사이노소주이 95, 96, 111, 115
아사이노주이 113
아시가가시게우지 121
아시가기 95
아우렐리우스 326
아유왕 81, 82
아이텔 23
아이특 310
아즈치모모야마 96, 101, 108
아지사주 64, 82
아처효조 524
아충 420
아트레야 162
아특백리 528

아한목덕 310
아혹 302
악미중 659, 670
안강공 51
안국신 61
안기 35
안도고세이 73
안문사 382
안복경 486, 492, 529, 535, 630
안세고 168, 169, 218
안세이 96
안의 103
안적광 253, 293
안토니 380
알레니 363, 366, 374, 378
알리스 611
알림나 237
알바레스 346
암진 341
앙도사 280
앙도인 280
애설 340
애유략 314
야구차랑삼 525
야노 515, 516
야리가온 341
야리아 340, 341
야마가소코 127
야마노우에노오쿠라 99
야마세 106
야마세다쿠이치 106
야마와키 134
야마와키토요 128, 129, 131, 134
야마자키시세이 105
야스요리 82, 84
야카주미치아키 125
야카주이타루 125
야쿠트 240

약사불 187
양가조 61
양계주 698
양계초 505, 513, 612
양담지 337
양마뉘 364
양무제 45
양백강 533
양사기 118
양상선 48, 80
양술조 518
양신 294
양예수 59, 61
양우 341
양원제 67
양의아 649
양인 54
양자균 675
양장거 603, 604
양정균 542
양주 394
양지일 627
양추대 525
양칙민 596, 637, 638
양파도걸 236
양현조 79, 172
양휘 391
어우 84
어원 433
어의둥 55
어의하타고잔 113
어주 80
엄거 140
엄기주 55
에가와뉴도쿠 97
에니치 67, 68, 76
에도 132
에드킨즈 704

에라시스트라토스 369
에우르타도 371
에이로구 85
에이쇼 95
에이에이 72, 73
에이츄 87
에이칸 81
에이호 85
엔니벤엔 93
엔도겐리 110
엔랴쿠 107
엔유천황 84
엥겔스 640
여귀돈 148
여덕훈 618
여례 246
여무언 589
여문어 149
여민수 321
여백도 620
여병 53
여송종 148
여순혜 149
여운수 622, 623, 626, 632, 633, 637, 638, 649
여유탁 148, 150
여장임 531
여탁 149
여태조 148
여하 525, 533
여해환 419
여희종 148
역 638
연 33
연사종 55
연화생 233, 240
염제 27
영가척 54

영녹 502
영덕수 431
영서 216
영우 73
영제 169
영춘훤 525
영태후 189
영하 149
영휘 142
예보춘 534, 535
예부원외랑 93
오가와몬안 99
오격노 310
오경감 178
오계평 533
오규소라이 127
오기노겐가이 135
오기마치 107
오기마치천황 85, 122
오나리 76
오노노이모코 68, 69
오노란잔 109
오노모토타카 109
오노쿠라네 81
오다난보 99
오다이요도 131
오덕지 604
오련덕 472, 509, 510, 529, 530
오무라나후기치 81
오문정 148
오보진 524
오서보 594, 595
오소고요 105
오스굿 466
오슬러 701, 704
오안 104
오영개 479, 490, 533
오원외 149

오재남 98
오주 155
오지보 614
오진 55
오진유 394
오진천황 81
오징 304
오쯔카 요시노리 67
오철성 535
오카니시다메토 133
오카모토겐야 117
오카미요수 81
오퇴암 118
옥이 328
온신 22
옹종립 95, 117
옹현 141
와일리 705
와케 96
와케노노리와자 91
와케노다네시게 92
와케노미쓰시게 96
와케노사다나가 91
와케노아손 100
와케노아키치카 95, 115
와케노쯔네나리 91
와케노히로요 77, 81, 107
와케족 92, 95
와타나베 103
와트 435
완 99
완가반 148
완공보 149
완공조 148
완덕향 149
완도 148
완사원 149
완선부 148

완세역 148
완적중 149
완정소 149
완지신 148
왕가상 653
왕건남 94
왕계루 682
왕굉한 371
왕금 435
왕긍당 337, 544, 545, 682
왕기 290
왕길민 356, 472, 529
왕단 227
왕담 280
왕당 54
왕대섭 617
왕도 180, 446, 590
왕득중 55
왕륜 123
왕만 86
왕맹영 606
왕문초 506, 615, 616
왕백 347
왕번길 588
왕봉조 30
왕부지 127
왕사랑 254
왕사웅 606
왕설태 78
왕성도 518
왕소 280
왕숙정 533
왕숙화 79, 522, 590
왕신오 394
왕신헌 648
왕양명 127
왕오 50
왕유 53, 76

왕유귀 65
왕유능타 67
왕유생 67
왕윤 59
왕응린 61
왕이 121
왕일인 648
왕절제 60
왕정위 621, 629
왕조정 227
왕종연 294
왕중기 644
왕중민 541
왕증헌 516
왕지춘 507
왕청임 576, 607
왕총미 531
왕판 349
왕포일포 236
왕학권 590, 606
왕향영 512, 516
왕현 55
왕현책 170
왕호고 172
왕호권 637
왕휘 50
왜한직복인 68, 69
외조철 339
요경종 82
요미옥차 232
요봉지 394
요사마스난가이 129
요사이 88, 92
요생 55
요승원 79
요시노 103, 524
요시다도쿠하루 108, 111
요시다소준 116, 117, 124

요시다소케이 96, 108, 111
요시다쵸테이 99
요시마스난가이 135
요시마스토도 128
요시무라쥰에키 128
요시오코규 102
요시카마 101
요영 603
요영정 533
요원 316
요한 3세 347
용공파찰 236
용굉 421
용목 204, 206
용수 192, 200, 206
용재 210
용화민 547
우강 321
우구리고마로 76
우도수 225
우르시스 350, 372, 373, 541, 543
우리고마로도 76
우박 117, 118, 121, 172
우법개 225
우새인 310
우소보 312, 320
우에무라마사가쯔 110
우익 529
우인 125
우재기 659
우정 184
우타 원단공포 237, 238
우혜림 530, 535
우혜생 486, 530, 535
운수각 646
운철초 596, 631, 632, 637
위슬리 707
원간 132

원계생 648
원덕 132
원사 336
원순제 344
원판 335
원효 132
월지인 225
월호 95, 117, 118
위 33
위렴사란 523
위리사 513
위만 43
위신 191
위아르 242
위역림 135, 136, 301, 335
위열아력 451
위왕 33
위정 281
위한 356
위해위 434
위효징 79
윌리엄 412, 413, 433, 704
유가언 590
유곡원 623
유도임 511
유랴쿠 67
유랴쿠천황 64
유리초 602, 604, 605, 606
유린 108
유마힐 226
유모토큐신 131
유몽득 51
유몽지 335
유백기 68, 313
유봉빈 486
유비 246
유서항 530, 535, 622
유석홍 500

유성오 252
유성원 58
유소운 618
유손 124
유송 169
유순 117, 1184
유시마스토도 131
유완소 118, 124, 125
유우석 51, 147, 201
유유표 97
유융원 102
유응 381
유자방 394
유장이주 130
유정섭 363, 600, 602, 605, 693
유종 147, 148
유종후 60
유창 127
유킨 68
유풍빈 529, 530, 531
유향 44
유헌정 362
유효통 58
유흠 41
육무수 606
육문재 98
육사악 642
육연뇌 619, 628, 643, 644
육우 214, 215
육이첨 62
육중안 621
윤단모 451, 467
윤악 294
윤악전 294
윤지미 61
윤혜주 665
은원 101
은자엄찬 80

응원악 533, 535
의인묘 380
의장 394
의정 151, 170, 188, 217, 224
이건원 690
이경화 62
이교초 394
이군찬 80
이기양 61
이나무라시나노 110
이나우쟈쿠스이 109
이노오에이쇼 136
이다사카보쿠사이 97
이단분 507
이대지 343
이도 192, 204
이동원 95
이리에요리아키 106
이리에파 106
이마이인사이 98
이마지정 312
이명원 59
이명지 127
이모암 61
이민도 55
이방 152
이백 76
이부춘 654
이븐 302, 322
이비 251
이사랑 294
이사야 340
이상로 56
이샤크 302
이석증 627
이선근 153
이선란 446, 451
이성계 44

이세인 106
이소사 293
이수분 510
이순 293, 294, 295, 296
이습홍 51
이시와타가쿠로 98
이시진 37, 185, 297, 682
이안 107
이야마킨가 132
이에야스 108
이에야스양 103
이여비 424
이역 121
이연영 487
이염 329
이우량 586
이유사 382
이윤 246
이이다토류동융 128
이인산 102
이인안 54
이자와란켄 99
이자의 52
이정명 652, 653
이제마 62
이종인 61
이주 125
이중재 548
이즈모노히로사다 80, 81
이지예 606
이지조 356, 372, 386, 540, 543
이천 59, 124
이청무 486
이청양 492
이춘방 427
이케다 514
이케다가 102
이케다수잔 101

이타사카무네노리 111
이타시카보구사이 107
이탄지 56
이태부 355
이토 127
이토진사이 127, 128
이현 255, 294
이홍장 418, 422, 502, 606
이효륭 195
이희선 57
익 76
인교제 67
인교천황 67
인도자 331, 333, 334
인산 102
인솔하에 로 353
일계 121
일남 태수 145
임가승 530
임계유 168
임교치 490, 533
임국호 535
임낙지 451
임문경 510
임백거 653
임서운 97
임시진 124
임응추 550
임의 53
임정계 535
임조기 533
임종양 530, 533
임종정 97
임측서 406, 407, 480
임포 215
임휴 141
잇칸사이 129

[ㅈ]

자르투 702
자이드 302
잔몽 125
잔즈 합킨즈 491
잠지량 627
잡마이 310
장개빈 172
장개석 494
장건 36, 40, 246
장경악 61, 130
장고 185, 277
장덕이 499, 500, 501
장매암 627
장문방 627, 628
장문중 142, 143, 221, 284
장미수 287
장백희 516, 525
장보장 281, 282
장본립 55
장봉자 254
장사양 583
장사청 520
장석순 578, 589, 590, 594, 597
장성랑 231, 308
장수 77
장순구 434
장안 533
장옹 110
장요 391
장윤 518, 533, 535
장이증 516
장인린 356, 358
장인임 644
장자 638
장자화 124, 125
장정강 620

장종정 118
장중경 99, 123, 127, 195, 279, 522
장지동 515, 520
장지총 590
장차공 619
장찬신 619, 620, 626, 627
장치원 152
장태염 642, 644
장한민 533
장항 55
장행손 644
장향동 669
장형 22
장화 37
장효건 533, 659
장효완가주 80
재화의학전교사 412
잭슨 409
쟁명의 60
저거경성 169
저민의 535
저자삼명 525
적공랑 54
적덕조찬 233
적사 528
적송덕찬 238
전국조 61
전무광 61
전백선 670
전신충 668
전원기주 79
전종 124
전합 340
전희백 215
징감인 619
정관응 504, 507, 612
정광조 176
정다산 61

정도전 58
정명대사 233
정문설 619
정백교 34
정복보 520, 521, 522, 614, 615, 616
정승겸 392
정안여래 190
정약용 61, 393
정어방 88
정예남 59
정유타 67
정이반 139
정자량 586
정작 59
정적성 99
정제방 619
정조식 455
정조지 628
정종 61
정학년 291, 293
정함 452
정호인 356
정회림 298
제너 258, 392, 393, 522, 693
제이미슨 417
제프리스 701
젯카이츄신 94
조개미 127
조려연 510
조삭 97
조설근 381
조소정 670
조송양 98
조신덕 530
조언휘 549
조여적 271
조연 68
조영보 619

조운문 535
조원익 451, 452, 455, 457, 503
조위 615
조위죽 61
조유외 249
조익 264
조일 218
조정함 456, 503
조제량 664
조종지 61
조지근 424
조학민 375
조향전 61
조형 76
조홍균 323
조희앙 535
존슨 705
종신수 214
종혜란 533
죠간 81
죠진 87, 89
주거비 262
주군소 49
주남 98
주단계 95, 118, 121, 278
주대성 221
주덕 653
주도능 53
주래장 98
주목왕 24, 36
주무왕 43
주문예 86
주상균 61
주손 101
주수분 621
주순가 61, 227
주시형 364
주안 659

주언수 127
주에이 92
주영중 55
주원장 94, 104
주은래 653, 659
주이센 102
주이센익 102
주이에이 102
주자장 98
주장경 530
주진형 117
주치중 29, 43
주코 102
주패문 578, 597
주항벽 492, 530, 535
주혜종 148
주흘운 614
주후조 347
주희 124, 127
죽림화상 87
준식거 223
중경 48, 124, 125, 127, 132
중관 75
중종 232
중흥의조 123
증기택 501
지노 82
지바카 167, 192
지법존 225, 280
지부 528
지역 176, 192
지의 189
지총 45, 68
지하결 611
진 140
진극회 533
진대년 94
진명덕 97

진명학 318, 319
진목공 24
진방현 32, 36, 206, 521, 523
진백미 619, 644
진수당 442
진수암 394
진수원 590
진순조 93
진시황 30
진암 226
진어의 149
진외랑 94
진요정 533
진요진 200
진원 252, 280, 293, 303, 328, 370, 495
진원도 148
진원빈 96
진유양 78
진유종 147
진이유 53
진인각 284
진임매 619
진장 95
진장기 184, 185, 282, 317
진조덕 97
진존인 141, 148, 619, 627
진종인 54
진종진 310
진종현 486
진좌팔랑 611
진진선 98, 110
진춘원 618
진택림 674
진학순 516
진해안 148
진형 278
진화 99
징일 98

징현 95
쭈딩한 350
쭈루하라겐에키 125

[ㅊ]

차상 390
착걸만파 237
찬녕 217
찰나 238
찰카리아 322
창건청진사비기 252
창호 108
채경봉 168
채교 532, 535
채균 139
채색영주 111
채육선 642
채제평 627
채조 287
처칠 699
척발 143
척승심 79
철목이 309
철종 189
청강 394
체마격서 236
체아비 310
체푸진스 491
초련 683
최돈례 170
최명길 57
최순립 61
최우석찬 80
최위 141
최윤 59
최종준 56
최징 100
추경 147, 148

추근 519
추명근 249
추연 173
축률염 168
축미국 619
축법심 225
축심여 659
춘암 129
충바퉁강 235
충상 34
취죽원 122
친요미본 236

[ㅋ]

카가와 128
카가와슈도쿠 128
카르네이로 379
카시니 359
카잔천황 81
칸분 127
칼니야프스키 705
커벨 433
케이산 75
케이쵸 108
켄기 124
코오츠 503
코크레인 487
코티손 664
코흐 503, 509, 523
콘잔 129, 134
콜레지 397, 398, 399, 404, 414
콜린스 496, 497
콜트먼 431
쿠슬런드 528
쿠퍼 485
크리키 462
클로퓨트 697
키니네 381

킨메이 67
킨쯔네 104

[ㅌ]

탁고사가 338
탁넘덕오 236
탁주 107
탕도미 355
탕비범 533, 535
탕이화 510, 518, 531, 532, 620
태을 145
태진동왕보 30
테렌츠 352, 354, 355, 359, 360, 361,
  541, 543, 683, 684
텐린 686
텐메이 113
텐민 128
텐분 108
토도 128, 129, 132, 135
토요 129
트리고 353

[ㅍ]

파라미군 378
파르뉴 385, 386, 389, 702
파리나 699
파스퇴르 418
파열달할 237
파이저 514
파인클랍부 307
파커 400, 401, 402, 404, 407, 409, 410,
  419, 420, 473, 480, 482
파코르 169
판정효 111
팔공진 600
팡디워 350
팡호 351
패이단 384

팽서총 668
페르비스트 371, 387
페트르갱 705
편작 60, 192, 522
편창원주 314
평하정차랑 524
포감청 386
포난기 492
포라신 251
포박자 갈홍 174
포방주 517
포보주 659
포상인 394
포식생 627
퐁타네이 380
푸뤄왕 364
프라이어 451, 452, 455, 456, 457
프란치스코 346
프티 705
플로이어 685
피레스 346
피보딘 497
피어슨 391, 392, 394, 396, 399, 419,
  440
피카소 707
피터 491
필즈 701

[ㅎ]

하가토금 235
하간 123
하계 479
하광원 294
하구중 44
하나오카 136
하나오카세이유 135, 136
하나조노천황 92
하렴신 615, 620

하병원 506

하보경 514

하비 357, 444, 522, 675

하비에르 346, 347, 348

하애화 78

하야시도순 108, 109

하야시라잔 127

하양 55

하워드 433, 434

하응당 644

하응흠 511

하이스터 699

하천수천 101

하타노벤쇼 76, 77

하트 416, 477, 488, 499

하패유 645

하후증 201

학문승 73

학수 54

학화 402

한광족 74

한구리덕 433

한기무 66

한무제 35, 36, 44, 141

한문해 237

한영제 81

한제생 668

한조 52

한종 34

함풍 605, 606

합금달 238

합래 452

합사 312, 320

합상마 238

합찬 343

항마법사 214

항송무 536

항아 21, 26

해득란 452

해상나옹 150

해혜련 452

허대수 377

허반용 619

허선 28

허선생찬 79

허숙미 282

허신 480

허준 59, 60

헉슬리 504, 707

헌기 136, 355

헤겔 639, 640

헤로도토스 25

헤위트 390

헤이그 667

헤이안 85

헤이제이천황 80

헤이지 84, 86

헤키트 495

혁서여 439

현경 78

현마밀다 169

현무란 169

현본 142, 143

현의 126

현장 157, 158, 169

현종 191

현초 79

협격천 648

협고홍 643, 644

협진숙 618

형개 53

형리 328

형양 394

형지파탁 239

혜교 193

혜능 214

혜령 189
혜암 62
혜원 163
혜정 148
혜제 193
혜청 92
혜태자 224
혜통도인 195
혜특니 528
호겐 84, 86
호금미 425
호기조 87
호난생 486
호랴쿠 134
호리에도겐 102
호미 534
호백 452
호번염 525
호선명 486, 535
호소카와가쓰모토 111
호승방의공 111
호안방 589
호에이 110
호정상 533
호정안 495
호조도키요리 92
호진 99
호타이코의관 106
호화지 531
홀든 460
홀필열 338
흡슨 62, 420, 441, 442, 444, 449, 480,
    506, 512, 605
홍경선사 73
홍문경 503
홍식여 525
홍약한 381
화강청주 136, 610

화라엽호 314
화약사주 68
화응 52
화타 99, 126, 178, 208, 334, 522
화형방 451, 453, 520
활달얼 406
활리길사 340
황가사 533
황경선 529
황경징 30
황관 417, 421, 422, 439, 473, 522
황력 197
황문동 619
황박량 156
황성증 151
황승 421
황엄 56
황원어 590
황인우 539
황자후 55
황정견 214
황제 27
황종희 127
황지의 149
회공자광신 108
후공 34
후나인 302
후류바야시켄기 124
후보장 533
후보터 703
후쇼 72, 73
후종렴 670
후지와라노기요다카 92
후지와라노다카히데 92
후지와라노스케요 78
후지와라노쓰네쓰구 76
후지와라노후유쓰구 87
후지와라세이카 127

후지카와유 109
후카네노스케히토 81, 107
후카미겐타이 98
후회민 518, 531
휘종 53
흄 491, 492, 493
흑사 340

흑충후 513
홍기 515
히데타다 126
히라사와겐가이 102
히포크라테스 307, 309, 310, 320, 323,
    333, 336, 337, 357, 358, 366, 371,
    372

〈책명〉

[ㄱ]

가보·한묵고 542
가섭선인설의여인경 169
가섭파집 167
가씨피부과학 522
가장방류 91
가전방약 149
가전비서 149
가전진두법 149
가전집요의서 149
가흥부지 186
각국률례 406
각기론 80
간병장준구질걸휴소 542
간호학교정 519
갈씨백방 79
갈씨주후방 79
갈홍발어 41
감계록 294
감로외치법구강 236
감로요의팔지밀결규속 238
감상인비방 75, 79
감세기 91
감진과 중일의약교류 74, 78
감진화상삼이사 74
갑을경 52, 72
갑을의종 79
갑을주 79
강유기행 603
개벽연석 27
개용필기 264
개원석교록 169
개원천보유사 275
개윤광제방 79

거라파등거비이 286
격치여론 121
격치회편 458, 468
견권고금록험방 52
경덕전신록 215
경서 73
경심록방 79
경요집 294
경적지 280
경행기 248, 317
경효산보 59
경훈 244
계고당 2집 547
계사유고 601, 606
계사존고 693
계적집 118, 121, 122
고게운외과전서 10종 586
고금록험방 221
고금의감 60
고금의통대전 324, 337
고금집험 80
고란경 244, 291
고려질문록 61
고문관지 662
고문서 30
고사기 66
고사전 291
고서의언 129
고승전 179, 193
고씨의학사전 531
고야왕여지지 31
고종기 318
고종측천황후무씨전 318
고타득고비리격 312
곤륜노전 291
공덕경 188
공여잡기 141
공제격치 370, 374

과학논문 703
곽란신설 522
곽승도선생연보 498
관약왕약상이보살경 190
관우임용의생작위대화전교사상각서 399
관음참법 223
관정경 222
관중생품 226
관중변이 130
광리방 51
광성의 321
광양잡기 362
광제방 47, 199
광제비급 62
광학교편 507
교무잡지 527
교의신철서 371
구급선방 136
구기건전방 79
구당서 78, 170, 232, 293, 314, 318, 328, 329
구당서·손사막전 178
구당서·왕우정전 184
구령산방집 291
구론 361
구미환유기 500
구술 686
구의 폐지로 위생장애를 제거하는 안 622
구의등기안 규정원칙 622
구혈초 91
구황본초 703
구희범오장도 92
국가학회잡지 524
국당유초 148
국방 131, 279
국방발휘 278, 288
국어 267
국의공보 637

국의순간 594
국의지주 637
군경견지록 632, 634, 635
권의론 176, 192
권학편 515
귀법 92
극씨이과학 522
극타백리·합아 286
극타백하·흑극 286
근대 중국의 인체해부실시 510
근대외과학원리와 실시 701
근막체용설 578
근세부인과전서 522
근효방 199
금경상 191
금광명최승왕경 83
금궤 124, 131, 585
금궤금석 646
금궤요략 279, 641, 661
금궤요략천주보정 579
금란방 78
금법 80
금사 54
금약시 286, 310
금월시 323
금창요술 136
금침요법 705
급구선방 85
급성전염병강의 521
기귀전 217
기백 27
기전 66
기파맥법 79
기파복령산방 79
기파오장론 198
기파의방론 197
기하요법 363
기하원본 540

기해잡지   226
기혈수약징   130
기화   582

[ㄴ]

나계약방   149
나한의방   149
낙씨화류병학   522
낙양가람기   218
난경   50, 124, 128, 170, 591, 661
난경개위   81
난경태소   81
난실비장   121
남담식료방   317
남방초목   149
남부신서   215
남약고편   149
남약명물비고   149
남약신경   149
남약신효   148
남양활인서   100
남제서   218, 224
남천덕보전서   149
남해기귀내법전   170, 216
남해기귀전   83
남해약보   295
남향자   295
낭적총담   603
내경   48, 59, 123, 150, 578, 587
내경강의   637
내경의 철학적 검토   637
내경태소   80
내과난경통론   521
내과리법전편   452
내과신설   442, 445, 605
내과이법전편   453
내과이법후편   454
내과잡병   118

내과학강요   521
내과학교정   701
내여기역인연경   192
내외전   45
냉여의화   62
노신자전   515
노신전집   515
노자교인복약순상주선경   80
노자도덕경   80
노자신선복약경   79
노충전쟁론   522
논기치료방   225
논발열과 산   450
논병소이발생온열급오한지원리   595
논수류지독교여독자   315
논어   65
논육기욱음   643
논저야가   315
논침자술   686
뇌공포자론   211
뇌론   577
누묵지   121
누와이리의 백과전설 · 향료의 배제   274
능독   122
능운집   86

[ㄷ]

다경   214, 215
다이호율령   69, 78
다향실총초   381
단결   80
단계심법   117, 121
단계심법부여   97
단계요어   117
난계찬요   121
단계화투   117
달생편   703
달의래탁리목아리포제아   286

담빈록 318

답왕합지서 614

답탕이화선생 621

답하표신서 613

당대화상동정전 269, 273

당류화극집 121

당서 319

당약재비고 149

당어림 54

당육전 151

당회요 49, 150, 224, 327

대관본초 46, 48, 58, 88, 145

대내비방 677

대당서역구법고승전 151, 170, 224, 231

대당서역기 157, 158, 169, 192, 200, 209, 231

대대예기 24

대덕제음방 95

대동유취방 78, 80

대반리반경 202

대보경 190

대승의장 189

대식 244

대영백과전서 461

대월사기전서 147

대의습업 92

대장경 168

대재예 66

대지도론 175, 200

대진경교대성통진귀법찬 328

대진경교보원본경 328

대진경교삼위몽도찬 328

대진경교유행중국비 326

대청경 79

대청금액단경 79

대청신단경 79

대청제초목방집요 79

대청치방 79

대학 124

대황경 27

대황고 262

도가노오묘에전기유훈 88

도경 215

도경본초 52, 282, 317

도리군국지 269

도설 359, 360, 361, 362, 376

도은거효험방 52

도인법도 79

도형 360, 362

독서문경 576

독일의학총서 522

독일침구잡지 699

돈의초 91, 92, 93, 96, 100, 122

돈황권자방 203

동군약록 52, 79

동류일기 30

동방의학잡지 82

동서균 547

동서양잡지 709

동양의학사 67

동원록 249

동원십서 55

동의보감 56, 59, 60, 61

동의사상신편 62

동의수세보원 62

동의잡지 156

동인경험방 57

동중각두 150

두과 149

두진론 101

두진세의실법 143

두진정론 61

두진회통 61

[ㅁ]

마가 339

마가파라유기 342
마가파라행기 342
마격리포 244
마과회통 61
마씨정신병학 522
마원전 144
마카오 기략 380
마테오 리치 중국찰기 352, 681
만국공보 459, 462, 464
만국약방 587
만력 15년 540
만병집험 148
만병회춘 60
만안방 96, 122
맥결 690
맥경 45, 50, 52, 179, 242, 257, 682
맥학사승기 237
면역학일석담 521
명계서양전입지의학 358, 374
명담 183
명당경 50, 52
명당도 45, 68
명당유주경 179
명당음의 80
명리탐 371
명보응론 163
명사 148, 253, 347
명의별록 46, 47, 52, 145, 154, 690
명의잡저 121, 123
모산장사관비 175
모시 45
모정객화 293
목사도설 371
목욕경 218
목천자전 23
몽계필담 252
몽고인 침입 전의 돌궐사탄 245
몽중문답 89

묘문씨 전집 162
묘문집 200
묘법연화경 191
묘음보권 184
무술변법 515
무술변법당안사료 507
무외의무기 239
무외적무기 237
무원록 52
문걸친목 237
문덕실록 76
문집 321
문창잡록 276
물리소식 546, 547
물청자속해81난경 95
미국침구잡지 709
미주중국의학잡지 709
미혼처의 회포와 영혼의 향미 274

[ㅂ]

박물신편 442
박물지 37, 39
박의회보 434, 468, 488, 528, 529
박이교론자 326
박제의원 백년사 411
박택편 277, 317
방술부 280
방제학 637
방집 79
백가비장 150
백관지 289
백련초 86
백복도설 123
백사전 28
백일방 92
백일시 174
백제신집방 46
범자 47

범화전 275

법률의학 452, 457

법원주림 222

법화경 211

법화의소 229

베다 157

베트남유역기 140

베트남잡기 140

벽사기실 604

변학장소 543

병리보증 646

병리촬요 451

병원론 80

병원초 91

병증명목 451

보광도인안과용목집 205

보살영락경 164

보생연수찬요 148

보생전명론 452, 457

보영양방 148, 149

보영전서 101

보제본사방 282

보진서 280

보태신효 149

보태종자찬요 149

복락지혜 286, 311, 312, 320

복수경 210

복재만안방 92

복전방 93, 122

복진정요 129

본경 154, 590

본조경험방 57

본초 49, 50, 84, 585

본초강목 37, 60, 62, 185, 221, 271, 293, 295, 682

본초강목습유 374, 375

본초경 45, 52

본초경집주 46, 47, 50, 173

본초괄요 52

본초도 80

본초문답 579, 583

본초보 374

본초분류 149

본초색엽초 91

본초성거 122

본초습유 47, 151, 185, 282, 317, 375

본초식물 149

본초식물찬요 148

본초신주 703

본초연의 211, 270

본초음의 80

본초주음 80

본초협주음 80

본초화명 75, 81

봉씨문견기 214

부도찬연집 150

부상략기 86

부수등가의치촬요 149

부영신설 442, 445

부인대전량방 58, 93

북사·청하왕역전 189

북양해군장정 434

불교위탁강 236

불국기 220

불림전 318

불설나녀기역인연경 168

불설나녀기파경 168

불설료치병경 225

불설불의경 165, 168, 230

불설불치신경 168

불설소아경 169

불설온실세욕중승경 168

불설의유경 169

불설주목경 169

불설주시기병경 168

불설주치경 168

불설파라문피사경   168
불설포태경   168
불설활의경   168
비니일용절요   220
비위론   121
비유경   217
비장체용설   577
비전   255, 272
비전안과용목   204
비전안과용목론   205, 207, 208
빙씨금낭비록   150

[ㅅ]

사고   303
사고전서   303, 350, 372
사고전서총목제요   278
사기   31, 33, 34, 40, 43, 157, 246, 257
사독실거   603
사마베다   161
사명   80
사부의전   238, 239, 240
사산   244
사속친열   240
사씨안과학   522
사자의설   123
사증방   92
사해유취방   68
사화구법   91
사회의보   626
산거부   213
산경도   80
산과학초보   522
산방수필   118
산번론   80
산생유취초   92
산외경   27
산유중고비방록   91
산육보경집   703

산정종두심법   227
산키십권서   121
산해경   22, 27, 45
삼교전전목록   93
삼국지   218
삼방촬요   60
삼산논학기   375
삼삼의보   620
삼오신금치병도   80
삼인방   59, 92
삼화자향약방   57, 58
상각서   400, 401
상기후   178
상론편   127
상서   130, 267
상서대전   24
상업보   698
상응의료법   236
상임수   228
상한   124, 131, 585
상한금석   646
상한론   50, 52, 100, 127, 129, 641
상한론연구   632, 635
상한론천주보정   579
상한론통론   521
상한백문   100, 121
상한십권   100
상한일람방   100
상한잡치   284
상한직격   100
상한총병론   100
상항발미론   100
새로운 보편관찰   385
생리보증   646
생리힉집지   532
생명경   161
생발고방   79
서경잡기   41

서고트 244
서국기법 350, 351, 352, 356, 543
서기 65
서목 322, 330
서문백 80
서방문답 374, 375
서약대성 452, 455
서약대성보편 452, 456
서약대성약품중서명목표 452, 456
서약명목 451
서양문답 363
서양번국지 140
서양조공전록 151
서역명의소집요방 280
서역전 253, 326
서역제선소설약방 280
서역파라선인방 280
서유이목자 547
서의거우 459, 462
서의사, 동의사—중국에서 한 미국 의사의
　생활 493
서의산과신법 466
서의신보 467
서의약론 442, 445, 480, 605
서의오종 445, 506, 512
서의외과리법 466
서의팔종 587
서의회초 464
서인신도설후 606
서죽당경험방 293, 303, 304
서청미시소경 328, 329
서태산수수방 79
서태서인신도설 606
서학동점기 424
서학범 363
서호유람지 336
석가방지 192, 219, 231
석류단방 79

석승의침구경 194
선기방 92
선림소가 89
선명의서 149
선비요법경 169, 213
선약합방 79
선요하욕경 169
선운도 547
선전두진의서 149
선초도 80
선화봉사고려도경 50
설개 361, 362
설로향정향료상인적기밀 255
설무구칭경소 176
설문 47
섭양요결 80, 81
성기경 83
성기일태오사보 707
성도 368
성세위언 504, 507, 612
성씨록 64
성제전록 100
성제총록 58, 93, 276
성조좌벽 602
성조파사집 602
성학서 366, 376
성학추술 363, 364, 365
성혜방 83, 92
성훈 291
세균학보증 647
세보제의서 607
세원록 457, 601
세의득효방 59, 135, 302, 337
세조본기 289
소녀경 80, 84
소녀문 79
소문 45, 50, 72, 124, 128, 130, 183,
　208, 547

소문개착 79
소문음훈병음의 79
소설월보 632
소씨병원 59, 178, 226
소아두진방론 101
소아두창 149
소아반진비급방론 101
소아소씨병원 52
소아약증병원 52
소아약증직결 101
소예다덕지서 88
소우기 86
소장흡액관운행도 443
소품방 84
소학 124
소흥의약학보 620
속고승전 225
속기 74
속서의거우 462
속의설 277, 279
속일본후기 84
속전정록 281
속첨요혈 92
속첨홍보비요초 95, 122
송고승전 178, 210
송사 50, 53, 54, 198, 275
송서 275
송조사실유원 52
송회요 260
송회요고·번이칠 251
수경주 144
수메르 243
수명베다 161
수사영아기 500
수서 279
수서 진석전 219
수서·경적지 193, 200
수신서학 370

수정 해부시체 규칙 511
술이기 28
숭문총목 198
숭정역법 354
숭정역서 548
슬우신필 548
승암외집 294
승쟁회의문 234
승지율 218
승차필기 499, 507
시선법방 79
시종통편 61
식경 80
식금 80
식료본초 80, 296
식물교미지 266
식물명실도고 703
식물집록 148
식반 80
식방외기 363
신강 243
신교정 45
신기방 95
신기환방 79
신농본초 79, 290
신농본초경 47, 131, 260, 267, 590
신농음 80
신당서 231, 237, 318, 330
신라법사방 49
신록단요방 79
신만국약방 522
신문보 626
신방팔진국어 149
신상한론 522
신선복약경 79
신선복약창방경 79
신선신약방 79
신선전 145

신선지초도 80
신소방 280
신수대청비경방 79
신수본초 47, 50, 78, 79, 84, 151, 265, 314
신수본초음의 80
신수제요태청비방 79
신약방 79
신유방 91
신의연구 663
신의보구방 53
신정우두기법 393
신정종두기법상실 390, 391, 392
신정주뇌수 577
신조서 346
신주의약학보 641, 620
신찬식경 80
신찬아과서 522
신찬폐로강의 522
신찬해부학강의 521
신창방 79
신체골격 부위 및 장부 혈맥전도 459
신체수지 452
신체약론 443
신치료술 701
실레지아 243
실용의학과학 698
실용혼합외과학 589
심득심방 150
심만용경 236
심사방 52
심시요함 208
심통문 276
심혈운행도 443
십국춘추 294
십삼방가감 149
십송률 218
십주기 29, 35, 37

[ㅇ]
아과찰요 451
아극파얼기요 271
아랍의학사 267
아릉각와불교사 236
아륵동아여극 310
아리마스비 25
아언고 236
아유르베다 161, 162
아유르베다전서 161
아즈마가미 88
아타르바베다 161
아트레야전집 162
아편과 진리 481
아편문제 481
아편사용의 위해론 481
아편중독금연론 480
아포·두라부·미살얼·본·맥합흑얼유기 247
아함경 158, 218
악미중의 노인병 치료경험 676
악치현기 149
안과요록 149
안과용목론 204
안과찰요 466
안남기유 140
안남록이 147
안남잡기 153
안식국 244
안씨외과학 522
암암전초서목 61
애구명등 239
애극살의륵오로목 286
야스요리본초 91
야주르베다 161
약결 179
약록찬요·약명 198

약론심증시치지법 445
약롱본초 98
약물학강요 522
약물학과치료학 701
약물학대강 261, 269
약방서 92
약방초록 149
약사유리광여래본원공덕경 187
약성론 ·265
약성총고 466
약암의학총서 632
약왕보살본사품 23 191
약유얼백과전서 264
약장성집회람 · 유학문 516
약종공능초 91
약초신편 148
약초지 255, 262, 264, 266, 267
약학통보 518
양과신서 136
양생 197
양생비초 81
양생초 81
양서 41, 270
양성방 79
양씨가장방 337
양요방 79
양재명론 161
양제개하기 177
어서소아과 149
어의촬요 56
업후가전 251
엔기식 84
여씨춘추 172, 247
여씨춘추 본미 246
여유당전서 393
여의방 80
역경 688
역과준승 545

역대명의별전 522
역대의학서목 521
역변결 79
역서 246
역서총목표 543
역증회록 587
연년비록방 79
연석방 79
연수명경 91
연피전 80
열대병 478
열도표검온열표 594
열반경 196, 211, 213, 282
열병론 451
열선전 44
염소방법 80
영국신종두법론 393
영국왕립의학회학보 708
영국의학잡지 478, 707
영국통신 692
영기설 370
영길리국신출종두기서 391
영남본초 150
영남위생방 152, 153, 155, 181
영락대전 303
영류검방 324, 335, 337
영성설 370
영소상태 633
영언려작 370, 543
영외대답 262
영유령방 59
영음오비술 80
영집해 70
영초사기 500
영추 53, 124, 130, 171, 547
영표록이 147, 153, 154, 155
영혼도체설 370
영혼의 훈련 346

영환지략 30
예문략 293
예문지 280, 350
예초총서 139
오가주방 79
오도 585
오문선경요용법 169
오번편 380
오세달뢰서장왕신기 237
오십복도설 123
오악선약방 79
오악지약방 79
오운육기학설 93
오장론 80
오장육부도설 587
오전작방 79
오지 218
옥궤침경 80
옥기미의 117, 118
옥당한화 319
옥방비결 84
옥방지요 84
옥함경 321
온실세욕중승경 218
옹저론 52, 79
왜명유취초 295
외감통치집 150
외과문답 586, 587
외과삼자경 586
외과의경 586
외과의방초록 149
외과적요 136
외과정의 93, 303
외과학사 697
외과회답인 588
외국죽지사영천주당 374
외대 131, 257, 281
외대비요 48, 50, 82, 84, 142, 143, 180,

206, 221, 247, 281, 282, 284
요방 79
요백병잡환방 225
요역방법전편 148
요재지이 251
요전 139
요증가 321
요치방 91
욕상공덕경 218
용감한 의사 493
용맹 200
용목론 206, 208
용목총론 205
용수 200
용수병화향방 79
용수보살안경 80
용수보살안론 205
용수보살인마명보살비법 80
용수보살인법 80
용수보살전 167, 200
용수안론 205
용승 200
용액추기 149
용완조사비전안과 149
용의속보 186
용중국구술치료통풍 686
우두국보고 390
우마야드왕조 244
우선방 95
우타원단공포전기 236
우타약진십팔지 240
우파베다 161
운계의리요록 149
운기지장 586
운대유어 148
운진야화 122
운창사지 28
울강재필진 545

원각경 164
원강 505
원경설 368, 377
원방 136
원비서감지 293
원사 289, 340
원서역인화화고 280, 303, 336
원서인신도설 358
월왕약진 238, 239
위령선전 49
위생보감 60
위생부조직법 511
위생비요초 91
위생서 수정 해부시체 규칙 초안 511
위생세계 517
위생학 594
위생학문답 521
위서 245, 308
위씨가장방 93
위씨마취방 136
유곡원 613
유과발휘 101
유과준승 101
유납내과학 522
유라쿠기 64
유럽총설 379
유마힐경 226
유마힐경·방편품 175
유몽득문집 51
유문의학 452, 453
유불경의 45
유암변 136
유양잡조 39, 48, 273, 274, 282, 287
유연자 80
유연자방 52
유요전 218
유유신서 93, 101
        127

육경방증중서통해 579
육과증치준승 337, 682
육기감증 586
율장 198
은해정미 203, 205
음선정요 288, 293, 296, 297
음양십일맥구경 173
의가관면 150
의가변람 696
의가용어 149
의가잡서 80
의가찬요 149
의가천자문 91
의경 545
의경정의 580, 582
의계춘추 620
의난의지집 149
의단 129, 130
의담초 91
의대동백지요론 91
의론 545
의리약술 451
의리잡설 465
의리정언 149
의림개착 576, 587, 606
의림독견 637
의림집요 121
의림활요 61
의무생활 60년 - 오영개 회고록 479
의문법률 127
의문회영 149
의방고 154
의방규거 128
의방선요 121
의방유취 59, 198, 205
의방집험 604
의변 545
의병 579

의부전록 281
의사등록통일처리법 622
의사면허규칙 137
의상서 371
의생진맥의표 685
의서대전 95
의서명록말리식선 236
의서약초 149
의서합찬 149
의설 185, 280
의심방 75, 78, 81, 82, 96, 122, 205, 225
의심방략 85
의심방습유 85
의약 682
의약상해 579
의약학보 517
의약회록 690
의역통론 579
의옥집 52
의전 257, 258, 286, 293
의전지요 148
의정필독 549
의종금감 60, 61, 578, 695
의종손익 62
의중관건 150
의집유전 149
의치가전 149
의치병인 494
의학견능 579
의학공보 615
의학대전 149, 237, 239
의학보 467, 615
의학수진 453
의학신어 442, 448
의학어초문답가 149
의학의문 61
의학입문 60, 124

의학잡기 637
의학절충 118
의학정전 62, 117
의학지남편 123
의학총강 237
의학총편 506
의학충중참서록 589
의학평언 132
의학혁명론 625
의학회통 547
이간방 92
이견지 317
이문성공전서 502
이빈집 290
이상속단방 332, 334, 335
이아 23
이얼한의 중국과학보장 256
이역지 29, 63
이원 47
이제정훈왕래 90
이증삼자결 579
이한전 293
인도자리상속단방 335
인도자선수리상속단방 325
인도자선수리상속단비방 331
인도진이기 266
인도진이기술요 271
인두략 391, 393, 394
인류생리학 532
인류의 유래 및 성 선택 689
인민일보 657
인병재신전청이완대전소 542
인신도설 354, 358, 359, 360, 362, 363
인신도오장구각도형 360, 362
인신설 355, 356
인신설개 358, 360, 363
인신전서 355, 356, 359
인지수문 395, 397

인지의약보   156
인체기생충병례   522
인체의 구조   357, 361
일본교습   512
일본교습분포표   525
일본국견재서목록   75
일본국에서 볼 수 있는 서목록   78, 83
일본약학잡지   518
일신론   328, 329
임상병리학   521
임자계축학제   510
임증상과편람   466
입간화생담즙도   443
입화야소회사열전   356

[ㅈ]

자서   122, 391
자연변증법통신   502
작주방   79
잠확거류서   66
잡료   79
잡병증치   118
잡수금법   191
잡약방   79
잡약주방   79
잡주농음   80
잡환방   79
장가방   79
장건서정고   36
장부습유초   92
장부체용설   576
장생요양방   91, 92
장안지   330
장자   23
장중경방   52, 79
장중경오장론   52
장중방   81
장지   134

장한대사전   236
재화기독교회비망록   393
적송자시   80
적수현주   62
적오사가리덕서   255, 263
전고기문   276
전구집   95
전두제서초록   149
전론병증   452
전서   356
전시로이십오구법   92
전염병의 경고   522
전염병의 대연구   521
전체골론   460
전체공용   431, 462
전체도설   466
전체신론   62, 441, 442, 512, 580
전체신론소증   620
전체천미   466
전체통고   431, 459, 460
전침사   705
절강중의전문학교교간   637
절용본초   92
절지3권   122
정구승도표   354
정신잡지   518
정씨의학총서   520, 521, 523, 524
정씨종두방   61
정역생리위생교과서   521
정전   122
정주자·하힐사대문   174
정화본초   313
제경경물략   353
제경요집   164, 175
세급법   452, 457
제난강언상인원   215
제번지   271
제병원후론   50, 69, 82, 84, 92, 129, 176,

178, 196, 257
제생방 92
제심통문 276
제약이명 225
제왕세기 27
제음방 95
제일 대당국주지 74
제중신편 62
제중입효방 56, 58
제향방 79
조기도인방 79
조기론 225
조상기 228
조선의학문답 61
조의역법수정세차소 541
족비십일맥구경 173
존경 328
존존재의화고 549
종감 121
종근본상추번기화 643
종두방 61
종두심법 227
종두심법요지 61
종의 기원 689
종종약장 74
좌선삼매법문경 169
주고칠십팔 502
주교연기 368
주례 296
주변채무시말 499
주본초표서 80
주사환방 79
주서 46
주역참동계 705
주정대학당장정 508
주제군징 368, 370, 547, 550
주차절흥협학당절 525
주해상한백증가 100

주후구졸방 174
주후방 46, 52, 57, 58, 143, 284
주후백일방 142, 174
주후비급방 142, 143
죽서기년 23
죽엽정잡기 316
중경당수필 383, 606
중경전서 127
중교중서회통의서오종서 590
중국 고대 백과전서 689
중국구강의학사 221
중국급의개량의학설 614
중국동인도공사사 389
중국맥리의약 682
중국문헌을 논함 705
중국백과전서 690
중국사물집록 688
중국식물지 684
중국식물집지 702
중국식물학문헌 703
중국약물 703
중국약물주해 703
중국여보 519
중국연단술고 705
중국의 과학과 문명 254
중국의 종교 704
중국의 침술과 뜸술 698
중국의법거례 682
중국의사 381, 420, 433, 465, 472, 488, 498
중국의서 386
중국의약론문선 637
중국의약혁명론 644
중국의토복령 286
중국의학대전 697
중국의학문화사 181, 202, 228
중국의학사 36, 68, 521
중국의학사략 68

중국의학사료 705
중국의학학보 709
중국이량편 287
중국인의 역사·과학·예술·풍속·습관 등에
　관한 회고록 688
중국전지 690
중국침구의학연구 686
중국침구학 698
중국침자술과 근대반사요법 698
중국평론 467, 704
중국풍토사물기 691, 700
중론 200
중문 사은서 392
중서견문록 458, 468
중서교통사료회편 231
중서내과학 594
중서맥학강의 594
중서명목표 456
중서온열관해 594
중서외과대전 589
중서의학보 521, 523, 615
중서의회통결합 137
중서팔종 587
중서합찬 587
중서합찬외과대전 589
중서합해 587
중서회통 587
중서회통의경정의 579
중서회통의서오종 579
중앙국의관 통일병명 건의에 대한 의견 645
중외비교 교육사 495
중외의방회통 522
중외의통 522
중외의학교류 21
중용의도 123
중월약성합편 149
중위왕영 79
중의등기 연한제정 622

중의맥진 58
중의비전 685
중의사 및 중약재의 제한규정요청처리법안
　622
중의시례 682
중의의적고 206
중의전일사략 68, 83
중의진맥도 690
중의폐지안 항쟁의 경과 627
중일문화교류사 69, 78, 85
중일의학교류사에 관한 두 가지 문제 67
중전축국 270
중천축국행기 170
중학명사회편 532
중혈운행도 443
중화고도 705
중화민국 의학잡지 518
중화약학잡지 518
중화의사잡지 67, 78, 82
중화의학잡지 434, 468
중화의학회 530
중회역대조표 252
증류본초 82, 295
증안의파라문승 201
증일아함경 166, 173
증치준승 154, 545
지남침구집 123
지명사전 240, 272
지순진강지 339
지신보 468, 505
지여도설 363, 379
지현안락경 328, 329
직방외기 314, 374, 375
진단치료 647
진단학 594
진단학대성 521, 522
진두심법요결 149
진맥경 257

진맥도결 58
진맥비결 149
진맥촬요 149
진서 65, 155
진서예술전 214
진시황본기 31
진씨소아과학 522
진연지소품방 52
진정한 중국침자술 698
진주영성리증 371
진주훈전 368
진진선채약록 98
진화론과 윤리 504
집단약방 79
집성방 58
집주태소 81
집험방 79
집험방방결 79

[ㅊ]

차라카 전집 162
찬송명론 161
찰설지남 93
참천태오태산기 87
창건청진사비기 251
창공전 257
창상요법 521
채약도 79
천금 131, 281, 313
천금방 50, 58, 79, 82, 84, 92, 177, 258
천금방초 79
천금요방 154, 179, 230, 280, 296
천금익방 51, 179, 190, 210, 260, 265, 272, 273, 313, 314
천방야담 249
천보진원 371, 375
천산남로 243
천연론 504

천옥집 52
천자문 65
천주교론 602
천주교서사 603
천주실의 374
천축안론 203, 204, 206
천축전 170
천학초함 548
철경록 288, 290, 341
철위산총담 287
철초함수의학강의 632
철학통신 692
첨폭잡기 264
첩술대성인가집 121
청개학교절 507
청관정서 213
청낭쇄침 314
청녀리혼 176
청래목록 77
청법략치 91
청쇄 185
청쇄고의 183
청이록 275
청추광학교절 507
체질궁원 451
체학신편 466
초사태서 500
초씨역림 23
초약대전 240
초학자입문 440
총찬의집 149
촬양집 136
최승왕경 164
춘추번로 172
출사영법의비사위일기 507
충증참서 590
측량법의 540
측천약설 354

치두국어전가 149
치두요법 101
치마법 79
치마병방 79
치마병서 79
치법지남편 122
치선병비요경 169
치소갈방 79
치옹저방 79
치질품품법 197
치창기 81
침경 50, 52, 53, 67, 198
침구갑을경 50
침구대성 698
침구동인경 55
침구동인앙복채화 55
침구상 51
침구집록 637
침술 - 오래된 중국의 치료기술 707
침술이론과 일반응용 708
침자술 - 신경성요법 706
침자술과 신경계통 706
침자술논집 699
침자술연구보고 700
침자술전론 699
침자치료법칙 706

[ㅋ]

켄무년간기 90
켄무식목 90

[ㅌ]

태권조양방법 148
태산거요 451
태서수법 372, 373, 543, 548
태서인신설개 352, 354, 355, 356, 357, 358, 543, 600
태소경 84

태오서세계역사지도집 307
태일신단경치방 79
태전조양방법 149
태청경 79
태평광기 146, 210, 254
태평기 90
태평성혜방 52, 58, 59, 221, 276, 285, 286
태평어람 31, 45, 53, 66, 280
택원국음집요기 149
토방고 134
토번왕통세계명감 237
토번전 237
토법촬요 135
통일병명 건의서에 대한 협의검토 645
통풍논문집 686
통풍전론 686
통현방 79
특필의경 293

[ㅍ]

파리시립대병원 침자치료병력집 697
팔과정화 167
팔과제도 223
팔과제요 167, 223
팔사술 80
팔사신도 80
팔심집 167, 223
팔십서회 676
팔십일난경 84
팔십일난음의 79
팔지약방 240
팔지정의팔십장 240
팔지정의해석월광 240
쇄일곽포 237
편년사일람표 250
평용론 704
평창환방면구잡약방 79

폐로병 구호법 522
폐로병 예방방법 522
폐로병구호법 522
폐로병일석담 521
포수경지사적 251
풍속통의 24
프랑스 이침요법 706
프랑스유기 500
피부병학 522
피서록 277

[ㅎ]

하문의약월간 594
학교총론 507
한난회통절충 137
한당지리서초 31
한방의학의 원류 83
한방일관당의학 125
한서 41, 43, 157
한수초당필기 316
한의경방 135
한의방 67
할복이법 451
함빈록 151
합약직전방 122
합찬 576
항해술기 499
해관아편 흡연의 부활 481
해관의보 417, 467
해관의사보 468
해독만자취 236
해동역사 47
해방일보 665
해부규칙실행세칙 511
해부도보 459
해부학론 354, 356, 361
해부학사 354
해산선관총서 444

해상방 179
해상의종심령 148, 150
해약본초 152, 293, 295, 296
해약본초집본 295
해외기사 144
해제독후 177
행간진수 150
행단방 80
행사초 179
행술 542
향보 295
향약간이방 57
향약고방 57
향약구급방 56
향약제생집성방 57, 58
향약집성방 51, 56, 57, 59, 60
향약채취월령 58
향항식물 703
향향방서 275
헌원황제록집 80
현맥표론 452
현비발미 150
현자선락섬부주명감 236
혈액순환이론과 데니스의 발견에 의거해
    편성한 인체해부학 385
혈증론 579, 584
형상약능론 131
혜정의서 149
호남관보 508
호명방생의집법 188
호아방법총록 149
혼개통헌도설 354
혼천의설 368
홀다양생기 88, 91
홀다왕래 90
홍결외전초 91
홍명집 224
홍보비요초 95

홍의각사의서 148
화간집 295
화단거실 238
화서의신 495
화심활요 451
화약방 91
화약의방 135
화양은거보궐주후백일방 173
화엄경 167, 221
화예부인집 295
화제국방 52, 276, 278, 286
화향방 275
환유전 371, 541
활부인방 79
활유신법 101
활유심법대전 149
활인비요 149
활인서변 100
활인활요 149
황국 명의전 전편 67
황국명의전 75
황금초원 264
황여전람도 384
황적구도표 354
황제갑을경 79
황제구허내경 52

황제내경 80, 183
황제내경명당 80
황제내경태소 48, 78
황제맥경결 79
황제삼부구경음의 80
황제소문 79
황제침경 52, 53, 80, 183
황제태소 52
황제팔십일난경 52, 79
회남자 21, 172
회삼교론 178
회삼교시 174
회쟁론 200
회제국방 92
회화약방 325
회회약물 298
회회약방 293, 299, 302, 320, 336
회회원래 252
효자공자침중잡방 79
후한서 39, 144, 326, 408
흑극말탁륵애라 286
흠명기 64
흠정격체전록 385
히포크라테스전집 301, 309, 318, 323,
    332